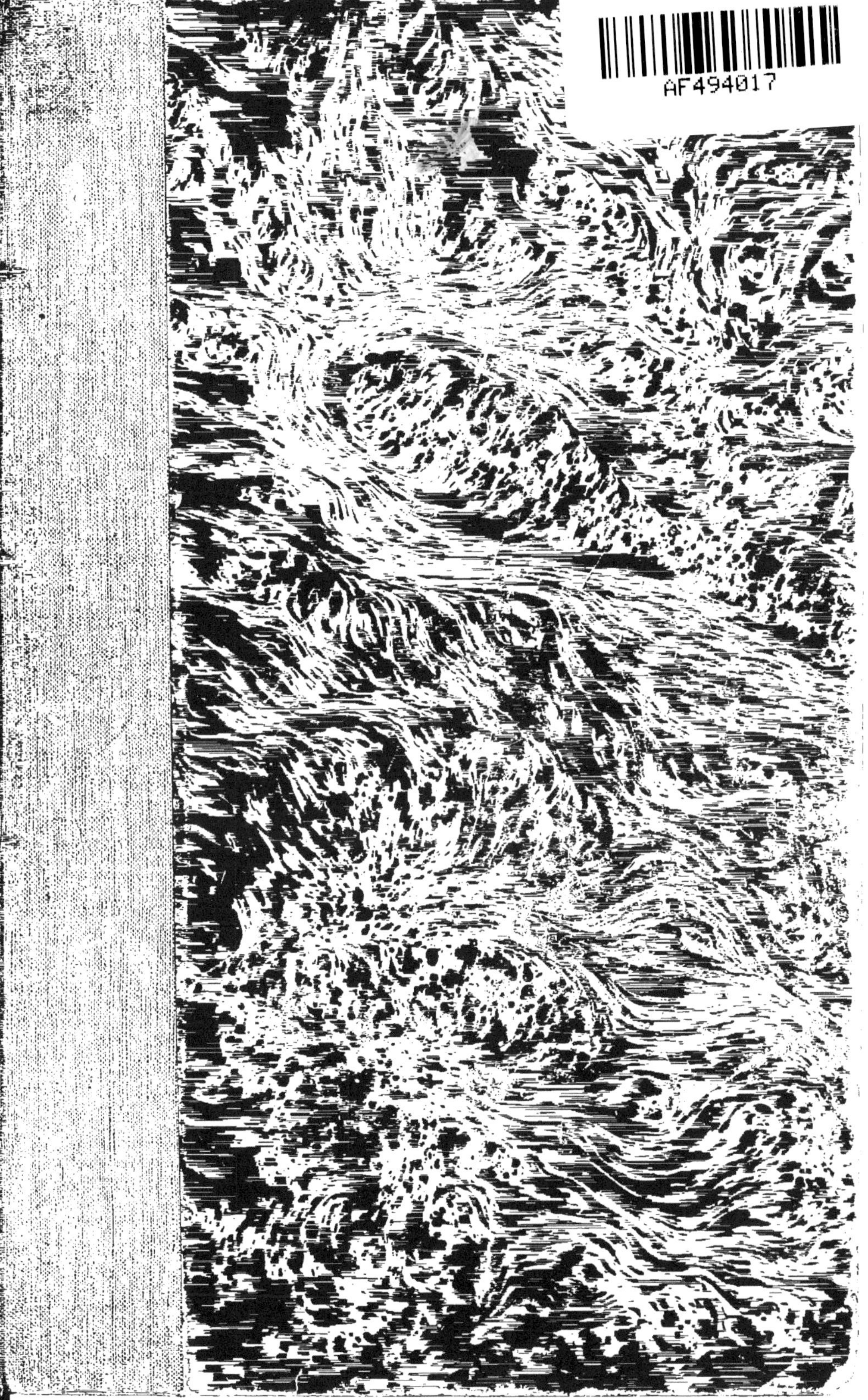

LE CERVEAU

ET

LA MOELLE ÉPINIÈRE

AVEC

APPLICATIONS PHYSIOLOGIQUES ET MÉDICO-CHIRURGICALES

PAR

CH. DEBIERRE
Professeur d'Anatomie à l'Université de Lille
Membre correspondant de l'Académie de Médecine et de la Société de Biologie

Avec 373 figures en noir et en couleurs dans le texte et 14 planches hors texte

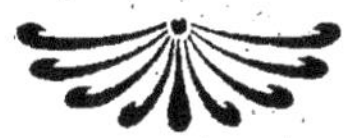

PARIS
FÉLIX ALCAN, ÉDITEUR
ANCIENNE LIBRAIRIE GERMER BAILLIÈRE & Cie
108, BOULEVARD SAINT-GERMAIN, 108

1907

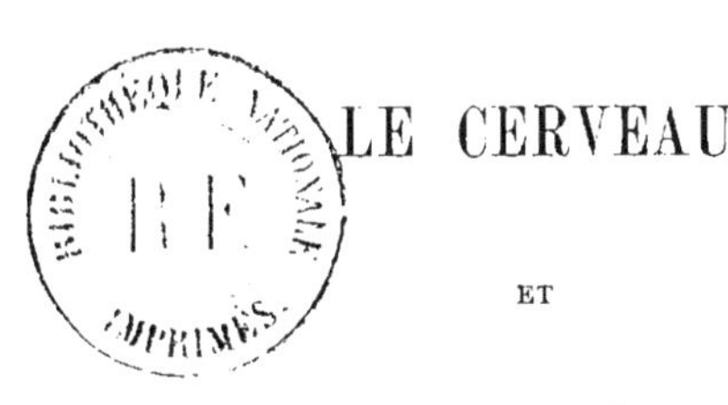

LE CERVEAU

ET

LA MOELLE ÉPINIÈRE

PRINCIPAUX TRAVAUX DU MÊME AUTEUR

L'origine des sexes. (Etude de statistique sociale). Rev. intern. des sciences, 1883.

Développement de la vessie, de la prostate et du canal de l'urèthre. (Thèse d'agrégation, Paris, 1883), 106 pages et 14 figures.

De l'influence du travail cérébral sur le volume et la forme du crâne. (Bull. de la Soc. d'Anthropologie de Lyon, 1884).

La valvule de Bauhin considérée comme barrière des apothicaires. (Lyon Médical, 1885). Avec 2 planches.

Manuel d'embryologie humaine et comparée. Paris, Doin, 1886. 300 pages, 321 figures et 8 planches en chromolithographie.

L'arc mandibulaire et l'arc hyoïdien. (Bull. de la Soc. Zoologique de France, 1885). Nombreuses figures.

Contribution à l'étude du muscle crémaster et du gubernaculum testis. (Lyon médical, 1886). Avec figures.

Sur l'ossification et l'homotypie des segments carpo-tarsiens de l'Homme. (Journal de l'Anatomie, 1886). Avec 2 planches.

Le développement et l'évolution des dents chez l'Homme. (Arch. de physiologie, 1886). Avec 3 planches.

Sur le développement de la mâchoire inférieure. (Soc. d'Anthrop. de Lyon, 1886).

A propos des gaines séreuses annexées aux tendons des muscles radiaux externes. (Arch. de physiologie, 1887). Avec planche.

L'anatomie des bourses séreuses péri-articulaires et des membranes synoviales chez l'Homme. (Journ. de l'Anatomie, 1888). Avec 30 figures.

L'Homme avant l'histoire. Paris, J.-B. Baillière, 1887, 300 pages, 84 figures.

Les maladies infectieuses. Microbes, Ptomaïnes et Leucomaïnes. Paris, O. Doin, 300 pages, 1888.

Contribution à l'étude des monstres doubles. Théorie de la monstruosité double. (Archives de physiologie, 1890). Avec figures.

Traité d'anatomie de l'Homme. Deux volumes, 2018 pages, 965 gravures en noir et en couleurs. Paris, F. Alcan, 1890.

Tome I. — **Manuel de l'Amphithéâtre**, 20 francs.

Tome II. — **Système nerveux central. Organes des sens. Splanchnologie, Embryologie**, 20 francs.

L'hermaphrodisme et l'hermaphrodite dans la nature et dans la société. Paris, J.-B. Baillière, 1891, 160 p. et 23 figures.

Les vices de conformation des organes génitaux de la Femme. Paris, J.-B. Baillière, 1891, 200 pages, 60 figures.

Album stéréoscopique de l'Encéphale. 40 photographies faites directement sur nature. Lille, 1893.

La tête des criminels. Lyon, Storck, 1893, 500 pages, nombreuses figures.

Atlas d'Ostéologie, Articulations et Insertions musculaires, Paris, Alcan, éditeur, 253 figures en noir et en rouge. 1896, 15 francs.

Leçons sur le Péritoine. Paris, F. Alcan, 1900, 88 pages, 58 figures en noir.

L'Embryologie en quelques leçons. Paris, F. Alcan, 1902, 144 figures dans le texte.

LE CERVEAU

ET

LA MOELLE ÉPINIÈRE

AVEC

APPLICATIONS PHYSIOLOGIQUES ET MÉDICO-CHIRURGICALES

PAR

CH. DEBIERRE
Professeur d'Anatomie à l'Université de Lille
Membre correspondant de l'Académie de Médecine et de la Société de Biologie

Avec 373 figures en noir et en couleurs dans le texte et 14 planches hors texte

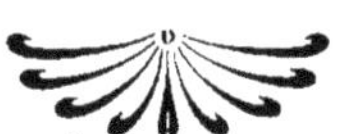

PARIS
FÉLIX ALCAN, ÉDITEUR
ANCIENNE LIBRAIRIE GERMER BAILLIÈRE & Cie
108, BOULEVARD SAINT-GERMAIN, 108
1907

PRÉFACE

Dans ces dernières années l'Anatomie des *Centres Nerveux* a été renouvelée. Des recherches aussi nombreuses que délicates ont précisé nombre de points de morphologie générale ou d'anatomie descriptive. Les découvertes des histologistes, à la suite de l'imprégnation argentine (méthode de Golgi) ou par l'intermédiaire des méthodes d'Ehrlich, de Nissl, de Weigert-Pal et de Flechsig, ont changé de fond en comble nos idées sur la structure fine de la Moelle épinière et de l'Encéphale.

J'ai pensé que le moment était venu de tenter de réunir dans quelques chapitres, tout à la fois précis et courts, l'ensemble de nos connaissances sur la matière. C'est l'objet de ce livre.

Pour l'écrire j'ai eu recours à la fois à l'Anatomie macroscopique, à l'Histologie et à l'Embryologie. Je me suis souvenu que l'Histologie et l'Histochimie éclairent la Physiologie, et que l'Embryologie explique la Morphologie. Dans le but de satisfaire les désirs de connaître et de comprendre le *comment* sinon le *pourquoi* des choses, j'ai fait des incursions, quand cela paraissait nécessaire, dans le domaine de l'Anatomie Comparée. Par l'Anatomie Comparée comme par l'Embryologie nous descendons pour ainsi dire les étapes parcourues par l'espèce humaine durant son évolution et ses transformations et nous comprenons mieux sa nature. « L'Organogénie humaine, comme le disait Serres dès 1842, est une anatomie comparée transitoire, comme à son tour l'Anatomie Comparée est l'état fixe et permanent de l'organogénie de l'Homme. »

Mais non content de décrire les rouages si multiples et si complexes de la « Machine » nerveuse, j'ai entrepris, en outre, de compléter la description anatomique par la narration succincte de la fonction régulière ou physiologique des différentes parties du Système Nerveux Central et de leurs fonctions dévoyées, en état morbide. A la suite de chacune des parties des Centres Nerveux, Moelle Epinière, Bulbe Rachidien,

Tronc Cérébral, Cervelet et Cerveau, j'ai joint des considérations essentielles d'ordre physiologique et d'ordre pathologique. Ainsi se trouvent rattachées à l'étude anatomique de l'organe ses propriétés physiologiques et sa pathologie. Il faut que le médecin se pénètre de cette vérité, éclatante surtout en neuropathologie, qu'il est impossible de porter un diagnostic précis et d'établir un traitement rationnel, sans connaître à à fond l'anatomie et la physiologie.

Nul ne peut aspirer à devenir clinicien s'il n'est préalablement doublé d'un biologiste. La science de la vie explique la maladie et la mort. Les connaissances anatomiques sont indispensables à qui veut connaître la nature, le mécanisme de la vie et les troubles organiques ou fonctionnels qui font la maladie. C'est pour ceux-là, c'est-à-dire pour le médecin, que j'ai écrit ce livre.

Ch. DEBIERRE.

Janvier 1907.

INTRODUCTION

Tous les animaux se nourrissent, se reproduisent, sentent et se meuvent ; beaucoup ont des facultés d'ordre supérieur qui font d'eux des êtres qui savent se souvenir, apprécier, délibérer, juger et se décider. A ce dernier point de vue, nul n'est aussi bien organisé que l'Homme. Les organes qui règlent ces fonctions fondamentales de nutrition, de reproduction, de sensibilité et de motricité, comme ceux qui président aux facultés affectives et intellectuelles, autrement dit à la psychicité, constituent dans leur ensemble le Système nerveux.

Dans sa forme la plus élémentaire, ce système peut être représenté par une cellule centrale et deux fils conducteurs. L'un des fils relie la cellule à la périphérie, aux surfaces sensibles ou sensorielles du corps, et porte à la cellule centrale l'impression que ces surfaces reçoivent du monde extérieur. L'autre fil relie la cellule aux surfaces motrices ou sécrétoires de l'organisme et porte à ses surfaces l'impulsion qu'il a reçue de la cellule centrale. En d'autres termes, la cellule nerveuse centrale réfléchit purement et simplement l'impulsion qu'elle reçoit du monde ambiant (pouvoir excito ou sensitivo-moteur). Ce mouvement sensitif et moteur qui constitue la vie, au fond, est automatique, inconscient. C'est le réflexe pur. Mais il peut être conscient et voulu conformément à la grande loi biophysique de la causalité. L'impression reçue à la périphérie est toujours portée à la cellule nerveuse centrale par le fil conducteur centripète (nerf sensitif ou sensoriel), mais là elle y est perçue, analysée, l'impression devient consciente (*sensation*) et le mouvement qui en résulte peut être immédiat ou différé, mais dans tous les cas, il n'a lieu qu'après réflexion et délibération. L'impulsion sensitive peut même s'emmagasiner dans la cellule qui, dès lors, acquiert le *souvenir*, et ne reparaître sous la forme d'une impulsion motrice, d'un acte en un mot, que conduira toujours le fil conducteur centrifuge (nerf moteur), que plus tard et conformément aux acquisitions de l'expérience.

Bref, le système nerveux est le grand régulateur de la vie silencieuse et inconsciente qu'on a appelée la *vie organique* ; c'est lui qui dirige la vie extérieure consciente ou inconsciente qu'on a appelée la *vie animale.* Il gouverne les relations qu'a l'homme avec le monde extérieur et avec lui-même, ce qu'on peut appeler la *vie psychique*, et domine aussi bien le réflexe pur, l'Inconscient, que l'acte délibéré, conscient et voulu.

Le Système nerveux est le premier et le plus noble des systèmes organiques. Il se compose de la *Moelle Épinière*, contenue dans le rachis, et de l'*Encéphale*, renfermé dans le crâne (système nerveux central) et de cordons blancs, les *Nerfs*, qui réunissent la moelle et l'encéphale à la périphérie (système nerveux périphérique), soit aux surfaces sensibles (nerfs centripètes, nerfs sensitifs et sensoriels), soit aux organes moteurs (nerfs moteurs et glandulaires, nerfs centrifuges).

Avant de passer à l'étude de la moelle épinière et à celle de l'encéphale, il importe de donner une idée de l'anatomie générale des Centres nerveux, c'est-à-dire d'esquisser la structure de la substance de la moelle et du cerveau, son origine embryonnaire et les propriétés majeures des éléments nerveux qui constituent ces organes.

CHAPITRE PREMIER

Structure générale des centres nerveux.

Les Centres nerveux se présentent sous deux aspects : sous celui d'une substance blanche et sous celui d'une substance grise. Ces deux substances sont non seulement différentes par leur couleur, mais elles le sont aussi par leurs particularités physiques et chimiques et par leur constitution anatomique.

La substance grise contient comme éléments caractéristiques des *cellules nerveuses*, la substance blanche des *fibres nerveuses*. Les deux substances possèdent enfin, comme éléments communs, un connectif, que l'on connait sous le nom de *névroglie* et des *vaisseaux sanguins*.

Mais le *tissu nerveux* n'est constitué, au fond, que par un *seul élément anatomique*, la cellule nerveuse avec ses prolongements. C'est ce que Waldeyer a appelé le *neurome*.

§ I. — Cellules nerveuses des Centres.

Les cellules nerveuses sont les éléments caractéristiques et fondamentaux de la substance grise. Ce sont elles qui donnent à cette substance sa coloration propre. Chargées d'une forte proportion de pigment, elles sont noires, comme dans le *locus niger* de Sœmmerring des pédoncules cérébraux; un peu moins pigmentées, elles sont grises, comme dans l'écorce du cerveau ou la substance centrale de la moelle épinière ; moins chargées encore de granules pigmentaires, elles sont rougeâtres, ainsi que cela se voit dans les noyaux rouges de la calotte des pédoncules du cerveau.

Leur dimension est très variable. Il y en a de petites (10 à 20 μ), comme celles des cornes postérieures de la moelle épinière ; de grandes (30 à 50 μ), comme dans les cellules étoilées des cornes antérieures de la moelle, et de géantes (100 μ et plus), ainsi qu'on peut le voir dans les zones motrices du manteau cérébral. D'une façon générale, on peut dire qu'elles sont volumineuses dans les noyaux d'origine des nerfs moteurs et que leur grosseur est en rapport avec la longueur du tube nerveux qui en émane (Pierret).

Leur forme est aussi variable que leurs dimensions (fig. 1 et 2). Elles sont le plus souvent polyédriques, dans certains endroits ovoïdes, ailleurs piriformes comme dans l'écorce du cervelet, pyramidales comme dans l'écorce du cerveau. Mais comme elles détachent le plus ordinairement plusieurs prolongements, elles prennent un aspect étoilé qui leur a fait donner le nom de *cellules multipolaires*.

Seulement, comme nous verrons que toute cellule nerveuse ne donne jamais naissance qu'à une seule fibre nerveuse, il s'ensuit que toutes les cellules nerveuses pourraient être considérées comme unipolaires.

La cellule nerveuse des centres se compose : 1° d'une *masse de protoplasma* renfermant un *noyau* avec *nucléole* ; 2° de *prolongements* simples ou ramifiés.

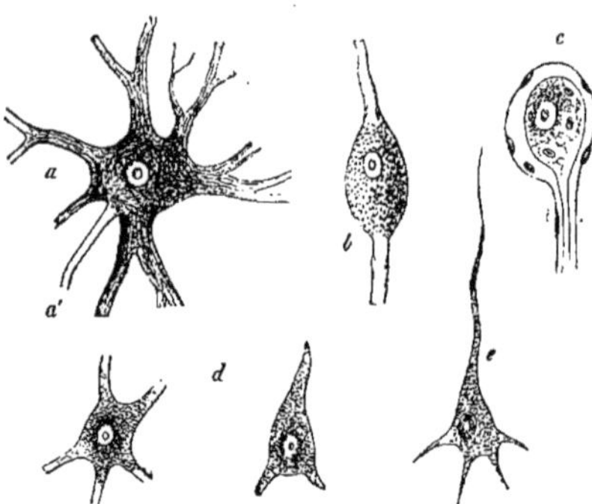

Fig. 1. — Différents types de cellules nerveuses.

a, cellule étoilée des centres nerveux avec *a'*, prolongement de Deiters ; *b*, cellule bipolaire des ganglions rachidiens des Poissons ; *c*, cellule unipolaire des ganglions rachidiens de l'Homme entouré de sa capsule (son prolongement se divise ultérieurement en T) ; *d*, cellule multipolaire ; *e*, cellule pyramidale de l'écorce grise du cerveau.

Le *protoplasma* de la cellule nerveuse est dépourvu d'enveloppe (cellule nue), et si réellement parfois il est contenu dans une capsule comme pour les cellules des ganglions rachidiens, cette capsule n'appartient pas en propre à la cellule nerveuse ; c'est un élément surajouté. Ce protoplasma est irrégulier et granuleux autour du noyau ; plus en dehors, dans la zone intermédiaire, il paraît ordonné en couches concentriques comme se disposent les couches de liber dans un tronc d'arbre. Cet aspect est dû à ce fait que les microsomes du protoplasma se sont orientés en nappes concentriques. A la périphérie, le protoplasma est nettement fibrillaire et, au niveau des prolongements de la cellule, ces fibrilles s'engagent dans les prolongements (fig. 3, *c*).

De plus, le corps de la cellule contient de petits amas de *substance pigmentaire*, plus abondante chez les vieillards, qui sont déposés dans l'hyaloplasme.

Enfin, on y a signalé la présence de grains *chromophiles* qui se colorent d'une façon intense par le bleu polychrome. Ces grains affectent une disposition concentrique autour du noyau : à la périphérie, ils se présentent sous la forme de petits bâtonnets radiés qui s'engagent dans les prolongements de la cellule.

A chaque point de bifurcation des prolongements protoplasmiques, il y a un grain chromophile (Marinesco). Le prolongement cylindre-axe seul n'en a pas (Nissl, Lenhossèk, Schœffer, etc.).

Comme ces grains n'apparaissent qu'après la période embryonnaire de la cellule, on s'accorde pour les considérer comme une sorte de réserve fonctionnelle destinée à être employée pendant la période d'activité des cellules nerveuses.

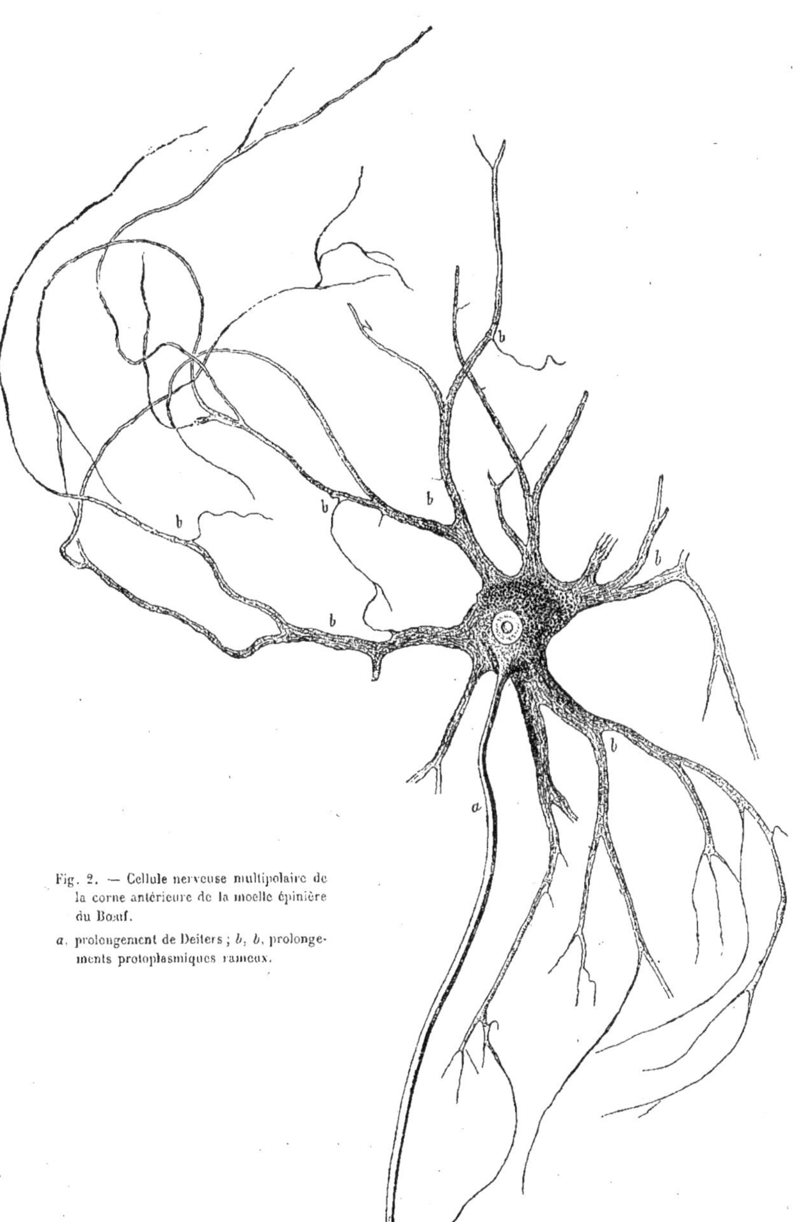

Fig. 2. — Cellule nerveuse multipolaire de la corne antérieure de la moelle épinière du Bœuf.

a, prolongement de Deiters ; *b*, *b*, prolongements protoplasmiques rameux.

La substance chromophile paraît s'accumuler dans la cellule nerveuse pendant la période de repos tandis qu'elle diminuerait durant la période d'activité du neurone.

Le *noyau* des cellules nerveuses des centres forme une petite masse arrondie ou ovoïde, de 10 à 15 μ, brillant comme une perle. Ce noyau, comme dans tous les éléments cellulaires des autres catégories, est composé : 1° d'un *réseau chromatique* formé par un filament nucléinien épais et court, dessinant un réseau à larges mailles; 2° d'une substance intermédiaire, moins dense et homogène, qu'on a appelée le suc nucléaire et qui reste incolore en présence des substances colorantes (substance achromatique).

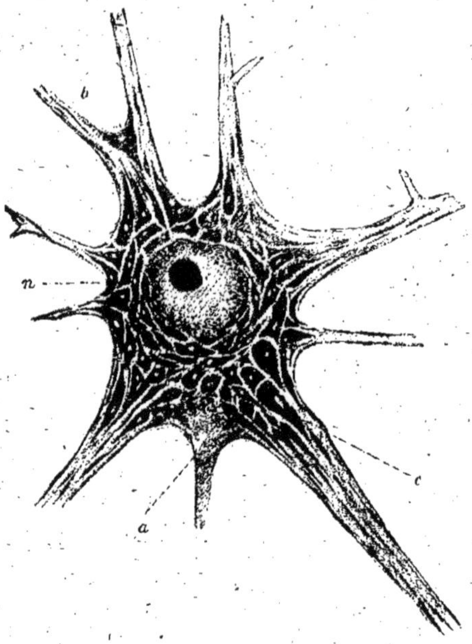

Ce noyau est pauvre en chromatine. Autour de lui cette substance s'épaissit de façon à former une sorte de capsule ou membrane d'enveloppe, la *membrane nucléaire*. Enfin, dans l'intérieur du noyau se voit un petit corps réfringent, quelquefois double, de 1 à 6 μ, c'est le *nucléole*.

Fig. 3, — Structure de la cellule nerveuse.
a, axone; *b*, dendrites; *c*, réseau protoplasmique; *n*, noyau.

Les *prolongements de la cellule nerveuse* sont de deux ordres : les uns, d'ordinaire multiples, sont appelés *prolongements protoplasmiques* (dendrites de His); l'autre, unique, a été désigné sous le nom de *prolongement cylindre-axe*, *prolongement de Deiters* ou *axone*.

Dans les cellules multipolaires des cornes antérieures de la moelle épinière, par exemple, les *prolongements protoplasmiques* sont au nombre de 5 à 6; ils naissent de la cellule par une base élargie, mais presque aussitôt ils se divisent et se subdivisent en ramifications multiples, à la façon des branches d'un arbre, pour se terminer librement par des arborisations touffues (bouquets terminaux). Ces prolongements se distinguent aisément de l'axone; ils sont noueux et en maints endroits ils apparaissent comme recouverts d'une couche de givre (cervelet, cerveau).

Ces prolongements sont nettement fibrillaires et constitués par une émanation du protoplasma de la cellule. Dans leur portion initiale, ils contiennent de la substance chromophile.

Jusque dans ces derniers temps, on pensait que les prolongements dendritiques s'anastomosaient à la périphérie avec leurs pareils venus de cellules voisines en formant avec eux, dans la substance grise des centres nerveux, un riche et fin réseau, le *réseau de Gerlach*. Mais depuis les découvertes faites à l'aide de la méthode de Golgi (imprégnations au chromate d'argent), on a abandonné cette opinion et on accepte qu'il y a bien, dans la substance grise, l'apparence d'un réseau, mais que celui-ci n'est formé que par simple juxtaposition des ramifications des dendrites entrecroisées et que les prolongements se terminent par des extrémités libres. C'est dire que le réseau de Gerlach n'existe pas et que les communications des neurones entre eux n'est qu'une communication de contact analogue à celle qui permet le passage du courant électrique lorsqu'on met en contact les deux électrodes d'une pile.

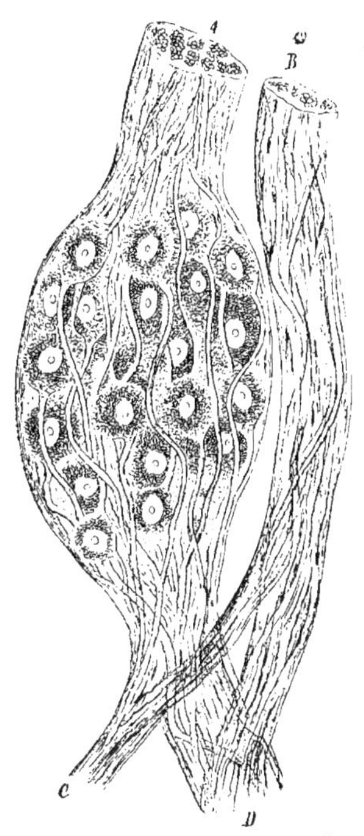

Fig. 4. — Cellules nerveuses d'un ganglion rachidien.

A, racine postérieure des nerfs spinaux ; B, racine antérieure des mêmes nerfs ; C, racine du grand sympathique ; D, nerf rachidien.

Les cellules nerveuses sont d'autant plus riches en appendices que l'on monte dans la série des Vertébrés. C'est ainsi que tandis que les cellules des cornes antérieures de la moelle épinière chez les Poissons ne sont le plus souvent que bipolaires, elles sont étoilées et multipolaires chez les Mammifères. La cellule nerveuse devient ainsi plus parfaite en raison de la multiplicité de ses voies fonctionnelles.

Le *prolongement cylindre-axe* (prolongement nerveux, axone, prolongement de Deiters) avait été observé par Wagner (1851), puis par Remak (1854), mais c'est à Deiters qu'on en doit la connaissance exacte. Ce prolongement, toujours unique, naît brusquement d'un point de la surface du corps de la cellule ou même de la base d'un prolongement protoplasmique et prend aussitôt la forme d'un filament cylindrique, à bords bien tranchés, qui ne se ramifie pas et reste unique jusqu'à sa terminaison. Parfois il est implanté sur la cellule par une partie rétrécie ou collet. Il détache dans la substance grise des ramilles qu'on a appelées *collatérales*.

La substance qui le compose est plus brillante que celle qui constitue les dendrites. Elle fixe aussi plus fortement les colorants (hématoxyline, carmin). Les imprégnations au nitrate d'argent y déterminent des stries transversales noirâtres séparées par des espaces clairs (stries de Frommann), qu'on peut poursuivre jusque sur le corps de la cellule nerveuse (Grandry).

Le cylindre-axe est strié en long. De fait, il peut être considéré comme formé de fibrilles exactement unies les unes aux autres par une sorte de ciment homogène (axoplasme) dont la mince couche qui entoure le faisceau fibrillaire répond vraisemblablement à la gaine de Mauthner des fibres nerveuses périphériques.

L'axone peut se terminer au sein même de la substance grise, mais il peut se prolonger dans la substance blanche du névraxe et pénétrer dans les nerfs où il constitue le cylindre-axe des fibres nerveuses.

§ II. — Fibres nerveuses des centres.

Dans les centres nerveux, les fibres sont blanches (fibres à myéline, fibres à double contour). Ces fibres, dont l'ensemble constitue la substance blanche du cerveau et de la moelle et aussi celle de certains nerfs périphériques (nerf optique, nerf acoustique) sont essentiellement formées par un prolongement de Deiters qui prend le nom de cylindre-axe et s'entoure d'une gaine de substance blanche spéciale à laquelle on a donné le nom de *myéline*. A sa surface, on rencontre de distance en distance des cellules plates comme enroulées sur la fibre nerveuse : ce sont les *cellules segmentaires* ou *cellules de Ranvier*.

Le cylindre-axe est plus ou moins gros. Son diamètre varie de 4 à 12 μ. La myéline lui forme un manchon et, comme dans les centres elle n'est pas maintenue par la gaine de Schwann qui n'y existe pas, elle n'est pas régulièrement calibrée. Cette disposition donne aux fibres des centres un aspect variqueux (fibres variqueuses). Cette substance se colore fortement en noir par l'acide osmique. Elle paraît formée par un mélange semi-fluide de graisses phosphorées (cérébrine et lécithine) et de cholestérine. Comme dans les fibres nerveuses des nerfs, la gaine de myéline des fibres nerveuses des centres est coupée en tronçons par des incisures (incisures de Schmidt). Sur des coupes transversales elle apparaît comme disposée sous forme de couches concentriques autour de l'axone. Pour certains auteurs la myéline se durcirait en dedans et en dehors et serait traversée par une sorte de charpente de bâtonnets disposés en roue (Golgi, Rezzonico, Cattani, Carthy). Ce canevas correspond à la gaine interne et externe et au réseau de substance cornée (neurokératine) qu'Ewald et Kuhne avaient décrit antérieurement et aux entonnoirs de Kuhne.

La fibre nerveuse des centres, en pénétrant dans les nerfs, prend de nouveaux caractères.

§ III. — Fibres nerveuses blanches périphériques.

Les fibres nerveuses des racines et des nerfs blancs périphériques (fibres à gaine de Schwann) diffèrent de celles de la substance blanche des centres par la présence d'une gaine surajoutée spéciale, dite *gaine de Schwann*, qui enveloppe le manchon de myéline et les cellules segmentaires.

La fibre des nerfs, fibre à myéline, se présente sous la forme d'un fil blanc, large de 2 à 20 μ, qui court le long des nerfs sans jamais envoyer d'anastomose à ses voisines. Sous le champ du microscope, elle se présente avec un double contour ; vient-on à éloigner l'objectif, son axe paraît obscur, ce qui, au premier abord, pourrait faire croire qu'elle est creuse, illusion qui arriva à LEUWENHOECK, qui l'appela pour cette raison *tube nerveux*.

Cette fibre nerveuse n'est pas régulièrement cylindrique; de distance en distance elle présente des étranglements que RANVIER a appelés *étranglements annulaires* (8', fig. 5) d'autant plus rapprochées, en général, que la fibre nerveuse est plus fine (RANVIER, KEY et RETZIUS). Ainsi dans des fibres épaisses de 2 μ, l'écartement des étranglements a été trouvé de 89 à 92 μ, tandis que dans des fibres épaisses de 16 μ, la distance des mêmes étranglements était de 872 à 962 μ (A. KEY et RETZIUS). Ces étranglements, régulièrement espacés, décomposent la fibre en segments, *segments interannulaires*, d'une longueur de 1/10e à 1 millimètre. Ces segments sont propres à la double gaine membraneuse et myélinique, mais non pas au fil central de la fibre qui, lui, est ininterrompu d'un bout à l'autre.

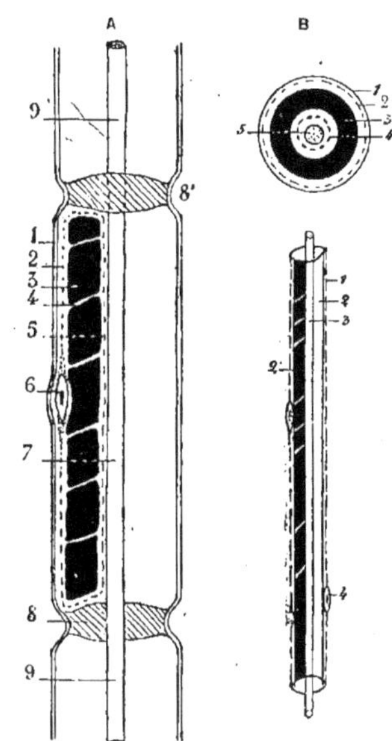

Fig. 5. — Fibres nerveuses vues en long et en travers. (Sections optiques schématiques).

A Fibre nerveuse des nerfs : 1, gaine de Schwann; 2, gaine protoplasmique externe ; 3, segments de Schmidt de la gaine de myéline; 4, incisures de Lantermann ; 5, gaine protoplasmique interne ou gaine de Mauthner ; 6, noyau de la fibre nerveuse ; 7, cylindre-axe ; 8, renflement bi-conique de Ranvier ; 8', étranglement annulaire.— B. Fibre nerveuse des nerfs vue en coupe transversale : 1, gaine de Schwann ; 2, gaine protoplasmique externe ; 3, manchon de myéline; 4, gaine protoplasmique interne ; 5, cylindre-axe. — C. Fibre nerveuse des centres : 1, gaine protoplasmique ; 2, gaine de myéline ; 3, cylindre-axe ; 4, noyau de la fibre.

Quelle est la signification du segment interannulaire ? RANVIER assimile ce segment à une cellule adipeuse qui serait enfilée comme une perle par le cylindre-axe. La gaine de Schwann représente la membrane de la cellule, le noyau segmentaire le noyau cellulaire, le réseau de la myéline un réticulum plastinien contenant dans ses mailles un enchylème.

La *fibre nerveuse* est essentiellement composée d'une enveloppe, la gaine de Schwann ; d'un filament axial, le cylindre-axe ; et d'un manchon de myéline interposé entre la membrane de Schwann et le cylindre-axe.

La *gaine de Schwann*, ainsi appelée du nom de l'anatomiste qui l'a bien étudiée, est une membrane mince et délicate, élastique, hyaline et transparente, comparable à la membrane d'enveloppe d'une cellule (1, fig. 5). A sa face interne, on voit de distance en distance, un par segment, des noyaux ovoïdes, entourés de quelques vestiges de protoplasma, ce sont les *noyaux de la gaîne de Schwann, noyaux de la fibre nerveuse, cellules segmentaires* (cellules de Ranvier).

Le *cylindre-axe* (7, fig, 5) est un filament rigide, réfringent et d'aspect fibrillaire, qui court d'un bout à l'autre de la fibre nerveuse sans aucune interruption, c'est-à-dire depuis son origine dans les cellules nerveuses jusqu'à sa terminaison dans les organes sensoriels ou les plaques motrices des muscles. Il n'est par régulièrement cylindrique, mais paraît se rétrécir légèrement à son passage à travers les étranglements annulaires. Là aussi, il traverse une sorte de disque biconvexe, qui résulte de l'adossement des gaines protoplasmiques et de la gaine de Schwann des deux segments voisins, et auquel Ranvier a donné le nom de *renflement biconique* (8, fig. 5), Schiefferdecker celui de *disque intermédiaire*. En traversant ce renflement le cylindre-axe détermine avec le renflement la *croix latine* de Ranvier. C'est à tort qu'Engelmann a cru que ce cylindre-axe présentait une brisure à ce niveau, et que conséquemment le cylindre-axe aurait été divisé en tronçons parallèles aux tronçons interannulaires de la fibre nerveuse.

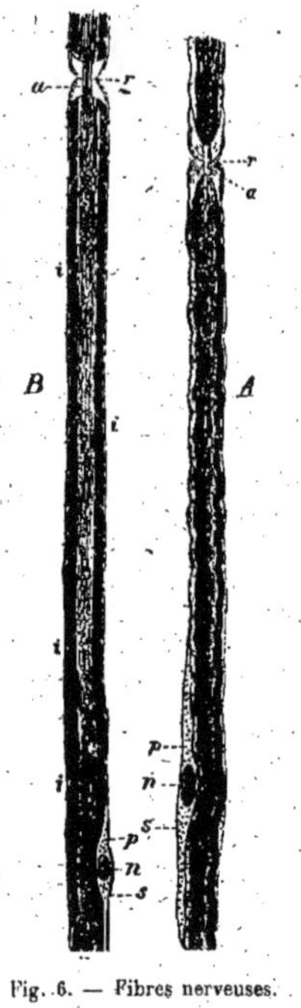

Le cylindre-axe est formé de protoplasma. Comme celui du corps de la cellule nerveuse il n'est pas homogène, mais composé de fibrilles très fines juxtaposées et réunies entre elles par une sorte de ciment gélatini-

Fig. 6. — Fibres nerveuses.

a a, axone; *r*, *r*, étranglement; *n*, *n*, noyau de la fibre nerveuse; *p*, *s*, protoplasme entourant et s'étirant du noyau; *i*, *i*, myéline et incisures de Schmidt.

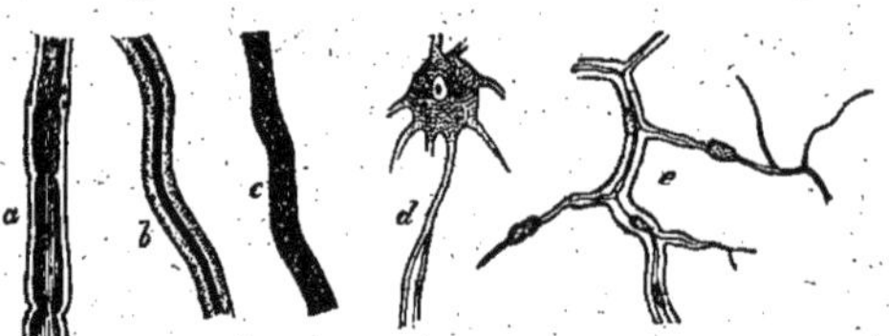

Fig. 7. — Origine et terminaison des fibres nerveuses.

a, fibre nerveuse cérébro-spinale; *b*, même fibre après l'action coagulante du collodion; *c*, fibre du sympathique (fibre sans moelle); *d*, origine centrale d'une fibre nerveuse; *e*, sa terminaison périphérique (ramifications d'une fibre cutanée).

forme intermédiaire (hyaloplasme, axoplasme) qui forme en même temps à la périphérie une sorte de gaine hyaline (gaine du cylindre-axe), que Klein, Ewald et W. Kuhne avaient considérée comme de la neurokératine.

Les fibrilles se rapprochent étroitement les unes des autres au niveau des étranglements de Ranvier (Boveri) et traversent le renflement bi-conique en un pinceau serré (L. Gedoelst). Elles ne sont, au fond, que le prolongement des fibrilles du corps de la cellule nerveuse. En réalité, quand une fibre nerveuse émet une branche, et cela n'a lieu qu'au niveau des étranglements annulaires (bifurcation), ce n'est que le cylindre-axe qui se divise, et chacune de ses branches de divisions se recouvre ensuite d'une gaine de myéline et d'une gaine de Schwann, pour faire une fibre nerveuse complète. A mesure qu'elle se divise, la fibre nerveuse devient donc de plus en plus mince.

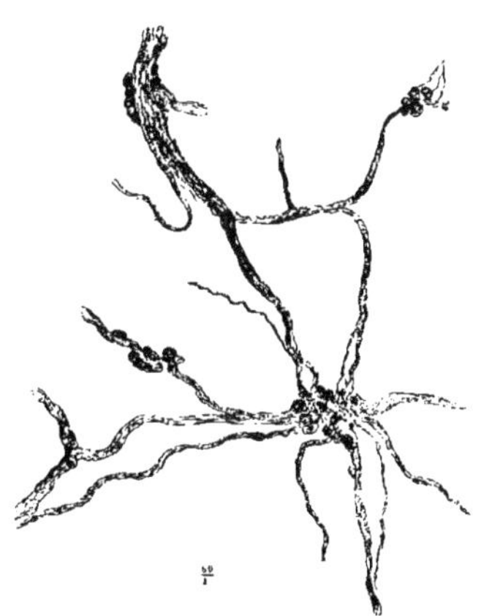

Fig. 8. — Terminaison des nerfs dans les parois de l'intestin (Huxley).

La constitution fibrillaire du cylindre-axe nous permet de comprendre que vers son extrémité, il puisse se diviser et se subdiviser en un grand nombre de fibres. Ce fait a lieu par simple séparation de ses fibrilles élémentaires.

La *gaine de myéline*, qui est interposée entre le cylindre-axe et la gaine de Schwann, est interrompue comme cette dernière au niveau de chaque étranglement annulaire. C'est un manchon de substance grasse, fortement réfringente, d'aspect homogène et se colorant en noir par l'acide osmique. C'est cette gaine qui donne à la fibre nerveuse à moelle sa coloration blanche caractéristique.

Cette gaine n'est pas homogène. Elle est formée par une série de segments superposés, imbriqués à la façon des tuiles d'un toit, séparés les uns des autres par des lignes claires. Les segments portent le nom de segments de *Schmidt* (3, fig. 5), les lignes claires sont appelées *incisures de Lantermann* (4, fig. 5).

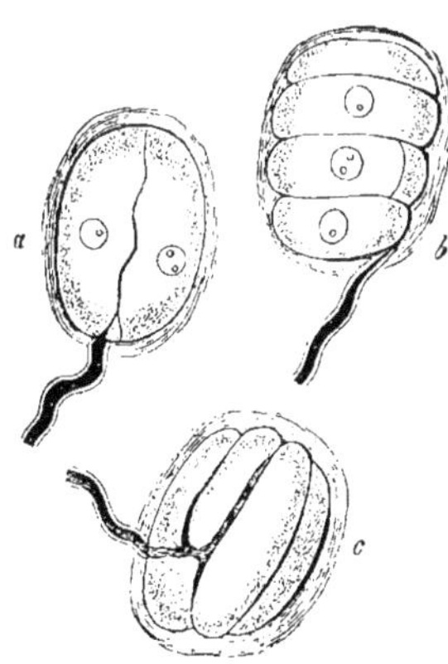

Fig. 9. — Corpuscules tactiles du bec de canard (*a*) et de ses papilles linguales (*b*, *c*).

La gaine de myéline n'est en contact direct ni avec le cylindre-axe, ni avec la gaine de Schwann. A la surface du manchon de myéline se prolonge le protoplasma que nous avons mentionné plus haut à propos du noyau de la gaine de Schwann de façon à constituer entre cette dernière gaine et le manchon de myéline, une lame de protoplasma qui, lors qu'elle arrive au niveau des étranglements annulaires, se réfléchit et tapisse la face interne de la gaine de myéline. A la lame interposée entre la myéline et la gaine de Schwann, on donne le nom de *gaine protoplasmique externe*, à celle qui siège entre le cylindre-axe et la myéline, on réserve le nom de *gaine protoplasmique interne* ou *gaine de Mauthner* (2 et 5, fig. 5).

Il suit de là que de toutes parts le manchon de myéline de la fibre nerveuse est entouré d'une gaine de protoplasma. Mais ce n'est pas tout, celui-ci s'insinue dans les incisures de Lantermann, et dès lors réunissant en échelons, pour ainsi dire la gaine protoplasmique externe et la gaine protoplasmique interne, il décompose le manchon de myéline en segments superposés. Ces segments ce sont les segments de Schmidt, et on comprend dès lors la signification des incisures de Lantermann.

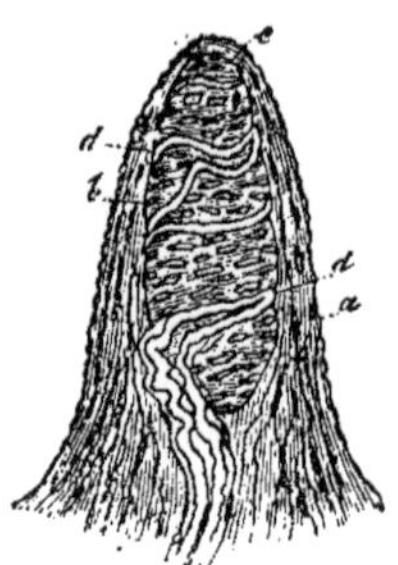

Fig 10. — Corpuscules de Meissner

a, papille dermique ; *b*, corpuscules du tact ; *c*, fibre nerveuse spiralée qui vient se terminer dans le corpuscule.

Fibres de Remak. — Les fibres de Remak (fibres grises), qu'on trouve dans un grand nombre de nerfs, notamment dans le grand sympathique et dans le nerf olfactif, à côté des fibres blanches, sont des fibres dépourvues de gaine de myéline. Elles sont grisâtres et finement striées en long. A leur surface sont disposés des noyaux ovalaires, allongés, finement granuleux et sans nucléole. Ces noyaux sont entourés d'une mince couche de protoplasma qui s'étale à la surface des fibres.

Les fibres de Remak ne sont, au fond, que des fibres nerveuses demeurées à l'état embryonnaire, dans lesquelles les cellules segmentaires (cellules de Ranvier-Vignal) n'élaborent ni gaine de myéline ni gaine de Schwann. La preuve en est fournie par ce fait intéressant qu'on peut voir une fibre à myéline se transformer, sur un point de son trajet, en fibre de Remak, ainsi que Ranvier l'a signé dans le sympathique abdominal du chien. Ce sont les seules fibres nerveuses qui existent chez les Invertébrés.

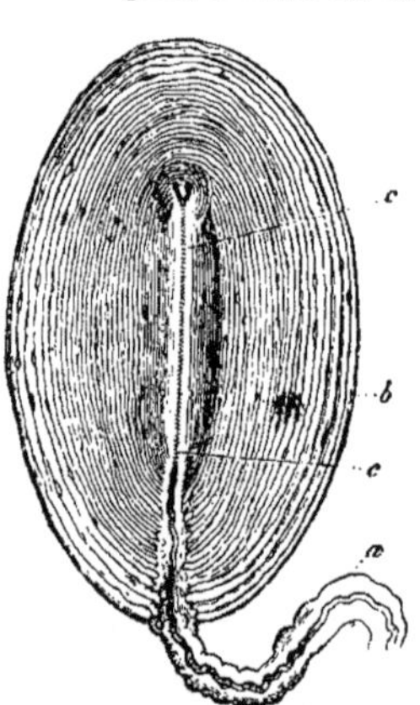

Fig. 11. — Corpuscule de Pacini.

a, fibre nerveuse qui vient se terminer dans le corpuscule ; *b*, capsule stratifiée du corpuscule ; *c*, *c*, terminaison du cylindre-axe dans le corpuscule.

§ IV. — Origine et terminaison des fibres nerveuses.

Toute fibre nerveuse est un fil conducteur qui met en communication les cellules excito-motrices des centres nerveux avec des agents moteurs ou sécrétoires et des organes sensitifs. Au moment où la fibre nerveuse pénètre dans la moelle épinière ou le cerveau, la gaine de Schwann s'évanouit et semble se confondre avec la névroglie. Réduite à son axone et à sa gaine de myéline, elle continue son trajet dans l'épaisseur de la substance blanche, se dépouille de son cylindre de moelle une fois entrée dans la substance grise et reste réduite dès lors à son cylindre-axe qui se confond avec le prolongement de Deiters de la cellule nerveuse.

Les fibres centripètes, issues des cellules des ganglions cérébro-spinaux, vont se terminer dans les centres nerveux. Les fibres centrifuges, venues des cellules pyramidales du cerveau ou des cellules de Purkinjé du cervelet se terminent dans la moelle épinière; celles des cellules radiculaires de la moelle vont se terminer à la périphérie. Mais les unes et les autres se terminent de la même façon, par des arborisations libres. Quand elles sont sur le point de se terminer, que ce soit dans les centres nerveux ou dans les surfaces sensitives périphériques, elles se dépouillent de leurs gaines et, réduites à l'axone, elles finissent par des extrémités boutonnées. Dans les centres, leurs extrémités se perdent dans les masses grises. A la périphérie, elles vont se terminer par des *extrémités libres* (épiderme, cornée), ou dans des *corpuscules sensitifs*, ou bien encore dans des *plaques motrices*.

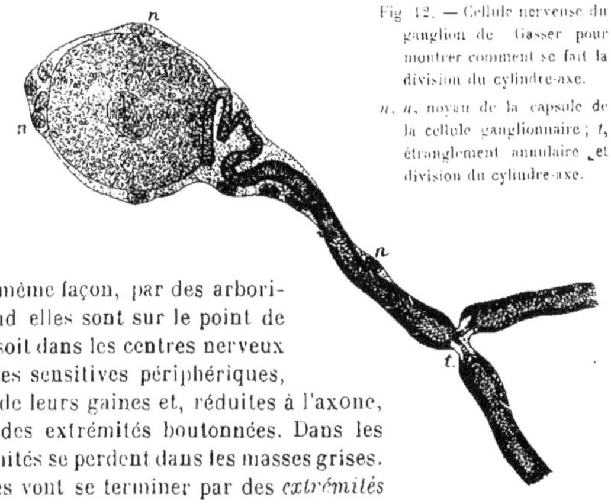

Fig. 12. — Cellule nerveuse du ganglion de Gasser pour montrer comment se fait la division du cylindre-axe.

n, *n*, noyau de la capsule de la cellule ganglionnaire; *t*, étranglement annulaire et division du cylindre-axe.

Les terminaisons libres, boutonnées ou non, se rencontrent dans l'épiderme, la cornée, les ramifications épi et hypolemmales des nerfs sécrétoires des glandes. Les terminaisons sensitives se font dans les ménisques tactiles, les corpuscules de Grandry, les corpuscules du tact ou de Meissner, les corpuscules de Vater-Pacini, les corpuscules de Krause, les fuseaux neuro-musculaires, les corpuscules de Golgi des tendons, les bourgeons du goût, les taches acoustiques et l'organe de Corti, le neuro-épithélium olfactif et le neuro-épithélium visuel.

Les terminaisons motrices se font dans les éminences de Doyère (buissons de Kuhne ou plaques de Rouget), et dans les plexus nerveux du grand sympathique des muscles lisses.

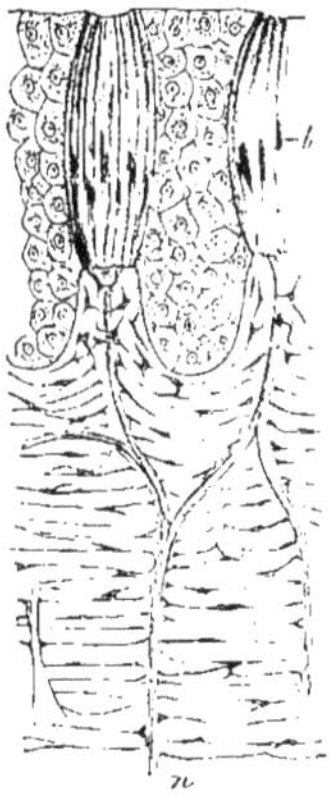

Fig. 13. — Organes gustatifs de la bouche de la Tanche (F. Schultze).

n, filets nerveux; *b*, gobelets gustatifs.

§ V. — Variétés des neurones.

Il y a deux types de cellules nerveuses, la cellule à cylindre-axe court (type de Golgi) et la cellule à cylindre-axe long (type de Deiters). La cellule du type de Golgi, de forme étoilée et de petites dimensions, est caractérisée par ce fait que le prolongement de Deiters ne va pas au-delà de la substance grise et qu'il s'y perd en se ramifiant en branches de plus en plus ténues. La cellule du type de Deiters comporte un prolongement cylindre-axe qui ne reste pas confiné dans la substance grise, mais qui pénètre dans la substance blanche où il s'entoure d'une gaine myélinique pour devenir une fibre nerveuse complète des centres. Pendant son trajet dans la substance grise, il émet des branches qui s'en détachent ordinairement à angle droit et sont connues sous le nom de *collatérales* (Golgi, Ramon y Cajal).

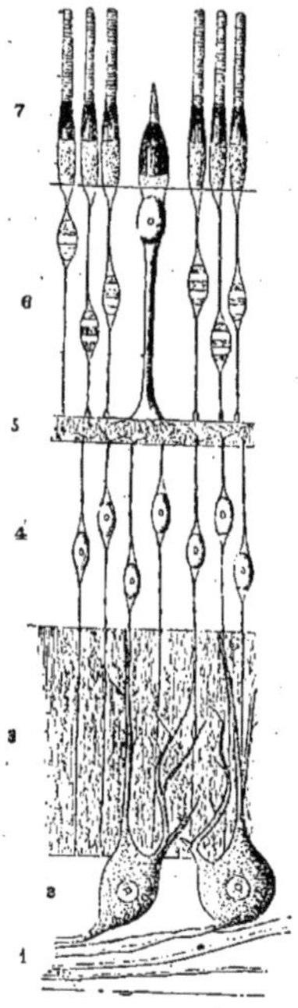

Fig. 14. — Terminaison des nerfs dans la rétine (neurones optiques périphériques).

1, fibres du nerf optique; 2, cellules ganglionnaires; 3, couche granuleuse interne; 4, cellules de la couche nucléaire interne; 5, couche granuleuse externe; 6, cellules de la couche nucléaire externe; 7, couche des bâtonnets et des cônes.

Le volume aussi bien que la forme des cellules varient selon les régions. Alors que les cellules motrices de la moelle peuvent atteindre un diamètre de 120 μ et plus, les myélocytes ou grains du cervelet ne dépassent pas 6 à 8 μ.

Dans les cornes antérieures de la moelle, elles sont *multipolaires*, leurs dendrites se terminent dans la substance grise ou entre les fibres du cordon antéro-latéral et leur prolongement de Deiters, après avoir traversé la substance blanche et s'être entouré de myéline, devient le cylindre-axe d'une fibre radiculaire antérieure.

Les cellules des ganglions du sympathique sont plus petites, mais de même forme que celles des cornes antérieures de la moelle. Leurs dendrites se terminent dans le ganglion, entre ses cellules; leur prolongement de Deiters

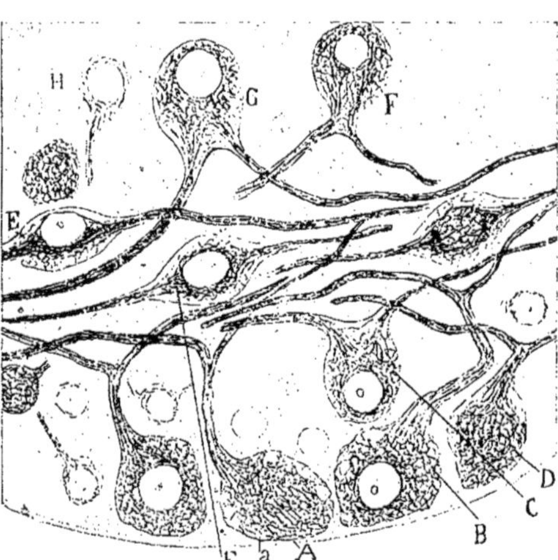

Fig. 15. — Ganglion rachidien d'un embryon de Poulet de 12 jours d'incubation (Cajal).

A, B, cellules unipolaires; C, D, cellules de transition; E, cellule bipolaire; F, G, passage de la cellule bipolaire à l'état de cellule unipolaire; H, neuroblaste.

se continue directement avec une fibre blanche ou une fibre de Remak qui pénètre dans le cordon du sympathique ou les branches viscérales destinées aux organes de la vie végétative.

Dans l'écorce du cerveau, les cellules sont *pyramidales*. De leur base se dégage l'axone; de leur pourtour et de leur sommet de nombreux prolongements dendritiques rameux. Leur axone, devenu l'axe d'une fibre nerveuse centrale, après avoir traversé la couronne rayonnante, la capsule interne, le pédoncule cérébral, le pont de Varole, se termine dans l'un des noyaux moteurs du tronc cérébral ou dans la substance grise de la corne ventrale de la moelle épinière.

Dans la substance grise de l'écorce du cervelet, les cellules sont *piriformes* (cellules de Purkinje). De la

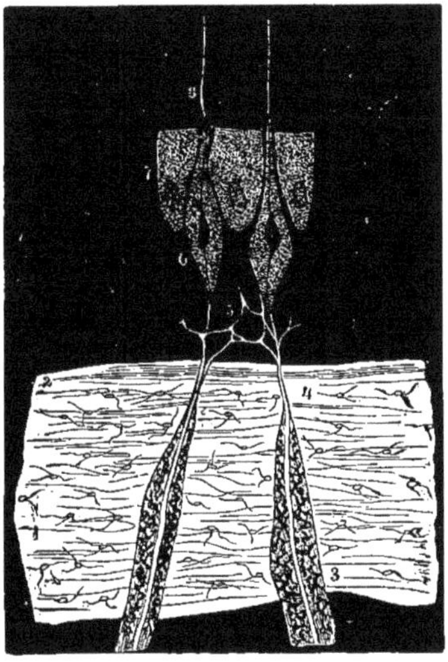

Fig. 16. — Terminaison des nerfs dans les ampoules acoustiques (d'après Rüdinger).

1, 2, cartilage de la paroi des ampoules; 3, 4, 5, fibre nerveuse; 6, cellules auditives; 7, cellules de soutien; 8, poils auditifs.

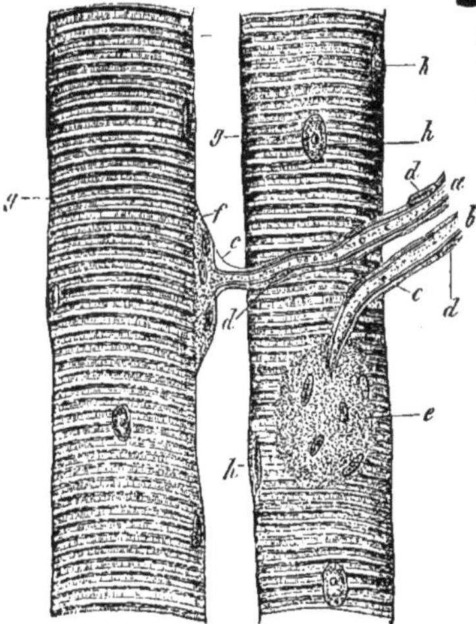

Fig. 17. — Terminaison des nerfs dans les muscles.

a, *b*, cylindre-axe; *c*, *c*, gaîne de Schwann; *d*, *d*, noyaux de la gaîne de Schwann; *e*, *f*, plaques motrices; *g*, *g*, noyaux du sarcolème de la fibre musculaire.

base se détache l'axone; du sommet les prolongements protoplasmiques qui s'élèvent en s'arborisant de plus en plus (cellules en bois de Cerf).

Dans les ganglions rachidiens des Poissons, les ganglions acoustiques des Vertébrés supérieurs, les cellules sont *bipolaires*, un des prolongements représentant le cylindre-axe, l'autre le prolongement protoplasmique. A la surface de ces cellules se prolonge la gaine de Schwann doublée d'une cellule segmentaire.

Dans les ganglions cérébro-spinaux, les cellules sont *unipolaires*. Elles ont un seul prolongement. Mais cette unipolarité n'est qu'une apparence. En réalité, elles sont bipolaires, parce que à quelque distance de la cellule leur prolongement unique se bifurque en une fibre centrale et en une fibre périphérique *(bifurcation en T* de Ranvier). Au niveau de la bifurcation il y a un double étranglement annulaire (Voir fig. 12). — L'unipolarité n'est d'ailleurs pas originelle. Au début du développement embryonnaire, en effet, les cellules ganglionnaires commencent par être bipolaires (Voy. fig. 15). Le prolongement unique s'acquiert par la réunion des deux prolongements primitifs. — Ces cellules possèdent une capsule qui se continue avec la gaîne de Schwann à la face interne de laquelle s'étalent des cellules de Ranvier-Vignal.

§ VI. — Connexions des neurones. Réseau nerveux.

Le réseau nerveux est formé de cellules et de fibres.

Théorie ancienne, classique. — Pour expliquer les connexions intercellulaires on admettait que les prolongements protoplasmiques des cellules nerveuses s'anastomosent entre eux en formant un *réseau fermé* dans la substance grise, *réseau de Gerlach et Deiters, neurosponge.* Les nerfs moteurs représentaient une simple continuation du prolongement de Deiters tandis que les nerfs sensitifs résultaient de la réunion, en cylindres-axes séparés, des fibrilles du réseau protoplasmique interstitiel.

Théorie de Golgi. — Golgi démontra, à l'aide de l'imprégnation au chromate d'argent, que toute cellule nerveuse possède un cylindre-axe, ici court, là long, émettant des ramuscules collatéraux nombreux et fins, et que les prolongements protoplasmiques ne s'anastomosent pas entre eux, mais se ramifient et se terminent par des extrémités libres, le plus souvent au contact des vaisseaux capillaires. Pour Golgi les prolongements protoplasmiques n'auraient qu'un rôle nutritif et la cellule aurait surtout un rôle trophique. C'était trop réduire le rôle fonctionnel de la cellule nerveuse. Quant aux connexions entre les cellules, Golgi, influencé sans doute par les idées classiques, admet qu'elles se font, non plus par un réseau fermé interprotoplasmique, mais par un réseau diffus formé par les ramifications et les anastomoses des branches terminales des axones, des dendrites et des collatérales.

Théorie de Ramon y Cajal. — Ramon y Cajal a démontré que le réseau de Gerlach, pas plus que celui de Golgi, n'existent. Chaque cellule nerveuse est un petit appareil réflexe, un neurone, qui reçoit des excitations par ses prolongements protoplasmiques et qui les transmet par son prolongement cylindre-axe. Les premiers sont des *prolongements cellulipètes*, jouant le rôle d'appareil de réception ; les prolongements de Deiters des *prolongements cellulifuges*, jouant le rôle d'appareil de transmission (théorie de la *polarisation dynamique* des neurones). Tous les prolongements se terminent par des arborisations libres (bouquets, panaches, corbeilles), et les communications se font ainsi dans un réseau ouvert et très dense (neuropilène de His), c'est-à-dire par contact et non par continuité. Dans la substance grise, la transmission se fait de cellule à cellule par contact des arborisations terminales du cylindre-axe d'une part, et les dendrites de l'autre cellule d'autre part. Il y a donc simple contiguïté des fibrilles terminales de chaque cellule dans le réseau, et les voies nerveuses de conduction et d'association nous apparaissent comme pourvues sur leur trajet d'une série infinie de commutateurs. On conçoit maintenant comment l'exercice et l'éducation puissent faciliter la transmission dans certaines directions spéciales. De là découlent les aptitudes innées ou acquises.

Nous devons dire cependant que, tout récemment encore, DOGIEL, MASIUS,

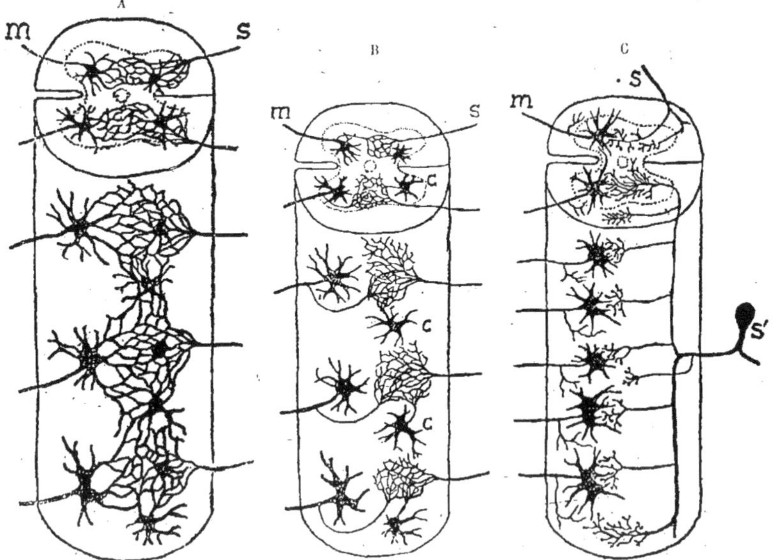

Fig. 18. — Théories des communications entre neurones.

A. *Théorie ancienne* (réseau nerveux de Gerlach, réseau fermé). La substance grise est occupée par un réseau résultant de l'anastomose des dendrites de toutes les cellules nerveuses; à ce réseau aboutissent les fibres des racines postérieures (S); celle des cellules de la corne antérieure, les fibres des racines antérieures (M). — B. *Théorie de Golgi* (réseau nerveux diffus, réseau fermé). S, fibres des racines sensitives; *m* fibres des racines motrices; *cc*, cellules du type II (type de Golgi) dont les axones se résolvent en arborisations très riches. De l'anastomose des arborisations des axones des cellules du type de Golgi avec celles des racines postérieures et celles des collatérales des axones des cellules des cornes antérieures, résulte le réseau diffus. — C. *Théorie de Ramon y Cajal* (réseau ouvert). S, fibres des racines postérieures; S', cellule d'un ganglion rachidien; *m*, fibres des racines antérieures. Il y a simplement *articulation* entre les ramifications du neurone sensitif S, S', et les dendrites du neurone moteur M.

EBERTH et BUNGE BALLOWITZ, LUGARO, HELD, AUERBACH ont affirmé l'existence de connexions directes des cellules nerveuses par l'intermédiaire des dendrites, — soit dans la moelle (MAX SCHULTZE), l'écorce du cerveau (BESSER), les ganglions du sympathique (S. MAYER), ou la rétine (DOGIEL, VOGT).

La *doctrine du neurone* a trouvé d'autres contradicteurs, et récemment APATHY (1897) et BETHE, DURANTE, ont rajeuni la *théorie fibrillaire* de LIONEL BEALE (1860), d'après laquelle l'élément nerveux spécifique, c'est la fibrille, qui passe d'une cellule à l'autre sans s'arrêter.

Apathy admet que les fibrilles sensitives arrivent dans le corps des cellules par les dendrites, qu'elles s'y résolvent en fibrilles élémentaires qui, en s'anastomosant les unes avec les autres, forment un réseau de neurofibrilles occupant toute l'étendue du neuroplasme. Au sortir de ce réseau ces fibrilles se réunissent de nouveau pour constituer les fibrilles du cylindre-axe. Les fibrilles nerveuses ne se terminent nulle part ; aussi bien à la périphérie que dans les centres les neurofibrilles se continuent les unes avec les autres par l'interposition d'un réseau.

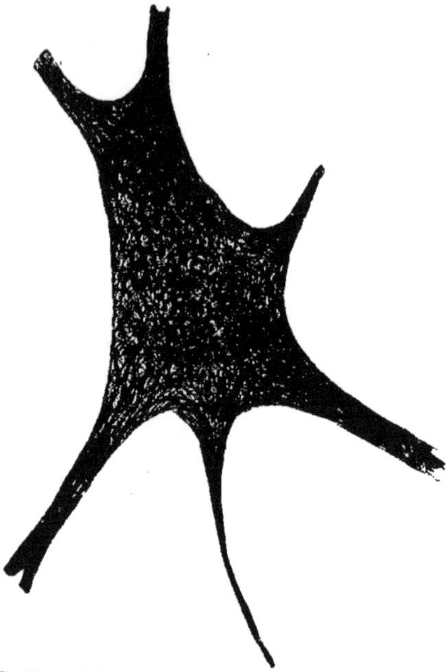

Fig. 19. — Cellule motrice de la moelle du Lapin âgé de 15 jours (Cajal) destinée à montrer le réseau de neuro-fibrilles.

Il est encore difficile de se prononcer sur cette théorie qui fait du système nerveux un vaste réseau dans lequel les neurones communiquent par continuité et où les fibrilles sont sans fin.

Mais dès aujourd'hui cependant, on peut dire, après l'absence de la propagation de la dégénération secondaire aux cellules motrices des cornes antérieures de la moelle, l'intégrité de ces cellules dans le tabès alors que les collatérales réflexes disparaissent, l'intégrité des cellules des cordons de Goll et de Burdach dans la dégénérescence des cordons postérieurs, que cette opinion n'est pas vraisemblable.

Sans doute les ramifications des axones se terminent par des extrémités renflées en *boutons* ou *massues* déjà observés par Auerbach, et mieux mis en évidence plus récemment par Bethe, Held et Cajal. Mais tandis que Bethe et Held pensaient que ces extrémités en massue des axones, qui enlacent la cellule nerveuse à laquelle ils se rendent, s'anastomosent entre elles pour constituer une sorte de filet qui, étroitement, aurait embrassé la cellule nerveuse et ses dendrides, Cajal a montré que ces extrémités en massue des arborisations des axones restent indépendantes les unes des autres (A, B, fig. 20). Il est juste de dire cependant que ces ramifications péricellulaires sont étroitement adhérentes, contrairement aux premières descriptions de Cajal, avec les cellules et leurs prolongements. D'où si le réseau péricellulaire de Bethe n'existe pas, il y a cependant adhérence étroite entre les massues terminales des arborisations et les cellules nerveuses. La *doctrine de contiguïté* se rapproche ainsi de la *théorie de la continuité*.

On a divisé les neurones en *neurones sensitifs* et *neurones moteurs*. Le neurone sensitif, grâce à ses dendrites, peut agir sur plusieurs neurones moteurs. Mais, entre les neurones sensitifs et les neurones moteurs, il peut y avoir des neurones intermédiaires que l'on a appelés *neurones d'association*. Dans tous ces neurones *circule* le courant nerveux. Tous communiquent ensemble, non par continuité, mais par articulation, et le courant circule d'un neurone à un autre comme par induction et se fait comme à travers une *chaîne de neurones*. En fait, les neurones constituent des chaînes sans fin. Arrivés dans un ganglion, au terme de leur course, ils transmettent leurs messages à d'autres courriers. Comme dans l'ancienne poste, il y a des relais

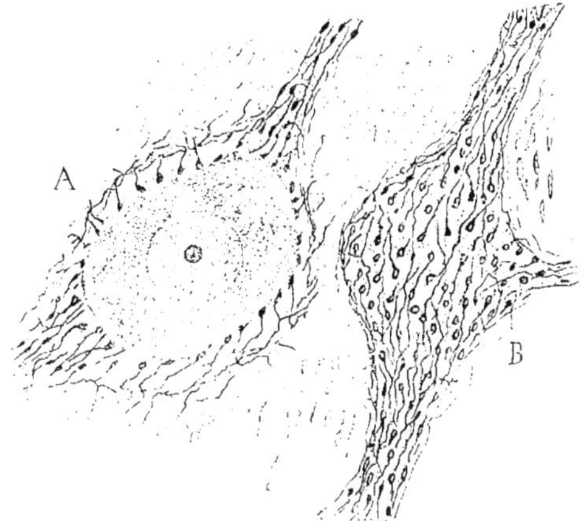

Fig. 20. — Deux grosses cellules de la moelle du Lapin adulte (coloration par la méthode de l'argent (Cajal). On voit sur les cellules A et B, et sous la forme de petites massues (on dirait la figure de spermatozoïdes), les terminaisons des axones appartenant à d'autres cellules et apportant à ces neurones leurs excitations. Elles ne sont donc point soudées avec les neuro-fibrilles intra-cellulaires comme le prétend Bethe.

où l'on change de courriers; ces relais, dans le système nerveux, ce sont les ganglions.

Les neurones sensitifs se décomposent en deux catégories : les *neurones sensitifs directs* ou *périphériques* et les *neurones sensitifs indirects* ou *centraux*. Pareillement les neurones moteurs se dédoublent en *neurones moteurs directs* ou *périphériques* et en *neurone moteurs centraux* ou *cérébraux*.

Le *neurone moteur périphérique* a son corps cellulaire représenté par les grandes cellules radiculaires des cornes ventrales de la moelle épinière ou les masses grises équivalentes du tronc cérébral (noyaux moteurs des nerfs crâniens); ses dendrites se ramifient dans ces masses grises d'où elles ne sortent pas; son axone devient le cylindre-axe d'une fibre d'un nerf moteur cérébro-spinal; toutes ses parties restent dans la même moitié du corps. Le *neurone moteur central* a son corps cellulaire représenté par les cellules pyramidales de l'écorce du cerveau, les cellules des ganglions intra-hémisphériques ou les cellules de Purkinje du cervelet; ses dendrites ne sortent pas de ces masses grises; son axone va, après un trajet descendant, se rendre aux noyaux moteurs du tronc cérébral ou des cornes ventrales de la moelle situés dans la moitié opposée de l axe cérébro-spinal; la voie motrice centrale est donc croisée.

Le *neurone sensitif périphérique* a son corps cellulaire dans les ganglions cérébro-spinaux, en dehors par conséquent du névraxe; son prolongement protoplasmique, qui prend l'aspect d'une axone, se porte aux surfaces sensibles de la périphérie; son prolongement cylindraxile pénètre dans le névraxe. Celui des ganglions rachidiens va se ramifier dans la moelle épinière, soit autour des cellules des neurones moteurs périphériques (cellules radiculaires), soit au contact du neurone sensitif central au niveau des noyaux Goll-Burdach après avoir cheminé le long des cordons blancs postérieurs de la moelle (trajet ascendant). Le *neurone sensitif central* enfin, a son corps cellulaire dans la substance grise du bulbe rachidien et du pont de Varole; ses prolongements protoplasmiques restent confinés dans cette substance; son axone, par un trajet ascendant, va se porter dans l'écorce grise de l'hémisphère controlatéral du cerveau. La voie sensitive centrale est donc croisée comme la voie motrice centrale.

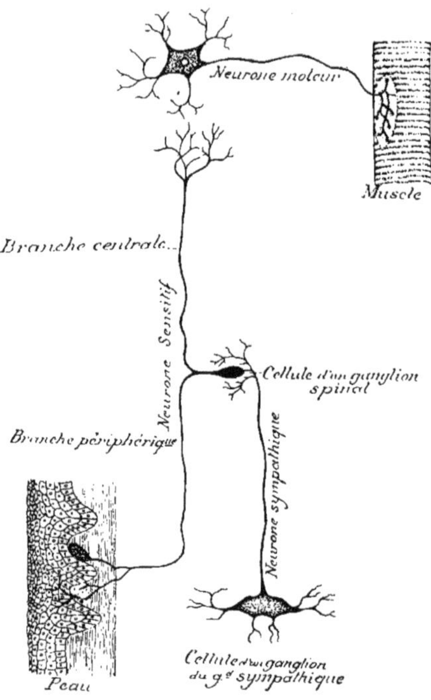

Fig. 21. — Communication des neurones entre eux.

Tous ces neurones sont superposés dans le névraxe et leur articulation se fait entre les ramifications cylindraxiles terminales d'un neurone et les ramifications dendritiques et le corps d'un autre neurone. Ces neurones superposés reliant l'écorce cérébrale aux organes périphériques, soit par voie centripète (ascendante), soit par voie centrifuge (descendante) constituent les *trajets longs*. A côté de ces voies longues, il y a des *trajets courts*, constitués par des neurones qui ont des axones ascendants ou descendants et dont les branches ne sortent pas de la substance grise du névraxe. Les neurones sensitifs sont de plus *articulés* avec les neurones sympathiques (fig. 21).

Certains neurones sont très longs. Témoins ceux qui de la moelle lombaire s'en vont, par la voie du nerf sciatique ou du nerf crural, jusqu'au bout du gros orteil.

Toutes ces dispositions permettent de comprendre l'*acte réflexe*, depuis l'arc simple jusqu'à l'arc le plus complexe. Un neurone sensitif est-il excité à la périphérie (excitation de la peau), le courant se transmet à la moelle où il atteint, par la corne antérieure de cet organe, le neurone moteur périphérique sur lequel il se *réfléchit* et l'on voit survenir un mouvement dans les muscles de la partie correspondante (arc réflexe simple). Dans cet acte, l'impression ou excitation sensitive s'est transformée en excitation motrice ou mouvement. L'excitation est-elle plus forte, elle peut gagner l'autre côté de la moelle et retentir à la fois, se *réfléchir*, sur les nerfs moteurs (neurones moteurs périphériques) des deux côtés et même se propager à des segments plus ou moins longs de la moelle (arc réflexe complexe). L'excitation peut aller plus loin encore et s'engager dans les neurones cérébraux. Dès lors, l'acte réflexe devient conscient (arc cérébral).

Les *modes de contact* sont variables. Le plus souvent, grâce à la longueur et à la richesse de leurs dendrites, les cellules entrent en contact avec les arborisations terminales d'un grand nombre de cellules nerveuses (cellules pyramidales de l'écorce du cerveau, cellules de Purkinje du cervelet, cellules radiculaires des cornes antérieures de la moelle) ; d'autres fois, la cellule privée de dendrites (cellules des ganglions cérébro-spinaux), les contacts se font par l'intermédiaire du corps cellulaire lui-même sur lequel viennent ramper les ramifications terminales des cylindres-axes ; ailleurs, comme dans le glomérule olfactif, la dendrite forme une sorte de panache autour duquel se ramifie la fibre olfactive ou bien, comme dans le cervelet, les ramifications des cylindres-axes s'enroulent en liane autour des cellules de Purkinje (*fibres grimpantes*) ou s'emboîtent avec les dendrites des grains du cervelet (*fibres moussues*), — ou enfin, les arborisations terminales des cylindres-axes et des collatérales entourent le corps de la cellule d'une sorte de corbeille terminale. Les derniers ramuscules des fibres du ganglion de Scarpa (nerf vestibulaire) vont se terminer par une sorte de calice (gobelet de neurofibrilles) qui embrasse le fond des cellules acoustiques. Dans tous les cas, le point de réflexion n'est pas la cellule, le centre réflexe est à l'articulation de deux ou plusieurs neurones.

§ VII. — Dégénération et régénération des neurones.

La cellule nerveuse dérive du neuroblaste de l'épithélium épendymaire primitif, et la fibre nerveuse n'est qu'un prolongement de la cellule. La fibre motrice dérive d'une cellule de la substance grise du névraxe, la fibre sensitive d'une cellule des ganglions spinaux ou de leurs homologues encéphaliques ; et, comme une branche d'arbre séparée de son tronc se dessèche et meurt, la fibre nerveuse isolée par section de sa cellule génésique, dégénère et meurt. Cette dégénérescence du bout détaché (bout périphérique) porte le nom de *dégénérescence wallérienne*. La cellule nerveuse constitue donc le *centre trophique* ou *centre nutritif* du neurone.

A cette dégénération succède la *régénération* qui se fait par bourgeonnement de l'extrémité du bout central. Le développement de ces fibres de nouvelle formation rappelle absolument ce qui se passe dans le développement normal. Sa vitesse d'accroissement a été évaluée dans les expériences de VANLAIR à 1 millim. par jour.

La *loi de Waller* (1852) a cependant perdu son caractère lapidaire : Le bout central d'un nerf sectionné et son centre d'origine (trophique) ne restent pas intacts, ils dégénèrent (GUDDEN, HAYEM, FOREL, VON MONAKOW, DARSCHEWITSCH, BERGMANN, REDLICH, PIERRE MARIE, ONUFROWICZ, MARINESCO). C'est ce que l'on voit aussi dans les amputations. Déjà BÉRARD, en 1829, avait remarqué l'atrophie des racines antérieures correspondant aux nerfs qui se rendaient au membre amputé. G. MARINESCO (1892) a pu établir que dans ces circonstances il y a hémiatrophie des métamères de la moelle qui donnent naissance aux fibres nerveuses sectionnées. C'est dire qu'en pareil cas, la lésion du neurone périphérique retentit sur l'état anatomique des neurones centraux. Les faits de dégénérescence *descendante* du ruban de Reil (SCHRŒDER, HOMEN, MEYER, A. MŒLI, HŒSEL, etc.), ceux de dégénérescence *rétrograde* dans les nerfs périphériques et le faisceau pyramidal (SOTTAS, RAYMOND, GOMBAULT et PHILIPPE, KLIPPEL et DURANTE) sont du même genre. Peut-être DURANTE (*Thèse de Paris, 1895*) a-t-il donné une extension trop grande au terme de dégénérescence rétrograde en admettant que la dégénérescence se propage d'un neurone au neurone suivant. Dans la grande majorité des cas il s'agit dans le neurone suivant d'un processus d'*atrophie* (MARINESCO).

Cependant, il faut conclure de ces faits que les neurones qui sont associés fonctionnellement ne peuvent être lésés séparément sans que cette lésion retentisse sur les neurones voisins. L'atrophie *primaire* d'un neurone périphérique par exemple, entraîne l'atrophie *secondaire* d'un neurone central, probablement par contre-coup des perturbations fonctionnelles causées dans le neurone périphérique par l'interruption de son prolongement.

La loi de Waller reste donc vraie, mais elle doit être modifiée de la façon suivante : après l'interruption d'un cordon nerveux, le bout périphérique, séparé de son centre trophique, dégénère toujours. Le bout central, au contraire, peut dégénérer (dégénérescence rétrograde), mais ne dégénère pas toujours. La dégénérescence du bout périphérique est précoce (après 8 jours), la dégénérescence du bout central, quand elle survient, est plus tardive (20e jour). La dégénérescence du bout périphérique est une dégénérescence secondaire *directe*, la dégénérescence du bout central, une dégénérescence secondaire *indirecte* (consécutive à l'atrophie rapide des cellules d'origine).

Quand on colore le névraxe avec le bleu de méthylène par la méthode de Nissl, certaines cellules sont colorées à la fois dans leur protoplasme et leur noyau, *cellules somatochromes*; les autres n'ont fixé le colorant que dans leur noyau, *cellules caryochromes*. Les cellules somatochromes renferment, en outre, dans leur corps deux parties distinctes par rapport à la façon dont elles se comportent vis-à-vis du bleu de méthylène : une partie chromophile et une partie non chromophile.

A la suite de la section d'un nerf, les cellules d'où proviennent ses fibres entrent en *chromolyse* (dissolution de la substance chromophile). Dans la phase de réparation il y a reformation de chromophile. Il peut se faire que la phase de réparation ne survienne pas. Dès lors la cellule nerveuse dégénère, s'atrophie et disparaît.

§ VIII. — Névroglie.

Dans la substance grise comme dans la substance blanche des centres nerveux, on trouve une substance intermédiaire aux cellules et aux fibres nerveuses qui porte le nom de *névroglie*. Désignée encore sous le nom de *tissu connectif des centres* par divers auteurs (Ranvier, Golgi), elle ne doit plus être confondue avec le tissu conjonctif vrai que l'on peut trouver dans les centres nerveux sur le trajet des vaisseaux sanguins, depuis que Ch. Robin et Henle ont démontré que sa nature chimique est toute différente de celle du tissu conjonctif, et surtout depuis que Ranvier, J. Renaut, Golgi, Paladino, Cajal, Retzius, Lenhossek, etc., ont fait voir qu'elle dérive du neuro-épithélium primitif.

Cette substance se présente, tantôt sous la forme de filaments très fins assemblés en réseaux serrés, comme dans la substance grise ; tantôt sous l'aspect

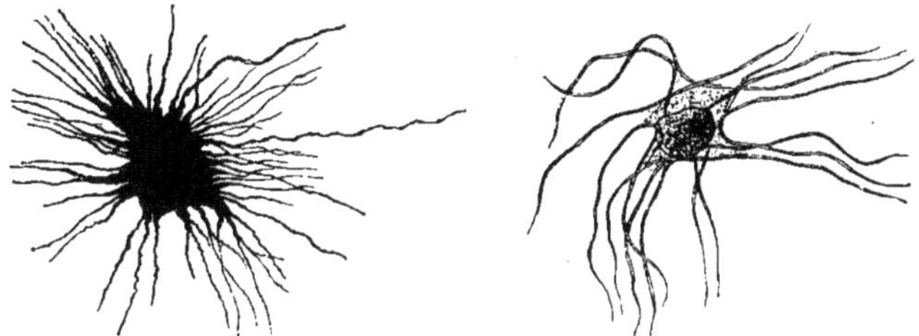

Fig. 22. — Deux cellules névrogliques.

de lamelles réticulées limitant des espaces dans lesquels passent les fibres nerveuses, comme dans la substance blanche des cordons de la moelle épinière. Ailleurs, la névroglie se montre sous la forme d'une substance homogène, gélatiniforme, comme autour du canal épendymaire (*gelée de Stilling*) ou dans le sillon collatéral postérieur de la moelle (*substance gélatineuse de Rolando*).

Cette gangue fibrillaire, intermédiaire aux éléments nerveux (névroglie, glu nerveuse) est essentiellement formée par des cellules dont le corps est couvert de longues fibrilles divergentes qui donne à la cellule un aspect chevelu caractéristique (cellules de Deiters, cellules en araignée, cellules de la névroglie). Leurs fibrilles ne se ramifient et ne s'anastomosent pas entre elles, mais se croisent dans tous les sens et constituent une trame d'une grande finesse qui sert de soutien aux éléments nerveux. Partout les éléments névrogliques sont indépendants et non anastomosés comme l'ont pensé certains histologistes. Il en est ainsi dans la moelle et le cerveau (Cajal, Falzacapa).

Ces cellules dérivent, avec les cellules nerveuses et les cellules épendymaires, d'un seul et même élément, les cellules ectodermiques du tube neural primitif. Celles qui confinent au canal central demeurent à l'état épithélial (épithélium épendymaire), mais déjà leur queue se poursuit sous la forme d'une fibre ayant l'aspect [de la névroglie et qui prend part à la constitution du réseau névroglique. Celles qui sont en dehors de la couche épithéliale se développent suivant deux voies différentes : ou bien sous la forme de neuroblastes et de cellules nerveuses ou bien sous celles de spongioblastes et de cellules névrogliques. Les cellules névrogliques sont donc proches parentes des cellules nerveuses. Pendant toute la période embryonnaire les cellules épithéliales épendymaires de tout l'axe cérébro-spinal s'étendent depuis la cavité centrale jusqu'à la périphérie. Cette disposition se maintient chez les vertébrés inférieurs et rappelle tout à fait les fibres de soutien de la rétine (fibres de Müller). Chez les Oiseaux et les Mammifères, les fibres périphériques s'atrophient et se perdent dans l'épaisseur de la substance grise ou blanche. Mais alors apparaissent les cellules névrogliques, qui seraient, pour CAJAL, des cellules épendymaires émergées de leur gîte ordinaire et transformées en cellules stellaires par la production de fibrilles périphériques. LENHOSSEK a décrit la multiplication par karyocynèse des cellules névrogliques.

Selon J. RENAUT, elles sont reliées à la vitrée du névraxe par un ou plusieurs pieds d'insertion qui, en s'insérant côte à côte, déterminent des champs de Schelske, comme le fait la membrane de Müller dans la rétine.

On doit donc repousser à la fois que la névroglie est un tissu de l'ordre des tissus conjonctifs, comme le voulaient STRICKER, UNGER, SCHWALBE, etc., et on ne peut admettre non plus, avec GOLGI et LAHOUSSE, qu'elle se continue avec les expansions protoplasmiques des cellules nerveuses (KÖLLIKER, LENHOSSEK, RETZIUS, SCHŒFER, PALADINO, etc.).

A la surface du cerveau et de la moelle épinière, de même que dans la substance gélatineuse, on trouve un réseau très fin qui a la même origine embryonnaire que la névroglie, mais qui s'en distingue par sa nature cornée : c'est la *kératine spongieuse*, également pourvue de cellules étoilées. Enfin, la substance gélatineuse de Rolando contient, outre le réseau corné, des fibres nerveuses qui ne font que la traverser, et des cellules nerveuses (cellules de Golgi).

La névroglie est donc une matière cimentaire d'origine nerveuse. Avec elle se confond la gaine de Schwann de la fibre nerveuse qui pénètre dans les centres et se réduit là, comme nous l'avons dit, au cylindre-axe et à la gaine de myéline.

Dans les ganglions nerveux (ganglions du grand sympathique, crâniens et rachidiens), les éléments de soutien ne sont pas constitués par des éléments névrogliques, mais par des éléments de tissu conjonctif. En outre, chaque cellule des ganglions est recouverte d'une enveloppe ou capsule que lui forme la gaine de Schwann de la fibre nerveuse y attenante.

§ IX. — Développement des éléments nerveux.

Dans la *plaque médullaire* se différencient deux sortes d'éléments : des *cellules épithélioïdes* allongées, s'étendant dans toute l'épaisseur de la plaque, et des *cellules sphériques*, situées près de la face externe de la plaque. Ces dernières, appelées *cellules germinales*, donnent naissance par karyocynèse aux éléments qui seront plus tard les *neuroblastes*. Les cellules épithélioïdes se divisent en deux couches, une couche interne qui conserve son aspect épithélial et fournit l'*épithélium épendymaire*, et une couche externe (spongioblastes) qui s'organise en un *myélospongium*, c'est-à-dire en cellules araignées et névroglie. Les cellules névrogliques apparaissent tardivement, à la fin du deuxième mois (His), poussent à travers le névraxe embryonnaire un prolongement radiaire qui se termine à sa surface par une sorte de bouton formant à la périphérie de la moelle une mince écorce de névroglie (couche de Gierke).

Les neuroblastes sont piriformes, et dès que la gouttière neurale est transformée en canal, ils émigrent secondairement dans les couches externes de la moelle (His), et poussent un gros prolongement polaire (cône d'accroissement) qui n'est que le prolongement de Deiters à l'état d'ébauche. Celui-ci donne

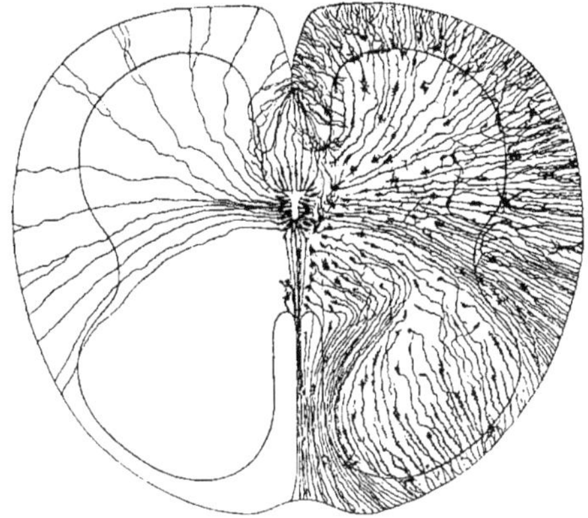

Fig. 23. — Moelle d'un embryon de 6 semaines après imprégnation par la méthode de Golgi

suite à un cylindre-axe qui se termine à la périphérie en se coudant ou en se bifurquant.

A la suite se forment les expansions dendritiques; les collatérales nerveuses ferment l'évolution. Parmi celle-ci paraissent celles du cordon antérieur en premier lieu (4e-5e jour chez le Poulet), puis celles du cordon postérieur, et enfin, celles du cordon latéral de la moelle.

Les cellules des ganglions cérébro-spinaux naissent du *cordon ganglionnaire* et de celui-ci dérivent aussi les cellules de la chaîne ganglionnaire du grand sympathique par une sorte de bourgeonnement ventral. Toutes ces cellules (ganglioblastes) représentent donc une dérivation des cellules épidermiques de la plaque médullaire. La seule différence que l'on trouve entre la formation médullaire et la formation ganglionnaire, c'est que dans la première les éléments évoluent sous la forme double de neuroblastes et de spongioblastes, tandis que dans la formation ganglionnaire tous les éléments se transforment en cellules ganglionnaires. C'est ce qui explique que chez l'adulte les ganglions cérébro-rachidiens ne renferment pas de cellules névrogliques.

Les ganglioblastes sont primitivement bipolaires (His, Lenhossèk, Retzius, Sala, etc.). Dans la suite, à l'exception des cellules des ganglions auditifs qui conservent la bipolarité, les deux prolongements polaires se rapprochent, s'accolent sur une certaine longueur et il en résulte une cellule unipolaire. Mais la division en T de Ranvier ramène en fait cette cellule unipolaire en une cellule bipolaire. On s'accorde à considérer le prolongement périphérique des cellules ganglionnaires rachidiennes comme un prolongement protoplasmique (cellulipète) qui s'organise en axone. — Du reste chez certains Poissons adultes, on rencontre des cellules unipolaires à côté des éléments bipolaires (Lenhossèk). La transition entre la bipolarité et l'unipolarité commence donc déjà chez les Poissons.

Des recherches de B. Morpurgo et V. Tirelli (1893) faites sur le fœtus du Lapin, il résulte que les cellules des ganglions intervertébraux se développent par mytose, mais seulement pendant les premiers temps de la vie utérine.

Pareillement aux ganglioblastes des ganglions rachidiens, les ganglioblastes de la chaîne du sympathique émettent une fibre périphérique qui s'engage dans les muscles de l'endoderme (intestins) et une centrale (*rami communicantes*) qui gagne finalement la corne latérale de la moelle (Gaskell). Ultérieurement la cellule des ganglions du sympathique est une cellule multipolaire, avec dendrites et axone qui unit les ganglions (fibre interganglionnaire) ou se porte à la périphérie (fibre viscérale).

Quant aux prolongements de la cellule nerveuse, ils sont les émanations directes de la cellule. Quelque long que soit le cylindre-axe d'une fibre nerveuse qui se porte de la moelle épinière à la périphérie, au gros orteil par exemple, il n'est qu'un filament ininterrompu échappé de la cellule. Ce filament se soulève de bonne heure et s'allonge rapidement. Son extrémité (cône d'accroissement) pousse, pousse sans cesse. Par la suite, il subira un allongement et un épaississement en rapport avec la longueur de l'embryon. A sa surface se disposeront successivement les différentes gaines enveloppantes : cellules segmentaires (cellules de Vignal), myéline, gaîne de Schwann.

Les cellules de Vignal sont des cellules mésenchymateuses dont l'origine est encore discutée; elles s'appliquent de distance en distance à la surface du cylindre-axe et finissent par s'étaler et se mouler sur lui. Dans un stade plus avancé, à leur face profonde se dépose une couche de myéline. La cellule de Vignal devient ainsi une cellule segmentaire ou cellule de Ranvier. La myéline est vraisemblablement sécrétée par la cellule de Vignal, ce qui a permis à Ranvier d'identifier le segment interannulaire de la fibre nerveuse à une cellule adipeuse.

La gaine de Schwann apparaît seulement lorsque les cellules segmentaires, par suite de leur allongement, arrivent bout à bout, déterminant ainsi à leurs limites les étranglements annulaires. Comme la myéline, elle représente une production de ces cellules (ectoplasme).

Pendant une longue période de la vie intra-utérine, les nerfs ne sont composés que de fibres de Remak entre lesquelles s'interposent des fibres conjonctives. Cet état persiste toute la vie dans les branches du nerf grand sympathique. Les fibres blanches des centres répondent à un stade plus avancé. Au lieu du cylindre axe et des cellules segmentaires seulement, elles ont une enveloppe de myéline, mais elles ne sont pas recouvertes d'une gaine de Schwann, comme les fibres blanches des nerfs cérébro-rachidiens.

La théorie de la *génération autogène* des nerfs, rajeunie par BETHE, d'après laquelle l'axone aurait une structure caténaire, attend toujours une démonstration décisive. On sait en quoi elle consiste : la fibre nerveuse résulterait de la soudure bout à bout des segments interannulaires qu'élaboreraient des cellules indépendantes d'abord, et l'axone ne se souderait que secondairement à la cellule nerveuse.

§ X. — Structure de la substance grise et de la substance blanche.

La *substance grise* est formée : 1° de cellules nerveuses ; 2° de cellules névrogliques ; 3° d'éléments fibrillaires représentant les prolongements des cellules nerveuses ; 4° d'un réseau intermédiaire constitué par ces fibrilles ramifiées et emmêlées, réseau de Gerlach ; 5° de vaisseaux sanguins.

Nous connaissons les éléments cellulaires nerveux et névrogliques, nous savons aussi quelle disposition affectent les prolongements des cellules nerveuses dont les uns se divisent en un chevelu inextricable et dont les autres sont l'origine des cylindres axes des fibres nerveuses. Nous savons encore que le réseau intermédiaire ne serait pas un réseau fermé comme on l'enseignait depuis GERLACH, mais, qu'au contraire, il serait constitué par des réseaux indépendants, juxtaposés, entremêlés d'une façon presque inextricable, conservant leur individualité propre. Existe-t-il entre ces reticula une substance intermédiaire unissante, une sorte de matière cimentaire ? Quelques auteurs l'ont pensé, mais nous ne savons encore rien de précis à cet égard (1).

On trouve enfin dans la substance grise quelques fibres blanches comme égarées qui la traversent dans ses confins, et des vaisseaux.

Ce sont ces fibres blanches qui découpent la corne latérale de la moelle épinière dans sa portion cervicale, et donnent lieu à la formation réticulée de Deiters, que nous étudierons à propos de la moelle. Quant aux vaisseaux, ils pénètrent dans la substance grise entourés d'une gaine de tissu conjonctif émanée de la pie-mère et qu'ils ont comme entraînée à leur passage dans cette membrane.

C'est à ces gaines, qui forment une sorte d'étui autour du réseau capillaire disposé sous forme de mailles arrondies, et aussi autour des artérioles et des veinules, et dans lesquelles semblent flotter les vaisseaux, qu'on a donné le nom de *gaines périvasculaires*. Suivant AXEL KEY et RETZIUS, ces gaines seraient

(1) JEAN Mazius, *Recherches histologiques sur le système nerveux central* (Archives de biologie belges, 1892), tout en n'acceptant point le réseau de GERLACH, admet des connexions entre les cellules des centres et entre leurs prolongements. D'après cet auteur un cylindre-axe peut se bifurquer en fourche et s'anastomoser par l'une des branches de la fourche avec un cylindre-axe d'une autre cellule ; les prolongements protoplasmiques pourraient s'unir par leurs ramifications et s'unir de la sorte les cellules nerveuses entre elles, et enfin, il existerait aussi des anastomoses entre les prolongements de DEITERS et les prolongements protoplasmiques. A. DOGIEL a également contesté les observations de GOLGI (*Arch. f. Anat.* XLI, p. 62, 1892, et *Arch. f. Anat. u. Physiol.*, 1893, p. 429). D'après lui, les prolongements protoplasmiques des cellules nerveuses de la rétine notamment s'anastomosent entre eux et constitueraient de la sorte réellement un réseau.

formées de tissu conjonctif lâche et revêtues sur leurs deux faces d'un endothélium. Entre elles et les vaisseaux, on trouve un espace rempli de lymphe qui serait, selon certains auteurs, l'origine des lymphatiques; mais on a fait remarquer qu'en y poussant une injection on n'injecte pas les ganglions voisins. D'autres anatomistes ont admis, de leur côté, que ces gaines faisaient partie du système lacunaire sous-pial, connu sous le nom d'*espace épicérébral* et *épispinal* de His. — Enfin, Pouchet et Tourneux ont pensé qu'ils pourraient bien représenter simplement le prolongement dans l'intérieur des centres nerveux du tissu cellulaire sous-arachnoïdien.

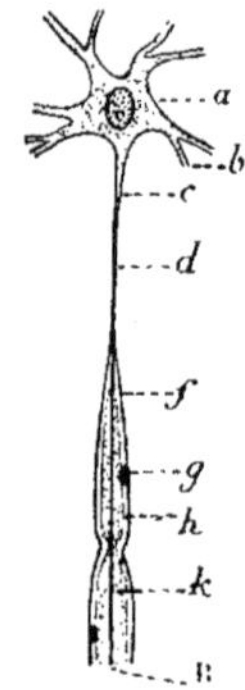

Fig. 24. — Origine centrale des nerfs.

a, cellule nerveuse ; *b*, ses prolongements rameux ; *c*, son prolongement de Deiters ; *d*, cylindre-axe ; *f*, gaine de Schwann ; *g*, noyau de la fibre nerveuse ; *h*, gaine protoplasmique ; *k*, gaine de myéline.

La *substance blanche* est constituée par des faisceaux de fibres blanches comme engainés par une enveloppe lamelleuse de névroglie et séparés les uns des autres, plus ou moins, par des tractus de tissu conjonctif détachés de la pie-mère et constituant une sorte de charpente de soutènement qui contient les vaisseaux sanguins. On y rencontre aussi des cylindre-axes qui y cheminent plus ou moins loin et qui proviennent de la substance grise, et des vaisseaux, enfin, qui s'y anastomosent en un réseau à mailles allongées, parallèles à la direction des fibres nerveuses. Ce réseau sanguin est entouré d'une gaine péri-vasculaire comme dans la substance grise.

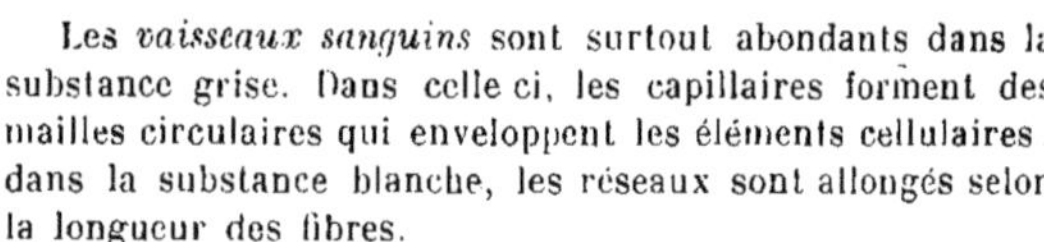

Les *vaisseaux sanguins* sont surtout abondants dans la substance grise. Dans celle ci, les capillaires forment des mailles circulaires qui enveloppent les éléments cellulaires ; dans la substance blanche, les réseaux sont allongés selon la longueur des fibres.

Il n'y a pas de *vaisseaux lymphatiques* dans les centres nerveux. Il n'y a que les *gaines lymphatiques périvasculaires* (Robin, His, Retzius, Bol, Schwalbe, etc.), qui se prolongeraient suivant certains anatomistes (Obersteiner, Rossbach et Schwalbe, Friedmann, Paladino) autour de la cellule nerveuse et de ses prolongements (espaces lymphatiques péricellulaires).

§ XI. — Fonctions majeures des éléments nerveux.

La fibre nerveuse est excitable ; on peut impressionner un nerf sur tout son parcours en le pinçant, en le galvanisant, etc. La section des nerfs paralyse l'organe auquel ils se rendent, et leurs filets sont indépendants les uns des autres, car l'on peut dissocier leurs effets. La réaction qui résulte de leur excitation, dépend absolument de la nature de l'appareil dans lequel ils se rendent. Si c'est un appareil moteur, ils produisent du mouvement, si c'est un appareil sensitif ou sensoriel, une sensation. Les fibres nerveuses paraissent donc jouer le rôle de simples fils conducteurs, capables de transmettre l'influx aussi bien dans un sens que dans l'autre, encore cependant que l'expérience de VULPIAN à cet égard (soudure d'un nerf moteur à un nerf sensitif) et celle de PAUL BERT (greffe de la queue d'un rat sur le dos de l'animal suivie de section de la queue à sa base) ne soient pas démonstratives. Mais comme l'excitation d'un nerf en son milieu donne lieu à la *variation négative* de chaque côté, il ne saurait en être autrement.

Ébranlé en un point, le nerf sensitif donne toujours lieu à une impression que l'on rapporte à la périphérie : cette excentricité des sensations explique quelques hallucinations, et permet de comprendre qu'un amputé puisse souffrir d'un membre qu'il n'a plus depuis longtemps.

La vitesse de l'onde nerveuse est égale à 135 mètres environ par seconde, ce qui différencie tout de suite le fluide nerveux du courant électrique, mais de nombreuses influences, — la température en particulier — modifient considérablement cette vitesse (1).

La cellule nerveuse ne paraît pas être excitable d'une manière artificielle, mais par sa nutrition même elle donne naissance à des mouvements spontanés, ce qui constitue le *pouvoir auto-moteur* ou *excito-moteur*. L'état d'excitation des cellules des hémisphères cérébraux peut s'accompagner d'*état de conscience*.

La cellule nerveuse des centres et des ganglions nerveux eux-mêmes est capable de recevoir l'impression que lui amènent les fibres nerveuses sensitives et de transmettre aux fibres motrices qui en émanent un ordre de mouvement, une sorte d'influx après qu'un ébranlement sensitif est venu la secouer. Cet acte sensitif, qui peut être inconscient ou conscient,

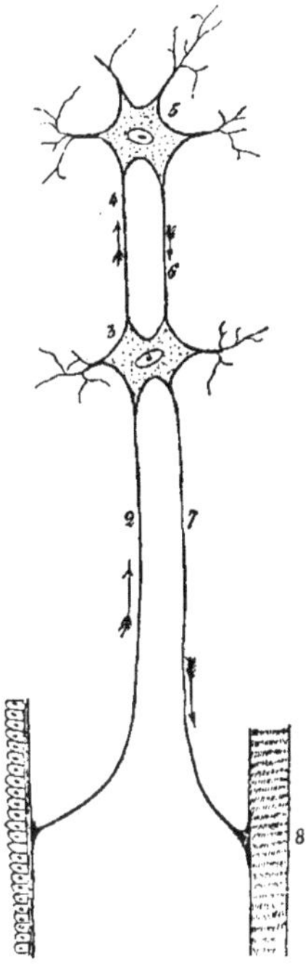

Fig. 25. — Arc réflexe complexe ou médullo-encéphalique.

1, surface sensible ; 2, nerf sensitif ; 3, centre réflexe médullaire ; 4, trajet centripète médullo-encéphalique ; 5, centre réflexe encéphalique ; 6, trajet centrifuge encéphalo-médullaire ; 7, nerf moteur ; 8, organe du mouvement (muscle).

(1) D'autres faits distinguent nettement le fluide nerveux du courant électrique. Si le courant nerveux était de même nature que le courant électrique, lorsqu'on irrite un nerf sur lequel on a disposé un circuit avec galvanomètre, le courant qui parcourt le circuit devrait être renforcé ; or, c'est l'inverse qui a lieu puisque l'aiguille du galvanomètre revient à 0. L'excitation portée sur un conducteur électrique, d'autre part, est d'autant plus intense qu'elle est portée plus près de l'appareil récepteur. Ici encore, c'est l'opposé pour le nerf.

Helmholtz et Baxt ont obtenu, pour les nerfs moteurs de l'Homme, des variations dans la vélocité de transmission comprises entre 30 et 90 mètres suivant le membre (35 à 40 mètres à la température ordinaire). OEHL a obtenu des effets analogues sur les nerfs sensitifs (oscillations entre 34 et 98). Mais avec le froid, OEHL a obtenu jusqu'à 1/6 de la vélocité normale (soit le 1/6 de 32) et avec le chaud jusqu'à 15 fois cette vélocité. Celle-ci est en outre variable avec les sujets, quelle que soit la température. Tout ceci peut expliquer les contradictions des auteurs au sujet de la rapidité normale du courant nerveux dans les nerfs. DE JAEGER, par exemple, donnant le chiffre de 26 mètres et Kohlrauch celui de 225 mètres.

constitue l'*irritabilité* de la cellule nerveuse; l'ordre donné aux organes moteurs forme ce que l'on appelle le *pouvoir excito-moteur* de la cellule et la propagation des ébranlements est connue sous le nom de *conductibilité*. L'ensemble de ces phénomènes constituent ce que l'on a nommé l'*acte réflexe*. Celui-ci, qui a pour appareil un arc, l'*arc réflexe* (fig. 17, 18, 19 et 20), constitué d'une part par les conducteurs sensitifs et moteurs et d'autre part par la cellule nerveuse intermédiaire où aboutissent ces conducteurs, est le phénomène par lequel les centres nerveux ou ganglionnaires *réfléchissent* vers la périphérie en actions motrices adaptées, les ébranlements sensitifs qui les atteignent et qui viennent, soit directement du monde extérieur soit de l'intérieur. L'arc réflexe, avec son centre et ses deux fils que traversent les courants centripète et centrifuge, forme donc un circuit complet, dont l'appareil excitateur est représenté par une paire de nerfs rachidiens ou crâniens.

Mais non seulement la cellule nerveuse a ce pouvoir de réfléchir en la transformant l'onde sensitive qu'elle reçoit, mais elle a aussi la faculté de retenir cette onde, de l'analyser, de s'en souvenir (pouvoir de rétentivité et de mémoration) et de la projeter plus tard, comme automatiquement ou consciemment, sur le fil conducteur qui va actionner les organes moteurs de la machine animale. Or, les phénomènes les plus compliqués de la vie organique, silencieuse et cachée, ou de la vie animale extérieure et bruyante, sont des actions réflexes simples ou des combinaisons, des associations de réflexes, et l'on pourrait à ce point de vue, comparer le système nerveux au réseau téléphonique de nos grandes villes : Les organes terminaux, organes sensitifs et sensoriels et organes moteurs, seraient représentés par les sonneries d'appel d'une part et les appareils récepteurs de l'autre, les cordons nerveux correspondraient aux fils conducteurs et transmetteurs, et les centres nerveux seraient figurés par le bureau central chargé d'établir les communications convenables et appropriées entre les différents cordons conducteurs ou les divers réseaux qui mettent en présence l'organe d'appel (organe sensitif et sensoriel), l'organe élaborateur et discernant (cellule des centres) et l'organe actif, l'agent du mouvement (muscle). Ajoutons enfin que l'*intensité de la réaction*, jusqu'à un certain point, dépend de l'intensité de l'excitation. C'est ainsi que se généralisent les réflexes, mais nous étudierons plus amplement cette importante question à propos des fonctions de la moelle épinière.

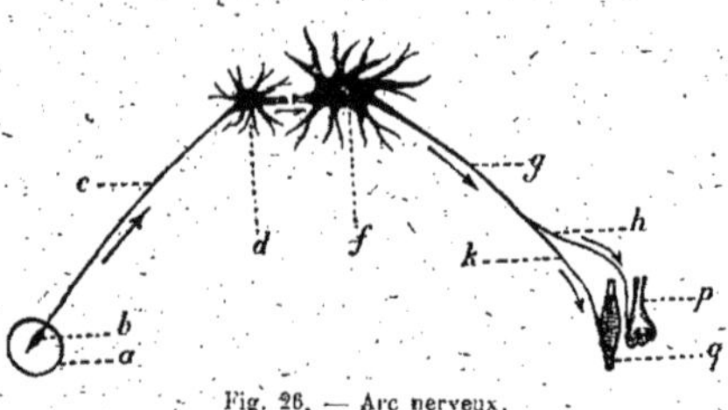

Fig. 26. — Arc nerveux.

a, organe sensoriel ; *b*, ses cellules sensibles ; *c*, nerf sensitif ; *d*, cellules nerveuses sensitives ; *f*, cellules nerveuses motrices ; *g*, nerf centrifuge ; *h*, nerf glandulaire se rendant à une glande (*p*) ; *k*, nerf moteur se rendant à un muscle (*q*). On voit comment à leur union sont *articulées* la cellule sensitive (*d*) et la cellule motrice (*f*).

Quand le mouvement part des centres (groupes de cellules), il envoie ainsi du mouvement à la périphérie, la cellule nerveuse transforme l'énergie qu'elle a reçue de l'extérieur sous une autre forme (impression) : c'est l'*action reflexe pure*. Mais cette action peut aussi être provoquée par une excitation intérieure partie d'un autre groupe cellulaire, c'est l'*acte* dit *spontané*. De plus, l'action des centres peut être modifiée par l'influence des centres placés plus haut. Partie de la cellule-centre, l'excitation, au lieu d'être directement portée à la périphérie pour y produire, ici un mouvement, là une sécrétion, peut se porter sur une autre cellule nerveuse plus rapprochée de la périphérie et en modifier l'action propre, l'exciter ou la ralentir. Vous marchez tout en pensant à autre chose ; subitement vous vous arrêtez. Que s'est-il passé ? Vous marchiez par pure action réflexe, avec votre moelle seule, votre cerveau pensant à tout autre chose. Une pensée vous traverse l'esprit, une incitation part de vos cellules cérébrales, gagne les cellules de la moelle et suspend le réflexe qui se produisait. Un réflexe peut donc être provoqué, accéléré, ralenti, suspendu par l'action d'une cellule plus haut placée, plus élevée dans la hiérarchie des cellules nerveuses. Il y a donc des *nerfs d'arrêt* dont le plus bel exemple peut-être est fourni par le pneumogastrique. L'excitation vive du bout périphérique de ce nerf préalablement coupé au cou, arrête en effet le cœur, tandis que l'excitation de son bout central arrête la respiration.

Eh bien ! ces phénomènes d'*inhibition*, qui peuvent être produits expérimentalement, sont également susceptibles de se présenter sous l'influence des émotions vives ou de la maladie et jouent un rôle considérable dans la vie organique et dans la vie animale de l'Homme.

Mais non seulement, l'action d'une cellule nerveuse mise en jeu par une excitation quelconque extérieure ou intérieure, peut transmettre, réfléchir simplement le mouvement qu'elle reçoit au moment, mais elle peut aussi emmagasiner l'énergie et la rendre plus tard sous forme de mouvement volontaire, en apparence spontané.

Il en est de même de la sensibilité. Une impression est transmise de la périphérie aux centres par un nerf centripète ; elle peut s'arrêter aux premiers centres qu'elle rencontre (moelle épinière), s'y emmagasiner ou s'y réfléchir ; elle peut, au contraire, monter plus haut, gagner les cellules cérébrales et engendrer une sensation.

Le système nerveux produit l'*action vaso-motrice* d'une façon analogue. De même que l'action nerveuse descendue d'un centre supérieur peut agir pour augmenter ou suspendre l'acte réflexe des centres médullaires, par le grand sympathique parvient aux vaisseaux l'action réflexe de tonicité ; de là l'effet vaso-constricteur lorsqu'on excite les nerfs de ce genre. Mais il y a d'autres nerfs à côté de ceux-là dont l'excitation suspend l'action réflexe de tonicité ; de là l'effet vaso-dilatateur.

En outre s'il y a des nerfs excitateurs, des nerfs d'arrêts, il y a aussi des *nerfs sécrétoires* indépendants des nerfs vaso-moteurs, puisque l'action de la corde du tympan s'exerce encore sur la sécrétion de la glande sous-maxillaire, même quand on a lié les carotides (Ludwig), et qu'inversement, après avoir paralysé l'action sécrétoire de la corde du tympan à l'aide du curare (Von Wittich), ou mieux de l'atropine (Heidenhain, Vulpian), on ne modifie en rien l'action vaso-motrice sur la glande sous-maxillaire.

Enfin le système nerveux a une action incontestable sur la nutrition des tissus (action trophique) ; aussi devons-nous nous attendre à ce que les maladies de ce système aient un grand retentissement sur la nutrition générale.

La cellule nerveuse est le germe du neurone ; c'est elle qui l'édifie et le réédifie quand il est mutilé. Elle le nourrit donc et à ce titre elle en est le centre trophique, fonction qui se confond avec la fonction nutritive.

La forme des neurones, leur association en chaîne, permet de comprendre la propagation et la réflexion de l'onde nerveuse. Certains auteurs ont supposé qu'ils avaient une sorte de reptation qui permettrait d'établir les contacts. Sans aller jusqu'à croire que leurs prolongements sont doués de mouvements amiboïdes, peut-être est-il moins risqué de supposer que durant leur fonctionnement ils subissent une sorte d'érection qui leur permet d'établir des contacts plus nombreux et plus étendus.

A quoi est due la spécificité de la sensation ? Comme les deux types de cellules de Deiters et de Golgi se rencontrent réunis et mêlés dans toutes les régions de l'écorce du cerveau, Golgi en a inféré que l'anatomie microscopique ne paraît pas confirmer la localisation des fonctions cérébrales, et conclut en disant que ce n'est pas la spécificité des zones centrales qui fait la fonction, mais bien la spécificité des organes périphériques dans lesquels vont se perdre les fibres nerveuses. Beaucoup de physiologistes (Meynert, Wundt, etc.) acceptent que les cellules épithéliales des corpuscules sensitifs (corpuscules tactiles, du goût, etc.) ne sont pas seulement des organes de protection, mais des organites dont le mode d'impression détermine la nature de la sensation. L'énergie spécifique des nerfs a été justement abandonnée; il faut la remplacer par les corps épithéliaux sensitifs et sensoriels qui sont des manières d'appareils de transformation des différentes énergies du monde extérieur. Les terminaisons nerveuses périphériques reçoivent par contact la vibration spécifique de ces appareils.

Cependant il se pourrait que la spécificité des sensations dépendît aussi de la spécificité des cellules nerveuses des centres. Car, comment, sans cela, expliquer que certains sujets voient des couleurs en même temps qu'un son vient à frapper leur oreille (audition colorée). Sans doute par quelque trajet anormal des fibres acoustiques qui vont se rendre aux centres perceptifs affectés d'ordinaire exclusivement à la vision ? Il y a encore là une inconnue.

Quoi qu'il en soit, le neurone apparaît aujourd'hui comme le substratum anatomique de nos sensations et de nos représentations; il doit donc constituer la base de la physiologie et de la pathologie nerveuses.

LE CERVEAU ET LA MOELLE ÉPINIÈRE

Le Système nerveux, qui dérive des surfaces sensibles du corps (ectoderme invaginé), se compose d'une longue tige cylindroïde contenue dans le rachis, la *Moelle épinière*, et d'une masse considérable, renfermée dans le crâne, l'*Encéphale*, l'un et l'autre reliés par des cordons blancs, les *Nerfs*, aux organes sensibles ou sensoriels (peau, œil, oreille, fosses nasales, langue) et aux agents du mouvement (muscles).

Ce système constitue le système nerveux de la vie sensible, de la vie animale. Il a, comme annexe, le *nerf grand sympathique*, système ganglionnaire, système de la vie organique, qui relie la moelle et le cerveau aux viscères (nerfs viscéraux) et aux vaisseaux (nerfs vasculaires, nerfs vasomoteurs).

L'Encéphale se décompose en *Cerveau*, *Cervelet* et *Tronc encéphalique*. Ce dernier comprend, à son tour : le *Bulbe rachidien*, le *Pont de Varole*, les *Pédoncules cérébraux* avec les *Tubercules quadrijumeaux*.

MOELLE ÉPINIÈRE

La *moelle épinière* est cette portion du centre nerveux céphalo-rachidien qui est renfermée dans le canal vertébral. Elle s'étend sous la forme d'un gros cordon cylindroïde de l'anneau atloïdien à la deuxième vertèbre lombaire, et se continue en haut avec le bulbe rachidien. En bas, elle se termine en cône, *cône terminal*, en se continuant avec le *filum terminale* qui va s'attacher à la base du coccyx. Chez le fœtus, la moelle épinière s'étend dans toute la longueur de la colonne vertébrale. Cette différence entre l'étendue de la moelle chez le fœtus et chez l'adulte est due à l'allongement relativement beaucoup plus considérable du rachis. Il résulte de cet accroissement inégal entre la colonne vertébrale et la moelle, que celle-ci semble remonter (ascension apparente de la moelle) dans le canal vertébral, et cet accroissement rend compte de la disposition des nerfs de la *queue de cheval*, qui, au lieu de se porter horizontalement en dehors vers le trou de conjugaison le plus voisin, comme les autres racines des nerfs médullaires, cheminent dans une assez grande étendue dans l'intérieur du canal et paraissent avoir été attirées en haut. — Toutefois, on retrouve les vestiges de la moelle épinière même au centre des nerfs de la queue de cheval, sous la forme du *filum terminale*, renfermé dans le ligament coccygien.

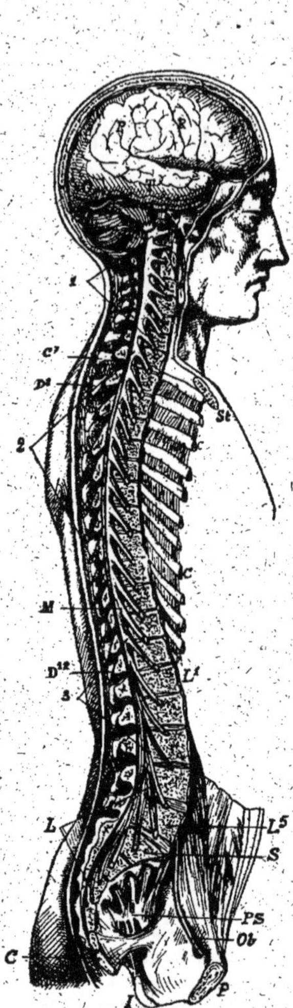

Fig. 27. — Les centres nerveux vus par leur face latérale.

F, lobe frontal du cerveau; P, lobe pariétal; O, lobe occipital; T, lobe frontal; S, scissure de Sylvius; R, scissure de Rolando; 1, moelle cervicale; 2, moelle dorsale; 3, moelle lombaire; L, nerfs lombaires; PS, plexus sacré; Ob, nerf obturateur; C^7, septième vertèbre cervicale; D^1, 1re vertèbre dorsale; D^{12}, 12e vertèbre dorsale; L^1, 1re vertèbre lombaire; L^5, 5e vertèbre lombaire; S, sacrum (promontoire); C, coccyx; P, pubis; I, ischion; C, côtes; St, sternum.

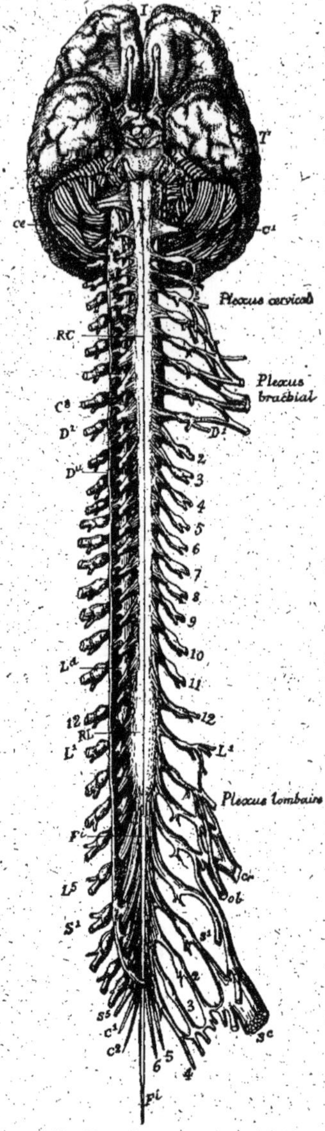

Fig. 28. — Les centres nerveux vus par leur face ventrale (antérieure).

I, scissure interhémisphérique; F, lobe frontal du cerveau; T, lobe temporal; ce, cervelet; RC, renflement cervical de la moelle épinière; RL, son renflement lombaire; Fi, fil terminal; Du, dure-mère; Ld, ligament dentelé; C^1, 1er nerf cervical; C^8, 8e nerf cervical; D^1, 1re paire dorsale; de 1 à 12, les 12 nerfs dorsaux; L^1, 1re paire lombaire; L^5, dernière paire lombaire (5e); S^1, 1re paire sacrée; S^5, dernière paire sacrée; C^1, C^2, 1er et 2e nerf coccygien; Cr, nerf crural; ob, nerf obturateur; Sc, grand nerf sciatique.

L'ascension commence à partir du quatrième mois de la vie utérine. Ce n'est qu'à partir du 7e nerf dorsal que le *trajet intra-rachidien* (la dure-mère n'étant pas ouverte) des nerfs médullaires devient oblique en bas et en dehors. Mais on peut constater que déjà, à partir du 3e nerf cervical, le *trajet intra-dural* de ces nerfs devient oblique. Cette obliquité devient d'autant plus grande qu'on descend plus bas. Pour les nerfs lombaires, sacrés et le nerf coccygien (nerfs de la queue de cheval), le trajet se rapproche de la verticale.

Le *fil terminal* représente la partie terminale, devenue rudimentaire, de la moelle épinière, comme la région caudale de la colonne vertébrale représente une partie atrophiée de l'axe squelettique dont trois vertèbres au moins ne correspondent pas à des nerfs rachidiens. — Il est formé d'une gaine de substance grise constituée par le prolongement de la substance gélatineuse centrale de la moelle. Environné et comme perdu au milieu des nerfs de la queue de cheval, il est contenu dans le ligament coccygien du prolongement caudal de la dure-mère. Il s'étend de la 2e vertèbre lombaire à la base du coccyx en s'amincissant de plus en plus. Sa longueur totale est d'environ 25 centimètres. A partir de la terminaison du sac dural (2e vertèbre sacrée) il est enserré dans le ligament coccygien, étroitement accolé à une artère et à une veine, et accompagné du 1er nerf (6e paire sacrée de quelques auteurs), du 2e nerf coccygien et parfois des rudiments d'un 3e nerf coccygien en pleine régression, avec des ébauches d'un ganglion correspondant, ainsi que l'a bien dit A. Rauber.

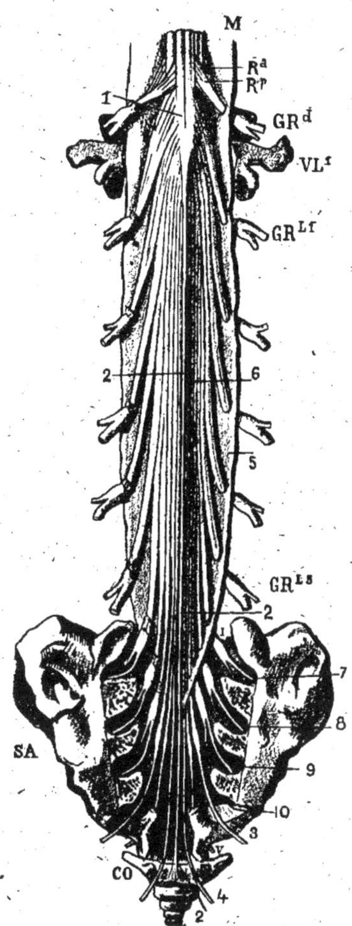

Fig. 29. — Les nerfs de la queue de cheval.

M, Moelle épinière; 1, sa terminaison (cône lombaire de la moelle); 2, fil terminal; Ra, racine antérieure; Rp, racine postérieure des nerfs rachidiens; GRd, dernier ganglion rachidien dorsal; VL1, 1re vertèbre lombaire; GR1, 1er ganglion lombaire; GRL5, 5e ganglion lombaire; SA, sacrum; CO, coccyx; S, dure-mère (sac dural); de I à V, nerfs et ganglions sacrés; 4, 6e nerf sacré ou 1er nerf coccygien.

La moelle ne remplit guère que la moitié du calibre du canal vertébral, dans lequel elle est comme suspendue au milieu d'un cylindre aqueux, formé par le liquide céphalo-rachidien. Son *volume* n'est pas le même dans toute l'étendue de son trajet. Cylindroïde et d'un diamètre moyen de 8 à 9 millimètres dans sa portion dorsale, elle s'aplatit et se renfle au niveau de la partie inférieure de la région cervicale, où elle a 15 millimètres de diamètre, et à la partie inférieure de la région dorsale, où son diamètre transversal égale 11 à 12 millimètres. Du premier renflement, *renflement cervical*, émergent les nerfs du membre supérieur, d'où encore le nom de *renflement brachial* qui lui a été donné; le second renflement, improprement appelé *renflement lombaire*, donne naissance aux nerfs qui se rendent dans le membre inférieur, d'où le nouveau nom qu'on lui a donné de *renflement crural*.

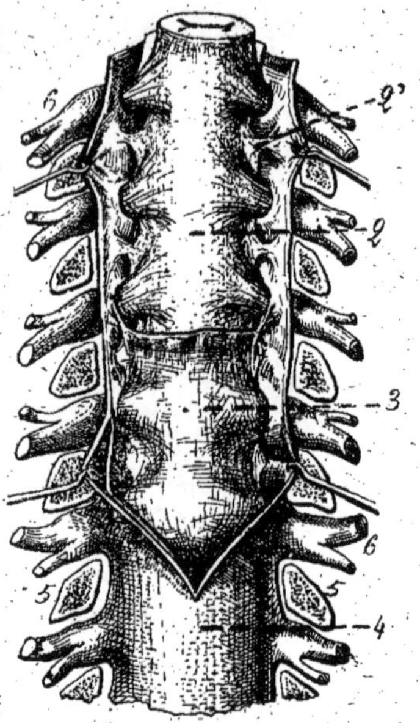

Fig. 30. — Moelle épinière renfermée dans les méninges (vue de face après ouverture de la dure-mère).

1, moelle épinière; 2, moelle recouverte de la pie-mère; 2', ligament dentelé; 3, arachnoïde; 4, dure-mère; 5, 5, pédicules des vertèbres; 6, ganglions et nerfs rachidiens.

Les deux renflements cervical et lombaire de la moelle sont en rapport avec les membres ou appendices qu'ils desservent en nerfs. Leur formation est en relation intime avec le développement des membres. Aussi chez les Poissons qui n'ont que des rudiments de membres, la moelle est-elle à peu près d'un volume égal dans toute sa longueur. Il en est de même chez les Serpents. Le renflement lombaire manque chez les Cétacées, le renflement cervival fait défaut chez les Ectromèles thoraciques; il est énorme chez l'Anthropoïde aux bras d'acier.

La *longueur* moyenne de la moelle est estimée à 40-45 centimètres. Chez le nouveau-né elle a 15-16 centimètres de longueur, plus longue proportionnellement chez lui que chez l'adulte (30 0/0 de la taille au lieu de 26 0/0). Son poids a environ 30 grammes (moelle dépouillée de ses racines), ce qui représente environ le 1/40 du poids du cerveau. Ce poids, rapporté à celui de l'encéphale, va toujours en décroissant à mesure qu'on s'élève dans la série des Vertébrés. Aussi, le poids de la moelle qui surpasse celui de l'encéphale chez les Poissons, n'est-il plus que le 20e du poids de ce dernier organe chez les Mammifères domestiques, et atteint son minimum dans l'espèce humaine. Ce n'est pas parce que l'homme a une petite moelle, mais parce qu'il a un cerveau énorme. Placée dans un liquide durcissant, la moelle reprend ses courbures (Flesch), qu'elle n'a plus lorsqu'on vient de l'extraire du canal rachidien.

Desmoulins a établi que le volume de la moelle chez les animaux est en rapport avec l'énergie du mouvement et de la sensibilité tactile.

La densité de la moelle est de 1038 chez l'homme, 1034 chez la femme (BAISTROCCHI); cette densité est plus forte pour la substance grise (1038) que pour la substance blanche (1024), selon KRAUSE et FISCHER.

Renfermée dans le canal rachidien qui la protège, contenue dans une triple enveloppe que lui forme la dure-mère, l'arachnoïde et la pie mère rachidiennes, la moelle est maintenue dans le canal vertébral, en avant et en arrière, par des tractus fibreux irréguliers, *ligaments antérieurs et postérieurs*; latéralement par les *ligaments dentelés*, les racines des nerfs spinaux et leurs gaines pie-mériennes; en bas, par le ligament coccygien qui la fixe au coccyx; en haut, par le bulbe rachidien avec le collet duquel elle se continue.

On décrit à la moelle épinière une *configuration extérieure* et une *conformation intérieure*.

I. — CONFIGURATION EXTÉRIEURE.

La *surface extérieure* de la moelle épinière peut être étudiée malgré la présence de la pie-mère qui l'engaine et lui adhère intimement. Elle présente à

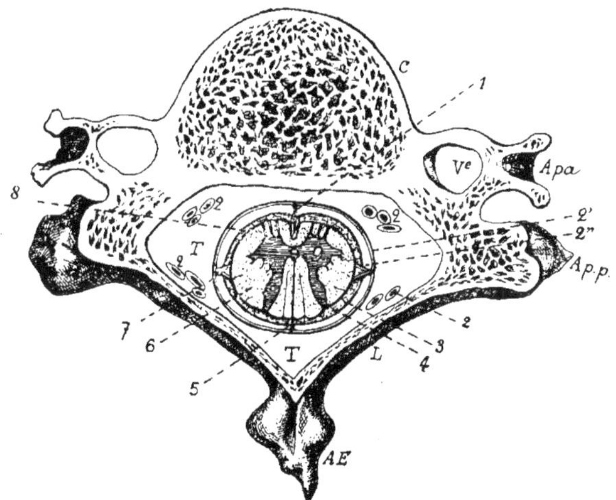

Fig. 31. — Coupe transversale de la colonne vertébrale dans sa portion cervicale pour montrer la disposition de la moelle dans le canal vertébral.

C, corps de la vertèbre ; AE, apophyse épineuse ; L, lame vertébrale ; Apa et Ap.p, tubercules antérieur et postérieur de l'apophyse transverse ; T, trou vertébral ; 1, septum médian ; 2, veines intra-rachidiennes ; 2', dure-mère ; 2", sac subdural ; 3, arachnoïde viscérale ; 4, espace sous-arachnoïdien ; 5, septum postérieur ; 6, moelle épinière ; 7, ligament dentelé ; 8, pie-mère.

considérer *deux sillons médians* longitudinaux, l'un antérieur, l'autre postérieur, qui règnent le long de la moelle et la divisent en deux moitiés le plus ordinairement parfaitement symétriques, et les *origines des nerfs rachidiens* situés de chaque côté sur deux lignes longitudinales parallèles (1).

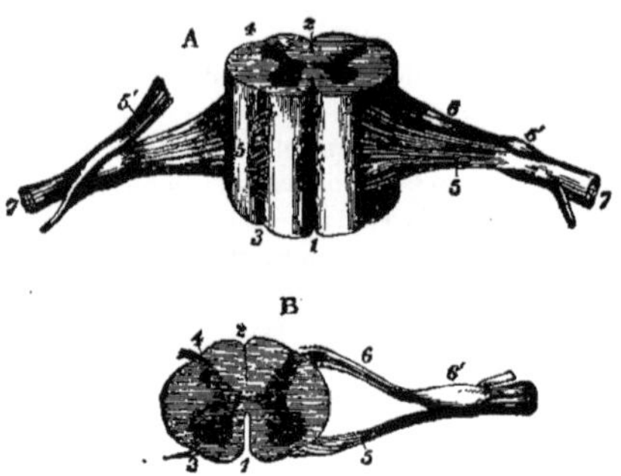

Fig. 32. — Coupes transversales de la moelle épinière.

1, sillon médian antérieur; 2, sillon médian postérieur; 3, sillon collatéral antérieur; 4, sillon collatéral postérieur; entre 1 et 3, cordon antérieur; entre 3 et 4, cordon latéral; entre 2 et 4, cordon postérieur; 5, racine antérieure, et 6, racine postérieure des nerfs rachidiens; 6', ganglion rachidien; 7, nerf rachidien (nerf mixte).

Le *sillon médian antérieur* (1, fig. 32) divise la face antérieure de la moelle en deux parties parfaitement égales. Il s'étend de l'entrecroisement des pyramides (collet du bulbe) à l'extrémité caudale de la moelle, et occupe, en profondeur, à peu près le tiers de l'épaisseur de cet organe. Dans ce sillon s'enfonce un repli de la pie-mère, et dans son fond on aperçoit une lame blanche qui passe d'une moitié de la moelle à l'autre, la *commissure blanche, commissure antérieure* (7, fig. 38).

Le *sillon médian postérieur* (2, fig. 32), plus étroit et plus profond que l'antérieur, s'étend du bec du *calamus scriptorius* à la terminaison de la moelle, dont il partage la face postérieure en deux moitiés parfaitement semblables. Dans ce sillon, la pie-mère n'envoie qu'une simple cloison, mais celle-ci est très adhérente aux parois du sillon, dont il est très difficile d'écarter les deux lèvres. Son fond est limité par une commissure analogue à celle qui garnit la profondeur du sillon médian antérieur, mais de couleur grisâtre, la *commissure grise, commissure postérieure* (8, fig. 45).

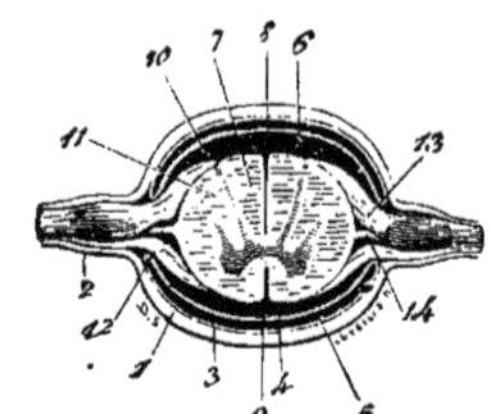

Fig. 33. — Coupe transversale de la moelle et de ses enveloppes.

1, dure-mère; 2, son prolongement sur les nerfs spinaux; 3-4, les deux feuillets pariétal et viscéral de l'arachnoïde; 5, cavité arachnoïdienne; 6, espace sous-arachnoïdien; 7, cordon postérieur de la moelle; 8, sillon médian postérieur; 9, sillon médian antérieur; 10, sillon collatéral postérieur; 11, cordon antéro-latéral; 12, racine antérieure des nerfs; 13, racine postérieure; 14, ligament dentelé.

Sur les *parties latérales de la moelle*, on observe

(1) Il est de règle qu'il y a 31 paires de nerfs spinaux. Toutefois, 13 fois sur 16 moelles de sujets pris au hasard, Adamkiewicz (*Ueber den häufigen Mangel dorsaler Ruckenmarks-Wurzeln beim Menschen* (Virchow's Arch. 1882) aurait constaté qu'un des dix premiers nerfs thoraciques ne possédait qu'une racine ou même il manquait complètement. Les deux racines manquèrent à la fois dans 4 cas, la postérieure seule dans 7 cas. S'il en est ainsi la moelle dorsale marcherait vers l'atrophie.

Mais ayant entrepris des recherches à ce sujet sur 17 sujets, je n'ai pu confirmer l'assertion de mon savant collègue polonais. Une seule fois, j'ai constaté l'absence de la racine ventrale du 2e nerf thoracique (Voy. Ch. Debierre, *Le thorax de l'homme est-il en voie de régression?* (Congrès de Rome, 1894).

deux sillons latéraux représentés par les lignes d'implantation des racines antérieures et postérieures des nerfs rachidiens.

Le *sillon collatéral postérieur* ou *sillon des racines postérieures* est très apparent lorsqu'on a enlevé la pie-mère et arraché les racines postérieures des nerfs spinaux (4, fig. 32). Il se présente alors sous la forme d'une ligne longitudinale ponctuée, dont les points sont représentés par l'insertion des racines sur la substance grise centrale de la moelle.

Le *sillon collatéral antérieur* (3, fig. 32) correspond à la ligne d'insertion des racines antérieures des nerfs rachidiens. Mais ce sillon n'est nullement comparable au sillon collatéral postérieur, car l'arrachement des racines antérieures montre que ces racines s'implantent d'une façon irrégulière sur les parties antéro-latérales de la moelle et non pas comme les racines postérieures, suivant une ligne longitudinale régulière. Les sillons latéraux, au reste, on le conçoit, sont purement artificiels.

Les sillons naturels médians et les sillons artificiels collatéraux de la moelle, s'étendent d'un bout à l'autre de cet organe et le divisent en faisceaux ou cordons pairs et symétriques.

La portion de la moelle comprise entre le sillon médian antérieur et le sillon collatéral antérieur porte le nom de *cordon antérieur*. La portion comprise entre le sillon collatéral antérieur et le sillon collatéral postérieur est appelée *cordon latéral*. La portion intermédiaire au sillon collatéral postérieur et au sillon médian postérieur porte le nom de *cordon postérieur*. L'anatomie et la physiologie démontrant que la séparation du cordon latéral n'est pas complète, on a coutume de réunir ces deux cordons sous la dénomination de *cordon antéro-latéral*.

Enfin, les cordons antérieur et postérieur sont dédoublés dans une certaine partie de leur trajet par deux petits sillons que l'on a appelés *sillons intermédiaires*, et que l'on distingue en *antérieur* et *postérieur*.

Le *sillon intermédiaire antérieur*, bien étudié par DANTE BERTELLI (1) sur vingt-cinq moelles d'enfants âgés de plus d'un an, à l'Institut anatomique de Pise, n'est pas constant : il existe le plus souvent d'un seul côté. Lorsqu'il existe, il est presque toujours la continuation du sillon qui sépare les pyramides des olives. Il n'atteint pas la limite inférieure de la région cervicale et la pie-mère s'y insinue.

Le *sillon intermédiaire postérieur*, bien visible chez le fœtus, effacé chez l'adulte, chez lequel on ne le retrouve plus que dans les régions supérieures de la moelle, s'étend entre le sillon longitudinal postérieur et le sillon collatéral postérieur, divisant ainsi le cordon postérieur en deux cordons secondaires, l'un interne, l'autre externe, que nous étudierons bientôt sous les noms respectifs de cordon de Goll et cordon de Burdach.

II. — CONFORMATION INTÉRIEURE DE LA MOELLE ÉPINIÈRE.

La *texture de la moelle* ne peut être étudiée qu'au moyen de coupes transversales. Ces coupes montrent que la moelle est composée, dans toute son

(1) Dante Bertelli, *Le sillon intermédiaire antérieur de la moelle épinière dans la première année de la vie* (Arch. ital. de Biol., p. 354, t. XIII, fasc. II, 1890).

étendue, de deux substances, l'une corticale, la *substance blanche*, l'autre centrale, la *substance grise*. Toutefois, à la périphérie du manteau de la moelle, il y a une mince couche de substance grise de 4 à 40 μ d'épaisseur, *couche sous-piale* de la moelle de Waldeyer, composée surtout de névroglie et de tissu conjonctif.

La *substance blanche* est située à la périphérie et environne de toutes parts la substance grise, sauf dans le fond du sillon médian postérieur; elle constitue

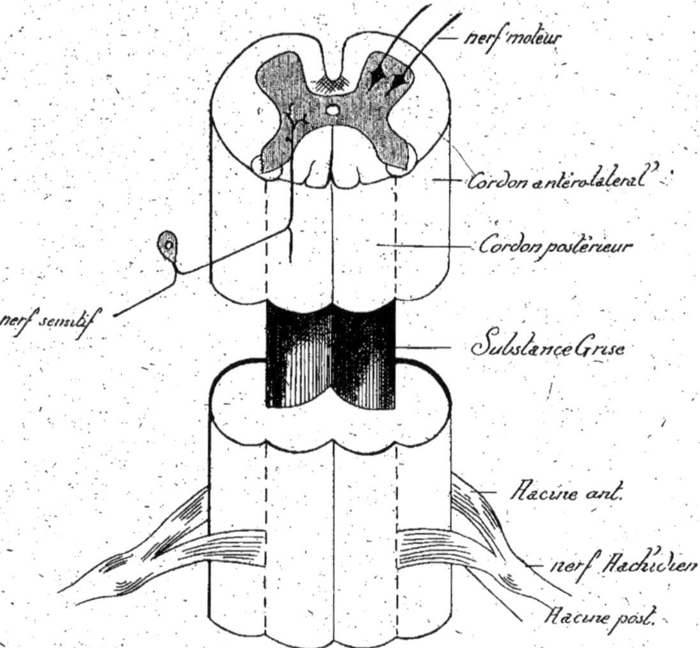

Fig. 34. — Cordons blancs et substance grise de la moelle

les cordons que nous avons délimités à la surface de la moelle, et qui règnent dans la longueur de cet organe sous la forme de colonnes blanches parallèles.

La *substance grise* forme, dans chaque moitié de la moelle, une colonne longitudinale dont la coupe transversale représente assez bien la forme d'un croissant lunaire, à concavité externe.

Ce croissant est terminé par deux extrémités renflées. Les deux croissants gauche et droit sont reliés l'un à l'autre par leur convexité, à l'aide d'une bande transversale de substance grise que l'on peut voir au fond du sillon médian postérieur, mais qui reste séparée du sillon médian antérieur par un pont de substance blanche qui unit l'un à l'autre les deux cordons antérieurs. Cette bande, *commissure grise*, est percée en son centre d'un canal, le *canal épendymaire*, *canal central de la moelle*, qui règne tout le long de l'axe de la moelle, et qui est accompagné de chaque côté par une veine centrale, *veines centrales de la moelle.*

Dans toutes les coupes, la substance grise est vaguement représentée au centre de la substance blanche sous l'aspect d'un H, ou mieux peut-être sous celui de deux ailes d'oiseau réunies par une barre transversale. Elle forme, au centre de la moelle, une colonne cannelée, dans les cannelures de laquelle viennent se placer les cordons blancs.

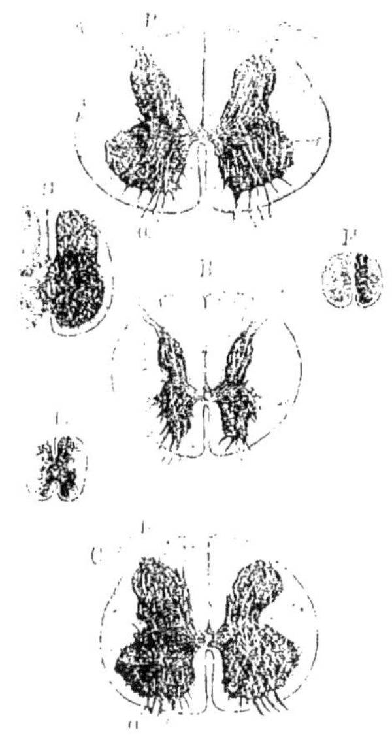

Fig. 35. — Coupes transversales de la moelle dans les différentes régions pour montrer la forme de la substance grise et la masse respective des cordons blancs.

A, coupe au niveau de la 6e paire de nerfs cervicaux ; B, coupe passant par le milieu de la région dorsale ; C, coupe au niveau du renflement lombaire ; D, au niveau du cône médullaire ; E, au niveau du 5e nerf sacré ; F, au niveau des nerfs coccygiens ; *a*, racine antérieure et *p*, racine postérieure des nerfs.

La moelle épinière a une constitution à peu près semblable dans toute son étendue, comme on peut s'en rendre compte sur une série de coupes transversales pratiquées à diverses hauteurs. Sur toutes les coupes, on voit que les *deux moitiés* de la moelle sont séparées, en avant et en arrière, par les *sillons médians antérieur* et *postérieur*; qu'elles sont unies, au fond du sillon médian antérieur par la *commissure blanche*; qu'elles sont réunies dans le fond du sillon médian postérieur par la *commissure grise*, qui s'adosse, en avant, à la commissure blanche; que le centre de la commissure grise est percé d'un trou, trou qui n'est que la coupe du *canal central* de la moelle ou *canal épendymaire.*

Les mêmes coupes de la moelle nous apprennent encore que la substance grise et la substance blanche ne sont pas également réparties dans toute la longueur de la moelle, et que la colonne de substance grise n'a pas non plus exactement la même forme dans toute son étendue (1, 2, 3, fig. 35). La coupe offre, en effet, tantôt l'image de deux croissants unis par leur convexité à l'aide d'une barre transversale; tantôt celle d'un X; ailleurs l'image de deux C adossés par leur dos. La colonne de substance grise est plus épaisse dans la région cervicale et la région lombaire que dans la région thoracique. La couche de substance blanche est également plus épaisse au niveau des renflements cervical et dorso-lombaire. — Au niveau du cône terminal, la substance blanche ne constitue plus qu'une lame enveloppant la substance grise. — Dans les régions cervicale et lombaire, les cornes antérieures se font remarquer par leur volume; vers le renflement dorso-lombaire, les cornes postérieures augmentent de grosseur. Mais, quelles que soient ces modifications, la coupe de la substance grise n'en présente pas moins, dans tous les cas, ses deux croissants et sa commissure grise centrale. L'extrémité antérieure des croissants est renflée, c'est la *corne antérieure*; l'extrémité postérieure est plus effilée et se rapproche davantage de la surface de la moelle, c'est la *corne postérieure* (1).

Toutefois, la forme de ces cornes n'est pas celle d'une pointe, mais bien celle d'un renflement supporté par une portion plus ou moins rétrécie. Le renflement porte le nom de *tête* de la corne; la portion rétrécie, celui de *col* de la corne.

La tête de la corne postérieure est remarquable en ce qu'elle est coiffée d'une calotte de substance névroglique presque amorphe (en forme d'U sur une coupe), à laquelle on a donné le nom de substance *gélatineuse de Rolando.*

Dans la moelle cervicale inférieure et thoracique supérieure, la portion la plus latérale et la plus reculée de la corne antérieure s'accuse d'une façon spéciale, jusqu'à constituer un prolongement particulier qu'on appelle *corne latérale, tractus intermédio-latéral* de Clarke. A ce niveau, la substance grise n'est pas nettement limitée; elle pénètre dans un réseau de trabécules et de filaments grisâtres qui s'enfoncent profondément dans la substance blanche : ce sont les *prolongements réticulés* de Lenhossek, le *processus reticularis* ou *formation spongieuse* ou *réticulée de Deiters* (16, fig. 38).

La région cervicale est encore caractérisée par la présence à la base de la corne postérieure, en dedans du processus réticulaire, du faisceau de fibres qu'on a appelé le *faisceau longitudinal de la substance grise* (faisceau respiratoire de Krause).

Dans la région dorsale on trouve un groupe de cellules à la base de la corne postérieure : c'est le *noyau dorsal de Stilling,* la *colonne de Clarke.* Cette colonne est d'ailleurs représentée dans la région cervicale (Waldeyer) et la région sacrée (noyau sacré de Stilling) par des cellules éparses.

L'examen des coupes de moelle, à l'œil nu, montre que la corne antérieure n'arrive pas jusqu'à la surface de l'organe. Il résulte de cette disposition que toute la substance blanche qui entoure la corne antérieure, et qui s'étend du sillon médian antérieur à la corne postérieure, est indivise. Elle semble ne former qu'un cordon homogène, le *cordon antéro-latéral.* En arrière, au contraire, la corne postérieure sépare nettement le cordon précédent du *cordon postérieur*, portion de substance blanche comprise entre le sillon médian postérieur et la corne postérieure. Dans la région cervicale, ce cordon postérieur est nettement divisé en deux cordons secondaires par le *sillon intermédiaire posterieur*, qui sépare le *cordon de Goll* appliqué contre le sillon médian postérieur, du cordon postérieur fondamental ou *cordon de Burdach*, qui, lui, s'appuie contre la corne postérieure.

Je donne dans le tableau ci-dessous la superficie des trois cordons et de la substance grise pour une moitié de la moelle à diverses hauteurs d'après Stilling.

(1) Il va sans dire que ce n'est là qu'une image de la section transversale des deux colonnes grises qui règnent le long de la moelle sous la forme d'épaisses lames roulées sur elles-mêmes en gouttière à concavité externe, de même que la bande grise transversale doit être regardée comme un long ruban transversal qui court également le long de la moelle.

Au niveau de l'origine des racines de la	Cord. a mill. c.	C. L.	C. p.	Les 3 cord. mill. c.	Corne ant.	Corne Post.	Subst. gr.	moelle tout entière
3e paire cervicale	6.13	13.21	13.47	32.81	5.71	5.49	11.20	41.04
7e —	10.90	15.17	14.30	40.37	10.75	7.47	18.22	58.59
1re paire dorsale	5.71	14.06	8.95	28.72	3.86	3.17	7.03	35.75
2e à 8e p. dorsale	4.24	13.55	6.43	24.22	2.73	2.61	5.34	29.56
4e paire lombaire	7.51	6.32	8.69	22.52	12.3	8.96	20.99	43.51
4e sacrée	2.30	2.33	1.51	6.14	5.34	5.43	10.77	16.99

Il ressort de ces chiffres que le renflement cervical résulte à la fois d'un surdéveloppement localisé des parties blanche et grise de la moelle, tandis que le renflement lombaire est presque exclusivement formé par le surdéveloppement localisé de la substance grise. Ce fait s'explique facilement par la constitution même des cordons : abstraction faite des racines et des fibres commissurales longitudinales, ces cordons sont constitués en effet, par des fibres descendantes ou motrices et des fibres ascendantes ou sensitives. Or, le paquet moteur, abandonnant successivement ses fibres aux racines motrices des nerfs rachidiens à mesure qu'il descend, diminue en même temps, tandis que le faisceau sensitif, recevant des fibres à chaque racine postérieure qui viennent du nerf sensitif, grossit à mesure qu'il s'élève. Il en résulte qu'au niveau du renflement lombaire, comme le remarque judicieusement Sappey, ces deux faisceaux sont à leur minimum, le faisceau ascendant commençant à peine, le faisceau descendant étant presque épuisé.

III. — Structure ou constitution de la moelle.

La *moelle épinière* est composée de fibres et de cellules nerveuses, de névroglie et de vaisseaux. Dans la *substance blanche*, il n'y a que des fibres nerveuses et de la névroglie; — dans la *substance grise*, des cellules et des fibrilles nerveuses plongées dans un stroma névroglique.

§ 1er. — Substance blanche.

La substance blanche de la moelle est uniquement composée de fibres nerveuses, de névroglie, d'expansions piales et de vaisseaux sanguins.

1° **Fibres nerveuses.** — Les *fibres nerveuses* de la moelle sont formées par un cylindre-axe entouré d'un manchon de myéline, sans gaine de Schwann, comme toutes les fibres des centres nerveux. Le diamètre de ces fibres varie de 5 à 20 μ. Presque partout on trouve des fibres fines et épaisses mélangées.

Dans la partie périphérique du cordon antéro-latéral, on trouve beaucoup de grosse fibres, tandis que les plus minces dominent dans la partie profonde du cordon latéral (dans l'angle rentrant des deux cornes). Il y a beaucoup de grosses fibres dans le cordon de Burdach, tandis que le cordon de Goll est exclusivement composé de fibres d'un petit calibre.

Ces fibres peuvent être divisées en *fibres intrinsèques* et en *fibres extrinsèques*.

Les *fibres intrinsèques* (neurones médullaires) (4, fig. 36) naissent et se terminent dans la moelle en reliant entre eux les divers étages de substance grise. Fixées par leur extrémité inférieure sur un point donné de substance grise, elles suivent un trajet ascendant et vont se perdre par leur extrémité supérieure sur un point plus ou moins élevé de la colonne grise. Les fibres intrinsèques de la moelle sont donc des fibres d'union ou d'association qui établissent des communications entre les diverses régions ou étages de la substance grise de la moelle. Elles apparaissent les premières chez le fœtus et subissent la dégénérescence limitée (fibres courtes) ainsi que SCHIEFERDECKER, SINGER, etc. l'ont bien établi expérimentalement. Elles appartiennent aux cellules des cordons et établissent des associations innombrables par leurs ramilles collatérales et leur branche terminale. Elles sont groupées dans le faisceau fondamental antérieur, le faisceau latéral profond, la portion ventrale du cordon postérieur, c'est-à-dire à la périphérie de la substance grise.

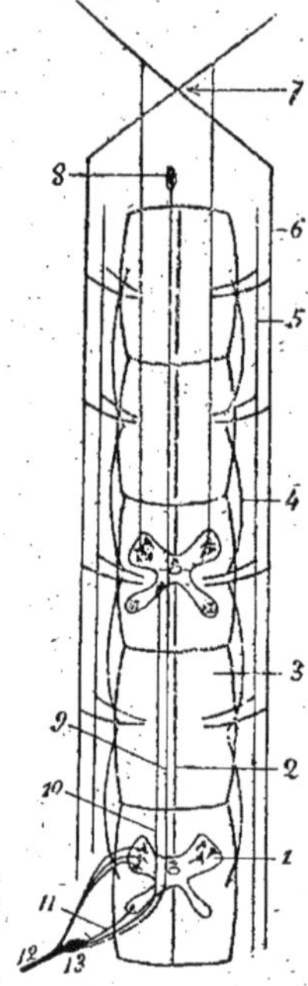

Fig. 36. — Figure schématique destinée à montrer les segments médullaires avec les fibres intrinsèques (commissures spinales) et les fibres extrinsèques (commissures spinales, spino-cérébrales et spino-cérébelleuses).

1, corne antérieure; 2, sillon médian; 3, segment médullaire; 4, commissure spinale; 5, commissure spino-cérébelleuse; 6, commissure spino-cérébrale; 7, décussation des pyramides au niveau du collet du bulbe; 8, noyau de Goll; 9, fibres radiculaires postérieures longues; 10, fibres radiculaires se rendant à la colonne de Clarke; 11, fibres radiculaires courtes; 12, nerf rachidien.

Les *fibres extrinsèques* (5, 6, fig. 36) proviennent des fibres radiculo-médullaires, médullo-encéphaliques (fibres ascendantes) et encéphalo-médullaires (fibres descendantes), c'est-à-dire qu'elles sont fournies par les neurones centripètes périphériques (cellules des ganglions rachidiens) et les neurones médullo-encéphaliques centripètes, et les neurones encéphalo-médullaires centrifuges. Elles rattachent donc les cellules de la substance grise de la moelle aux ganglions rachidiens, aux noyaux bulbaires et aux centres nerveux supérieurs. Elles sont longues et diminuent graduellement de nombre de haut en bas de la moelle. La dégénérescence les frappe dans toute leur étendue; les unes, les *centripètes*, subissent la *dégénérescence ascendante* : elles sont contenues dans le faisceau de Goll, le faisceau de Gowers et le faisceau cérébelleux direct; les autres, les *centrifuges*, subissent la *dégénérescence descendante* : elles sont localisées dans le faisceau pyramidal croisé et le faisceau de Turck. Elles paraissent les dernières de toutes et manquent dans l'absence ou l'arrêt de développement des hémisphères. Les fibres cérébelleuses descendantes sont situées dans le faisceau intermédiaire.

La fibre à *polarisation centripète* naît dans la moelle d'une cellule des cordons et va se terminer par une arborisation libre autour d'autres cellules nerveuses, soit des ganglions médullaires, soit des ganglions bulbaires, cérébelleux ou cérébraux. La fibre à *polarisation centrifuge* naît d'une cellule du cerveau, du cervelet ou de la moelle allongée et descend pour se terminer par des ramilles autour des cellules radiculaires, soit de la moelle allongée, soit de la moelle épinière. Ainsi s'établissent des connexions innombrables entre les arborisations terminales des cellules et les dendrites d'autres cellules. Ces connexions nous rendent compte des réflexes, depuis les plus simples jusqu'aux plus complexes.

Les racines des nerfs arrivent à la substance grise centrale dans laquelle elles entrent, après avoir passé entre les fibres de la substance blanche périphérique; mais peu d'entre elles prennent part à la constitution des cordons blancs corticaux. Il faut spécifier néanmoins que les racines antérieures suivent un court trajet descendant dans le cordon antéro-latéral, et que les racines postérieures suivant un trajet ascendant plus ou moins long dans la moelle (fibres longues des faisceaux de Goll), prennent ainsi une certaine part à la constitution des cordons postérieurs dans la zone radiculaire postérieure. Elles entrent donc momentanément dans la constitution des cordons blancs.

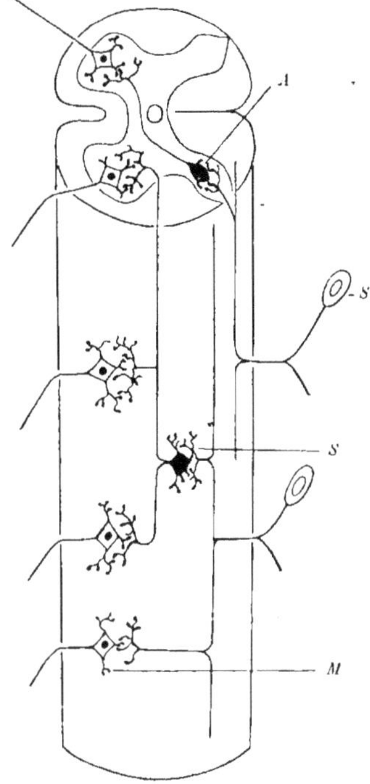

Fig. 37. — Un neurone sensitivo-moteur direct et deux neurones d'association (ces deux derniers sont figurés en noir pour mieux les distinguer).

Les fibres nerveuses sont très abondantes dans les cordons de la moelle. Gaule en a compté 70,000 au niveau du renflement cervical chez la Grenouille. Stilling en a compté 400,000 dans le même renflement chez l'Homme, dont un quart environ reviendrait aux cordons postérieurs.

2° **Névroglie.** — De la surface de la moelle partent des prolongements extrêmement fins qui pénètrent la moelle et forment dans son épaisseur une infinité de cloisons d'une minceur extrême. Ces cloisons, en s'unissant au tissu qui sert de « basement membrane » à l'épithélium du canal épendymaire, constituent un réseau à mailles polygonales (sur une coupe transversale) qui isole les uns des autres sous formes de colonnettes les éléments nerveux. Cette sorte de charpente, qui a été considérée comme formée par du tissu conjonctif réticulé, a été comparée par Bidder à une éponge dans les aéroles de laquelle se trouveraient les cellules et les fibres de la moelle. Les éléments constitutifs qui entrent dans la composition de ces trabécules sont des fibrilles, des cellules et de la matière amorphe qui sert comme d'un ciment intermédiaire. C'est la névroglie.

Ranvier, et Weigert plus récemment, ont admis que les fibres de la névroglie sont des faisceaux de fibrilles d'une extrême minceur, entrecroisés et revêtus de distance en distance par les cellules de la névroglie. Lorsque ces cellules correspondent au point d'entrecroisement de faisceaux de fibrilles, il semble qu'on ait sous les yeux une cellule à prolongements ramifiés, d'où le rapprochement que l'on a fait entre leur forme et celle du poulpe, d'où encore le nom qu'on leur a donné de *cellules araignées* (JARKOWITZ), *cellules de Deiters*. Mais RANVIER a fait voir que ce n'est là qu'une apparence, que les prolongements n'appartiennent pas à la cellule, mais que ce sont les fibrilles de la névroglie entrecroisées au niveau des cellules qui donnent lieu à cette illusion. De nombreux histologistes acceptent cependant que les fibres névrogliques ne sont que les prolongements des cellules. Mais ces prologements, s'ils s'entrecroisent, ne s'anastomoseraient point, de telle sorte que la névroglie serait formée exclusivement de cellules enchevêtrées par leurs prolongements. C'est de cette façon qu'ils forment le réseau névroglique. Enfin RANVIER, J. RENAUT, etc., ont montré, je l'ai dit, que la névroglie n'appartient pas à la catégorie du tissu conjonctif. C'est là une formation spéciale qui dérive du neuro-épithélium primitif. Ce qui ne veut pas dire toutefois que dans les cloisons principales on ne trouve pas de fibres connectives, car il y en a fatalement qui émanent de la pie-mère et pénètrent dans la moelle avec les vaisseaux dont elles constituent la tunique adventice.

Les fibrilles sont du reste de plus en plus fines et de plus en plus rares au fur et à mesure que les cloisons elles-mêmes deviennent plus ténues. Arrivée à la substance grise centrale, la névroglie ne contient presque plus que de la matière amorphe et quelques éléments cellulaires. Cette matière amorphe isole les uns des autres les tubes nerveux de la substance blanche,

La substance gélatineuse de Rolando est composée de névroglie abondante en matière amorphe. Le seul *tissu conjonctif* qu'on trouve dans la moelle y est entraîné par les vaisseaux sanguins. Il se présente sous la forme de minces cloisons radiaires où cheminent les vaisseaux. Ces cloisons divisent la substance blanche en faisceaux distincts. C'est ce tissu qui est frappé en premier lieu dans les myélites diffuses ou myélites interstitielles. Dans les cloisons connectives s'enfoncent les *vaisseaux sanguins* de la moelle qui se détachent des troncs et du réseau de la pie-mère.

§ II. — Systématisation dans la Moelle.

Si la *méthode de Golgi* a permis de pousser très loin la structure intime de la substance nerveuse (Golgi, Martinotti, Cajal, Sala, etc.), la *méthode embryologique* (Flechsig, Pierret, His, Bechterew, Edinger, Vignal, etc.), la *méthode anatomo-pathologique* (Charcot, Vulpian, Raymond, Geoffroy, Landouzy, Pitres, Brissaud, Déjérine, Westphal, Wernicke, etc.), et la *méthode expérimentale* (Gudden, Monakow, Schiefferdecker, Marchi, François-Franck, etc.), ont permis de déterminer les *trajets nerveux*. Les imprégnations chromo-argentines des cellules nerveuses et de leurs prolongements, l'examen des dégénérations secondaires des fibres nerveuses après lésion accidentelle ou expérimentale des centres, l'étude de la période d'engaînement myélinique des fibres nerveuses chez le fœtus, voilà les procédés à l'aide desquels les Golgi, les Cajal, les Flechsig, les W. His, les Charcot et les Westphal, ont dressé nos connaissances actuelles en ce qui touche le trajet des neurones, les voies cérébro-médullaires ou descendantes et médullo-cérébrales ou ascendantes. La méthode d'Erlich (coloration des fibres nerveuses et des organes neuro-sensoriels vivants au bleu de méthylène) a complété le bilan de nos acquisitions. Ce sont les résultats obtenus par ces méthodes, qui s'aident et se contrôlent les unes les autres, qui vont nous permettre de dresser la systématisation dans la moelle et l'encéphale.

La *dégénération wallérienne* n'est toutefois pas la seule qu'on puisse observer. On a noté également une *dégénerescence rétrograde*, c'est-à-dire ascendante pour les faisceaux sensitifs. Soltas, Gombault et Philippe, Raymond, ont rapporté des cas de dégénérescence ascendante systématisée du faisceau pyramidal croisé. Meyer, Déjérine, Hösel, Bechterew, Lœwenthal, etc., une dégénérescence descendante du ruban de Reil et de Meynert à la

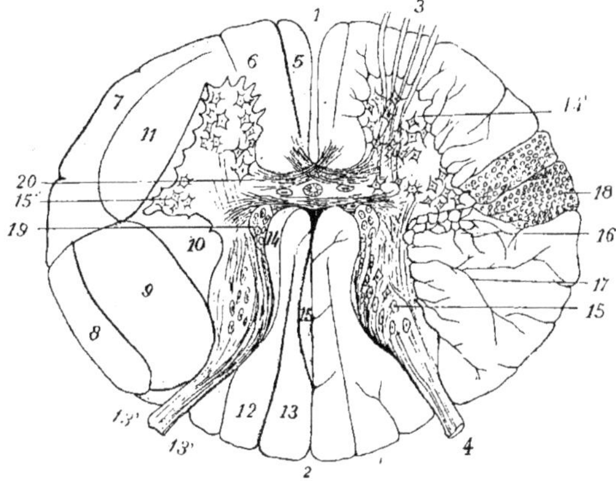

Fig. 38. — Coupe transversale schématique de la moelle pour montrer la systématisation dans cet organe.

1, sillon médian antérieur ; 2, sillon médian postérieur ; 3, racines antérieures, et 4, racines postérieures des nerfs rachidiens ; 5, faisceau pyramidal direct ; 6, f. principal du cordon antérieur ; 7, f. de Gowers ; 8, f. cérébelleux direct ; 9, f. pyramidal croisé ; 10, f. latéral profond ; 11, f. restant du cordon latéral ; 12, f. de Burdach ; 13, f. de Goll ; 13', 13', f. radiculaires interne et externe ; 14, zone marginale de Westphal ; 15, f. semi-olivaire de Flechsig ; 14', corne antérieure, et 15', corne postérieure de la moelle ; 16, processus reticularis et corne latérale ; 17, cloisons de la substance blanche ; 18, fibres nerveuses coupées en travers ; 19, colonne de Clarke ou de Stilling ; 20, commissure blanche antérieure.

suite de lésions corticales ou des noyaux gris centraux du cerveau qui, dans les cas de Strunpel, Westphal, Greiwe, Durante, etc., pouvait se poursuivre jusque dans les cordons postérieurs de la moelle. Marchi et Algeri, Langley et Sherrington, Bianchi et d'Abundo, Sandmeyer, ont confirmé ces faits en reproduisant cette dégénérescence des faisceaux sensitifs par lésion expérimentale de l'écorce. Mais au lieu de débuter par une altération du cylindre axe comme dans la dégénérescence wallérienne, la dégénérescence rétrograde débute par une altération de la myéline. On peut donc la différencier de la dégénération type ou dégénération wallérienne.

La moelle épinière peut être considérée comme formée d'une série de segments superposés ou métamériques correspondant à chaque paire de nerfs spinaux et analogues aux chaînons de la chaîne ganglionnaire ventrale bilatérale des Annelés et des Arthropodes. Chacun d'eux est un centre complet, se suffisant à lui-même avec ses cellules nerveuses, ses nerfs moteurs et sensitifs. Chacun d'eux est aussi différent du voisin, car il innerve un point particulier du corps, surface tactile ou groupe musculaire. Les cellules nerveuses y sont groupées en champs moteurs et sensitifs (groupement en centres ou noyaux) mais réunies entre elles par de nombreux fils, les uns longitudinaux (commissures longitudinales) réunissant les étages de moelle entre eux, les autres transversaux (commissures transversales) réunissant les cellules du côté droit aux cellules du côté gauche de chaque segment.

Les commissures qui réunissent les deux moitiés des segments sont assez courtes, comme l'espace qui sépare deux paires rachidiennes, soit 1 à 3 centimètres d'étendue. Elles sont fournies par les faisceaux antérieur et postérieur fondamentaux et par le faisceau latéral profond. Outre ce système commissural constitué par des fibres courtes et qui forme les *commissures spinales* (4, fig. 36), il y a deux autres ordres de commissures formées par des fibres longues unissant, soit la moelle épinière au cerveau, soit la moelle au cervelet : ce sont les *commissures spino-cérébrales* et *spino-cérébelleuses* (5 et 6, fig 36).

Examinée à l'œil nu et même au microscope, une coupe transversale de moelle d'adulte sain, nous présente la substance centrale grise et la substance périphérique blanche comme parfaitement homogènes. Et pourtant la physiologie expérimentale, l'anatomie pathologique et l'embryogénie (Flechsig, Pierret, etc.) s'accordent admirablement pour nous révéler dans l'épaisseur de la moelle des parties distinctes, autonomes et spécialisées : c'est à ces parties qu'on a donné le nom de *systèmes* qui, dans la substance blanche, constituent des cordons secondaires ou faisceaux.

Nous pouvons dès maintenant établir une loi fondamentale : les voies courtes, ascendantes ou descendantes, sont groupées autour de l'axe gris, les voies longues préfèrent la périphérie.

1. — Cordons blancs de la moelle. — Les fibres nerveuses de la moelle, groupées autour de l'axe gris central, auquel elle forme une sorte d'écorce blanche, sont distribuées dans les différents cordons que nous avons déjà signalés. En réalité elles constituent ces cordons. C'est donc le moment d'étudier ceux-ci en détail.

a. Cordon antérieur. — Le *cordon antérieur* est compris entre le sillon médian antérieur de la moelle et la ligne d'implantation des racines antérieures des nerfs spinaux. Ses fibres les plus internes, fibres commissurales, s'entrecroisent dans toute la hauteur de la moelle, avec celles du cordon opposé. Elles contribuent ainsi à former la *commissure blanche* (20, fig. 38), dont le reste des fibres est formé par les anastomoses transversales, qui se font au même niveau, entre les grosses cellules des cornes antérieures des deux moitiés de la moelle.

Il comprend deux faisceaux, un interne, attenant au sillon médian antérieur que l'on appelle le *faisceau de Turck* (5, fig. 38), l'autre externe, reste du cordon antérieur, désigné sous le nom de *faisceau antérieur principal* (6, fig. 32).

Le *faisceau de Turck*, *faisceau pyramidal* ou *cérébral direct*, *faisceau pyramidal antérieur*, *faisceau moteur direct*, est formé de fibres centrifuges qui descendent du cerveau dans la moelle sans s'entrecroiser au niveau du collet du bulbe rachidien. C'est la portion directe d'un important faisceau, le *faisceau pyramidal*, dont nous achèverons l'étude plus tard. Ses fibres sont donc longitudinales et appartiennent dans le cerveau et la pyramide antérieure du bulbe au même côté du corps que la moitié correspondante de la moelle épinière. Toutefois, une fois parvenues dans l'épaisseur de la moelle, elles passent du côté opposé en suivant la commissure blanche qu'elles contribuent à former et vont se terminer dans les cellules de la corne antérieure (fig. 37 et 40). Ce faisceau s'arrête d'ordinaire vers la partie moyenne de la région dorsale, mais TOOTH a pu le suivre jusqu'à la deuxième paire lombaire. Il subit la dégénération descendante. On ne l'a pas retrouvé chez les mammifères (Chien, Chat, etc.). BLOCH y a compté, au-dessus du renflement cervical, 24,000 fibres, pour un seul côté.

Le *faisceau antérieur principal* (6, fig. 38) occupe l'espace situé entre le précédent et le sillon collatéral antérieur. Il est constitué en partie par les racines antérieures qui descendent pendant un certain trajet dans son intérieur, mais surtout par des fibres longitudinales plus ou moins longues qui unissent entre eux les étages successifs des cornes antérieures. Ses fibres proviennent des cellules de cordons homolatérales et des cellules commissurales du côté opposé; elles se dirigent en haut, donnent des collatérales qui s'infléchissent à angle droit et se terminent, comme le rameau principal, par des arborisations qui entourent les cellules motrices et les cellules des cordons des différentes régions, mais principalement du même côté. Le faisceau fondamental du cordon antérieur fait donc partie du *système des fibres commissurales longitudinales courtes*. Mais dans ce faisceau il y a aussi quelques fibres longues qui proviendraient (EDINGER) des cellules de cordons contralatérales.

Épais à la région cervicale et au niveau du renflement lombaire, il est très réduit à la région dorsale, suivant en cela le volume de l'axe gris. Au niveau du bulbe, il est refoulé en arrière, mais continue son trajet dans la moelle allongée et l'isthme de l'encéphale sous le nom de *faisceau longitudinal postérieur*

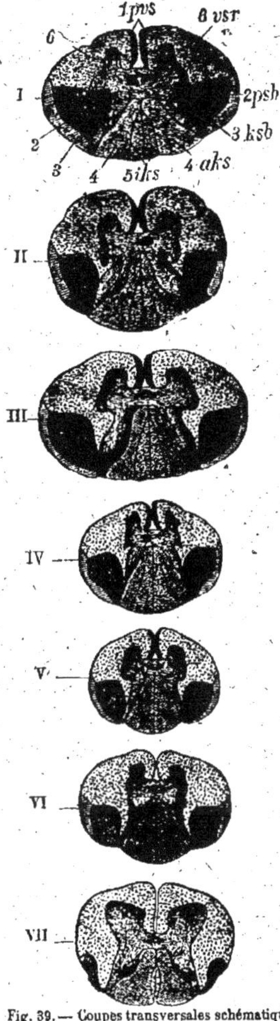

Fig. 39. — Coupes transversales schématiques de la moelle à diverses hauteurs.

I, au niveau de la 1re paire cervicale; II, au niveau de la 3e cervicale; III, au niveau de la 6e cervicale; IV, au niveau de la 3e paire dorsale; V, au niveau de la 6e dorsale; VI, au niveau de la 12e dorsale, et VII, au niveau de la 4e paire lombaire; 1 *pvs*, faisceaux pyramidaux directs; 2 *psb*, faisceaux pyramidaux croisés; 3 *ksb*, faisceaux cérébelleux directs; 4 *aks*, faisceaux de Burdach; 5 *iks*, faisceaux de Goll.

dont les fibres s'épuisent successivement dans les noyaux du champ réticulaire, en se terminant, finalement, dans la région du moteur oculaire commun et du tubercule quadrijumeau antérieur. Dans ce trajet, elles donnent des collatérales aux noyaux moteurs des nerfs des muscles de l'œil et du nerf hypoglosse. Ces fibres permettent donc, au point de vue physiologique, l'action réflexe des fibres sensitives spinales sur ces muscles.

A la périphérie du cordon antérieur se détache une mince bande marginale, *faisceau marginal de Lœwenthal*, *faisceau sulco-marginal descendant de Pierre Marie* (fig. 41). Ce faisceau dégénère après la section transversale de la moelle. Il ne dégénère pas après les lésions corticales motrices. Il dégénère dans les lésions du cervelet (Marchi) et la section du pédoncule cérébelleux inférieur (Biedl, Basilewski, etc.) C'est donc un faisceau cérébelleux descendant.

Dans la moelle épinière de beaucoup de Poissons, on trouve dans le cordon antérieur, et de chaque côté, une fibre nerveuse isolée, d'une grosseur frappante, d'un diamètre de 1 millimètre : c'est la fibre colossale de Mauthner. Chez *Malapterus electricus*, il y a une fibre énorme du même genre ; elle est destinée à l'organe électrique.

b. Cordon latéral. — Le *cordon latéral* est compris entre la ligne d'implantation des racines antérieures et la ligne d'insertion des racines postérieures des nerfs rachidiens. Il est constitué par des fibres qui sont volumineuses à la surface, plus fines dans la profondeur. Il n'y a pas d'entrecroisement des cordons latéraux dans la moelle, mais ils s'entrecroisent en partie dans le bulbe (voy. Bulbe rachidien).

Ce cordon comprend cinq systèmes différents groupés en faisceaux. Ce sont : 1° le faisceau cérébelleux direct ; 2° le faisceau de Gowers ; 3° le faisceau pyramidal croisé, 4° le faisceau restant du cordon latéral ; 5° le faisceau latéral profond.

Le *faisceau cérébelleux direct* ou *faisceau de Flechsig* (8, fig. 38) est situé à la partie postérieure et superficielle du cordon latéral sous la forme d'une bande assez mince qui s'étend de la moelle dorsale (niveau de la 12ᵉ (Barbacci) ou seulement de la 10ᵉ à la 8ᵉ paire de nerfs dorsaux (Kahler et Pick, Schultze, Tooth) aux corps restiformes, et de là, dans le vermis du cervelet (Flechsig). Il est formé par un ensemble de fibres centripètes qui unissent le cervelet aux différents étages de la colonne vésiculaire de Clarke, c'est-à-dire par les axones des cellules du noyau de Stilling-Clarke. Il subit la dégénérescence ascendante dans les altérations de la moelle, et se développe chez le fœtus avant les faisceaux pyramidaux, mais après le faisceau latéral restant et le faisceau de Burdach. Il contient quelques fibres descendant du cervelet qui ne dégénèrent pas dans les lésions de la moelle (Marchi).

Le *faisceau de Gowers ou faisceau ascendant antéro-latéral* (zone antérieure latérale mixte de Flechsig, faisceau périphérique de la région antérieure de Bechterew) occupe la zone antérieure et superficielle du cordon latéral (7, fig. 38).

Placé sous la forme d'un croissant à la surface du cordon latéral, en avant du faisceau cérébelleux qu'il semble continuer, il empiète un peu par son extrémité antérieure sur le cordon antérieur et est à ce niveau traversé par les racines antérieures. Ce faisceau commence dans la partie inférieure du renflement lombaire (Bechterew), augmente de volume en montant, et va se terminer dans le vermis du cervelet en suivant la voie du corps restiforme (Tooth). — Ce faisceau subit la dégénérescence ascendante. On a observé cette dégénérescence dans le *tabès* avec altération de la sensibilité et dans la destruction du cervelet.

Les fibres du *cordon de Gowers* viendraient surtout des cellules de la colonne de Clarke (Tooth, *Secondary degeneration of the spinal cord*, 1889) et des axones des cellules hétéromères de la région centrale de la substance grise (cellules cordonnales de la moitié opposée de la moelle). Il a donc à la fois des fibres directes et des fibres croisées. Van Gehuchten s'accorde avec Takacs pour en faire un faisceau sensitif. Sherrington et Edinger le considèrent comme la voie de la conduction sensitive croisée, dont les cordons postérieurs sont les voies directes. W. Mott (*Brain*, p. 215, 1892, y voit la portion ventrale du faisceau cérébelleux direct. Il dégénère dans le sens ascendant, mais il contient aussi des fibres descendantes. Rossolymo considère (méthode de la dégénération secondaire) qu'une partie de ses fibres montent, par la Réticulée au tubercule quadrijumeau postérieur et d'autres jusqu'aux globulus pallidus. C'est par ce cordon que passeraient les impressions douloureuses (Gowers), et aussi, les impressions tactiles, s'il est vrai que lorsque toute la moelle est détruite, sauf les cordons latéraux (Ludwig et Woroschilof), la sensibilité n'est pas tout à fait éteinte.

Cependant, d'après Bechterew, la dégénération du faisceau de Gowers n'entraîne pas de troubles de la sensibilité. Il ne conduirait donc pas les impressions thermiques et douloureuses comme l'a admis Van Gehuchten. On voit que pas mal d'incertitudes règnent encore sur le faisceau de Gowers.

Le *faisceau pyramidal croisé*, *faisceau pyramidal latéral*, *faisceau moteur* ou *cérébral croisé*, est situé au-dessous du faisceau cérébelleux (9, fig. 38), et son nom lui vient de ce qu'il est compris dans l'épaisseur de la pyramide du bulbe et de ce qu'il s'entrecroise à ce niveau avec son congénère. Il se présente sous la forme d'un gros cordon arrondi ou ovalaire qui descend de la pyramide du bulbe rachidien dans la moelle en décroissant de volume de haut en bas pour se terminer enfin de la 2e à la 4e paire lombaire. Il décroît surtout au niveau des renflements brachial et crural, ce qui correspond évidemment au passage d'un certain nombre de filets moteurs cérébraux dans les membres. Blocq et Ozanoff y ont compté 46.000 fibres au-dessus du renflement cervical, et seulement 21,000 au-dessous du même renflement. Il provient du cerveau comme le pyramidal direct, mais à l'inverse de ce dernier, ce pyramidal croisé au niveau du collet du bulbe s'entrecroise avec son congénère du côté opposé et passe dans la moitié latérale de la moelle opposée à celle du cerveau d'où il provient. — C. S. Sherrington (*The Journal of Physiol.*, XIII, 1893), après Ramon y Cajal et Kolliker, admet des bifurcations dichotomiques des fibres du faisceau pyramidal. La même chose, au reste, se passerait pour les fibres du faisceau de Gowers.

Dans tous les cas, les arborisations terminales des fibres du faisceau cortical moteur viennent se mettre successivement en contact avec les dentrites des cellules radiculaires du bulbe et de la moelle.

Comme le faisceau pyramidal direct, avec lequel il se confond au niveau du bulbe, le faisceau pyramidal croisé est composé de fibres centrifuges longues qui unissent les régions motrices de l'écorce du cerveau (centres de volition) aux cellules motrices des cornes antérieures de la moelle (centres d'exécution). Il descend jusqu'à la 4e paire sacrée (J. Déjerine et Thomas).

Il subit la dégénérescence descendante à la suite des lésions qui frappent l'écorce du cerveau, la capsule interne ou le pédoncule cérébral. Il se développe tardivement et à la naissance ses fibres sont encore fort incomplètes.

Au-dessous du renflement brachial, là où il se présente dans sa totalité, le cordon pyramidal dans son ensemble (f. direct et f. croisé) occupe dans la substance blanche, évaluée à 1,000, une surface de 174, soit environ son 6me (Flechsig), et contient pour un seul côté environ 70.000 fibres nerveuses (Blocq et Ozanoff).

Ce faisceau contient, à l'état disséminé ou à sa surface, *faisceau intermé-*

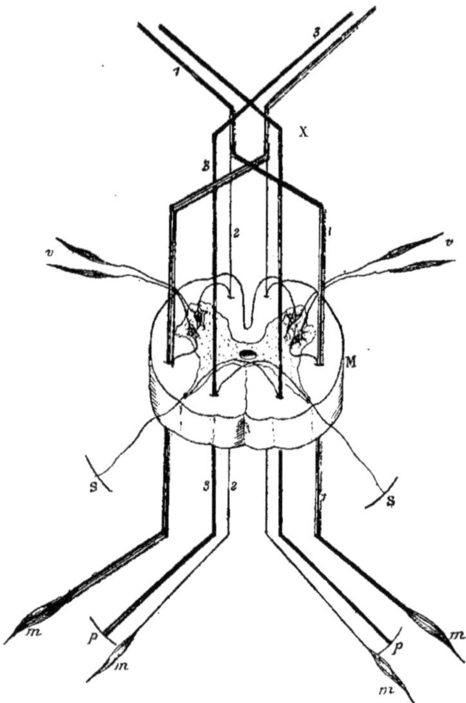

Fig. 40. — Trajet des faisceaux pyramidaux et des cordons postérieurs.

1, 1, faisceau pyramidal croisé ; 2, 2, f. pyramidal direct ; 3, 3, cordon postérieur; *x*, entrecroisement bulbaire ; *m*, *m*, agent moteur (muscles) ; *p*, *p*, surface sensible (peau) ; *s*, *s*, nerfs sensibles ; *v*, *v*, nerfs moteurs ; M, segment de la moelle.

dio-latéral de Lœwenthal ou *faisceau du cordon latéral de Monakow*, des fibres descendantes (fibres centrifuges), d'origine cérébelleuse. Après section du pédoncule cérébelleux inférieur, ces fibres subissent la dégénération descendante du même côté. C'est donc là un faisceau cérébelleux descendant (Marchi).

Hughlins Jackson et Risien Russel ont confirmé, à propos d'une tumeur kystique de l'hémisphère gauche du cervelet, les expériences de Marchi sur le Singe et le Chien, et celles plus récentes de Ferrier et Turner sur le Singe, expériences qui ont consacré l'existence dans le cordon latéral d'un faisceau cérébelleux descendant (*British Medical Journal*, 1894, p. 393).

Cependant si Marchi fait provenir ce faisceau du Cervelet, le plus grand nombre des anatomistes le font descendre du mésencéphale, et notamment du noyau rouge (Held, Cajal, Tschermak, Redlich, Probst).

Les faisceaux pyramidaux direct et croisé ne sont pas dans un rapport constant entre eux chez tout le monde : 60 fois °/₀ la semi-décussation est symétrique et chaque faisceau

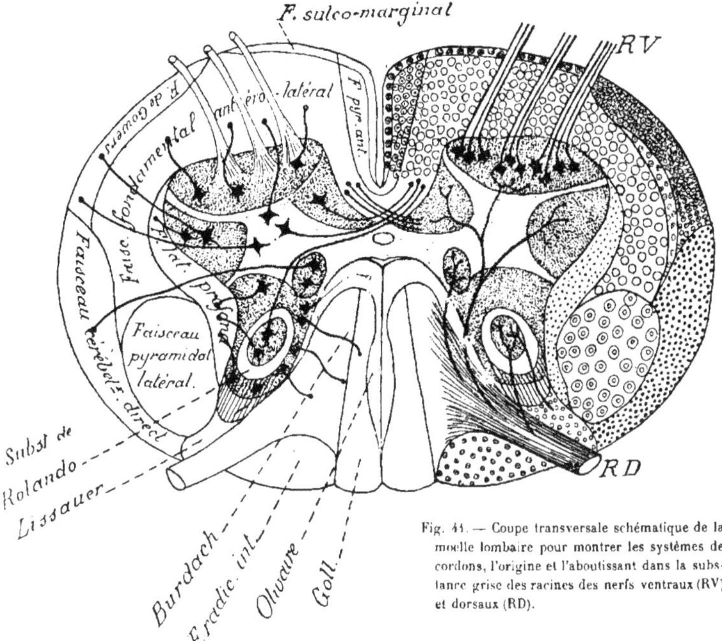

Fig. 41. — Coupe transversale schématique de la moelle lombaire pour montrer les systèmes de cordons, l'origine et l'aboutissant dans la substance grise des racines des nerfs ventraux (RV) et dorsaux (RD).

pyramidal fournit un faisceau direct et un faisceau croisé comparables chacun à chacun, le faisceau croisé contenant de 995 à 997 °/₀ de fibres pyramidales, le faisceau direct 3 à 5 °/₀ (Flechsig). Mais la décussation peut être totale (11 fois sur 100) et dans ce cas le pyramidal direct manque totalement. D'autres fois, ce dernier est plus volumineux que le croisé et ailleurs la décussation étant asymétrique (40 fois sur 100), le faisceau pyramidal n'est pas d'un volume égal des deux côtés. Il peut même arriver que le pyramidal direct existe d'un côté et manque de l'autre. Pitres admet même chez certains sujets un passage direct et sans entrecroisement d'une partie du faisceau pyramidal dans le cordon latéral du même côté.

Ces faits expliquent que la dégénération descendante puisse porter sur les faisceaux pyramidaux des deux côtés de la moelle à la suite d'une lésion cérébrale unilatérale, comme Pitres l'a observé sur l'homme, Mœli et Lœwenthal sur le Chien et Schœffer sur le Singe,

Nouvelle preuve de l'irrégularité dans la distribution des fibres du faisceau pyramidal et l'étroitesse des connexions qui relient entre eux les faisceaux des deux côtés du corps.

Au niveau de la décussation des pyramides, une certaine quantité de fibres passent directement dans le cordon latéral du même côté (fibres pyramidales homolatérales). Démontrées par Mellus (*Proceedings Roy. Society*, 1894) et Sherrington (*Lancet*, 1894) chez le Singe, ces fibres ont été retrouvées chez l'Homme par J. Déjérine et Thomas dans plusieurs cas d'hémiplégie cérébrale ancienne (*C. R. Soc. de Biol.* 1896, p. 157). L'existence de ces fibres explique : 1° la parésie du côté sain dans l'hémiplégie ; 2° l'exagération des réflexes et la contracture du membre inférieur sain dans les mêmes circonstances; 3° la sclérose des faisceaux pyramidaux des deux côtés de la moelle à la suite de la lésion d'un seul hémisphère.

Ch. Bouchard a fait remarquer, il y a longtemps, que la dégénérescence descendante qui survient dans le cordon latéral à la suite d'une lésion transversale complète de la moelle, occupait une zone plus étendue que celle qui est consécutive aux lésions corticales de l'hémisphère opposé. Löwenthal, Singer et Munzer, Sherrington, Wiener, ont confirmé cette observation. Il en résulte que le faisceau pyramidal du cordon latéral renferme d'autres fibres que celles qui lui viennent du cerveau. Ces fibres doivent provenir des masses grises échelonnées dans le tronc cérébral.

W. Bechterew (*Neurol. Centralblat*, n° 24, 1890) a démontré en outre que le trajet des voies pyramidales n'est pas le même chez tous les animaux. C'est ainsi que chez le Lapin, il n'y aurait pas de voie pyramidale antérieure, et que chez quelques Rongeurs (Cobaye, Rat, Souris), les faisceaux pyramidaux seraient exclusivement situés dans la partie ventrale du cordon postérieur (Stieda, Spitzka, Lenhossek). Chez le Chien, le Chat, le Lapin, le faisceau pyramidal croisé occupe le cordon latéral comme dans l'espèce humaine. Chez le Chien cependant une partie du faisceau pyramidal paraît être contenue dans les cordons postérieurs (Marchi et Algeri).

Enfin, Zacharewsky (*Journ. de l'Anat.* 1892, p. 332) a trouvé que chez la Souris et le Rat, les faisceaux pyramidaux ne s'entrecroisent pas au niveau du bulbe, qu'ils font partie des cordons latéraux et postérieurs et qu'ils s'entrecroisent entièrement dans la moelle.

Le faisceau pyramidal n'apparaît que chez les Mammifères.

Bechterew a pu constater qu'il est complètement développé à la naissance, chez les animaux, dont les petits courent librement dès qu'ils sont au monde, tandis que les fibres de ce faisceau sont encore dépourvus de myéline chez les petits des autres animaux.

La lésion du faisceau pyramidal *dans la moelle* produit l'hémiplégie ou la monoplégie au-dessous de la lésion et du même côté ; sa dégénération à la suite des lésions du cerveau donne lieu à *l'hémiplégie croisée* dont la marque clinique est la contracture spasmodique.

Le *tabes dorsal spasmodique* (parésie spasmodique des extrémités sans troubles de la sensibilité) serait le résultat d'une absence de développement congénital du faisceau pyramidal.

C'est dans le faisceau pyramidal que siège la sclérose descendante à la suite des lésions cérébrales qui ont déterminé une hémiplégie permanente. C'est une localisation analogue que l'on trouve dans la *sclérose latérale amyotrophique* (Charcot) et dans la *paraplégie spinale spasmodique* de Erb (*tabes dorsal spasmodique* de Charcot, *tabes moteur* de Pierret) qui s'accompagne assez souvent de lésions corticales coïncidant avec des troubles psychiques analogues à ceux de la paralysie générale.

La sclérose des faisceaux pyramidaux (*sclérose latérale*) peut être primitive (Ch. Féré, Seeligmüller); dans ce cas elle s'accompagne de lésions des cornes antérieures qui entraînent l'atrophie musculaire. Quand elle est consécutive, elle est ordinairement mieux localisée, mais dans certains cas pourtant, avec elle coïncide de l'altération des cornes antérieures et de l'amyotrophie. Les deux formes de sclérose se caractérisent symptomatiquement, on le sait, par la contracture des membres. Quand la sclérose descendante consécutive à une lésion cérébrale unilatérale occupe les faisceaux pyramidaux des deux côtés, ce qui arrive parfois, on peut s'expliquer ces faits en se rappelant qu'il peut se faire dans la moelle un double entrecroisement de fibres motrices du faisceau pyramidal croisé, l'un au niveau du collet du bulbe, l'autre plus bas, à travers la commissure blanche (Déjerine et Spiller). De la connaissance de cette disposition résulte aussi qu'on peut comprendre pourquoi chez la plupart des hémiplégiques, le membre non paralysé a néanmoins perdu de son énergie musculaire (Brown-Séquard, Charcot, Vulpian, Pitres, etc.) ; et pourquoi aussi à la suite d'une lésion unilatérale du cerveau on peut voir de la contracture permanente des deux membres inférieurs (Charcot, Brissaud, etc.), ou l'exagération des réflexes du côté qui n'est point paralysé (Déjerine).

Le faisceau fondamental du cordon latéral, faisceau restant, faisceau radiculaire antérieur de Pierret (fig. 38 et 41) occupe la région antérieure et profonde du cordon latéral. Il court au-dessous du faisceau de Gowers. Il est formé par les axones des cellules de cordons homolatérales et des cellules commissurales du côté opposé. Ces fibres, en général courtes, prennent une direction ascendante, (fibres ascendantes) ou descendantes (fibres descendantes) et vont se ramifier autour des cellules des cornes antérieures ou des cellules cordonales. Au niveau du bulbe une partie des fibres de ce faisceau se joint au ruban de Reil, l'autre passe dans la Réticulée du tronc cérébral. C'est donc un faisceau d'association qui réunit les différents étages de la moelle entre eux. Lorsqu'elles pénètrent le bulbe ses fibres contractent des connexions importantes avec le noyau du cordon antérieur (noyau de Milawsky), le noyau central réticulé de la calotte dans la protubérance annulaire, et s'entrecroisent pour la plupart. Une partie (la partie dorsale) forme, à partir du bulbe, le *faisceau aberrant* (faisceau de Monakow) qui pénètre dans l'entrecroisement ventral de Forel et va se perdre dans les noyaux rouges et le thalamus. Les axones de ce faisceau envoient dans la « Réticulée » des collatérales aux noyaux des Ve, VIIe, IXe, X[e] paires et au noyau de Deiters.

Le faisceau fondamental antéro-latéral contiendrait aussi des fibres descendantes d'origine thalamique, et peut-être aussi que certaines proviennent des noyaux bulbo-protubéranciels sensitifs. Il se développe de bonne heure, avant tous les autres.

Le *faisceau latéral profond, latéral limitrophe* enfin (fig. 38 et 41), se moule sur la concavité latérale de la substance grise. Il est formé par les axones des cellules de la corne postérieure (fibres courtes). Certains auteurs lui accordent des fibres provenant des colonnes de Clarke et du tractus intermédio-latéral. Ces dernières seraient des fibres sympathiques qui sortent de la moelle avec les racines des nerfs spinaux. Les fibres provenant des cellules de la colonne de Clarke s'entrecroiseraient au niveau du bulbe et s'engageraient ensuite dans le paquet de fibres du ruban de Reil.

Les cordons antéro-latéraux sont excitables dans le sens centrifuge et non dans le sens centripète, exactement comme cela se passe pour une racine antérieure qu'on coupe et dont on excite ensuite le bout central et le bout périphérique. Les cordons antéro-latéraux sont donc *moteurs* ou conducteurs des excitations motrices. — Mais il faut ajouter que les cordons antéro-latéraux tiennent probablement leur excitabilité des racines antérieures qui les parcourent. Leur action est directe, mais aussi en partie croisée, par suite de l'entrecroisement d'une partie des cordons antéro-latéraux au niveau de la commissure blanche, et par suite aussi de la propriété que possède la moitié de la substance grise de transmettre à l'autre moitié les excitations qu'elle a reçues. Ceci explique que dans une hémisection de la moelle, les mouvements ne soient pas tout à fait abolis (ils sont seulement affaiblis et mal assurés) dans les membres correspondants au côté lésé.

c. Cordon postérieur. — Les *cordons postérieurs* sont compris entre le sillon collatéral postérieur et le médian postérieur. Ils sont composés de fibres fines

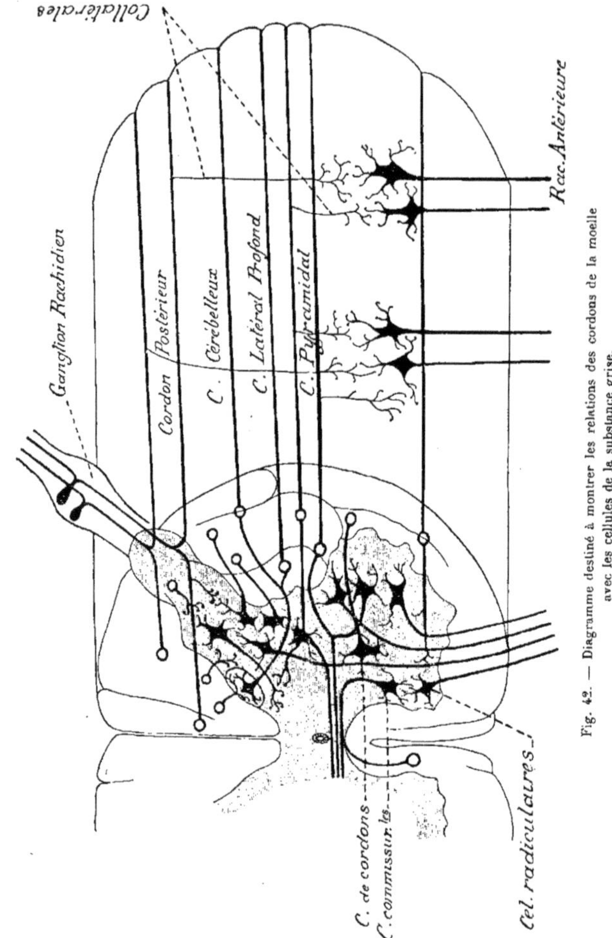

Fig. 42. — Diagramme destiné à montrer les relations des cordons de la moelle avec les cellules de la substance grise.

surtout dans la portion voisine du sillon médian postérieur, et remarquables par leur abondance en névroglie. Ils sont formés par des fibres exogènes (racines postérieures) et des fibres endogènes (moins nombreuses) provenant des axones des cellules cordonales de la substance grise. — Les fibres endogènes appartiennent toutes à des fibres (fibres courtes) d'association intersegmentaires.

Le cordon postérieur est décomposable en deux faisceaux, un *interne* et un *externe*. Le *faisceau interne* (13, fig. 38), *cordon grêle, cordon de Goll*, surtout apparent à la partie supérieure de la moelle, a la forme d'une pyramide triangulaire, dont la base est tournée vers la périphérie et le sommet vers la commissure grise centrale. — Il est constitué par de longues fibres commissurales longitudinales arciformes qui vont des cornes postérieures d'un étage de la moelle aux cornes postérieures d'un étage plus élevé. C'est ce qu'avait bien observé GRATIOLET sur la moelle des Félins où il le vit formé de faisceaux fusiformes superposés, de telle façon qu'il a l'air de cesser et de se reconstituer successivement. Il renferme les fibres radiculaires postérieures longues (SINGER et KAHLER, etc.) dont il est en grande partie composé (fibres exogènes). Il subit la dégénération ascendante à la suite des lésions transversales de la moelle, et certaines de ses fibres subissent très probablement un entrecroisement dans la commissure (PIERRET), car après la section des racines postérieures d'un côté, la dégénérescence ascendante du faisceau de Goll est bilatérale (ODDI et ROSSI, BERDEZ). Ses centres trophiques sont dans les cellules de la corne postérieure et aussi dans les cellules ganglionnaires des ganglions rachidiens. — Il y a des fibres assez longues dans le faisceau de Goll pour remonter de la queue de cheval jusqu'au noyau bulbaire des faisceaux de Goll (9, fig. 44); sa partie interne n'est pas uniquement composée de fibres radiculaires, et dans son épaisseur il y a des fibres descendantes (KOLLIKER, RAMON Y CAJAL). Après sa section, certaines fibres du cordon latéral subissent la dégénérescence (BERDEZ, *Rech. expér. sur le trajet des fibres centripètes dans la moelle épinière*. Rev. méd. de la Suisse romande, 1892). A la suite de l'étude de plusieurs cas de dégénérescence secondaire consécutive à la destruction de la moelle lombaire, DÉJERINE et SOTTAS (*Soc. de Biol.*, 1895, p. 465) ont conclu que le faisceau de Goll est exclusivement composé de fibres exogènes ou radiculaires.

Les fibres des cordons de Goll vont se terminer par des arborisations terminales autour des cellules des noyaux grêle et cunéiforme du bulbe. Le cordon de Goll servirait à conduire les mouvements coordonnés.

Le *faisceau externe, faisceau postérieur principal, faisceau cunéiforme, faisceau radiculaire postérieur* ou *faisceau de Burdach* (12, fig. 38) est formé surtout — mais pas exclusivement — de fibres commissurales courtes similaires à celles du faisceau de Goll. Il contient, en effet, des fibres longues qu'il abandonne successivement au cordon de Goll à mesure qu'elles sont refoulées vers la ligne médiane par l'entrée des racines postérieures. C'est pour cette raison que dans la moelle cervicale les fibres radiculaires des nerfs des membres inférieurs sont localisées dans le cordon de Goll, tandis que le cordon de Burdach contient encore à ce niveau un grand nombre de fibres venant des nerfs des membres supérieurs (SINGER, KAHLER, WAGNER, BORGHÉRINI, etc.).

Le faisceau de Burdach se développe avant le faisceau de Goll, mais ces deux faisceaux ne sont pas absolument indépendants, car leurs fibres correspondantes s'entrecroisent souvent comme les doigts des deux mains jointes. — Sa dégénération ascendante après les lésions transversales de la moelle montre qu'il renferme les fibres radiculaires dans sa partie postéro-externe et les fibres commissurales dans ses régions antérieures.

d. Faisceau de Schultze, faisceau marginal postérieur de Westphal, faisceau ovale de Flechsig. — Le cordon postérieur contient dans sa partie la plus profonde (*faisceau ventral du cordon postérieur*) des fibres qui ne dégénèrent pas dans le *tabes* (fibres endogènes). Dans cette région il y a dans le cordon postérieur des fibres descendantes. Après certaines lésions de la moelle, on a, en effet, observé de la dégénération descendante qui avait envahi certaines parties des cordons postérieurs (Westphal, Kahler et Pick, Strumpell, Schultze, Barbacci, etc.). D'après Tooth, cette dégénération porte sur des fibres commissurales longitudinales (fibres endogènes provenant des cellules de cordons). C'est aussi l'opinion de Gombault et Philippe (*Semaine méd.*, 1895, p. 165). Schultze et, depuis, Déjerine et Theohari ont cependant accordé qu'une partie de ces fibres descendantes appartenaient aux branches descendantes des racines postérieures.

Quoi qu'il en soit, ces fibres descendantes sont localisées dans l'épaisseur du cordon postérieur sous la forme d'un faisceau qui occupe la zone ventrale du cordon postérieur, *faisceau en virgule* de Mac Schultze (fig. 38), et sous la forme d'une bande longeant la face interne de la corne postérieure, *faisceau de Westphal* (fig. 38). Elles constituent le *faisceau périphérique* de Hoche (moelle dorsale), qui devient le *faisceau ovale* de Flechsig dans la région lombaire (15, fig. 38) et le *triangle de Gombault* et *Philippe* dans la moelle sacrée. — Ces faisceaux sont donc constitués par des fibres commissurales descendantes longues.

Sous le nom de *faisceau olivaire*, Bechterew enfin a décrit un petit faisceau périphérique qui commence en pointe dans la région cervicale et monte jusqu'à l'olive du bulbe.

e. Zones radiculaires. — En dedans et en dehors de l'entrée des racines postérieures, il y a deux zones triangulaires auxquelles on a donné le nom de *zones radiculaires postérieures, interne et externe* (fig. 38 et 41).

Les fibres du *faisceau radiculaire interne* se rendent dans la colonne de Clarke, dans la région centrale de la substance grise, dans la corne antérieure. Le *faisceau longitudinal de la corne postérieure* (Clarke, Huguenin, Kölliker), situé en avant de la substance de Rolando, appartient à ce groupe de fibres.

Le *faisceau radiculaire externe* (zone de Lissauer) se rend à la substance de Rolando, aux cellules disséminées dans la corne postérieure. Certaines de ses fibres passent dans la substance grise controlatérale.

Une grosse partie des fibres radiculaires postérieures passent dans le cordon postérieur où elles se redressent et se divisent en une branche ascendante (plus ou moins longue) et en une branche descendante (toujours courte). Par leurs branches ascendantes et descendantes et aussi par leurs nombreuses collatérales, les fibres radiculaires se mettent en connexion avec les différents étages de la moelle et montent jusqu'au bulbe.

Les faisceaux radiculaires sont formés par les racines postérieures des nerfs rachidiens à leur entrée dans la moelle. Ils ont les mêmes propriétés que les racines postérieures et subissent la dégénération ascendante dans les mêmes circonstances que ces dernières.

§ III. — Racines des nerfs

A côté des fibres longitudinales des cordons de la moelle et des fibres transversales de la commissure blanche, il existe dans les cordons médullaires des fibres transversales plus ou moins obliques, qui croisent les fibres propres des

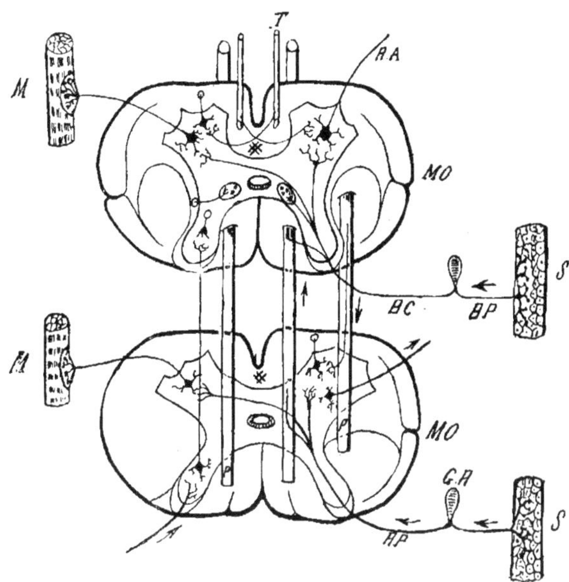

Fig. 43. — Deux coupes transversales schématiques de la moelle (MO) destinées à montrer les communications des neurones sensitifs et moteurs dans cet organe

S, peau (surface sensible); GR, ganglion rachidien ; RP, racine postérieure; BP, branche périphérique et BC, branche centrale des racines postérieures ; RA, racines antérieures ; M, muscle (agent du mouvement).

cordons pour se porter dans la substance grise centrale (fig. 41 et 43). Ces fibres qui existent dans toute la longueur de la moelle et pénètrent par les sillons collatéraux ventraux et dorsaux sont les *racines antérieures* (ou ventrales) et les *racines postérieures* (ou dorsales) des nerfs rachidiens. Elles contiennent aussi les fibres du nerf grand sympathique qui viennent à la moelle par les *rami communicantes*.

Les *racines antérieures*, composées de grosses fibres, s'élèvent insensiblement en s'enfonçant dans le cordon antéro-latéral et vont se perdre dans les cellules multipolaires (cellules radiculaires) des cornes antérieures, dont elles ne sont d'ailleurs que les axones centrifuges. Quelques-unes proviennent de la corne du côté opposé. Ces fibres vont aux muscles striés (racines motrices de la moelle). A côté d'elles, il y a quelques fibres fines qui viennent des axones des cellules de la corne latérale et qui se porteraient aux nerfs viscéraux (Gaskell, Mott), et quelques fibres centripètes d'origine sympathique.

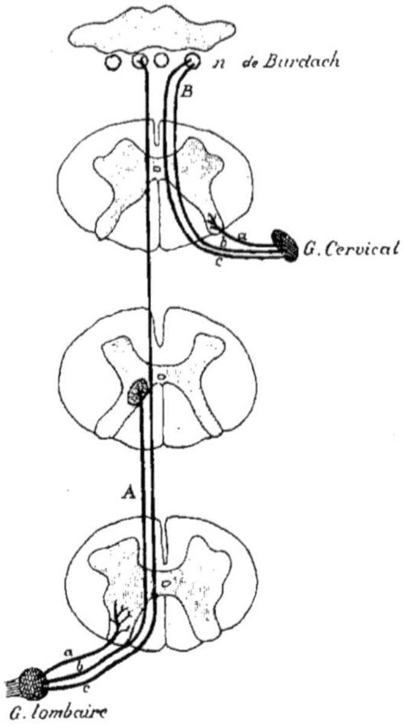

Les *racines postérieures* composées en petite partie de fibres centrifuges (Freund et Joseph, Lenhossék, Ramon y Cajal, Van Gehuchten, etc.), provenant des axones des cellules de la corne antérieure de la moelle, et presque en totalité de *fibres centripètes*, se portent vers le sillon collatéral postérieur, où elles s'enfoncent dans la moelle, en se divisant en deux groupes, en un faisceau externe, *fibres radiculaires externes* (fibres grosses) et en un faisceau interne, *fibres radiculaires internes* (fibres grêles).

Les fibres radiculaires externes pénètrent dans la moelle par la substance gélatineuse de Rolando et la zone marginale externe ou zone de Lissauer. Parvenues dans la corne postérieure, elles se divisent en deux groupes : l'un des groupes se rend dans les cellules de la corne antérieure du même côté; l'autre groupe se perd dans la substance grise de la corne postérieure (fig. 41).

Les fibres radiculaires internes pénètrent dans la moelle par la substance gélatineuse de Rolando et la zone radiculaire interne. Lorsqu'elles atteignent le col de la corne postérieure, elles se redressent et montent en se mêlant aux fibres les plus externes du cordon postérieur : les unes se perdent dans la calotte gélatineuse de Rolando qui coiffe la corne postérieure; d'autres gagnent la colonne de Stilling-Clarke ; un dernier groupe enfin va se perdre autour des cellules de la corne antérieure du même côté et aussi au milieu de celles de la corne du côté opposé (fibres sensitivo-motrices). Les fibres qui entrent dans la sphère du cordon de Goll (fibres longues) s'élèvent jusqu'aux noyaux de Goll et de Burdach du bulbe où elles se terminent par des arborisations.

Fig. 44. — Diagramme de la systématisation dans les cordons postérieurs de la moelle.

A, trajet d'une fibre radiculaire issue d'un ganglion lombaire; *a*, fibre courte; *b*, fibre moyenne successivement : cornu-radiculaire de Pierre-Marie, fibre de la bandelette externe de Pierret; *c*, fibre longue, dans le faisceau de Burdach, à la région lombaire, dans le faisceau de Goll à la région cervicale; B, trajet d'une fibre radiculaire postérieure issue d'un ganglion cervical : *a*, fibre courte; *b*, fibre moyenne allant se terminer dans le noyau du cordon de Burdach; *c*, fibre longue allant se terminer aussi dans le noyau de Burdach, et, ne faisant jamais partie du cordon de Goll.

Si un certain nombre de fibres des racines postérieures vont à la corne antérieure du même côté, d'autres traversent la commissure et se rendent à la corne contro-latérale. Ces fibres appartiennent à la motilité réflexe. Le syndrome de Brown-Séquard — qui consiste, dans les lésions hémilatérales de la moelle, en une paralysie motrice du même côté et une anesthésie de la peau du côté opposé, y compris l'abolition du sens musculaire du côté paralysé et une zone d'anesthésie aux alentours de la lésion de la moelle et l'hyperesthésie du côté paralysé — démontre la nécessité physiologique des fibres croisées des racines sensitives.

Toutes les *fibres centripètes des racines postérieures sont d'origine ganglionnaire*; le ganglion spinal émet des fibres qui se bifurquent en T, en une *branche périphérique* qui s'engage dans les nerfs sensitifs et en une *branche centrale* qui s'enfonce dans la moelle en constituant les racines postérieures. Dans la moelle, la fibre centrale se bifurque en une branche ascendante et en une branche descendante. Ces branches émettent des collatérales qui s'épuisent, comme le tronc principal lui-même, par des arborisations libres entre les cellules de la substance grise après un certain trajet. La branche descendante est courte; elle ne dépasse pas 2 à 3 centimètres de longueur. Par leurs branches ascendantes et descendantes, et aussi par leurs nombreuses collatérales, les fibres radiculaires postérieures peuvent donc se mettre en connexion avec les différents étages de la moelle et jusque dans le bulbe. Cette disposition explique, mieux que l'ancienne théorie du réseau fermé, les actes réflexes. Une excitation faible, n'ébranlant que les collatérales les plus proches, ne produit que des réactions musculaires limitées; une excitation forte, ébranlant à la fois tout le neurone sensitif, communique la vibration à un bien plus grand nombre de cellules motrices.

Le territoire des racines postérieures est en rapport avec le faisceau cérébelleux et le faisceau latéral profond par l'intermédiaire des axones des cellules de la colonne de Clarke et de la substance parépendymaire. Ces axones se rendent à la fois aux cordons homomères et hétéromères.

§ IV. — Fonctions des cordons et des racines postérieurs.

Les cordons postérieurs ne sont excitables que dans le sens centripète, exactement comme une racine postérieure, après section, n'est excitable que par son bout central. L'excitabilité est donc motrice ou centrifuge pour les cordons antéro-latéraux et sensitive ou centripète pour les cordons postérieurs. Ce qui revient à dire que si les cordons antéro-latéraux sont *moteurs* ou conducteurs des excitations motrices, les cordons postérieurs sont *sensitifs* ou conducteurs des excitations sensitives.

Mais il faut ajouter que les cordons postérieurs semblent tenir, en majeure partie, des racines postérieures leur excitabilité sensitive, comme l'admettait Van Deen, Stilling, Chauveau, Brown-Séquard, contrairement à l'opinion de Longet, Cl. Bernard, Fick, Bechterew, etc., qui se basaient sur ce fait qu'après la dégénération des fibres radiculaires consécutive à la section des racines en deçà du ganglion spinal, les cordons postérieurs restent néanmoins excitables. Dans tous les cas ils ne sont pas *indispensables* à la transmission des impressions sensitives, puisque leur section n'abolit pas la transmission de ces impressions périphériques (sensibilité consciente) : loin de là, les impressions perçues sont alors exaltées (Brown-Séquard).

Selon Schiff, les cordons postérieurs conduisent la sensibilité tactile, mais non pas la sensibilité à la douleur qui persiste après leur section. Herzen a confirmé cette opinion en 1883, en ajoutant que ces cordons conduisent aussi les impressions de froid, mais non pas la sensibilité au chaud. Les impressions du *sens musculaire* suivent aussi ces cordons.

Les cordons postérieurs, et plus spécialement les faisceaux de Burdach, sont le siège de cette sclérose systématique appelée *tabes dorsal* ou *ataxie locomotrice progressive* (maladie de Duchenne de Boulogne), caractérisée cliniquement par l'abolition progressive de la coordination des mouvements, la perte de l'équilibre (signe de Romberg) et une paralysie apparente contrastant avec l'intégrité de la force musculaire, et dans laquelle on rencontre, en outre, de la paralysie des muscles de l'œil, la persistance du réflexe pupillaire à l'accommodation coïncidant avec l'abolition du réflexe à la lumière (signe d'Argyl-Robertson), l'amblyopie, des douleurs fulgurantes, de l'anesthésie et de l'analgésie des membres inférieurs, du retard dans les sensations, la disparition du réflexe tendineux (phénomène du genou ou signe de Westphal), des arthropathies, l'impuissance, la consomption. Outre la sclérose systématique des cordons postérieurs, on trouve encore dans l'ataxie locomotrice, la sclérose des colonnes de Clarke et l'atrophie des cornes, le tout dérivant, selon Déjérine, Pierre Marie, d'une dégénération des racines postérieures consécutives à l'altération des ganglions rachidiens et des corpuscules sensoriels terminaux. Mais la pathogénie de cette curieuse affection qui, pour le dire en passant, serait d'origine syphilitique (les 9/10es des tabétiques seraient d'anciens syphilitiques, selon Fournier, Erb, Gowers et Séguin), n'est pas si bien établie.

Les uns ont voulu voir dans l'anesthésie cutanée et l'analgésie la cause de l'incoordination motrice (Vulpian, Leyden, etc.), comme cela survient en effet chez un animal à qui on a coupé toutes les racines postérieures des nerfs ; d'autres ont voulu y voir un trouble direct de la coordination motrice (Friedreich, Erb, etc.), une sorte de paralysie réflexe comme on l'observe dans les muscles innervés par les racines correspondantes aux racines postérieures qu'on a coupées. Mais il peut y avoir ataxie et pas d'anesthésie (maladie de Freidreich), et à un moment donné l'anesthésie peut disparaître dans le vrai tabes dorsal et l'ataxie continue à faire des progrès (Berger), ce qui semble ruiner la doctrine sensitive ; d'autre part, alors que Pierret voit la cause de l'ataxie dans la parésie des muscles antagonistes, Onimus la rapporte à des contractures.

Une autre maladie, dans laquelle on trouve la sclérose du cordon postérieur, mais aussi du faisceau de Gowers et du faisceau cérébelleux (Pitt, Rütimeyer, Blocq et Marinesco) et l'atrophie des cornes postérieures et des colonnes de Clarke, et même des cornes antérieures et de toute la moelle, et dans laquelle Déjérine et Letulle ont voulu voir à tort (Blocq, Marinesco, Achard, Weigert) une sclérose névroglique, est cette affection appelée *maladie de Friedreich* (ataxie héréditaire) caractérisée cliniquement par une marche ataxo-cérébelleuse et l'instabilité choréiforme, l'articulation des mots difficiles, le nystagmus, mais sans troubles oculo-pupillaires, ni troubles sensitifs ni douleurs fulgurantes.

Le cordon postérieur est le siège d'une dégénérescence descendante dans le cas de compression, de section transversale, de myélite transverse, de section rétro-ganglionnaire des racines postérieures (dégénérescence wallérienne), ou de toute autre lésion équivalente. Cette dégénération ne s'étend guère au-delà de 2 à 3 centimètres dans le faisceau de Burdach, mais elle chemine le long du faisceau de Goll où elle peut être suivie jusque dans les pyramides postérieures (Cornil, Kahler, Pick, Leyden. etc.). On a vu la sclérose isolée du faisceau de Goll dans diverses affections, — mal de Pott, paralysie générale, myélite aiguë, névrite ascendante à la suite des blessures des nerfs de la queue de cheval, — sans que la sensibilité soit modifiée. Il existe seulement une sensation de pesanteur dans les membres inférieurs et des troubles de la station (Pierret).

Magendie, en coupant les racines antérieures et en excitant leur bout périphérique, vit qu'à chaque excitation correspondait une contraction musculaire, tandis que l'excitation du bout central ne provoquait aucune réaction. Les racines antérieures sont donc des fils conducteurs de la motricité, à action centrifuge. Opérant de même sur les racines postérieures, Magendie vit que l'excitation du bout périphérique de ces racines n'amenait aucune réaction, tandis qu'en excitant le bout central, il provoquait de la douleur et une réaction motrice de l'animal. Les racines postérieures sont donc des fils conducteurs sensitifs à action centripète (Magendie, Ch. Bell). Cependant les racines antérieures contiennent quelques filets sensitifs, mais ces filets sont fournis par les racines postérieures, soit au niveau des ganglions rachidiens, soit plus loin au niveau des plexus nerveux. Ce sont ces *fibres récurrentes* qui donnent lieu à ce que l'on a appelé la *sensibilité récurrente*, (Magendie, Cl. Bernard) qui a été bien étudiée par Arloing et Tripier.

Ces deux sortes de racines, mais surtout les racines antérieures, contiennent des filets sympathiques dont le centre trophique est dans la moelle (Courvoisier, Giannuzzi). — Vulpian, pensait que ces filets sympathiques (vaso-moteurs) ne sont pas uniquement centrifuges, mais que quelques-uns sont centripètes et vont des ganglions du sympathique à la moelle en suivant le trajet des rameaux communiquants. — Morat (*Acad. des Sc.*, 20 juin 1892) a fait voir que les nerfs vaso-dilatateurs sortent de la moelle, les uns avec les racines antérieures, les autres avec les racines postérieures.

S'il est vrai pourtant qu'après la section des racines postérieures de la même région, aucune fibre ne dégénère dans les *rami communicantes* (Bechterew), il faut admettre que les fibres motrices viscérales, si elles sont bien d'origine cérébro-spinale, doivent passer par les racines antérieures.

La dégénérescence wallérienne (découverte par Waller) prouve que les racines antérieures ont leur centre trophique dans les cellules de la moelle, les racines postérieures dans les cellules du ganglion rachidien.

L'anatomo-clinique a démontré, en effet, d'une façon définitive que les dégénérations secondaires des cordons postérieurs d'ordre radiculaire sont du *type ascendant*. Il peut bien se montrer une « dégénération rétrograde » dans les nerfs périphériques et les cordons de la moelle ; cette dégénérescence, contrairement à la loi de Waller, se propage le long du bout central du neurone divisé. Elle consiste en l'altération primitive de la gaine de myéline de la fibre nerveuse et la longue intégrité du cylindre-axe, contrairement à la dégénérescence wallérienne dans laquelle c'est le cylindre-axe qui s'atrophie d'abord. Cette forme de dégénération qui n'a touché en rien la loi de Waller, est vraisemblablement due au défaut de fonctionnement du neurone après sa mutilation.

Après les amputations, il y a atrophie de la substance grise et de la substance blanche du côté de l'amputation et atrophie des nerfs sensitifs et moteurs correspondants. Cette contradiction avec la loi wallérienne n'est encore qu'apparente. Dans ces cas, en effet, l'atrophie des fibres sensitives survient à cause de la diminution ou de la perversion des afflux nerveux centripètes (à cause de la perte de la partie périphérique) et l'atrophie du ganglion spinal retentit sur la corne antérieure (Marinesco). En un mot, il y a un rapport intime entre la fonction des cellules nerveuses et leur trophisme à l'égard des neurones. (Voy. Goldscheider, *Berl. Klinische Wochenschrift*, 1894, p. 421).

W. Mott et S. Sherrington ont montré, par des expériences faites sur le Singe, que la section des racines postérieures abolit les mouvements combinés du membre correspondant. Les mouvements bruts ou d'ensemble sont moins compromis. Dans ce cas, l'excitabilité du centre cortical cérébral correspondant semble s'être accrue. Cette impotence motrice, après la section des racines sensitives, s'explique parce que les volitions qui se rapportent aux mouvements du membre ont été rendues impossibles à l'animal par la perte localisée de toutes les formes de sensibilité.

§ V. — Localisations radiculaires

On appelle *localisations radiculaires* les rapports entre les racines des nerfs et les organes périphériques.

Il y a la *localisation sensitive* et la *localisation motrice*.

Localisations sensitives. — Sherrington a étudié expérimentalement ces localisations. De ses recherches, il résulte que la section d'une seule racine postérieure ne détermine pas d'anesthésie. Il en faut couper au moins deux ou trois. Un même point de la peau reçoit donc ses fibres sensitives de plus d'une racine postérieure. De telle sorte qu'on pourrait sectionner, chez un animal, la moitié de toutes les racines postérieures sans produire la moindre anesthésie, à la condition de ne pas sectionner ces racines l'une à la suite de l'autre.

Thorburn a étudié, chez l'Homme, par la clinique et l'anatomo-pathologie, la distribution périphérique des fibres des racines postérieures. Il résulte de ces recherches :

1° Les fibres radiculaires postérieures du 5e nerf cervical donnent la sensibilité à la peau de la région deltoïdienne et à la face externe du bras et de l'avant-bras jusqu'à la racine du pouce;

2° Les fibres radiculaires postérieures du 6e et du 7e nerf cervical innervent la partie moyenne de la face antérieure et postérieure du bras et de l'avant-bras, ainsi que toute l'étendue de la face palmaire et dorsale de la main, à l'exclusion d'environ le tiers interne, et des doigts à l'exception de l'auriculaire.

3° Les fibres radiculaires postérieures du 8e nerf cervical et du 1er dorsal se distribuent au petit doigt et à la face interne de l'avant-bras et du bras.

4° Les fibres radiculaires postérieures des nerfs dorsaux innervent la peau du tronc sous la forme d'anneaux superposés.

5° Les fibres radiculaires postérieures des nerfs lombo-sacrés se distribuent de la façon suivante : les nerfs lombaires se rendent à la face antérieure du membre inférieur, tandis que l'innervation de la peau de la région fessière inférieure, de la région périnéale, de la région génitale et de presque toute l'étendue de la face postérieure du membre est sous la dépendance des nerfs sacrés.

Avec nos connaissances actuelles il serait prématuré de vouloir parler de localisations dans la substance grise de la moelle.

Localisations motrices. — Les localisations radiculaires motrices ont été étudiées surtout en Angleterre par Ferrier, Ieo, Sherrington, Russell et Thorburn. Leurs recherches ont montré qu'un même muscle est au moins innervé par deux racines. La section d'une seule racine motrice n'amène pas de trouble permanent dans les mouvements d'un muscle.

Voici, à ce sujet, la distribution musculaire des racines motrices d'après un tableau dressé par Starr en 1890 :

Racines	Muscles
2e et 3e cervicales. . . .	Sterno-mastoïdien. Trapèze. Scalènes. Muscles de la nuque. Diaphragme.
4e racine cervicale . . .	Diaphragme. Sus-Epineux. Sous-Epineux. Deltoïde.

Racines	Muscles
4e racine cervicale *(Suite)*.	Biceps. Coraco brachial. Long supinateur. Rhomboïde.
5e racine cervicale . . .	Deltoïde. Biceps. Coraco-brachial. Long supinateur. Court supinateur. Grand pectoral (chef claviculaire). Grand Dentelé. Rhomboïde. Brachial antérieur. Petit rond.
6e racine cervicale . . .	Biceps. Brachial antérieur. Grand pectoral (chef claviculaire). Grand Dentelé. Triceps. Extenseurs des mains et des doigts. Pronateurs.
7e racine cervicale . . .	Triceps (longue portion). Extenseur de la main et des doigts. Fléchisseurs de la main. Pronateurs de la main. Grand pectoral (chef sternal). Sous-scapulaire. Grand dorsal. Grand rond.
8e racine cervicale . . .	Fléchisseurs de la main et des doigts. Petits muscles de la main.
1re racine dorsale. . . .	Extenseur du pouce. Petits muscles de la main. Muscles des éminences thénar et hypothénar.
2e à 12e racine dorsale .	Muscles du dos. Muscles de la paroi antéro-latérale de l'abdomen. Muscles sacro-lombaires.
1re racine lombaire . . .	Psoas iliaque. Couturier. Muscles de la paroi abdominale.
2e racine lombaire . . .	Psoas iliaque. Couturier. Fléchisseurs du genou. Triceps fémoral.
3e racine lombaire . . .	Triceps fémoral. Rotateurs internes de la cuisse. Adducteurs de la cuisse.
4e racine lombaire . . .	Abducteurs de la cuisse. Adducteurs de la cuisse.

Racines	Muscles
4e racine lombaire (*Suite*)	Jambier antérieur. Fléchisseurs du genou.
5e racine lombaire . . .	Rotateurs externes de la hanche. Fléchisseurs du genou. Fléchisseurs du pied. Extenseurs des orteils. Péroniers.
3e et 2e racine sacrée. .	Fléchisseurs du pied et des orteils. Péroniers. Petits muscles du pied.
3e à 5e racine sacrée. . . .	Muscles du périnée.

La racine antérieure du 8e nerf cervical et du 1er nerf dorsal, avant de pénétrer dans le plexus brachial, s'anastomosent par un rameau communicant avec le ganglion cervical supérieur du grand sympathique. Lorsque ce rameau communicant est lésé ou les racines d'où il provient, il se produit du myosis accompagné du rétrécissement de la fente palpébrale. L'excitation électrique de la 1re dorsale, chez l'homme, dans un cas de traumatisme observé par Oppenheimer, a confirmé que la voie principale des fibres dilatatrices de la pupille passe par cette racine. Pour que le réflexe rotulien puisse se produire, il faut que les 3e et 4e racines lombaires, à la fois dans les racines ventrales (fibres motrices) et ses racines dorsales (fibres sensitives) soient intactes.

La localisation motrice dans la moelle n'est pas musculaire, elle est segmentaire, c'est-à-dire que chacun des groupements cellulaires de la colonne grise des cornes antérieures est en connexion avec tous les muscles d'un segment de membres.

§ VI. — Substance grise de la moelle.

La *substance grise de la moelle* est composée de *névroglie*, de *fibrilles* et de *cellules nerveuses*.

a. Les cellules de la substance grise de la moelle, comme toutes celles des centres nerveux, sont constituées par une petite masse de protoplasma dans laquelle est plongé un noyau environné de granulations pigmentaires. — Ces cellules, dont le volume varie avec les groupes, comme nous le verrons, présentent un certain nombre de prolongements.

Les cellules de la moelle ne sont pas disséminées sans ordre dans la substance grise. Elles se groupent en certains points pour former des noyaux, *noyaux des nerfs* (Stilling), qui s'échelonnent à leur tour les uns au-dessus des autres, de façon à former des colonnes parallèles à l'axe de la moelle. — On distingue trois groupes de ce genre dans la corne antérieure : un *groupe antéro-interne*, un *groupe antéro-externe* et un *groupe postéro-externe* ou *latéral* (fig. 38). — Dans les cornes postérieures, les cellules sont éparses ; ce n'est qu'à la partie interne du col de la corne postérieure que l'on trouve un nouveau groupement qui constitue le *noyau dorsal de Stilling* ou *colonne vésiculeuse de Clarke* (19, fig. 38), bien développé surtout entre les deux renflements brachial et crural.

Chez les Vertébrés inférieurs (Cyclostomes, etc.) ces *colonnes cellulaires* ne sont point continues. Elles sont segmentées ou tout au moins moniliformes. Cette *métamérisation* en ébauche de la colonne grise de la moelle correspond à la métamérisation du squelette et des muscles.

Waldeyer admet que cet aspect moniliforme se reconnaît jusque chez le fœtus humain (et aussi chez le Gorille), et Schiefferdecker l'a retrouvé sur le Chien. Les observations de J. Collins (*The New-York Med. Journ.* 1894) tendent à la même démonstration.

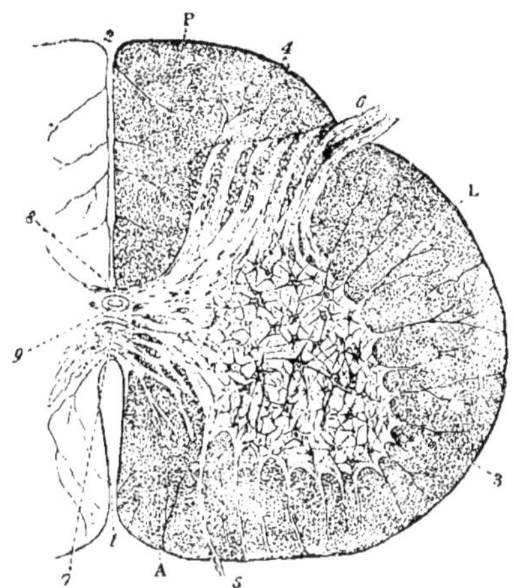

Fig. 45. — Coupe transversale de la moelle épinière (région lombaire).

A, cordon antérieur; L, cordon latéral; P, cordon postérieur; 1, sillon antérieur; 2, sillon postérieur; 3, corne antérieure; 4, corne postérieure; 5, racines antérieures, et 6, racines postérieures des nerfs spinaux; 7, commissure blanche; 8, commissure grise; 9, canal central.

Les cellules de la substance grise sont de plusieurs catégories. On peut les diviser en : *a*) *cellules radiculaires*; *b*) *cellules de cordons* (cellules tautomères, cellules hétéromères, cellules hécatéromères); *c*) cellules de Golgi.

Les *cellules radiculaires* ou *cellules ganglionnaires des cornes antérieures* sont très grosses et étoilées; elles ont de 70 à 120 μ, c'est-à-dire qu'elles sont presque visibles à l'œil nu. Elles émettent six à huit dendrites et un prolongement de Deiters qui se continue dans les racines antérieures des nerfs spinaux. Assez fréquemment avant de sortir de la corne antérieure ce prolongement émet une collatérale qui retourne dans la substance grise (Golgi, Cajal, etc.). Quelques dendrites peuvent passer dans la corne du côté opposé de façon à constituer une sorte de commissure, et d'autres vont à la corne postérieure. Le volume de ces cellules paraît être en raison directe du volume des nerfs qui en partent (Gratiolet), ce qui fait qu'elles sont surtout volumineuses au niveau des renflements cervical et lombaire de la moelle. Ces cellules sont très nombreuses; on en peut compter plus de 100 sur certaines coupes de moelle. D'autre part, comme Stilling a évalué à 300.000 le nombre total des racines antérieures, on peut approximativement se faire une idée du nombre des cellules radiculaires pour toute la moelle.

A la base de la corne antérieure, quelques cellules radiculaires envoient leur cylindre-axe dans les racines postérieures (Lenhossèk, Ramon y Cajal, Kolliker) : ce sont là les *cellules radiculaires postérieures*. Il y a donc, nous l'avons déjà vu, des fibres centrifuges dans les racines postérieures.

Noyaux d'origine des racines antérieures, frappées de dégénération dans les diverses formes d'atrophie musculaire, les cellules radiculaires antérieures, en raison de leur fonction, ont été appelées *cellules motrices*. Elles sont *motrices* des muscles auxquels elles envoient leurs nerfs, et *trophiques* de ces mêmes nerfs et muscles. — *L'atrophie musculaire progressive* (type Aran-Duchenne) est caractérisée anatomiquement par l'atrophie des grandes cellules motrices des cornes antérieures de la moelle. — La *sclérose latérale amyotrophique* (maladie de Charcot) de l'ordre des scléroses primitives, caractérisée cliniquement à la fois par des symptômes du tabes dorsal spasmodique et de l'atrophie musculaire progressive, c'est-à-dire par des contractures et des amyotrophies, est également caractérisée au point de vue anatomique par des lésions des cornes antérieures auxquelles viennent s'ajouter des lésions des cordons latéraux et des racines motrices, ce qui explique les symptômes habituels à cette maladie : parésie et contractures avec trémulation, atrophie musculaire. La *paralysie atrophique de l'enfance*, la *paralysie spinale aiguë de l'adulte*, sont aussi caractérisées par l'atrophie des cellules des cornes antérieures de la moelle, toutes myélites systématisées. Mais dans la paralysie infantile, il y a quelquefois en même temps des lésions de la colonne de Clarke (Parrot et Joffroy, Charcot, Schultze, Roger et Damaschino, etc.).

Les altérations des cellules des cornes antérieures sont la cause des atrophies musculaires d'origine médullaire, que cette lésion soit primitive comme dans la paralysie infantile ou l'atrophie musculaire progressive, ou qu'elle soit consécutive comme dans l'amyotrophie des hémiplégiques ou des ataxiques. Dans ce dernier cas toutefois, l'atrophie musculaire peut être en grande partie la conséquence des névrites périphériques (Pierret, Déjerine), lorsqu'il s'agit de tabes dorsal, et ne point être liée fatalement à la lésion des cornes antérieures chez les hémiplégiques (Babinski).

L'atrophie des cellules ganglionnaires des cornes antérieures peut coïncider parfois avec l'absence congénitale d'un membre (Troisier, Edinger, etc.).

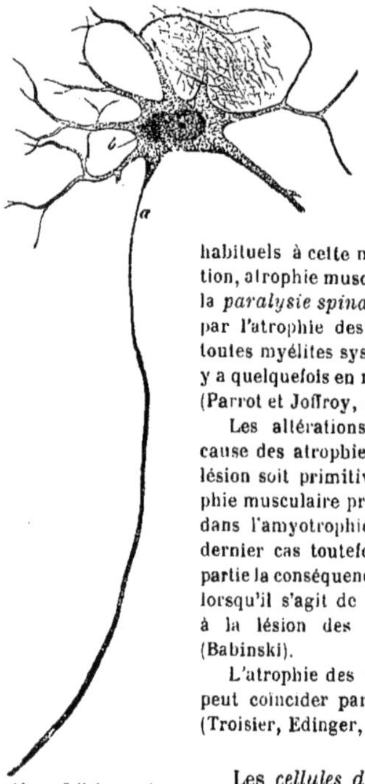

Fig. 46. — Cellule motrice des cornes antérieures de la moelle épinière.

a, axone; *b*, amas pigmentaire.

Les *cellules de cordons* sont irrégulièrement dispersées dans la substance grise.

Elles sont généralement plus petites que les cellules radiculaires. Leur axone sort de la substance grise, et, arrivé dans la substance blanche, il se coude et se divise le plus souvent en deux branches, une ascendante, l'autre descendante. Après un trajet plus ou moins long, il rentre dans la substance grise et s'y ramifie en une arborisation terminale qui se met en relation avec les dendrites d'une autre cellule. Mais, de plus, il émet chemin faisant, des collatérales qui s'en détachent perpendiculairement et se terminent par des arborisations dans la substance grise à diverses hauteurs. Ainsi l'axone de la cellule cordonale relie entre eux les neurones de plusieurs étages de la moelle, et constitue une véritable commissure longitudinale qui, par un chemin plus long, peut relier la moelle à l'encéphale.

Ce sont les cellules de cordons qui sont l'origine des fibres nerveuses du faisceau fondamental du cordon antéro-latéral, du faisceau ventral du cordon postérieur, du faisceau cérébelleux, et en partie du faisceau de Burdach.

Parmi les cellules de cordons, il en est dont l'axone se continue avec une fibre verticale de la substance blanche du cordon antéro-latéral ou du cordon postérieur du *même côté* de la moelle, *cellules à fibre homolatérale, cellules tautomères;* d'autres qui fournissent aux cordons du *côté opposé, cellules à fibre controlatérale, cellules hétéromères, cellules commissurales* de Ramon y Cajal; d'autres enfin, *cellules à fibre bilatérale, cellules hécatéromères,* cellules pluricordonales de Ramon y Cajal, qui envoient leur axone à la fois aux cordons du *même côté et du côté opposé.* Toutes ces fibres passent dans la substance blanche après s'être coudées ; elles se divisent en une branche ascendante et en une branche descendante (bifurcation en Y). Ces branches fournissent des ramifications collatérales qui rentrent dans la substance grise, et collatérales et branche terminale se terminent toutes par des arborisations libres après un trajet plus ou moins long, entourant de leurs ramilles en corbeilles, les cellules de la substance grise.

Les cellules des cornes postérieures sont plus petites que celles des cornes antérieures ; leur diamètre est de 20 μ en moyenne. Leurs prolongements ramifiés sont moins nombreux que dans les cellules radiculaires. On leur donne le nom de *cellules sensitives.*

La colonne de Clarke n'existe bien autonomisée que de la 2e paire lombaire à la 8e paire dorsale, mais ailleurs elle est représentée par de petits groupes erratiques de cellules éparses (WALDEYER, PIERRET), et cela jusqu'au noyau restiforme du bulbe rachidien, noyau qui serait l'homologue du noyau de Stilling-Clarke.

Cette colonne est constituée par des cellules analogues aux cellules radiculaires, mais moins volumineuses et à dendrites moins ramifiés. Elles donnent naissance au tractus intermédio-latéral, qui serait, d'après PIERRET, l'origine spinale du grand sympathique. Selon PIERRET, TAKACS, etc., la plupart des fibres radiculaires postérieures aboutiraient aux colonnes de Clarke; leurs ramifications terminales constitueraient avec les dendrites des cellules des colonnes, le réticulum de fibrilles qu'on trouve dans ces colonnes. Les axones des cellules passent en grande partie dans le faisceau cérébelleux direct.

Enfin, dans la substance de Rolando, il y a des cellules à cylindre-axe court (GOLGI, CAJAL) ou *cellules de Golgi.* Les unes envoient leur axone dans la partie postérieure du cordon latéral ou postérieur, les autres perdent leur cylindre-axe dans la substance de Rolando elle-même.

b. Les *fibrilles de la substance grise* forment un réseau ouvert, l'ancien *réseau de Gerlach,* qui est constitué par les prolongements ramifiés des cellules nerveuses multipolaires, les terminales et les collatérales des fibres de la substance blanche et les filaments ramifiés des cellules névrogliques ; de cette disposition résulte un aspect spongieux de la substance. Quelques-unes sont recouvertes d'une mince gaine de myéline. Elles unissent l'une à l'autre les deux moitiés de l'axe gris de la moelle, *commissure grise,* en passant en avant et en arrière du canal épendymaire. Ce sont ces fibres qui s'irradient dans la substance blanche au niveau des parties latérales de l'axe gris central de la moelle, sous le nom de *fibres irradiées de Stilling, fibres marginales de Sckrœder van der Kolk, processus reticularis* (p. 42).

A ces fibres de la substance grise, on peut joindre deux groupes de fibres transversales : l'un s'étend d'avant en arrière, de la base de la corne postérieure dans la corne antérieure, *faisceau de Pal;* l'autre se porte obliquement de la commissure grise vers le cordon latéral, en traversant la corne latérale, *faisceau de Schiefferdecker*. Le premier est visible à la région dorso-lombaire, le second dans la moelle cervicale. Waldeyer a retrouvé ces deux groupes de fibres dans la moelle du Gorille.

c. La *névroglie de la substance grise* a une constitution analogue à celle de la névroglie de la substance blanche de la moelle, à part qu'elle est beaucoup moins fibrillaire. On la rencontre spécialement à l'extrémité des cornes postérieures, où elle constitue la *substance gélatineuse de Rolando*; à la périphérie du canal épendymaire, *substance gélatineuse centrale*, ainsi appelée par opposition à la couche périphérique qui enveloppe la surface de la moelle, à laquelle on réserve le nom de *substance gélatineuse corticale*.

Selon Paladino elle se continue avec le squelette myélinique des fibres nerveuses et à la surface des cellules sous forme d'une toile d'araignée. Gierke, Virchow, Waldeyer ont décrit dans la substance gélatineuse de Rolando des cellules qui seraient de véritables cellules ganglionnaires.

§ VII. — Canal de l'épendyme.

Le *canal épendymaire* ou *canal central de la moelle* (9, fig. 45), est un canal de très fin calibre qui règne le long de la moelle, au centre de la commissure grise, et se continue au niveau du bec du *calamus scriptorius* avec le 4e ventricule et par lui avec les ventricules du cerveau. Très large sur le fœtus, ce canal se rétrécit au fur et à mesure de la croissance, et chez l'adulte il est fréquemment oblitéré par places, comme l'ont dit Fommann et Schulz, etc. Au niveau du cône terminal de la moelle, il se dilate légèrement en une sorte d'ampoule fusiforme longue d'une dizaine de millimètres et large de 2 à 3 millimètres, le *ventricule terminal* de Krause, et la paroi postérieure de la moelle s'amincissant extrêmement à ce niveau comme elle le fait aussi au niveau du 4e ventricule, le ventricule terminal affleure la surface et on a pu croire, comme l'a fait Stilling par erreur, que le sinus rhomboïdal lombaire s'ouvrait au fond du sillon médian postérieur, alors qu'il n'en est rien.

Les parois du canal de l'épendyme sont composées de dedans en dehors : *a*) d'un épithélium cylindrique cilié, au moins dans le jeune âge ; *b*) d'une couche amorphe sous-épithéliale ou membrane basale; *c*) d'un substratum névroglique qui unit la paroi du canal au corps de la moelle. Les cellules épendymaires émettent par leur partie profonde un prolongement rameux, qui, au moins chez le fœtus, s'étend radiairement, de façon à traverser le corps de la moelle et à venir se terminer à la surface de celle-ci, sous la pie-mère, par une extrémité renflée. Brissaud ne paraît pas admettre la membrane basale. (*Revue neurologique*, p. 550, 1894).

Ce canal est flanqué de chaque côté d'une veine longitudinale, les *veines centrales.*

§ VIII. — Commissure de la moelle.

La *commissure blanche antérieure* est constituée par un ensemble de fibres qui s'entrecroisent sur la ligne médiane pour passer dans la moitié latérale de la moelle opposée à celle d'où elles proviennent. Elle est constituée en majeure partie par des fibres du faisceau pyramidal direct qui, le long de son trajet dans la moelle, abandonne successivement des fibres qui vont dans les cellules de la corne antérieure du côté opposé (fig. 38, 41 et 45). On pense aussi qu'elle contient des fibres qui unissent transversalement les cornes antérieures des deux côtés, et d'autres fibres allant de la corne antérieure et de la corne postérieure au cordon antérieur du côté opposé (LAURA) (1). Chez quelques animaux (Ruminants) la commissure est traversée près du cordon antérieur par un faisceau de fibres longitudinales : c'est le *faisceau longitudinal de la commissure* de Gratiolet. Il existe aussi chez l'homme, mais il est dispersé, d'où la difficulté de le reconnaître dans la moelle humaine.

La *commissure grise* ou *postérieure* est également constituée par l'entrecroisement sur la ligne médiane, en avant et en arrière du canal épendymaire, des fibres qui passent d'un côté à l'autre de la moelle. Ces fibres proviennent : les unes des racines postérieures d'un côté et vont se terminer dans la substance grise du côté opposé, les autres des cellules commissurales du côté opposé de la moelle (fig. 41 et 42).

§ IX. — Anomalies de la moelle

La moelle épinière présente quelques *variétés*. Elle peut se terminer un peu plus haut ou un peu plus bas que d'habitude ; son cône terminal est quelquefois bifide ; son canal central peut être déplacé à droite ou à gauche et, chez l'adulte, il est souvent déformé ou oblitéré par places. Deux fois on a signalé l'ectopie de la colonne de Clarke, une fois très reportée en avant, dans la région intermédiaire aux deux cornes antérieures (Pick), une autre fois située en plein faisceau de Burdach (Mosso). Rien n'est plus fréquent que les asymétries des cornes. Les hétérotopies de substance grise ne sont pas très rares non plus (Kronthal, Feist, Alberto Cocchi), et l'on peut voir des îlots détachés de cette substance aller se promener dans la substance blanche.

Valenza, élève du professeur Paladino, nous a montré une de ces hétérotopies à la section anatomique du Congrès international de Rome, en 1894.

D'autre part, on voit également parfois des cellules nerveuses aberrantes perdues au milieu des faisceaux blancs (Sherrington, Waldeyer, etc.).

(1) J.-B. Laura, *Sur la structure de la moelle épinière* (Arch. ital. de Biologie, p. 147, t. I, 1882).

§ X. — Vaisseaux de la moelle.

Les *artères* de la moelle épinière sont les *artères spinales*, au nombre de trois, l'*artère spinale antérieure*, impaire et médiane, et les *artères spinales postérieures*, au nombre de deux, latérales et symétriques. La *spinale antérieure* (1, fig. 47) provient des vertébrales par deux racines qui s'unissent au-devant du bulbe pour former un tronc médian, *tronc spinal antérieur*, qui descend verticalement au-devant du sillon médian antérieur jusqu'à l'extrémité du ligament coccygien. — Les *spinales postérieures* (2 et 3, fig. 47) viennent des vertébrales ou des cérébelleuses et descendent en serpentant en arrière des cordons postérieurs jusqu'à la fin du ligament coccygien. — Un peu au-dessous de leur origine, ces artères donnent une branche longue et grêle, qui descend isolément le long de la moelle entre les racines postérieures et les cordons latéraux, tout en s'anastomosant fréquemment avec les spinales postérieures. — En outre, chemin faisant, les artères spinales reçoivent des affluents ou *artères de renforcement, artères spinales latérales*, qui pénètrent par les trous de conjugaison et viennent successivement de haut en bas des vertébrales et cervicales ascendantes, des intercostales et des lombaires. Ces artères se divisent en deux branches, l'une qui suit les racines antérieures et va se jeter dans le tronc spinal antérieur qu'elle renforce et qui s'épuiserait sans ces branches successives, l'autre qui suit le sillon collatéral postérieur et forme un réseau radiculaire autour des racines postérieures. Toutes ces artères s'anastomosent en réseau autour de la moelle et dans l'épaisseur de la pie-mère, de façon à constituer un *réseau périmédullaire* (7, fig. 47). Ce n'est donc pas sans raison qu'on a pu considérer les vaisseaux de la moelle comme ayant au fond une disposition segmentaire (Rauber, Kadyi), comme la colonne vertébrale elle-même. Les vraies artères médullaires seraient les artères radiculaires qui parviennent à la moelle par les trous de conjugaison (artères de renforcement des auteurs), et les artères spinales antérieures et postérieures ne seraient que le résultat de l'anastomose des branches de bifurcation en T de ces artères. — Du réseau artériel que forment ces artères à la surface de la moelle proviennent les artères qui s'enfoncent dans la moelle, *artères intra-médullaires*. — Duret en distingue trois variétés : *a*, les *artères médianes* (4, 8, fig. 47), qui pénètrent dans les sillons médians antérieur et postérieur, se rendent aux commissures et aux cordons qui limitent les sillons médians ; — *b*, *les artères radiculaires* (2, 3, 6, fig. 47), qui suivent les racines des nerfs et pénètrent avec elles dans la substance grise, où elles se terminent en un réseau capillaire ; — *c*, les *artères périphé-*

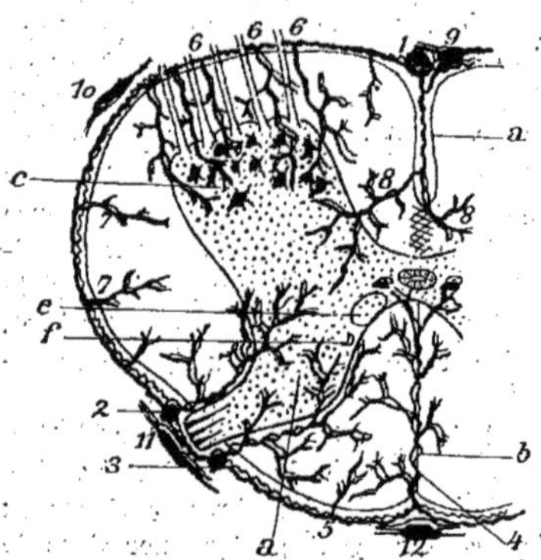

Fig. 47. — Coupe transversale schématique de la moelle pour montrer ses vaisseaux sanguins.

a, corne postérieure ; *b*, sillon postérieur ; *c*, corne antérieure ; *d*, sillon antérieur ; *e*, colonne de Clarke ; *f*, faisceau longitudinal de la substance grise ; 1, artère spinale antérieure ; 2, 3, artères radiculaires ou collatérales postérieures ; 4, artère médiane postérieure ; 5, pie-mère ; 6, artères radiculaires ou collatérales antérieures ; 7, artères périphériques ; 8, artère médiane antérieure ; 9, veine spinale antérieure (médiane antérieure) ; 10, veine radiculaire antérieure ; 11, veine radiculaire postérieure ; 12, veine spinale postérieure (médiane postérieure).

riques, qui pénètrent par tous les points de la moelle ; elles sont surtout abondantes au niveau des cordons latéraux et au niveau du sillon qui sépare le cordon de Burdach du cordon de Goll. — A ces artères, Adamkiewicz a ajouté le groupe des artères longitudinales anastomotiques (artères interfuniculaire ou du sillon intermédiaire postérieur).

La spinale antérieure fournit environ 200 branches qui s'enfoncent comme les échelons d'une échelle dans le sillon médian antérieur (artères centrales de Kadyi, artères du sillon

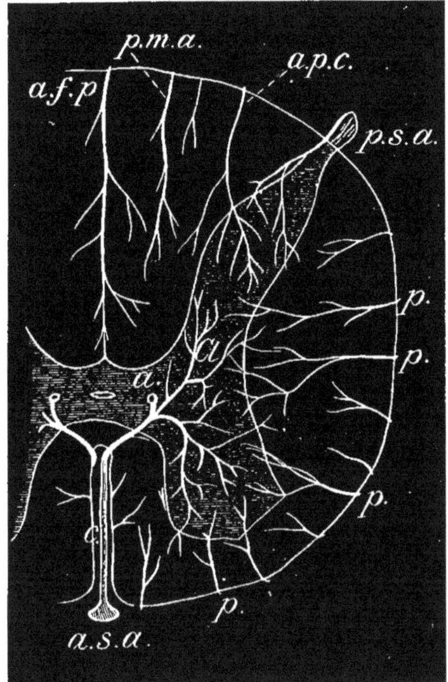

Fig. 48. — Diagramme des artères intérieures de la moelle (Obersteiner).

a.s.a, artère spinale antérieure ; *c.a*, artère centrale ; *Cl*, branche de la colonne de Clarke ; *a.f.p*, artère du sillon postérieur ; *p.m.a*, artère postérieure moyenne ; *a.p.c*, artère de la corne postérieure ; *p.s.a*, artère de la substance gélatineuse de Rolando ; *p.p*, artères périphériques.

d'Adamkiewicz). Ces branches se jettent soit à droite, soit à gauche dans la corne antérieure, mais pas dans les deux à la même hauteur, par une bifurcation en V (Kadyi) et vont jusque dans la colonne de Clarke (fig. 48). Ceci explique que les lésions de la paralysie infantile (myélite aiguë), sont presque toujours unilatérales (Pierre-Marie).

D'après Kadyi, les artères spinales sont terminales, en ce sens qu'elles ne s'anastomosent pas avec les voisines. Il y aurait donc dans la moelle des territoires artériels comme dans le cerveau.

Le *réseau capillaire* est beaucoup plus riche dans la substance grise que dans les cordons blancs.

Les *veines* suivent un trajet à peu près parallèle à celui des artères. On peut les grouper en *veines médianes* antérieures (9, fig. 47) et postérieures (12, fig. 47). Elles s'anastomosent à la périphérie de la moelle, dans l'épaisseur de la pie-mère, et fournissent des rameaux parallèles aux artères, c'est-à-dire des veines qui s'enfoncent dans la moelle et qu'on peut appeler : *v. du sillon antérieur*, fournissant les v. centrales ou de Clarke, par l'anastomose en un tronc longitudinal de leur bifurcation; *v. du sillon postérieur ; v. du sillon collatéral antérieur ; v. du sillon collatéral postérieur ; v. périphériques* (fig. 47). Du plexus périmédullaire émanent des troncs qui suivent les racines postérieures des nerfs pour aller se jeter dans les plexus veineux intra-rachidiens.

Pour Kadyi, les deux veines centrales ou veines de Clarke n'existent pas. Quand on les voit sur une coupe, c'est la section des branches ascendantes ou descendantes des artères médianes et centrales. Les veines, contrairement aux artères, s'anastomosent entre elles; elles ne forment point de territoires vasculaires séparés. (Voy. Adamkiewicz, *Acad. des Sc. de Vienne*, 1882. — Kadyi, *Uber die Blutzefasse des menschlichen Ruckenmarkes*, Lemberg, 1889.)

Les vaisseaux de la moelle, comme ceux du cerveau, sont pourvus d'une *gaine lymphatique* (Ch. Robin, His).

§ XI. — Aperçu physiologique sur la moelle épinière.

Pour les uns, la substance blanche de la moelle est inexcitable par nos moyens artificiels (Van Deen, Chauveau, Brown-Séquard, Schiff, Huizingua, etc.); pour les autres, elle est excitable, indépendamment des racines des nerfs qu'elle contient (Fick, Engelken, Vulpian, Giannuzzi, Luchsinger), et l'excitation propre se traduit par des mouvements pour les cordons antéro-latéraux, par de la douleur et des mouvements réflexes (dilatation pupillaire, augmentation de pression vasculaire mesurée au manomètre, etc.), pour les cordons postérieurs. — La substance grise, au contraire, est inexcitable par nos moyens mécaniques et électriques. Seuls Aladoff, Biedermann, Cyon et Birge, admettent cette excitation expérimentale. L'axe gris conduit cependant les impressions sensitives.

Lorsqu'on coupe la moelle en travers sur un animal vivant, toutes les parties du corps situées au-dessous de la section sont paralysées du mouvement (paraplégie) et de la sensibilité (anesthésie). L'animal ne peut plus volontairement faire mouvoir ses muscles dans les régions paralysées ni ressentir la douleur lorsqu'on irrite violemment la peau dans les mêmes régions. La moelle apparaît donc comme un organe de conduction pour les impressions centrifuges et centripètes qu'elle porte au cerveau.

Mais, si la section de la moelle abolit les mouvements volontaires et les impressions conscientes, on ne peut pas dire qu'elle supprime la motricité et la sensibilité. Car, dans ces conditions, vient-on à pincer légèrement ou à chatouiller la patte postérieure, on la verra contracter ses muscles et se rétracter. La moelle a reçu une impression contre laquelle elle a réagi par un mouvement. C'est à ce phénomène d'impression et de réaction médullaire, dans lequel la conscience et la volonté ne participent pour rien, qu'on a donné le nom d'*acte réflexe*.

Cordon antéro-latéral. — Après la section ou la destruction partielle de la moelle, le cordon antéro-latéral subit une *dégénération descendante* (voies centrifuges) dans ses régions pyramidales, et les cordons postérieurs subissent une *dégénération ascendante* (voies centripètes) ainsi que le faisceau latéral profond. Cette dégénérescence wallérienne, comme dans les nerfs, indique le sens de la conduction fonctionnelle. La dégénérescence des cordons postérieurs n'atteint pas le corps restiforme, ce qui prouve bien que celui-ci, comme on l'a cru à tort longtemps, n'est pas la continuation du cordon postérieur.

Cordon postérieur. — Après la *section des cordons postérieurs seuls*, il n'y a ni paralysie des mouvements volontaires ni paralysie de la sensibilité. Cependant Schiff a cru remarquer la parésie de la sensibilité tactile après cette section. Ce qu'il y a de plus certain, c'est qu'après les sections transversales des cordons à des hauteurs successibles (expérience de Todd), on voit survenir des troubles de la coordination des mouvements qui rappellent les symptômes de l'ataxie locomotrice. On sait que la lésion anatomo-pathologique de cette maladie consiste dans la sclérose des cordons postérieurs.

Transmission de la sensibilité dans la moelle épinière. — Les expériences concernant les voies de conduction spéciales pour les diverses espèces de sensibilité (sensibilité tactile, sensibilité musculaire, sensibilité à la douleur) sont contradictoires. Ce qui semble en ressortir néanmoins de plus général, c'est que la voie principale des impressions sensitives conduites par les racines postérieures, se trouve dans les cordons latéraux, et qu'accessoirement ces impressions peuvent passer par la substance grise et les cordons postérieurs. — Quant aux cordons antérieurs, on s'accorde pour les exclure des trajets sensitifs.

La transmission des impressions dans la moelle est *croisée* (Brown-Séquard), puisque la section sagittale de la moelle amène l'anesthésie des deux côtés dans les régions correspondantes à la section médullaire, et que dans les hémisections transversales la sensibilité s'affaiblit de plus en plus du *côté opposé* à mesure que la coupe devient plus profonde (Brown-Séquard), bien que cette sensibilité ne soit cependant jamais complètement abolie.

Mais d'autre part, comme dans les hémisections doubles de la moelle à des hauteurs différentes, l'une à droite, l'autre à gauche, la sensibilité est conservée des deux côtés (Van Deen, Osawa), il en résulte que l'entrecroisement des conducteurs de la sensibilité dans la moelle n'est que partiel (Vulpian, Woroschiloff, Ludwig et Miescher).

Que l'hémisection de la moelle produise la paralysie de la motricité du même côté et l'anesthésie du côté opposé, cela n'a pas lieu de surprendre, si nous nous rappelons que le principal faisceau moteur est direct dans la moelle et que le faisceau de Gowers, qui représente sans doute la principale voie centrale de conduction des impressions douloureuses reçoit ses fibres du côté opposé de la substance grise.

En résumé, la conductibilité sensitive dans les cordons postérieurs est surtout croisée, mais aussi directe à un plus faible degré, ce qui prouve que l'entrecroisement des fibres sensitives n'est pas complet mais se fait par étages.

Transmission motrice dans la moelle épinière. — Les *conducteurs de la motricité* dans la moelle passent par les cordons pyramidaux direct et croisé. C'est aussi par les cordons latéraux que passent les fibres des muscles respiratoires, les vaso-moteurs, qui, de là, gagnent les vaisseaux par les nerfs rachidiens ou les rami communicantes, les fibres cilio-spinales, les fibres motrices de la vessie, et les fibres sudoripares (nerfs excito-sécrétoires). La substance grise aussi serait capable de conduire le mouvement volontaire selon Schiff. Dans tous les cas, elle paraît pouvoir conduire les mouvements incoordonnés convulsifs. Les cordons antérieurs paraissent contenir les *filets inhibitoires*.

La transmission motrice dans la moelle est *directe*, car après une hémisection de cet organe, le mouvement est aboli du même côté. Cependant, comme l'excitation d'un cordon détermine quelques mouvements faibles dans le membre du côté opposé à l'excitation (Vulpian), il paraît y avoir entrecroisement *partiel* des conducteurs de la motricité dans la moelle (Vulpian, N. Weiss, Osawa, Van Kempen).

Cette transmission, partant du cerveau, se ferait dans la moelle avec une vitesse de dix mètres à la seconde (François Franck et Pitres).

Au fond, il paraît encore régner beaucoup d'obscurité sur les voies de conduction dans la moelle. Mais si l'on se rappelle que les filets nerveux ne sont que des conducteurs *indifférents*, et si l'on se souvient, d'autre part, que dans l'état normal les impressions suivent constamment une certaine route, toujours la même; si l'on se rappelle, enfin, que si cette route est coupée ou rendue impraticable par suite d'une obstruction ou interruption quelconque (lésion anatomo-pathologique ou expérimentale), la transmission se poursuit encore, il est vrai, mais alors par des chemins de traverse, jusqu'à ce que par ces chemins elle ait pu regagner ses voies ordinaires ou habituelles, on comprendra facilement les divergences que nous avons notées plus haut.

Il ne faudrait pas croire non plus que les impressions sensibles puissent aller tout droit le long d'une même fibre de la périphérie au centre de perception, pas plus qu'une impulsion motrice puisse cheminer directement le long d'un autre fil du centre à la périphérie. La conduction dans la moelle n'est pas simple, comme cela a lieu dans un nerf, mais s'opère par un système plus ou moins compliqué de relais.

En résumé, la conductibilité motrice des cordons antéro-latéraux est surtout directe (contraction forte des muscles), mais aussi à un faible degré croisée (contraction faible des muscles). Ce qu'explique la présence des fibres commissurales antérieures entrecroisées, mais incomplètement (Kolliker, Lenhosseck). Dans la région cervicale de la moelle les effets croisés prédominent beaucoup.

La moelle centre d'innervation. — La moelle *est une réunion de centres réflexes.* Un mouvement réflexe est un acte inconscient et involontaire qui se produit à la suite d'une impression périphérique. Autrement dit le *pouvoir réflexe* de la moelle est cette faculté que possède cet organe de transformer une impression, transmise de la périphérie par les nerfs sensitifs, en une incitation motrice qui se porte sur les nerfs moteurs et fait agir les muscles sans aucune participation du cerveau. Dans cet acte, l'impression sensitive se *réfléchit* en mouvement, comme un rayon de soleil sur une surface.

Lois des réflexes. — Établies par Pflüger, mais bien entrevues déjà avant lui par Herbert-Mayo et Calmeil, les *lois* de propagation des mouvements réflexes se démontrent très bien chez une Grenouille à qui on a coupé la moelle en avant des nerfs brachiaux. — Si on lui pince, modérément alors, un des doigts d'une des pattes postérieures, il se produit un mouvement réflexe dans cette patte (*loi de l'unilatéralité*) ; si le pincement est plus énergique, l'autre membre postérieur se contractera en même temps que le premier (*lois de l'asymétrie et de l'intensité*) ; si la pression augmente encore, les mouvements s'étendront aux pattes antérieures (*loi de l'irradiation*) ; et enfin, si l'excitation est violente ou les excitations faibles fréquemment répétées en un temps donné (sommation), les mouvements peuvent embrasser tous les muscles du corps et aboutir aux convulsions (*loi de la généralisation*). En d'autres termes, l'excitation dans les centres nerveux fait *tache d'huile.*

Privés d'encéphale, une Grenouille, un Chat, un Chien, etc., ne sont privés que de leurs mouvements volontaires, les réflexes persistent. Cette condition expérimentale se trouve réalisée dans l'espèce humaine chez les fœtus anencéphales (Lallemand, Beyer).

Que font les bouchers à l'abattoir pour se mettre à l'abri des mouvements réflexes violents des Bœufs qui viennent d'être assommés ? Ils détruisent la moelle avec une longue tige qu'ils enfoncent dans le rachis et à laquelle ils impriment un vif mouvement de va-et-vient. — Autrement dit, ils détruisent empiriquement le centre des mouvements réflexes.

Isolée de l'encéphale par une section transversale passant au-dessous du bulbe, la moelle est susceptible de provoquer et de diriger différents *réflexes simples* ou *compliqués* et même *coordonnés,* et cette excitabilité réflexe augmente par la décapitation. Elle persiste longtemps chez les animaux à sang froid. Elle est facilement démontrable aussi chez les Mammifères à qui on a coupé la moelle, mais il faut pour la retrouver attendre dans ces cas quelques semaines après l'opération. La même chose paraît se passer chez l'Homme, puisque Laborde, en pinçant fortement l'un des bras du célèbre décapité Eyraud, le vit exécuter des mouvements de défense (*Soc. de Biol.*, 7 févr. 1891). Elle s'éteint très vite, quelques minutes après la décollation chez les Mammifères, avec la cessation de l'irrigation sanguine des centres nerveux, de telle sorte que les mouvements observés une heure après la décapitation chez les suppliciés n'étaient que des mouvements idio-musculaires. La caféine, les opiacés, le camphre, l'atropine, la cocaïne, la picrotoxine, la strychnine, les courants continus descendants, l'oxygène sous pression, etc., le sommeil qui commence, l'hystérie, le tétanos, la séparation de la moelle d'avec l'encéphale, les compressions médullaires (mal de Pott, etc.), les myélites transverses ou en plaques étendues, la sclérose latérale amyotrophique, augmentent cette excitabilité réflexe (suspension de l'action modératrice du cerveau); le bromure de potassium, le chloral, le chloroforme, l'éther, l'aconitine, l'acide cyanhydrique, les courants ascendants, l'ataxie locomotrice, la paralysie atrophique de l'enfance, font l'effet opposé, et il en est de même du froid, de l'arrêt de la circulation (Exp. de Sténon : ligature de l'aorte abdominale, ligature du cœur), de l'apnée, du sommeil confirmé et des ébranlements du système nerveux central (commotion cérébrale, etc.).

La *durée de la transmission réflexe* (temps réflexe) dans la moelle est de 5 à 8 mètres par seconde (Wundt, Exner). Schlesche a évalué, de son côté, la *vitesse du courant nerveux sensitif* à 132 mètres à la seconde (1); Helmholtz, Kohlrausch, Wittich, Schelske, de Jaager, Hirsch, ont estimé cette vitesse dans le nerf moteur de 30 à 90 mètres. Dans la moelle la résistance est plus grande; le courant ne dépasse pas 8 à 10 mètres à la seconde. Entre l'excitation de la conjonctive et l'occlusion des paupières, il se passe 0"06 (Viault et Jolîet).

Les *mouvements réflexes coordonnés* sont quelquefois *croisés* ou *diagonaux*, ce qui paraît être en rapport avec le mode de progression habituel de l'animal. Mais ils paraissent, en outre, avoir un *caractère intentionnel* tel, qu'ils ont fait attribuer à la moelle une véritable *activité psychique*.

Nous marchons ordinairement sans le savoir. Le cerveau n'intervient qu'à certains moments pour modifier le rythme de la marche, la hâter ou la ralentir. Et ce qu'il y a de plus curieux, c'est que des mouvements dont la coordination n'a pu être acquise que par de longs efforts d'attention et de volonté, arrivent, par l'habitude, à devenir purement machinaux, à prendre le caractère de mouvements purement réflexes. L'exemple du pianiste est remarquable à cet égard.

Le Chien à qui on a coupé la moelle dorsale continue à se gratter la peau avec la patte de derrière à l'endroit où on le chatouille. Tout le monde connaît les mouvements coordonnés de la marche chez le Canard auquel on vient de trancher la tête. La Grenouille privée de cerveau répond aux excitations par des mouvements associés, appropriés, adaptés à un but, à des mouvements de défense qu'on a été jusqu'à considérer, sans raison suffisante il est vrai, comme intentionnels (psychicité médullaire).

Les faits de *conscience obscure* sont expliqués par l'*association des centres réflexes*. Les *coordinations dans les mouvements* résultent de ce que, par les articulations des neurones, l'influx nerveux, au lieu d'errer au hasard, chemine plus facilement dans certaines directions, suivant des voies parfaitement déterminées pour une impression donnée. La coordination semble consister simplement dans la création de lignes de moindre résistance au sein du réseau nerveux.

Les *coordinations involontaires*, la plupart *instinctives et acquises par l'habitude*, ont une importance considérable dans la vie. Il en résulte une plus *grande rapidité dans l'exécution des mouvements*, et une *exécution plus précise*, qui devient mécanique et presque fatale. Ainsi on court parfaitement et sans hésiter et sans faire de faux pas, sur une poutre placée à terre, tandis qu'on est incapable de faire le même exercice, à moins

(1) La différence énorme qui existe entre la vitesse du courant nerveux le long des nerfs et celle du courant électrique le long des fibres métalliques, a été invoquée pour différencier absolument l'un de l'autre ces deux courants. Il est bon de faire remarquer, cependant, que cet écart est loin d'être aussi considérable qu'on le supposait, la conduction électrique dans les conducteurs organiques étant très lente (Beaunis), et d'autre part on sait qu'on peut arriver à ralentir considérablement la propagation du courant électrique (d'Arsonval).

d'une éducation spéciale, quand cette poutre est placée à quelques mètres du sol. C'est qu'alors au lieu de marcher automatiquement, nous croyons préférable de nous laisser guider par l'activité consciente, et celle-ci, distraite par la pensée du danger, produit presque sûrement un faux pas. C'est en vertu des mêmes phénomènes que le somnambule marche avec assurance sur le faîte d'un toit, tant qu'il est en état de somnambulisme et qu'il tombe si on l'éveille brusquement. Grâce à ce mécanisme « l'attention consciente » est déchargée d'un grand nombre de fonctions.

Nous verrons plus tard que l'acte réflexe peut conduire aux facultés intellectuelles, à la pensée. — L'ébranlement nerveux peut prendre les qualités d'une *sensation* qui est perçue par notre sens intime ; puis par une comparaison avec des ébranlements antérieurs, il se produit un choix dans la voie de retour : il en résulte un *jugement* donnant naissance à la *volonté*. L'intelligence elle-même n'est que la possibilité d'établir des comparaisons, et elle le fait grâce à la faculté de recel ou de retentivité que possèdent les cellules des centres nerveux supérieurs (*mémoire*).

On a cependant soutenu que l'*automatisme* vrai de la moelle n'existerait pas. La moelle ne posséderait aucune spontanéité motrice comparable à la volonté, parce que, dit-on, lorsque l'on voit survenir des phénomènes en apparence spontanés que l'on a appelés *mouvements automatiques*, il faut les attribuer à des excitations externes ou internes qui nous échappent. Une Grenouille à qui on a enlevé le cerveau, dit-on, isolée du reste du monde de façon que nulle excitation ne vienne la troubler (excitation sensible, thermique, aérienne, etc.), reste indéfiniment immobile et meurt sur place. Mais cependant, ne peut-on pas voir d'autre part sur le Chien, après la section de la moelle dorsale, des mouvements spontanés dans la sphère commandée par la moelle lombaire (contraction rythmique du train postérieur) ? Et chez les jeunes animaux, ne voit-on pas souvent des mouvements analogues, qui racontent assez que tout n'est pas dit sur l'automatisme de la moelle ? Et l'expérience de Dugès, Pflüger et Auerbach sur la Grenouille ? A une Grenouille décapitée, si l'on porte une goutte d'acide sur la racine de la cuisse, on voit la patte venir frotter et essuyer la partie cautérisée ; bien plus, si après le dépôt de l'acide, on ampute la patte, l'animal, après quelques essais infructueux exécutés avec son moignon pour s'essuyer, vient se frotter avec les doigts de l'autre patte.

Herzen n'est pas éloigné de croire que chez un animal décapité la moelle épinière réagirait à une impression quelconque indifféremment par un mouvement quelconque, par des mouvements généraux désordonnés même comme cela se voit souvent chez le nouveau-né, si elle ne contenait pas un grand nombre de communications directes entre les nerfs sensitifs et moteurs développées antérieurement pendant l'évolution séculaire des êtres vivants et transmises par l'hérédité, ou bien acquises par l'individu lui-même. Mais chez l'animal normal, porteur de sa tête, une excitation qui frappe la moelle n'est pas fatalement, immédiatement et tout entière transmise et déchargée sous forme de réaction automatique ; rien ne l'empêche de gagner l'encéphale et dès lors la conscience spinale ne sera jamais appelée à se manifester chez l'animal intact.

La moelle est donc un centre d'élaboration fonctionnelle. C'est la cellule nerveuse de la substance grise qui est l'organe du réflexe (pouvoir excito-moteur).

Il y a dans la moelle épinière plusieurs *Centres d'innervation*.

Les anciennes expériences de Legallois ont montré que sur un tronçon de moelle isolé sur l'animal vivant, par deux sections transversales, l'excitation des nerfs sensitifs qui se rendent à ce tronçon, peut produire des mouvements réflexes dans les muscles qui reçoivent leurs nerfs moteurs de ce tronçon.

A leur tour, Masius et Vanlair, en isolant un segment de moelle répondant à une paire nerveuse, ont montré qu'on pouvait, par une irritation périphérique, portant sur cette paire, déterminer des contractions réflexes dans tous les muscles qu'elle actionne : ce segment de moelle contient donc le centre réflexe de la paire.

On peut considérer comme démontré que chaque muscle et chaque groupe musculaire a son centre moteur dans la moelle, et qu'il y a dans toute l'étendue de la moelle une série de centres moteurs échelonnés, plus ou moins indépendants, qui commandent tous les mouvements partiels d'une articulation donnée. Il va sans dire que dans l'état normal, ces centres sont reliés à l'encéphale qui peut alors les actionner à volonté. — Les excitations faibles produisent des mouvements du côté opposé à l'excitation; les excitations fortes des mouvements alternatifs des deux côtés (Osawa et Tiégel).

Ces mouvements peuvent être *coordonnés et adaptés à un but*. Des expériences de Freusberg sur des Chiens, celles de Singer et Tarchanoff chez des Oiseaux, démontrent ce fait avec évidence, sans parler des résultats obtenus par Pflüger, Auerbach, Goltz. C'est ainsi qu'un Canard à qui on a coupé la moelle qu'on plonge dans l'eau nage, que si on le jette en l'air il vole. En un mot, ce Canard a conservé les mouvements d'un Canard normal, et, chose digne de remarque, les mouvements qu'il exécute sont spontanés, automatiques, et se restreignent à mesure que les sections transversales de la moelle sont faites plus bas.

La moelle influence la tonicité musculaire. Tous les nerfs moteurs sont soumis à une stimulation centrifuge continue provenant des centres nerveux et prenant dans les muscles un état permanent de tension, manifeste surtout dans les sphincters. Cette tonicité musculaire est la cause de la déviation de la face du côté opposé à la paralysie du facial, la cause de la flexion d'un membre quand ses extenseurs sont paralysés, etc. — Mais cette action continue de la moelle n'est qu'un phénomène réflexe provoqué par des stimulations latentes centripètes parties de la périphérie. C'est ce que prouve l'expérience de Brondgeest, répétée par Rosenthal, à savoir que la section des nerfs centripètes d'une partie en état de tonus en fait immédiatement cesser la tension ordinaire et permanente. Si donc des excitations partent incessamment de la moelle et avec un rythme déterminé et constant dans l'état physiologique, elles ne s'y engendrent pas. C'est pour cela que la fissure à l'anus (excitation périphérique) resserre le sphincter anal avec tant de force ; c'est pour cela aussi que malgré l'empoisonnement par la strychnine, les convulsions en apparence spontanées sont beaucoup moins fortes quand on isole l'animal du reste du monde, et n'existent plus du tout (Magendie) quand on lui a coupé toutes les racines postérieures. L'hyperexcitation de la moelle par la strychnine, n'engendre donc les convulsions que si l'arc réflexe est complet, et pour qu'elles surviennent, les excitations latentes périphériques sont nécessaires.

Il y a aussi dans la moelle des *centres des réflexes tendineux* (réflexe rotulien, abdominal, crémastérien, etc.). — Le réflexe rotulien est amoindri ou supprimé dans l'ataxie locomotrice (Westphal, Erb, etc.), exagéré dans la paralysie spinale spasmodique (Erb, etc.). L'abolition du réflexe abdominal indique une affection diffuse du cerveau ; localisée à un côté, elle annonce que l'affection siège dans le côté opposé du cerveau (O. Rosenbach). Les réflexes nasal, conjonctival, pupillaire, crémastérien, etc., doivent toujours être explorés par le médecin. Dans les lésions cérébrales accompagnées d'hémiplégie, les réflexes sont toujours diminués du côté paralysé (parfois cependant le réflexe rotulien est exagéré); leur exagération annonce ou une hyperexcitabilité des centres réflexes, ou bien une hyperesthésie des nerfs sensitifs (névralgies, etc.), ou encore la suppression des influences inhibitrices.

Centre respiratoire. — La moelle contient bien les centres moteurs des muscles respiratoires, mais ces centres sont eux-mêmes sous la dépendance du centre respiratoire bulbaire. Ainsi la section de la moelle au-dessous de la 8e paire dorsale paralyse les muscles abdominaux ; au-dessus de la 1re paire dorsale, les intercostaux ; au-dessus de la 5me paire cervicale, les pectoraux et le grand dentelé ; enfin, la section faite au-dessus de la 4me paire cervicale paralyse le diaphragme et abolit tout mouvement respiratoire. Cependant les centres contenus dans la moelle pourraient aussi agir d'une façon indépendante et automatique, si l'on admet avec Schroff, Lautenbach, Langendorff, Nitschmann et Wertheimer, que chez de jeunes animaux (Lapins, Chiens) la respiration peut reprendre et être provoquée (pincement, etc.) après la section de la moelle.

Centre cilio-spinal ou dilatateur de la pupille. — Il siège entre la 6me cervicale et la 2me dorsale, comme Chauveau a pu l'établir par la méthode wallérienne. Les filets irido-dilatateurs indépendants des vaso-moteurs passent par les rameaux sympathiques émanés des 4 dernières paires cervicales et des 6 premières dorsales (Fr. Franck, chez le Chat), entrent dans le premier ganglion thoracique, et de là remontent jusqu'au ganglion cervical supérieur d'où elles se détachent en un filet qui se rend au ganglion de Gasser et de là encore à l'iris en suivant la branche ophtalmique de Willis et les nerfs ciliaires (les nerfs ciliaires sont des nerfs mixtes qui contiennent, à côté des irido-dilatateurs du sympathique, les irido-constricteurs du moteur oculaire commun). Cependant, comme après l'ablation du ganglion cervical supérieur et la section de toutes les racines du 1er ganglion thoracique, Vulpian a vu qu'on peut encore obtenir la dilatation de la pupille par voie réflexe, et que, d'autre part, après la section du trijumeau en arrière du ganglion de Gasser cette dilatation n'avait pas lieu, on a admis, à côté des fibres médullaires irido-dilatatrices, des fibres analogues bulbaires qui suivent la voie du trijumeau.

Centres accélérateurs des mouvements du cœur. — Les nerfs accélérateurs du cœur ont leur origine dans la moelle cervicale. En effet, si on supprime l'intervention du centre d'arrêt bulbaire par la section des pneumo-gastriques, celle des actions réflexes par la section des sympathiques au cou, celle de la pression sanguine par la section des splanchniques, l'excitation de la moelle accélère les battements du cœur (Von Bezold, Cyon). Ce centre entre en activité par action réflexe (émotions, etc.).

Centres vaso-moteurs. — 1° *Centres vaso-constricteurs.* Des centres vaso-constricteurs se trouvent disséminés dans toute l'étendue de la moelle. En effet, l'excitation électrique d'une coupe de moelle à la partie cervicale supérieure, après section des pneumogastriques et sympathiques, détermine un rétrécissement de toutes les branches de l'aorte (Ludwig et Thyry). Inversement, après la section de la moelle, les vaisseaux se dilatent (paralysie des vaso-constricteurs) et la pression sanguine baisse (Nasse). Cette chute de pression est d'autant plus élevée que la section de la moelle est pratiquée à un niveau plus élevé puisque, à mesure qu'on remonte, un plus grand nombre de filets vaso-constricteurs sont compris dans la section. — 2° *Centres vaso-dilatateurs.* Chez des Chiens chloroformisés ou curarisés, à qui ils avaient coupé la moelle, Kaler et Pall ont observé une dépression sanguine réflexe à la suite de l'excitation du plexus brachial ou du nerf sciatique. Ils n'ont rien obtenu dans ces circonstances par l'excitation directe de la moelle, ce qui suppose l'existence de filets vaso-dilatateurs médullaires.

S'il y avait un centre vaso-moteur unique dans le bulbe, comme on l'a voulu soutenir, il est évident qu'après la séparation de la moelle d'avec le bulbe, toute excitation ou section ultérieure de la moelle ne pourrait plus produire une nouvelle dilatation des vaisseaux, et abaisser simultanément à nouveau la pression sanguine générale ou élever la température. Or, les expériences de Vulpian et Goltz démontrent de la façon la plus nette que de nouvelles sections de la moelle aboutissent à ce résultat, et la persistance des réflexes vasculaires ou vaso-moteurs dans ces circonstances plaident dans le même sens. — Voici, au reste, une expérience de E. Gley, qui ne laissera aucun doute à cet égard :

Si l'on coupe le bulbe, la pression artérielle, prise par la carotide, par exemple, s'abaisse encore de 2 à 4 centimètres de mercure. Par conséquent, la moelle participe au tonus vasculaire, et cette expérience démontre, elle aussi, l'existence des centres vaso-constricteurs médullaires, indépendamment du centre bulbaire. Après l'opération, tous les sphincters sont absolument relâchés.

Centres sudoripares. — Goltz (1875) a démontré l'existence des nerfs sudoraux. Ils sont localisés pour le membre postérieur, au-dessous de la 10e paire dorsale ; pour le membre supérieur, dans la moitié supérieure de la moelle dorsale ; pour la face, dans la moelle cervicale. Le *centre bulbaire* détermine la *sudation générale*, tandis que les centres médullaires ne déterminent que des *sueurs locales*. Les nerfs sudoraux passent par le sciatique pour le membre postérieur ; le médian et le cubital pour le membre supérieur; par le sous-orbitaire pour la face.

Les *centres sudoraux* entrent en activité par action réflexe (excitations cutanées, muqueuses, émotions, asphyxie, pilocarpine, etc.).

L'existence dans la moelle de centres *excito-sudoraux* a été mise hors de doute par Luchsinger, Vulpian, Adamkiewicz, etc.

Il y a des *nerfs sudoraux* (nerfs excito-sudoraux) comme il y a des *nerfs salivaires* (nerfs glandulaires) indépendants des nerfs vaso-moteurs. Keuchel, Heidenhain, etc., n'ont-ils pas observé, en effet, que l'atropine abolit l'action excito-sécrétoire de la corde du tympan sur la glande sous-maxillaire tout en respectant son action vaso-dilatatrice si bien mise en relief par Cl. Bernard ? De même pour les glandes sudoripares, Goltz, Ostrumoff, Kendall, Luchsinger, Nawrocki, Adamkiewicz, Vulpian, etc., ont démontré qu'il existe des nerfs excito-sécrétoires, puisque la section du nerf sciatique par exemple, paralyse le fonctionnement des glandes sudoripares des pulpes digitales de la patte correspondante d'un Chat, tandis que la faradisation du bout périphérique de ce nerf donne lieu à une abondante sécrétion de sueur par ces glandes. La section du sympathique abdominal (Ostrumoff, Luchsinger) arrête toute sudation réflexe dans le membre postérieur, l'ablation du ganglion thoracique supérieur (Navrocki, Luchsinger) dans le membre antérieur. Les nerfs excito-sudoraux proviennent donc du sympathique qui les tire lui-même de la moelle épinière. Ce phénomène peut du reste s'observer chez l'Homme à l'état pathologique. Ogle a rapporté, en effet, ce fait curieux : à la suite d'une cicatrice du cou du côté droit, il y eut rétrécissement pupillaire, rougeur et chaleur du même côté de la face. Or, à la suite d'un exercice violent, le côté gauche de la face *seul* avait conservé le pouvoir de suer. Ce fait montre qu'à la suite d'une paralysie d'un des cordons du sympathique cervical, les excitations réflexes partant des centres nerveux n'ont plus d'action sur les glandes sudoripares de la moitié de la face du côté lésé.

L'irritation de ces nerfs (électricité, pilocarpine, névralgie, etc.), détermine la sécrétion de la sueur; leur section après dégénérescence provoque l'arrêt de la sudation. Il en est de même de certains poisons (atropine, duboisine, etc.), et de certaines actions suspensives nerfs phréno-sudoraux)?

Les poisons des nerfs sudoraux agissent sur les terminaisons nerveuses dans les glandes sudoripares.

Mais à côté des *nerfs excito-sudoraux* il paraît bien y avoir des nerfs suspensifs, *nerfs phréno-sudoraux* (Vulpian, I. Ott) que certains phénomènes d'arrêt bien constatés, comme par exemple, lorsqu'on arrête brusquement les sueurs d'une patte de Chat provoquées à l'aide de la pilocarpine en faradisant le bout périphérique du nerf sciatique, semblent devoir faire définitivement admettre.

L'influence de la moelle sur les *autres sécrétions* est encore mal connue.

Les *centres de l'érection* (Goltz), *anal* (Masius) *et vésical* (Goltz, Gianuzzi, Kirctshoff), sont placés dans la moelle lombaire.

Les fibres centripètes sont représentées par les nerfs sensitifs de la verge; leurs fibres motrices par les nerfs erecteurs d'Eckhard, c'est-à-dire les nerfs vaso-dilatateurs de l'artère pénienne profonde ou caverneuse qui sortent des trois premiers nerfs sacrés, et par les fibres motrices des muscles ischio-caverneux et transverse du périnée qui courent dans le troisième et le quatrième nerf sacré. Le centre érecteur peut être excité, on le sait, par l'influence cérébrale (idées érotiques, etc.), et aussi par l'excitation des pédoncules et du pont de Varole.

Avec Kuchoff et Oppenheim, Arthur Sarbo admet un *centre spinal ano-vésical* siégeant entre l'émergence des premier et quatrième nerfs sacrés (observation faite chez l'Homme à la suite de myélite traumatique). Cette opinion concorde avec les recherches expérimentales de Budge, Nawiocki et Scabitschewsky sur le centre des réflexes vésical et de la défécation et celles de Fellner et Rossolimo sur le réflexe anal.

Influence épileptogène de la moelle. — Après une hémisection de moelle au niveau de la douzième vertèbre dorsale chez le Cobaye, Brown-Séquard vit survenir de l'analgésie localisée à la face et au cou. Or, l'excitation de cette région déterminait des accès épileptiformes (zone épileptogène). Ce qu'il y a de plus curieux c'est que cette épilepsie acquise se transmet héréditairement aux jeunes des Cobayes opérés.

Centres d'arrêt des réflexes médullaires. — L'excitation de certaines régions de l'encéphale (lobes optiques chez la Grenouille : Setschenow) produit une diminution ou même une suspension des phénomènes réflexes de la moelle. Pique-t-on les lobes optiques d'une Grenouille mâle à l'époque des amours, elle lâche aussitôt sa femelle, ce que l'on n'observe plus après la section de la moelle allongée (Albertoni). Il en est de même de l'application simultanée de deux excitants qui amènent l'arrêt du réflexe que l'application du premier excitant amène d'ordinaire. Exemple : la friction du nez arrête le chatouillement, on arrête le rire en se mordant la langue, etc. La volonté peut conduire au même but dans certains cas (influence inhibitrice cérébrale).

Nothnagel admet des centres médullaires pour ces phénomènes d'arrêt; mais ces résultats paraissent être tout simplement sous l'influence des phénomènes d'inhibition qui, comme Brown-Séquard l'a démontré, se passent aussi bien dans la moelle que dans l'encéphale.

Les lésions de la moelle produisent des phénomènes anesthésiques ou hypéresthésiques par suite de changements purement dynamiques, inhibitoires ou dynamogéniques.

Preuve : une section d'une moitié latérale de la moelle cervicale ayant été faite à droite, par exemple, et ayant produit l'anesthésie à gauche et de l'hypéresthésie à droite, on obtient un transfert de ces états de sensibilité d'un membre postérieur à l'autre lorsqu'on fait une section de la moelle dorsale (au niveau de la dixième vertèbre) à gauche. Le membre gauche qui était anesthésique devient hypéresthésique, et *vice-versa*. Si la première section avait causé l'anesthésie par la section des seuls conducteurs sensitifs, il est évident que la seconde section n'aurait pas fait reparaître la sensibilité (Brown-Séquard).

A l'état normal, tous les centres spinaux sont *subordonnés aux centres réflexes d'ordre supérieur* situés dans la moelle allongée; en outre, le cerveau a sur eux un pouvoir tantôt excitateur, tantôt suspensif.

En résumé, l'expérimentation permet de distinguer dans la moelle des centres circonscrits, c'est-à-dire des *localisations fonctionnelles médullaires*. Le système cérébro-spinal des animaux supérieurs peut donc être considéré comme composé d'un certain nombre de centres nerveux échelonnés ayant chacun une certaine spécialité, recevant chacun les impressions d'une région déterminée du corps, provoquant par ses réactions le mouvement dans une région correspondante. A cet égard, le système encéphalo-médullaire des Vertébrés rappelle absolument la chaîne nerveuse moniliforme des Annelés.

§ XII. — Aperçu pathologique sur la moelle épinière

Les inflammations de la moelle, les *myélites* sont de divers ordres. Elles sont *primitives* (myélites traumatiques, myélites *a frigore*), ou *consécutives* (myélites infectieuses : variole, diphtérie, fièvre puerpérale, syphilis, myélites toxiques). *Aiguës* ou *chroniques*, elles peuvent être *diffuses* ou *systématiques*. La *myélite aiguë* est presque toujours diffuse. La moelle est très vascularisée et ramollie (ramollissement rouge), les tubes nerveux sont granuleux ; les cellules des cornes sont considérablement augmentées de volume, avec des vacuoles, en voie de dégénération granulo-graisseuse. Les vaisseaux sont dilatés, gorgés de sang, et les gaines périvasculaires bondées de globules blancs. La *myélite aiguë systématique* caractérise anatomiquement la *paralysie spinale de l'enfance* et la *paralysie spinale de l'adulte.* Dans ce cas, la lésion initiale paraît être localisée aux cornes antérieures (Prévost et Vulpian), dont les cellules finissent par s'atrophier et disparaître. Mais cette lésion initiale ne tarde par à s'étendre et à gagner les cordons latéraux (Charcot et Joffroy), les cornes postérieures (Turner, Eisenlohr), les colonnes de Clarke (Roger, Damaschino, Schultze), etc.

Les *myélites chroniques* sont spécialement des myélites scléreuses. Le tissu conjonctif péri-vasculaire et la névroglie prolifèrent et étouffent les éléments nerveux. Les fibres perdent leur gaîne de myéline, les cellules des cornes dégénèrent, s'atrophient et finissent par disparaitre. Il en est ainsi dans la *leucomyélite chronique* qui accompagne fréquemment la périencéphalite chronique (Westphal, Magnan), dans la *myélite centrale* ou *périépendymaire*, dans toutes les variétés de myélites diffuses.

La *syringomyélie* ou *maladie de Morvan*, qui paraît surtout se caractériser cliniquement par l'analgésie avec thermo-anesthésie sans modification de la sensibilité tactile, l'atrophie musculaire et des troubles trophiques divers, est caractérisée anatomiquement par de petites cavernes creusées dans la moelle et communiquant avec le canal épendymaire (*myélite cavitaire*). Elle coïncide souvent avec la scoliose (Bruhl, *Thèse de Paris*, 1890), quelquefois avec la dilatation des ventricules cérébraux (Charlewood, Turner, 1888). Westphal, Roth, Déjerine, Simon, etc., pensent que la syringomyélie est intimement liée à une gliomatose médullaire aboutissant à une myélite cavitaire.

La *myélite syphilitique* affectant, tantôt la forme d'une sclérose, tantôt celle d'un ramollissement ou d'une gomme, serait consécutive à des lésions vasculaires dérivant de l'endartérite (Gajkiewicz, *Syphilis du système nerveux*, Paris, 1892; — J. Sottas, *Soc. de Biologie*, 15 avril 1893).

Les *myélites chroniques systématiques* sont : 1° la *poliomyélite chronique antérieure* qui frappe les cellules des cornes motrices (Luys, Lockhart-Clarke, etc.), et conduit consécutivement à l'atrophie des racines antérieures (J. Cruveilhier), et cliniquement à l'*atrophie musculaire progressive*; — 2° la *paralysie bulbaire progressive* dans laquelle ce sont les noyaux du bulbe qui sont frappés (ceux de l'hypoglosse, du facial et du spinal surtout).

Parmi les myélites chroniques systématiques, citons encore celle qui frappe les faisceaux de Burdach et caractérise anatomiquement l'*ataxie locomotrice progressive* ou *maladie de Duchenne*, dans laquelle Bourdon et Luys ont montré pour la première fois le rapport entre la sclérose des cordons postérieurs qui caractérise cette maladie et l'atrophie des racines postérieures. Dans ces circonstances les cordons postérieurs sont devenus rosés et translucides. La lésion peut se propager aux cordons latéraux, aux cornes antérieures, et même jusqu'aux noyaux du bulbe, d'où il se produit dès lors des paralysies diverses. Il y a interruption des conducteurs centripètes cérébelleux (trajet du sens musculaire).

La *sclérose latérale amyotrophique* ou *maladie de Charcot*, frappe initialement les faisceaux pyramidaux, mais les cornes antérieures et consécutivement les racines antérieures ne tardent pas à s'atrophier (à rapprocher de l'atrophie musculaire progressive).

La *sclérose en plaques* — qui, cliniquement, se caractérise surtout par une démarche spasmodique (paraplégie avec contractures), du tremblement et du défaut d'équilibre (moelle et cervelet) pendant la marche volontaire, puis par des troubles oculaires, une parole lente, scandée (spasmodique), un rire impulsif, divers troubles bulbaires (troubles de déglutition, glycosurie, etc.), et de l'affaiblissement mental, — se présentant tantôt sous la forme spinale pure, tantôt sous la forme cérébro-spinale, est caractérisée par des plaques grisâtres, « chair de saumon », disséminées çà et là dans l'épaisseur de la moelle, avec absence de dégénération secondaire.

La *maladie de Little* concorde avec le retard dans le développement des faisceaux moteurs. — Le *tabes dorsal spasmodique* d'Erb-Charcot est caractérisé anatomiquement par la dégénération du faisceau pyramidal déjà développé.

TRONC CÉRÉBRAL

OU

ISTHME DE L'ENCÉPHALE

Le « tronc cérébral » est une sorte de pont qui réunit la moelle épinière au cerveau. Il dérive de la 5ᵉ vésicule cérébrale (Myélencéphale), de la 4ᵉ (Métencéphale) et de la 3ᵉ (Mésencéphale) et comprend : 1° le *Bulbe rachidien ;* 2° la *Protubérance annulaire ;* 3° les *Pédoncules cérébraux*, dont la face dorsale supporte les *Tubercules Quadrijumeaux ;* 4° le *Cervelet* avec les *Pédoncules Cérébelleux*, la *Valvule de Vieussens* et le *Faisceau Triangulaire* de l'Isthme. La cavité de ces vésicules est successivement constituée de bas en haut par le *Sinus Rhomboïdal* et l'*Aqueduc de Sylvius.*

ART. I. — BULBE RACHIDIEN

Le *bulbe rachidien, moelle allongée*, n'est que la continuation de la moelle épinière, qu'il couronne à la partie supérieure sous la forme d'un chapiteau (fig. 49 et 51). Étendu de la moelle à la protubérance annulaire, le bulbe est un renflement en forme de cône tronqué, un peu aplati d'avant en arrière, long d'environ 30 millimètres, large de 18 à 28 et d'une épaisseur de 12 à 14 millimètres.

Il commence vers la partie moyenne de l'apophyse odontoïde, et, s'inclinant en avant, il repose en grande partie sur la gouttière basilaire de l'occipital par l'intermédiaire de l'espace sous-arachnoïdien inférieur, formant avec la moelle un angle obtus, ouvert en avant, d'environ 40°. En arrière et sur les côtés, il est embrassé par le cervelet. En bas, le bulbe est limité par un plan qui couperait la moelle au-dessous de l'entrecroisement des pyramides. Ce point, au niveau duquel le sommet du bulbe paraît se continuer sans ligne de démarcation avec la moelle épinière, est légèrement rétréci et porte le nom de *collet du bulbe.* Il répond en arrière à l'intervalle occipito-atloïdien, de telle sorte qu'un instrument piquant au défaut du rachis, viendrait l'atteindre à ce niveau qui correspond au *nœud vital.* L'Antiquité connaissait ce point faible à travers lequel les accoucheuses infanticides passaient leur aiguille homicide. En haut, la base du bulbe a pour limites : en avant, le bord inférieur de la protubérance annulaire; — en arrière, une ligne transversale, qui réunirait les angles latéraux du quatrième ventricule et diviserait en deux triangles le plancher du quatrième ventricule. Le poids du bulbe est de 6 à 7 gr., le 1/226ᵉ du poids de l'encéphale.

§ I. — Conformation extérieure du bulbe.

On considère ordinairement au bulbe quatre faces : une antérieure, une postérieure et deux latérales.

Nous préférons en étudier la configuration extérieure sous *deux vues* principales, l'une antérieure, l'autre postérieure, et en contournant l'organe de la ligne médiane vers la périphérie.

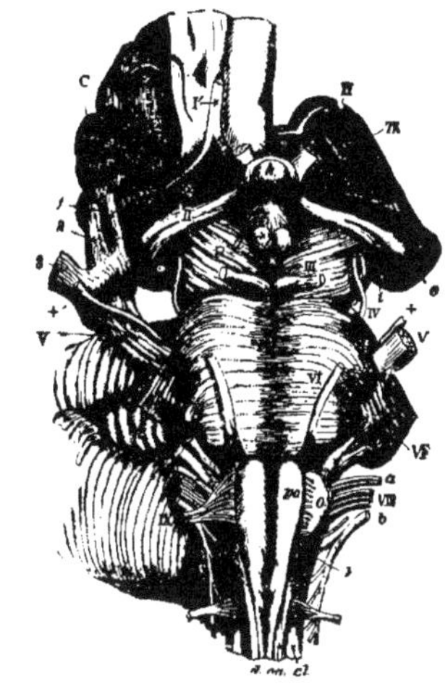

Fig. 49. — Face inférieure du bulbe rachidien et de l'isthme de l'encéphale.

I', nerf olfactif; II, n. optique; II', bandelette optique. avec *i* et *e*, les corps genouillés interne et externe; *h*, glande pituitaire; *tc*, tuber cinereum et infundibulum du troisième ventricule; *a*, tubercule mamillaire; P, pédoncule cérébral; III, nerf oculo-moteur commun; IV, n. pathétique; V. n. trijumeau avec le nerf masticateur; VI, oculo-moteur externe; VII, n. facial (*a*) et auditif (*b*); VIII, n. vague et n. glosso-pharyngien (VIII, *a*); VIII, *b*, n. spinal; IX, n. hypoglosse; PV, protubérance annulaire; *fl*, lobule du pneumogastrique; *pa*, pyramide antérieure; *o*, olive; *d*, sillon antérieur de la moelle; *ca*, cordon antérieur, et *cl*, cordon latéral de la moelle.

Examiné par sa face antéro-inférieure, le bulbe présente sur la ligne médiane un sillon longitudinal, *sillon médian antérieur du bulbe* (fig. 49 et 50), faisant suite à celui de la moelle, mais moins profond que lui dans le tiers inférieur du bulbe où il est en partie comblé par un entrecroisement de fibres blanches qui passent d'un côté à l'autre. — Cet entrecroisement, sur lequel nous reviendrons, porte le nom de *décussation des pyramides* (15, fig. 49). Si on écarte le sillon, on voit dans le fond comme la continuation de la commissure blanche antérieure de la moelle; cette lame unit les deux pyramides du bulbe et porte le nom de *raphé de Stilling*.

Ce sillon se termine en haut par une petite fossette située juste sous le bord inférieur de la protubérance annulaire, *trou borgne de Vicq-d'Azyr*. — Il n'est pas très rare, enfin, de trouver le sillon médian, à la partie supérieure, recouvert par des fibres blanches transversales; on les désigne sous le nom de *ponticule* ou *d'avant-pont* (collier des pyramides).

De chaque côté du sillon médian, on voit deux cordons blancs légèrement renflés à leur partie supérieure sous la forme d'une massue. Ces cordons portent le nom de *pyramides antérieures* (*pa*, fig. 49). — Ils semblent continuer les cordons antérieurs de la moelle, mais en réalité leurs faisceaux s'entrecroisent à la partie inférieure du bulbe pour donner naissance à la *décussation* et se continuent au delà avec les cordons antéro-latéraux de la moelle. — En haut, ils s'engagent sous les fibres les plus superficielles du pont de Varole. Entre les pyramides et le bord inférieur de ce pont, on trouve l'origine apparente du nerf moteur oculaire externe.

En dehors des pyramides on rencontre deux autres saillies ovalaires à grand axe vertical, longues de 12 à 15 millimètres : ce sont les *olives* (*ol*, fig. 51), éminences surajoutées au bulbe et ne faisant suite à aucune partie de la moelle épinière. — Ces saillies sont séparées des pyramides en avant par un sillon qui fait suite aux faux sillon collatéral antérieur de la moelle, *sillon ante-olivaire* ou *latéral antérieur du bulbe*, dans lequel on voit l'origine apparente du nerf grand hypoglosse (IX, fig. 49 et 17, fig. 50). — Elles sont séparées en arrière des corps restiformes et d'avant en arrière : 1° par un sillon à surface perforée (vasculaire), le *sillon rétro-olivaire*; 2° un faisceau cunéiforme à base inférieure faisant suite à une partie du cordon latéral de la moelle, le *faisceau intermédiaire, sous-olivaire* ou *latéral du bulbe* (faisceau respiratoire);

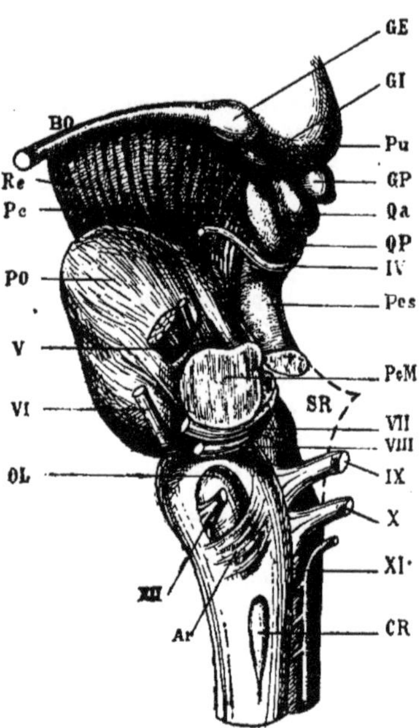

Fig. 51. — Face latérale du « Tronc cérébral ».

BO, bandelettes optiques ; GE, corps genouillé externe ; GI, corps genouillé interne ; *Pu*, pulvinar ; GP, glande pinéale ; *Qa*, tubercule quadrijumeau antérieur ; QP, tubercule quadrijumeau postérieur ; IV, nerf pathétique ; *Pcs*, pédoncule cérébelleux supérieur ; *Pcm*, pédoncule cérébelleux moyen ; SR, sinus rhomboïdal ; VII, nerf facial ; VIII, nerf acoustique ; IX, nerf glosso-pharyngien ; X, nerf pneumogastrique ; XI, nerf spinal ; XII, nerf grand hypoglosse ; CR, tubercule cendré de Rolando ; *Ar*, fibres arciformes péri-olivaires (fibres externes) ; OL, olive bulbaire ; VI, nerf oculo-moteur externe ; V, nerf trijumeau ; PO, pont de Varole ; *Pc*, pédoncule cérébral ; *Re*, ruban latéral de Reil.

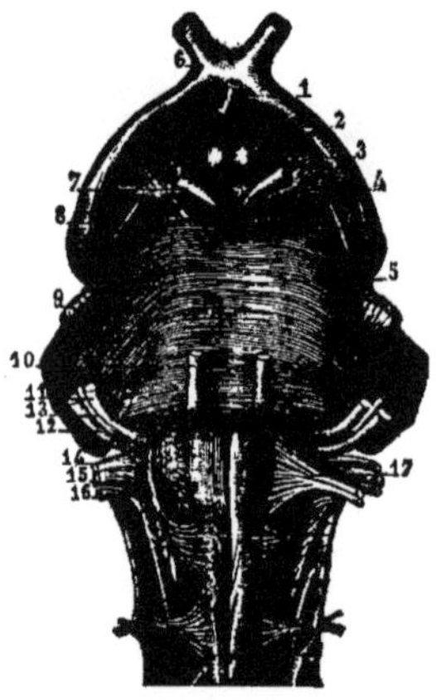

Fig. 50. — Face antérieure du Tronc cérébral pour montrer les olives et les fibres arciformes des olives et l'origine des nerfs crâniens.

1, tuber cinereum ; 2, infundibulum (plancher du 3e ventricule) ; 3, tubercules mamillaires ; 4, pédoncule cérébral ; 5, protubérance annulaire ; 6, chiasma des nerfs optiques ; 7, nerf oculo-moteur commun ; 8, nerf pathétique ; 9, nerf trijumeau ; 10, nerf oculo-moteur externe ; 11, nerf facial ; 12, nerf acoustique ; 13, nerf intermédiaire de Wrisberg ; 14, nerf glosso-pharyngien ; 15, nerf pneumogastrique ; 16, nerf spinal ; 17, nerf grand hypoglosse.

3e un sillon, qui continue le sillon collatéral postérieur de la moelle, le *sillon collatéral postérieur* ou *sillon des nerfs mixtes*, glosso-pharyngien, pneumogastrique et spinal (fig. 51, IX, X, XI). — En bas, où elles s'effacent un peu, les olives sont limitées par des fibres blanches arquées qui descendent des corps restiformes et croisent en sautoir le sillon latéral, *fibres arciformes de l'olive* ou *stratum zonale* d'Arnold (1); en haut, elles sont séparées de la protubérance annulaire par une dépression, *fossette sus-olivaire*. — A sa partie supérieure, le faisceau latéral du bulbe est séparé de la protubérance par une dépression, *fossette latérale du bulbe*, qui se confond en avant avec la fossette sus olivaire. A son niveau émergent du bulbe les nerfs facial, acoustique et intermédiaire de Wrisberg (11, 12 et 13, fig. 50).

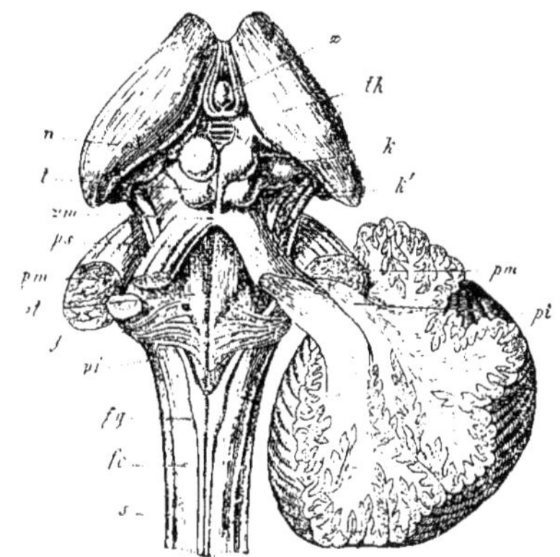

Fig. 52. — Face postérieure du « Tronc cérébral » avec le Cervelet.

x, glande pinéale ; *th*, couche optique ; *k*, corps genouillé interne ; *k'*, corps genouillé externe ; *pm*, pédoncules cérébelleux moyens ; *pi*, pédoncules cérébelleux inférieurs ; *s*, cordon latéral ; *fg*, funicules grêles ; *fc*, cordon postérieur ; *et*, plancher du quatrième ventricule ; *ps*, pédoncules cérébelleux supérieurs ; *t*, tubercules quadrijumeaux postérieurs (*testes*) ; *n*, tubercules quadrijumeaux antérieurs (*nates*) ; *g*, barbes du calamus ; *vm*, valvule de Vieussens.

A 5 ou 6 millimètres au-dessous des olives et un peu en arrière, sur le faisceau latéral du bulbe, on voit une tache grisâtre plus ou moins apparente selon les sujets et que l'on a considérée à tort comme propre à l'espèce humaine, *tubercule cendré de Rolando* (CR, fig. 51) qui n'est autre chose que la tête de la corne postérieure de la substance grise de la moelle voilée par quelques fibres blanches qui la recouvrent.

En arrière du *sillon latéral postérieur du bulbe*, on aperçoit un gros cordon de substance blanche, le *corps restiforme*, *cordon cunéiforme*, *processus cerebelli ad medullam oblongatam* (*pi*, fig. 52), qui semble se continuer en bas avec les cordons postérieurs de la moelle, alors qu'en haut il se continue avec les pédoncules inférieurs du cervelet.

Ce sont là les seules parties du bulbe que l'on puisse voir par des vues anté-

(1) Ces fibres, observées pour la première fois par Santorini, mieux décrites par Rolando, sont plus ou moins apparentes suivant les sujets. Les plus constantes sont celles qui forment le *faisceau arciforme de l'olive* et les fibres que nous avons décrites à la partie supérieure du bulbe, sous le nom de *ponticule*. Mais dans certains cas, non seulement les deux extrémités des corps olivaires sont embrassées par une sorte de demi-collier que leur forment les fibres arciformes, mais encore ils peuvent être voilés en grande partie par ces fibres qui passent au-dessus d'eux. Ce sont ces fibres très développées qui ont été décrites sous le nom de *fasciculus anomalus* par Henle, Pick, Zéri, etc.

rieures et latérales de l'organe. Pour en achever l'étude, il faut le retourner et l'examiner par sa face postéro-supérieure.

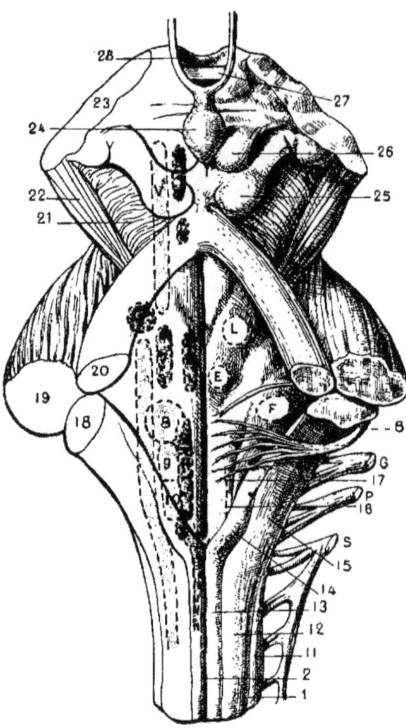

Fig. 53. — Face postérieure du « Tronc cérébral » et plancher du 4e ventricule.

1, cordon postérieur de la moelle épinière ; 2, sillon médian postérieur de la moelle ; 3, noyau d'origine de l'oculo-moteur commun ; 4, noyau du pathétique ; V, noyau supérieur, V^2, noyau moteur et V^3, noyau inférieur ou bulbaire du trijumeau ; 6, noyau de l'oculo-moteur externe ; 7, noyau du facial ; 8, noyau dorsal de l'auditif ; 9 et 10, noyaux sensitifs terminaux des nerfs glosso-pharyngien et pneumogastrique ; 11, cordon latéral de la moelle épinière ; 12, cordon postérieur ; 13, cordon grêle ; 14, clava ; 15, corps restiforme ; 16, 17, les 2 ailes blanches et l'aile grise du plancher du 4e ventricule ; 18, pédoncule cérébelleux inférieur ; 19, pédoncule cérébelleux moyen ; 20, pédoncule cérébelleux supérieur ; 21, ruban de Reil latéral ; 22, 23, pédoncule cérébral ; 24, glande pinéale ; 25 et 26, les tubercules quadrijumeaux ; 27, commissure blanche postérieure ; 28, freins de la glande pinéale ; 8, nerf auditif ; G, nerf glosso-pharyngien ; P, nerf pneumogastrique ; H, noyau d'origine de l'hypoglosse ; S, noyau du nerf spinal ; L, locus céruleus ; E, eminentia teres ; F, fovea anterior.

Étudié dans une *vue postérieure* (fig. 52 et 53), le bulbe laisse voir aussitôt que son tiers inférieur est bien différent de ses deux tiers supérieurs

Dans son tiers inférieur, il reproduit l'aspect caractéristique de la face postérieure de la moelle, c'est-à-dire qu'il présente un sillon médian, *sillon médian postérieur du bulbe* (2, fig. 53), qui fait suite au sillon postérieur de la moelle, et de chaque côté deux gros cordons blancs faisant suite aux cordons postérieurs du même organe. Dans le fond du sillon, on aperçoit la commissure grise.

Dans les deux tiers supérieurs du bulbe, cette forme est bien changée. Bientôt, en effet, les cordons postérieurs, qui prennent dès lors le nom de *corps restiformes* ou *pédoncules cérébelleux inférieurs* (15, fig. 53), au lieu de rester juxtaposés, s'écartent l'un de l'autre de façon à laisser entre eux une surface en forme de V à ouverture supérieure, et laissent à nu la substance grise centrale. L'espace triangulaire compris entre les branches d'écartement ou corps restiformes, *calamus scriptorius d'Hérophile*, fait partie du plancher du quatrième ventricule, dont la partie angulaire supérieure est formée par la face postérieure de la protubérance annulaire. Cet espace présente un sillon médian longitudinal qui se continue en haut avec celui de la face postérieure de la protubérance et s'arrête en bas au niveau où les corps restiformes s'écartent l'un de l'autre. Ce sillon, c'est la *tige du calamus scriptorius*. De chaque côté de la tige, on voit des stries blanches transversales et convergentes en dehors, *barbes du calamus scriptorius* ou *stries acoustiques*, qui ne sont autre chose que les racines postérieures des nerfs acoustiques (*g*, fig. 52).

Le sommet déprimé du calamus, *bec du calamus*, forme une fossette, *ventricule d'Arentius*, par laquelle le canal central de la moelle s'ouvre et s'épanouit dans le quatrième ventricule.

Les *corps restiformes* qui forment les limites du plancher du quatrième ventricule de chaque côté du calamus *semblent* provenir des cordons postérieurs de la moelle. Ils se portent en haut et en dehors vers le cervelet et paraissent se diviser en deux faisceaux, dont l'un monte directement vers le cerveau en suivant le plancher du quatrième ventricule, et dont l'autre vient du cervelet et contribue à former le *pédoncule cérébelleux inférieur*.

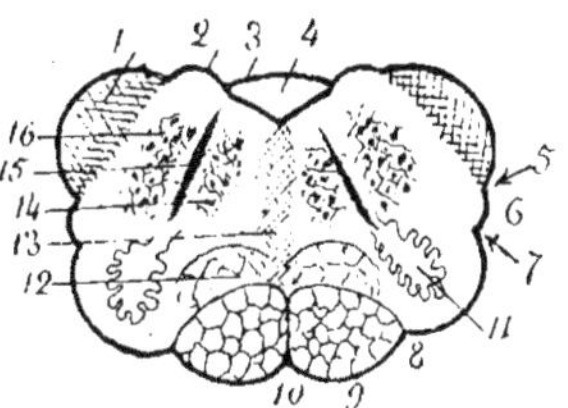

Fig. 54. — Coupe transversale du bulbe passant par les olives pour montrer sa conformation.

1, corps restiforme; 2, pyramide postérieure (*clava*); 3, toit du 4e ventricule (voile médullaire inférieur); 4, cavité du 4e ventricule; 5, 7, sillon collatéral postérieur (sillon latéral, sillon rétro-olivaire); 6, faisceau latéral; 8, sillon collatéral antérieur ou ante-olivaire; 9, pyramide; 10, sillon médian antérieur; 11, olive; 12, cordons postérieurs; 13, raphé; 14, réseau central (substance réticulaire de Deiters); 15, noyau du champ réticulaire; 16, réseau gris latéral.

Les *cordons de Goll* suivent les cordons postérieurs dans leur déviation en dehors; au moment où ils s'écartent l'un de l'autre au niveau du bec du calamus, ils se renflent en une saillie ovoïde, *renflement mamelonné* ou *pyramide postérieure du bulbe*, *clava* (*fg*, fig. 52), et vont se perdre insensiblement dans le corps restiforme correspondant.

Au niveau du bec du calamus, les pyramides postérieures sont unies par un tractus transversal, *verrou*, *obex*, qui recouvre l'entrée du canal épendymaire dans le quatrième ventricule (Ve, fig. 79).

A l'obex fait suite une languette, qui adhère au bord du plancher ventriculaire par son bord externe et s'avance par son bord interne à la rencontre de la languette du côté opposé à laquelle elle s'unit parfois; c'est la *ligula* ou *tænia* (4, fig. 79). Dans certains cas elle envoie un prolongement en dehors qui s'avance, sous le nom de *ligula antérieure*, jusque sur les plexus choroïdes qui sortent par le recessus latéral du 4e ventricule et constitue autour de ces derniers ce que l'on a appelé la *Corne d'Abondance* ou *Corbeille de Fleurs*.

Nous étudierons plus tard le quatrième ventricule; bornons-nous, pour l'instant, à signaler quelques formations spéciales qu'on voit dans le triangle inférieur ou portion bulbaire du plancher de cette excavation. On y distingue, au-dessous des barbes du calamus en allant de la tige du calamus vers le corps restiforme, trois zones longitudinales successives qui sont : *a*, un triangle de coloration blanche à base supérieure, *aile blanche interne* (*a*, fig. 79), qui recouvre le noyau d'origine de l'hypoglosse (triangle de l'hypoglosse); *b*, une surface triangulaire à base inférieure, *aile grise* (*c*, fig. 79), qui correspond aux noyaux sensitifs des 9ᵉ et 10ᵉ paires de nerfs crâniens (triangle du glosso-pharyngien et du vague); *c*, un triangle blanc à base supérieure comme le premier, *aile blanche externe* (B, fig. 79), qui recouvre le noyau interne ou dorsal du nerf acoustique (tubercule acoustique) et empiète sur le triangle protubéranciel.

§ II. — Conformation intérieure ou structure du bulbe.

Le bulbe, comme la moelle épinière, est formé par des cellules nerveuses, des fibres nerveuses et une gangue de névroglie. Comme il est la continuation de la moelle, nous devons y retrouver les cordons blancs et l'axe gris central que nous avons observés dans la moelle. Et, en effet, nous allons revoir dans le bulbe les divers éléments constitutifs que nous avons appris à connaître en étudiant la moelle, mais avec cette différence que l'agencement de ces divers éléments est bien changé. Les cellules forment des noyaux de nerfs analogues à ceux de la moelle, mais mieux isolés; elles émettent des prolongements dont les ramifications libres les unissent aux cellules du noyau dont elles font partie, aux cellules des noyaux voisins, à celles des noyaux homologues de la moitié opposée du bulbe, aux cellules de l'encéphale et aux nerfs dont elles sont les foyers d'origine ou les noyaux terminaux. Mais dans le bulbe, le groupement de ces noyaux est tout autre que celui que nous avons rencontré dans la moelle. C'est bien toujours la même substance grise centrale, mais modifiée dans sa forme et sa disposition, coupée çà et là par des faisceaux blancs et comme fragmentée.

Pour se rendre compte de cette nouvelle disposition, il faut se rappeler qu'au niveau du bulbe la substance grise centrale de la moelle a été mise à jour en arrière, par suite de l'écartement des corps restiformes, le passage en avant des cordons postérieurs et la formation du sinus rhomboïdal, et qu'elle s'est étalée de façon à former le plancher du quatrième ventricule. Les cornes postérieures se sont écartées, ont subi une rotation sur elles-mêmes, et, déjetées en dehors, sont venues se placer à la partie externe du plancher du quatrième ventricule; les cornes antérieures, de leur côté, ont vu leur base venir se placer sur le plancher du quatrième ventricule, de chaque côté du raphé.

De plus, les faisceaux pyramidaux croisés se portent en avant, en dedans et en haut, en coupant la base des cornes antérieures (*py*, fig. 64), pour aller s'entre-croiser sur la ligne médiane avec ceux du côté opposé, en donnant lieu à la *formation réticulée de Deiters* d'une part, et au *septum médian* ou *raphé de Stilling* d'autre part. Plus haut, les faisceaux latéraux profonds unis à ceux de Burdach (rubans de Reil), s'entrecroisent à leur tour en décapitant pour ainsi dire les cornes postérieures (11, fig. 65).

Au niveau de l'entrecroisement des pyramides, la substance grise s'étend de chaque côté entre les cornes antérieures et postérieures déjetées et forme une sorte de réticulum entremêlé de cellules nerveuses. Ce système est connu sous le nom de *formation réticulée de Deiters*. Il est le résultat de l'entrecroisement des faisceaux pyramidaux croisés qui, dans leur marche en avant et en haut, traversent la base des cornes antérieures sous la forme d'une multitude de petits

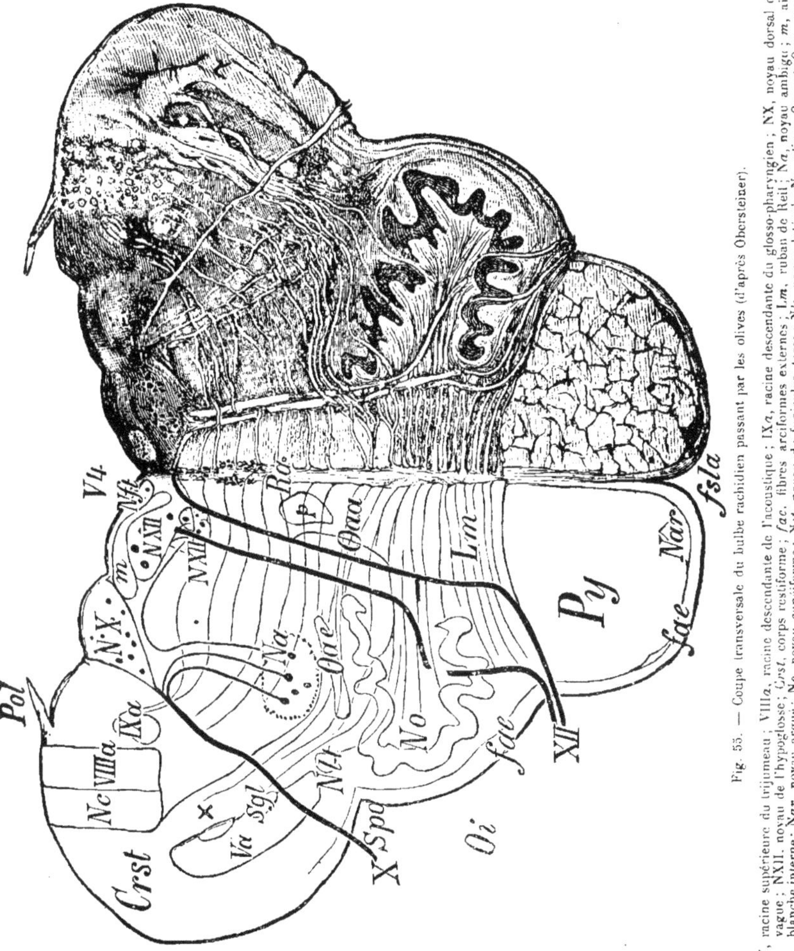

Fig. 55. — Coupe transversale du bulbe rachidien passant par les olives (d'après Obersteiner).

V, racine supérieure du trijumeau ; VIII*a*, racine descendante de l'acoustique ; IX*a*, racine descendante du glosso-pharyngien ; NX, noyau dorsal du vague ; NXII, noyau de l'hypoglosse ; *Crst*, corps restiforme ; *fac*, fibres arciformes externes ; L*m*, ruban de Reil ; N*a*, noyau ambigu ; *m*, aile blanche interne ; N*ar*, noyau arqué ; N*c*, noyau cunéiforme ; N*st*, noyau du funiculus teres ; N*lt*, noyau latéral ; N*o*, olive ; O*aa* et O*ae*, corps paraolivaires ; P*ol*, voûte du 4e ventricule ; P*y*, pyramide ; *p*, faisceau longitudinal postérieur ; R*a*, raphé ; S*gl*, substance gélatineuse ; S*po*, sillon post-olivaire ; V4, 4e ventricule.

faisceaux, arqués et entrecroisés d'un côté à l'autre, et aussi de l'entrecroisement des fibres arciformes.

Dans la constitution du bulbe, nous trouvons les *éléments de la moelle* prolongés, substance blanche et substance grise, et des *parties nouvelles*.

a. — Substance blanche du bulbe.

La *substance blanche du bulbe rachidien* est formée par le prolongement des cordons de la moelle épinière et par une masse blanche surajoutée, l'olive.

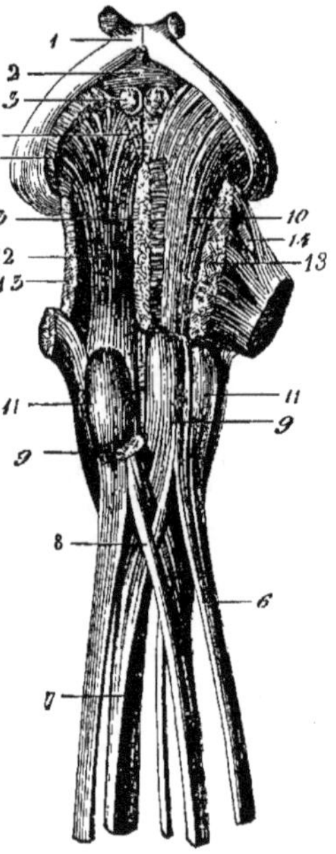

Fig. 56. — Décussation des pyramides du bulbe rachidien.

1, chiasma des nerfs optiques ; 2, tuber cinereum et infundibulum ; 3, tubercules mamillaires ; 4, espace perforé interpédonculaire ; 5, pédoncules cérébraux ; 6, 7, faisceaux du cordon antéro-latéral s'entrecroisant avec ceux du côté opposé ; 8, entrecroisement des pyramides ; 9.9, pyramides ; 10, prolongement des pyramides se rendant aux pédoncules cérébraux correspondants ; 11, 11, olives ; 12, faisceau pyramidal ; 13, 13, 13, fibres de la protubérance annulaire coupée en travers ; 14, origine du nerf de la cinquième paire.

Cordons antérieurs. — Le *faisceau pyramidal direct*, dont les fibres se sont entrecroisées le long de la moelle à travers la commissure blanche, ne s'entrecroise plus au niveau du bulbe. Il passe directement dans cet organe où il se place dans la pyramide antérieure du côté correspondant.

Le *faisceau principal* du cordon antérieur monte verticalement sans subir d'entrecroisement dans la moelle. Au niveau du bulbe, les deux faisceaux principaux, celui de droite et celui de gauche, qui avaient jusqu'alors marché parallèlement, s'écartent l'un et l'autre de la ligne médiane et se portent en même temps en dehors, en arrière et en haut, mais sans s'entrecroiser ; puis ils s'infléchissent en dedans tout en continuant leur trajet ascendant et s'accolent à nouveau l'un à l'autre. En effectuant ce trajet, les deux faisceaux principaux des cordons antérieurs forment dans leur ensemble une sorte de boutonnière elliptique, inclinée obliquement de bas en haut et d'avant en arrière dans l'épaisseur du bulbe : à travers cette boutonnière passent les faisceaux pyramidal croisé et latéral profond qui, à ce niveau, se portent l'un et l'autre vers la ligne médiane où ils s'entrecroisent avec leurs similaires du côté opposé pour donner lieu à la *décussation des pyramides* que découvrit Mistichelli en 1702 (8, fig. 56).

Superficiels et antérieurs dans la moelle, une fois qu'ils ont ainsi changé de position, les deux faisceaux principaux des cordons antérieurs sont devenus profonds et postérieurs dans le bulbe où ils sont venus se placer dans la partie la plus profonde des pyramides, en arrière du faisceau ascendant ou sensitif (fig. 60).

A ce niveau, ils constituent, nous l'avons déjà vu (p. 49), la *bandelette longitudinale postérieure* (*p*, fig. 55), qui semble jouer par rapport aux noyaux moteurs des nerfs bulbo-protubéranciels le même rôle que les faisceaux fondamentaux antérieurs eux-mêmes remplissent dans la moelle par rapport aux cellules radiculaires de la corne antérieure. Commissure longitudinale dans la moelle, le faisceau fondamental antérieur reste donc tel dans le bulbe.

Cette bandelette comprend : 1° des fibres courtes d'association entre les différents noyaux des nerfs crâniens ; 2° des fibres ascendantes venues de la moelle et des nerfs vestibulaires; 3° des fibres descendantes provenant de la commissure postérieure (celles-ci vont probablement à la substance grise du troisième ventricule des environs de l'anus du côté opposé), des tubercules quadrijumeaux antérieurs, des noyaux du nerf vestibulaire et allant probablement aux noyaux des nerfs moteurs de l'œil. Les fibres descendues des tubercules quadrijumeaux mettent en communication les voies optiques avec les noyaux des nerfs moteurs de l'œil, avec ceux du facial, du nerf vestibulaire, du spinal et de l'hypoglosse. Celles qui unissent les noyaux des oculo-moteurs aux cornes antérieures de la moelle servent vraisemblablement à associer les mouvements des yeux à ceux des membres. A cette bandelette, on peut aussi rattacher les fibres blanches profondes du tubercule quadrijumeau antérieur. Ces fibres sont constituées par les axones des cellules de la substance grise de la région. Elles descendent le long de l'aqueduc de Sylvius. Au niveau des noyaux rouges elles s'entrecroisent (entrecroisement en fontaine de Meynert) et plus bas elles traversent la « Réticulée » en envoyant des collatérales au noyau rouge de la calotte, au ganglion médian du mésocéphale, aux noyaux moteurs de l'œil et se perdent ensuite dans le faisceau fondamental antérieur de la moelle. Ce sont là des conducteurs des réflexes optico-acoustiques (Hans Held).

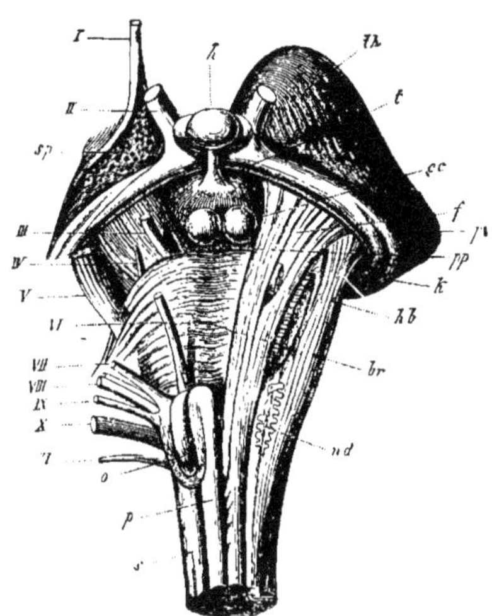

Fig. 57. — Décussation des pyramides et leur trajet de la moelle à l'encéphale.

h, hypophyse ; *th*, couche optique ; *t*, tuber cinereum avec l'infundibulum, la tige et la glande pituitaire ; *f*, pédondule cérébral ; *cc*, tubercules mamillaires ; *pp*, substance perforée postérieure ; *k*, corps genouillés ; *br*, pont de Varole ; *nd*, noyau denté de l'olive ; *s* et *hb*, cordon latéral ; *p*, pyramide antérieure ; *pt*, pédoncule cérébral ; *o*, olive ; *so*, substance perforée latérale ; I à XI, nerfs crâniens.

La bandelette longitudinale contiendrait enfin des fibres d'association entre le moteur oculaire commun et le trijumeau. (A. Mahaim, *Bulletin de l'Académie de Médecine de Belgique*, *1895*).

Cordons latéraux. — Le *faisceau pyramidal croisé* au niveau du collet du bulbe s'infléchit vers la ligne médiane où il rencontre son homologue du côté opposé avec lequel il s'entrecroise en natte, et une fois arrivé dans la moitié opposée du bulbe, vient constituer la partie superficielle de la pyramide antérieure où il rencontre le faisceau pyramidal direct et se confond avec lui.

A ce niveau donc, dans la même pyramide du bulbe, nous trouvons à la fois le faisceau pyramidal direct du même côté de la moelle et le faisceau pyramidal croisé du côté opposé. Ces deux faisceaux constituent désormais un seul et même groupe de fibres nerveuses dont l'ensemble forme le *faisceau pyramidal* ou *cérébral moteur* qui descend du cerveau dans la moelle où il transmet le courant de la motricité volontaire aux cellules des cornes antérieures de la

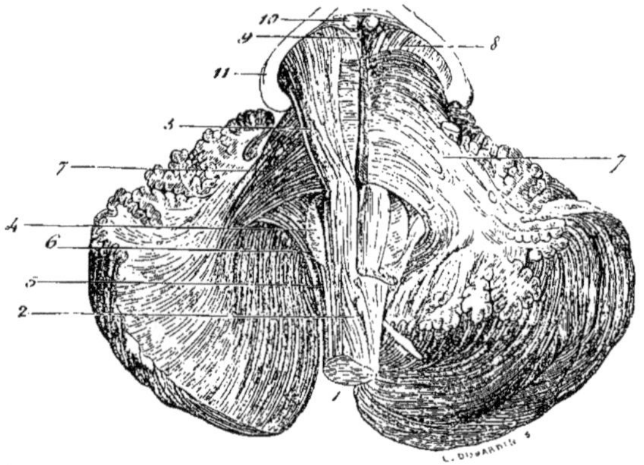

Fig. 58. — Décussation des pyramides et leur passage à travers le pont de Varole et le pédoncule cérébral.

1, bulbe rachidien ; 2, entrecroisement des pyramides ; 3, pyramide se prolongeant dans l'épaisseur de la protubérance ; 4, olive ; 5, corps restiforme ; 6, pédoncules cérébelleux inférieurs ; 7, pédoncules cérébelleux moyens ; 8, pédoncules cérébraux ; 9, espace perforé interpédonculaire ; 10, tubercules mamillaires.

moelle, qui, elles, portent ensuite aux muscles par l'intermédiaire des nerfs moteurs l'ordre d'exécution.

De fait cet ordre venu du cerveau est toujours croisé, puisque si l'hémisphère du côté gauche du cerveau, par exemple, porte l'ordre de la motricité à la moitié droite de la moelle épinière par le faisceau pyramidal croisé et à la moitié gauche par le faisceau pyramidal direct, comme ce dernier s'entrecroise le long de la moelle avec son congénère du côté opposé, il en résulte, en fin de compte, que l'entrecroisement est total pour le faisceau pyramidal ou cérébral moteur dans son ensemble, et que toutes les incitations volontaires parties de l'un quelconque des hémisphères cérébraux, aboutissent aux muscles du côté opposé du corps. Les lésions qui intéresseront le faisceau pyramidal au-dessus du bulbe auront donc pour conséquence immédiate de déterminer une paralysie motrice du côté opposé à la lésion, autrement dit une *hémiplégie croisée*.

Si les choses en clinique ne sont pas toujours si simples et si régulières que celles que nous venons d'exposer, c'est que la décussation des pyramides n'est pas toujours pareille à elle-même. — Les *variétés* dans la décussation des pyramides sont en effet assez nombreuses. Voici à ce sujet ce que l'on peut dire de plus général. *a)* Chaque pyramide fournit un faisceau direct et un faisceau croisé (60 fois °/₀). Le plus souvent le faisceau croisé représente les 9/10ᵉˢ de la pyramide, mais il faut savoir (Flechsig, Pierret), — fait important pour l'interprétation des paralysies directes, — que dans un

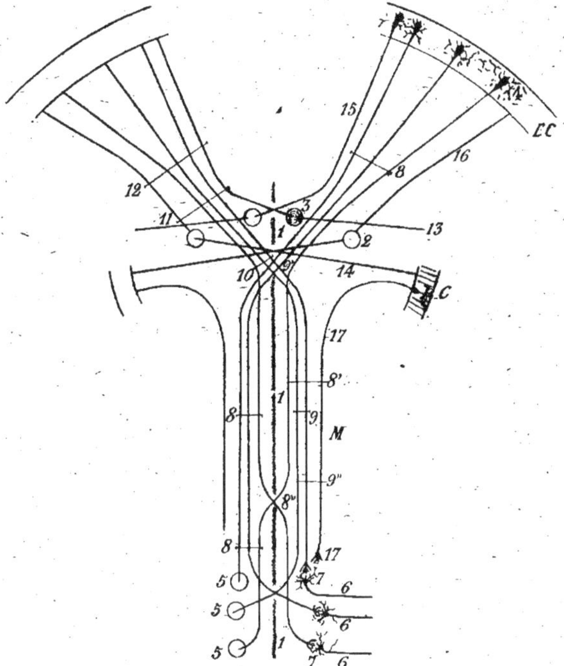

Fig. 59. — Schéma des voies pyramidales

EC, écorce cérébrale; C, écorce du cervelet; M, moelle; 1, raphé; 2, noyaux du Pont; 3, noyau de nerf crânien; 6, neurones moteurs; 7, articulation entre les neurones moteurs périphériques et les neurones pyramidaux; 8, voie du cordon pyramidal dont certaines fibres, 8', 8", s'entrecroisent dans la moelle et d'autres 9', s'entrecroisent dans le bulbe; 10, pyramide du bulbe; 11, pied du pédoncule cérébral; 12, capsule interne; 13, nerf crânien; 14, fibres transversales du Pont; 15, fibres pyramidales de nerf crânien: 16, fibres ponto-cérébrales; 17, faisceaux cérébelleux directs.

certain nombre de cas, c'est l'inverse qui a lieu, le pyramidal direct étant plus volumineux que le pyramidal croisé. *b)* Il y a décussation totale, les faisceaux directs font défaut. Cette disposition se rencontrerait environ une fois sur dix. *c)* Enfin, il n'y a que trois faisceaux, une pyramide motrice se dédoublant en faisceau direct et croisé, tandis que l'autre reste simple.

Toutefois il reste encore pas mal d'inconnues à ce sujet. Marchi a trouvé un *double entrecroisement* du faisceau pyramidal chez un homme de 73 ans, mort quelques mois après d'une attaque d'hémiplégie gauche, un entrecroisement bulbaire et un entrecroisement protubérantiel (*Neurol. Centralbl.* 1885). — Unverricht admet même que le double entrecroisement est la règle parce que : 1° le côté sain est très souvent *parésié* dans les hémiplégies; 2° la contracture tardive des hémiplégiques est bilatérale; 3° si les observations de paralysies montrent que l'innervation est surtout unilatérale pour la face et les membres, elle est bilatérale pour les muscles de la déglutition, de la mastication, de la parole. Est-ce à un entrecroisement sus-bulbaire, ou à un double entrecroisement qu'on doit rapporter les observations de Brown-Séquard (moitié des cas), dans

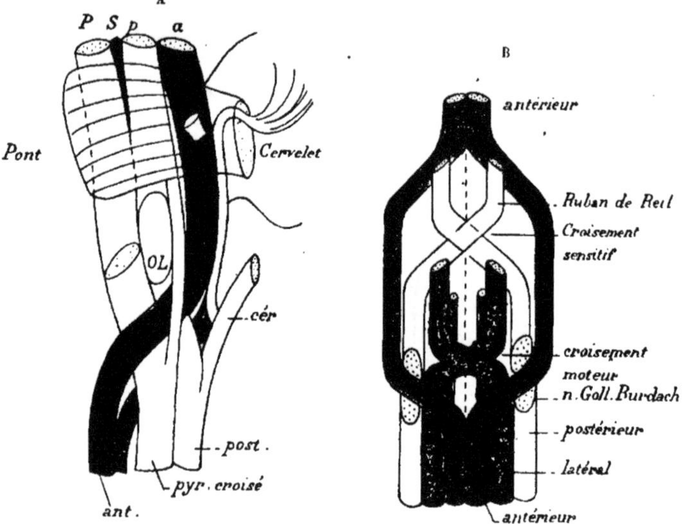

Fig. 60. — Entrecroisement des faisceaux de la moelle dans le bulbe.

A, Vue de côté de cet entrecroisement; P, faisceau pyramidal; *S*, locus niger; *p*, cordon postérieur (ruban de Reil); *a*, cordon antérieur; *cér*, faisceau cérébelleux direct. — B, Vue de face de l'entrecroisement des faisceaux moteurs (pyramidaux) et sensitifs (rubans de Reil) se faisant à travers la boutonnière que leur offrent les cordons antérieurs en s'écartant l'un de l'autre tout en se portant en arrière. Les cordons antérieurs sont teintés en gris.

lesquelles des lésions isolées de la protubérance, du bulbe ou des pédoncules cérébraux ont donné lieu à de la paralysie directe et non pas croisée?

Dans le cas de Bidon (de Marseille), par exemple, une hémiplégie gauche avec aphasie, correspondit, à l'autopsie, à un ramollissement des circonvolutions rolandiques et du pied de la 3e circonvolution frontale du côté gauche ainsi qu'à la dégénération secondaire du faisceau pyramidal gauche. On aurait pu supposer un double entrecroisement. Il n'en était rien. Il n'y avait pas d'entrecroisement des pyramides.

Le *faisceau fondamental latéral*, en arrivant dans le bulbe, paraît se diviser en deux paquets de fibres : les unes vont perdre leurs ramilles dans les noyaux de la « Réticulée »; les autres s'entrecroisent avec celles du côté opposé et se confondent ensuite avec le paquet des fibres sensitives du ruban de Reil central.

Le *faisceau cérébelleux direct*, dans son trajet ascendant, ne subit aucun entrecroisement. Arrivé au bulbe, il passe dans le corps restiforme correspondant et va se terminer dans le vermis supérieur du cervelet (FLECHSIG). Une certaine partie de ses fibres ne suit cependant pas cette voie directe pour aboutir au cervelet. Celles-ci montent dans la protubérance en accompagnant les fibres du faisceau de Gowers et suivent le ruban de Reil dont elles constituent la portion la plus interne. Arrivées au-dessous des tubercules quadrijumeaux, elles abandonnent le reste du ruban de Reil, entrent dans le trajet du pédoncule cérébelleux supérieur qu'elles contournent en pas de vis de dehors en dedans et de bas en haut, et aboutissent enfin au vermis du cervelet (MONAKOW), principalement du côté opposé.

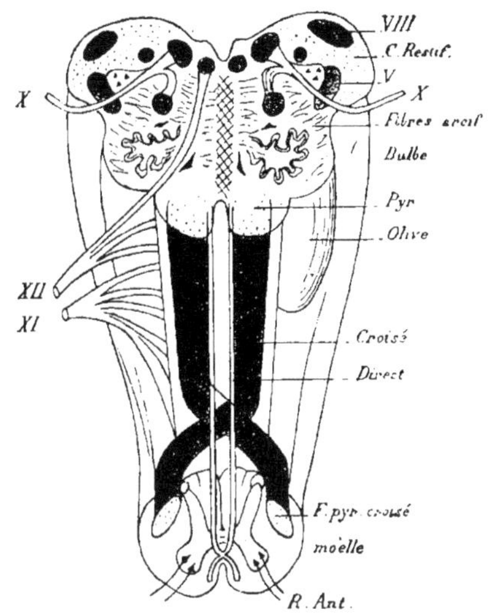

Fig. 61. — Entrecroisement des faisceaux pyramidaux directs dans la moelle et croisés dans le bulbe

C.R, corps restiforme ; *Pyr*, pyramide du bulbe ; V, noyau bulbaire du trijumeau ; VIII, noyau dorsal de l'acoustique ; X, pneumogastrique avec ses noyaux ventral et dorsal ; XI, nerf spinal ; XII, nerf hypoglosse avec son noyau sous le plancher du 4e ventricule.

Quant au *faisceau de Gowers*, il passe dans le corps restiforme pour se rendre au cervelet (voy. p. 50), ou bien, comme l'ont admis d'autres anatomistes, il va s'adjoindre aux fibres du ruban de Reil correspondant.

Après le départ de toutes fibres longues (fibres pyramidales, fibres du faisceau cérébelleux direct), le cordon latéral de la moelle se réduit de plus en plus et n'est plus guère représenté dans le bulbe que par le faisceau fondamental et le faisceau de GOWERS.

CORDONS POSTÉRIEURS. — Le *faisceau de Goll* monte jusqu'au bulbe où il se jette, sans s'entrecroiser, dans le noyau post-pyramidal ou noyau de Goll. Là, les fibres de ce faisceau mettent leurs ramifications terminales en rapport avec les dendrites des cellules du noyau de Goll, et les fibres nerveuses émanées des cellules de ce noyau se rendent, à leur tour, dans des parties plus élevées du névraxe. Une partie de ces fibres se portent en avant et en dedans ; elles entourent le canal central pour s'entrecroiser sur la ligne médiane et se continuer ensuite avec le groupe des fibres sensitives (fibres du ruban de Reil). L'autre partie de ces fibres se porte dans les corps restiformes (fibres arciformes externes et postérieures) et montent dans le cervelet.

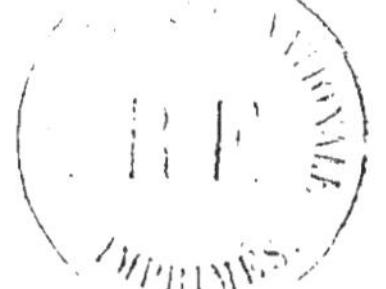

Le *faisceau de Burdach* comprend, nous l'avons vu, des fibres commissurales

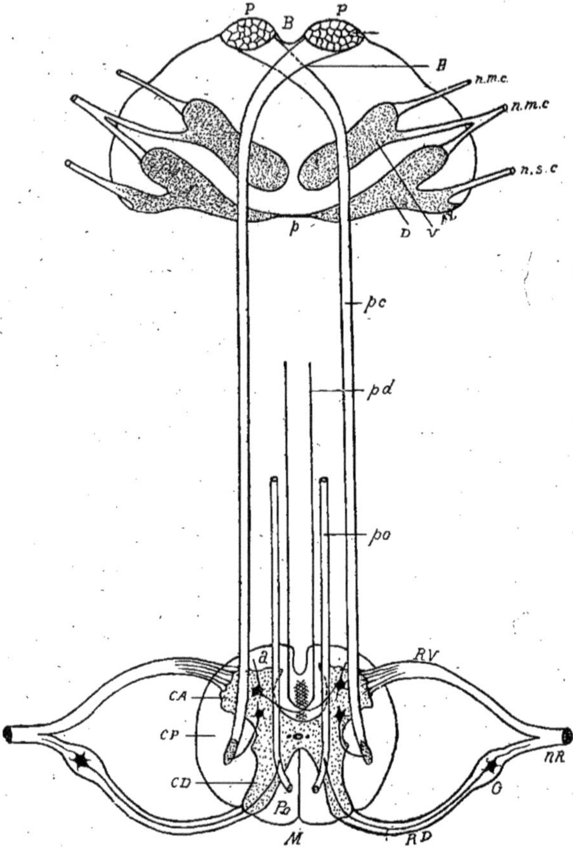

Fig. 62. — Deux coupes superposées de la moelle épinière et du bulbe rachidien pour montrer la marche des faisceaux croisés.

B, bulbe; M, moelle; P, pyramides du bulbe; E, entrecroisement des pyramides; V, corne ventrale; D, corne dorsale; *p*, plancher du 4e ventricule; *n.m.c*, nerf moteur crânien; *n.m.c'*, nerf mixte crânien; *n.s.c*, nerf sensitif crânien; *pc*, faisceau pyramidal croisé; *pd*, faisceau pyramidal direct; *po*, cordon postérieur de la moelle; RV, racine ventrale et RD, racine dorsale d'un nerf rachidien; G, ganglion rachidien; NR, nerf rachidien (nerf mixte); CA, corne antérieure et CD, corne postérieure de la moelle; *a*, cordon antérieur; *cp*, cordon latéral et P*o*, corne postérieure de la moelle.

longitudinales, des fibres radiculaires des racines postérieures et des fibres sensitives issues des colonnes de Clarke. Les fibres radiculaires et commissurales vont se jeter, sans subir d'entrecroisement, dans le noyau restiforme ou noyau de Burdach. De ce noyau partent dès lors deux groupes de fibres : les unes qui se portent en dedans dans la couche interolivaire, où elles s'entrecroisent avec celles du côté opposé, et montent ensuite dans le ruban de Reil; les autres qui, après entrecroisement dans le raphé, sortent du sillon antérieur du bulbe pour constituer les fibres arciformes externes et antérieures.

Ruban de Reil

(Voies de continuation des cordons postérieurs de la moelle).

Dans la pyramide postérieure du bulbe nous trouverons deux noyaux de substance grise dérivés des cornes postérieures de la moelle au niveau de l'écartement des corps restiformes. Ces noyaux sont connus sous le nom de *noyau de Goll* et *noyau de Burdach* (*fg*, fig. 71).

Dans ces noyaux viennent se perdre une partie des fibres des cordons postérieurs de la moelle, et les axones de leurs cellules donnent lieu à un groupe de fibres ascendantes et cérébrales qu'on a appelé le *groupe des fibres sensitives* (pyramides sensitives) ou *fibres du ruban de Reil central*. Quelques-unes de ces fibres sont directes (homolatérales), mais le plus grand nombre s'infléchissent sur la ligne médiane en traversant la corne postérieure de la moelle et, au niveau des olives, s'entrecroisent sur le mitan avec leurs congénères du côté opposé en formant ce que l'on a appelé la *décussation des cordons sensitifs* (entrecroisement des rubans de Reil, entrecroisement inter-olivaire, couche interolivaire).

A ce ruban viennent s'ajouter des fibres issues du faisceau fondamental latéral de la moelle et des axones provenant des cellules de la « Réticulée », des cellules des noyaux sensitifs terminaux des nerfs bulbo-protubéranciels et de l'olive supérieure. Ainsi est constitué le ruban de Reil, dont la partie latérale, provenant des olives supérieures et des noyaux du nerf vestibulaire, dévie sur le côté et apparaît à la surface du bulbe sous le nom de *faisceau latéral de l'isthme*, *ruban de Reil latéral* (voy. p. 134), que nous retrouverons plus tard.

Quant au *ruban de Reil central*, le seul qui nous intéresse actuellement, il monte vers le cerveau en traversant le bulbe, la protubérance et le pédoncule cérébral où on le voit, dans une coupe transversale passant par les tubercules quadrijumeaux, sous la forme d'une bande triangulaire située au-dessus du *locus niger*, au-dessous du noyau rouge, de chaque côté du raphé (Lm, fig. 72).

Le ruban de Reil est complexe.

Il comprend deux portions, nous venons de le dire, le ruban médian et le ruban latéral. Le premier contient le trousseau des fibres sensitives, bloc de fibres issues des noyaux de Goll et Burdach et quelques fibres provenant directement des régions postérieures et des régions latérales profondes de la moelle. Le ruban latéral, nous le verrons, qui s'étend des olives supérieures aux tubercules quadrijumeaux postérieurs, appartient à la voie acoustique centrale.

Le ruban médian contient, en outre, quelques faisceaux de fibres qui s'enfoncent à la partie interne du pied du pédoncule (faisceau en écharpe de Feré, des lemniscus de Déjerine et Long, ruban du pédoncule de Flechsig).

La terminaison du ruban du côté du cerveau est encore contradictoire.

Les fibres du noyau de Burdach vont : 1° au *locus niger* (petit nombre); 2° à la région sous-thalamique, et de là dans l'anse du noyau lenticulaire et avec elle dans le globulus pallidus et le noyau caudé (quelques-unes passent dans le globulus pallidus du côté opposé par la voie de la commissure de Meynert).

Les *fibres du noyau de Goll* vont se perdre : 1° dans les noyaux réticulaires de la calotte, le locus niger, les masses grises du Pont, les tubercules quadrijumeaux, le noyau rouge et le corps de Luys ; 2° dans la région ventrale de la couche optique ; 3° directement à l'écorce cérébrale (région centrale) par la voie sous-optique et la couronne rayonnante (Hœsel et Flechsig). Mahaim, Déjerine, Monakow, Lazurski, toutefois, contredisent cette dernière opinion. Pour eux, le soi-disant ruban de Reil cortical n'est pas direct, mais s'interrompt dans les noyaux du thalamus. Il est relié ensuite à l'écorce par les fibres thalamo-corticales. Donc il reste hypothétique que des fibres spinales postérieures et latérales et des noyaux de Goll et Burdach (fibres ascendantes), aillent directement à l'écorce en traversant la partie la plus reculée de la capsule interne.

Hœsel divise le ruban en 4 parties : 1° La *Fuss Schleife* (pied du ruban) qui passe par le globulus pallidus et se rend de là à l'écorce de l'insula ; 2° la *Mediale Schleife* (partie centrale du ruban) qui aboutirait à la 3e circonvolution frontale; 3° la *Rinden Schleife* (partie superficielle du ruban) qui se porte directement aux circonvolutions centrales; 4° le *Thalamus Schleife* enfin, quatrième faisceau du ruban de Reil, qui se termine dans le thalamus (*Neurologisches Centralblatt*, 1894, p. 546).

Les fibres du ruban de Reil peuvent subir la dégénérescence descendante, ce qui démontre que le ruban contient des fibres descendantes. Celles-ci proviennent de la couche optique.

Le ruban médian est le lieu de passage des impressions venues de la moitié opposée du corps (Kahler et Pick, P. Meyer, Rossolymo, Henschen, Leyden, Sénator, etc.).

b. — Substance grise du bulbe.

Au niveau du collet du bulbe, la *substance grise* de la moelle épinière qui se continue dans le bulbe rachidien subit de profondes modifications par suite de l'écartement des cordons postérieurs et de l'entrecroisement des faisceaux moteurs et sensitifs, et consécutivement l'élargissement du sillon postérieur, l'ouverture du canal central de la moelle au niveau du bec du calamus et l'étalement de la substance grise centrale sur le plancher du quatrième ventricule.

En s'écartant l'un de l'autre, les cordons postérieurs laissent à nu en arrière la substance grise centrale et repoussent en dehors d'autre part les cornes postérieures de la substance grise qui viennent dès lors s'étaler en quelque sorte sur le plancher du quatrième ventricule. La base de ces cornes se dispose en une colonne grise sensitive étendue en long, de chaque côté de la tige du calamus, *en dehors* de la base des cornes antérieures qui, elle, forme une colonne grise également longitudinale sur le plancher du quatrième ventricule, mais juste à droite et à gauche de la tige du calamus.

Par suite de la décussation des faisceaux pyramidaux croisés, décussation des pyramides, les cornes antérieures sont coupées en deux : une partie postérieure, ou *base de la corne*, reste en rapport avec la commissure grise, par conséquent vient se placer de chaque côté du raphé médian du bulbe où elle forme une colonne motrice que nous retrouverons en étudiant le plancher du quatrième ventricule (2, fig. 66); — la partie antérieure ou *tête de la corne* est légèrement rejetée en dehors où elle forme une nouvelle colonne grise motrice que divise en tronçons le passage des fibres arciformes. Cet entrecroisement des pyramides est aussi l'origine de la *formation réticulée*.

L'entrecroisement du faisceau latéral profond et du paquet de fibres du ruban de Reil central qui vient se joindre à lui, et se fait juste au-dessus (entrecroisement supérieur) de celui des faisceaux pyramidaux croisés, ne peut se faire de son côté en laissant intactes les cornes postérieures. En effet, en se portant en avant et en haut à la suite des faisceaux moteurs ou pyramidaux, les faisceaux de Reil qui vont passer d'un côté à l'autre, coupent également en deux la corne postérieure, dont la *base* reste étalée sur le plancher du quatrième ventricule (1, fig. 66), tandis que la *tête* se trouve refoulée en dehors où elle apparaît sous la forme d'une colonne grise qui chemine en arrière et un peu en dehors de la colonne formée par la tête des cornes antérieures (7, fig. 66).

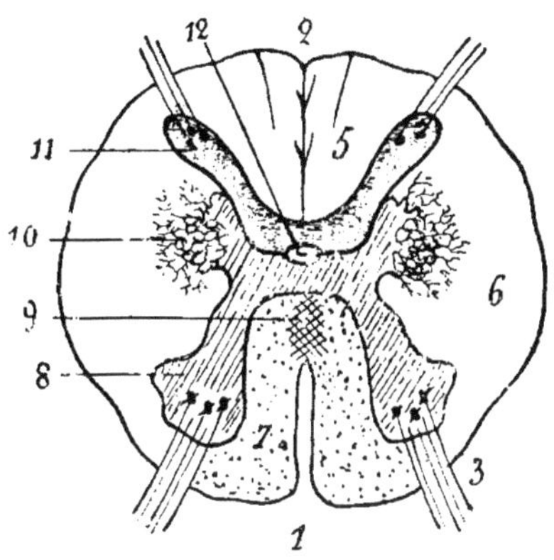

Fig. 63. — Coupe transversale du bulbe au niveau du collet (avant la décussation des pyramides).

1. sillon médian antérieur; 2, sillon médian postérieur; 3, racines antérieures; 4, racines postérieures; 5, cordon postérieur; 6, cordon latéral; 7, cordon antérieur; 8, corne antérieure; 9, commissure blanche; 10, corne latérale et processus reticularis; 11, corne postérieure; 12, canal central.

Cette colonne fait saillie à la partie inférieure du bulbe sous la forme du tubercule cendré de Rolando, et monte vers la protubérance où elle s'épuise.

Il résulte de cet ensemble de phénomènes que la tête de la corne antérieure est séparée de sa base par les cordons pyramidaux, et que la tête et la base des cornes postérieures sont séparées l'une de l'autre par le passage des rubans de Reil (fig. 64 et 65). Ces parties grises qui représentent les cornes de la moelle dans le bulbe constituent des noyaux ganglionnaires analogues à ceux que nous avons trouvés dans la moelle. Les uns, homologues aux noyaux radiculaires, sont les *noyaux d'origine des nerfs crâniens moteurs;* les autres, homologues aux cellules de cordons, émettent des prolongements cellulipètes cérébraux ou cérébelleux et se mettent en rapport avec les ramilles terminales des neurones médullaires ou périphériques sensitifs : ce sont, pour la plupart, *des noyaux terminaux sensitifs*.

Ainsi se sont différenciés dans le *tronc cérébral*, les noyaux-moteurs de l'hypoglosse, de l'oculo-moteur externe, du pathétique et de l'oculo-moteur commun ; latéralement les noyaux moteurs du spinal, du vago-glosso-pharyngien (noyau ambigu), du facial et du masticateur aux dépens de la corne antérieure, — et les noyaux sensitifs terminaux du vague et du glosso-pharyngien, de l'acoustique et du trijumeau aux dépens de la corne postérieure. Ainsi se sont différenciés les noyaux des corps restiformes.

Enfin, en même temps que s'écartaient les cornes postérieures, leur base se soulevait sous la forme d'une saillie bifide du côté dorsal et donnait ainsi naissance au *noyau de Goll* et au *noyau de Burdach* (6 et 7, fig. 65), et de son

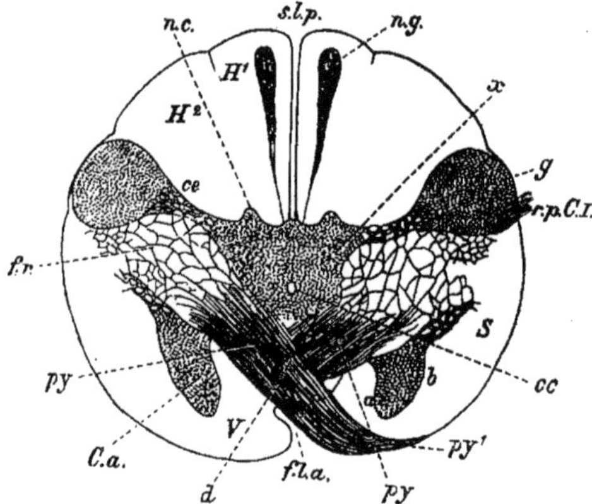

Fig. 64. — Coupe transversale du bulbe un peu au-dessus du collet (au niveau de la décussation des pyramides).

C.*a*, corne antérieure de la moelle avec ses groupes cellulaires ; *x*. base de la corne antérieure avec ses ganglions de cellules nerveuses ; *ce*, corne postérieure ; *n.c*, noyau du cordon de Burdach ; H¹, noyau du cordon de Goll ; *fr*, processus reticularis ; *cc*. canal épendymaire ; *py*, pyramide droite et *py*¹, pyramide gauche qui s'entrecroisent sur la ligne médiane en *d* (décussation des pyramides).

côté, la saillie de la corne latérale donnait lieu au *processus reticularis* qui se continuait plus haut avec le noyau du cordon latéral (*fr*, fig. 64).

Sur une coupe transversale du bulbe à sa partie moyenne (fig. 67), les choses ont pris la disposition que nous venons de donner; la décussation des faisceaux pyramidaux et des rubans de Reil est achevée ; aussi trouve-t-on en avant la coupe bien circonscrite des pyramides antérieures ou pyramides motrices (12, fig. 66), puis en arrière de ces dernières, des cordons blancs qui sont constitués par les axones des cellules des noyaux de Goll et de Burdach du côté opposé et forment les pyramides sensitives (13, fig. 66). Enfin, plus en arrière encore, on trouve des faisceaux blancs non entrecroisés qui glissent sous le plancher du quatrième ventricule (14, fig. 66), et qui ne sont autre chose que la prolongation des faisceaux principaux des cordons antérieurs de la moelle.

L'examen de tranches transversales minces du bulbe permet de voir très exactement tous ces détails, que les schémas ci-contre reproduisent assez fidèlement (fig. 63 à 68).

Voici ce que nous apprennent les coupes transversales superposées du bulbe : Au *niveau du collet du bulbe*, c'est encore une coupe de moelle que l'on a sous les yeux. On remarque seulement : 1° un épaississement des commissures qui finissent à ce niveau sous leur forme propre pour faire place à un raphé médian ; 2° l'accroissement de la formation réticulée qui entourait la corne latérale dès la région dorsale supérieure et renfermait la colonne intermédiaire ou tractus intermédio-latéral : de cette corne latérale on voit se dégager les fibres radiculaires du nerf spinal ; 3° la projection en arrière et sur le côté de la corne postérieure dont la tête vient affleurer la surface de la moelle sous le nom de tubercule cendré de Rolando.

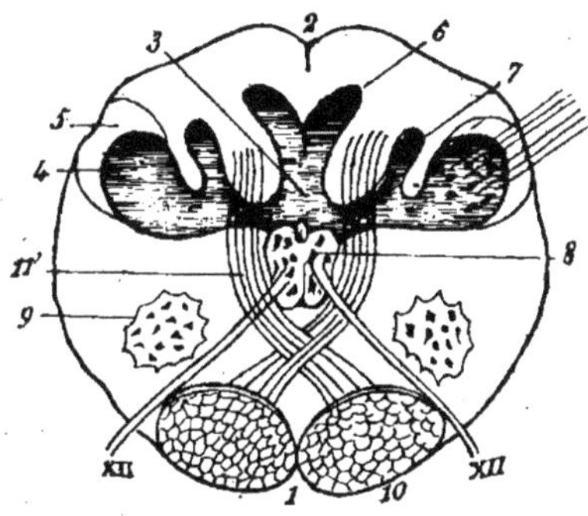

Fig. 65. — Coupe transversale du bulbe à sa partie inférieure (un peu au-dessus de celle de la figure précédente, au niveau de la décussation des cordons postérieurs).

1, Sillon médian antérieur ; 2, Sillon médian postérieur ; 3, Base des cornes postérieures ; 4, Tête des cornes postérieures ; 5, Tubercule cendré de Rolando ; 6. Noyau du cordon de Goll ; 7, Noyau du cordon de Burdach ; 8, Base des cornes antérieures ; 9, Têtes des cornes antérieures ; 10, Pyramides ; 11, Cordons postérieurs qui s'entrecroisent sur la ligne médiane au-dessus de l'entrecroisement des pyramides ; XII, Nerf grand hypoglosse.

Au-dessus du collet du bulbe, le fait capital est l'entrecroisement des pyramides. Les faisceaux pyramidaux s'entrecroisent sur la ligne médiane en traversant le col des cornes antérieures (*py*, fig. 64). C'est ce que l'on a appelé la décapitation des cornes qui, dès lors, forment deux colonnes, l'une qui représente la tête et conserve sa situation antéro-latérale (*a*, fig. 64), mais à tout jamais maintenant séparée de sa base. Entre les deux on voit le faisceau pyramidal croisé.

On y voit de plus les deux excroissances de la base de la corne postérieure : la plus externe s'enfonce dans le cordon postérieur, c'est le *noyau restiforme* (7, fig. 65), ou du *cordon de Burdach*, la plus interne, c'est le *noyau post-pyramidal* ou *noyau du cordon de Goll* (6, fig. 65).

Une coupe *passant juste au-dessous des olives* nous montre un nouvel entrecroisement, celui des faisceaux sensitifs. Ceux-là, qui proviennent à la fois des noyaux de Goll et de Burdach et aussi du faisceau fondamental latéral, s'entrecroisent à leur tour sur la ligne médiane en coupant en deux tronçons les cornes postérieures, absolument comme l'avaient fait les faisceaux pyramidaux pour les cornes antérieures, et au-delà se continuent avec les rubans de Reil (d'où l'entrecroisement des faisceaux sensitifs porte encore le nom d'entrecroisement des rubans de Reil). Une fois entrecroisés, ces faisceaux viennent se placer dans la pyramide antérieure en arrière des faisceaux pyramidaux où ils forment la portion sensitive des pyramides. Dès lors les cornes postérieures forment dans le bulbe et la protubérance annulaire deux colonnes longitudinales à noyaux séparés, jouant le même rôle que les cornes correspondantes dans la moelle.

Sur une *coupe passant par les olives*, la décussation des pyramides est achevée.

Les faisceaux de la moelle sont disposés dans l'ordre suivant d'avant en arrière dans l'épaisseur des pyramides : 1° faisceaux pyramidaux ou moteurs ; 2° faisceaux de Reil ou sensitifs ; 3° faisceaux antérieurs principaux du cordon antérieur.

Sur cette coupe, on reconnaît facilement les deux colonnes motrices et les deux colonnes sensitives qui résultent du tronçonnement des cornes de la substance grise. Sur la tête de la corne postérieure, on voit pourtant quelque chose de nouveau, une sorte de calotte de fibres qui la coiffent et se mettent en relation avec la corne elle-même : c'est la racine bulbaire ou descendante du trijumeau (fig. 67). Il est facile aussi de reconnaître les olives et les corps paraolivaires, ainsi que les origines de deux nerfs crâniens, le grand hypoglosse (fig. 67) qui sort de la base de la corne antérieure (nerf moteur) et la portion sensitive du pneumogastrique et du glosso-pharyngien (X, fig. 67) qui se met en rapport avec la base des cornes postérieures sous la forme d'une racine descendante qu'on a appelée le *faisceau solitaire* (STILLING) ou *faisceau respiratoire* (KRAUSE).

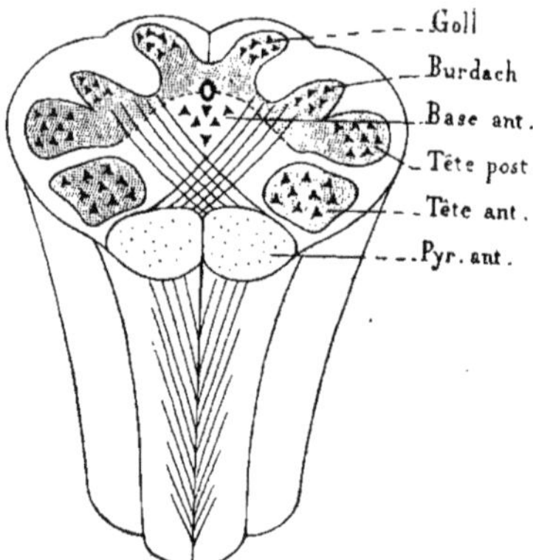

Fig. 66. — Coupe du Bulbe au niveau de la décussation des cordons sensitifs (décapitation des cornes postérieures).

Les cornes antérieures ont déjà été coupées en deux par la décussation des faisceaux moteurs.

Sur une *coupe passant par la partie moyenne des olives*, on ne voit plus le canal central. Ce dernier s'est ouvert en un large sinus, le quatrième ventricule, les autres parties nerveuses se sont rejetées sur les côtés, et la base des cornes antérieures sur la ligne médiane, la base des cornes postérieures latéralement sont venus constituer deux colonnes grises sur le plancher du quatrième ventricule. La tête des cornes antérieures (A', fig. 67) constitue le noyau accessoire de l'hypoglosse et le noyau moteur des nerfs mixtes ; la tête des cornes postérieures (X', fig. 67) est toujours coiffée par la racine descendante du trijumeau. On continue à voir les olives et les corps para-olivaires, et de plus des amas de cellules, situées en avant des pyramides, les *noyaux pré-pyramidaux* ou *noyaux arciformes*.

Mais à ce niveau nous rencontrons encore la formation réticulaire, les fibres arciformes et différents noyaux.

Au milieu, nous voyons le *raphé médian du bulbe*, qui est un lieu de passage et d'entrecroisement pour les fibres de toutes sortes. De chaque côté du raphé une sorte de réseau déterminé par le passage à travers la substance grise de nombreuses fibres blanches, provenant en grande partie des faisceaux moteurs ou sensitifs croisés et des fibres arciformes. C'est à ce champ réticulé qu'on donne le nom de *formation réticulée de Deiters*.

La *Réticulée* est formée par un mélange de fibres nerveuses et de grandes cellules multipolaires qui s'amassent surtout dans la région latérale. De là un champ interne (Réticulée blanche ou interne) et un champ externe (Réticulée grise ou externe). Les fibres radiculaires du grand hypoglosse traversent dorso-ventralement la « Réticulée ».

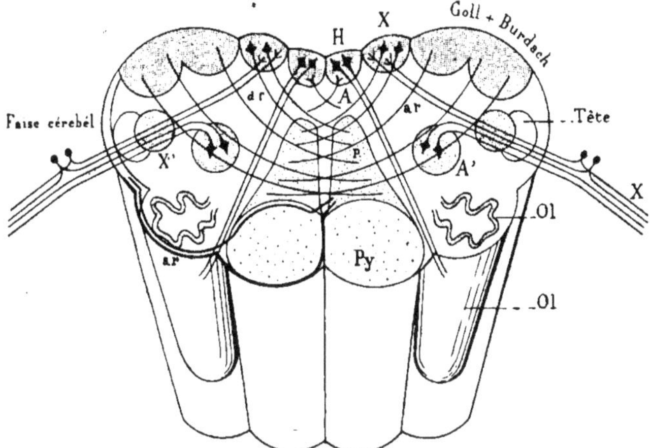

Fig. 67. — Coupe du Bulbe pour montrer les fibres arciformes

Ol, olive ; *Py*, pyramide ; *p*, ruban de Reil ; A, base de la corne antérieure (colonne grise motrice dorsale médiane, noyau de l'hypoglosse) ; A', sa tête (colonne grise motrice ventrale, noyau moteur du vago-glossopharyngien) ; X, noyau terminal du pneumogastrique (colonne sensitive dorsale) ; X', colonne sensitive ventrale (noyau descendant du trijumeau) ; *ar*, fibres arciformes internes et postérieures ; *ar* (traits gras), fibres arciformes externes et antérieures.

La « Réticulée » occupe toute l'étendue du tronc cérébral. On y trouve différents noyaux de substance grise : noyau du cordon antérieur *(noyau de Mislawsky)*, noyau central inférieur (*noyau de Roller*), situés de chaque côté du raphé, en dedans et un peu en arrière de l'olive bulbaire, tous les deux formés de grandes cellules multipolaires ; le noyau réticulé de la calotte, le noyau rouge, le noyau de l'oculo-moteur commun et le noyau de la commissure postérieure.

Elle est unie par différents faisceaux au thalamus (fibres réticulo-thalamiques), au corps mamillaire par le *pédoncule du corps mamillaire* qui descend se terminer dans le ganglion dorsal du toit (Kœlliker), au ganglion interpédonculaire qui reçoit le faisceau rétroflexe de Meynert, aux noyaux des nerfs crâniens par le *faisceau longitudinal dorsal de la substance grise de Schulz*, aux tubercules quadrijumeaux postérieurs, au noyau de la commissure postérieure et par elle au noyau de l'habénule et à la région du 3ᵉ ventricule par le *faisceau central de la calotte* (fibres descendantes), à la moelle par des fibres descendantes qui s'enfoncent dans le cordon antéro-latéral (Probst) et au cervelet.

c. — Parties nouvelles du bulbe.

Les *parties blanches* qu'on rencontre dans le bulbe et que l'on ne voit pas dans la moelle, sont les noyaux blancs des olives, et des fibres blanches transversales qui avoisinent le raphé médian où elles s'entrecroisent sous des angles variés. Parmi ces fibres, les unes émanent des corps olivaires, d'autres des corps restiformes. Ce dernier groupe comprend les *fibres arciformes.*

Les *corps restiformes* ont été longtemps considérés comme la continuation des cordons postérieurs de la moelle. Stilling déjà avait fait remarquer que ces cordons ne se rendent point de la moelle au cervelet, mais au contraire, qu'ils descendent du cervelet dans le bulbe. De fait, les corps restiformes doivent être confondus avec les pédoncules cérébelleux inférieurs. Ce sont là deux noms différents qui désignent un même organe. En atteignant le bulbe, leurs fibres s'infléchissent en avant et se dissocient en une sorte d'éventail de fibres auquel on a donné le nom de système des fibres arciformes.

Les *fibres arciformes* sont de deux ordres, les unes sont superficielles, les autres profondes.

Les *fibres arciformes profondes* ou *internes* se portent vers le raphé, plongent dans l'épaisseur du bulbe et s'entrecroisent sur la ligne médiane où elles contribuent à constituer le raphé du bulbe. Dans leur marche, elles découpent comme dans une dentelle les diverses formations qu'elles rencontrent, corps olivaires et juxta-olivaires, colonnes grises provenant des cornes antérieures et postérieures de la moelle, racine descendante du trijumeau, de façon à contribuer à la formation de la « Réticulée », et de là se redressent pour s'engager dans le ruban de Reil (Singer et Munzer, Mott, Tschermak).

Les *fibres arciformes superficielles* ou *externes* se détachent de la partie superficielle et externe des corps restiformes ; de là elles se portent en avant en contournant la face latérale du bulbe, où elles passent d'abord entre les filets radiculaires des nerfs mixtes, puis croisent le faisceau latéral, l'olive et la pyramide antérieure pour atteindre le sillon médian antérieur. Là, elles s'enfoncent dans ce sillon et disparaissent dans la profondeur du bulbe en s'entrecroisant, comme les fibres arciformes profondes, sur la ligne médiane avec les fibres homologues du côté opposé, et vont probablement, nous le verrons plus loin, aux ganglions post-pyramidaux de Goll et Burdach. Ces fibres forment un ruban plus ou moins volumineux et constituent le *stratum zonale* d'Arnold; dans certains cas, ce dernier est constitué par quelques fibres éparses et arquées qui embrassent l'extrémité inférieure de l'olive; d'autres fois il constitue une nappe serrée qui recouvre presque toute l'olive. Il n'est pas rare d'en voir

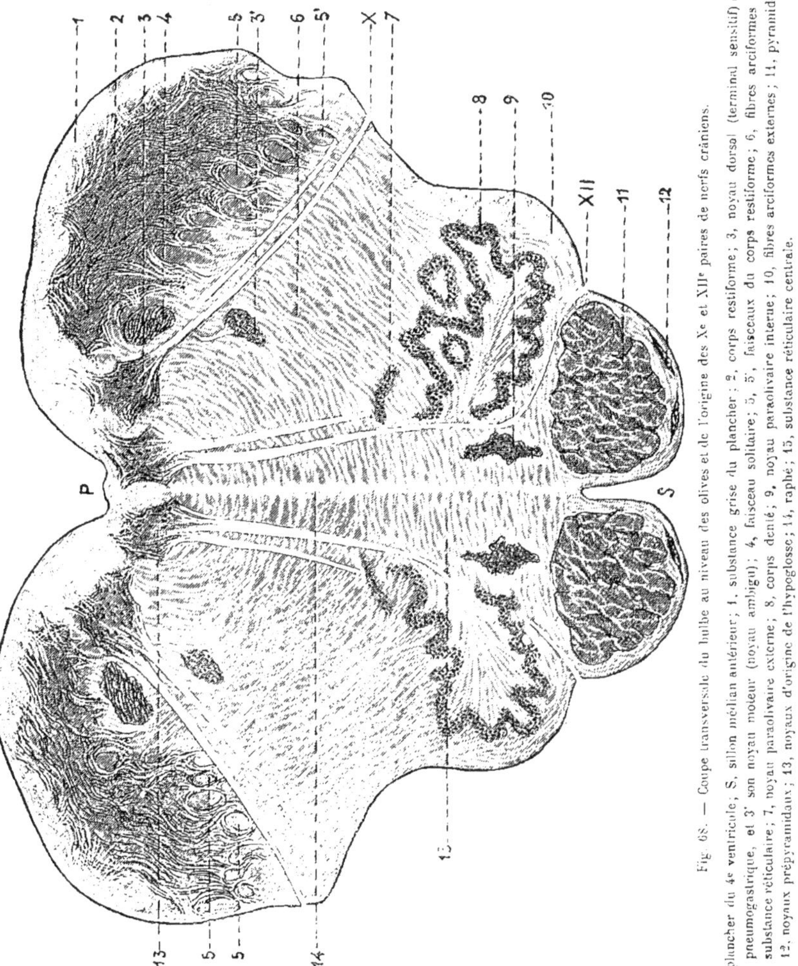

Fig. 68. — Coupe transversale du bulbe au niveau des olives et de l'origine des Xe et XIIe paires de nerfs crâniens.

P, plancher du 4e ventricule; S, sillon médian antérieur; 1, substance grise du plancher; 2, corps restiforme; 3, noyau dorsal (terminal sensitif) du pneumogastrique, et 3' son noyau moteur (noyau ambigu); 4, faisceau solitaire; 5, 5', faisceaux du corps restiforme; 6, fibres arciformes et substance réticulaire; 7, noyau paraolivaire externe; 8, corps denté; 9, noyau paraolivaire interne; 10, fibres arciformes externes; 11, pyramide; 12, noyaux prépyramidaux; 13, noyaux d'origine de l'hypoglosse; 14, raphé; 15, substance réticulaire centrale.

un certain nombre s'arrêter au sillon pré-olivaire par où elles pénètrent dans le bulbe; d'autres fois les fibres supérieures se groupent en un faisceau particulier qui passe au-devant de la base des pyramides et constitue l'*avant-pont*, ainsi appelé parce que ce ponticule précède un autre pont autrement considérable, le pont de Varole.

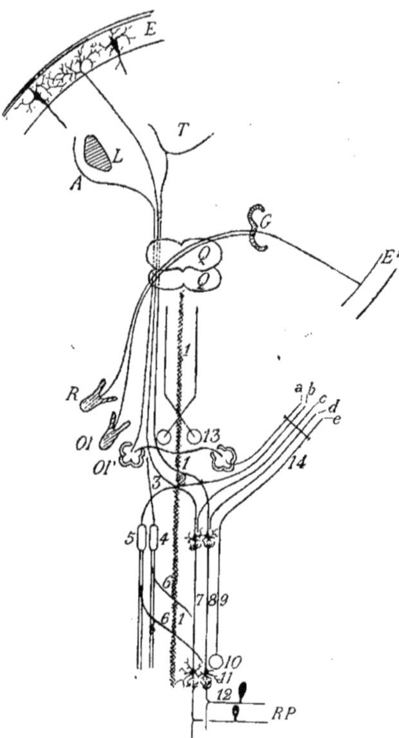

Fig. 69. — Schéma du trajet des fibres sensitives (Corps restiforme).

RP, racines postérieures de la moelle; Ol, olive du Pont; Ol', olive du bulbe; R, noyau latéral de Reil (noyau réticulaire du Pont); Q,Q, tubercules quadrijumeaux; G, corps genouillés; E,E', écorce du cerveau; T, couche optique; L, noyau lenticulaire; A, anse du noyau lenticulaire; 1,1, raphé; 2, entrecroisement des fibres des rubans de Reil; 3, fibres directes; 4, noyau de Goll; 5, noyau de Burdach; 6,6, fibres entrecroisées; 7, fibres du faisceau de Goll; 8, fibres du faisceau de Burdach; 9, fibres du faisceau cérébelleux direct; 10, colonne de Clarke; 11, articulation des racines sensitives et des neurones sensitifs médullaires; 12, racines postérieures : 13, noyau terminal d'un nerf sensitif crânien; 14, corps restiforme avec : *a*, ses fibres arciformes; *b*, ses fibres croisées et *cd*, ses fibres directes provenant des noyaux de Goll-Burdach du même côté et du côté opposé, et *e*, ses fibres du faisceau de Flechsig de la moelle.

Sur le trajet de ces fibres arciformes corticales sont disséminés de petits amas de substance grise que nous avons appelés *noyaux arciformes*. Quelques-uns constants par leur siège à la partie antérieure et interne de la pyramide antérieure et plus volumineux que les autres portent le nom de *noyaux prépyramidaux* (fig. 68).

Où aboutissent les fibres arciformes? DEITERS, CLARKE, MEYNERT croient que ces fibres, après avoir contracté des relations encore mal connues avec l'olive du côté correspondant pour les fibres arciformes profondes, du côté opposé pour les fibres arciformes superficielles, vont de là dans les noyaux de Goll et de Burdach.

Les fibres arciformes paraissent en effet constituées par des axones des cellules des noyaux de Goll et de Burdach entrecroisées sur la ligne médiane et se rendant par des voies différentes au corps restiforme.

EDINGER admet en outre, que dans le corps restiforme il y a un épais faisceau qu'il appelle le *faisceau des fibres cérébelleuses olivaires* qui, de l'olive du cervelet, va se rendre à l'olive du bulbe du côté opposé. C'est pour cette raison que ce n'est qu'à partir des olives du bulbe que le corps restiforme acquiert un volume plus considérable, et que, lorsqu'un hémisphère du cervelet est lésé, on a vu s'atrophier l'olive bulbaire du côté opposé.

En résumé, le corps restiforme contient : 1° des fibres cérébelleuses ascendantes ou centripètes (faisceau cérébelleux direct, fibres de Goll); 2° des fibres cérébelleuses centrifuges (faisceau intermédiaire); 3° les fibres arciformes venant du noyau de Goll et de Burdach du même côté (fibres arciformes internes et postérieures) et du noyau du côté opposé (fibres arciformes internes); 4° des fibres olivaires contro-latérales (14, fig. 69).

Les *parties grises* qu'on trouve dans le bulbe, et qui ne sont pas représentées dans la moelle sont : *a*, le *noyau de la pyramide postérieure*, *noyau des cordons grêles* ou *post-pyramidaux*, et *b*, le *noyau du cordon cunéiforme* ou *noyau des corps restiformes* (fig. 66), tous les deux détachés des cornes grises, au moment où les cordons postérieurs vont s'entrecroiser. — *c*, les *noyaux pré-pyramidaux* ou *noyaux arciformes*, constitués par un petit amas variable de matière grise à la partie antéro-interne des pyramides antérieures (12, fig. 68); — *d*, les *noyaux olivaires* et *juxta-olivaires* (7, 8, 9, fig. 68).

Du noyau de Goll partent des fibres qui montent dans le cervelet par l'intermédiaire des pédoncules cérébelleux inférieurs et d'autres fibres qui vont au ruban de Reil. Du noyau de Burdach se dégagent des trousseaux de fibres qui vont s'unir à celles du faisceau latéral profond pour constituer avec elles le ruban de Reil, et d'autres qui se rendent à l'olive et au cervelet par la voie du corps restiforme.

L'*olive* est formée par une portion blanche corticale qui appartient au cordon latéral ; par une lame grise intermédiaire plissée sur elle-même, *corps denté* ou *rhomboïdal de l'olive*, de façon à représenter une bourse oblongue ouverte à son extrémité interne, *hile de l'olive* (8, fig. 68); par un noyau blanc central dont les fibres appartiennent en grande partie au système des fibres arciformes. — Le corps dentelé de l'olive est constitué par une grande quantité de petites cellules multipolaires.

Les fibres qui en émanent (*pédoncule de l'olive*) vont se rendre à l'olive du côté opposé en traversant le raphé, et de là vont à l'hémisphère du cervelet. Certaines fibres de l'olive iraient même se rendre (SCHRŒDER VAN DER KOLK) au noyau de l'hypoglosse et à celui du facial, et plus bas jusque dans le cordon latéral (KOLLIKER, BECHTEREW, HELWEY, etc.).

Le *faisceau central de la calotte* est un faisceau qui se dégage de la partie dorsale de l'olive et monte dans le cerveau (*faisceau cérébral de l'olive*) en traversant le tronc cérébral. On le trouve dans la calotte, en dedans du noyau rouge. Il irait se terminer dans la paroi du 3° ventricule (BECHTEREW). Selon HELWEY il monterait dans la bandelette longitudinale postérieure et entrerait finalement dans la commissure cérébrale postérieure. C'est sans doute ce faisceau que LUYS, après avoir rappelé que le volume de l'olive est en rapport direct, non pas avec le volume de la moelle épinière mais avec le volume des hémisphères cérébraux, décrivait en 1894 comme descendant du cortex, passant dans le contingent des fibres sous-optiques (faisceau cérébro-olivaire) et allant se rendre à l'olive du bulbe. Enfin, de la surface de l'olive émanent des fibres rayonnantes dont l'ensemble constitue ce que l'on a appelé la *toison de l'olive*. — Les *noyaux para-* ou *juxta-olivaires*, *noyaux olivaires accessoires*, au nombre de deux, sont placés l'un en dedans, l'autre en dehors de l'olive. Le *noyau juxta-olivaire interne*, *grand noyau pyramidal de Stilling* (9, fig. 68), est représenté par une lame grise coudée, dont l'ouverture regarde le corps olivaire; — le *noyau juxta-olivaire externe* (7, fig. 68) est formé d'une baguette grise, fusiforme (sur une coupe), placé de champ en dehors de l'olive.

Faisceau de Schütz. — Le *faisceau de Schütz* ou *faisceau dorsal de la substance grise centrale* traverse longitudinalement toute la substance grise du Tronc cérébral. On peut le suivre du collet du bulbe aux noyaux du thalamus, au ganglion de l'habenula et au tuber cinereum. Dans son trajet il reçoit des axones des noyaux des nerfs crâniens et des noyaux de la « Réticulée ». D'après Schütz, quelques-unes de ses fibres vont aux tubercules quadrijumeaux et au cervelet par le voile médullaire antérieur.

§ III. — Vaisseaux du bulbe

Duret a divisé les artères qui se rendent au bulbe, en : 1° *artères radiculaires*, destinées aux racines : ces artérioles qui viennent des vertébrales et des cérébelleuses inférieures se bifurquent, l'un des rameaux accompagne les racines des nerfs dans son trajet intra-bulbaire et jusqu'à son noyau d'origine ; l'autre accompagne les racines vers la périphérie ; — 2° en *artères médianes*, dont les unes, *médianes antérieures*, naissent des vertébrales et de la spinale antérieure, pénètrent dans le sillon médian antérieur, traversent l'épaisseur du bulbe, se divisent en arborisations sous le plancher du quatrième ventricule et se rendent principalement aux noyaux des nerfs (*artères des noyaux* de Duret); les autres, *medianes postérieures*, viennent des spinales correspondantes et se rendent principalement dans la substance grise du plancher du quatrième ventricule ; — 3° en *artères périphériques* enfin, qui vont aux pyramides, à l'olive et aux corps restiformes.

Les *veines* du bulbe peuvent être divisées comme les artères en médianes et radiculaires. Elles se rendent dans un plexus qui entoure le bulbe et la protubérance, et de ce plexus partent des rameaux qui se jettent dans les sinus voisins.

§ IV. — Fonctions du bulbe rachidien

Les pyramides antérieures sont motrices, de même que les faisceaux pyramidaux de la moelle dont elles ne sont qu'une continuation. Leur destruction donne lieu à de la paralysie du mouvement.

La lésion des cordons postérieurs dans le bulbe (pyramides sensitives de Sappey et Mathias-Duval) détermine une hémianesthésie croisée et l'impulsion rotative en manège (Laborde), dernier effet qui ne leur appartient probablement pas en propre, mais doit être rapporté aux pédoncules cérébelleux supérieurs qui leur sont connexes.

Le faisceau intermédiaire du bulbe ou sous-olivaire, est direct et moteur.

La lésion des pyramides postérieures donne lieu à la dysharmonie des mouvements, à l'incoordination motrice, de même que celle qu'on voit après la section des cordons postérieurs de la moelle (Laborde).

La lésion de l'olive détermine des mouvements de rotation et de déséquilibration (Magendie), mais ces phénomènes n'appartiennent pas en propre aux corps olivaires (Laborde). Quant à être l'organe coordinateur de la fonction du langage (Schrœder van der Kolk), c'est là de la fantaisie.

Les corps restiformes sont doués d'excitabilité sensitive et excito-motrice ; ils appartiennent en propre au cervelet dont ils constituent les pédoncules inférieurs. Aussi ne dégénèrent-ils pas dans la dégénération ascendante des cordons postérieurs de la moelle. Leur lésion expérimentale provoque des phénomènes moteurs caractéristiques des lésions cérébelleuses, c'est-à-dire des phénomènes d'entraînement, de rotation, et en général de déséquilibration motrice.

L'action est *croisée* dans le bulbe. Le croisement a lieu dans le bulbe lui-même pour les fibres motrices du corps (pyramides), dans la protubérance pour les fibres motrices de la face. Ce qui permet d'expliquer les *paralysies alternes*. La liaison des noyaux des nerfs bulbaires d'un côté avec les noyaux similaires du côté opposé, rend compte d'autre part, de la synergie et du synchronisme des mouvements de la face (clignement, réflexe des paupières, etc.), et fait comprendre pourquoi une section sagittale du bulbe anéantit ce synchronisme. Mais ni la section transversale demi-latérale du bulbe (Vulpian et Philippeaux), ni l'atrophie complète de l'une ou des deux pyramides antérieures n'abolit *complètement* la motricité correspondante (Vulpian). *Tous* les conducteurs du mouvement ne sont donc pas compris dans les faisceaux pyramidaux.

Il n'y a pas non plus entrecroisement complet des conducteurs sensitifs, car la section sagittale du bulbe n'abolit pas *complètement* la sensibilité, pas plus que dans la demi-section transversale. La voie motrice et la voie sensitive dans le bulbe ne sont donc ni complètement directes ni complètement croisées.

Dans le bulbe, la substance grise se trouve anatomiquement isolée en noyaux distincts qui sont des centres réflexes particuliers, analogues à ceux que l'on a déterminés dans la moelle. Ces centres réflexes président au fonctionnement des nerfs bulbaires qui en partent, et les données de l'anatomo-pathologie sont sur ce point pleinement d'accord avec les faits anatomiques.

Ainsi les masses grises désignées sous le nom de noyau du facial sont le vrai foyer des actions réflexes du nerf facial (Vulpian et Philippeaux).

Les altérations pathologiques de l'*eminentia teres* (noyau de l'oculo-moteur externe) se traduisent par la paralysie du muscle droit externe d'un œil avec inaction conjuguée du muscle droit interne de l'autre œil ; paralysie du moteur oculaire externe avec déviation conjuguée de l'œil du côté opposé à la paralysie ; déviation conjuguée des yeux (Graux, *Thèse de Paris*, 1878). Ce fait s'explique par l'union du noyau de la sixième paire d'un côté avec le noyau de la troisième paire du côté opposé (Mathias Duval). Pour les mouvements conjugués de latéralité le muscle droit interne est donc animé par l'oculo-moteur commun correspondant, mais aussi par l'oculo-moteur externe du côté opposé.

C'est le bulbe qui coordonne les mouvements de l'expression mimique et parlée (association fonctionnelle des nerfs hypoglosse, facial et masticateur) ; c'est lui qui commande la vision binoculaire (association des VIe et IIIe paire à la façon du double guide des chevaux accouplés en attelage). Par la racine descendante de la Ve paire, il est le centre de la sensibilité de la face. Mais par leur groupement et leurs connexions, les noyaux gris du bulbe président à autre chose qu'à de simples réflexes localisés dans tel ou tel nerf bulbaire ; ils président encore à l'association des divers actes de sensibilité et de mouvements destinés à assurer l'accomplissement d'importantes fonctions, telles la *mastication* et la *succion*, la *déglutition*, l'*occlusion des paupières*, la *phonation ;* tels encore les mouvements automatiques *respiratoires* (nœud vital de Flourens) ; *phrénateurs du cœur* par suite de l'excitation du pneumogastrique très probablement, car après la destruction des noyaux des nerfs mixtes le phénomène n'a plus lieu. On a de plus placé dans le bulbe un *centre vaso-moteur* général, et divers *centres sécrétoires*, salivaire, sudoral, glycosurique, polyurique, albuminurique. Le fait est que la piqûre du plancher du quatrième ventricule entre les tubercules de Wenzel (origine des nerfs acoustiques) donne lieu à un diabète temporaire, et que si l'on pique un peu plus bas on obtient de la polyurie simple et que si la piqûre, au contraire, porte plus haut, on détermine de l'albuminurie, plus haut encore (à la partie la plus large du plancher) de la salivation.

Le *centre respiratoire bulbaire* est placé près de ceux des nerfs moteurs de la langue (hypoglosse), des lèvres (noyau inférieur du facial) et des fibres cardiaques du spinal et du pneumogastrique. La *paralysie labio-glosso-laryngée* frappe successivement ces centres jusqu'à ce qu'elle tue le malade dans des accès de suffocation et de syncope.

Les *voies centripètes* du réflexe respiratoire ce sont les nerfs pulmonaires (pneumogastriques) et cutanés sensitifs; les *voies centrifuges*, ce sont les nerfs moteurs des muscles respiratoires, et en particulier le nerf phrénique.

La piqûre au niveau de la pointe du calamus (nœud vital de Flourens) arrête immédiatement la respiration (foyer du mécanisme respiratoire) et produit une mort instantanée chez les animaux à sang chaud, à moins qu'on entretienne la vie par la respiration artificielle. La section du bulbe au-dessous du nœud vital abolit les mouvements respiratoires de la face et laisse subsister ceux du tronc. Le *centre inspirateur* entre en jeu par l'excitation des nerfs sensitifs cutanés et pulmonaires, par l'accumulation de CO^2 dans le sang (dyspnée), par la diminution d'O ; il est au contraire paralysé par une excitation très forte des nerfs sensitifs et en particulier des nerfs du cœur (excitation de l'endocarde, Fr. Franck) par l'excès d'O (apnée) ou de CO^2 (asphyxie) dans le sang. Son action est intermittente et soumise en partie à l'influence de la volonté.

S'il est vrai qu'il existe d'autres centres respiratoires automatiques échelonnés dans la moelle capables d'amener le retour des mouvements respiratoires spontanés et rythmés, après section du bulbe et respiration artificielle pendant un certain temps (Wertheimer, Lengendorff), le centre respiratoire de Flourens et Legallois n'est plus qu'un simple centre d'arrêt ou d'inhibition, ou un centre respiratoire principal. Mais Laborde (*Soc. de biologie*, 1889) a contesté ces résultats (1).

C'est de la moelle allongée que part le *nerf accélérateur* du cœur, qui gagne l'organe par le sympathique en passant par les rameaux communicants des nerfs cervicaux inférieurs et des six premiers dorsaux (Stricker). L'excitation de ce nerf ou de son centre bulbaire accélère les battements du cœur, sans qu'il se produise de modifications dans la pression artérielle (Cl. Bernard, Von Bezold, Schmiedeberg, Cyon), à la condition de

(1) Pour Flourens, Volkmann, Knoll, Laborde, Fredericq, etc., la fonction respiratoire est gouvernée par un centre unique qui siège dans le bulbe; pour Brown-Séquard, Langendorff, Wertheimer, Mosso, Grossmann, etc., elle a plusieurs centres échelonnés dans le bulbe et la moelle épinière.

De ses recherches A. Bienfait (*Rech. sur la Physiol. des centres respiratoires*, Arch. de Biologie de Van Beneden, 1892), conclut que : 1° les centres respiratoires médullaires sont impuissants à produire et à gouverner la fonction respiratoire, alors qu'ils sont séparés des centres respiratoires principaux ; 2° le centre respiratoire bulbaire exerce une action excitante et non pas inhibitrice sur les centres respiratoires médullaires ; 3° le centre respiratoire bulbaire, isolé par deux sections transversales des centres respiratoires accessoires (centre facial, centre phrénique, centre des muscles inspirateurs) peut fonctionner seul et présider aux mouvements respiratoires de la glotte.

Gad et Marinesco ont pu détruire avec une pointe rougie de baguette de verre les différents centres respiratoires bulbaires sans inhibiter définitivement la respiration. Ces centres sont : 1° le nœud vital de Flourens ; 2° le faisceau solitaire de Gierke des deux côtés; 3° les noyaux cellulaires de Mislawsky situés de chaque côté du raphé, en dedans des noyaux de l'hypoglosse ; 4° les noyaux respiratoires du vague de Holm. Mais après avoir contesté les conclusions des localisateurs, Gad et Marinesco concluent que le centre respiratoire est constitué par des noyaux disséminés qui se trouvent de chaque côté des racines de l'hypoglosse. (*Compt. rend. Acad. des sc.*, oct. 1892.)

Brown-Séquard dit positivement que le centre respiratoire bulbaire n'est pas le seul ; la respiration, dit-il, dépend d'éléments nerveux centraux qui se trouvent dans toute la base de l'encéphale et dans la moelle épinière. A l'exclusion du centre bulbaire (destruction), les centres encéphaliques unis aux centres spinaux peuvent maintenir la respiration plus longtemps que le centre bulbaire à l'exclusion des autres centres. (*Arch. de physiol.*, p. 131, 1893).

détruire préalablement l'action des vaso-constricteurs contenus également dans le sympathique cervical en coupant les splanchniques (Landois).

Les *nerfs vaso-constricteurs* ont leur foyer général dans le bulbe (Ludwig et Thiry). L'excitation de ce foyer rétrécit toutes les artères, et par suite provoque l'élévation de la pression sanguine. La veinosité du sang (excès d'acide carbonique) l'excite et toutes les artères se contractent. C'est ce qui explique que les veines et le cœur se gorgent de sang pendant l'asphyxie, et qu'après la mort les artères soient vides. C'est ce qui explique aussi l'arrêt des hémorrhagies par émotion morale et syncope.

Une partie des fibres vaso-constrictives de l'*œil* passent par le trijumeau, celles de la *langue* par le lingual et le grand hypoglosse, la plupart des fibres de la *tête*, y compris celles des *artères cérébrales*, par le sympathique cervical, celles du membre supérieur par le premier ganglion thoracique, et c'est aussi par ce ganglion que passent la plupart des vaso-constricteurs des poumons (Brown-Séquard, Fick, etc.). Les nerfs splanchniques, qui innervent les *viscères abdominaux*, sont les plus importants des vaso-constricteurs (Von Bezold, Ludwig et Cyon). Ces fibres ont une action considérable à la fois sur la *température* et sur les *battements du cœur*, puisque leur excitation vive rétrécit les canaux artériels et produit l'ischémie, tandis que leur paralysie provoque la congestion locale, l'élévation de la température, l'abaissement de la pression sanguine et consécutivement des battements cardiaques petits, lents et laborieux.

Nous savons qu'au-dessous du centre vaso-constricteur bulbaire d'ordre supérieur, il existe des centres subordonnés situés dans la moelle (Voy. *Moelle épinière*, p. 80). Sur ce centre, le *cerveau* exerce une certaine influence, puisque l'effroi, l'angoisse, etc., produisent une pâleur subite de la face et un frissonnement de tout le corps.

L'*excitation pathologique* du centre vaso-moteur bulbaire peut amener l'*artériospasme cutané* (Nothnagel), qui peut aller jusqu'à la gangrène (Weiss); l'*hémicranie sympathico-tonique* (Dubois-Reymond) accompagnée de pâleur et de refroidissement de la moitié correspondante de la face et de la salivation. La paralysie de ce centre peut, au contraire, produire les *taches cérébrales* de Trousseau et l'*hémicranie sympathico-paralytique* (Eulenburg). Peut-être la *maladie de Basedow* n'est-elle que la conséquence de la paralysie vaso-motrice des petites artères de l'orbite, du corps thyroïde et des fibres modératrices du nerf vague. L'*angine de poitrine vaso-constrictive* (Landois), nombre de *congestions viscérales soudaines*, le frisson et la pâleur de la peau dans la *fièvre* s'expliquent par l'excitation vive ou la paralysie des vaso-moteurs.

A côté du centre vaso-constricteur, il y a dans la moelle allongée un *centre vaso-dilatateur*. Le sang dyspnéique, la nicotine, excitent vivement ce centre dont les effets se traduisent par la dilatation des vaisseaux. Les nerfs vaso-dilatateurs de la région bucco-faciale proviennent en partie directement de la moelle allongée par l'intermédiaire du trijumeau (Jolyet et Lafont, Vulpian); les vaso-dilatateurs de la glande sous-maxillaire, de la glande sublinguale et ceux de la partie antérieure de la langue sont contenus dans la corde du tympan (Vulpian).

Les *émotions* (influence cérébrale) agissent puissamment sur le centre vaso-dilatateur. La « rougeur de la honte » est probablement le résultat de l'excitation de ce centre. Par les nerfs vaso-dilatateurs, le même centre exerce une action manifeste sur la *température du corps*. Au-dessous de ce centre vaso-dilatateur général, il existe dans la moelle des centres subordonnés du même ordre (Voy. *Moelle épinière*, p. 80).

Enfin, la moelle allongée contient un *centre convulsif général* qui peut être excité par la veinosité du sang (convulsions asphyxiques) ou par anémie brusque du bulbe.

La *physiologie pathologique* a démontré également à son tour que plusieurs affections bien déterminées dans le cadre nosologique, ont leur origine dans la lésion des noyaux gris bulbaires. Telle est cette singulière affection découverte par Duchenne (de Boulogne) que Trousseau a appelée *paralysie labio-glosso-laryngée*,— qui est caractérisée primitivement par l'atrophie du noyau de l'hypoglosse. Cette paralysie d'ordre bulbaire qui envahit successivement la langue, le voile du palais, les lèvres, le larynx, et se termine par des troubles respiratoires et cardiaques, peut être confondue avec une paralysie glosso-labiée cérébrale qui se distingue de la première par des symptômes cérébraux, la conservation des réflexes, l'absence d'atrophie musculaire et la conservation de la contractilité électrique. Les noyaux bulbaires peuvent aussi être atteints consécutivement dans l'atrophie musculaire progressive, dans la sclérose latérale amyotrophique. En raison du siège des noyaux d'origine des nerfs qui président à la respiration et la circulation, on conçoit que les hémorrhagies du bulbe, pour peu qu'elles soient un peu considérables, déterminent fréquemment la mort subite. Les troubles de la parole, de la phonation, de la déglutition, de la respiration, etc., s'expliquent par la lésion de ces noyaux. Les lésions du bulbe déterminent aussi des troubles de sécrétion rénale : polyurie, albuminurie, glycosurie, mais les lésions cérébrales peuvent donner lieu à ces mêmes symptômes qui sont seulement un peu plus transitoires dans ce dernier cas.

L'importance capitale des fonctions auxquelles le bulbe préside (respiration, circulation, etc.), rend compte de la gravité immédiate de l'hémorrhagie bulbaire. Il y a apoplexie, la respiration et la circulation s'embarrassent et le malade meurt subitement par asphyxie ou syncope, d'autres fois, après avoir présenté le phénomène de Cheyne-Stokes, avoir poussé un cri et présenté quelques convulsions épileptiformes.

Des ostéophytes de l'apophyse odontoïde, des déplacements de cette apophyse dans les luxations de la colonne vertébrale peuvent donner lieu à de la compression du bulbe. Solbrig, et plus tard Lasègue, ont considéré les déformations du trou occipital, et d'autres de la base du crâne, comme cause de l'épilepsie.

Art. II. — Protubérance annulaire

La *protubérance annulaire*, *Pont de Varole* ou *mésocéphale* de Chaussier, est une sorte de bourrelet blanc transversal en forme de demi anneau, intermédiaire au bulbe et aux pédoncules cérébraux qui la limitent en bas et en haut, et situé entre les hémisphères cérébelleux de chaque côté. — Le volume de la protubérance annulaire est toujours en rapport avec le volume des hémisphères du cervelet, — et en conséquence le pont de Varole est d'autant plus gros que l'on s'élève dans la série animale. Son poids est de 16 à 17 gr. d'après Krause et Weisbach, environ les 15 millièmes de l'encéphale. Danielbekoff a trouvé 13/1000 chez les nouveau-nés, Boyd 15 à 16 ‰ chez l'adulte. — Elle est très réduite chez les Rongeurs et disparaît chez les Sauropsides et les Poissons, dont le cervelet n'a pas de lobes latéraux. On lui considère six faces :

1° Une *face antérieure* (PV, fig. 70), libre, convexe et arrondie (*nœud de l'encéphale*, Sœmmerring) qui regarde en bas et en avant et repose sur la gouttière basilaire de l'occipital. — Elle présente un sillon médian antéro-postérieur, *sillon basilaire*, dans lequel se loge le tronc basilaire; – de chaque côté de ce sillon, deux saillies parallèles dues au soulèvement des fibres annulaires de la protubérance par les pyramides antérieures qui la traversent; — plus en dehors l'origine apparente des nerfs trijumeaux. — Sur toute cette face, on voit des fibres blanches transversales qui se ramassent de chaque côté pour pénétrer dans les hémisphères correspondants du cervelet sous la forme d'un gros cordon, les *pédoncules cérébelleux moyens*.

Quelques-unes des fibres les plus inférieures du pont de Varole se groupent en un petit ruban arqué, *ruban de Foville*, dont les extrémités se portent vers l'émergence du nerf facial.

Deux fois Lenhossek a rencontré à la face antérieure du Pont un petit faisceau qui courait sur le côté du sillon basilaire (d'un seul côté) et s'étendait du pédondule cérébral à l'olive du bulbe.

2° Une *face postérieure* (fig. 71) qui fait partie du plancher du quatrième ventricule et se continue avec la face correspondante du bulbe rachidien. — Elle a la forme d'un triangle, dont le sommet tourné en haut est placé au niveau de l'orifice inférieur de l'aqueduc de Sylvius, et dont les côtés sont formés par les pédoncules cérébelleux supérieurs. Sur la ligne médiane elle présente un sillon qui fait suite à celui du calamus et de chaque côté duquel on trouve deux saillies peu accusées, formées par les bandelettes longitudinales postérieures du bulbe, ainsi qu'une dépression légère, située latéralement (continuation du sillon latéral du canal de l'épendyme), appelée *fovea superior*, au-dessus de laquelle on voit une tache grisâtre, le *locus cœruleus* (L, fig. 53).

3° Une *face supérieure* qui se confond avec les pédoncules cérébraux, et dont la partie antérieure forme un bord, *bord antérieur de la protubérance*, séparé du bulbe par un sillon, *sillon pédonculo-protubérantiel*.

4° Une *face inférieure*, qui se continue avec la base du bulbe et dont la sépare en avant un sillon analogue au précédent, *sillon bulbo-protubérantiel*.

En haut, les fibres annulaires de la protubérance embrassent comme dans un demi-collier chaque pédoncule cérébral, et en bas elles se comportent d'une façon analogue par rapport aux pyramides antérieures du bulbe.

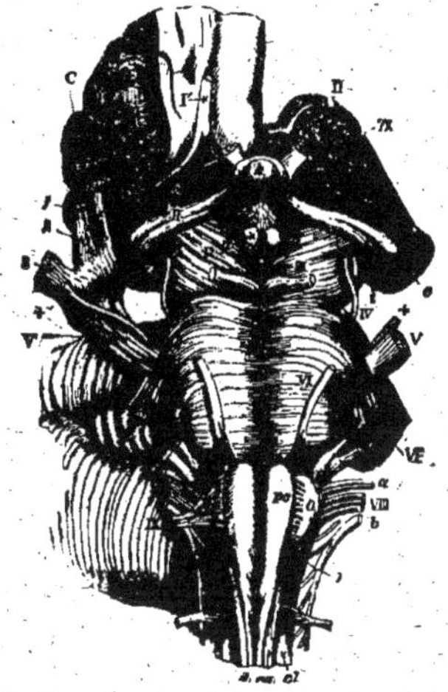

Fig. 70. — Le pont de Varole (PV) vu par la base de l'Encéphale

5° Deux *faces latérales* (Pcm, fig. 51), qui se confondent avec l'origine des *pédoncules cérébelleux moyens*. — Ces pédoncules s'enfoncent dans les hémisphères du cervelet où ils vont se perdre. — Ils sont limités en bas par le lobule du pneumogastrique et par l'émergence des nerfs acoustiques.

Constitution de la protubérance annulaire. — La *protubérance* est formée de fibres nerveuses et de cellules nerveuses éparses. — C'est une sorte de nœud dans lequel convergent les fibres venues du cervelet et celles qui passent du bulbe dans les pédoncules cérébraux ou de ces derniers dans le bulbe.

Elle est essentiellement constituée par des fibres blanches, les unes longitudinales, les autres transversales, et par des masses grises isolées ou agminées, dont les unes représentent la prolongation des colonnes grises segmentées du bulbe, et les autres des formations nouvelles.

Les fibres longitudinales sont groupées en trois faisceaux.

1° Un *faisceau antérieur*, *faisceau pyramidal*, qui contient les fibres moyennes du pied du pédoncule cérébral (fibres pyramidales) et se continue avec les fibres superficielles (motrices) des pyramides antérieures du bulbe, et plus loin avec celle du faisceau pyramidal de la moelle du côté opposé. A son côté interne chemine le faisceau cortico-protubéranciel que Brissaud a appelé *faisceau géniculé*. Ce faisceau renferme les fibres motrices cérébrales des nerfs crâniens V, VII, XI et XII ; celles-ci s'entrecroisent sur la ligne médiane pour aller joindre les noyaux bulbo-protubéranciels des nerfs crâniens moteurs du côté opposé.

2° Un *faisceau moyen*, *ruban de Reil*, qui contient les fibres de la calotte du pédoncule cérébral et se continue avec la partie postérieure ou sensitive des pyramides antérieures, et plus bas encore, par l'intermédiaire des noyaux de Goll et de Burdach, avec le cordon postérieur de la moelle du côté opposé. Au niveau du bord supérieur du Pont, une partie de ces fibres s'échappent sur le côté, pour constituer le ruban de Reil latéral.

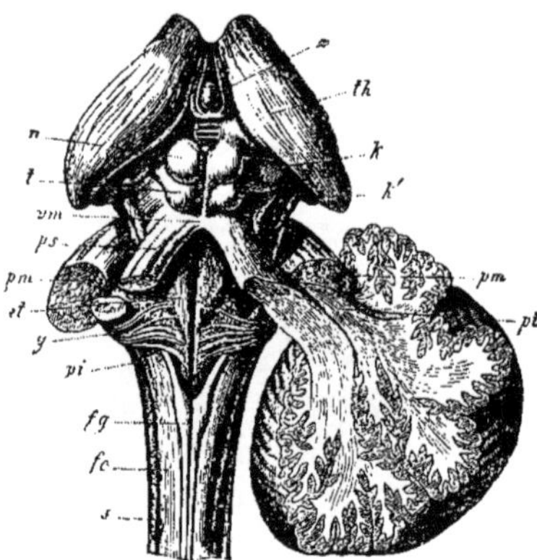

Fig. 71. — Face postérieure du Tronc cérébral

Les *fibres transversales* qui forment l'écorce de la protubérance, le Pont proprement dit, se rendent en grande partie dans les pédoncules cérébelleux moyens. Ces fibres horizontales semi-annulaires s'interposent entre les plans des fibres longitudinales. Elles constituent de la sorte un plan superficiel, *stratum zonale*, *stratum superficiale*, qui recouvre les deux faisceaux pyramidaux ; un second plan, *stratum profondum*, qui sépare les pyramides des rubans de Reil, et à la partie dorsale de la protubérance enfin, un troisième plan, *stratum complexum*, qui dissocie les faisceaux cérébraux en donnant lieu à la « Réticulée » du Pont et se confond à la partie inférieure avec la « Réticulée » du bulbe.

Un certain nombre de faisceaux émanés des pédoncules cérébelleux moyens s'entrecroisent sur la ligne médiane et donnent lieu au *raphé médian* de la protubérance. Dans ces faisceaux il y a des fibres centrifuges (fibres ponto-cérébelleuses) et des fibres centripètes (fibres cérébello-pontales). Certaines, après s'être entrecroisées, se redressent et montent dans les pédoncules cérébraux où elles font partie des faisceaux cortico-protubéranciels et relient l'hémisphère cérébelleux d'un côté à l'hémisphère cérébral du côté opposé.

Les fibres du corps trapézoïde contribuent aussi à former le raphé.

Dans une coupe transversale de la Protubérance, on met d'autres fibres en évidence : les fibres radiculaires du moteur oculaire externe, du facial, les fibres du trijumeau et celles, descendantes, de sa racine supérieure, et un groupe particulier de fibres auxquelles on a donné le nom de *corps trapézoïde*.

Les fibres de l'oculo-moteur externe traversent le Pont de sa face dorsale à sa face ventrale, et, après avoir passé à travers les fibres pyramidales, viennent émerger à la surface juste au niveau du bord supérieur du Pont. Les fibres du facial apparaissent sous la forme d'une boucle qui embrasse le noyau de l'oculo-moteur externe. Celles de la racine supérieure du trijumeau sont verticales et les racines motrices et sensitives de ce nerf traversent le Pont en se portant en avant et en dehors pour venir émerger au niveau de son extrémité.

Le *Corps trapézoïde* est un faisceau blanc de la face ventrale du rhombencéphale, visible à l'extérieur chez les animaux qui l'ont bien développé (Lapin, Chat. Porc, Bœuf, Mouton Chien, Cheval), relégué dans l'intérieur du Pont

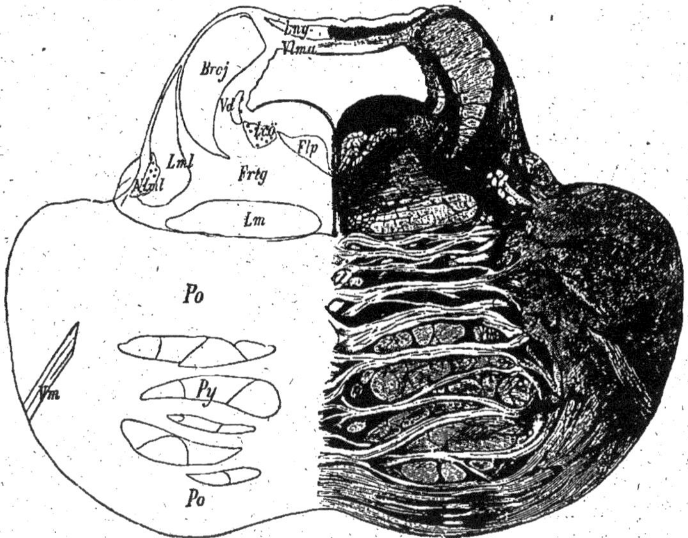

Fig. 72. — Coupe transversale du Pont de Varole (Obersteiner)

Vd, racine descendante du trijumeau; *Vm*, racine motrice du trijumeau; *Brcj*, pédoncule cérébelleux supérieur; *Llp*, faisceau longitudinal supérieur; *Frtg*, champ de la calotte; *Lco*, Locus cœruleus; *Lm*, ruban de Reil médian; *Lml*, ruban de Reil latéral; *Lng*, Lingula; *Nlml*, noyau du ruban de Reil latéral; *Po*, fibres de la protubérance; *Py*, Pyramides; *Vlma*, voile médullaire antérieur.

dans l'espèce humaine où il est constitué par un système de fibres interposées, dans le champ de la Protubérance, entre les tubercules acoustiques et les deux olives supérieures.

D'après Flechsig, Bechterew, Hans Held, les fibres du corps trapézoïde proviennent du tubercule acoustique latéral, de l'olive supérieure et de petits îlots gris perdus sur le trajet des fibres, s'entrecroisent dans le raphé et constituent un *faisceau acoustique* à la fois direct et croisé (surtout croisé) qui passe dans la couche latérale du ruban de Reil pour aller de là se porter aux tubercules quadrijumeaux. Là, il se divise en deux faisceaux : un faisceau profond qui va se perdre dans les tubercules quadrijumeaux postérieurs (voie acoustique réflexe), et un faisceau superficiel qui gagne la région sous-optique, passe par le carrefour sensitif et monte dans le centre ovale de l'hémisphère pour atteindre l'écorce des deux premières circonvolutions temporales (voie acoustique cérébrale). En traversant le corps trapézoïde, ces fibres abandonnent des collatérales qui se mettent en rapport avec les noyaux des nerfs de l'œil et celui du facial.

Selon Bechterew, un groupe de fibres du « Trapèze » viennent du noyau du toit du cervelet par son pédoncule inférieur.

Forel, Monakow, Onufrowicz, n'acceptent pas que le corps trapézoïde appartienne à la voie acoustique centrale. Ils ne tiennent comme telle que les barbes du calamus. Hans Held estime de son côté, que si les barbes du calamus appartiennent au système acoustique, ce n'est là qu'une voie dorsale dont les fibres du corps trapézoïde constituent la voie ventrale.

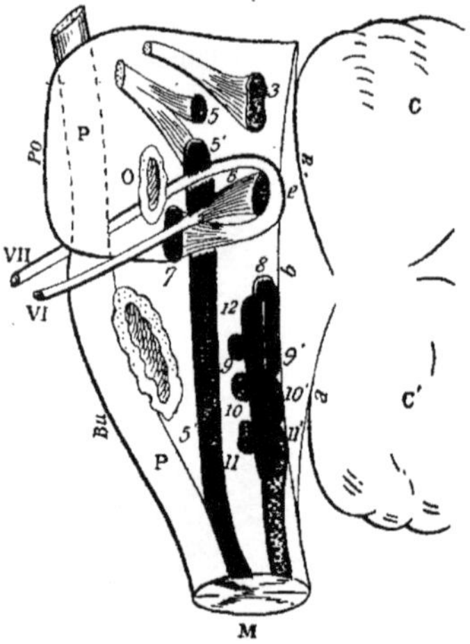

Peu développé dans l'espèce humaine, le corps trapézoïde est visible à l'extérieur chez nombre d'animaux. Ainsi, chez le Sanglier, il se présente à l'exterieur sous la forme d'une bande blanche transversale qui va d'un flocculus à l'autre en suivant le sillon bulbo-protubéranciel et en s'enfonçant sous la pyramide antérieure.

Fig. 73.— Coupe sagittale schématique du bulbe et de la protubérance annulaire pour montrer les noyaux gris bulbo-protubéranciels.

Bu, bulbe ; *Po*, protubérance annulaire ; — *M*, moelle épinière ; — *P*, pyramides antérieures ; — *O*, olive supérieure ; *c*, *c*, cervelet ; — *a*, *a*, toit du quatrième ventricule (voiles médullaires antérieur et postérieur) ; — *b*, plancher du quatrième ventricule ; — *e*, genou du facial ; — 3, noyau de l'oculo-moteur commun (origine réelle) ; — 5, noyau moteur du trijumeau, et 5', noyau sensitif du même nerf ; — 6, noyau commun à l'oculo-moteur externe et au facial ; — 7, noyau du facial ; — 8, noyau de l'acoustique ; — 9, noyau moteur du glosso-pharyngien, et 9', noyau sensitif du même nerf ; — 10, noyau moteur du pneumogastrique, et 10', noyau sensitif du même nerf ; — 11, noyau moteur du spinal ; — VI, nerf oculo-moteur externe ; — VII, nerf facial.

La *substance grise du Pont* est disposée sous la forme de noyaux plus ou moins isolés. On y trouve, outre les noyaux des nerfs crâniens protubéranciels, *noyau de la VIe paire, noyaux sensitif et moteur de la Ve, noyau vésiculeux de la Ve* (racine supérieure du trijumeau) *noyau angulaire, noyau de Bechterew* ou *noyau du nerf vestibulaire* (situé à l'angle latéral du sinus rhomboïdal), d'autres amas de substance grise qui sont : 1° les *noyaux du Pont*, petits îlots enclavés entre les plans transversaux de la Protubérance, dont les cellules émettent des fibres cérébelleuses croisées et reçoivent autour d'elles les ramilles des fibres descendantes du cervelet, du faisceau de Meynert, des faisceaux cérébraux fronto-protubéranciel, temporo-protubéranciel et du faisceau cérébral moteur (faisceau pyramidal) ; — 2° le *noyau du ruban latéral* (situé contre la face interne du ruban de Reil latéral) ; — 3° le *noyau central supérieur* (au centre de la « Réticulée ») et les *noyaux de la calotte protubérancielle* ; — 4° les *noyaux du corps trapézoïde* (dans l'intérieur de ce corps) ; — 5° les *olives supérieures* ou *olives protubérancielles* ; — 6° enfin, l'origine du *locus niger* qui va s'accuser dans les pédoncules cérébraux pour aller s'éteindre vers le corps sous-thalamique de Luys, — et un petit amas gris visible sur le plancher du 4° ventricule, le *locus cæruleus*.

Les *noyaux réticulaires* sont situés au milieu de la « Réticulée » qui n'est que la continuation, de chaque côté du raphé, de celle du bulbe. Au centre, le plus gros de ces noyaux constitue le noyau central supérieur qui prolonge dans le Pont le noyau central inférieur situé dans le Bulbe. A ces noyaux viennent se rendre des fibres du cordon antéro-latéral de la moelle. Le noyau sensitif terminal de la Vᵉ paire et celui de la VIIIᵉ représentent la prolongation des cornes postérieures de la moelle. Plus profondément et antéro-latéralement, on rencontre le prolongement de la tête de la corne antérieure, amas de grosses cellules multipolaires qui est l'origine, de bas en haut, du nerf facial (noyau du facial) et du nerf masticateur (noyau masticateur). Dorsalement et de chaque côté du raphé, se trouve le prolongement de la base de la corne antérieure constituant là le noyau d'origine de la VIᵉ paire.

L'*Olive supérieure* (olive du Pont) est différenciée sous la forme d'une bande d'un gris-jaunâtre incurvée en S italique placé en dedans du noyau d'origine du facial.

Elle est peu visible dans l'espèce humaine, est beaucoup mieux différenciée chez beaucoup d'animaux (Carnassiers, Rongeurs, Cétacés). Elle reçoit des ramilles du corps trapézoïde et des fibres cérébelleuses (Bechterew), et émet des axones qui s'engagent dans le ruban de Reil latéral (faisceau acoustique) et le *pédoncule de l'olive*, qui l'unit au noyau de l'oculo-moteur externe. Cet organe est, en effet, un ganglion de l'appareil acoustique.

Vaisseaux de la Protubérance

Les *vaisseaux de la Protubérance* ont à peu près la même disposition que dans le Bulbe. Les *artères* protubérancielles naissent du tronc basilaire ou de ses branches, les artères cérébelleuses moyennes et les artères cérébelleuses supérieures. Ces artères peuvent être groupées en : 1° *artères médianes* qui naissent du tronc basilaire, s'enfoncent perpendiculairement dans le Pont et se recourbent en dehors vers le plancher du 4ᵉ ventricule pour constituer les artères des noyaux (noyaux du facial, de l'oculo-moteur externe, du trijumeau) ; — 2° *artères radiculaires*, qui suivent les fibres radiculaires des nerfs facial, acoustique, moteur oculaire externe et trijumeau et vont se perdre en arborisations dans les noyaux gris (celles de l'oculo-moteur et du trijumeau proviennent du tronc basilaire, celles du facial, de l'acoustique, de la cérébelleuse moyenne ou de la vertébrale) ; — 3° *artères accessoires* ou *périphériques* qui naissent du tronc basilaire, des cérébelleuses ou des médianes et des radiculaires et se terminent dans la substance blanche voisine.

Les *veines* ont une disposition analogue, mais elles ne suivent pas régulièrement le trajet des artères et forment à la surface de la Protubérance un plexus d'où partent des veines efférentes qui vont se jeter dans les veines basilaires, les veines cérébelleuses ou les sinus voisins.

La disposition des artères du Pont permet de se rendre compte de certaines paralysies localisées des nerfs protubérantiels à la suite d'artérite, de thrombose, d'embolie, amenant des ramollissements partiels de la substance de la Protubérance.

Fonctions de la Protubérance annulaire

L'*excitation profonde* de la Protubérance amène la douleur et des convulsions générales épileptiformes.

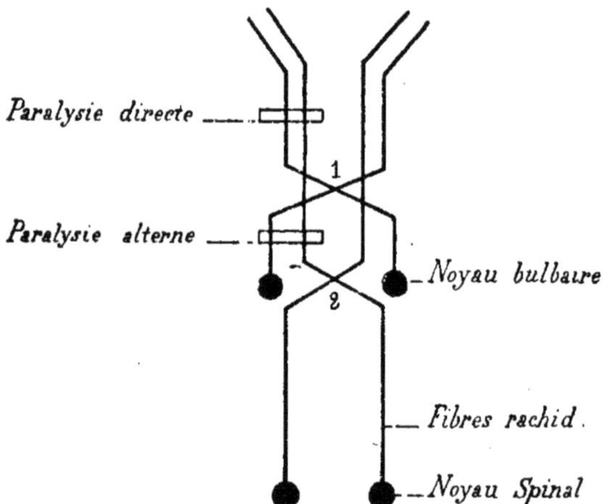

Fig. 74. — Diagramme destiné à faire comprendre l'hémiplégie alterne

1, fibres du faisceau pyramidal ponto-bulbaire entrecroisées dans le Pont de Varole; 2, fibres du faisceau pyramidal médullaire entrecroisées dans le bulbe rachidien.

Comme *conducteur*, les lésions unilatérales de la Protubérance produisent une paralysie croisée, mais il peut en même temps y avoir paralysie faciale directe.

Un animal à qui on a enlevé les hémisphères cérébraux, le cervelet et les tubercules quadrijumeaux, c'est-à-dire auquel on n'a laissé que la Protubérance et le Bulbe, peut encore se tenir en équilibre, et marcher si l'on a conservé le cervelet. La Protubérance contient donc le *centre des mouvements de locomotion*. De même, l'animal qui a conservé sa Protubérance après ablation de toutes les parties de l'encéphale situées au-dessus, continue à manifester par des *cris plaintifs* et bien différents des cris purement réflexes qu'il pousse encore lorsqu'on le pince énergiquement et qu'il ne possède plus que la moelle et le bulbe. La Protubérance est donc le siège du *centre de perception des impressions sensitives générales*, le *sensorium commune*.

L'expression des émotions peut se faire sans la participation du cerveau, comme le prouvent la Grenouille qui coasse lorsqu'on lui chatouille le dos, le Lapin qui pousse des cris plaintifs lorsqu'on le pince ou le brûle, le Rat qui tressaille quand on siffle à son oreille, alors que ces animaux sont privés de leurs hémisphères cérébraux. Le centre de ces expressions émotives est situé dans la Protubérance annulaire et les tubercules jumeaux postérieurs.

Le *centre de la sensibilité auditive excito-réflexe simple* (sans participation de la mémoire et de l'intelligence) est situé dans la Protubérance. On met le fait en évidence en enlevant le cerveau à un Rat et en faisant ensuite, près de cet animal, un bruit qui a l'habitude de l'émouvoir : l'animal, impassible et immobile depuis l'opération, tressaille à chaque fois qu'on renouvelle le bruit (Vulpian). La Protubérance peut donc percevoir des impressions sensitives et y répondre (*phénomènes sensitivo-moteurs*) sans participation de l'idéation, qui, elle, donne lieu à des *phénomènes idéo-moteurs*. Ce centre des mouvements réflexes involontaires, émotionnels, qui succèdent à une impression brusque de l'ouïe, se comprend par la liaison des noyaux de l'acoustique avec les noyaux moteurs des nerfs bulbo-protubéranciels voisins.

La Protubérance, au même titre que le bulbe, est un *organe de transmission* motrice et sensitive, grâce au passage des pyramides motrices et sensitives qui vont constituer à leur émergence les pédoncules cérébraux. D'autre part, l'entrecroisement des pyramides entraîne nécessairement des effets moteurs et sensitifs croisés, mais de plus, une lésion de la protubérance, en lésant les noyaux d'origine des nerfs facial, trijumeau, moteur oculaire externe, en même temps que les faisceaux pyramidaux, peut entraîner à sa suite une paralysie alterne (fig. 74).

L'*hémiplégie alterne* survient donc dans le cas de lésions protubérancielles avoisinant le bulbe, c'est-à-dire à un niveau où les fibres du facial et de l'hypoglosse sont déjà entrecroisées alors que les fibres médullaires ne le sont pas encore. Quand il y a interruption des conducteurs au-dessus de leur entrecroisement, il y a hémiplégie croisée ; quand l'interruption siège au-dessous de l'entrecroisement des fibres faciales, il y a hémiplégie alterne. Une lésion siégeant sur la ligne médiane peut donner lieu à une paralysie des deux côtés du corps. Les fibres du faisceau cortico-bulbaire et celles du faisceau sensitif peuvent, d'autre part, être atteints isolément. Il en résulte des troubles de l'articulation des mots et différentes formes d'anesthésie.

Mathias Duval et Laborde ont prouvé qu'il existe au niveau du noyau d'origine de la 6e paire un centre d'association des mouvements des yeux pour la vision binoculaire, cela en raison des filets que l'oculo-moteur externe envoie au moteur oculaire commun et au pathétique du côté opposé. La destruction de ce centre détermine de la déviation conjuguée des yeux, et la destruction des noyaux des deux côtés amène du strabisme convergent. — Ces centres sont du reste sous la dépendance d'autres centres plus élevés (Voy. Tubercules quadrijumeaux).

La Protubérance est aussi un *centre fonctionnel*. On en a fait (Longet) un centre de perception sensitive, mais l'expérience semble mettre seulement hors de contestation que le pont de Varole, en raison de ses noyaux nerveux d'origine nombreux et de ses connexions complexes, est un centre réflexe très compliqué, un « lieu d'enchaînement et d'association comme le dit Laborde, des mouvements d'attitude et de locomotion, et comme le foyer réflexe (mais non pas conscient) des sensations émotives ».

ART. III. — **Pédoncules cérébraux.**

Les *pédoncules du cerveau* sont deux gros cordons blancs, un peu aplatis de haut en bas, qui s'étendent en divergeant de la face supérieure de la protubérance annulaire jusque dans les couches optiques (P, fig. 49, et Pe, fig. 51).

Le volume des pédoncules cérébraux est en raison directe du volume des hémisphères du cerveau et plus considérable que les cordons de la moelle réunis parce qu'ils contiennent de plus des fibres venant des noyaux gris du bulbe, de la Protubérance, du cervelet, des tubercules quadrijumeaux, du *locus niger* et des amas gris échelonnés le long de l'aqueduc de Sylvius et que certaines fibres cérébrales motrices (pyramidales) s'arrêtent dans le tronc cérébral. Leur longueur est de 15 à 18 millimètres. Aussitôt leur émergence de la protubérance, ils s'écartent l'un de l'autre en se portant vers les hémisphères correspondants du cerveau et laissent entre eux un espace triangulaire, *espace interpédonculaire*, rempli en arrière par une lamelle blanche criblée d'un grand nombre de trous vasculaires, *lame perforée interpédonculaire* ou *espace perforé postérieur*. Limité par le chiasma optique, cet espace est occupé en avant par les tubercules mamillaires et le *tuber cinereum* (Po, fig. 70).

Les pédoncules cérébraux présentent :

1° Une *face inférieure* libre, et sillonnée longitudinalement. Ces sillons sont la trace au dehors de la constitution fasciculée du pédoncule. Dans certains cas les sillons sont comme héliçoïdaux, comme si le pédoncule, de dedans en dehors et d'arrière en avant, avait été tordu sur lui-même.

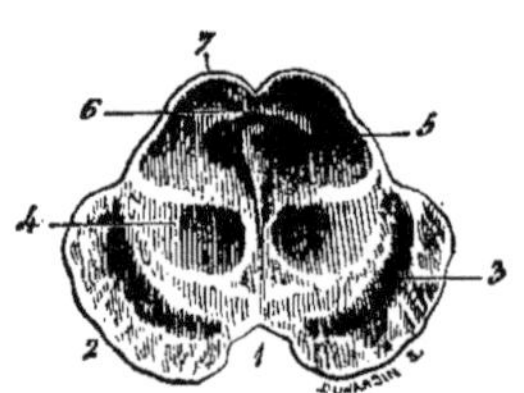

Fig. 75. — Coupe transversale des pédoncules cérébraux

1, espace interpédonculaire ; 2, pied du pédoncule ; 3, *locus niger* de Sœmmerring ; 4, calottes des pédoncules (étage sensitif ou des rubans de Reil) ; 5, aqueduc de Sylvius ; 6, substance grise de l'aqueduc ; 7, tubercule quadrijumeau.

Dans certains cas, un faisceau se détache du bord interne et croise en diagonale le pédoncule en se portant vers son bord externe : c'est le *faisceau en écharpe de Féré*. Cette face est recouverte par la pie-mère et criblée d'orifices vasculaires.

2° Une *face supérieure* qui supporte les tubercules quadrijumeaux et fait corps avec eux.

3° Une *face interne*, sur laquelle on voit un sillon d'où émergent les filets radiculaires des nerfs oculo-moteurs communs, *sillon de l'oculo-moteur*, au fond duquel on aperçoit une ligne noire qui répond à l'extrémité interne du *locus niger* de Vicq-d'Azyr.

4° Une *face externe* embrassée en grande partie par la circonvolution de l'hippocampe, et concourant à former la grande fente de Bichat. Cette face présente un sillon longitudinal, le *sillon latéral de l'isthme*, au fond duquel on aperçoit l'extrémité externe du *locus niger*. Elle est contournée par le ruban de Reil latéral. A la partie supérieure, les faces externe et antérieure sont embrassées étroitement par la bandelette optique et plus profondément par l'*anse pédonculaire* de Gratiolet. En croisant le pédoncule au niveau de sa pénétration dans l'hémisphère, la bandelette optique établit la démarcation entre le pied du pédoncule et la région sous-thalamique de la capsule interne.

Le sillon latéral (sillon latéral du mésencéphale) sépare la région quadrijumelle de celles des pédoncules cérébraux, et se continue au-dessous avec le sillon qui sépare les pédoncules cérébelleux supérieurs du pédoncule cérébelleux moyen.

Inzani et Lemoigne (1861), Gudden (1870), ont décrit un faisceau, *Tractus pedoncularis transversus* de Gudden, *bandelette en écharpe* de Féré, *tænia pontis* de Henle, qui provient de la région des tubercules quadrijumeaux, traverse en pont la face inférieure du pédoncule et finit par s'enfoncer dans le sillon du nerf oculo-moteur externe. Normale chez certains animaux, cette écharpe manque deux fois sur trois dans l'espèce humaine (Lenhossèk), mais dans beaucoup de cas elle est à peine visible. Quand elle est bien développée, elle peut aller se jeter directement dans la bandelette optique (Brissaud).

Constitution des pédoncules. — Une coupe transversale des pédoncules cérébraux permet de se rendre compte de la texture de ces gros cordons nerveux — Sur une coupe de ce genre (fig. 75 et 76) on voit que les pédoncules sont séparés en deux étages blancs superposés par une bande noirâtre, légèrement arquée, à concavité dirigée en haut, *locus niger* de Sœmmerring (8, fig. 76), et de plus qu'ils sont plus volumineux que les cordons de la moelle réunis. — L'étage inférieur, *pied du pédoncule* (7, fig. 76), est en grande partie formé par un gros faisceau blanc aplati, qui n'est que la prolongation des fibres motrices de la moelle qui ont traversé le bulbe et la protubérance et qui s'enfoncent dans le cerveau en passant sous la couche optique correspondante pour passer entre les noyaux lenticulaire et caudé du corps strié, où elles s'étalent pour donner lieu à la plus grande partie du segment postérieur de la capsule interne, et vont de là se perdre dans la couche corticale des hémisphères.

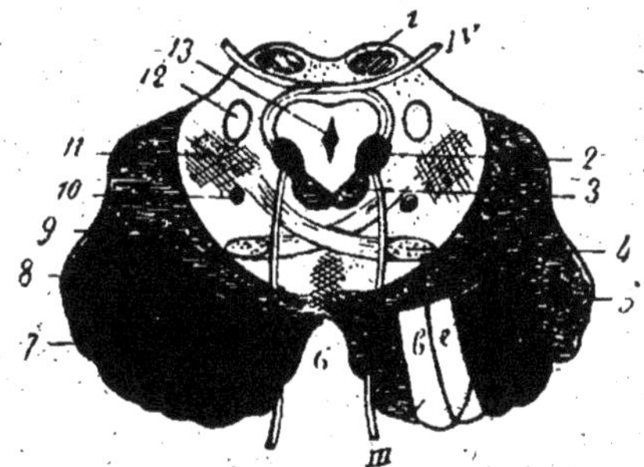

Fig. 76. — Coupe à demi-schématique des pédoncules cérébraux passant par les tubercules quadrijumeaux antérieurs (détails de la figure précédente).

1, noyau des tubercules quadrijumeaux; 2, noyau de la 3e et de la 4e paires (oculo-moteur commun et pathétique), 3, faisceau longitudial postérieur; 4, noyau rouge (pédoncule cérébelleux supérieur); 5, raphé médian; 6, espace interpédonculaire; 7, pied du pédoncule; 8, *locus niger*: 9, ruban de Reil; 10, faisceau central de la calotte du Bechterew; 11, champ réticulaire; 12, noyau supérieur du trijumeau (racine descendante); 13, aqueduc de Sylvius; III. nerf oculo-moteur-commun; IV, nerf pathétique; *a*, faisceau frontal; *b*, faisceau de l'aphasie; *c*, faisceau de l'hypoglosse et du facial inférieur (*b* et *c*, constituent faisceau géniculé de Brissaud); *d*, faisceau moteur cérébral ou pyramidal; *e*, faisceau sensitif.

Au-dessous du *locus niger*, les faisceaux du pédoncule sont séparés les uns des autres par une infiltration de substance grise sus-jacente. C'est à cette couche, très mince et irrégulière, qu'on a donné le nom de *stratum intermedium*.

Le pied du pédoncule a été très bien étudié par Brissaud. Il se compose de trois faisceaux, un interne, un externe et un intermédiaire ou moyen. Le *faisceau externe*, *faisceau de Meynert* (*e*, fig. 76), fait suite à la portion sensitive des pyramides (fait controversé), que nous avons suivie à travers le bulbe et la protubérance et aboutit — il y a des divergences à cet égard, nous le verrons — dans le cortex du lobe occipital, après être passé dans la partie la plus postérieure de la capsule interne. Le *faisceau interne* ou *faisceau cortico-protubéranciel* (*a*, fig, 76), vient de la région antérieure du cerveau et s'arrête dans les régions bulbo-protubérancielles : on peut le considérer comme une commissure entre le cerveau et les noyaux bulbo-protubéranciels. On l'a appelé *faisceau psychique* parce que sa dégénérescence, si elle s'accompagne de troubles intellectuels, n'a aucun retentissement sur la motricité ou la sensibilité. — Le *faisceau moyen* ou *moteur volontaire* (*b*, *c*, *d*, fig. 76) descend des régions motrices de l'écorce du cerveau dans les noyaux d'origine des nerfs bulbo-protubéranciels et rachidiens. Il subit la dégénération descendante. Mais ce faisceau n'est pas simple. L'anatomie pathologique a permis de le subdiviser en trois portions de volume très inégal, un faisceau externe, de beaucoup le plus gros, le *faisceau*

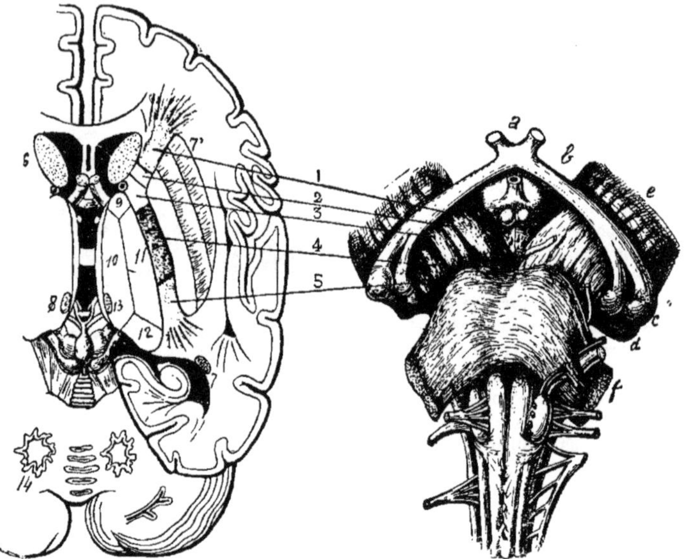

Fig. 77. — A droite, le « Tronc cérébral » vu par sa face antérieure, à gauche, coupe de Flechsig du cerveau destinés à montrer le prolongement des faisceaux du pied du pédoncule cérébral dans le cerveau à travers l'expansion pédonculaire ou capsule interne.

1, faisceau fronto-protubéranciel ; 2, faisceau de l'aphasie ; 3, faisceau géniculé ; 4, faisceau pyramidal ; 5, faisceau temporo-protubéranciel.

pyramidal (*d*, fig. 76), qui se continue avec le faisceau pyramidal de la moelle épinière et par lui se rend aux cellules motrices des cornes antérieures ; un faisceau intermédiaire, le *faisceau géniculé* de Brissaud (*c*, fig. 76), qui s'arrête dans les noyaux bulbaires des nerfs masticateur, facial inférieur et hypoglosse ; un faisceau interne, le *faisceau de l'aphasie* de Raymond et Artaud (*d*, fig. 76), qui prend naissance dans le pied de la 3ᵉ circonvolution frontale gauche et vient se terminer dans les noyaux bulbaires des nerfs qui servent à l'articulation des sons (faisceau de la parole).

Le faisceau pyramidal tient sous sa dépendance tous les mouvements volontaires de la vie animale. Dans le faisceau géniculé on distingue encore un *faisceau moteur laryngé*, indépendant de celui de l'hypoglosse et de l'aphasie. Parti du pied de la 3ᵉ circonvolution frontale, il aboutit au noyau d'origine du nerf spinal, et conduit par ce nerf jusqu'au larynx l'ordre des mouvements volontaires aux cordes vocales (HORSLEY et SEMON, GAREL et DOR).

Cette description de la structure du pied du pédoncule est la description ancienne. Des recherches récentes l'ont modifiée.

D'après DÉJERINE (*Soc. de Biologie*, 1893, p. 193), si l'on divise arbitrairement en cinq portions le pied du pédoncule, le 1/5ᵉ interne (région du faisceau frontal)

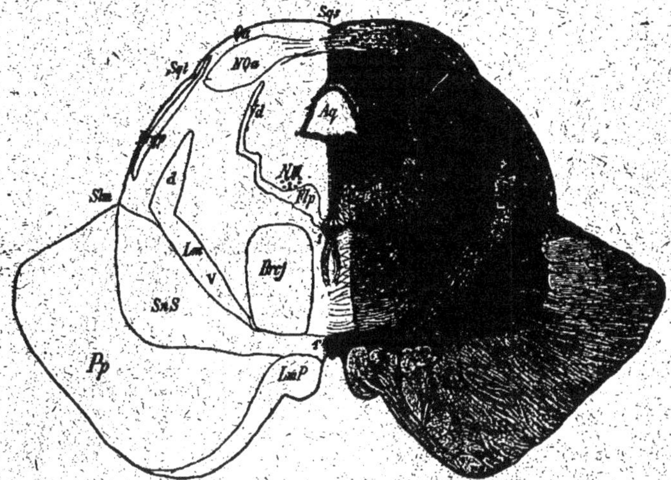

Fig. 78. — Coupe transversale des pédoncules cérébraux (Obersteiner)

Sqs, sillon sagittal et *Sqt*, sillon transversal des tubercules quadrijumeaux ; *Aq*, aqueduc de Sylvius ; *Qa*, tubercule quadrijumeau antérieur, avec *NQa*, son noyau gris ; *Brqp*, bras du tubercule quadrijumeau postérieur ; *Slm*, sillon latéral du pédoncule ; *SnS*, locus niger ; *Pp*, pied du pédoncule ; *Lm*, ruban de Reil central ; *Brcj*, pédoncules cérébelleux supérieurs (noyaux blancs) en voie de s'entrecroiser ; *Flp*, bandelette longitudinale postérieure ; *Vd*, racine supérieure du trijumeau ; *NIII*, noyau de l'oculo-moteur commun ; 1, entrecroisement de la calotte de Meynert ou entrecroisement dorsal ; 1', entrecroisement de la calotte de Forel ou entrecroisement ventral.

répond à un faisceau cérébral qui vient de la partie inférieure des circonvolutions rolandiques et du pied de F^3, passe par le genou de la capsule interne et se termine dans la protubérance et le bulbe, *faisceau fronto-protubéranciel*, faisceau du facial inférieur, de l'hypoglosse, du pharynx et du larynx de HORSLEY et BEEVOR ; 2° le 1/5ᵉ externe (région du faisceau de Meynert) correspond à un faisceau moteur naissant de la partie moyenne du lobe temporal et surtout de la partie moyenne des circonvolutions T^1 et T^2 : c'est là le *faisceau de Türck* (qu'il ne faut pas confondre avec le faisceau de la moelle du même nom), qui ne traverse pas la capsule interne, mais passe par le segment rétro-lenticulaire et la région sous-optique. Le faisceau externe du pied du pédoncule n'est donc pas un faisceau sensitif comme l'ont admis MEYNERT, HUGUENIN, CHARCOT, BALLET,

Brissaud, Zacher. Ce faisceau s'épuise dans le Pont; on peut l'appeler *faisceau temporo-protubéranciel.* — Les 3/5ᵉ moyens du pied du pédoncule (région du faisceau pyramidal) répondent à un faisceau qui descend des 4/5ᵉˢ supérieurs de la zone rolandique, du lobule paracentral et de la partie antérieure du lobe pariétal.

Déjerine adopte l'opinion que le pied du pédoncule est constitué tout entier par un système de neurones corticaux dont les fibres viennent en droite ligne de l'écorce cérébrale et ne s'arrêtant nulle part dans les ganglions centraux du cerveau. Cependant, certains auteurs admettent encore dans le pied du pédoncule, outre les fibres directes, provenant du centre ovale, des fibres émanées des noyaux lenticulaire et caudé du corps strié, des fibres provenant des tubercules mamillaires, et d'autres enfin, issues des cellules du locus niger.

A mesure qu'on s'élève dans la série, le volume de l'étage inférieur des pédoncules augmente de volume relativement au volume des deux autres étages. C'est qu'en effet le volume des pédoncules est en rapport avec le volume des hémisphères dont ils représentent les conducteurs pour les impressions conscientes et les mouvements volontaires Comparé à la calotte, le pied du pédoncule est

comme 1 : chez l'Homme,
» 1 : 2 chez le Singe, le Chien, le Cheval,
» 1 : 5 chez le Chat,
» 1 : 6 chez le Cochon, le Chevreuil,
» 1 : 8 chez le Cabiai.

La masse des hémisphères mesure 78 % du cerveau tout entier chez l'Homme ; 70 chez le Singe ; 67 chez le Chien et le Cheval ; 62 chez le Chevreuil et le Chat ; 45 chez le Cabiai. — La masse des hémisphères croît donc avec le volume du pied du pédoncule (Meynert).

Les fibres pyramidales n'apparaissent que chez les Oiseaux et les Mammifères. Les Poissons, les Amphibiens et les Reptiles, chez lesquels le manteau cérébral est à peine ébauché, en sont dépourvus et ne possèdent que le système des fibres de la calotte.

L'étage supérieur du pédoncule cérébral, *Toit*, *Calotte du pédoncule*, comprend plusieurs ordres de fibres et divers noyaux de substance grise. C'est d'abord, au-dessus du locus niger, une large bande semilunaire, à ouverture supérieure, dont la partie centrale est constituée par les fibres (à directions longitudinales) du *ruban de Reil central*, et latéralement par les fibres du *ruban de Reil latéral*, qui est superficiel et apparaît à l'extérieur (Rc, fig. 51). Au-dessus du plan du ruban de Reil, et de chaque côté du raphé, un faisceau de fibres, *pédoncule cérébelleux supérieur*, *noyau blanc de Stilling*, qui, après s'être entrecroisé sur la ligne médiane avec son homologue du côté opposé, continue son trajet vers la région sous-optique. A la hauteur des tubercules quadrijumeaux, ce faisceau rencontre une colonne rougeâtre constituée par des cellules multipolaires, *noyau rouge de la calotte, noyau rouge de Stilling* (4, fig. 76), qu'il traverse et vient se rendre à la partie ventrale de la couche optique. Ce noyau est traversé par les fibres de l'oculo-moteur commun.

Le noyau rouge est formé de cellules du type moteur de Nissl. Les fibres du pédoncule cérébelleux lui abandonnent des collatérales et des terminales. Suivant Held, Cajal et Probst, les axones de ses cellules deviendraient des fibres constitutives d'un faisceau descendant connu sous le nom de *faisceau de Monakow*.

Au-dessus, juste au-dessous de la substance grise de l'aqueduc, court un autre faisceau à fibres longitudinales aussi ; c'est le prolongement de la *bandelette longitudinale postérieure* du Bulbe et du Pont, et dont les fibres sont un peu disséminées dans la substance réticulaire. A cet ordre de fibres se rattache le *faisceau central de la calotte* (10, fig. 76). Ce faisceau, qui contient les fibres d'association des nerfs du Tronc cérébral, passe au-dessus de l'aqueduc et s'entrecroise dans la commissure postérieure (*faisceau de la commissure*) pour aller se perdre dans la couche optique du côté opposé. Le *faisceau de la calotte* est considéré par d'autres comme formé de fibres qui proviennent, en même temps que celles du faisceau de Vicq-d'Azyr, des cellules des tubercules mamillaires (*faisceau pédonculo-mamillaire*).

De chaque côté de l'aqueduc, on voit la racine cérébrale de la Vᵉ paire qui descend vers la Protubérance, et enfin, limité par le ruban de Reil en dehors et la substance grise de l'aqueduc et le raphé sur la ligne médiane, on trouve un entrecroisement de fibres mélangées à des îlots de substance grise, une substance réticulée, *formation réticulaire de la calotte* (11, fig. 76), continue avec la formation réticulaire du Pont et du Bulbe, et des fibres arciformes, *fibres arciformes de la calotte*, qui proviennent de la région des tubercules quadrijumeaux et s'entrecroisent sur la ligne médiane en avant de la substance grise centrale pour constituer, avec les fibres entrecroisées des pédoncules cérébelleux, le *raphé de la calotte* (5, fig. 76).

La calotte des pédoncules cérébraux est recouverte d'une nouvelle couche qui comprend l'aqueduc de Sylvius surmonté des tubercules quadrijumeaux. Certains anatomistes décrivent cette couche sous le nom d'étage supérieur des pédoncules et réservent à la calotte le nom d'*étage moyen*. A ce niveau la coupe transversale des pédoncules (fig. 78) présente la substance grise de l'aqueduc dans laquelle on trouve de chaque côté un noyau gris qui n'est autre chose que le *noyau d'origine de la troisième* et de la *quatrième paires de nerfs crâniens* (3, fig. 76) ; le pathétique se dirige en haut, passe sous les tubercules quadrijumeaux pour aller sortir, après entrecroisement sur la ligne médiane avec celui du côté opposé (IV, fig. 76), sur les côtés du frein de la valvule de Vieussens.

La calotte des pédoncules s'étend de la calotte du Pont à la région sous-thalamique de Forel.

Entre les deux étages du pédoncule se trouve une lame de substance grise très foncée, *locus niger*, qui sépare le pied du toit du pédoncule (8, fig. 76). Cette substance noire s'étend de la région sous-optique jusqu'aux régions supérieures du Pont de Varole. Les cellules de cette substance sont de formes pyramidales et quelque peu comparables à celles des régions motrices de l'écorce du cerveau (Mingazzini). Elles sont très pigmentées et c'est à cause de ce pigment que ce noyau gris étalé a pris l'aspect noirâtre qui le fait facilement reconnaître sur toutes les coupes transversales du pédoncule. Les axones de ces cellules se portent : les unes dans la couronne rayonnante pour aboutir à l'écorce de la région sylvienne, d'autres à la calotte ou au pied du pédoncule. Le locus niger est riche en fibres entrecroisées ; ce sont ces fibres qui constituent le *stratum intermedium*, et dégénèrent à la suite de lésions corticales. Edinger pense qu'il reçoit des fibres de l'anse lenticulaire. D'après les recherches récentes de Déjerine et Long — qui confirment d'ailleurs des observations antérieures de Meynert, Monakow et Redlich — un grand nombre des fibrilles nerveuses qui contribuent à former le *locus niger*, proviennent du pied du pédoncule correspondant.

Outre le locus niger sont encore différenciés dans les pédoncules les *noyaux des tubercules quadrijumeaux* (NQa, fig. 78) et le *noyau interpédonculaire* (vestigial chez l'Homme).

Les pédoncules tirent leurs *vaisseaux* des artères voisines, tronc basilaire, artères cérébrales postérieures et cérébelleuses supérieures.

Les *artères du pied* des pédoncules viennent des cérébrales postérieures, s'enfoncent directement dans le pied du pédoncule cérébral et vont se terminer dans la substance blanche du pied et dans le *locus niger*. Les *artères de la calotte* sont fournies, les antérieures, par l'artère cérébrale postérieure; les postérieures par l'artère cérébelleuse supérieure. Les premières suivent le sillon interbranchial et se rendent sur les tubercules quadrijumeaux postérieurs, à la valvule de Vieussens et aux pédoncules cérébelleux supérieurs. — Comme les rameaux de ces artères appartiennent à la catégorie des *artères terminales* (nomenclature de Cohnheim), on conçoit que leur oblitération par thrombose ou embolie puisse donner lieu à des lésions pédonculaires retentissant à l'extérieur par des symptômes systématiques localisés (Voy. ALEZAIS et d'ASTROS, *La cir. artérielle du pédoncule cérébral* (*Journ. de l'Anatomie*, 1892, p. 519, et SHIAMANURA, *Neurologisches Centralblatt*, 1894, p. 769).

Les *veines* font suite aux artères et se rendent dans les grosses veines voisines.

Applications physiologiques et pathologiques

Les pédoncules cérébraux sont des conducteurs à la fois de la motricité et de la sensibilité puisqu'ils renferment les cordons conducteurs de la sensibilité et de la motricité volontaire. Leur lésion donne lieu à la rotation irrésistible en manège du côté de la lésion, fonction d'équilibration et d'association des mouvements qu'ils empruntent probablement aux pédoncules cérébelleux supérieurs; à l'hémiplégie et hémianesthésie croisée ou opposée de tout le corps et de la face, ou au contraire directe pour la face et opposée pour le reste du corps (syndrôme Millard-Gubler) et homonyme pour le moteur oculaire commun (syndrome de Weber).

L'hémiplégie pédonculaire se distingue de l'hémiplégie cérébrale par l'intégrité de la vue et de l'odorat (sens supérieurs).

Il y a certaines lésions du pédoncule cérébral (partie interne et inférieure) qui sont caractérisées cliniquement par le syndrome de Weber, c'est-à-dire la paralysie alterne de l'oculo-moteur commun d'un côté (côté de la lésion) et des membres, du facial et de l'hypoglosse de l'autre (côté opposé).

Que faut-il pour cela ? Une lésion de la zone moyenne (faisceau pyramidal) et de la zone interne (faisceau de l'hypoglosse et du facial inférieur) du pédoncule, et en même temps une lésion de l'oculo-moteur dans son trajet pédonculaire où il affecte des rapports de contiguïté intimes avec les zones ci-dessus. La paralysie de l'oculo-moteur peut n'être que partielle en raison de l'isolement de ses racines, qui prennent origine dans des noyaux échelonnés sous l'aqueduc de Sylvius.

L'étroit rapport de voisinage de l'abducens et du facial dans leur trajet protubéranciel avec le faisceau pyramidal explique également le syndrome Millard-Gubler (paralysie alterne).

Le *syndrome de Benedikt* est analogue, avec cette différence que l'hémiplégie est remplacée par du tremblement par suite, non d'une destruction mais d'irritation de voisinage du faisceau pyramidal.

Certains auteurs ont pensé que le *locus niger* (centre supérieur du tonus musculaire ?) pourrait être le siège anatomique de la *maladie de Parkinson* (Paterson, Blocq et Marinesco).

Art. III. — Tubercules quadrijumeaux

Les *tubercules quadrijumeaux* (*corpora bijemina* de Sœmmerring) sont quatre petites éminences en forme de mamelon situées entre les deux couches optiques, derrière le ventricule moyen, au-dessus des pédoncules cérébraux et cérébelleux supérieurs sur lesquels ils reposent (6, fig. 79), au-dessous de la glande pinéale et de la toile choroïdienne qui les recouvrent et les séparent du bourrelet du corps calleux, en avant du vermis du cervelet. Sous ces éminences passe l'aqueduc de Sylvius qui fait communiquer le troisième avec le quatrième ventricule. Entre la face libre des tubercules et le bourrelet du corps calleux, il y a une fente transversale, large et profonde, dans laquelle s'enfonce la pie-mère pour constituer la toile choroïdienne : c'est la *partie moyenne de la fente de Bichat.*

A peine quadrilobé chez les Monotrèmes où ils sont encore presque bijumeaux seulement comme chez les Oiseaux (lobes optiques), les tubercules quadrijumeaux diminuent de volume en général relativement au cerveau et spécialement au volume des couches optiques à mesure qu'on s'élève dans la série, et leur grandeur est un signe d'abaissement (Gratiolet). Aussi sont-ils petits chez l'Homme et les Singes, plus gros chez les Ruminants et les Carnassiers, et plus volumineux encore chez les Rongeurs et les Marsupiaux. Leur volume, dans la série animale, est aussi en raison inverse de celui du cervelet. Appelés lobes optiques chez les Vertébrés autres que les Mammifères, ces tubercules commencent déjà à vouloir se quadrilober chez les Reptiles et les Oiseaux (Wiedersheim, Bellonci), mais ils communiquent toujours chez ces derniers, comme chez les Poissons, avec l'aqueduc de Sylvius, ce qui n'a plus lieu déjà chez les Monotrèmes.

Ces tubercules, séparés par un sillon cruciforme, forment deux paires : l'une antérieure, ce sont les *tubercules quadrijumeaux antérieurs* ou *éminences nates* (27, fig. 81) ; l'autre postérieure, ce sont les *tubercules quadrijumeaux postérieurs* ou *éminences testes* (27, fig. 81). Le sillon longitudinal s'évase en avant des tubercules et constitue une fossette, le *nid de la glande pinéale*, dans lequel repose le conarium (29, fig. 81). Quelquefois il y a dans ce nid une petite saillie, le *tubercule pinéal de Schwalbe.* Les tubercules antérieurs sont ovalaires, grisâtres et plus volumineux que les tubercules postérieurs qui sont plus arrondis et plus blancs. Formés par un noyau de substance grise recouvert par une couche de substance blanche, *stratum zonale*, les tubercules quadrijumeaux affectent les connexions suivantes : les tubercules nates sont reliés par un tractus de fibres blanches au corps genouillé externe (11, fig. 80) ; les tubercules testes fournissent un cordon arrondi qui se porte au corps genouillé interne (10, fig. 80). Ces fibres (bras antéro-externe), après avoir recouvert ou traversé les tubercules, semblent se réunir en arrière pour former un nouveau bras (bras postéro-externe) qui se continue avec les fibres du ruban de Reil latéral ou faisceau latéral de l'isthme, qui descend vers le bulbe en passant sous les pédoncules cérébelleux supérieurs. Le noyau du tubercule antérieur est constitué par un amas gris diffus traversé par trois couches de fibres superposées; le noyau gris du tubercule postérieur est mieux limité. Dans toute l'étendue de la région des

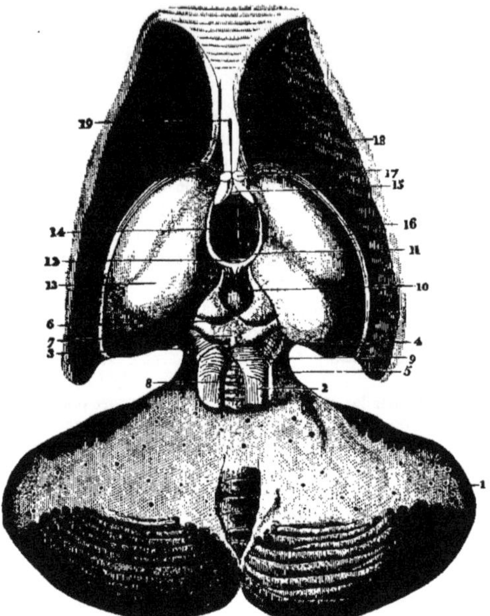

Fig. 79. — Face supérieure de l'isthme de l'encéphale ; tubercules quadrijumeaux.

1, cervelet ; 2, pédoncules cérébelleux supérieurs ; 3, faisceau latéral de l'isthme ; 4, partie supérieure du pédoncule cérébral ; 5, partie supérieure du pédoncule cérébelleux moyen ; 6, tubercules quadrijumeaux ; 7, frein de la valvule de Vieussens ; 8, partie postérieure de la valvule de Vieussens recouverte de lamelles de substance grise ; 9, valvule de Vieussens ; 10, glande pinéale ; 11, freins de la glande pinéale ; 12, commissure postérieure ; 13, couche optique ; 14, traces de la commissure grise ; 15, commissure antérieure ; 16, lame cornée ; 17, piliers antérieurs de la voûte ; 18, corps strié ; 19, septum lucidum.

tubercules quadrijumeaux antérieurs on voit se perdre des fibres du ruban de Reil latéral et sortir des fibres de la masse grise centrale des tubercules qui se dirigent en avant et en dedans pour contourner la partie correspondante de l'aqueduc et venir s'entrecroiser sur la ligne médiane. Cette décussation de fibres nerveuses est désignée sous le nom de *décussation de la calotte*. La partie dorsale porte le nom d'*entrecroisement de Meynert*, la partie ventrale celui d'*entrecroisement de Forel*. Ces fibres, une fois décussées, paraissent descendre le long du Tronc cérébral (*faisceau longitudinal prédorsal* de Tschermak) et atteindre la moelle où elles se perdent dans le faisceau marginal antérieur et le faisceau intermédio-latéral de Löwenthal ou faisceau du cordon latéral de Monakow (Redlich, Pavlow).

Ces fibres paraissent se mettre en rapport avec les noyaux moteurs des nerfs crâniens dans le bulbe et avec les cellules ponto-cérébelleuses dans la protubérance annulaire.

Le tubercule antérieur est relié aux noyaux d'origine des nerfs moteurs de l'œil par la bandelette longitudinale postérieure. Il reçoit des fibres du ruban de Reil et ses cellules émettent des axones qui montent au cerveau par les radiations optiques de Gratiolet, conjointement avec ceux des cellules du corps genouillé externe, ou descendent dans la bandelette longitudinale. Il envoie des neurones centrifuges dans la bandelette optique et dans le ganglion de l'habénule.

Le tubercule postérieur reçoit la plus grande partie des fibres du ruban de Reil latéral (faisceau acoustique) et émet des fibres qui vont au faisceau acoustique cérébral (Voy. fig. 82).

D'après Hans Held, on y trouve des cellules multipolaires à axone court et des cellules à axone long. L'axone de ces dernières, ou bien monte dans le ruban de Reil latéral pour se rendre au noyau des éminences antérieures, ou bien descend dans le Ruban pour faire partie de ses fibres descendantes.

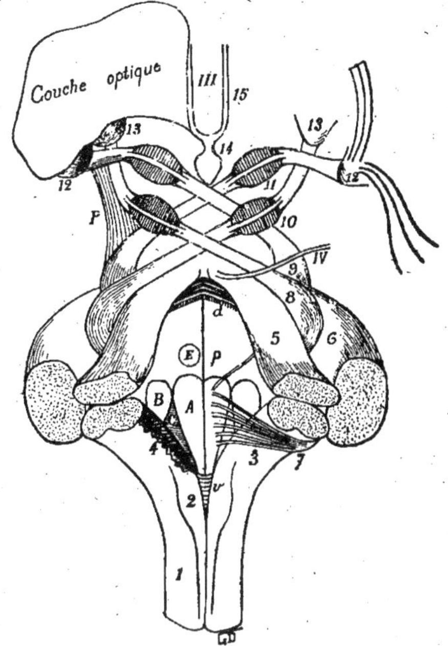

Fig. 80. — Face dorsale du « Tronc cérébral »

1, cordon postérieur de la moelle; 2, pyramide postérieure (clava); 3, corps restiforme; 4, ligula; 5, pédoncule cérébelleux supérieur; 6, pédoncule cérébelleux moyen; 7, nerfs acoustiques et barbes du calamus; 8, bras postérieur du tubercule quadrijumeau postérieur; 9, bras postérieur du tubercule quadrijumeau antérieur; 10, tubercule quadrijumeau postérieur; 11, tubercule quadrijumeau antérieur; 12, corps genouillé externe; 13, corps genouillé interne; 14, glande pinéale avec, 15, ses freins; III, 3e ventricule; IV, nerf pathétique; P, pédoncule cérébral; *d*, valvule de Vieussens; *p*, plancher du 4e ventricule; E, *eminentia teres*; A, aile blanche interne B, aile blanche externe; C, aile grise; *v*, verrou.

Les deux corps quadrijumeaux homolatéraux sont reliés entre eux par des fibres commissurales.

Applications physiologiques et pathologiques

Les tubercules quadrijumeaux (lobes optiques) sont surtout développés chez les Poissons, les Amphibiens, les Reptiles et les Oiseaux. Chez ces animaux on reconnaît facilement que le nerf optique provient, pour la plus grande part, des tubercules bijumeaux, correspondant à la paire antérieure des tubercules quadrijumeaux des Mammifères. Aussi n'est-il pas surprenant que les Batraciens voient encore avec conscience, sont capables d'utiliser leurs souvenirs et leurs expériences visuels, d'exécuter des mouvements appropriés et adaptés aux perceptions de la vue après l'ablation de leurs hémisphères cérébraux. Chez les Mammifères les fonctions des corps bijumeaux des Vertébrés inférieurs ont émigré en grande partie dans l'écorce des hémisphères. Chez les Mammifères inférieurs les connexions des tubercules quadrijumeaux antérieurs avec la bandelette optique sont encore assez importantes (Tartuferi). Mais chez les Mammifères supérieurs le contingent des fibres fourni par ces ganglions au tractus optique est très faible (Monakow, Bernheimer). C'est à leur niveau que Wernicke et Erb paraissent vouloir placer l'articulation réflexe entre les fibres de l'oculo-moteur irido-motrices de la bandelette optique, distinctes des fibres visuelles qui transmettent le stimulus lumineux et déterminent le mouvement réflexe des pupilles. En d'autres termes, les neurones du réflexe lumineux pupillaire auraient leur centre dans les tubercules quadrijumeaux. Leyden a vérifié cette hypothèse chez l'Homme.

Cependant, Mendel accepte que le centre des mouvements de la pupille est dans le ganglion de l'habénula, car après l'iridectomie expérimentale les cellules de ce ganglion s'atrophient *constamment*, tandis que celles du corps genouillé externe et des tubercules quadrijumeaux antérieurs restent intacts. Selon Mendel, la voie nerveuse suivie par le réflexe lumineux pupillaire serait le nerf optique et le ganglion de l'habénule du même côté, puis, par la commissure postérieure, le noyau de Gudden, et, de ce noyau, les fibres du tronc de l'oculo-moteur. On comprend dès lors qu'il y ait perte du réflexe lumineux pupillaire dans la paralysie générale (47 à 55 fois sur 100 d'après Magnan et Sérieux, Mœli et Mendel) et conservation des réflexes d'accommodation et de convergence des axes visuels (signe d'Argyll-Robertson), le premier réflexe se faisant sans être précédé d'une représentation consciente, tandis que le second exige la perception visuelle dans le lobe occipital.

L'excitation des tubercules quadrijumeaux donne lieu à des *effets moteurs*, les uns généralisés, caractérisés par la rotation en manège, dus vraisemblablement à l'excitation des fibres pédonculaires de passage qui sont sous-jacentes aux tubercules ; les autres localisés dans les mouvements des globes oculaires et de la *pupille*, dus aussi vraisemblablement à l'irritation des noyaux d'origine du moteur oculaire commun. Ces tubercules sont donc : 1° des centres d'excito-motricité en particulier pour les mouvements oculo-pupillaires, effets qui sont en grande partie croisés ; 2° un centre réflexe pour les mouvements de l'iris. L'immobilité pupillaire réalisée par l'extirpation des tubercules quadrijumeaux peut s'observer en clinique, notamment dans la paralysie générale et l'ataxie locomotrice.

Dans ce cas, la pupille reste immobile sous l'influence de la lumière, mais elle continue à se contracter dans l'accommodation (signe d'Argyll-Robertson). Mais les tubercules quadrijumeaux, s'ils sont un centre réflexe de coordination pour les mouvements de l'œil et celui de la pupille, sont-ils, comme l'ont soutenu certains physiologistes (Flourens, Longet, Vulpian, etc.), un centre de perception visuelle?

Un animal privé de son cerveau, mais à qui on laisse les tubercules quadrijumeaux ou leurs homologues chez les Oiseaux, les Batraciens et les Poissons, c'est-à-dire les lobes optiques, continue à suivre des yeux et de la tête la flamme d'une bougie qu'on promène devant lui. Mais c'est là un phénomène d'ordre réflexe général ; l'animal *voit*, mais il ne *regarde* pas et n'a point la perception, la conscience de la lumière qu'il suit *machinalement*. Dans le cas de Pidoux rapporté en 1871 (destruction des tubercules des deux côtés), il y avait cécité complète et dilatation des pupilles.

Nothnagel a conclu (*Brain*, 1889) que les lésions des tubercules quadrijumeaux déterminent à peu près constamment une démarche spéciale, de l'ataxie ébrieuse et des paralysies incomplètes et inégales du globe de l'œil.

ART. IV. — PÉDONCULES CÉRÉBELLEUX SUPÉRIEURS

Les *pédoncules cérébelleux supérieurs, processus cerebelli ad testes* (HALLER) *processus cerebelli ad cerebrum*, sont deux cordons blancs un peu aplatis de haut en bas, étendus du hile du corps rhomboïdal du cervelet jusque dans les couches optiques (15, fig. 81). Ils émergent des hémisphères du cervelet en passant au-dessus des pédoncules cérébelleux moyens et se portent d'arrière en avant et un peu de dehors en dedans (en convergeant) vers les tubercules quadrijumeaux sous lesquels ils s'engagent. Arrivés à ce niveau, ils traversent la calotte pédonculaire et s'entrecroisent d'un côté à l'autre (5, fig. 87), en s'enfonçant dans une colonne rougeâtre, le *noyau rouge* de Stilling.

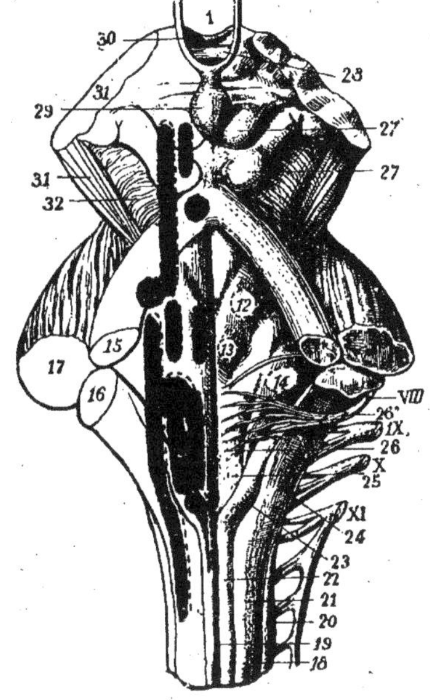

Fig. 81. — Les pédoncules du cervelet, le plancher du 4e ventricule et les tubercules quadrijumeaux

15, pédoncule cérébelleux supérieur; 16, pédoncule cérébelleux inférieur; 17, pédoncule cérébelleux moyen (entre ces 3 paires de pédoncule se trouve le plancher du 4e ventricule); 27, tubercule quadrijumeau postérieur; 27', tubercule quadrijumeau antérieur; 29, glande pinéale; 31, pédoncule cérébral; 32, ruban de Reil latéral.

Les pédoncules cérébelleux présentent : 1° une *face supérieure*, en partie libre, recouverte par le cervelet, et par le ruban de Reil en avant; 2° une *face inférieure*, qui, dans sa partie antérieure, s'applique intimement sur les pédoncules cérébraux et concourt, dans sa partie libre, à former la paroi supérieure du quatrième ventricule; 3° un *bord externe*, qui est séparé de la protubérance par un sillon, le *sillon latéral de l'isthme* de Cruveilhier, et répond, en avant, au ruban latéral de Reil; 4° un *bord interne*, qui donne insertion à la valvule de Vieussens, et d'où émerge, en haut, le nerf pathétique. Nous verrons plus loin leur constitution.

Les pédoncules cérébelleux supérieurs sont longés, en dehors, par les fibres du ruban de Reil latéral, et celles-ci sont contournées du dehors en dedans par les fibres du faisceau de Gowers. Dans les cas assez rares où ces fibres forment relief sur la face externe de ces pédoncules, elles constituent les *faisceaux arqués supérieurs* de l'isthme de Retzius. C'est en avant de ces fibres que WEIDENREICH place la racine cérébelleuse du trijumeau.

ART. V. — VALVULE DE VIEUSSENS

On donne le nom de *valvule de Vieussens* (*velum medullare anterius*) à une membrane nerveuse triangulaire très mince, qui remplit l'intervalle existant entre les deux pédoncules cérébelleux supérieurs (8, fig. 79). On lui considère : 1° une *face supérieure*, qui présente des stries transversales (*lingula*), alternativement grises et blanches, et que recouvre le *vermis superior* du cervelet; — 2° une *face inférieure* un peu convexe et faisant partie de la voûte du quatrième ventricule ; — 3° *deux bords latéraux*, qui se fixent sur les pédoncules cérébelleux supérieurs ; — 4° une *extrémité antérieure* ou *sommet*, qui est recouverte par les fibres les plus internes du ruban latéral de Reil et se perd dans la substance blanche qui enveloppe les éminences *testes*; — 5° une *extrémité postérieure* ou *base*, qui se continue avec l'extrémité antérieure des deux vermis du cervelet qu'elle sépare l'un de l'autre.

On donne le nom de *frein de la valvule de Vieussens* (7, fig. 79) à un petit faisceau blanc qui se dégage du sillon qui sépare les deux éminences *testes*, se bifurque et se perd sur la valvule. De chaque côté de ce frein émergent les nerfs pathétiques (IV, fig. 80).

La valvule de Vieussens, formée de fibres et de cellules amassées en îlots et analogues à celles de la substance grise du cervelet, a été considérée par LUYS, à juste raison, croyons-nous, comme une lame avancée du cervelet. Une partie de ses fibres vont se continuer avec la partie interne du ruban de Reil latéral

ART. VI. — RUBAN DE REIL LATÉRAL OU FAISCEAU LATÉRAL DE L'ISTHME

Le *ruban de Reil latéral, faisceau triangulaire latéral de l'isthme, lemniscus, laqueus, schleife* (32, fig. 81) est une bandelette blanche de forme triangulaire, qui s'étend du sillon latéral de l'isthme d'où elle émerge aux éminences *testes*. Dans le fond du sillon qui sépare le Pont du pédoncule cérébelleux supérieur apparaît le *noyau latéral* dont les fibres vont grossir ce ruban. — Il se porte de bas en haut et d'arrière en avant, en contournant les pédoncules cérébelleux supérieurs, et s'engage sous les tubercules quadrijumeaux où il s'entrecroise avec celui du côté opposé.

La *couche du ruban de Reil* est encore imparfaitement connue dans ses connexions. Voici ce qui paraît le plus certain.

Ce ruban n'est pas seulement formé de ce faisceau triangulaire que l'on voit à l'extérieur émerger du sillon latéral de l'isthme et monter vers les tubercules quadrijumeaux. Il est constitué de plus, nous l'avons vu (p. 126), par un faisceau profond, caché à la vue, le ruban de Reil central.

Le ruban latéral ou superficiel de Reil, après avoir contourné le pédoncule cérébelleux correspondant, se partage en deux portions, une interne, composée de quelques fibres, qui se rend dans la valvule de Vieussens, et une externe,

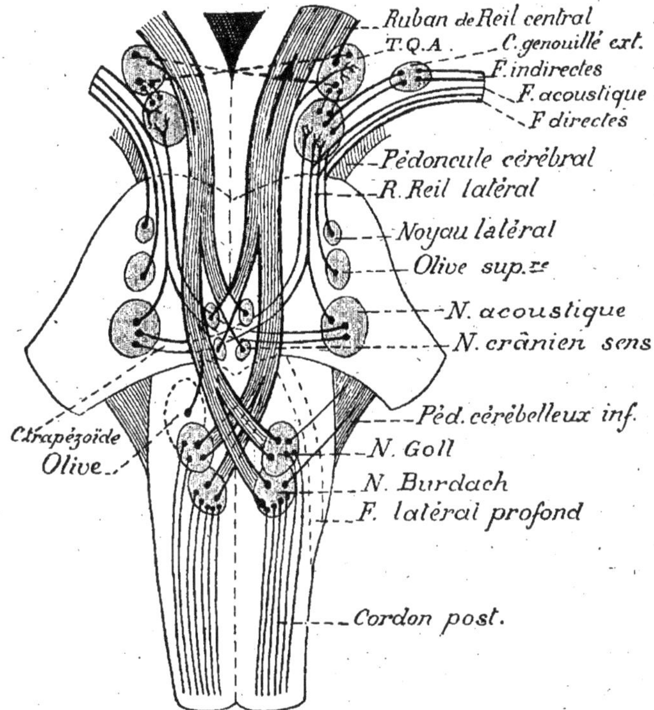

Fig. 82. — Le « Tronc cérébral » à demi-schématisé pour montrer le trajet des fibres du ruban de Reil central et latéral. — Origines acoustiques.

presque tout le ruban, qui s'enfonce sous les tubercules quadrijumeaux. Là, ce ruban se partage en deux faisceaux : l'un antérieur, l'autre postérieur. Le faisceau antérieur se porte vers la ligne médiane, s'entrecroise avec le faisceau homologue du côté opposé et rencontre le tubercule quadrijumeau antérieur qu'il traverse tout en l'enveloppant et se reconstitue au-delà pour former en partie le bras antérieur des tubercules quadrijumeaux (*ruban de Forel*) ; le faisceau postérieur, lui aussi, s'entrecroise sur la ligne médiane avec son similaire du côté opposé, puis traverse et enveloppe le tubercule quadrijumeau postérieur, et au-delà constitue en partie le bras postérieur des tubercules quadrijumeaux (*ruban de Meynert*).

Ce ruban est un *faisceau acoustique* (Voy. fig. 82). Il contient, outre les fibres radiculaires de l'acoustique, les axones des noyaux du tubercule acoustique, du noyau auditif antérieur, des deux olives supérieures et des noyaux du corps trapézoïde. Dans ce ruban il y a de plus des fibres venues de son propre noyau (noyau du ruban latéral), du tubercule quadrijumeau postérieur et des fibres récurrentes. Du tubercule quadrijumeau postérieur, il gagne l'écorce du lobe temporal, soit directement, soit après relai dans le corps genouillé interne. C'est là la *voie acoustique centrale* (Monakow, Mayser, Zacher, Mahaim, Ferrier, Turner, Mœli).

Les fibres de ce ruban contribuent à former le *corps trapézoïde*.

CERVELET

Le *cervelet* (fig. 83 à 86) est situé à la partie postérieure et inférieure du cerveau. Il répond au cerveau par sa face supérieure, qui est séparée de cet organe par la tente du cervelet, et, en avant, à la face postérieure de la protubérance annulaire et du bulbe rachidien, dont il est séparé par le quatrième ventricule.

Le cervelet remplit les fosses occipitales inférieures et, recouvert entièrement par les lobes occipitaux du cerveau chez l'Homme, il l'est incomplètement chez les Singes inférieurs, ce que l'on a pu observer également chez certains idiots. Il est relié par des cordons blancs, *pédoncules cérébelleux*, à l'encéphale et à la moelle.

Le poids moyen du cervelet est d'environ 140 grammes. D'un volume plus considérable chez l'Homme que chez les animaux, il est proportionnellement moins gros chez le nouveau-né humain que chez l'adulte. — Chez le premier, il est au cerveau comme 1 : 20, tandis que chez le second, il est comme 1 : 8; mais dans la suite le cervelet croît plus rapidement que le cerveau. — Cuvier et Gall ont considéré le cervelet comme plus volumineux chez la Femme; eu égard au cerveau (poids relatif) il paraît, en effet, en être ainsi. Ce qui a fait dire que si la Femme a moins de cerveau que l'Homme, elle a plus de cervelet que lui. Mais cette opinion a été récemment contestée par Tenchini. Quoi qu'il en soit, voici quelques pesées.

Adultes ♂ — 145 gr. (Sappey, Broca).
— ♀ — 130 gr. (Boyd).

Ce qui fait que chez l'Homme le poids du cervelet égale les 105 millièmes du poids de l'encéphale, tandis que chez la Femme il égale les 109 millièmes du même poids.

Nouveau-né ♂ — 28 gr.
— ♀ — 27 gr. (Danielbekoff).

L'encéphale = 1000, Boyd avait trouvé le rapport suivant selon le sexe du nouveau-né : ♂ = 58; ♀ = 62. — Le poids du cervelet, égalant le 10e du poids de l'encéphale chez l'adulte, n'égalerait que le 8e du même poids chez le nouveau-né (Danielbekoff).

Le cervelet dérive du plafond de la 4e vésicule cérébrale (métencéphale) dont le plancher fournit la Protubérance annulaire. La lame cérébelleuse est lisse chez les Amphibiens et les Reptiles, mais chez les Poissons et les Reptiles aquatiques, l'Alligator en particulier, elle présente de gros plis transversaux qui sont d'autant plus développés que l'animal est meilleur nageur (Edinger). Chez les Oiseaux et les Mammifères, la lame cérébelleuse se transforme en vermis et se plisse un grand nombre de fois pour former les lobules et les lames. En même temps, apparaissent les hémisphères qui ne prennent un grand développement que chez les Mammifères. Les Poissons, les Amphibiens et les Reptiles, n'ayant point d'hémisphères à leur cervelet, n'ont point de pédoncule moyen.

Chez les Oiseaux, mais surtout dans les Vertébrés inférieurs, le cervelet en est presque réduit au lobe médian qui constitue comme la partie fondamentale de l'organe (Gall). — Les lobes latéraux commencent à paraître chez les Crocodiliens, s'accentuent davantage chez les Oiseaux, augmentent encore chez les Marsupiaux, mais ce n'est que chez les Ruminants et les Carnassiers qu'ils prennent un certain volume, acquérant toutefois seulement toute leur ampleur (hémisphères du cervelet) chez les Singes supérieurs et surtout chez l'Homme.

W. Kuithan a étudié le développement du cervelet chez la Brebis. Il a montré qu'au moment de son apparition, il est représenté par une *lame impaire* étendue au-dessus de l'origine du 4e ventricule.

Plus tard, cette ébauche impaire s'amincit suivant le plan sagittal médian, tandis que latéralement elle s'épaissit fortement. Cet épaississement latéral est l'origine des hémisphères, la région médiane donnera le vermis.

Les circonvolutions et le vermis apparaissent tardivement. (*Die Entwicklung des Kleinhirns*). (Münch. med. Abhandl. VII, 6, 1895).

a. Conformation extérieure.

La forme du cervelet a été comparée à celle d'un cœur de carte à jouer, dont l'échancrure serait tournée en arrière. — Il est formé d'un lobe médian, *vermis*, et de deux lobes latéraux, *hémisphères cérébelleux*; — sa circonférence présente un sillon, *grand sillon circonférentiel* de Vicq-d'Azyr, qui le divise en deux faces, l'une supérieure, l'autre inférieure, et toute sa surface, d'un gris rougeâtre, est parcourue par des *sillons* qui la divisent en *segments, lames* et *lamelles*.

Parmi ces sillons, les uns, au nombre de 12 à 15, s'enfoncent jusqu'au noyau blanc central du cervelet : ce sont les sillons de premier ordre, *sillons profonds*, qui divisent l'organe en douze ou quinze segments ou lobules, et dont les plus remarquables sont le *sillon circumlobaire* ou *grand sillon horizontal*, et *le grand sillon supérieur de Vicq-d'Azyr*, qui divise la face supérieure du cervelet.

Les autres sillons ne vont pas jusqu'à la substance blanche centrale, *sillons superficiels*, et partagent les lobules en lames adossées comme les feuillets d'un livre : ce sont les sillons de second ordre, au nombre de six à huit cents, selon le dénombrement de Malacarne et Chaussier.

Les *lames* sont divisées à leur tour en *lamelles*; — les premières ne tiennent au cervelet que par leur bord adhérent, et sont séparées les unes des autres par un feuillet de pie-mère qui s'enfonce entre elles; — les *lamelles*, comme ensevelies dans les sillons, passent d'une lame à l'autre ou d'un lobule au lobule voisin sans interruption.

Dans leur ensemble, tous les sillons et toutes les lames décrivent des arcades concentriques à ouverture antérieure, mais ces arcades ne sont pas toutes absolument orientées de même et ne présentent pas toutes le même rayon de courbure, de sorte que certains groupes coupent les voisins sous des angles plus ou moins aigus.

Sur la face supérieure du cervelet, ces arcades passent d'un lobe à l'autre en traversant le vermis (fig. 83), mais, sur la face inférieure (fig. 84), leur continuité ne s'établit que par l'intermédiaire des bras latéraux du vermis inférieur.

Parfaitement symétrique d'ordinaire, le cervelet présente à étudier *deux faces et une circonférence:*

1° Face supérieure. — Cette face (fig. 83) séparée des lobes postérieurs du cerveau par la tente du cervelet, offre, sur la ligne médiane, une saillie antéro-postérieure, divisée en un grand nombre d'anneaux par des sillons qui la coupent transversalement, ce qui lui donne l'aspect d'un ver, d'où le nom de *vermis superior* sous lequel on la connaît (1, fig. 83). — En avant cette saillie se recourbe en bas pour venir rejoindre une éminence analogue de la face infé-

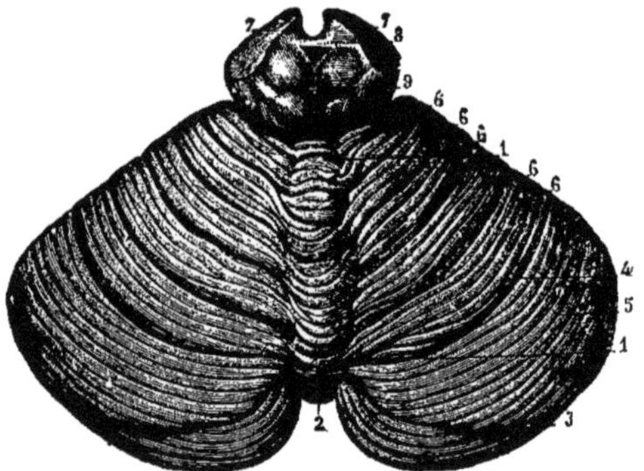

Fig. 83. — Face supérieure du cervelet.

1, vermis supérieur (lobule moyen); 2, extrémités postérieures des vermis supérieur et inférieur; 3, grand sillon périphérique; 4, grand sillon supérieur du lobe latéral; 5, lobule semi-lunaire; 6, 6, lobule quadrangulaire (en arrière) et 6, 6, lobule central (en avant); 7, 7, coupe des pédoncules cérébraux; 8, commissure postérieure du cerveau; 9, tubercules quadrijumeaux.

rieure du cervelet et recouvre la valvule de Vieussens. — Elle fait partie du lobe médian du cervelet, et divers de ses anneaux portent un nom spécial. Ce sont, d'avant en arrière : 1° la *lingula*, petit lobule arrondi, qui se continue avec la valvule de Vieussens; — 2° le *lobule central*; 3° le *monticulus*, segment le plus saillant du vermis et le plus considérable, constituant en avant le *culmen*, en arrière le *déclive*; — 4° le *folium cacuminis* ou bourgeon terminal, qui forme l'extrémité la plus reculée du vermis.

De chaque côté du *vermis superior*, on voit la face supérieure des lobes latéraux du cervelet incliné à droite et à gauche et sillonnée par de nombreuses rainures curvilignes. Ces rainures subdivisent cette face en plusieurs lobules principaux, qui sont d'avant en arrière : 1° les *lobules de la lingula*, qui se portent en dehors et recouvrent les pédoncules cérébelleux supérieurs correspondants; — 2° les *ailes du lobule central*; — 3° les *lobules quadrangulaires* situés de chaque côté du monticulus du vermis, les plus grands de tousles lobules de la face supérieure; — 4° les *lobules semi-lunaires* qui font suite, à droite et à gauche, au folium cacuminis.

2° Face inférieure.— Elle repose sur les fosses occipitales inférieures par ses parties latérales, et, par sa partie moyenne, elle répond au bulbe qu'elle recouvre (fig. 84). Sa partie médiane est profondément échancrée d'avant en arrière, *grande scissure médiane du cervelet, scissure interhémisphérique, vallée de Reil*, qui reçoit, en avant, la partie postérieure du bulbe rachidien et sépare nettement l'un de l'autre les deux hémisphères ou lobes latéraux du cervelet. — Dans le fond de ce sillon, on trouve une saillie antéro-postérieure analogue à celle que que nous avons rencontrée sur la face supérieure, c'est le *vermis inferior*

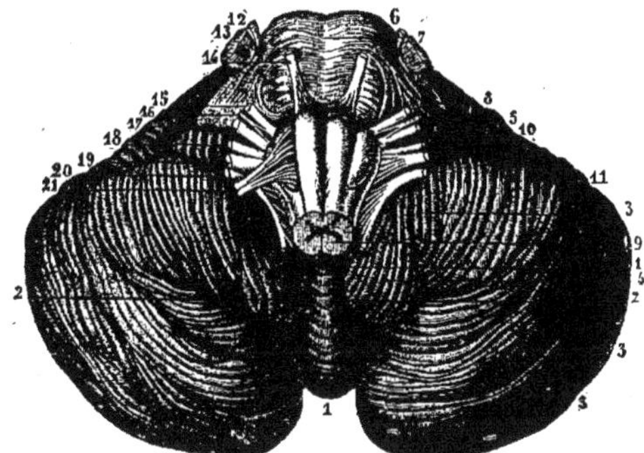

Fig. 84. - Face inférieure du cervelet.

1, vermis inférieur; — 2, 2, scissure interhémisphérique; — 3, 3, lobes et lobules des hémisphères; — 4, lobule amygdalien; — 5, lobule du pneumogastrique; — 6, protubérance annulaire; — 7, son sillon basilaire; — 8, pédoncule cérébelleux moyen; — 9, collet du bulbe coupé en travers; — 10, extrémité antérieure de la grande scissure périphérique; — 11, bord antérieur de la surface supérieure du cervelet; — 12, racine motrice du trijumeau; — 13, sa racine sensitive; — 14, oculo-moteur externe; — 15, facial; — 16, nerf de Wrisberg; — 17, auditif; — 18, glosso-pharyngien; — 19, pneumogastrique; — 20, spinal; — 21, hypoglosse.

(1, fig. 84), qui se continue en avant et en arrière avec le *vermis superior*, pour former avec lui le lobe médian du cervelet. — Ce *vermis* peut être aussi subdivisé en plusieurs lobules secondaires, qui sont d'avant en arrière : 1° le *nodulus*, — 2° l'*uvula* ou luette (4, fig. 84), — 3° la *pyramide de Malacarne* ou lobule pyramidal, constituée par une saillie cruciale qui résulte de la pénétration dans les deux hémisphères du cervelet, au niveau des lobules grêles et digastriques, de quelques lames de vermis, — 4° le *tubercule posterior* ou *valvulaire* (1, fig. 83; 3, fig. 85).

La *luette* de Malacarne, *éminence mamillaire* de Vicq-d'Azyr, est un renflement mamelonné qui termine le vermis en avant et pend dans le quatrième ventricule comme la luette dans la bouche.

Des bords latéraux de ce mamelon partent de longs replis nerveux, connus sous le nom de *valvules de Tarin*.

Les *valvules de Tarin* ou *voiles médullaires postérieurs* (5, fig. 85) sont deux replis curvilignes qui unissent la luette du vermis aux lobules de l'amygdale et du pneumogastrique.

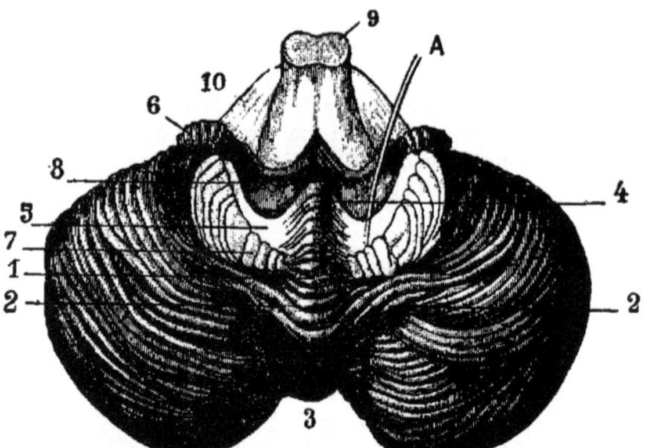

Fig. 85. — Face inférieure du cervelet : Valvules de Tarin. (Le bulbe est fortement relevé).

1, vermis ; — 2, aile du lobule digastrique ; — 3, tubercule postérieur du vermis ; — 4, luette du vermis ; — 5, valvule de Tarin ; — 6, lobule du pneumogastrique ; — 7, lobule de l'amygdale qui a été abrasé d'un coup de scalpel pour laisser voir les valvules de Tarin ; 8, plancher du 4ᵉ ventricule ; — 9, bulbe relevé ; — 10, pont de Varole.

Elles présentent un bord postérieur convexe et adhérent, uni à la face inférieure de l'hémisphère cérébelleux, aux lobes amygdalien et cunéiforme inférieur, et un bord antérieur concave, libre en apparence dans la cavité du 4ᵉ ventricule, mais en réalité continu avec l'épendyme ventriculaire ; — une extrémité interne adhérente à la luette ; — une extrémité externe qui con-

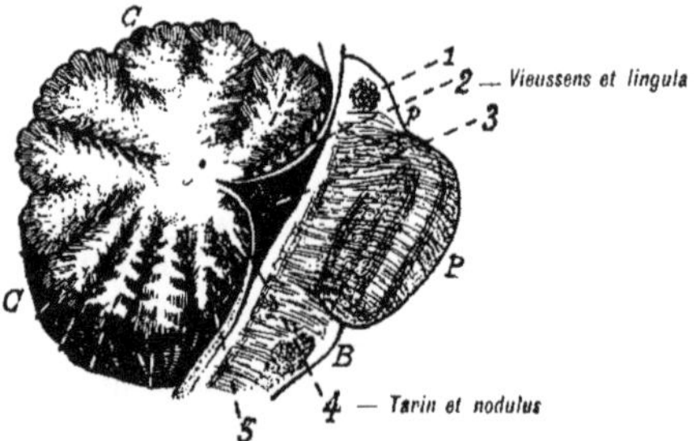

Fig. 86. — Les lobules du cervelet. Valvules de Tarin et de Vieussens (Coupe sagittale du Tronc cérébral).

1, noyau rouge ; 3, cavité du 4ᵉ ventricule ; C, C, culmen et clivus, P, pont de Varole ; B, bulbe rachidien.

tourne le corps restiforme correspondant et vient s'unir à la racine du lobule du pneumogastrique. Une face inférieure qui est recouverte par le lobule amygdalien, et une face supérieure qui fait partie de la voûte du 4ᵉ ventricule.

Entre elle et la paroi postérieure du 4ᵉ ventricule il existe un petit carrefour que Reil comparait à un nid d'hirondelle.

De chaque côté de la grande scissure médiane, on voit la surface inférieure convexe des hémisphères du cervelet qui présente les lobules secondaires suivants : 1° le *lobule du pneumogastrique* ou *flocculus* (6, fig. 85), sorte de touffe implantée au-dessous des pédoncules cérébelleux moyens, au-dessus et en avant des racines des nerfs pneumogastriques, et reliée à la luette par la valvule de Tarin ; — 2° le *lobule du bulbe rachidien*, *lobule tonsillaire* ou *amygdale* (4, fig. 84),

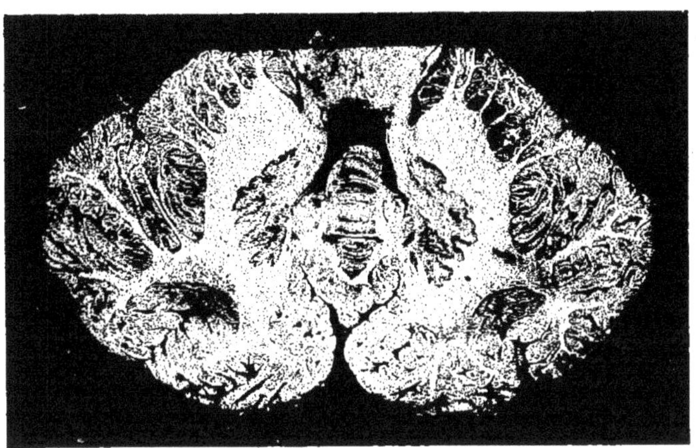

Fig. 87. — Photographie du vermis, de l'arbre de vie et des corps dentés du cervelet.

situé sur la partie la plus interne de chaque lobe latéral, de chaque côté de l'uvula, à laquelle il se réunit, et comme creusé pour recevoir le bulbe : il recouvre la valvule de Tarin, qu'il cache à la vue, et pénètre dans le trou occipital de chaque côté du bulbe ; 3° les *lobules cunéiformes*, *digastriques* ou *lobuli biventres* de Reil (3, fig. 84), placés en dehors et un peu en avant des amygdales et reliés à la pyramide du vermis ; — 4° le *lobule grêle*, qui limite en arrière et de chaque côté de l'échancrure médiane, la face inférieure des hémisphères cérébelleux ; — 5° le *lobule semi-lunaire inférieur* (3', fig. 84) qui s'étend en arrière jusqu'au grand sillon circonférentiel de Vicq-d'Azyr.

Ces lobules présentent de nombreuses variétés selon les sujets et leurs limites ne sont pas toujours aussi précises que celles que nous venons de leur donner.

On trouve parfois chez l'Homme l'ébauche d'un *flocculus* accessoire, *lobule auriculaire*, que l'on peut regarder comme le représentant du même corps très développé chez les Marsupiaux, les Rongeurs et les Carnassiers.

3° Circonférence. — La *Circonférence du cervelet* présente, en arrière, une échancrure où vient se loger la crête occipitale interne et la faux du cervelet, et au fond de laquelle on voit la continuation des deux éminences vermiformes; en avant elle présente également une échancrure qui forme une sorte de lit au bulbe et à la protubérance : dans le fond de cette échancrure, on aperçoit la luette. — Sur les parties latérales, la circonférence est formée par les bords externes des hémisphères cérébelleux, sauf en avant, où l'on rencontre l'implantation des pédoncules cérébelleux moyens. C'est la partie la plus mince du cervelet; elle est parcourue par le grand sillon horizontal, où aboutissent les principaux sillons des faces supérieure et inférieure de l'organe. Elle répond en

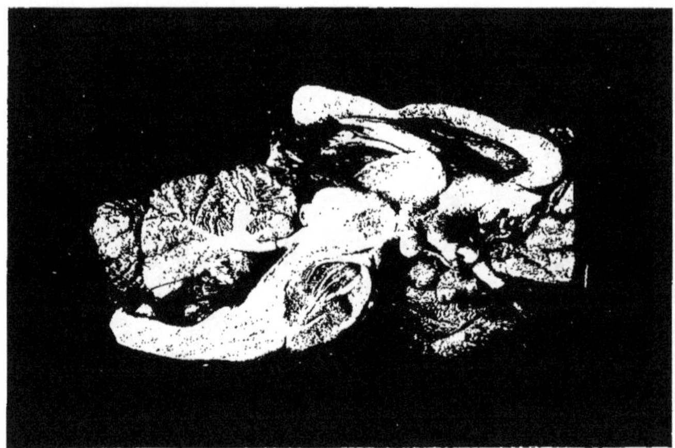

Fig. 88. — Photographie d'une coupe en long du Tronc cérébral.

arrière à la gouttière latérale (sinus latéral) et en avant à la gouttière pétreuse supérieure (sinus pétreux supérieur).

b. — Constitution intérieure du cervelet.

Le cervelet, comme le cerveau et la moelle, est composé de substance blanche et grise. — La substance grise, plus abondante, occupe la périphérie de l'organe, où elle forme une couche mince de 2 à 3 millimètres d'épaisseur (13, fig. 87); — la substance blanche, qui représente à peu près le tiers de la masse totale du cervelet et dont la consistance est supérieure à celle de la substance grise, est placée au centre de l'organe et enveloppée de toutes parts par la matière grise (14, fig. 86).

Du noyau central de substance blanche partent une infinité de prolongements arborescents qui vont se terminer dans les cellules de la substance grise des lames et des lamelles : c'est à cette formation rameuse qu'on a donné le nom d'*arbre de vie* (fig. 86, 87 et 88).

Chacune des divisions foliacées de cette formation blanche arboriforme est entièrement enveloppée par la substance grise corticale du cervelet qui s'enfonce dans la substance blanche au niveau des sillons qui séparent les lames les unes des autres. Dans le vermis, l'arbre de vie porte le nom de *corps trapézoïde* (fig. 87).

Ecorce et substance grise du Cervelet. — La substance grise de l'écorce du cervelet est représentée par une lame plissée de 600 à 800 fois, chacun de ses petits plis formant lui-même une lamelle et les groupes de plis constituant les lobules. Cette lame grise se compose de deux couches visibles à l'œil nu : une couche grise superficielle, une couche jaunâtre profonde. La première correspond à la zone moléculaire, la seconde à la zone des grains. Entre les deux s'étage la couche des cellules de Purkinje.

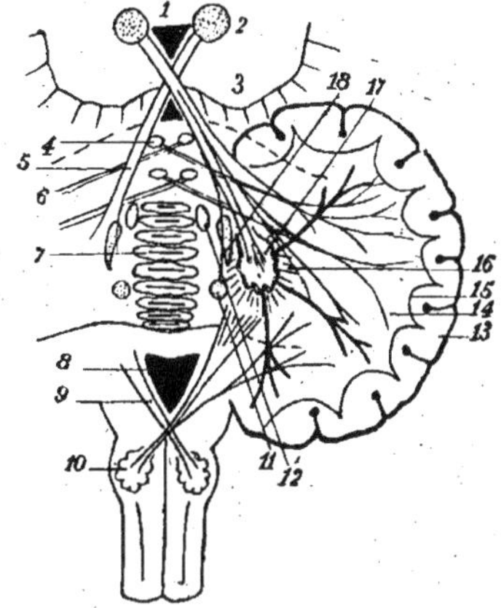

Fig. 89. — Structure du cervelet (figure schématique).

1, ventricule moyen du cerveau ; 2, noyau rouge ; 3, pulvinar de la couche optique ; 4, noyaux protubérantiels ; 5, pédoncule cérébelleux supérieur ; 6, pédoncule cérébelleux moyen ; 7, vermis ; 8, quatrième ventricule ; 9, pédoncule cérébelleux inférieur ; 10, olive du bulbe ; 11, globule (origine des fibres cérébelleuses du nerf acoustique) ; 12, noyau du toit ; 13, écorce grise ; 14, substance blanche centrale ; 15, fibres arciformes ; 16, plexus extraciliaire (toison du corps denté) ; 17, corps denté ; 18, embole ou bouchon.

Une coupe transversale d'une lamelle du cervelet permet d'y déceler 5 couches qui sont de la superficie vers la profondeur : 1° une couche superficielle ou périphérique composée d'un fin réseau nerveux des ramifications arborescentes des cellules de Purkinje et de tissu névroglique en abondance, *couche fibro-névroglique* ; 2° une couche de petites cellules étoilées, *couche moléculaire* ; 3° une couche de grandes cellules piriformes, disposées en général sur une rangée, *couche des cellules de Purkinje* ; 4° une couche composée de grains et de grandes cellules étoilées du type sensitif de Golgi, *couche des grains* (neurones d'association) ; 5° une *lame centrale de substance blanche*, composée de *fibres descendantes* ou axones des cellules de Purkinje, de *fibres ascendantes*, les unes ramifiées entre les grains et comme couvertes de givre ou de mousse (fibres moussues), les autres ramifiées dans la couche des cellules de Purkinje et recourbées pour aller se terminer en panache autour de ces cellules (fibres grimpantes).

Ceci revient à dire qu'on trouve dans l'écorce du cervelet 3 neurones superposés : *a*) la zone moléculaire ou externe (petites cellules étoilées) ; *b*) la zone intermédiaire (cellules de Purkinje) ; *c*) la zone des grains ou zone interne dans laquelle on trouve aussi des cellules névrogliques assez abondantes. Les petites cellules étoilées émettent un axone qui se recourbe et vient se terminer par un pinceau de ramilles descendantes autour des cellules de Purkinje ; les grains donnent un axone très fin qui monte vers la zone moléculaire, se divise en T, et ses branches suivent alors une direction perpendiculaire à la direction des arborisations des cellules de Purkinje (Golgi, Fusari, Ramon y Cajal, etc.) ; les cellules de Purkinje enfin, 3e neurone, émettent un axone du type long, qui s'enfonce dans la substance blanche (fibre de projection) et des prolongements rameux qui se dirigent dans l'intérieur de la substance grise.

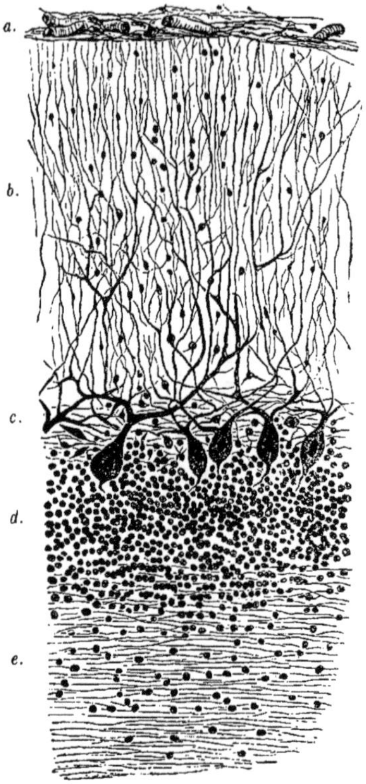

Fig. 90. — Structure de l'écorce du cervelet (grossissement 400 d.)

a, pie-mère du cervelet ; *b*, couche externe granulo-fibreuse ; *c*, couches des cellules de Purkinje ; *d*, couche des grains ; *e*, couche des fibres blanches.

La zone moléculaire grise périphérique est très riche en capillaires sanguins. A la surface, la névroglie (Golgi) forme une sorte de membrane ou cuticule mince qu'on a appelée *coque de Bergmann*.

Meynert a estimé à plus de 10 millions le nombre des cellules de Purkinje. Il va sans dire que l'épaisseur de la couche de Purkinje est en rapport direct avec le nombre de ces cellules (Obersteiner, Francesco Capobianco).

Olive cérébelleuse. — Une coupe horizontale du cervelet laisse voir au centre de chaque moitié de l'organe un corps ovoïde, assez semblable à l'olive du bulbe par ses dimensions et sa structure ; c'est le *corps rhomboïdal* ou *olive cérébelleuse, corps dentelé, festonné* ou *ciliaire* (fig. 87).

Il est formé par une lame jaunâtre (substance grise), plissée sur elle-même, en forme de bourse et ouverte en avant. — Dans l'intérieur de cette coque, on trouve le tissu propre du corps rhomboïdal, formé de substance blanche que pénètrent quelques vaisseaux. Sous le nom de *noyaux dentelés accessoires, corps paraolivaires*, Meynert a décrit deux petits noyaux allongés de substance grise, longs de 12 à 14 millimètres, situés en dedans des corps rhomboïdaux, distingués d'après leur forme en embole ou bouchon et globule (y et x, fig. 91); — et sous celui de *noyaux du toit* (z, fig. 93), Stilling a

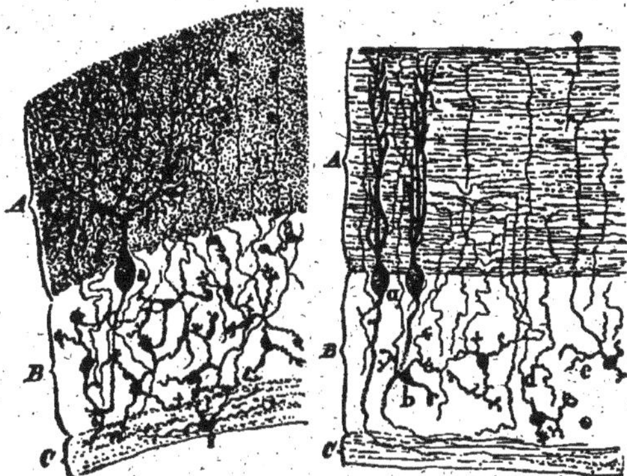

Fig. 91. — Coupe de l'écorce du cervelet (Ramon y Cajal)

I, les cellules de Purkinje sont vues de face; II, les cellules de Purkinje sont vues de profil; A, couche moléculaire; B, couche des grains; C, centre médullaire; *a*, cellules de Purkinje; *b*, grains; *d*, fibre grimpante; *e*, bifurcation des fibres grimpantes.

signalé deux noyaux gris clair de 8 à 10 millimètres de long que l'on découvre placés côte à côte dans le noyau central médullaire du vermis, près du toit du 4e ventricule, dans une coupe de cervelet faite parallèlement à la face postérieure du bulbe. C'est à ces noyaux qu'aboutissent une partie des fibres des pédoncules cérébelleux inférieurs.

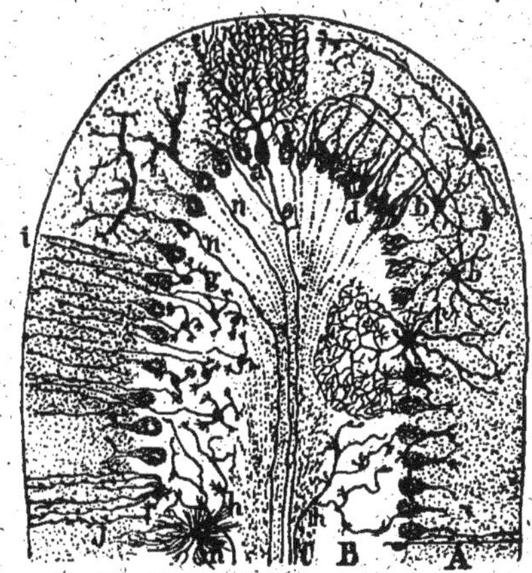

Fig. 92. — Coupe sagittale d'une lamelle du cervelet

A, couche moléculaire; B, couche granuleuse; C, couche médullaire; *a*, cellule de Purkinje; *b*, cellules étoilées; *c*, grains; *d*, panaches terminaux; *h*, fibres moussues; *m*, cellule névroglique; *n*, fibres grimpantes.

Le volume du corps rhomboïdal est proportionnel au développement des lobes latéraux. Aussi peut-on dire que l'olive cérébelleuse se dégrade à mesure qu'on descend de l'Homme aux Mammifères plus inférieurs. Sa structure est celle d'une zone de cellules nerveuses riches en pigment, traversées par des fibres radiées et plongées dans de la névroglie abondante et très riche en vaisseaux. Les cellules sont des deux types, mais avec prédominance du type moteur (Saccozi).

On ignore encore où se terminent, exactement, les axones de ces cellules nerveuses de même qu'on n'a pas pu établir, sans conteste, l'origine des fibrilles nerveuses qui viennent s'y terminer. Van Gehuchten pense que les fibres nerveuses des corps dentés représentent les ramifications des axones des cellules de Purkinje de l'écorce du vermis, et Cajal estime que ces fibres sont des collatérales nées des fibres du pédoncule cérébelleux inférieur correspondant. Marchi, Thomas, Russell, Bield, Basilewski, acceptent qu'un certain nombre des axones de ces cellules descendent dans le cordon latéral de la moelle (faisceau de Lœwenthal). La plupart des auteurs adoptent l'opinion qu'elles envoient leurs cylindres-axes dans le pédoncule cérébelleux supérieur.

Les *hétérotopies de substance grise* consistant en petits noyaux gris qui siègent entre l'écorce et le corps denté, sont plus fréquentes dans le cervelet que dans le reste du névraxe. — Sur 107 observations recueillies par Otto, 80 concernent le cervelet, 20 le cerveau, 6 la moelle et 1 le pont de Varole (Otto, *Virchow's Arch.* 1887). Sur 400 autopsies, Pfleger a noté 75 fois des hétérotopies (*Centrallb. f. mede Wissensch.* 1880).

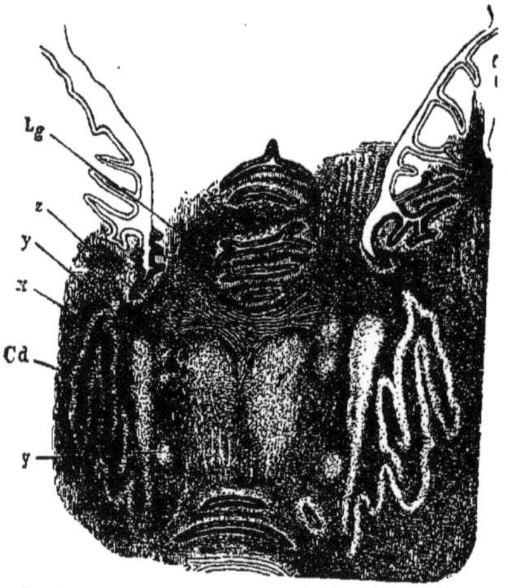

Fig. 93. — Les corps olivaires et para-olivaires du cervelet (d'après Stilling)

Cd, corps denté; *x*, embole; *y*, globule; *z*, noyau du toit; *Lg*, vermis (corps trapézoïde); *Ccq*, pédoncule cérébelleux supérieur.

Substance blanche du cervelet. — Cette substance occupe le centre de l'organe. Ses prolongements arborescents s'enfoncent dans les lames et les lamelles dont ils constituent la lame blanche centrale.

Elle est formée de fibres nerveuses, dont les unes aboutissent à l'écorce du cervelet où à l'olive (fibres centrifuges), et les autres partent du cervelet pour se porter à l'extérieur (fibres centripètes). Ces fibres peuvent être groupées en trois catégories : 1° les fibres provenant des pédoncules cérébelleux, *fibres de projection, fibres arborescentes*; 2° les *fibres arciformes* ou *d'association* (*fibres en guirlande de Stilling*) qui unissent les unes aux autres les lames et les lamelles du cervelet, et d'autres fibres d'association représentées par des fibres qui unissent l'écorce grise du vermis aux noyaux dentés (Van Gehuchten, Pawlow); 3° les fibres qui rayonnent du corps rhomboïdal, *fibres de la toison du corps ciliaire.*

Les Pédoncules du Cervelet

Le cervelet est réuni au tronc cérébral par ses trois paires de pédoncules. Ce sont les *pédoncules cérébelleux supérieurs, crura cerebelli ad cerebrum ;* — les *pédoncules cérébelleux inférieurs, crura cerebelli ad medullam oblongatam* ; — les *pédoncules cérébelleux moyens, crura cerebelli ad pontem.*

Pédoncule cérébelleux inférieur. — Le *pédoncule cérébelleux inférieur* relie le cervelet au bulbe et par lui à la moelle épinière. Il est constitué par des *fibres ascendantes* qui vont de la moelle au cervelet. Ce sont : 1° des fibres du faisceau cérébelleux direct qui aboutissent au vermis ; 2° des fibres du cordon postérieur et des noyaux de Goll et Burdach (fibres arciformes) qui vont à la moitié controlatérale du cervelet ; 3° des fibres des noyaux du cordon latéral et du noyau arciforme qui montent au vermis ; 4° des fibres des olives du bulbe qui vont au corps denté et à l'écorce du côté opposé ; 5° des fibres du noyau du nerf vestibulaire (faisceau acoustico-cérébelleux).

Les fibres qui vont du cervelet à la moelle, *fibres descendantes*, sont : 1° les fibres du faisceau marginal antérieur de Lœwenthal ou faisceau de Russell 2° des fibres allant à l'olive bulbaire ; 3° des fibres se portant aux noyaux de Goll et de Burdach ; 4° des fibres se rendant au noyau du nerf vestibulaire ; 5° des fibres allant à l'olive protubérantielle ; 6° des fibres se portant au faisceau intermédiaire du cordon latéral.

Les fibres du corps restiforme qui se rendent au vermis arrivent dans la couche des grains, soit sous la forme de fibres moussues, soit sous celles de fibres grimpantes et enlacent de leurs ramifications les cellules de Purkinje. Pendant leur trajet elles abandonnent des collatérales au noyau vestibulaire de l'acoustique et au noyau de Deiters.

Après l'extirpation d'un hémisphère du cervelet (Chien, Singe), on a vu l'atrophie des noyaux du corps restiforme, des faisceaux cérébello-olivaires et du noyau de Deiters du même côté, de l'olive bulbaire du côté opposé, à l'exclusion de son stratum zonale (A. Bettoni, *Arch. ital. de Biologie*, 1895, p. 375).

A la suite de l'atrophie du lobe gauche du cervelet, Amaldi a noté : 1° l'atrophie des noyaux des cordons postérieurs à gauche ; l'atrophie de la colonne de Clarke du même côté ; l'atrophie de l'olive à droite. Durant la vie, il n'y avait eu ni troubles sensitifs ni troubles moteurs.

Pédoncule cérébelleux moyen. — Les *pédoncules cérébelleux moyens* constituent une véritable commissure entre les deux hémisphères du cervelet. Ils sont essentiellement formés par les fibres transversales du Pont de Varole.

Ces fibres sont *ascendantes* et *descendantes*. Les fibres ascendantes ont leur origine dans les cellules des noyaux du Pont et se terminent, après entrecroisement, dans l'écorce grise des hémisphères cérébelleux (fibres ponto-cérébelleuses). Les fibres descendantes sont formées par les axones des cellules de Purkinje. Elles vont se terminer dans les noyaux gris de la « Réticulée » du Pont du même côté et du côté opposé. Un groupe se redresse, devient vertical, s'entrecroise dans le raphé, se place derrière le ruban de Reil et monte vers le cerveau où il aboutirait au noyau ventral de la couche optique (Probst).

Le pédoncule cérébelleux moyen est mis en communication avec les faisceaux cérébraux et médullaires par les collatérales nombreuses que ceux-ci envoient autour des noyaux du Pont. Il est de même façon mis en relation avec les noyaux des nerfs crâniens sensibles.

Dans les expériences de Bettoni sur le Chien et le Singe (extirpation d'un hémisphère du cervelet), on a décelé à l'examen microscopique : 1° l'atrophie du pédoncule cérébelleux moyen du même côté ; 2° l'atrophie des noyaux du Pont des deux côtés ; 3° l'atrophie partielle (réduction) du faisceau pyramidal du côté opposé ; 4° l'atrophie du *stratum superficiale* du même côté. Amaldi, de son côté, a noté après l'atrophie d'un des hémisphères du cervelet, l'atrophie du pédoncule du même côté et du pédoncule cérébral du côté opposé.

Pédoncule cérébelleux inférieur. — Les *pédoncules cérébelleux supérieurs* dont nous avons déjà examiné la forme extérieure (Voy. p. 133), sont constitués par des fibres qui sont rattachées au noyau denté, au noyau du toit et à l'écorce du cervelet. Entrecroisés sous la bandelette quadrijumelle, ils conservent un petit nombre de leurs fibres du même côté. La voie cérébello-cérébrale est donc surtout croisée, certains histologistes disent complètement croisée.

Leurs fibres se rendent, par la voie du noyau rouge, au noyau externe de la couche optique où elles formeraient la couche grillagée (Brissaud). Quelques-unes sont descendantes (Mendel, Bechterew, Déjerine) et vont se perdre dans la région des olives supérieures après avoir traversé la « Réticulée ».

A la suite de ses expériences, Bettoni a observé la disparition du pédoncule cérébelleux du même côté, la réduction du noyau rouge et celle du *locus niger*. L'anatomie pathologique a démontré qu'il n'y a jamais atrophie croisée cérébro-cérébelleuse avec intégrité complète de la couche optique du côté de la lésion cérébrale. La communication entre le cervelet et le cerveau n'est donc pas directe ; elle se fait par l'intermédiaire de la couche optique (Mingazzini, *Congrès intern. de Rome*, 1894).

Vaisseaux du Cervelet

Les *artères cérébelleuses*, fournies par les vertébrales et le tronc basilaire, se ramifient dans l'épaisseur de la pie-mère qui recouvre le cervelet et pénètrent dans l'épaisseur de l'organe en suivant les cloisons que la pie-mère envoie entre ses lames. Les *veines* ne suivent pas toujours les artères et se rendent à la surface de l'organe dans deux ordres de veines : deux veines médianes ou vermiennes, l'une inférieure, l'autre supérieure ; quatre veines latérales ou hémisphériques, deux supérieures et deux inférieures. — Toutes ces veines communiquent entre elles par des rameaux transversaux et vont se jeter dans les sinus latéraux.

M. J. Weber a signalé en outre l'existence d'une *veine azygos cérébelleuse postérieure*, qui va se jeter dans le pressoir d'Hérophile, et Meckel une *veine du lobule du pneumogastrique*, qui se jette dans le sinus pétreux supérieur et reçoit parmi ses affluents une branche importante sortant du corps rhomboïdal.

Applications physiologiques et pathologiques

La substance grise du cervelet est inexcitable ; la substance blanche paraît douée de propriétés motrices.

La lésion partielle comme l'ablation, l'anatomie pathologique comme l'expérimentation, démontre que le cervelet est une sorte de *petit cerveau*, qui préside à la coordination des mouvements volontaires, autrement dit à l'association harmonique nécessaire pour adapter ces mouvements à un but déterminé. Ce n'est pas un cerveau intellectuel sensitif et moteur comme l'autre, c'est un cerveau régulateur et coordinateur des mouvements associés. Le cervelet est un petit cerveau inconscient relié au grand cerveau par des conducteurs centripètes et centrifuges.

Par l'intermédiaire de ses pédoncules ils portent aux appareils périphériques cette régulation. A la moelle épinière, et par conséquent à la périphérie du corps, le mouvement coordinateur est porté par les pédoncules cérébelleux inférieurs (corps restiformes) qui comprennent le faisceau cérébelleux de Flechsig, et des fibres qui unissent le cervelet aux noyaux bulbaires des cordons de Goll et de Burdach. Par les pédoncules cérébelleux moyens, le cervelet est uni au noyau du cordon latéral, aux olives bulbaires et protubérantielles, à l'oreille vestibulaire par l'intermédiaire du nerf acoustique, dernière connexion qui peut nous donner une explication du vertige auditif. Par les pédoncules cérébelleux supérieurs enfin, le cervelet est en relation avec le cerveau : c'est là une voie centripète sans doute qui nous fournit la notion et le sentiment d'équilibre (notion de la position du corps dans l'espace).

Cette fonction de coordination et d'équilibration reconnue au cervelet par les physiologistes (Flourens, Longet, Vulpian, Lussana, Laborde, etc.), et diverses observations pathologiques (1), celle de Vulpian entr'autres. (*Leçons sur la physiol. du système nerveux*, p. 629), ne se fait ni par l'intermédiaire du sens du tact ni par celui du sens musculaire; le cervelet n'est pas l'organe du sens du tact et du sens musculaire, comme le voulait Lussana.

Pour Luciani, l'ablation du cervelet laisse intacte la sensibilité générale et spéciale; elle ne détermine que de l'asthénie et de l'astasie. Mais Laborde conteste que cette ablation enlève de la force musculaire (asthénie). Russel, comme Luciani, a observé que l'ablation d'une moitié du cervelet sur des Chiens ou sur des Singes est suivie d'une diminution de l'excitabilité de l'écorce cérébrale (régions motrices) du côté opposé et d'une exagération des réflexes profonds (tendineux et périostéens) des membres du côté opposé. Russel croit que cette diminution de l'excitabilité cérébrale est un effet de la cessation de l'*onde de renfort* que chaque hémisphère du cerveau reçoit de l'hémisphère du cervelet du côté opposé.

Le cervelet *règle* les mouvements volontaires ainsi que le dit Wundt (*Psychologie physiologique*, I, p. 227), à l'aide des impressions de sensation (on sait que le vertige n'est que la suppression de la sensation d'équilibre de notre corps). Toutefois on ne saurait soutenir qu'il est le seul et unique régulateur des mouvements volontaires, car on a observé des cas d'absence du cervelet, et cependant la marche et d'autres mouvements associés étaient encore possibles. D'après Aurelio Lui (*Riv. Sper. di freniatria*, 1894, p. 218), la faculté de se tenir debout ne survient chez les espèces animales que lorsque l'écorce du cervelet, et notamment les cellules de Purkinje, ont achevé leur développement. Ainsi chez les oiseaux qui marchent en venant au monde, l'écorce du cervelet est, dès cette époque, complètement développée.

Ce qu'il y a de certain, c'est que les lésions des canaux semi-circulaires et du cervelet, celles du 3e ventricule et de l'olive inférieure, l'anesthésie de la plante des pieds, déterminent la perte de l'équilibre, des mouvements forcés et du nystagmus. Il existe donc une union fonctionnelle entre l'oreille, la surface du corps et le cervelet.

En électrisant le cervelet chez le Singe, Ferrier a obtenu la déviation conjuguée des yeux, du myosis et du nystagmus (mouvements oscillatoires des yeux).

Pédoncules cérébelleux. — La lésion unilatérale des *pédoncules cérébelleux inférieurs* produit l'incurvation irrésistible en arc du corps du côté lésé et un roulement en cercle

(1) Chez Alexandrine Labrosse, qui manquait absolument de cervelet et de pont de Varole, les mouvements volontaires étaient possibles, mais son intelligence était très défectueuse, sa force musculaire peu élevée et *elle tombait souvent*.

(Rolando, Magendie, etc.), et des phénomènes sensitifs douloureux, mais ces derniers sont le résultat de l'excitation de la racine sensitive du trijumeau.

La lésion des *pédoncules supérieurs* amène une courbure en arc de la colonne vertébrale du côté lésé ; leur excitation provoque de la douleur et une incurvation du corps en sens opposé : la rotation en manège qui survient lorsqu'on blesse les pédoncules cérébraux leur appartient très probablement aussi.

La section d'un des *pédoncules cérébelleux moyens* fait tourner l'animal sur lui-même en un mouvement giratoire sur l'axe du corps (Pourfour du Petit); la rotation a lieu du côté opéré si la blessure porte sur la partie postérieure du pédoncule (Magendie) et du côté opposé si ce sont les parties antérieures qui sont atteintes (Longet, Schiff). Elle est accompagnée de déviation des yeux, de nystagmus comme lorsque c'est le vermis du cervelet lui-même qui est lésé. Si la section est complète, la rotation a également lieu du côté opposé par suite de la prédominance des fibres entrecroisées sur les fibres directes.

A l'étude des fonctions du mésocéphale se rattachent les questions si curieuses et si intéressantes de l'*équilibration* et de la *coordination des mouvements*.

Les *mouvements forcés* ou *irrésistibles* qui sont provoqués par les lésions des diverses parties du mésocéphale (pédoncules cérébraux, protubérance, tubercules quadrijumeaux, pédoncules cérébelleux moyens) et du cervelet, et qu'on a pu observer chez l'Homme dans les affections de ces régions de l'encéphale, sont des plus curieux.

La section d'un des pédoncules cérébraux, d'un des pédoncules cérébelleux moyens, donne lieu à une *rotation de l'animal sur l'axe*. La blessure d'un des pédoncules cérébraux, la section transversale de la protubérance, diverses lésions des tubercules quadrijumeaux et des couches optiques, déterminent des *mouvements de manège*. La lésion des tubercules quadrijumeaux antérieurs est celle qui transforme le plus habituellement ces derniers mouvements en *mouvements d'aiguille de montre*, le train postérieur de l'animal servant de pivot. Enfin, la blessure du cervelet et celle des corps striés, peut produire des mouvements sur l'axe transversal, des cabrioles, ou bien des poussées impétueuses et irrésistibles en ligne droite, soit en avant, soit à reculons. — Tous ces troubles ne sont ni l'effet d'une paralysie, ni le résultat d'une contracture ; ils paraissent être en rapport avec l'interruption des innervations centripètes qui contribuent au maintien de l'équilibre (sensibilité tactile et musculaire, ouïe, vue). L'animal n'ayant plus alors qu'une fausse perception de la position de son corps dans l'espace, victime des illusions que cette fausse perception entraîne, cherche à ressaisir sans cesse par des mouvements toujours les mêmes cet équilibre qu'il a perdu. Le vertige visuel qui accompagne la déviation des yeux paraît jouer un grand rôle dans la production de ces mouvements irrésistibles (Gratiolet). — Pour qu'un animal privé de son cerveau puisse se maintenir en équilibre et le reprendre lorsqu'on le culbute, que faut-il ? Ce qu'il faut, c'est : 1° des impressions venues de la périphérie (tactiles, musculaires, visuelles, auditives), et transmises par des nerfs centripètes ; 2° un centre récepteur de ces impressions qui les transforme en sensations ; 3° des impulsions motrices venues de ce centre et allant aux muscles par des nerfs centrifuges. La lésion de cet appareil dans l'une de ses parties, et à plus forte raison dans sa totalité, altérera plus ou moins complètement la faculté d'équilibre.

L'influence des *impressions tactiles* est bien connue. Une Grenouille écorchée ou bien à qui on a sectionné toutes les racines postérieures des nerfs spinaux, ne sait plus ni sauter, ni nager, et ne peut plus se rétablir quand on la met sur le dos. L'ataxique, on le sait, a perdu la faculté d'équilibre parce qu'il est frappé d'anesthésie des pieds.

L'action des *impressions visuelles* sur les fonctions d'équilibre n'est pas moins évidente. Elle peut, dans une certaine mesure, compenser la perte des impressions tactiles, comme chez les tabétiques ; aussi, l'ataxique vient-il à fermer les yeux, il perd l'équilibre et tomberait si on ne le soutenait pas. Le vertige visuel, d'origine périphérique ou central, détermine aussi, on le sait, une perte d'équilibre.

L'influence des *impressions auditives* sur l'équilibration est plus manifeste encore et beaucoup plus importante. La section des canaux semi-circulaires horizontaux produisent des mouvements latéraux de la tête avec tendance à tournoyer autour d'un axe vertical; après la section des canaux verticaux, la tête oscille rapidement d'avant en arrière, et l'animal tend à faire la culbute en avant, les pieds par-dessus la tête, si les canaux verticaux supérieurs ont été seuls touchés, tandis qu'il tend à culbuter en arrière, la tête par-dessus les pieds, si ce sont les canaux verticaux postérieurs qui ont été atteints. Après la destruction de tous les canaux, l'animal ne peut plus se maintenir en équilibre.

Tous ces phénomènes, vérifiés jusque chez l'Homme dans le cas de *maladie* ou *vertige de Ménière,* s'observent alors que le limaçon est détruit et le cerveau enlevé; ni la perte de l'ouïe ni les impressions conscientes n'interviennent donc dans leur production. Il ne paraît pas non plus qu'ils soient dus à de simples troubles moteurs réflexes consécutifs à des excitations venues des canaux demi-circulaires (Löwemberg), ou du nerf acoustique luimême (Brown-Séquard). En fin de compte on les attribue à la lésion des canaux demicirculaires de l'oreille interne qui seraient des *centres d'équilibration*, donnant à l'animal la notion de la position de sa tête dans l'espace (*Sens de l'espace*, Cyon).

La *coordination des mouvements* est aussi dévolue aux centres encéphaliques inférieurs, puisqu'elle se maintient chez l'animal qu'on a privé de ses hémisphères cérébraux, aussi bien que chez l'homme qui occupe son cerveau à tout autre chose, alors que ses mouvements continuent avec une précision parfaite. Cette fonction se confond en partie avec celle de l'équilibration, mais on peut théoriquement les séparer. Pour que cette fonction puisse s'exécuter, il lui faut comme pour tout mouvement réflexe, un système conducteur centripète ou sensitif, un centre récepteur et réflecteur, et un système conducteur centrifuge ou moteur. Les impressions sensitives semblent passer en grande partie à travers le cervelet, d'où la perte de l'équilibre et de la coordination des mouvements dans les lésions de cet organe; le centre réflexe n'est pas unique, mais se compose d'une foule de centres, les uns purement réflexes, les autres conscients, qui agissent synergiquement. Ce qui explique que la coordination motrice peut être troublée par des lésions de cervelet, de la protubérance, du bulbe, des tubercules quadrijumeaux, des couches optiques.

Mathias Duval et Laborde ont observé que les lésions du vermis du cervelet donnent lieu à des déviations dissociées des yeux. Ces phénomènes oculaires par excitation cérébelleuse avaient été déjà notés par Leven, Olivier et Ferrier.

La phrénologie, enfin, avait considéré le cervelet comme l'*organe de l'amour*, et plus récemment Courmont l'a regardé comme un organe de sensibilité psychique, comme le centre des sentiments et de l'émotivité, qui réagirait sur les centres moteurs cérébraux par mécanisme réflexe (Courmont, *Le Cervelet*, Paris, 1891). Que le cervelet n'est pas l'organe du sens génital, l'organe de l'amour et de la passion érotique, les Bratraciens anoures le prouvent, eux qui ont un cervelet si rudimentaire qu'il est presque introuvable, et qui cependant se livrent à la copulation avec une ardeur incomparable, jusqu'à devenir insensibles et étrangers à la douleur physique la plus vive! Combette n'a-t-il pas, de son côté, rapporté l'observation d'une jeune fille tout à fait privée de cervelet, et qui cependant, pendant sa vie, se livrait avec passion à la masturbation. — Laborde a conservé des Coqs auxquels il avait enlevé le cervelet et qui malgré cela essayaient de cocher les Poules. S'ils n'y arrivaient pas, c'est qu'ils avaient perdu l'équilibre de leurs mouvements; et il y a longtemps que Leuret a fait voir que la castration ne fait pas diminuer le cervelet. Enfin, les statistiques de Ladame sur les tumeurs de cet organe infirment également l'opinion des phrénologues.

Art. V. — Quatrième ventricule

Nous connaissons les organes qui contribuent à former le quatrième ventricule, bulbe, protubérance et cervelet ; c'est le moment d'étudier ce ventricule.

Le *quatrième ventricule, ventricule du cervelet* (cavité du rhombencéphale) (3, fig. 95), est une cavité rhomboïdale (sinus rhomboïdal), intermédiaire au bulbe et à la protubérance qui constituent sa paroi inférieure, et d'autre part au cervelet qui contribue à former sa paroi supérieure.

Aplati de haut en bas, il présente à considérer, une paroi inférieure ou plancher, une paroi supérieure ou voûte, quatre bords, dont deux supérieurs et deux inférieurs, et quatre angles, deux latéraux, un inférieur et un supérieur.

a. Paroi inférieure ou plancher du 4e ventricule. — Le *plancher du quatrième ventricule*, tapissé d'une couche du substance grise qui fait suite à celle de la moelle, représente un losange (plancher du sinus rhomboïdal) formé par deux triangles qui seraient adossés par leur base. — Le triangle inférieur (calamus) appartient à la face postérieure du bulbe, le triangle supérieur à la face postérieure de la protubérance annulaire.

Sur la ligne médiane, le plancher du quatrième ventricule présente un léger sillon, tige du calamus, et de chaque côté plusieurs saillies rondes ou allongées, plus ou moins visibles, mais en général peu apparentes. — Ce sont, dans le triangle inférieur, et de dedans en dehors, c'est-à-dire de la tige du calamus vers le corps restiforme : 1° l'*aile blanche externe* (AE, fig. 100) ; 2° l'*aile grise* (AG, fig. 100) ; 3° l'*aile blanche interne* (AI, fig. 100). Dans le triangle supérieur, on trouve : de chaque côté de la tige du calamus et près de la base du triangle, deux éminences arrondies, *eminentia teres* (13, fig. 94) ; plus haut et plus en dehors deux autres saillies, *locus cœruleus* (12, fig. 94). Chacune de ces saillies correspond à l'origine d un nerf crânien. Sous le *locus cœruleus*, c'est le noyau d'origine de la petite racine du trijumeau ; — sous l'*eminentia teres*, le noyau d'origine du moteur oculaire externe ; — sous l'aile blanche interne, le noyau d'origine du grand hypoglosse ; — sous l'aile grise, les noyaux sensitifs terminaux des nerfs glosso-pharyngien et pneumogastrique ; — sous l'aile blanche externe, le noyau latéral de l'acoustique — L'aile blanche interne répond à un une dépression, *fovea posterior*. En dehors et un peu au-dessus de l'*eminentia teres* existe aussi une légère dépression, *fovea anterior*, colorée en gris-bleuâtre, *substantia ferruginea* d'Arnold. Le locus cœruleus est une traînée de substance grise détachée de la substance du plancher ventriculaire que Held et Cramer ont rattaché aux origines du nerf masticateur.

L'éminentia teres et le funiculus teres sont limités en dehors par un sillon qui se porte en haut et en dehors, le *sillon limitant du 4e ventricule*, qui s'élargit et se creuse à sa partie supérieure pour donner lieu à la *fovea superior*.

Au niveau de la partie moyenne du plancher du quatrième ventricule, enfin, on voit des stries blanches transversales en nombre variable, qui se portent en dehors en convergeant : ce sont les *barbes du calamus*, que l'on considère comme les racines postérieures du nerf auditif (S, fig. 100), mais que certains histologistes ont considérées comme des fibres commissurales entrecroisées entre les deux noyaux postérieurs opposés du nerf auditif. Quelques-unes ne se rendent pas au tronc de l'acoustique, mais se portent obliquement en haut et en dehors vers les pédoncules cérébelleux supérieurs. L'une d'elles, plus apparente, porte le nom de *baguette harmonique de Bergmann* (S², fig. 100). Entre les barbes du calamus, on voit des stries de substance grise, *fasciolæ cineræ* d'Arnold, qui forment en convergeant vers les angles latéraux du ventricule, un petit renflement, le *tæniola cinerea* de Henle (26', fig. 94). D'après POPOFF, le « conductor sonorus (baguette harmonique) est une strie acoustique qui, au niveau de l'angle latéral du sinus rhomboïdal, va se jeter dans le pédoncule cérébelleux pour gagner le cervelet

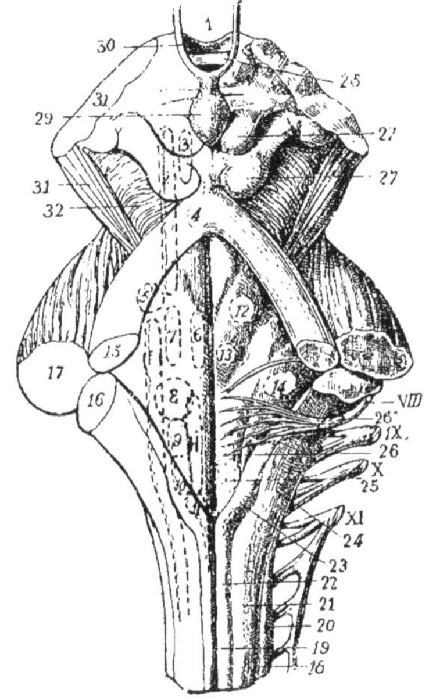

Fig. 94. — Plancher du 4e ventricule vu de face. (Le côté gauche de la figure représente les noyaux bulbo-protubérantiels comme sensément vus par transparence).

1, ventricule moyen du cerveau ; 2, racine ascendante du trijumeau ; 3, noyau de l'oculo-moteur commun ; 4, noyau du pathétique ; 5, noyau masticateur du trijumeau ; 5', racine descendante ou médullaire du trijumeau ; 6, noyau de l'oculo-moteur externe ; 7, noyau du facial ; 8, noyau postérieur de l'acoustique ; 9, noyau dorsal ou sensitif du glosso-pharyngien ; 10, noyau sensitif du pneumogastrique ; 11, noyau du spinal ; H, noyau de l'hypoglosse ; 12, locus cœruleus ; 13, eminentia teres ; 14, fovea anterior ; 15, coupe du pédoncule cérébelleux supérieur ; 16, coupe du pédoncule cérébelleux inférieur ; 17, coupe du pédoncule cérébelleux moyen ; 18, sillon latéral du bulbe ; 19, sillon médian postérieur du bulbe ; 20, cordon latéral ; 21, cordon postérieur ; 22, faisceau de Goll ; 23, pyramide postérieure du bulbe ; 24, corps restiforme ; 25, aile grise (fovea posterior en pointillé) ; 26, aile blanche interne (funiculus teres) ; 26', tænia cinerea ; 27, tubercules quadrijumeaux postérieurs ; 27', tubercules quadrijumeaux antérieurs ; 28, commissure blanche postérieure du cerveau ; 29, glande pinéale ; 30, freins de la glande pinéale ; 31, coupe du pédoncule cérébral ; VIII, 8e paire ; IX, 9e paire ; X, 10e paire ; XI, 11e paire des nerfs crâniens.

A quoi correspondent les diverses formations que nous venons de décrire ? — Des coupes horizontales sériées du bulbe rachidien et de la protubérance annulaire permettent de répondre à cette question.

En pénétrant dans le bulbe, la substance grise de la moelle épinière s'étale, nous l'avons vu, sur le plancher du quatrième ventricule, et ses cornes se trouvent fragmentées en plusieurs tronçons par l'entrecroisement des pyramides.

Ainsi disposée, la substance grise, sous le plancher du quatrième ventricule, représente de chaque côté de la ligne médiane quatre colonnes longitudinales irrégulières et discontinues, deux *colonnes motrices* et deux *colonnes sensitives*, qu'on peut diviser en *colonnes dorsales* et *colonnes ventrales*.

La *base de la corne antérieure* forme la colonne motrice dorsale (3, 4, 6, 12, fig. 100), qui longe de chaque côté la tige du calamus. — Cette colonne constitue quatre masses grises principales ou noyaux d'où émergent de bas en haut : 1° l'hypoglosse (sous l'aile blanche interne); — 2° le moteur oculaire externe et, suivant quelques anatomistes, quelques racines du facial (*eminentia teres* ou noyau commun (?) de l'oculo-moteur et du facial); — 3° plus haut, du côté de l'orifice inférieur de l'aqueduc de Sylvius, les noyaux d'origine des nerfs oculo-moteur commun et pathétique (3, 4, 6, 12, fig. 100).

La *tête de la corne antérieure* forme une colonne interrompue par le passage fibres arciformes et s'allonge sous la forme d'un noyau, *colonne motrice ventrale* (5, 7, 9, 10, 11, fig. 100), noyau antéro-latéral des auteurs.

Cette colonne constitue trois noyaux superposés qui sont de bas en haut : 1° le noyau moteur des nerfs mixtes, *noyau ambigu*, et le noyau accessoire (?) de l'hypoglosse ; — 2° le noyau inférieur ou propre du facial; — 3° le noyau de la racine motrice du trijumeau ou noyau masticateur, en pleine protubérance, et plus haut encore la *colonne vésiculeuse* (racine supérieure du trijumeau).

La *base de la corne postérieure* forme à son tour une colonne qui s'étend de chaque côté de la tige du *calamus scriptorius*, en dehors et au-dessus de la colonne motrice dorsale; c'est la *colonne sensitive dorsale* (8, 9, 10, fig. 100). Elle forme les noyaux terminaux des nerfs mixtes et racine antérieure de l'acoustique (sous l'aile blanche externe).

La *tête de la corne postérieure* forme enfin la *colonne sensitive ventrale* qui longe en dehors et en arrière la colonne que représente la tête de la corne antérieure (5', fig. 100). Apparente à sa partie inférieure sous le nom de tubercule cendré de Rolando, elle forme dans la protubérance et le bulbe, la racine descendante du trijumeau (5', fig. 100).

b) Paroi supérieure ou voute du 4ᵉ ventricule. — La *paroi supérieure, voûte ou toit du 4ᵉ ventricule*, comprend un segment antérieur et un segment postérieur.

Le segment antérieur dérive de la lame cérébelleuse (2, fig. 95). Il est formé par la valvule de Vieussens ou voile médullaire antérieur, de forme triangulaire, uni de chaque côté aux pédoncules cérébelleux supérieurs et se continuant par sa base avec l'extrémité antérieure du vermis.

Le triangle qui avoisine l'aqueduc de Sylvius porte le nom de *tente du ventricule*, et son sommet celui de *fastigium* (Reichert).

Le segment postérieur de la voûte dérive du plafond de l'arrière-cerveau (Voy. *Développement du Cerveau*). — Il est réduit chez l'adulte à un simple feuillet épithélial, *membrana tectoria*, que tapisse la toile choroïdienne du quatrième ventricule (fig. 97). D'où lorsqu'on a enlevé cette toile, le ventricule se trouve ouvert. — Nous verrons absolument la même chose, relativement au toit du troisième ventricule. Cette membrane obturatrice fait suite au bord libre des valvules de Tarin, et à l'extrémité antérieure du vermis; elle recouvre exactement le triangle bulbaire du 4ᵉ ventricule et s'implante sur les corps latéraux du triangle en se continuant avec la membrane épendymaire au niveau des bords du quatrième ventricule et celle qui s'enfonce dans le canal central de la moelle. Quelques segments de la voûte du quatrième ventricule s'épaississent cependant et donnent naissance à deux lamelles de tissu nerveux, l'*obex* ou *verrou* (*v*, fig. 80) que nous connaissons et qui n'est qu'un petit pont jeté entre les deux pyramides postérieures au niveau de la pointe du calamus scriptorius, et le *tænia* ou *ligula* du quatrième ventricule (4, fig. 80), sorte de tractus qui s'insère de chaque côté sur les bords latéraux du quatrième ventricule, et se continue avec l'épithélium des plexus choroïdes et le bord concave des valvules de Tarin. Cette voûte amincie est recouverte par la pie-mère. Celle-ci, en se développant, refoule la membrane obturatrice dans la cavité ventriculaire. C'est cette partie invaginée de la pie-mère qui constitue la *toile choroïdienne du 4e ventricule.*

c. BORDS DU QUATRIÈME VENTRICULE. — Les *bords supérieurs* sont formés par l'union des pédoncules cérébelleux supérieurs avec la protubérance annulaire; — les *bords inférieurs* par l'union des corps restiformes avec le bulbe, bords complétés par cette lamelle qui s'étend du tœnia aux lobules tonsillaires du cervelet.

d. ANGLES DU QUATRIÈME VENTRICULE. — Les *angles latéraux* du sinus rhomboïdal, *recessus laterales* de Reichert, sont formés par deux diverticulums qui correspondent à la séparation et à l'écartement des trois pédoncules du cervelet. — L'*angle antérieur* ou *supérieur* correspond à l'union angulaire des deux pédoncules cérébelleux supérieurs. On y voit l'orifice inférieur de l'aqueduc de Sylvius, canal creusé sous les tubercules quadrijumeaux et faisant communiquer le quatrième avec le troisième ventricule. — L'*angle inférieur* répond à l'angle de séparation des deux corps restiformes et au bec du calamus. — On y voit l'orifice qui fait communiquer le quatrième ventricule avec le canal central de la moelle. — C'est aussi à ce niveau qu'on trouve une ouverture qui ferait communiquer le quatrième ventricule avec l'espace sous-arachnoïdien, le *trou de Magendie* (fig. 96).

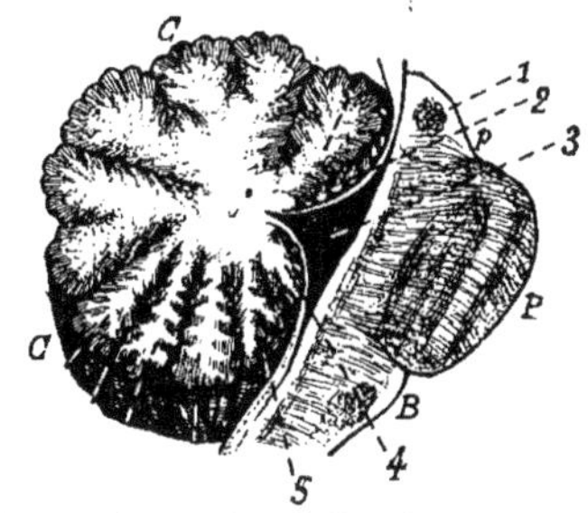

Fig. 95. — Coupe sagittale du Pont, du 4e ventricule et du cervelet

B, bulbe rachidien; P, Pont de Varole; C, cervelet; *p*, pédoncule cérébral: 1, noyau rouge; 2, lingula; 3, cavité du 4e ventricule; 4, nodulus; 5, uvula.

e. TOILE CHOROÏDIENNE INFÉRIEURE ET PLEXUS CHOROÏDES DU QUATRIÈME VENTRICULE. — La *toile choroïdienne inférieure* (5, fig. 97) est formée par un repli de la pie-mère bulbaire, qui descend du cervelet et s'enfonce dans le sinus rhomboïdal en tapissant le vermis inférieur, les amygdales et les valvules de Tarin (feuillet supérieur), puis se réfléchit en bas en arrière, à partir du bord concave des valvules de Tarin, pour couvrir comme un voile la voûte ou membrane obturante du segment bulbaire du ventricule (feuillet inférieur), et se continuer au niveau du bec du calamus avec la pie-mère de la moelle.

Quant aux *plexus choroïdes*, ce sont deux cordons rougeâtres formés de capillaires pelotonnés qui commencent, l'un à côté de l'autre, par une extrémité très fine au sommet de la toile choroïdienne, puis montent au-dessus du vermis pour diverger l'un de l'autre au niveau de la base de la toile (ligne de réflexion) et se porter, sous forme de houppes vasculaires, vers les angles latéraux du sinus rhomboïdal où ils s'enfoncent dans les diverticules du sinus jusque dans l'espace sous-arachnoïdien, pour venir faire saillie au-dessous des lobules des pneumogastriques. Leur disposition générale rappelle la forme d'un T majuscule dont la base correspondrait à la base du triangle bulbaire.

Les *artères* de la toile et des plexus choroïdes proviennent de l'artère cérébelleuse postérieure et inférieure.

f. Trou de Magendie et trous de Luschka. — De notre description, il résulte que le quatrième ventricule est une cavité fermée de toutes parts, sauf en haut, où elle communique avec l'aqueduc de Sylvius, et en bas, où elle se continue avec le canal central de la moelle. Cette description serait inexacte cependant si nous ne mentionnions point l'existence de trois petits trous percés sur le toit du quatrième ventricule et par l'intermédiaire desquels cette cavité communique avec les espaces sous-arachnoïdiens. — Soulevez le bulbe et écartez-le du cervelet et vous voyez au niveau du calamus un trou irrégulier creusé dans la voûte du quatrième ventricule, toile choroïdienne et membrane obturante y compris : c'est le *trou de Magendie*, du nom de l'illustre physiologiste qui l'a découvert en 1842. — Pareillement, réclinez les lobules du pneumogastrique du cervelet, et vous verrez aux angles latéraux du quatrième ventricule deux orifices irréguliers par lesquels encore la cavité du quatrième ventricule communique avec le tissu cellulaire sous-arachnoïdien : ce sont les *trous de Luschka*. Par ces trous font saillie les *plexus choroïdes latéraux* de la toile choroïdienne du quatrième ventricule ; dans le trou de Magendie font saillie les *plexus médians*.

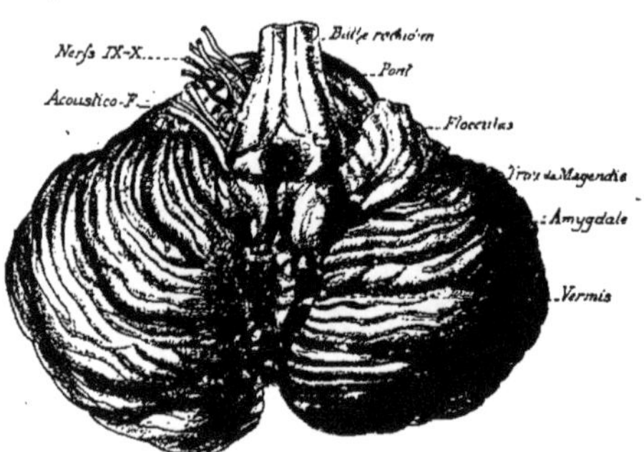

Fig. 96. — Trou de Magendie et face inférieure du cervelet (le bulbe est fortement relevé)

On a contesté l'existence de ces orifices. Théoriquement, le *trou de Magendie* ne doit pas exister puisque dans tous les ventricules les plexus choroïdes sont recouverts par l'épendyme, c'est-à-dire par le toit très aminci des vésicules cérébrales dans lesquelles ils se sont invaginés (Voy. fig. 97). D'autre part, si nous nous rappelons que les cavités ventriculaires sont des cavités qui ne contiennent aucun liquide à l'état normal, on peut se demander pourquoi l'organisme aurait besoin du trou de Magendie. Aussi, tandis que Luschka, Key et Retzius, Schwalbe, Bochdaleck, Sappey, etc., considèrent le trou de Magendie comme un trou normal, d'autres anatomistes, et parmi eux Burdach, J. Cruveilhier, Reichert, Kölliker, pensent-ils que le trou de Magendie est un orifice artificiel que l'on crée en éloignant le bulbe du cervelet par déchirure de la toile choroïdienne et, consécutivement, de la membrane obturante qui lui adhère intimement. — Marc Sée d'une part, et C. Hess de l'autre cependant, dans des recherches récentes, en arrivent tous deux à conclure que les trous de Magendie et de Luschka sont bien des orifices normaux, des sortes d'éraillures de la toile choroïdienne et de la membrane du toit qu'elle soutient, et par lesquels les cavités ventriculaires et le canal épendymaire de la moelle peuvent communiquer avec la cavité sous-arachnoïdienne.

Mouret, dans des recherches plus récentes encore, prétend avoir vu un liquide coloré introduit dans le troisième ventricule sortir par le trou de Magendie qui apparaît dès lors « large et bien ouvert », mais après un examen minutieux et multiplié de cette région de l'encéphale, je me range de plus en plus à l'opinion de Mathias Duval, à savoir que le trou de Magendie n'est qu'un espace aminci et fenêtré de l'angle inférieur du toit du quatrième ventricule, analogue aux espaces fenêtrés du grand épiploon. Les trous de Luschka manquaient trois fois sur 54 cerveaux examinés par Hess.

Art. VI. — Aqueduc de Sylvius.

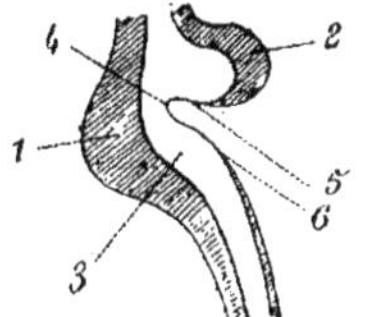

Fig. 97. — Plafond du 4e ventricule

A. — 1, Pont de Varole; 2, cervelet; 3, quatrième ventricule; 4, plafond très aminci du rhombencéphale; 5, 6, voiles médullaires antérieur et postérieur.

B. — 1, 1, pyramides du bulbe; 2, corps du bulbe; 3, cavité du quatrième ventricule; 4, plafond de ce ventricule; 5, 5, plexus choroïdes du quatrième ventricule.

Un canal de un centimètre et demi de long, creusé au-dessous des tubercules quadrijumeaux, fait communiquer le quatrième ventricule avec le troisième ou ventricule des couches optiques (16, fig. 98). — Ce canal qui dérive de la vésicule cérébrale moyenne, c'est l'*aqueduc de Sylvius*, déjà connu malgré son nom, de Galien et Arantius.

Ses parois sont formées : en haut par la valvule de Vieussens, les tubercules quadrijumeaux et la commissure blanche postérieure, au-dessous de laquelle se voit l'orifice supérieur (*anus*) de l'aqueduc ; — en bas, par la région de la calotte des pédoncules cérébraux. — Son plancher est sillonné par la continuation du sillon médian du quatrième ventricule, et ses parois sont constituées par de la substance grise, continuation de celle de la moelle épinière, où l'on remarque des amas ganglionnaires qui donnent origine aux fibres des nerfs oculo-moteur commun et pathétique.

Art. VII. — Origines des nerfs du tronc cérébral (Nerfs craniens).

Les *masses grises* qui prolongent les *cornes antérieures* de la moelle épinière dans le bulbe représentent les *noyaux d'origine des nerfs moteurs bulbo-protubérantiels.*

La base, séparée de la tête de la corne par la décussation des cordons pyramidaux, reste contiguë au canal central, se prolonge sur toute l'étendue du plancher du quatrième ventricule, de chaque côté du raphé, et y forme les amas connus sous le nom de *noyau de l'hypoglosse* (sous l'aile blanche interne), *noyau de l'oculo-moteur externe* (sous l'eminentia teres), *noyau du moteur oculaire commun* et *noyau du pathétique* de chaque côté de l'aqueduc (Voy. fig. 98, 99 et 100).

La tête de la corne antérieure, coupée et fragmentée par le passage des fibres

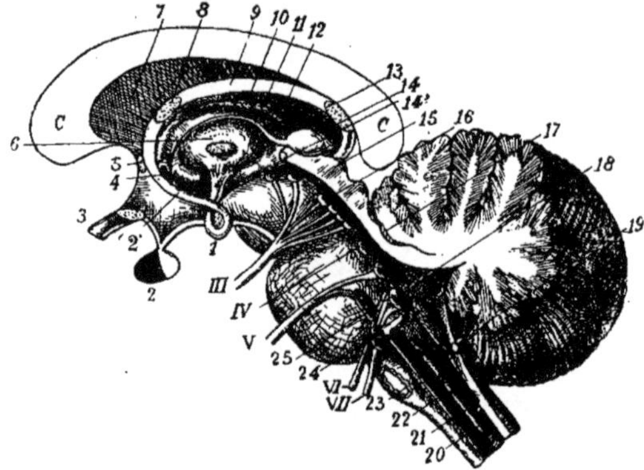

Fig. 98. — Coupe sagittale schématique de l'isthme de l'encéphale. Noyaux bulbo-protubérantiels et noyaux de l'aqueduc.

C, C, corps calleux; 1, tubercule mamillaire; 2, glande pituitaire; 2', pilier antérieur de la voûte; 3, chiasma optique; 4, trou de Monro; 5, commissure blanche antérieure; 6, couche optique (face interne sur laquelle on voit au centre l'insertion de la commissure grise); 7, septum lucidum; 8, coupe de la bandelette géminée gauche; 9, voûte à quatre piliers; 10, toile choroïdienne du 3e ventricule; 11, frein de la glande pinéale; 12, cavité du ventricule latéral droit; 13, coupe du pilier postérieur de la voûte; 14 glande pinéale; 14', commissure blanche postérieure; 15, tubercules quadrijumeaux; 16, aqueduc de Sylvius; 17, valvule de Vieussens; 18, quatrième ventricule; 19, trou de Magendie; 20, noyau de l'hypoglosse; 21, noyau moteur du spinal; 22, noyau moteur du pneumogastrique; 23, noyau moteur du glosso-pharyngien (les noyaux sensitifs de ces trois nerfs sont en regard de chacun des noyaux moteurs, sur le plancher du quatrième ventricule (en bleu); 24, noyau propre du facial; 25, noyau commun au moteur oculaire externe et au facial; III, nerf moteur oculaire commun avec ses six noyaux sur le plancher de l'aqueduc de Sylvius; IV, noyau du pathétique; V, nerf trijumeau avec son noyau moteur (en rouge) et son noyau sensitif (en bleu); IV, nerf oculo-moteur externe; VII, nerf facial.

arciformes, forme ce que l'on connaît depuis les travaux de Stilling, Clarke, Kölliker, J. Dean, sous le nom de *noyau antéro-latéral* subdivisé en deux colonnes nucléaires longitudinales et coupées en trois tronçons. Ce noyau représente le noyau bulbaire du spinal, le *noyau antérieur* ou *accessoire de l'hypoglosse*, plus haut le noyau moteur des nerfs mixtes (noyau ambigu), puis le *noyau du facial*, et en pleine protubérance, le *noyau masticateur* ou *moteur du trijumeau* et la racine supérieure (*noyau vésiculeux*) de ce nerf (fig. 100).

Les *masses grises* de la corne postérieure de la moelle prolongées dans le bulbe, forment à leur tour, les *noyaux terminaux des nerfs bulbo-protubérantiels.*

Après avoir fourni en arrière les deux excroissances appelées *noyau du cordon*

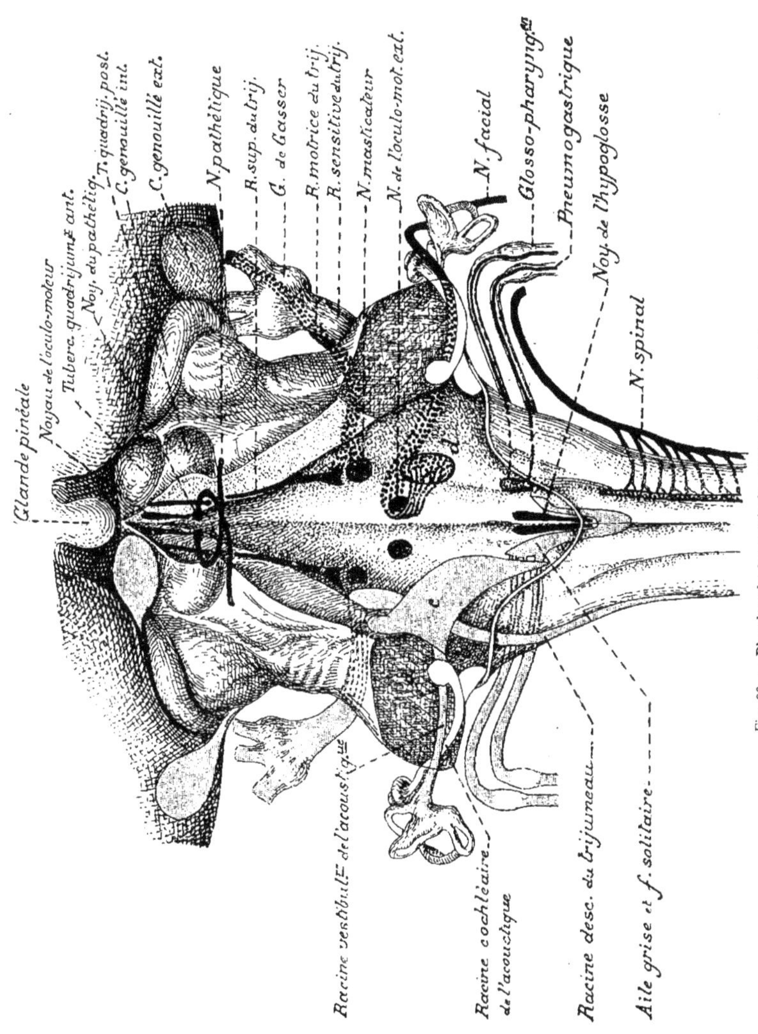

Fig. 99. — Plancher du 4e ventricule, origine des nerfs crâniens

de Goll et *noyau du cordon de Burdach*, la *base* de la corne postérieure constitue les *noyaux terminaux des nerfs mixtes* (glosso-pharyngien et pneumogastrique), et au-dessus de ces noyaux une nappe grise qui représente le *centre bulbaire de la racine interne de l'acoustique* (fig. 99). La *tête* de cette corne saillante sous

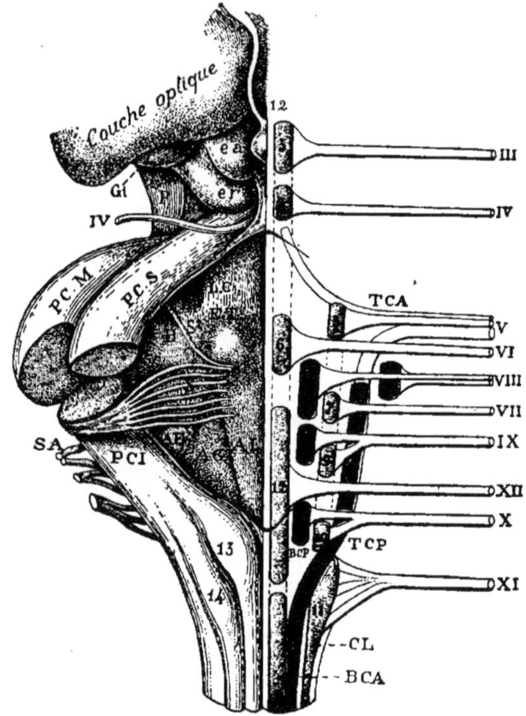

Fig. 100. — Le plancher du 4e ventricule, avec, à droite, les noyaux des nerfs crâniens et les nerfs qui en sortent.

BCA, colonne grise des nerfs moteurs des 12e, 6e, 4e et 3e paires (base des cornes antérieures de la moelle prolongée) ; TCA, colonne grise des nerfs moteurs des 10e, 9e, 7e et 5e paires (tête des cornes antérieures prolongée) ; BCP, colonne grise terminale des nerfs sensitifs des 10e, 9e, 8e paires) (base des cornes postérieures prolongée) ; TCP, colonne grise des nerfs sensitifs des 5e et 8e paires (tête des cornes postérieures prolongée) ; 3, noyau de l'oculo-moteur commun ; 4, noyau du pathétique ; 6, noyau de l'oculo-moteur externe ; 12, noyau de l'hypoglosse ; 11, noyau du spinal ; 10, noyau du pneumogastrique ; 9, noyau du glosso-pharyngien ; 7, noyau du facial ; 5, noyau du nerf masticateur ; 10, 9, 8 (en bleu) noyaux sensitifs terminaux des 10e, 9e et 8e paires ; 5', 5' (en bleu), racine bulbaire du trijumeau, et 8', noyau latéral de l'acoustique. Les noyaux moteurs sont en rouge, les noyaux sensitifs terminaux en bleu.

les olives sous le nom de tubercule cendré de Rolando, monte jusque dans la protubérance et forme la racine bulbaire ou descendante du trijumeau (portion sensitive).

Parmi les douze paires de nerfs crâniens, dix ont leur point de départ, nous venons de le voir, dans la substance grise du système médullaire qui s'est prolongée dans le bulbe et la protubérance sous la forme des quatre colonnes sensitives et motrices que nous venons d'étudier.

Ces nerfs sont tous comparables entre eux et comparables aux nerfs rachidiens. La *loi des doubles racines* leur est applicable comme aux nerfs spinaux, et c'est ainsi que ceux qui sont destinés au mouvement naissent des prolongements des cornes antérieures de la moelle, tandis que ceux qui président à la sensibilité, aboutissent aux prolongements bulbo-protubérantiels des cornes postérieures de la moelle. Mais la différence qui existe entre les nerfs rachidiens et les nerfs crâniens, c'est que dans les premiers, les deux racines s'unissent intimement en dehors du ganglion rachidien pour constituer un nerf mixte, tandis que dans les nerfs crâniens, les racines dorsales ou sensitives et les racines ventrales ou motrices restent généralement séparées et forment des nerfs, soit exclusivement moteurs, soit exclusivement sensitifs. En d'autres termes, les nerfs crâniens représentent des paires rachidiennes dissociées, dans lesquelles les racines antérieures et postérieures demeurent habituellement isolées et forment de la sorte des nerfs qui peuvent être à leur origine des conducteurs de motricité ou de sensibilité pure. Encore, à lui seul, le grand hypoglosse représente-t-il, nous le verrons, une vraie paire rachidienne puisqu'il présente, dans certains cas, un ganglion sur sa racine postérieure. L'existence de ces dix paires de nerfs à caractère segmentaire, vient confirmer l'existence d'au moins neuf vertèbres crâniennes primitives. Ce n'est qu'en raison de la contraction des métamères céphaliques que ces paires de nerfs se sont concentrées en deux groupes, l'un antérieur, le *grouge trijumeau* ou tronc commun nerveux des arcs branchiaux antérieurs, et l'autre postérieur, le *groupe pneumogastrique* ou tronc commun nerveux des arcs branchiaux postérieurs.

On peut donc considérer le mésocéphale, de même que la moelle épinière, comme formée par une série de segments correspondant aux nerf crâniens. Or, tout noyau spinal a des conducteurs périphériques qui amènent à la moelle les impressions extérieures (nerfs sensitifs ou centripètes) et conduisent aux muscles la réaction motrice (nerfs moteurs ou centrifuges), et des conducteurs centraux qui vont ou viennent de l'encéphale auquel ils conduisent les impressions (fibres nerveuses sensitives) ou dont ils ramènent les ordres (fibres nerveuses motrices).

Tout centre ou noyau de nerf crânien est mis en relation avec l'extérieur par des conducteurs périphériques, et avec le cerveau par des conducteurs centraux. — On peut admettre comme démontré aujourd'hui que les racines ventrales ou motrices des nerfs bulbo-protubérantiels (les 10 dernières paires des nerfs crâniens) comme les racines ventrales ou motrices des nerfs rachidiens naissent comme des prolongements des cellules ventrales de la *plaque médullaire*, tandis que les racines dorsales ou sensitives des nerfs bulbo-protubérantiels aussi bien que les racines homodynames des nerfs rachidiens proviennent des *cordons ganglionnaires* avant la fermeture du canal neural. D'où il s'ensuit que les racines dorsales des nerfs aussi bien que les ganglions qui y sont annexés, sont des produits directs de l'ectoderme et que leurs connexions avec le tube neural n'est que secondaire.

Il résulte de là que toutes les fibres sensitives, à trajet centripète, ont leur origine, non pas dans les noyaux gris ou ganglionnaires du Tronc cérébral, mais dans les ganglions annexés aux racines dorsales des nerfs crâniens. Les fibres sensitives des Xe, IXe, VIIe, Ve paires crâniennes, de même que celles de la VIIIe, naissent dans leurs ganglions respectifs, ganglion jugulaire (Xe), pétreux (IXe), vestibulaire et limacéen (VIIIe), géniculé (VIIe), de Gasser (Ve). Ces ganglions en effet, naissent à la face dorsale de la plaque médullaire dans la région céphalique du tronc de l'embryon, de la même manièresque les ganglions rachidiens naissent au niveau du tronc. Les noyaux bulbo-protubérantiels considérés jusqu'ici comme les noyaux d'origine des fibres sensitives de ces nerfs, n'en ont que les *noyaux terminaux* (Wis, Kölliker, etc.). Dans ces noyaux les fibres sensitives se terminent par de fines arborisations qui entourent en corbeille les cellules ganglionnaires sans les pénétrer, comme les racines sensitives de la moelle épinière le font dans cet organe. His (1889), Kölliker (1890) ont accepté que le ganglion olfactif lui-même dérive de la partie la plus antérieure de la crête neurale et que ses fibres poussent ensuite centripètement pour venir s'unir à la paroi de la vésicule cérébrale antérieure. G. Chiarugi est arrivé plus récemment à des conclusions analogues en ce qui concerne *Lacerta Muralis* (Voy. *Monitore Zool. Italiano*, 1893). De fait, la I[e] et la IIe paire des nerfs crâniens doivent être regardées comme tirant leur origine des cellules bipolaires de leur organe sensoriel respectif (neuro-épithélium olfactif, neuro-épithélium rétinien).

Dans les ganglions des nerfs crâniens sensitifs, les cellules sont bipolaires, ou bien leur prolongement cylindraxile se divise en T. La fibre périphérique de bifurcation va aux organes sensitifs ou sensoriels, la fibre centrale s'engage dans le Tronc cérébral et par ses collatérales et ses ramilles terminales vient se mettre en rapport avec les *noyaux terminaux sensitifs*, sans compter les connexions qu'elle peut réaliser avec les noyaux moteurs (associations réflexes).

Au contraire, les fibres motrices des nerfs crâniens naissent dans les cellules ganglionnaires des noyaux bulbo-protubérantiels, comme le font les fibres motrices dans la moelle. Comme dans ces noyaux se terminent en outre : 1° des fibres des faisceaux pyramidaux ; 2° des fibres sensitives des trajets centripètes, le mécanisme des mouvements réflexes ou volontaires s'entrevoit de suite et s'explique facilement.

Ainsi l'anatomie fine a démontré dans ces derniers temps les trajets nerveux que la physiologie avait prévus depuis longtemps, et a confirmé la loi physiologique des doubles racines de Magendie-Bell, même pour les nerfs crâniens.

Chaque noyau sensitif terminal de nerf crânien donne origine à des axones qui s'engagent dans le ruban de Reil (neurones centripètes centraux) et montent vers le cerveau controlatéral. A chaque noyau moteur de nerf crânien aboutissent, après entrecroisement sur la ligne médiane, des fibres du faisceau pyramidal (neurones moteurs centraux) qui viennent se terminer par des arborisations autour des cellules radiculaires de ces nerfs. C'est ainsi que les neurones périphériques sensitifs viennent ébranler les neurones sensitifs centraux et les neurones moteurs centraux viennent mettre en action les neurones moteurs périphériques. C'est là le mécanisme aussi bien de l'acte réflexe pur que de l'acte réflexe cérébral ou conscient (1).

Dans l'étude des origines des nerfs crâniens, nous irons de la partie postérieure à la partie antérieure du névraxe, c'est-à-dire de la moelle épinière vers l'encéphale. C'est l'ordre le plus logique à suivre, nous semble-t-il, puisque comme le crâne, qui n'est que la différenciation de la partie supérieure de la colonne vertébrale, l'encéphale n'est que la différenciation de la partie supérieure de la moelle épinière. Le dernier nerf crânien, c'est-à-dire le plus inférieur ou 12e paire, deviendra ainsi le premier.

1. Nerf grand hypoglosse (12e paire). — L'*origine réelle* du grand hypoglosse se fait dans un noyau allongé, appelé parfois *noyau de Stilling*, qui occupe le plancher du 4e ventricule où il longe le sillon médian et où il correspond à l'aile blanche interne dans sa partie supérieure. Étendu des premières barbes

(1) Que les ganglions spinaux sont les vrais noyaux d'origine des nerfs sensitifs, un fait d'anencéphalie, avec amyélie complète, observé par von Leonowa sur un fœtus de 34 centimètres, le prouve à l'évidence : sur ce fœtus les racines postérieures naissaient des ganglions et venaient pénétrer dans le canal rachidien. Voilà qui confirme les découvertes de His, Forel, Ramon y Cajal, Retzius, Kölliker, Lenhossék (D. von Leonowa, *Neurologischen Centralblatt*, 1893, p. 218).

du calamus jusqu'au dessous de l'olive, ce noyau représente la base de la corne antérieure de la moelle (12, fig. 100 et 101).

C'est le *noyau principal*. Il est prismatique et triangulaire et mesure environ 3 mill. d'épaisseur et 18 mill. de longueur. Il est composé de grosses cellules multipolaires (cellules radiculaires) et d'un plexus nerveux qui l'entoure comme une capsule. Les dendrites de cellules d'un noyau croisent le raphé et vont s'entrelacer avec celles du noyau du côté opposé (Van Gehuchten). Beaucoup d'auteurs (Koch, Cramer, Obersteiner, etc.) admettent un entrecroisement de quelques fibres de l'hypoglosse sur la ligne médiane. Mingazzini, Stadérini, Ganser, Mayser, Gudden, Mathias Duval, Djeloff et Teljatnik, n'ont pu retrouver cet entrecroisement à l'aide des méthodes d'atrophie expérimentales. Van Gehuchten le nie également.

Dans la région ventrale du noyau on trouve un petit îlot de cellules et un autre à sa face externe. Le premier est le *noyau accessoire* de Duval, le second le noyau accessoire de Roller. Schœffer n'a pu retrouver ce noyau accessoire. Mais il est également admis par Koch et Laura. On ne sait pas s'il donne des fibres à l'hypoglosse.

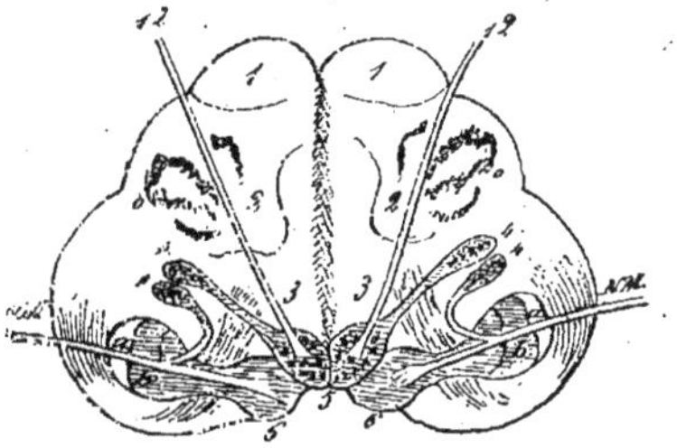

Fig. 101. — Coupe transversale du bulbe rachidien à sa partie moyenne. Origine du grand hypoglosse et du pneumogastrique (Mathias Duval).

1, 1, cordon antérieur ; 2, 2, cordon postérieur ; 3, 3, cordon antérieur (faisceau longitudinal postérieur) ; 4, 4, reste de la tête de la corne antérieure de la moelle ; 5, 6, base des cornes antérieure et postérieure de la moelle ; 12, nerf grand hypoglosse ; N, M, nerf pneumogastrique ; O, O, olive flanquée à droite et à gauche des corps juxta-olivaires interne et externe ; *b*, tête de la corne postérieure ; *a*, substance gélatineuse de Rolando (racine bulbaire du trijumeau).

Au-dessus du noyau de l'hypoglosse, le long du sillon du plancher, on a signalé l'existence d'une traînée de petites cellules multipolaires à laquelle on a donné le nom de *noyau médian du plancher* ou noyau du *funiculus teres*.

Nées de leur noyau, les racines de l'hypoglosse se portent en avant et en dehors, en passant entre le réseau central et le réseau latéral du bulbe, puis entre l'olive et le corps paraolivaire interne, et par 10 ou 12 filets, émergent comme les filets radiculaires moteurs des nerfs rachidiens au niveau du sillon collatéral antérieur, entre la pyramide antérieure du bulbe et l'olive (*origine apparente*).

Obersteiner accepte que le noyau de l'hypoglosse est mis en communication avec les noyaux des nerfs vague, glosso-pharyngien, facial, masticateur et ceux de l'oculo-moteur par l'intermédiaire du faisceau dorso-longitudinal de Schütz. Il y a des communications entre les noyaux des XIIe, X[e] et IXe paires, puisque après la section des IXe et X[e] paires, le noyau de la XIIe s'atrophie.

Le noyau de l'hypoglosse possède une *communication cérébrale* qui lui vient par les fibres pyramidales. Celles-ci descendent de l'écorce de la partie inférieure de la circonvolution frontale ascendante, passent par le genou de la capsule interne, suivent le faisceau pyramidal dans le tronc cérébral et, après entrecroisement sur la ligne médiane, aboutissent au noyau du côté opposé.

Il y a des collatérales de la voie sensitive centrale qui viennent également contribuer à former le plexus abondant de fibrilles qu'on trouve dans ce noyau.

Meyer (de Bonn) a signalé chez certains animaux (Bœuf, Chien, Porc, etc.) une racine postérieure qui semble sortir du corps restiforme et apparaît à l'extérieur au niveau du sillon collatéral postérieur. Cette racine que Vulpian, H. Chiarugi, etc., ont rencontrée aussi chez l'Homme, porte un petit ganglion sur son trajet. Dès lors on peut admettre que le grand hypoglosse est conformé suivant le type propre des nerfs spinaux ; et de fait chez les Vertébrés inférieurs (Dipneustes) le grand hypoglosse est une paire rachidienne complète, la première, et sa racine dorsale porte un ganglion (Iversen) comme on l'observe encore jusque chez les Mammifères pendant la période embryonnaire, et exceptionnellement dans l'espèce humaine. On peut donc considérer le grand hypoglosse comme une paire rachidienne spécialisée pour les mouvements de la parole, et dont les rapports avec les autres nerfs crâniens ne sont pas primordiaux, mais acquis. Dans cette conception, sa racine postérieure pourrait être considérée comme une anomalie réversive.

C'est en perdant sa racine postérieure que le grand hypoglosse se serait définitivement séparé des nerfs rachidiens. — Nous verrons enfin plus tard qu'il représente plusieurs nerfs métamériques.

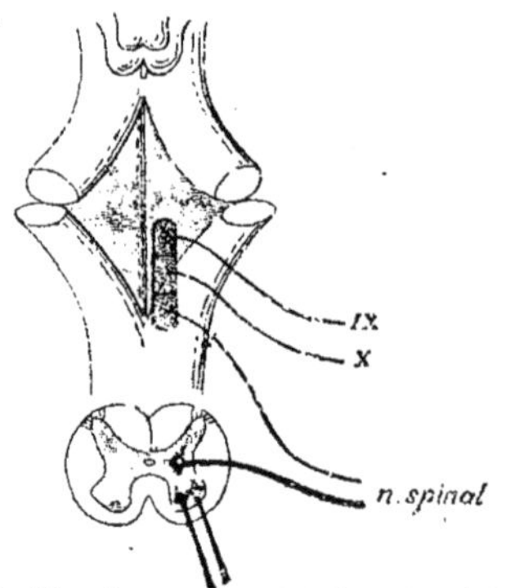

Fig. 102. — Coupe transversale de la moelle épinière et plancher du 4e ventricule pour montrer la double origine du nerf spinal.

IX, X, nerfs glosso-pharyngien et pneumogastrique provenant du même noyau bulbaire (noyau ambigu).

2. Nerf spinal (11e paire). — Le *nerf spinal* ou *accessoire de Willis* naît à la fois de la moelle cervicale et du bulbe (fig. 102). Ses *racines médullaires* prennent leur origine dans des grandes cellules appartenant au groupe postéro-externe de la corne antérieure, depuis le 5e nerf cervical jusqu'au 1er (Dees, Roller, Darckschewich, etc.).

Ce groupe de cellules constitue un noyau, noyau moteur exclusivement, qui se continue en haut avec le noyau ambigu (noyau moteur commun du vague et du glosso-pharyngien) et en bas avec la corne latérale de la moelle cervicale. En haut, ce noyau est parallèle à celui de l'hypoglosse au côté externe duquel il se trouve. C'est de l'extrémité inférieure du noyau ambigu (noyau vago-spinal) que naissent les *racines bulbaires* du nerf. Van Gehuchten toutefois considère que le noyau ambigu ne donne aucune fibre au spinal. C'est d'un autre noyau bulbaire que ce nerf tire son origine, ce que l'on a appelé le noyau dorsal du vague ou vago-spinal, situé en arrière et en dehors du noyau de l'hypoglosse.

A ces racines bulbaires, viennent s'adjoindre quelques fibres provenant du faisceau solitaire.

Ces racines, au nombre de 4 ou 5, traversent en ligne courbe la formation réticulée, et se portant en arrière émergent dans le sillon collatéral postérieur du bulbe au-dessous du pneumogastrique (*origine apparente*). Elles forment la branche interne du spinal qui se fusionne avec le pneumogastrique et fournit les nerfs du larynx, du pharynx et du cœur. Le spinal bulbaire peut donc être considéré comme un *nerf accessoire* au pneumogastrique auquel on doit le rattacher (SCHWALBE, OBERSTEINER, etc.).

Les *racines médullaires*, au nombre de six à sept, émergent de la moelle entre les racines antérieures et postérieures, en arrière du ligament dentelé (*origine apparente*), après avoir suivi un trajet très complexe, d'abord d'avant en arrière, puis un trajet ascendant et enfin une direction transversale (trajet en Z), traversant successivement la formation réticulée et le champ postérieur du cordon latéral. Ces filets radiculaires constituent la branche externe du nerf (CL. BERNARD) qui va innerver le sterno-mastoïdien et le trapèze.

Assez souvent les racines du spinal s'anastomosent avec les racines postérieures des deux premières paires cervicales, et exceptionnellement, comme pour l'hypoglosse, on a observé que des racines postérieures avec ganglions rudimentaires venaient s'adjoindre au tronc du nerf (MEYER, HYRTL, VULPIAN), ce qui fait que ce nerf a encore des caractères spinaux non douteux.

Le nerf spinal ne commence qu'à partir des Reptiles.

Il n'a que des fibres directes. GRABOWER (*Arch. f. Laryngologie*, 1895, p. 2) a cherché à démontrer que c'est là un nerf exclusivement spinal et que les fibres bulbaires qu'on lui attribue appartiennent au pneumogastrique. Dans cette conception, le nerf spinal se réduirait à sa *branche externe*.

3. NERF PNEUMOGASTRIQUE (10e paire). — Le *nerf pneumogastrique* ou *nerf vague* est un nerf mixte, beaucoup plus étendu chez les Vertébrés inférieurs, chez lesquels il englobe le glosso-pharyngien et le spinal. C'est donc une spécialisation d'un complexus nerveux. Ce n'est qu'à partir des Reptiles que le nerf vague devient distinct du spinal. — Son *origine réelle* est double, motrice et sensitive. Les *racines sensitives* prennent leur origine dans les ganglions jugulaire et plexiforme à la façon des fibres sensitives dans les ganglions rachidiens. La fibre centrale aborde la moelle, s'y bifurque en une branche ascendante et en une branche descendante.

La fibre ascendante se termine en arborisation dans la *colonne grise dorsale des nerfs mixtes ou noyau terminal sensitif* des nerfs vague et glosso-pharyngien situé sur le plancher du 4e ventricule au-dessous de l'aile grise, et représentant la base de la corne postérieure de la moelle épinière (fig. 100, 101, 103). Ce noyau, situé en dehors du noyau de l'hypoglosse, fusiforme et allongé, de deux centimètres de longueur environ et épais d'un millimètre, s'étend de l'extrémité inférieure de l'olive aux stries acoustiques. La fibre descendante s'incorpore au *faisceau solitaire*.

Les *racines motrices* (4, fig. 103), sortent d'un noyau à grosses cellules étoilées, *noyau ambigu*, situé profondément dans les parties antéro-latérales du bulbe où il représente la tête de la corne antérieure de la moelle et où il forme une longue colonne qui descend, placée en dedans de la racine bulbaire du trijumeau jusque dans la moelle où l'on suppose que cette colonne communique avec les racines du nerf phrénique pour associer les organes sensitifs et moteurs de la respiration. Certains anatomistes regardent ces racines comme provenant non seulement du noyau ambigu du même côté, mais aussi du noyau homologue du côté opposé (OBERSTEINER, FOREL, GUDDEN, SCHWALBE, OSSIPOFF, BECHTEREW,

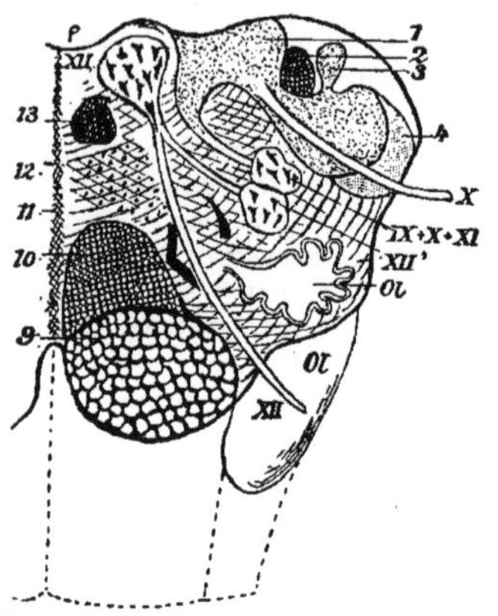

Fig. 103. — Coupe transversale du bulbe au niveau des olives. Origine du grand hypoglosse et du pneumogastrique.

1, noyau sensitif terminal du pneumogastrique; 2, faisceau solitaire (racine descendante de la IXe et de la Xe paire); 3, noyau dorsal de Goll; 4, racine descendante du trijumeau; *Ol*, olive; 9, pyramide; 10, ruban de Reil; 11, raphé; 12, Réticulée; 13, faisceau longitudinal postérieur; *P*, plancher du 4e ventricule; IX + X, noyau moteur des IXe et Xe paire; X, nerf pneumogastrique; XII, noyau de l'hypoglosse; XII', son noyau accessoire. Les fibres arciformes traversant le champ de la coupe.

Blumeau). Van Gehuchten n'a pu déceler que des fibres directes par la méthode de Nissl. Enfin, quelques auteurs ont admis que par une de ses racines, le nerf vague est en connexion avec le cervelet; mais d'autres, Roller entr'autres, regardent cette racine comme appartenant à l'acoustique. Les racines motrices se portent en arrière, et par un trajet curviligne rejoignent les racines sensitives; le tronc commun longeant alors le réseau latéral va sortir dans le sillon collatéral sous la forme de plusieurs filets que l'on voit entre le glosso-pharyngien et le spinal (*origine apparente*).

Certains anatomistes (Onuff et Collins, Bruce, Mahaim, Van Gehuchten), considèrent le noyau dorsal du vague (noyau vago-spinal), comme un noyau moteur. Il est probable qu'il est le centre respiratoire, s'il est vrai que chez plusieurs fœtus mort-nés, H. Holm (*Arch. f. path. Anat.* CXXXI, 1893), ait trouvé ce noyau en partie atrophié.

Dans la période embryonnaire, la région occipitale présente une disposition métamérique analogue à celle du tronc, aussi bien au point de vue des somites (4 à 5) qu'à celui de nerfs occipitaux. On peut donc dire que la région occipitale est un fragment du tronc qui s'est fusionné avec ce qui reste en avant.

Le nerf vague est compris à son origine dans le segment occipital. C'est le nerf des derniers arcs branchiaux ; il porte un ganglion branchial. La racine du nerf vague doit être considérée comme semblable à une racine dorsale spinale, avec cette différence qu'elle est composée de plusieurs nerfs métamériques dont les métamères (occipitales) sont maintenant disparus. Au contraire, l'accessoire de Willis rentre dans le système des racines spinales antérieures

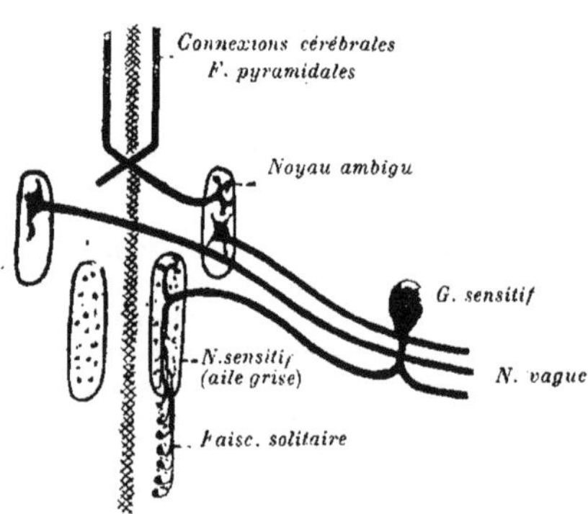

Fig. 104. — Les origines du nerf pneumogastrique

cervicales et occipitales, l'hypoglosse de son côté étant constitué par la réunion de plusieurs racines ventrales occipitales, mais accompagnées de racines dorsales rudimentaires (1).

Chez les Pétromyzontes, le pneumogastrique possède des racines dorsales qui se rendent dans un ganglion. Il est donc encore construit, chez ces animaux, comme un nerf spinal.

4. — Nerf glosso-pharyngien (9e paire). — Nerf mixte comme le pneumogastrique dont il partage les origines, le *glosso-pharyngien* naît de deux noyaux, l'un, *moteur* (9, fig. 100), qui représente la tête de la corne antérieure de la moelle dans les parties antéro-latérales du bulbe (noyau ambigu); l'autre *sensitif*, constitué par le ganglion pétreux ou ganglion d'Andersch. Des cellules de ce dernier se dégagent des fibres qui se bifurquent en T; la fibre centrale s'enfonce dans le bulbe et se divise en deux branches : une ascendante, qui va se perdre en arborisations dans le *noyau dorsal terminal sensitif* des nerfs vago-glosso-pharyngiens, situé sous l'aile grise; une descendante volumineuse, qui forme en grande partie le *faisceau solitaire*. Le noyau dorsal représente dans le bulbe la continuation de la base de la corne postérieure (colonne sensitive des nerfs mixtes). Il est recouvert par le noyau dorsal de l'acoustique.

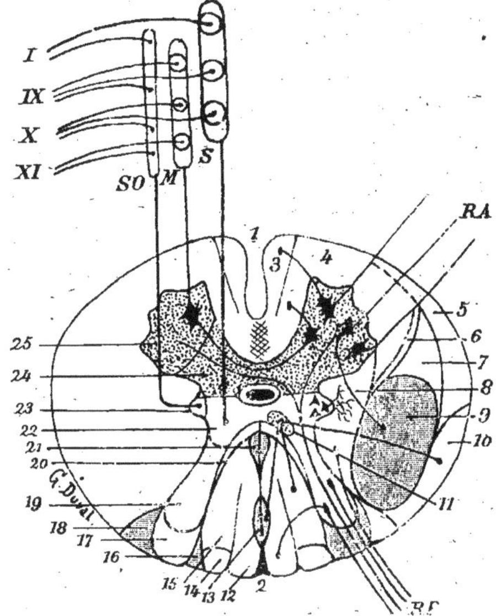

Fig. 105. — Schéma de l'origine des nerfs mixtes et intermédiaire de Wrisberg

1, sillon antérieur de la moelle épinière; 2, sillon postérieur de la moelle; 3, faisceau pyramidal direct; 4, faisceau principal du cordon antérieur; 5, faisceau de Gowers; 6, faisceau intermédiaire; 7, faisceau restant latéral; 8, faisceau latéral profond; 9, faisceau pyramidal croisé; 10, faisceau cérébelleux direct; 11, colonne de Clarke; 12, faisceau de Goll; 13, sillon intermédiaire postérieur; 14, zone radiculaire; 15, faisceau de Burdach; 16, faisceau de Lissauer; 19, corne postérieure; 20, faisceau marginal de Westphall; 21, faisceau en virgule de Schultze; 22, base de la corne postérieure; 23, corne latérale de la moelle; 24, base de la corne antérieure; 25, tête de la corne postérieure; RA, racines antérieures; RP, racines postérieures; SO, faisceau solitaire; M, noyau moteur des nerfs mixtes; S, faisceau sensitif des nerfs mixtes; IX, glosso-pharyngien; X, pneumogastrique; XI, spinal; I, intermédiaire de Wrisberg.

(1) G. Charugi. *Le développement des nerfs vague, accessoire, hypoglosse et premiers cervicaux chez les Sauropsidés et les Mammifères.* (Arch. de Biologie, t. XIII, fasc. III, p. 423, 1890).

Le *noyau moteur* court dans la « Réticulée » du bulbe, en-dedans de la racine bulbaire du trijumeau (9, fig. 100) ; en bas, il fournit les racines motrices du pneumogastrique; en haut, il confine au noyau du facial (7, fig. 100). Le *noyau sensitif terminal*, noyau à petites cellules, est situé sous l'aile cendrée, c'est-à-dire sous le noyau interne ou dorsal de l'auditif qui le sépare du plancher du 4e ventricule. On l'aperçoit entre le noyau de l'hypoglosse (aile blanche interne) et le noyau latéral de l'acoustique (aile blanche externe). C'est la partie supérieure du noyau commun vago-glosso-pharyngien.

Le *faisceau solitaire* de Stilling, ou *faisceau respiratoire* de Krause (racine ascendante du vague, faisceau trineural de Spitzka), s'étend du 1er nerf cervical aux barbes du calamus. Il est considéré comme la continuation, dans l'épaisseur du bulbe, du tractus intermédio-latéral (corne latérale) de la moelle. Mais Cramer fait des cellules du faisceau solitaire une dépendance de la corne postérieure. Vers le Pont, ce faisceau se recourbe en dehors, à travers la racine bulbaire du trijumeau.

Quelques auteurs accordent au glosso-pharyngien des racines croisées. Van Gehuchten les nie. La section de ce nerf entraîne des dégénérations jusque dans la substance gélatineuse de la racine descendante de la Ve paire et dans les noyaux du facial et de l'hypoglosse (connexions).

Les fibres radiculaires motrices suivent un trajet récurrent pour se joindre aux fibres sensitives. Unies ensemble, les deux sortes de fibres traversent le bulbe entre le faisceau latéral et le corps restiforme et émergent au niveau du sillon collatéral postérieur du bulbe (*origine apparente*), en avant du corps restiforme, entre le nerf vague et le nerf auditif.

5. Nerf acoustique (8e paire). — Les origines de l'acoustique se font par deux racines, l'une dans le ganglion de Corti de l'oreille interne (racine cochléaire), l'autre dans le ganglion de Scarpa de l'oreille (racine vestibulaire). Ces deux racines, par leurs branches centrales, pénètrent dans le bulbe et vont se terminer séparément par des arborisations dans les ganglions bulbaires. Les recherches récentes ont démontré que ces ganglions sont constitués par des cellules nerveuses bipolaires dont le prolongement périphérique se termine, par des ramifications libres, entre les cellules épithéliales de l'organe de Corti pour les cellules du ganglion spiral, entre les cellules neuro-épithéliales des taches acoustiques pour les cellules du ganglion de Scarpa, tandis que le prolongement central (axone) devient une fibre nerveuse du nerf auditif et se porte avec lui au tronc cérébral.

On a décrit, à l'auditif, trois noyaux sensitifs terminaux : 1° un *noyau dorsal* ou *postérieur*, gros renflement, composé d'un grand nombre de petites cellules, qui s'étale sur le plancher du 4e ventricule, au niveau de l'aile blanche externe, et représente à ce niveau la colonne sensitive postérieure (fig. 99, 100, 105) : — 2° un *noyau interne* ou *noyau de Deiters*, situé à la partie interne du corps restiforme, composé de grandes cellules et dont les connexions avec le cervelet paraissent à peu près certaines (la partie dorsale de ce noyau a été décrite comme un noyau distinct sous le nom de *noyau de Bechterew*) ; — 3° un *noyau latéral* ou *antérieur*, comprenant à la fois les cellules dont la réunion, beaucoup plus accusée chez les animaux que chez l'Homme, porte le nom de *tubercule acoustique* (fig. 105) (1).

(1) L. Sala (*Arch. ital. de Biologie*, 1891) a émis l'opinion que le *noyau de Deiters*, le noyau dorsal et le *noyau de Bechterew* ne sont pas des noyaux d'origine pour les

Ce sont là les noyaux sensitifs terminaux du nerf auditif, mais ce nerf a d'autres relations encore imparfaitement connues. Il est en communication avec

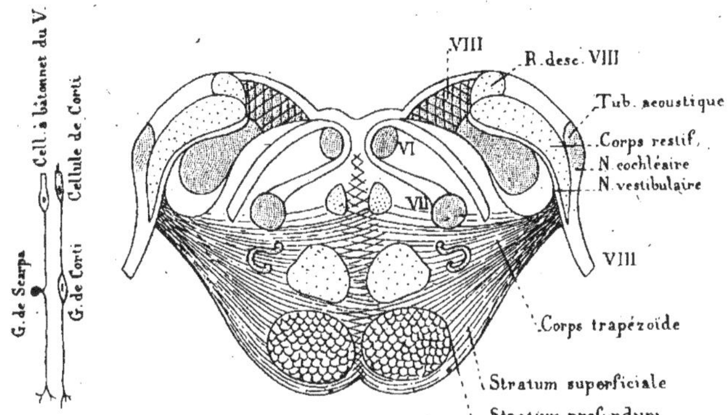

Fig. 106. — Les origines de l'acoustique. — Le corps trapézoïde

le cervelet (fig. 107) par un filet (branche vestibulaire et ampullaire de l'acoustique) qui suit le pédoncule cérébelleux inférieur et se rend aux noyaux du toit (*faisceau sensoriel* d'Edinger). Il est en rapport, en outre, avec l'olive protubérantielle et avec les noyaux des muscles de l'œil, connexions remarquables et importantes dans la question de l'équilibration, car l'olive reçoit un faisceau cérébelleux, et de pareilles connexions expliquent les mouvements réflexes associés et compensateurs des yeux (impressions émanées des canaux semi-circulaires) pour empêcher le vertige (le nerf vestibulaire est le nerf du sens de l'équilibre du corps).

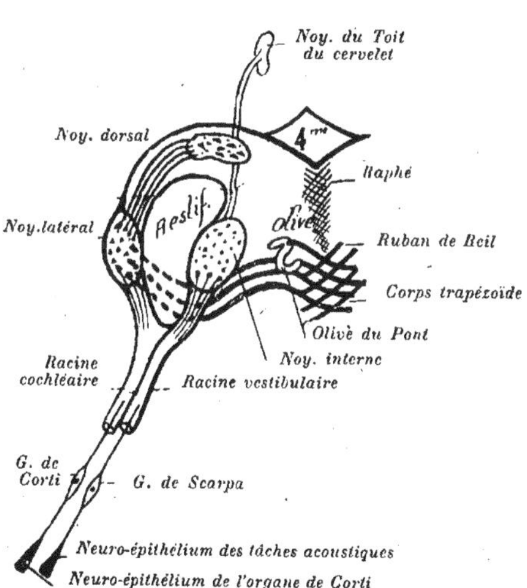

Fig. 107. — Origines du nerf auditif

fibres du nerf acoustique. Il ne considère comme tels que le noyau ventral et le *tubercule latéral* de Stiéda. Le nerf acoustique, pour lui, se répand tout entier dans le noyau ventral et le noyau latéral. Ni le noyau de Deiters (Deiters, Laura, Forel, Onufrowicz, Baginsky), ni le noyau dorsal (Forel, Onufrowicz, Baginsky) n'y participeraient.

Le nerf acoustique est constitué par l'accolement de deux racines distinctes : 1° une *racine interne, antérieure* ou *vestibulaire* ; 2° une *racine externe, postérieure* ou *cochléaire* (fig. 99, 106, 107 et 108).

La *racine postérieure* (cochléaire) se rend au noyau dorsal et au tubercule

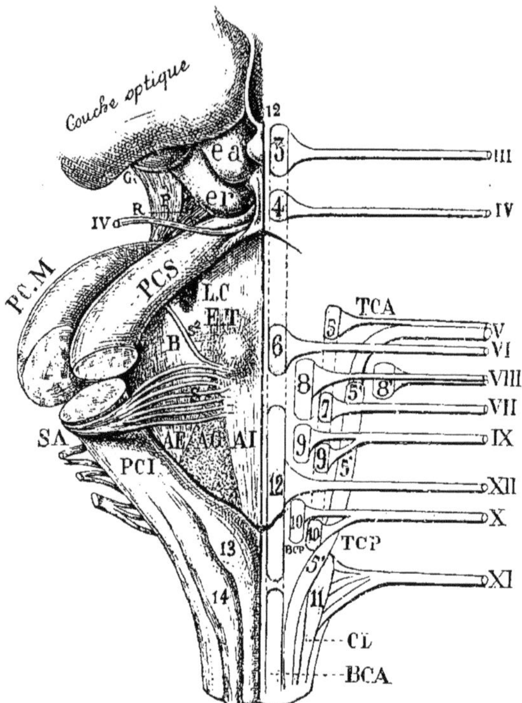

Fig. 108. — Plancher du 4e ventricule. — Stries acoustiques

BCA, colonne grise brisée représentant la base de la corne antérieure de la moelle ; TCA, colonne grise représentant la tête de cette même corne ; BCP, colonne grise représentant la base de la corne postérieure, et TCP, la tête de la même corne ; CL, corne latérale de la moelle ; PCI, pédoncule cérébelleux inférieur ; PCS, pédoncule cérébelleux supérieur ; PCM, pédoncule cérébelleux moyen ; *er* et *ea*, tubercules quadrijumeaux ; P, pédoncule cérébral ; R, ruban de Reil latéral ; AE, aile blanche externe ; AG, aile grise ; AI, aile blanche interne ; S, stries acoustiques. — ET, eminentia teres ; LC, locus cœruleus. A droite de la figure on voit comme s'ils avaient été isolés dans le corps du « Tronc cérébral » les différents noyaux de nerfs crâniens.

acoustique ; une partie de ses fibres se portent dans le corps trapézoïde (stries médullaires de Monakow), aux olives supérieures des deux côtés, au ruban de Reil latéral et aux tubercules quadrijumeaux du côté opposé. Les axones des cellules du noyau latéral, du tubercule acoustique, de l'olive supérieure, du noyau trapézoïde, du noyau du ruban latéral (voie acoustique centrale) viennent constituer un nouveau contingent de fibres à la voie auditive.

La *racine antérieure* (vestibulaire) se rend au noyau interne (noyau de Deiters et noyau de Bechterew). En pénétrant dans le noyau, les fibres suivent une marche descendante et s'épuisent peu à peu (*racine descendante de l'acoustique*). Les connexions de ce noyau se font avec la bandelette longitudinale postérieure, et par elle, avec les noyaux des nerfs oculo-moteurs; avec le noyau latéral ou restiforme et le noyau des IXe et X^e paires.

Quant aux *stries acoustiques* (barbes du calamus) elles se partagent en deux groupes. Les unes restent *superficielles*, s'entrecroisent sur la ligne médiane, glissent sur le plancher du sinus rhomboïdal et vont se perdre dans la racine du corps restiforme et le flocculus du cervelet. Une des barbes, la baguette harmonique, se rend au pédoncule cérébelleux moyen. Les autres stries, après avoir contourné le corps restiforme, s'enfoncent (stries profondes) dans l'épaisseur du bulbe où elles s'entrecroisent et s'engagent dans le groupe des fibres arciformes pour se porter finalement dans le ruban latéral de Reil. Elles viennent du tubercule acoustique.

Par le bras du tubercule quadrijumeau postérieur les voies acoustiques sont reliées au corps genouillé interne et, en fin de compte, sont en connexion avec les deux premières circonvolutions temporales du cerveau par des neurones qui suivent le ruban latéral de Reil, le tubercule quadrijumeau postérieur, le corps genouillé interne et la couronne rayonnante.

La voie auditive possède enfin d'autres connexions qui la mettent en rapport avec les tubercules quadrijumeaux antérieurs et le noyau de l'oculo-moteur commun (voie acoustico-optique), le noyau du facial (voie affectée à la conduction réflexe) et avec les cellules d'origine de la voie sensitive centrale.

Le noyau de Deiters envoie en effet des fibres qui vont, par l'intermédiaire de la bandelette longitudinale postérieure, au noyau de l'oculo-moteur commun du côté opposé et le rattache de la sorte à l'appareil vestibulo-cérébelleux qui préside à l'équilibration de la tête et à la coordination de ses mouvements. C'est par l'intermédiaire de ces fibres que peuvent se produire les mouvements compensateurs et associés des yeux quand la tête et le corps changent de position. Leur lésion explique la déviation conjuguée de la tête et des yeux. (Thomas, *Société de Biologie*, 1896). L'association du nerf ampullaire aux noyaux des oculomoteurs rend compte des troubles oculo-moteurs dans les lésions du labyrinthe (nystagmus, mouvements incohérents des globes, diplopies, vertige, signe de Romberg). Dans ces circonstances, il y a troubles réflexes du côté de l'oculomotricité par irritation des centres nucléaires du nerf vestibulaire.

L'émergence *(origine apparente)* du nerf auditif se fait au niveau de la fossette latérale du bulbe sous la forme d'un cordon blanc et mou (portion molle de la 7e paire), à côté de l'émergence du facial (portion dure de la 7e paire). A ce niveau, il est facile encore de séparer les deux branches vestibulaire et cochléaire l'une de l'autre.

6. Nerf facial (7e paire). — Le facial naît de deux noyaux. L'un, *noyau propre* ou *inférieur*, situé dans le champ du réseau latéral du Pont, sur le prolongement de la colonne motrice des nerfs mixtes, est composé de grosses cellules multipolaires et fait suite à la corne antérieure de la moelle (fig. 99, 106 et 107); l'autre, *noyau commun* au facial et à l'oculo-moteur externe ou *noyau supérieur* (8, fig. 110) est situé sur le plancher du 4e ventricule en un point qui correspond à l'*eminentia teres*, et représente la base de la corne antérieure de la moelle.

Le premier noyau, situé entre l'olive du Pont et la racine bulbaire du trijumeau, est le foyer d'origine du *facial inférieur*; le noyau accessoire est la source du facial supérieur qui n'innerve que le muscle frontal et l'orbiculaire des paupières. Toutefois, les observations pathologiques (Gowers, Déjerine, etc.) et l'expérimentation (Gudden) semblent infirmer l'opinion de ceux qui admettent dans le noyau du moteur oculaire externe un noyau accessoire ou secondaire pour le facial.

Si, chez un jeune Lapin, on détruit les muscles innervés par le facial supérieur (muscles frontal et orbiculaire des paupières), on trouve, au bout de quelque temps, une dégénérescence nette de la partie postérieure du noyau de l'oculo-moteur commun du même côté (Mendel) mais sans lésion des noyaux du facial et de l'oculo-moteur externe.

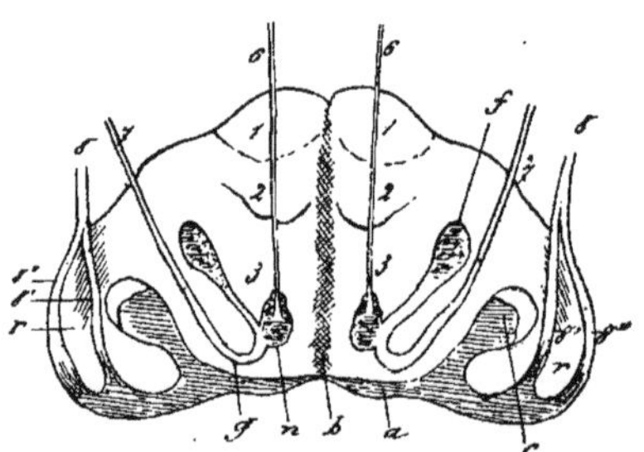

Fig. 109. — Coupe transversale du bulbe à sa partie supérieure. — Origine du nerf auditif, du facial et de l'oculo-moteur externe (Mathias Duval).

a, plancher du 4e ventricule (base de la corne postérieure : noyau de l'acoustique); *b*, raphé; *c*, tête de la corne postérieure; *f*, tête de la corne antérieure, noyau du facial; *g*, genou du facial; *n*, base de la corne antérieure (noyau de l'oculo-moteur externe); 1, 1, pyramides; 2, 2, 3, 3, rubans de Reil; 6, nerf oculo-moteur externe; 7, nerf facial; 8, nerf auditif, avec 8' sa racine interne, et 8'' sa racine externe.

Le plus souvent aussi dans le cas de maladies centrales du facial (écorce de la partie inférieure de Fa, paralysie bulbaire), le facial supérieur n'est pas atteint. Il s'ensuit que de la partie postérieure des noyaux de l'oculo-moteur commun descendraient quelques fibres qui suivent la bandelette longitudinale postérieure et aboutissent au genou du facial. Quand on arrache le facial au sortir du trou stylo-mastoïdien, on observe la chromolyse dans le noyau propre (méthode de Nissl), et non pas dans ce que l'on a appelé le noyau accessoire. Il en résulte que le noyau de l'oculo-moteur ne donne pas de fibres au facial.

Pour quelques auteurs, un certain nombre de fibres radiculaires viennent du noyau du côté opposé (Bechterew, Flatau, Bary, Wyrubow), mais cette opinion est contredite par d'autres (Bergmann, Lugaro, Kljatschkin, Van Gehuchten, etc.). Après l'arrachement du facial, la chromolyse ne se fait que dans le noyau correspondant, ce qui exclut l'existence des fibres croisées. Cependant, une section sagittale médiane du bulbe peut produire une paralysie faciale double.

Certains anatomistes (Laura, Edinger) ont admis qu'au facial viendraient aussi s'ajouter quelques fibres de la racine descendante de la ve paire.

Quoi qu'il en soit, du noyau propre ou principal, les fibres radiculaires du facial se portent en dedans et en arrière, vers le sillon médian du plancher; là, elles rencontrent un noyau qui fait saillie sur le plancher, au niveau de l'*eminentia teres*, le noyau du moteur oculaire externe, contournent ce noyau en formant une anse appelée *genou du facial* et longeant verticalement le raphé où elles soulèvent légèrement le plancher du 4e ventricule, *fasciculus teres*, elles se portent ensuite en avant et en dehors, passent entre le trijumeau et le noyau d'origine et viennent émerger dans la fossette latérale du bulbe, au-dessus de l'acoustique (*origine apparente*). Le nerf facial décrit donc une boucle dans l'épaisseur du bulbe, mais une boucle contournée en pas de vis en vertu de laquelle le nerf émerge à 2 mill. plus haut que son foyer d'origine (VII, fig. 98 et 110).

Les *connexions cérébrales* entre le noyau du facial et l'écorce ont lieu par l'intermédiaire du faisceau pyramidal. Elles passent par le genou de la capsule interne et aboutissent à la partie inférieure de la circonvolution frontale ascendante (centre cortical ou volontaire du facial). Lorsque les fibres commissurales entre le noyau du facial et le centre cortical de ce nerf sont rompues, le mouvement volontaire des muscles de la face devient impossible. Néanmoins dans les émotions psychiques (rire, douleur, etc.), les deux moitiés du visage peuvent encore exprimer les sentiments. Inversement, l'innervation volontaire des deux nerfs faciaux peut rester intacte dans les altérations d'une seule couche optique, tandis que la moitié controlatérale du visage ne suit pas parallèlement les mouvements de la mimique passionnelle (OBERSTEINER). On peut en conclure (BECHTEREW) que le noyau facial par la voie pyramidale est aussi en connexion avec la couche optique du côté opposé, et que cette dernière voie est destinée à transmettre les impulsions psychiques réflexes dans le domaine du facial.

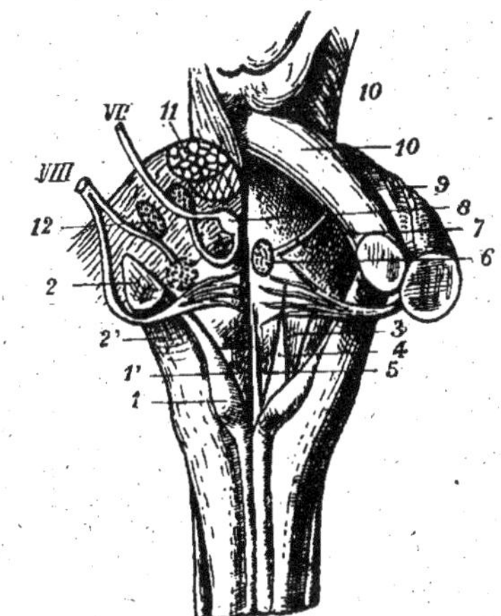

Fig. 110. — Dissection schématique du bulbe et de la protubérance pour montrer les origines du facial et de l'acoustique.

1, Pyramide postérieure du bulbe ; 1', tige du calamus ; 2, pédoncule cérébelleux inférieur sectionné ; 2', corps restiforme ; 3, aile blanche externe ; 4, aile grise ; 5, aile blanche interne ; 6, saillie du fasciculus teres ; 7, baguette harmonique ; 8, noyau commun au facial et à l'oculo-moteur externe ; 9, pédoncule cérébelleux moyen ; 10, pédoncule cérébelleux supérieur ; 10, pédoncule cérébral et Ruban de Reil ; 11, faisceaux pyramidaux sectionnés ; 12, noyau du trijumeau ; VII, nerf facial avec ses deux noyaux ; VIII, nerf auditif avec ses deux racines et les stries acoustiques (barbes du calamus).

Le *facial* est un nerf mixte chez les Vertébrés inférieurs. Chez les Poissons il se fusionne avec le trijumeau. Dans les autres classes de Vertébrés, ces deux nerfs présentent encore de nombreuses anastomoses. Mais chez les Mammifères il est à son point de départ exclusivement moteur.

A la description du facial se rattache celle du *nerf Intermédiaire de Wrisberg*, qui se confond avec le facial dans son trajet périphérique et devient très vraisemblablement la source de la corde du tympan (CL. BERNARD). L'origine de l'Intermédiaire de Wrisberg est encore discutée. CUSCO et BISCHOFF le regardaient comme la racine sensitive du facial, qui serait devenu de la sorte un nerf mixte; Longet voulait y voir l'origine du petit pétreux superficiel, partant l'origine de la racine motrice du ganglion otique.

Plus récemment Pierret l'a considéré comme originaire de la colonne intermédiaire de la moelle, qui se prolongerait ainsi jusque dans le bulbe, colonne qu'il considère comme l'origine du grand sympathique. Mais des recherches de Mathias Duval et Spitska, il semble plus probable que l'Intermédiaire de Wrisberg est une racine erratique du glosso-pharyngien (I, fig. 105). Le glosso-pharyngien deviendrait ainsi le seul nerf sensoriel et vaso-moteur de toute la langue.

Le *nerf de Wrisberg* émerge du bulbe entre l'acoustique et le facial. Il accompagne le facial jusque dans l'aqueduc de Fallope. Au niveau de l'hiatus de Fallope il se termine dans le ganglion géniculé. Le *ganglion géniculé* est formé de cellules bipolaires analogues à celles qui constituent, chez l'embryon, tous les ganglions cérébro-spinaux (His, Retzius, Martin, Lenkossèk, etc.) ; il est donc l'homologue d'un ganglion cérébro-spinal. S'il en est ainsi il ne peut appartenir au nerf facial, puisque le facial est un nerf moteur et qu'il n'y a que les nerfs sensitifs qui aient un ganglion sur leur trajet. Dans ces conditions, il ne reste plus à considérer le nerf Intermédiaire de Wrisberg que comme un *XIIIe nerf crânien*, nerf sensitif exclusivement ayant son noyau d'origine dans le ganglion géniculé (Sapolini), ou bien qu'à le regarder comme la *partie sensitive du facial* qui deviendrait dès lors un nerf mixte.

De fait, l'Intermédiaire est constitué par les axones des cellules du ganglion géniculé qui vont se rendre au faisceau solitaire dans le Bulbe (fibre centrale) et par un prolongement périphérique qui s'en va dans la corde du tympan. Il y a donc lieu de considérer l'Intermédiaire et la corde du tympan comme un seul et même nerf.

Quelques unes des cellules du ganglion géniculé envoient leurs axones dans le nerf facial qui devient de ce fait un nerf mixte.

7. Nerf moteur oculaire externe (VIe paire). — *L'oculo-moteur externe, nerf abducens*, naît d'un noyau à cellules étoilées de 4 mill. de longueur et de 2 mill de largeur, situé sous le plancher de la partie moyenne du 4e ventricule, au niveau de l'*eminentia teres*, à laquelle il donne lieu. Ce noyau se détache comme une partie renflée des cordons longitudinaux du plancher du bulbe; il est situé sur le prolongement du noyau du grand hypoglosse, et correspond à la base de la corne antérieure de la moelle ou colonne motrice dorsale (6, fig. 106, *n*, fig. 109). Nés de ce foyer, les filets radiculaires traversent directement d'arrière en avant toute l'épaisseur de la partie supérieure du bulbe pour aller se réunir et émerger du sillon bulbo-protubérantiel, immédiatement au-dessus des pyramides (*origine apparente*) sous la forme du nerf oculo-moteur externe.

Un deuxième noyau (noyau accessoire ou ventral) situé entre le noyau principal et le noyau d'origine du facial a été récemment décrit à ce nerf par Lugaro, Van Gehuchten et Pacetti.

L'abducens paraît n'avoir que des fibres directes. Au niveau du Pont, des fibres issues de son noyau et d'autres provenant du noyau de Deiters, traversent le raphé, montent dans la bandelette longitudinale postérieure controlatérale et se rendent dans le noyau de la IIIe paire de ce côté. Cet entrecroisement des fibres d'association entre les noyaux des IIIe et VIe paires, a été décrit par DUVAL et LABORDE, qui ont comparé ces anastomoses aux rênes dans un attelage à deux chevaux (fig. 111). Les fibres anastomotiques entre la VIe et la IIIe paire du côté opposé (fibres entrecroisées) rendent compte de la parésie du droit interne controlatéral dans certaines paralysies de l'abducens d'origine bulbaire et expliquent aussi les mouvements associés du droit externe d'un œil et du droit interne de l'autre œil dans la déviation conjuguée des yeux. De même l'existence de fibres vestibulaires (fibres du noyau de Deiters) dans la bandelette longitudinale postérieure (fibres d'association) rend compte de la production des mouvements compensateurs et associés des yeux quand la tête et le corps changent de position d'équilibre.

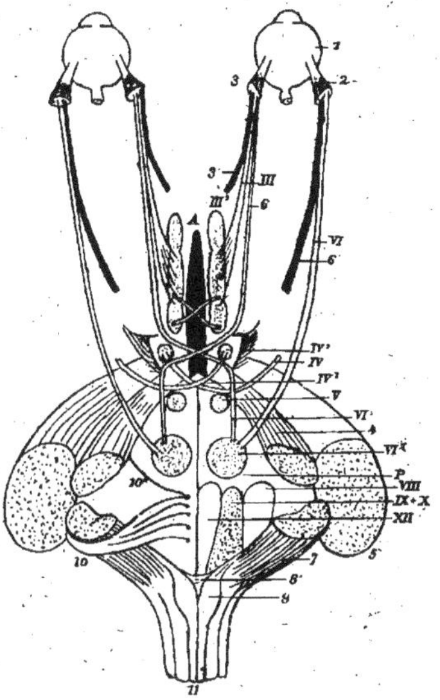

Fig. 111. — Diagramme des noyaux et des connexions de la 6e et de la 3e paire des nerfs crâniens.

1, Globe de l'œil ; 2, muscle droit externe ; 3, muscle droit interne ; 4, pédoncule cérébelleux supérieur ; 5, pédoncule cérébelleux moyen ; 6, nerf oculo-moteur externe (fibres croisées allant à l'oculo-moteur commun) ; 7, pédoncule cérébelleux supérieur ; 8, verrou ; 9, pyramide postérieure ; 10, nerf auditif ; 11, moelle épinière ; III, noyau d'origine de l'oculo-moteur commun ; IV, nerf pathétique ; V, noyau d'origine du pathétique ; VI, noyau d'origine de l'oculo-moteur externe et fibres du nerf oculo-moteur externe ; VIII, noyau dorsal de l'acoustique ; IX+X, noyau sensitif des nerfs glosso-pharyngien et pneumogastrique ; XII, noyau d'origine du nerf grand hypoglosse ; A, aqueduc de Sylvius.

Cependant, des recherches histologiques de VAN BIERVLIET chez le Lapin, et de SIEMERLING et BŒDEKER chez l'Homme, il semble résulter que les connexions admises par DUVAL et LABORDE entre la IIIe et la IVe paire des nerfs crâniens n'existent pas.

Le noyau de l'oculo-moteur externe enfin serait relié au cervelet, au noyau de Deiters, au noyau masticateur controlatéral et à l'olive supérieure par un faisceau auquel on a donné le nom de pédoncule de l'olive. C'est à la polyomyélite du noyau de la VIe paire qu'il faut rattacher une partie de la *polyencéphalite supérieure de Wernicke* (ophtalmoplégie nucléaire progressive).

Les *connexions cérébrales* entre le noyau de l'abducens et l'écorce ont lieu par l'intermédiaire des fibres du faisceau géniculé du cordon pyramidal. Ces fibres traversent le raphé et gagnent le noyau du côté opposé (faisceau descendant croisé de Meynert). Le centre cortical de ces fibres avoisine celui du nerf facial.

8. Nerf trijumeau (Ve paire). — Le *nerf trijumeau* ou *trifacial* est un nerf mixte. Il est formé de deux racines, une grosse (sensitive), une petite (motrice), qui émergent l'une à côté de l'autre de chaque côté du Pont de Varole (*origine apparente*).

La *racine sensitive* naît des cellules du ganglion de Gasser. Ces cellules émettent un prolongement qui se bifurque en T. La branche périphérique s'engage dans le nerf ophtalmique de Willis, maxillaire supérieur et la portion sensitive du maxillaire inférieur. La branche centrale se rend à la Protubérance (origine apparente du trijumeau, grosse racine). Là, elle traverse à peu près directement la Protubérance et se divise en branche ascendante (*racine ascendante, racine supérieure*) et en branche descendante (*racine descendante, racine bulbaire*). Les branches descendantes se ramifient dans un noyau, *noyau sensitif terminal,* qui n'est que le prolongement de la corne postérieure de la moelle (fig. 112) et dont la constitution histologique rappelle celle du noyau de Burdach. Ce noyau descend jusqu'au tubercule cendré de Rolando (niveau du 2e nerf cervical) sous la forme d'une colonne continue et solitaire (noyau gélatineux) dont la longueur égale 30 à 35 millimètres et forme la substance gélatineuse de Rolando qui coiffe la tête de la corne postérieure. La racine descendante du trijumeau descend le long de ce noyau et ses fibres se terminent successivement par des arborisations autour de ses éléments cellulaires, tout en émettant des collatérales qui se mettent en relation avec les noyaux masticateur, facial, ambigu, du spinal et de l'hypoglosse (ce qui explique les actions réflexes du trijumeau). Reil admet que quelques fibres vont au noyau controlatéral (fibres croisées). A cette racine viendraient s'adjoindre : 1° des fibres cérébelleuses (Meynert, Edinger, etc.) qui suivent la voie du pédoncule cerébelleux inférieur ; 2° des fibres provenant du locus cœruleus (racine descendante externe de Meynert).

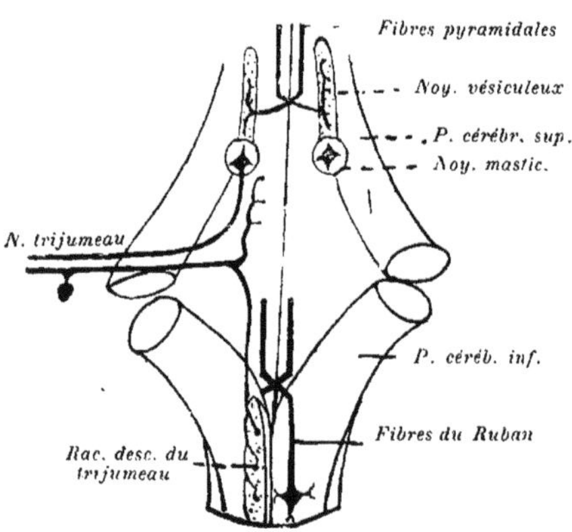

Fig. 112. — Les origines du nerf trijumeau

La *racine ascendante* ou *supérieure* monte sur les côtés de l'aqueduc de Sylvius jusqu'aux tubercules quadrijumeaux antérieurs, mais en s'épuisant peu à peu. Au niveau du locus cœruleus, racine supérieure et racine bulbaire s'unissent l'une à l'autre, et se portent en avant et en dehors pour venir sortir à la surface du Pont (grosse racine ou racine sensitive du trijumeau).

La racine supérieure s'adjoint pour les uns comme nous venons de l'exposer (Merckel, etc.) à la racine bulbaire pour constituer avec elle la racine sensitive; mais pour d'autres (Kölliker, Bechterew, Van Gehuchten, etc.) elle s'unit à la portion motrice du nerf trijumeau. Ce qu'il y a de certain, c'est qu'elle est enfouie dans un long noyau vésiculeux ponto-pédonculaire (colonne vésiculeuse). Si on considère ce noyau, avec Ramon y Cajal, comme un noyau moteur, les axones de ses cellules (cellules unipolaires du noyau vésiculeux) vont s'unir à ceux du noyau masticateur; si on accepte sa nature sensitive, les branches ascendantes de bifurcation des fibres sensitives y vont s'y ramifier. Golgi, après Deiters et Henle, avait admis que ce noyau appartenait non pas au trijumeau mais au pathétique.

La *petite racine*, *racine motrice* du trijumeau (nerf masticateur) provient d'un noyau à grosses cellules et à grosses fibres, placé en dedans du noyau sensitif terminal, sur le prolongement du noyau du facial, c'est-à-dire sur le trajet de la colonne motrice ventrale, qui représente la tête de la corne antérieure de la moelle (*c*, fig. 113). Ce noyau termine cette corne dans le Tronc cérébral (à moins qu'on ne considère le noyau vésiculeux comme son prolongement) ; il siège sous le locus cœruleus dans la région moyenne du Pont, et près de l'orifice de l'aqueduc de Slyvius (fig. 100). De ce noyau (noyau moteur, noyau masticateur), les fibres radiculaires (petite racine) marchent à la rencontre des fibres sensitives et s'unissent à elle pour venir émerger sur le côté de la Protubérance (origine apparente) à la face interne de la grosse racine. Selon Bechterew toutes les fibres motrices viendraient du noyau masticateur du côté opposé (entrecroisement complet). Van Gehuchten et Kure, au contraire, ont trouvé avec la méthode de Nissl que toutes les fibres motrices du trijumeau sont directes.

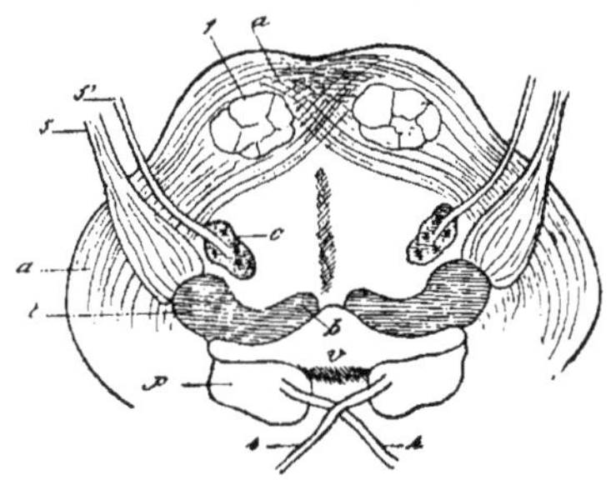

Fig. 113. — Coupe transversale de la protubérance et du 4ᵉ ventricule. — Origine du trijumeau et du pathétique

a, *a*, fibres transversales de la protubérance; *b*, plancher du 4ᵉ ventricule (base de la corne postérieure) ; *c*, noyau moteur du trijumeau (tête de la corne antérieure); *t*, tête de la corne postérieure (terminaison de la racine sensitive du trijumeau); *p*, pédoncule cérébelleux supérieur; *v*, valvule de Vieussens; 1, pyramide; 4, 4, nerf pathétique; 5, grosse racine ou racine sensitive, et 5', petite racine ou racine motrice du trijumeau.

On a admis des connexions plus ou moins bien établies entre la grosse racine et les noyaux du vague, du facial, des trois nerfs moteurs de l'œil et avec le cervelet.

Les *connexions cérébrales motrices* du trijumeau proviennent de l'écorce du tiers inférieur de F^{a}, passent par le genou de la capsule interne, atteignent les voies pyramidales dans le pédoncule et gagnent le noyau masticateur du côté opposé par les voies de la voûte de l'aqueduc et du raphé.

9. **Nerf pathétique** (IVe paire). — Le *pathétique* ou *nerf trochléateur* tire son origine d'un noyau jaunâtre situé sous l'aqueduc de Sylvius, au niveau de la ligne de séparation des tubercules testes et nates (4, fig. 114). Ses fibres se portent en bas (*branche descendante* du pathétique) en contournant l'aqueduc, traversent les pédoncules cérébelleux supérieurs et s'entrecroisent avec celles du côté opposé dans l'épaisseur de la valvule de Vieussens (IV, fig. 112) avant d'émerger de chaque côté du frein de la valvule (*origine apparente du nerf*), immédiatement en arrière des tubercules quadrijumeaux, c'est-à-dire à la face supérieure de l'isthme de l'encéphale.

Ce nerf subit donc une décussation complète. Van Gehuchten cependant, avec la méthode de Nissl, a pu mettre en évidence que quelques fibres proviennent du noyau du même côté.

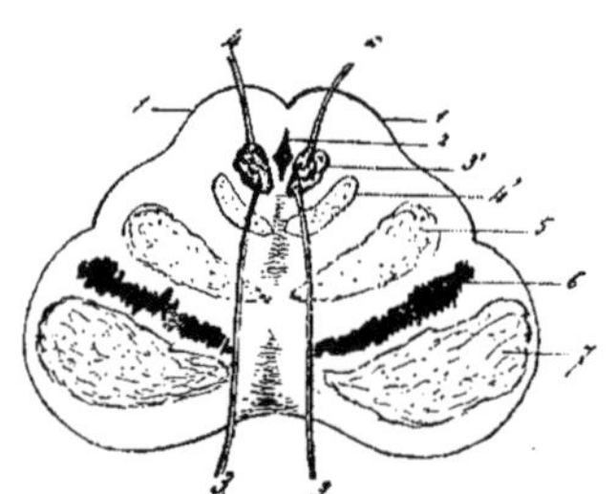

Fig. 114. — Coupe transversale des pédoncules cérébraux. — Origine des nerfs pathétique et oculo-moteur commun.

1, tubercules quadrijumeaux ; 2, aqueduc de Sylvius ; 3, nerf oculo-moteur commun avec son noyau d'origine, 3', dans la paroi de l'aqueduc ; 4, nerf pathétique naissant dans la même colonne grise que l'oculo-moteur ; 4', noyau rouge ; 5, ruban de Reil ; 6, locus niger ; 7, pied du pédoncule.

Ses fibres radiculaires, lorsqu'elles sortent de leur noyau d'origine, passent sur la face dorsale de la bandelette longitudinale postérieure et contractent probablement avec elles des connexions. Plus loin, elles longent la face interne de la racine ascendante du trijumeau avec laquelle elles s'enlacent chez certains animaux (Cheval, Lapin, etc.).

Stilling a décrit une racine cérébelleuse qui viendrait se joindre à la IVe paire en passant par la lingula.

10. **Nerf oculo-moteur commun** (IIIe paire). — L'origine du *nerf moteur oculaire commun* se fait dans un noyau allongé (8 à 10 mill. de longueur), continu en arrière avec celui du pathétique et développé dans les régions antéro-latérales de la substance grise de l'aqueduc en arrière de la bandelette longitudinale postérieure (3, fig. 106). Composé de cellules multipolaires jaunâtres, ce noyau est formé de plusieurs noyaux secondaires que l'expérimentation et la pathologie ont dissociés. C'est ainsi que Hensen et Wolckers, en particulier, ont réparti comme suit les centres suivants de haut en bas : 1° noyau du muscle ciliaire (centre de l'accommodation) et du sphincter de la pupille ; 2° noyau du droit interne ; 3° du droit supérieur ; 4° du releveur ; 5° du droit inférieur ; 6° du petit oblique, qui confine au noyau du grand oblique ou noyau du pathétique (voy. fig. 115).

Perlia a donné en 1889 une description qui s'accorde mieux avec la pathologie que celle de Hensen et Wolckers. En effet, la succession linéaire des noyaux admise par ces derniers auteurs ne permet pas de saisir la raison de l'intégrité habituelle du releveur de la paupière supérieure dans l'ophthalmoplégie nucléaire. Perlia a décrit deux groupes nucléaires à l'oculo-moteur : 1° un *groupe principal* composé de deux *noyaux ventraux* situés l'un derrière l'autre et de deux *noyaux dorsaux* également placés à la file. — Ces deux groupes sont placés latéralement, de chaque côté de la ligne axiale. Entre eux vient s'interposer un *noyau impair médian* ou *central*. A ces 5 noyaux qui sont constitués par de grandes cellules nerveuses vient s'ajouter en avant des noyaux ventraux, un noyau à petites cellules, le *noyau d'Edinger-Westphal*. — 2° Un

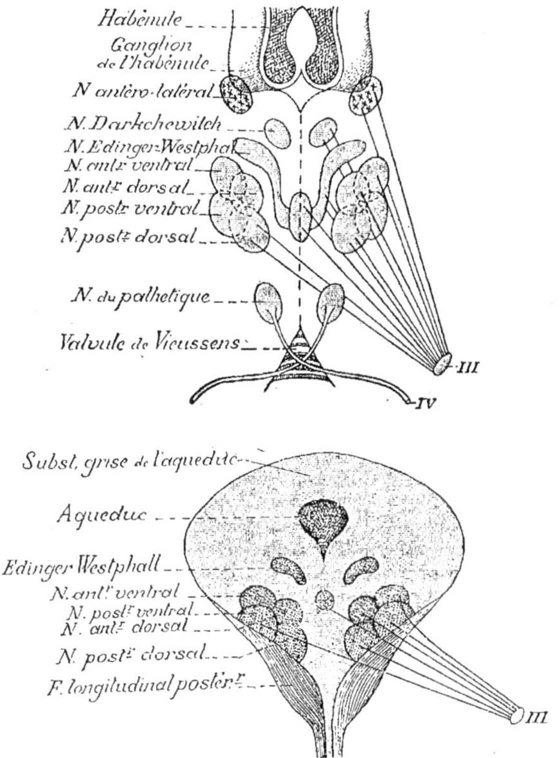

Fig. 115. — Projection des noyaux d'origine de l'oculo-moteur commun

groupe antérieur composé de deux paires de noyaux à cellules de grandeur moyenne, l'un *antéro-interne*, l'autre *antéro-externe*, dans lequel on peut poursuivre les fibres de la commissure postérieure (*noyau supérieur de Darkchewitsch*).

Cette dissociation des noyaux permet de comprendre la persistance des mouvements de la pupille et de l'accommodation dans une paralysie totale de la 3e paire d'origine centrale, et explique aussi la dissociation du réflexe lumineux et du réflexe accommodateur conservé dans le signe d'Argyll-Robertson.

Le noyau de Darkchewitsch (noyau de la commissure postérieure) et les noyaux d'Edinger-Wesphal ne participeraient pas à l'innervation des muscles de l'œil (Schiff et Cassirew, Panogrossi). Mais cette opinion est contredite par d'autres histologistes, notamment Siémerling, Boedecker et Bernheimer.

Les racines de l'oculo-moteur sont *surtout* directes, mais un contingent de fibres vient des noyaux du côté opposé (fibres croisées). Toutefois les fibres entrecroisées ne viendraient que du groupe nucléaire postérieur (Perlia, Edinger, Van Gehuchten, etc.)

Elles traversent le faisceau longitudinal postérieur, la région de la calotte avec le noyau rouge, la partie interne du locus niger pour sortir du cerveau moyen par la face interne du pédoncule cérébral.

On a voulu déterminer la localisation exacte du noyau affecté à chacun des muscles de l'œil. C'est ainsi que Mauthner, après Kahler et Pick, ont donné la nomenclature suivante :

I. Groupe antérieur		1) muscle accommodateur 2) sphincter irien
II. Groupe postérieur	En dedans	3) Droit interne 4) Droit inférieur
	En dehors	5) Releveur 6) Droit supérieur 7) Oblique inférieur

Mais cette localisation est prématurée.

Au niveau de l'origine de ses fibres radiculaires, l'oculo-moteur est en relation avec les fibres de la bandelette longitudinale postérieure dont les axones émettent des collatérales qui viennent prendre contact avec les dentrites des cellules radiculaires de la IIIe paire. Cette disposition permet de comprendre l'association de la VIe et de la IIIe paire, et la double origine, directe et croisée du nerf a pour but d'associer les mouvements du droit interne et du droit externe de l'œil. Par la bandelette postérieure, l'oculo-moteur commun est mis en relation avec les autres nerfs du globe de l'œil et peut-être aussi avec le noyau du spinal qui préside à la rotation de la tête, associée elle-même aux mouvements de latéralité des yeux. Par cette même bandelette enfin, il est mis en rapport avec la couche optique (par l'intermédiaire de la commissure postérieure). Meynert a décrit une connexion entre le noyau de ce nerf et la racine sensitive du trijumeau. C'est à cette connexion qu'il attribue la sensibilité de la IIIe paire dès son origine.

Les *connexions cérébrales* de l'oculo-moteur passent par le pied du pédoncule, mais on ne connaît pas encore exactement leur trajet dans la capsule interne et leur aboutissant à l'écorce. On a cherché le centre cortical du releveur de la paupière dans le pli courbe (Charcot, Surmont), parce que des lésions circonscrites de cette partie de l'écorce se sont montrées en même temps que la paralysie de la paupière controlatérale (ptosis), mais le fait n'est pas constant.

Chez la Taupe qui n'a plus qu'un moignon oculaire les noyaux des nerfs des muscles des yeux font tout à fait défaut (Gudden). La différenciation du noyau de la IIIe paire, si prononcée dans l'espèce humaine et beaucoup de Mammifères, l'est beaucoup moins chez les Oiseaux, et beaucoup moins encore chez les Reptiles (Spitzka).

CHAPITRE III

CERVEAU

Considérations générales.

Le cerveau est un organe considérable et d'une importance majeure qui occupe la boîte crânienne. C'est un organe des plus complexes, une machine de précision aux rouages nombreux dont le jeu produit un travail qui engendre la pensée; c'est un atelier où d'invisibles et silencieux ouvriers transforment l'impression en sensation; où celle-ci donne naissance à la conscience, à l'idée, au jugement, à la volonté; c'est un laboratoire où se distillent les sentiments et les passions, asile mystérieux de l'intelligence dans les profondeurs duquel le métaphysicien a relégué son « âme » immatérielle qui plane sur la « vile matière », pour parler le langage de l'orthodoxie, comme dans les estampes et les fresques des Maîtres de la Renaissance, le Jéhovah de la Bible plane sur le monde. Ce n'est donc pas sans respect que nous pénétrerons dans ce « sanctuaire » pour en scruter la construction et le mécanisme.

Le cerveau, auquel aboutissent les pédoncules cérébraux, a la forme d'un ovoïde à grosse extrémité postérieure, allongé dans les dolichycéphales, raccourci et arrondi dans les brachycéphales, c'est-à-dire qu'il varie selon les types crâniens, et que l'on peut déterminer un indice cérébral analogue à l'indice céphalique. Il occupe toute la cavité du crâne, sauf les fosses occipitales inférieures et la gouttière basilaire qui sont réservées pour loger le cervelet, la protubérance annulaire et le bulbe rachidien.

Le cerveau demande à être étudié dans ses dimensions, sa densité et son poids.

A) **Dimensions.** — Les dimensions du cerveau, variant avec la forme même de la boite crânienne, offrent peu d'intérêt. Elles ont été étudiées par

Calori, Huschke, Passet, Krause, Chiarugi, Bucustad, etc. — On peut admettre comme moyenne très générale :

	Hommes	Femmes
Longueur	164 mill.	160 mill.
Largeur	137 »	131 »
Hauteur	120 »	115 »
Circonf. horiz.	493 »	477 »
Courbe sagitt.	238 »	237 »

	Dolicocéphales	Brachycéphales
Longueur	164 mill.	160 mill.
Largeur	126 »	135 »
Hauteur	116 »	117 »

C. Giacomini, de son côté, a trouvé :

	♂	♀
Longueur	16 c. 3 (14,7-17)	15 c. (14,2-16,5)
Largeur	13 c. 5 (12,4-14,7)	12 c. 6 (11,8-13,2)
Hauteur	5 c. 8 (4,7-7,4)	5 c. 4 (4,6-6,1)

On peut dire d'une façon générale qu'à un *indice cérébral* de *n* correspond un *indice crânien* de deux unités plus faibles. Passet l'a fixé à 82 chez l'Homme et 81 chez la Femme (Allemands); Calori à 87 chez les brachycéphales et 76 chez les dolicocéphales (Italiens).

B) **Superficie du cerveau.** — Certains auteurs, Baillarger, Calori, Wagner, ont essayé de mesurer l'étendue de la surface du cerveau. Baillarger estime cette étendue moyenne pour toute la surface cérébrale, y compris les inflexions de l'écorce, à 1.780 cent. carrés. Wagner estimant, à son tour, la surface libre seule, et la surface cachée (flancs des circonvolutions), accorde à la superficie libre une moyenne d'environ 700 cent. carrés, et à la superficie cachée une superficie de 1.400 cent. carrés. Nous reviendrons plus loin sur ces estimations.

C) **Densité ou poids spécifique.** — On peut admettre d'après les pesées qui ont été faites par Leuret et Métivier, Muschenbroeck, Aitken, Peacok, Ch. Bastian, Danilewsky, De Regibus et moi-même, que la densité moyenne de la substance cérébrale chez l'homme sain est de 1.030 à 1.032, les variations s'élevant de 1.028 à 1.040. Il en résulte qu'à volume égal, deux cerveaux n'ont pas nécessairement le même poids et réciproquement, mais les différences possibles sont si minimes qu'elles ne sauraient entrer en ligne de compte dans l'étude du poids de l'encéphale. A l'aide de la *méthode de Sankey*, Obersteiner s'est assuré que le poids spécifique de la substance blanche est plus élevé que celui de la substance grise (: : 1,030 : 1,036 environ) ; c'est ce qui fait que la couche optique a une densité plus grande que le corps strié. D'autre part, il a fait la remarque que l'écorce du lobe frontal est moins dense que celle du lobe occipital. Mais il y a lieu de faire des réserves en ce qui concerne cette dernière conclusion.

La densité s'abaisse sensiblement dans la vieillesse, elle est en général plus élevée chez les aliénés (Bucknill) et celle de la substance blanche est un peu plus élevée (Sankey, Bastian) que celle de la substance grise, comme 1,043 est à 1,038, d'après Danilewsky (1880).

D). **Poids de l'encéphale et du cerveau.** — Dans le poids de l'encéphale il faut faire la part respective du poids du cerveau, et du poids de l'isthme, du cervelet et du bulbe rachidien. Or, ces trois derniers pèsent réunis 170 gr. en moyenne, et leurs variations assez restreintes sont sans influence sur les grandes variations du poids du cerveau lui-même.

L'étude du poids de l'encéphale a été poussée très loin, et c'est par milliers que l'on a pesé les cerveaux. Les grandes statistiques de Bischoff (Allemagne), R. Boyd (Angleterre), P. Broca (France) fournissent des résultats à peu près conformes les uns aux autres malgré la diversité des races, et que l'on peut considérer comme très exacts.

Voici les chiffres obtenus par P. Broca, sur la population de l'hôpital de la Pitié :

	gr.
Encéphale total	1356,00
Cervelet	143,00
Bulbe	6,50
Protubérance	19,00
Les deux hémisphères	1187,00

Les pesées de Meynert ont donné le résultat suivant 0/0 du poids total en décomposant l'encéphale en cerveau, tronc cérébral et cervelet :

	Cerveau	Tronc	Cervelet
♂	78,5	11,0	10,5
♀	78,3	11,1	10,6

La proportion du poids de l'isthme de l'encéphale (bulbe, pont de Varole), y compris le cervelet, est à celui du cerveau comme 13 est à 87 chez l'adulte, 7 est à 93 chez le nouveau-né (Huschke).

Les observations de Hunt sur les métis provenant du croisement entre blancs et noirs conduisent à ce résultat que le poids du cerveau diminue proportionnellement à la diminution du sang blanc. Ces observations ont été faites sur 240 métis.

Chez les métis ayant	de sang blanc, le cerveau	pèse
—	3/4	1390 gr.
—	1/2	1334 »
—	1/4	1319 »
—	1/8e	1308
—	1/16e	1280 »

Le poids moyen du cerveau, d'après les registres de Broca, tous les âges de 16 à 90 ans, toutes les tailles de 1m42 à 1m85, étant confondus, est de 1325 gr. pour les ♂ et 1142 pour les ♀. — La différence absolue entre les deux sexes est donc de 183 gr. au détriment de la Femme. Mais si au lieu de prendre indistinctement le poids de tous ces cerveaux, nous les classons par catégories, nous voyons alors que le poids moyen du cerveau de l'Homme adulte de 20 à 40 ans est de 1370 gr., le cerveau seul pesant 1160 gr. — De plus, comme cette moyenne comporte de grandes variations, qui atteignent jusqu'à 600 gr,. soit 40 °/o, on est obligé de dresser des séries, en d'autres termes de classer les cerveaux par groupes dont les unités sont comparables entre elles. — En agissant de la sorte, P. Topinard a établi la classification suivante :

Encéphales	Macrocéphales . . .	2000 à 1700 gr.
	Gros	1700 à 1450 »
	Moyens ou ordinaires .	1450 à 1250 »
	Petits	1250 à 1000 »
	Microcéphales . . .	1000 à 300 »

On voit par ce tableau toute l'étendue des *variations individuelles* dans le poids du cerveau. Il nous faut toutefois ajouter que les deux extrêmes de la série sont presque toujours des anomalies ou d'ordre pathologique.

De 30 à 40 ans, Huschke a trouvé que dans la race germanique l'encéphale pesait en moyenne 1424 grammes chez l'Homme, 1.273 grammes chez la Femme.

Chez les Italiens sans distinction d'âge et de taille, Tenchini Lorenzo a trouvé :

159 ♂ — 1,320 grammes.
167 ♀ — 1,194 —

Les Lombards ont fourni au même auteur : ♂ 1,378 grammes ; ♀ 1,235 grammes, tandis que G. Nicolucci trouvait chez les Napolitains de 20 à 30 ans un poids moyen de 1,372 gr. — De 20 à 40 ans, Tenchini a noté les variations individuelles suivantes dans sa série : ♂ de 1.130 à 1,655 grammes ; ♀ de 935 à 1,410 grammes. Le maximum du poids entre 20 et 30 ans a été de son côté : ♂ 1,368 grammes, ♀ 1,255 grammes. (Voy. L. Tenchini, *Sul peso dell' encephalo*, etc., Parma, 1884).

D'après Danilewsky, la substance grise représente en poids les 37-39 centièmes du poids total du cerveau, la substance blanche étant représentée par 61-62 pour 100. Sur les 37-39 centièmes concernant la substance grise, 6 reviennent aux corps opto-striés. Bourgoin et Desprez (1866), Förster (1882), par une autre méthode (méthode basée sur la quantité d'eau que renferment les deux substances) ont obtenu un poids plus élevé pour la substance grise : 57 centièmes et 43 centièmes pour la substance blanche. De Regibus a trouvé de son côté, par la même méthode, des chiffres analogues.

Dans l'étude du poids du cerveau il faut donc envisager les influences de l'âge, du sexe, de la taille, des aptitudes intellectuelles et de la maladie.

1. *Le cerveau dans ses relations avec l'âge.* — Le cerveau du nouveau-né qui nous paraît si volumineux n'est pourtant pas beaucoup plus grand relativement

à la taille qu'à l'âge adulte, contrairement à ce que croyait R. OWEN. Son poids moyen est de 335 gr., mais il faut savoir qu'il y a des écarts de 100 gr., et même de plus de 200 gr., comme cela ressort des pesées de MIES. Chez les nouveau-nés ♂ ce poids varie de 286 gr. (PARROT) à 400 gr. (WELCKER), et chez les nouveau-nés ♀ de 283 gr. (BOYD) à 290 gr. (WELCKER).

De la naissance à 1 an, l'accroissement est énorme, surtout durant les deux premiers mois. Avant 1 an l'encéphale double dans les deux sexes, tandis que la taille ne double qu'entre 3 et 4 ans. A la puberté, il y a une nouvelle poussée cérébrale, et de 30 à 35 ans le cerveau acquiert son poids maximum, pour décroître ensuite peu à peu avec l'âge jusqu'à 60 ans, puis plus brusquement jusqu'à avoir perdu 100 gr. à l'âge de 85 ans.

Ainsi le poids moyen de l'encéphale de 20 à 60 ans étant de 1361 gr., n'est plus que de 1291 gr. de 60 à 90 ans (BROCA, BOYD, BISCHOFF), ce qui confirme les idées anciennes de MECKEL, TENON, DESMOULINS et PARCHAPPE, et comme l'indique aussi nettement la « médiane approximative » de TOPINARD :

15 à 25 ans	25 à 35 ans	35 à 55 ans	55 à 65 ans	65 à 90 ans
1370 gr.	1355 gr.	1345 gr.	1325 gr.	1300 gr.

Toutefois, il semble établi que les hommes qui cultivent leur intelligence, conservent plus longtemps un poids élevé du cerveau.

En fin de compte, on peut dire si l'on considère le poids à atteindre, que l'encéphale augmenterait de 326 pour 1000 dans la première année et, dans chacune des années suivantes, de 59 pour 1000 de 1 à 4 ans, de 4 seulement pour 1000 de 4 à 7 ans, de 15 °/₀₀ de 7 à 14 ans, et de 2 1/2 °/₀₀ de 14 à 30 ans (P. TOPINARD).

2. *Le cerveau dans ses relations avec la taille et le volume du corps.* — Dès la naissance, le cerveau de la ♀ pèse moins d'une façon absolue (10 grammes en moyenne) et relativement à la taille que le cerveau du ♂. Chez le fœtus de 5 mois, le poids de cet organe est de 32-45 gr., de 6 à 7 mois de 120-187 gr., et s'élève à 256-388 gr. de 7 à 9 mois (TH. VON BISCHOFF).

L'étude des rapports du poids du cerveau au poids du corps et à la taille donne lieu aux remarques suivantes. Si l'on envisage la relation du poids du corps à celui du cerveau chez le nouveau-né et chez l'adulte, on trouve que tandis que chez le nouveau-né le poids du cerveau est du 1/6ᵉ au 1/8ᵉ du poids du corps, ce même poids n'est plus que le 1/14ᵉ à l'âge de 10 ans, le 1/33ᵉ chez l'homme adulte, 1/32ᵉ chez la femme (Thurnam). Autrement dit, le nouveau-né a proportionnellement à son corps plus de cerveau que l'adulte. Si ensuite on étudie la relation de la croissance du poids du cerveau et de la taille = 1,000, on trouve :

	♂	♀
Nouveau-né	0.716	0.672
Adulte.	0.800	0.784

C'est-à-dire que le nouveau-né, relativement à sa taille, a moins de cerveau que l'adulte.

AGE	POIDS ABSOLU	POIDS par rapport au cerveau du nouveau-né, pris pour unité (accroissement)	POIDS en centième du poids du corps (p. 100 du poids du corps) (1)
	grammes	grammes	grammes
Nouveau-né	381 0	1 00	12 40
1 an	944 7	2 48	10 92
5 ans	1,263 4	3 32	8 43
10 ans	1.408 3	2 70	5 94
15 ans	1,490 3	3 91	3 83
20 ans	1,444 5	3 72	2 57
25 ans	1,430 6	3 76	2 29

Déjà nous avons vu l'influence du volume des membres sur la grosseur des renflements de la moelle épinière et sur celle des cellules nerveuses. Le cerveau n'échappe pas à cette loi. On ne peut rapporter son poids à celui du corps, car pour ce dernier l'amaigrissement ou l'obésité entraînent d'énormes variations ; mais rapporté à la taille il augmente d'une façon absolue d'environ 50 grammes par 20 centimètres de taille (Broca, Bischoff).

D'autre part, si l'on passe à l'étude du poids relatif, on trouve un résultat inverse du précédent. C'est-à-dire que, dans les deux sexes, les sujets de haute taille ont, relativement à cette haute taille, une proportion moindre de cerveau. Si donc le cerveau s'accroît avec la taille, cet accroissement n'est pas rigoureusement proportionnel à celui de la taille et reste un peu en retard. D'où l'on a pu dire que, toutes choses égales d'ailleurs, les hommes de haute stature ont un cerveau relativement plus petit que les petits hommes.

La Femme, eu égard à sa taille, a moins de cerveau que l'Homme, mais eu égard à la masse de son corps, elle en a davantage. — Les variations individuelles sont plus étendues chez ♂ que chez ♀.

Voici les chiffres qui ont été obtenus par Tenchini (2) :

Taille basse (1m60)	1.311 gr.	♂
— moyenne (1m60 à 1m70)	1.306 »	
— haute (+ 1m70)	1.347 »	
Taille basse (— 1m50)	1.168 gr.	♀
— moyenne (1m50 à 1m60)	1.173 »	
— haute (+ 1m60)	1.217 »	

Je donne d'après Ch. Richet (*Compte rendu Société de Biologie*, p. 15, 1894), comparé à celui de certains viscères, le poids du cerveau par rapport au poids et à la surface de corps.

(1) H. Wierordt. *L'accroissement de la masse des organes chez l'Homme* (Arch. f. Anat. u. Phys., vol. suppl., p. 62, 1890).
(2) Tenchini Lorenso. *Sul peso dell' Encephalo*. Parma, 1884.

Poids moyen du corps	Poids absolu moyen			Surface moyenne du corps	Poids moyen pour 1 décimètre cube			Poids moyen pour 100 gr. du corps		
	Cerveau	Foie	Rate		Cerveau	Foie	Rate	Cerveau	Foie	Rate
3 k. 190. . .	477	153	11,7	24,2	19,7	6,36	0,48	15	4,80	0,37
11 k. 460. . .	1130	547	49,7	56,9	19,2	9,61	0,87	10	4,75	0,44
42 k. 500. . .	1365	1363	192	136	10	10	1,40	3,2	3,50	0,45
63 k. 100. .	1380	1726	261	177	7,8	9,75	1,47	2,15	2,75	0,41
89 k..	1369	2101	391	223	6,1	9,40	1,30	1,55	2,35	0,44

Il résulte de ces chiffres que si le poids du foie et de la rate s'accroît avec le poids et le volume du corps, il n'en est pas de même pour le cerveau.

John Marshall (Relation du poids du cerveau et de ses parties avec la taille et la masse du corps, *Journ. of Anatomy*, 1892) a fourni les poids suivants, d'après 2551 pésées de Boyd.

a) Poids absolu du cerveau de 30 à 40 ans { ♂ — 1366 gr. ; ♀ — 1222

De 80 à 90 ans { ♂ — 1285 ; ♀ — 1119

b) Poids absolu du cervelet de 30 à 40 ans { ♂ — 146 ; ♀ — 134

De 80 à 90 ans { ♂ — 136 ; ♀ — 126

c) Rapport des hémisphères au cervelet de 30 à 40 ans { ♂ : : 8.17 : 1 ; ♀ : : 8,0 : 1

Rapport des hémisphères au cervelet de 80 à 90 ans { ♂ : : 8,27 : 1 ; ♀ : : 7,6 : 1

3. *Le cerveau dans ses relations avec le sexe.* — Il y a dès la naissance, nous venons de le voir, une différence sensible entre le poids du cerveau dans les deux sexes. Cette différence, Danielbékoff l'a trouvée de 15 gr. en Russie en faveur des garçons, comme il appert des chiffres ci-dessous :

Nouveau-nés { ♂ . . . 415 gr. ; ♀ . . . 400 »

Sur 79 garçons, Mies (1), de son côté, a trouvé un poids moyen de 339 gr. et sur 69 filles un poids de 329 gr., d'où le poids moyen absolu du cerveau des nouveau-nés ♂ dépasse de plus de 2 0/0 (2,73) celui des nouveau-nés ♀.

(1) Mies. *Le poids du cerveau des nouveau-nés.* Revue d'Anthrop., p. 370, 1889.

Cette différence augmente avec l'âge. C'est ainsi qu'elle est de 120 à 160 gr. de 20 à 60 ans, l'encéphale de la Femme ne pesant que 1,220 gr. en moyenne (dont 995 gr. pour le cerveau seul), soit les 90/100e de celui de l'Homme. Cette même différence n'est plus que de 123 à 158 de 60 à 90 ans. La Femme a donc moins de cerveau que l'Homme, mais comme la Femme n'a ni le volume, ni la taille de l'Homme, les poids proportionnels que nous venons d'indiquer doivent être un peu modifiés. Ce n'est pas le poids absolu du cerveau que nous devons prendre pour obtenir la différence vraie, mais le poids proportionnel à la taille. En opérant de la sorte et en rappelant qu'en moyenne la taille de la Femme est en Europe de 10 à 12 centimètres moins élevée que celle de l'Homme, on arrive à une différence de 50 à 60 grammes en faveur de l'Homme. Autrement dit, quand on a tenu compte de la taille de la Femme et retranché de ce chef 90 à 95 gr., on arrive à dire que la Femme est en déficit de 4 gr. pour 100 de cerveau par rapport à l'Homme. La Femme, relativement au volume de son corps, paraît même avoir plus de cerveau que l'Homme. Les *variations individuelles*, par contre, sont plus étendues dans le sexe masculin. Ce dernier fait est la conséquence de la sélection naturelle qui s'exerce avec beaucoup plus d'activité chez l'Homme que sur la Femme, en raison des conditions sociales qui sont faites à l'un et à l'autre sexe, et qui sont, on le sait, toutes différentes.

Le cerveau de la Femme achève plus rapidement son évolution que celui de l'Homme. En l'espèce, la cerveau suit le développement, plus précoce chez elle, des organes génitaux.

Il nous reste à ajouter que le cerveau de la Femme, une fois arrivé à son apogée, décline presque aussitôt et que sa courbe de développement ne paraît pas présenter le plateau qu'offre celle du développement du cerveau de l'Homme, dont l'atrophie sénile ne devient bien manifeste qu'à partir de 60 ans.

4. *Le cerveau dans ses relations avec les races.* — Toutes les races humaines ne sont pas également favorisées en ce qui concerne le volume de l'organe de la pensée, et le poids du cerveau dans les diverses races indique très bien d'une façon générale la relation qui existe entre le volume de cet organe et la capacité mentale. Le tableau ci-dessous servira de preuve à cette conclusion.

157 Écossais	1 417	gr.	(Reid et Peacok).
460 Bavarois	1.375	»	(Bischoff).
167 Français	1.359	»	(Broca).
244 Italiens	1.358	»	(Calori).
13 Chinois	1 343	»	(Clapham).
161 Nègres des États-Unis	1.331	»	(Sanford B. Hunt).
29 Nègres vrais	1.234	»	

Il faut sans doute faire la part de la taille dans ces poids absolus, mais cette rectification faite, il n'en reste pas moins vrai que le poids du cerveau croît avec le degré de la race à laquelle cet organe appartient. Sans doute, il peut se faire qu'un nègre, que plusieurs nègres, soient mieux partagés à cet égard qu'un Européen, mais ce qu'il faut retenir, c'est que la moyenne est beaucoup plus élevée dans les races civilisées que dans les races sauvages, et que, d'autre part, ainsi que l'a fait remarquer G. Le Bon, il y a beaucoup plus de crânes grands (pour 100), partant plus de gros cerveaux, dans les races européennes que dans les races inférieures.

5. *Le cerveau dans ses relations avec le volume du crâne.* — Si nous savons que le poids de l'encéphale est à la capacité crânienne : : 1 : 0,87 (MANOUVRIER) et que le volume moyen probable du crâne dépasse d'à peu près 200 c. cubes le poids de l'encéphale exprimé en grammes (G. LE BON), il nous sera facile, d'après le cubage du crâne, de nous rendre compte du poids probable du cerveau qu'un crâne donné contenait. — C'est pour qu'on puisse juger de cette importante question anthropologique que je donne les chiffres ci-dessous que j'emprunte à G. LE BON (1).

I. — Comparaison de la capacité crânienne dans les races supérieures et inférieures.

RACES	VOLUME MOYEN des CRANES ♂	VOLUME MOYEN des CRANES ♀	DIFFÉRENCE
Parias de l'Inde. . . .	1,332	1,241	19
Australiens.	1,338	1,231	107
Polynésiens.	1,500	1,381	119
Anciens Egyptiens. . . .	1,500	1,363	137
Mérovingiens	1,537	1,372	165
Parisiens modernes . . .	1,559	1,337	222

CONCLUSION : *La Femme tend à se différencier de plus en plus de l'Homme.*

II. — Volume du crâne dans les races humaines.

CAPACITÉS	PARISIENS MODERNES	PARISIENS du XIIe SIÈCLE	ANCIENS ÉGYPTIENS	NÈGRES	AUSTRALIENS
1,200 à 1,300 cc	0,0	0,0	0,0	7,4	45.0
1,300 à 1,400 »	10,4	7,5	12,1	35,2	25,0
1,400 à 1,500 »	14,3	37,3	42,5	33,4	20,0
1,500 à 1,600 »	46,7	29,8	36,4	14 7	10,0
1,600 à 1,700 »	16,9	20 9	9,0	9,3	0,0
1,700 à 1,800 »	6.5	4,5	0,0	0 0	0,0
1,800 à 1,900 »	5.2	0,0	0.0	0,0	0,0
	100,0	100,0	100,0	100,0	100,0

(1) G. Le Bon (Rev. d'Anthropologie, 1879).

Conclusion : 1° Il y a un grand nombre d'Hommes plus rapprochés des Anthropoïdes par le volume de leur cerveau qu'ils ne le sont d'autres Hommes ; 2° loin de tendre vers l'égalité, les individus de même race, chez les civilisés, tendent à se différencier de plus en plus.

6. *Le cerveau dans ses relations avec l'espèce.* — Le volume et le poids du cerveau augmentent d'une façon générale au fur et à mesure que l'on s'élève dans la série animale. Alors que ce poids égale le 1/36e du poids du corps dans les races humaines, le 1/60e chez les Anthropoïdes, il descend à 1/186e chez les Mammifères inférieurs aux Primates, à 1/212e dans les Oiseaux, à 1/1321e dans les Reptiles, et à 1/5668e dans les Poissons (Leuret, *Anat. comparée du système nerveux*, t. 1, p.419).

Mais il faut savoir qu'alors que ce rapport est comme 1 : 28, chez le Ouistiti, il est de 140 chez le Lapin, 156 chez le Chat, 205 chez le Renard, 265 chez l'Ours, 305 chez le Chien, 351 chez le Mouton, 700 chez le Cheval et 800 chez le Bœuf. — Ce caractère n'a donc pas la valeur d'un caractère sériaire.

Si l'Homme n'est pas de tous les animaux celui qui a le cerveau le plus volumineux, car il est dépassé de ce côté par le Dauphin, la Baleine et l'Éléphant (le cerveau de l'Éléphant atteint le poids de 4000 à 4060 gr., celui de la Baleine le poids de 3000 gr.), il est cependant celui qui a le cerveau le plus considérable relativement au poids du corps. Alors que son cerveau, en effet, est à son corps comme 1 : 36, celui du Dauphin est au poids du corps du même animal comme 1 : 66, et celui de l'Éléphant comme 1 : 500.

Ici je ferai la remarque importante suivante pour la phylogénie du cerveau des Vertébrés en général. L'encéphale de certains Mammifères éteints du terrain éocène de l'Amérique du Nord (Marsh), principalement les *Dinoceras*, est remarquable par sa petitesse. Il présente une ressemblance si frappante avec celui des Lacertiliens, que si on le séparait du squelette, on le prendrait certainement pour un encéphale de Lézard. De même aussi les Odontornithes crétacés, l'Hesperornis en tête, possédaient un cerveau si petit, que de ce côté, ils sont incomparablement plus rapprochés des Reptiles (Alligator) que de celui des Oiseaux actuels. Par leurs lobes olfactifs volumineux, tandis qu'ils sont très réduits chez les Oiseaux de nos jours, ces Oiseaux primitifs se rapprochaient également beaucoup des Reptiles.

7. *Le cerveau dans ses rapports avec l'indice céphalique.* — Les dolichocéphales ont-ils plus ou moins de cerveau que les brachycéphales ? Autrement dit, le cerveau, qui suit à peu près (pas toujours) parallèlement le crâne dans sa forme, a-t-il plus de tendance à peser davantage lorsqu'il est allongé ou lorsqu'il est rond ?

Calori, et plus récemment Chiarugi, ont fourni des pesées où il est tenu compte de l'indice cérébral et d'après lesquelles le cerveau du brachycéphale serait plus lourd que celui du dolichocéphale.

Voici les chiffres de Chiarugi :

	Brachyc.	Dolichoc.
Poids de l'encéphale	1200	1169
Poids des hémisphères	1047	1016

Mais Topinard, qui a aussi comparé, de son côté, ces deux types de cerveaux, alors qu'il trouvait sur 182 sujets ♂ une différence de 27 gr. en faveur des brachycéphales, rencontrait sur 68 sujets ♀ une différence de 21 gr. en faveur des dolichocéphales.

Morselli, plus récemment encore, dans ses études des cerveaux d'aliénés, concluait aussi que la forme du crâne ne semble pas influer sur le poids du cerveau, d'où la question n'est pas définitivement jugée.

8. *Le cerveau dans ses relations avec l'intelligence.* — Les *variations individuelles* dans le poids du cerveau sont considérables, puisque dans les tableaux de Bischoff et Broca, on trouve des écarts de 400 à 700 grammes. La part de l'âge et de la taille étant faite dans les évaluations, sous quelles influences se manifestent les variations qui persistent ?

Si la taille du sujet influe sur le poids du cerveau, il ne paraît pas contestable que, comme pour les autres organes, l'activité fonctionnelle du cerveau influence son volume. L'étude du cerveau de l'Homme selon les classes de la société, selon la culture intellectuelle des sujets, a montré, en effet, que le poids du cerveau croissait avec le degré d'intelligence ou le quotient de travail cérébral fourni par l'Homme. Les pesées encéphaliques d'hommes célèbres confirment cette idée émise il y a longtemps déjà par Lélut et Parchappe. La liste de 34 sujets d'élite dressée par Broca donne un excédent de 160 gr. sur le poids du cerveau ordinaire. Voici quelques-uns de ces poids dressés en série décroissante :

Tourgueniew	2012	gr.
Cuvier	1830	»
Bismarck	1807	»
Byron	1792	»
Schiller	1785	»
Goodsir	1630	»
Kant	1624	»
De Morny	1520	»
Agassiz	1512	»
Broca	1484	»
Dupuytren	1456	»

Dans les tableaux dressés par C. Bastian, on peut voir également que la proportion des cerveaux qui excèdent 1500 gr. est, chez les Hommes illustres, de plus de 20 pour 100, tandis que cette proportion n'est que de 4 à 6 pour 100 dans les classes inférieures de la société. Broca, en comparant le poids des cerveaux des classes instruites avec celui des classes pauvres qui meurent à Saint-Antoine et à la Pitié, est arrivé à des conclusions analogues.

Les recherches de Vogt, Broca, etc., concernant la capacité crânienne des microcéphales idiots et des races préhistoriques confirment cette loi. Celle-ci permet de dire que la capacité crânienne est plus grande dans les races supérieures ; que celle de l'Homme dépasse de 150 à 200 centimètres cubes celle de la Femme ; que celle des Parisiens du XIXe siècle dépasse celle des Mérovingiens du XIIe, celle des sépultures aristocratiques celles de la fosse commune, et qu'enfin chez les microcéphales idiots elle se rapproche de celle des Anthropoïdes.

D'où, les questions de race et de taille mises de côté, il est peut-être permis de dire que la culture de l'esprit, la gymnastique intellectuelle, augmente le volume du cerveau tout en élevant les facultés de l'esprit. J'ajoute enfin que ces qualités sont héréditaires, et que l'hérédité de ce genre n'est que de l'intelligence accumulée à l'état potentiel dans le cerveau qui vient au monde. Le développement graduel et progressif de l'intelligence dans le temps ne peut avoir d'autre source.

Enfin, dans l'accroissement du cerveau sous l'action du travail cérébral, il semble que c'est surtout le lobe frontal qui prend la prédominance. Nous verrons que Wagner a mis ce fait en évidence en comparant respectivement la surface des lobes du cerveau de deux savants, Gauss et Fuchs, avec les surfaces des mêmes lobes chez l'artisan. — S. Wight de son côté a montré que la surface du cerveau antérieur de l'Homme l'emporte toujours sur celle de la Femme, mais que cette différence est plus grande encore quand on compare l'Homme cultivé à la Femme du peuple, ce qui confirme la règle posée plus haut.

Nous devons faire une restriction pour finir ce paragraphe. Le rapport du poids cérébral à l'intelligence n'est vrai que dans la généralité, et Broca a eu raison lorsqu'il a dit : « Il ne peut venir à l'idée d'un Homme éclairé de mesurer l'intelligence en mesurant le cerveau. » En effet, on a vu des personnes très ordinaires avoir un cerveau du poids de 1,800 grammes (Peacok) et même 1,900 grammes (Morris), et inversement des Hommes très distingués avec de petits cerveaux. C'est ainsi que le cerveau du grand anatomiste Tiedemann ne pesait que 1,254 gr., et que celui du grand lutteur de la Défense nationale, Gambetta, n'excédait pas 1,246 grammes. — C'est que dans l'appréciation des rapports du cerveau avec l'intelligence on se heurte à plusieurs inconnues. En premier lieu l'encéphale n'est pas un organe simple, c'est une machine divisée en un grand nombre de leviers, à fonctions distinctes, et dans laquelle, par suite, il est bien difficile de faire les parts respectives des rouages sensitifs, moteurs et intellectuels. Un cerveau d'Homme vulgaire peut avoir un grand développement des appareils moteurs. En second lieu, si la quantité de matière cérébrale est capable d'influencer le travail cérébral, qui n'entrevoit aussitôt que la qualité de la même substance est au moins aussi importante en pareille occurrence. Il nous faudrait donc, pour pouvoir apprécier la puissance intellectuelle d'un cerveau, savoir nettement apprécier le degré d'organisation de ses éléments anatomiques. On a dit fort justement que ce n'est pas en pesant la rétine qu'on pourrait en déduire la puissance visuelle ou photo-sensible. On ne peut donc avec le seul poids du cerveau avoir la prétention d'apprécier la puissance intellectuelle d'un Homme. Mais il ne faut pas non plus oublier que le poids du cerveau croît, en général, dans l'espèce comme dans les races et dans les individus, avec le degré d'activité cérébrale et de culture intellectuelle.

9. Le *cerveau des dégénérés, des épileptiques, des aliénés, des malades et des criminels.* — En regard des intelligences supérieures, il ne sera pas sans avantage, sans doute, de placer les intelligences pauvres ou perverties. Le poids moyen du cerveau de 22 idiots ♂ a été de 1.200 gr. (Thurnam), et les microcéphales de Parchappe, Boyd, Broca, Ecker, etc., avaient un cerveau qui varia en poids de 300 à 900 gr. Les *asiles* (Bicêtre, la Salpêtrière) donnent les cerveaux inférieurs de 60 à 80 gr. en poids à ceux des hôpitaux (Saint-Antoine, la Pitié), comme cela résulte des registres de Broca. D'autre part, on a observé des cerveaux d'un poids inférieur à 1.000 gr. dans les races inférieures, telles que les Australiens, les Boschimans, ce qui est considéré comme au-dessous du minimum d'une organisation normale parmi les races européennes par les anthropologistes. Le cerveau du Gorille pèse 500 gr.

Les *épileptiques*, les *aliénés*, les *criminels* ont des cerveaux très divers, et c'est cette diversité même qui les caractérise (THURNAM). Il y a, parmi eux, peu de cerveaux moyens, la plupart sont au-dessous ou au-dessus. Le premier cas paraît être celui de la majorité des assassins (LÉLUT, PARCHAPPE, BISCHOFF), le second celui de la plupart des épileptiques.

MORSELLI, dans des études récentes sur le cerveaux des aliénés, a trouvé que chez les aliénés le poids moyen des annexes du cerveau (enveloppes et liquide céphalo-rachidien), estimé par BROCA à 52 gr., soit 4 °/₀ du poids du cerveau chez l'Homme normal, était de 108 gr., c'est-à-dire de 8 °/₀. Quant au cerveaux lui-même, il s'est constamment tenu inférieur au poids moyen du cerveau des Hommes sains d'esprit. Le rapport crânio-cérébral, c'est-à-dire le rapport entre le poids net de l'encéphale et la capacité crânienne = 100, de cette catégorie d'Hommes a confirmé la règle, car il s'est trouvé également plus faible que dans l'Homme normal ordinaire, à ce point que le rapport indiqué par MANOUVRIER, soit 87 °/₀, n'est plus, chez les fous, que de 83. En revanche, les aliénés ont souvent un indice céphalique exagéré, en regard du type crânien de la population à laquelle ils appartiennent. Selon SCHLOESS (1895), qui a fait l'examen de 52 cerveaux d'aliénés héréditaires, l'écorce du cerveau de cette catégorie appartient souvent au type rétrocédant. Les anastomoses des sillons sont fréquentes et le cervelet est fréquemment laissé à découvert.

NEGER et HEJBERG (1895), à la suite de 690 pesées de cerveau d'aliénés faites à l'hôpital Saint-Jean, ont montré qu'il n'y a aucune différence *comme poids* entre le cerveau des aliénés, à l'exception des périencéphaliques qui sont moins lourds, et celui des sujets sains.

Poids moyen des ♂ de 20 à 50 ans	1.353 gr.
— après 50 ans	1.303 »
Poids moyen des ♀ de 20 à 50 ans	1.205 »
— après 50 ans	1.164 »

Sur 18 guillotinés, comprenant les cas de LELUT, de PARCHAPPE, l'âge variant de 19 à 46 ans et en moyenne étant de 33 ans, le poids de l'encéphale varia de 1.183 à 1.596 gr., et fut en moyenne de 1.350 gr. Campi, âgé de 32 ans, avait un cerveau pesant 1.550 gr. Ce qui, comparé avec la moyenne correspondante de 1.374 ou de 1.386 de la courbe BROCA-BISCHOFF, donne un déficit de 24 ou 36 gr. J'ai trouvé sur les trois assassins décapités Baillet, Degroote et Claeys, les poids respectifs de 1.250, 1.298 et 1.470 gr. L'hémisphère droit l'emportait de 4 gr. sur le gauche chez Degroote, et chez Claeys de 14 gr.

Chez Van den Bogaert et Zwartwœgher, exécutés récemment à Dunkerque (1905), le cerveau ne dépassait pas le poids de 1.280 gr. pour le premier, de 1.207 pour le second.

Sur 16 autres assassins de BISCHOFF, la moyenne du poids de l'encéphale est de 1.272 gr., tous les cas étant au-dessous de la normale de cet observateur. Ce qui amène à conclure que, toutes choses égales d'ailleurs, les criminels ont moins de cerveau que les non criminels.

BISCHOFF a pesé une autre série de cerveaux appartenant à des meurtriers et à des voleurs. La moyenne du poids qu'il trouva fut 1,363 grammes, — un peu moins de la moitié était au-dessus de la normale, dont 14 au-dessus de

1.400 grammes, sur lesquels 5 au-dessus de 1.500 grammes. La seule déduction que l'on puisse tirer de ces chiffres, c'est que les criminels ont des cerveaux d'un poids très divers.

Broca a donné le poids de 20 criminels et suicidés. La moyenne de ces 20 sujets était de 1.455 gr., c'est-à-dire élevée; ceux qui voient dans les suicidés des esprits forts et énergiques ne manqueront pas de faire la remarque que ces résultats confirment leur opinion.

Tenchini, sur 130 cerveaux de criminels italiens, a noté un poids général de 1.328 gr.

Bref, de tout cela on peut conclure que le poids du cerveau ne peut en rien nous édifier sur la valeur de la cérébralité du criminel.

Enfin, l'encéphale comme le reste des organes, est affecté par les maladies chroniques. L'influence atrophique de ces dernières sur l'organe de la pensée n'est pas douteuse, et Foville et Broca ont bien fait ressortir ce point particulier de l'étude du cerveau.

En somme, la masse de l'encéphale est donc en général plus considérable chez l'adulte que chez le vieillard, chez l'Homme que chez la Femme, chez les Hommes éminents que chez les Hommes ordinaires, dans les races supérieures que dans les races inférieures de l'humanité; mais si les gros cerveaux caractérisent ci et là un homme de génie, assez fréquemment aussi ils appartiennent à des sujets anormaux, sinon pathologiques. C'est ce que l'on a exprimé sans peut-être s'en rendre bien compte, quand on a dit que le génie côtoye les frontières de la folie. Ce qui fait la supériorité d'un cerveau, ce n'est pas tant sa masse énorme, ni l'exubérance et le désordonné d'un coin de sa surface, mais le développement bien équilibré, l'harmonie du tout. La raison et le jugement qui donnent la mesure de la supériorité intellectuelle exigent une balance juste, ni lourde, ni folle. Le dicton vulgaire exprime peut-être cette vérité lorsqu'il dit : grosse tête, peu de sens.

10. *Le cerveau gauche et le cerveau droit. — Asymétrie des hémisphères.* — Bichat avait dit que la symétrie du cerveau de l'Homme était un attribut de l'espèce humaine. Or, l'autopsie de ce grand Homme lui-même prouva le contraire. Les registres de Broca prouvent bien que les deux hémisphères ne sont presque jamais tout à fait semblables. On y lit, en effet, que sur 243 sujets ♂, 138 fois le droit pesait davantage, le gauche 105 fois et qu'il n'y avait égalité entre les deux qu'une fois. La différence moyenne que l'on a trouvée en faveur du côté droit fut de 2 grammes. C'est également à cette conclusion que nous conduisent les recherches de Giacomini, Gaglio et Mattei, Wagner, Thurnam.

Ce résultat paraît être en contradiction avec la doctrine de la droiterie qui implique un hémisphère gauche prépondérant; mais si l'on pèse séparément les lobes de chaque hémisphère, on s'aperçoit que le lobe frontal gauche est plus court que le droit, et que ce n'est que la prépondérance des autres lobes qui fait pencher la balance en faveur du côté droit (Topinard). Si l'on accepte cette doctrine, nous ne serions donc pas droitiers de tout le cerveau (?).

Mais les différences sont trop peu accusées pour qu'on puisse fournir à ce sujet une conclusion absolue. En effet, si les auteurs nommés ci-dessus ont trouvé l'hémisphère droit un peu plus lourd, Luys et Boyd, au contraire, ont noté que c'est le gauche qui l'emporte en moyenne sur le droit. Dans les recherches plus récentes de TENCHINI (1884), l'hémisphère gauche prévaut sur le droit et le droit sur le gauche d'une proportion presque égale; ils sont égaux dans le 1/4 des cas, et la différence de poids entre les deux varie de 4 à 7 gr.

LUYS a avancé que chez les aliénés l'hémisphère droit était généralement prépondérant, mais MORSELLI, SEPPILI, etc., n'ont pas confirmé cette opinion. Ce qui est vrai, c'est que chez les fous, on rencontre un plus grand nombre de sujets chez lesquels existe une différence considérable de poids des deux hémisphères, cela comme conséquence des troubles de développement ou de lésions fœtales ou infantiles (FÉRÉ). Sur 248 cerveaux de Femmes sans lésions macroscopiques, FÉRÉ n'en a trouvé que 4 appartenant à des sujets, dont deux étaient épileptiques, où il existait une différence de poids de 30 à 35 grammes entre les deux hémisphères. Comme chez ces sujets, il y avait un épaississement des méninges molles très prédominant du côté de l'hémisphère le moins lourd, FÉRÉ s'est demandé si l'épaississement de la méninge molle n'était pas la cause de l'imperfection du développement de l'hémisphère.

Chez les idiots, il y a fréquemment une asymétrie très notable des hémisphères, qui est le résultat, soit d'un arrêt de développement congénital, soit d'une encéphalite ou péri-encéphalite fœtale ou infantile, soit encore d'une lésion nécrobiotique due à des oblitérations vasculaires. Ces lésions destructives en foyer peuvent aller assez loin pour permettre l'adossement de la membrane ventriculaire à la pie-mère extérieure après disparition de la substance nerveuse intermédiaire, et la communication entre la cavité ventriculaire et les espaces sous-arachnoïdiens : c'est là la *porencéphalie* (HESCHL). Cette atrophie d'un hémisphère conduit à l'atrophie de la moitié correspondante du crâne, d'où l'asymétrie cérébrale détermine une asymétrie crânienne. Il est vrai de dire aussi qu'à son tour une asymétrie crânienne due, soit à un vice de développement congénital, soit à une lésion osseuse qui donne lieu à la soudure précoce d'une suture latérale, conduit à une asymétrie cérébrale parallèle. Un décubitus défectueux, une position vicieuse, peuvent également devenir, dans le jeune âge, la cause d'une asymétrie crânienne et consécutivement d'une asymétrie cérébrale. C'est le cas des déformations crâniennes ethniques, et BROCA a pensé que le torticolis congénital peut amener un arrêt de développement dans une moitié du crâne en modifiant la circulation dans la carotide correspondante, d'où une nutrition vicieuse des os du crâne de ce côté et une atrophie consécutive. On puiserait de précieux arguments en faveur de cette théorie dans les travaux de GUDDEN sur l'atrophie du crâne.

COMPOSITION CHIMIQUE DU CERVEAU.

La réaction de la substance des centres nerveux est alcaline à l'état de repos et acide pendant le travail cérébral, en même temps que l'acide phosphorique augmente dans les urines. Le *poids spécifique* varie pour les deux substances. Celui de la substance blanche est de 1040, celui de la substance grise de 1053.

La proportion en eau et en matières solides n'est pas la même non plus dans les deux substances.

	SUBSTANCE GRISE	SUBSTANCE BLANCHE
Eau	820	683
Matières solides	180	317
	1000	1000

L'analyse suivante, due à Pétrowsky, donne une idée approximative de la composition centésimale des parties blanche et grise du cerveau à l'état frais.

	SUBSTANCE GRISE	SUBSTANCE BLANCHE
Albuminoïdes et collagènes	10,19	7,80
Lécithines	3,16	3,14
Cérébrine	0,10	3,01
Cholestérine et graisse	3,44	16,64
Kératine et substances diverses	1,23	1,07
Sels	0,26	0,18
Eau	81,62	68,25

Le tableau suivant montrera la composition du cerveau dans trois âges différents, d'après Lhéritier :

	ENFANT	ADULTE	VIEILLARD
Eau	827	724	738
Matières albuminoïdes (albumine, glutine)	70	95	87
Graisses et corps gras phosphorés (lécithine, protagon)	43	79	53
Matières extractives dérivées des lécithines et protagon (névrine, cérébrine, acide cérébrique, cholestérine, créatine, leucine, xanthine, urée, acide lactique, etc)	60	102	122
	1000	1000	1000
Sels minéraux (phosphates, sulfates, acide phosphorique, etc.)		25	

Le protagon, qui contient de l'azote et du phosphore, est une glucoside que Diakonow et Hoppe-Seyler considèrent comme un mélange de lécithine et de cérébrine. Dans 100 gr. de *cendres* de substance cérébrale, Breed a trouvé : potasse, 32 ; soude, 11 ; magnésie, 2 ; chaux, 0,7 ; chlorure de sodium, 5 ; phosphate de fer, 42 ; acide phosphorique combiné, 39.

Les lécithines sont des dérivés de l'acide phosphoglycérique combiné à la choline. Sur 100 parties de matière cérébrale de bœuf, à l'état sec, on trouve 9,9 de lécithines pour la substance blanche et 17,24 pour la substance grise. Le résultat de l'usure de cette matière, ou plus exactement le résultat du phosphore qui brûle dans les actes de fonctionnement du système nerveux central, c'est l'augmentation de la proportion d'acide phosphorique excrété par les urines (augmentation des phosphates alcalins et terreux).

Dans le fonctionnement du cerveau, le phosphore brûle comme le pétrole brûle dans une lampe. La flamme qui en jaillit, c'est la pensée. Et de même que la flamme de la lampe, n'est que du pétrole enflammé, la pensée n'est que le cerveau en feu. Il n'y a pas plus équivalence entre le cerveau et la pensée qu'entre le pétrole et la flamme, mais la première est la conséquence des oxydations et des mouvements moléculaires qui se passent dans la substance cérébrale, comme la seconde est le résultat de la combustion du pétrole. C'est en vain qu'on voudrait soutenir que le cerveau dans la mécanique de la pensée ne joue qu'un rôle analogue à celui de la lampe qui contient l'huile minérale qui brûle et nous éclaire.

Le cerveau s'échauffe par la pensée et tout le corps participe à cet échauffement (Schiff, Mosso, etc.,) ; l'acide carbonique exhalé s'accroît en même temps (Davy) et les matières excrémentitielles, les phosphates notamment, augmentent (Mosler, Hammond, Byasson, Strubing, Zuelzer, Thorion, Stefani, Stcher-

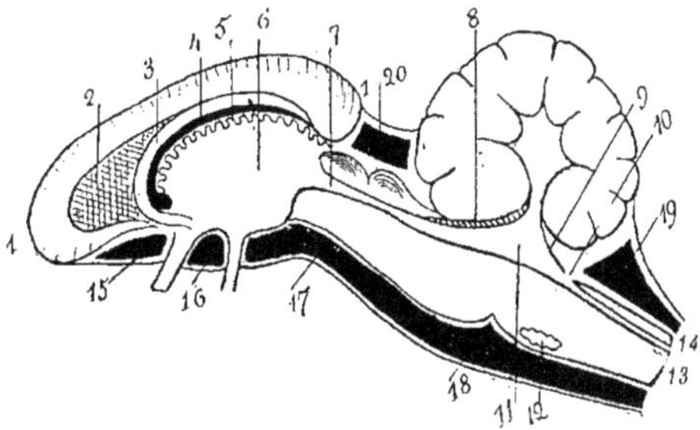

Fig. 116. — Confluents de Magendie

1, 1, corps calleux; 2, septum lucidum; 3, trigone cérébral; 4, fente de Bichat ou scissure choroïdienne; 5, toile choroïdienne du 3e ventricule; 6, couche optique; 7, aqueduc de Sylvius; 8, valvule de Vieussens; 9, voûte du 4e ventricule; 10, trou de Magendie; 11, quatrième ventricule; 12, olive du bulbe; 13, moelle épinière; canal central de la moelle; 15, confluent antérieur; 16, confluent pituitaire; 17, confluent inférieur; 18, confluent basilaire; 19, confluent postérieur et inférieur; 20, confluent postérieur et supérieur.

bach, etc.), comme dans le muscle en activité. Boigey (1903) a montré à son tour que durant l'exercice de l'activité cérébrale les phosphates alcalins et l'acide urique sont plus abondants dans l'urine tandis que l'urée y diminue. Pendant les périodes d'excitation de la manie aiguë l'élimination de l'azote et de l'acide phosphorique augmente (Mairet). L'acte cérébral par lequel l'impression est transformée en perception, en idée, en une volition et en un acte, est étendue et mesurable (il varie, en moyenne, de 0″,2 à 0″,09). Il n'est donc pas douteux que toute sensation, tout acte volontaire qui met le cerveau en activité est accompagné d'une usure, d'une dépense d'énergie dont l'origine extérieure est rigoureusement proportionnelle à la consommation d'aliments et d'oxygène.

Mais, objecte-t-on, l'acte intime qui *suit* l'impression matérielle, à savoir la conscience des perceptions et leur comparaison, le raisonnement qui déduit les causes et les effets à venir, la volonté qui décide et qui précède l'acte moteur, en un mot la pensée n'est pas un acte physico-chimique, c'est un acte silencieux qui a lieu dans les profondeurs de la conscience, et la pensée n'a pas d'*équivalent mécanique* ou *chimique*. L'impression et l'acte seuls sont matériels et transmutables dans les diverses formes de l'énergie (A. GAUTIER).

Je ne saurais admettre cette interprétation métaphysique. Mais pour l'instant je me borne à constater que tout acte vital, aussi bien celui qui se passe dans une glande qui sécrète, dans un muscle qui se contracte, dans une cellule qui grandit que dans la cellule cérébrale qui fonctionne, s'accompagne d'un mouvement moléculaire et a pour corollaire une dépense de potentiel ou énergie latente (force de tension) qui finalement se transforme en énergie cynétique ou force

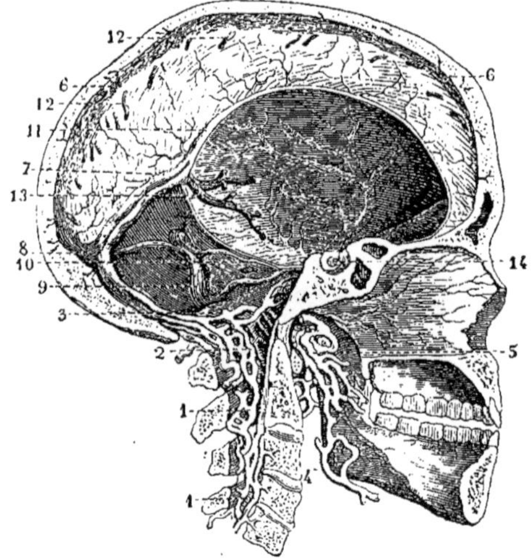

Fig. 117. — Faux de la dure-mère et tente du cervelet

1, 1, 1, grandes veines rachidiennes ou sinus vertébraux longitudinaux; 2, plexus veineux du commencement canal rachidien; 3, communication de ce plexus avec le golfe de la veine jugulaire par le trou condylien antérieur; 4, veines qui établissent la communication du plexus pharyngien avec la veine faciale; 5, plexus pharyngien; 6, 6, sinus longitudinal supérieur; 7, sinus droit; 8, pressoir d'Hérophile, confluent des sinus; 9, sinus latéral; 10, sinus pétreux supérieur; 11, sinus longitudinal inférieur; 12, veines de la pie-mère s'ouvrant dans le sinus longitudinal supérieur; 13, veine de Galien; 14, sinus coronaire.

vive et apparait sous forme d'actes chimiques et de phénomènes calorifiques ou mécaniques. Mais dans cette dépense d'énergie, l'animal n'a rien pris en lui-même; on en retrouve intégralement l'équivalent dans la chaleur rayonnée par l'animal, le travail dynamique qu'il a accompli et la structure des principes immédiats nouveaux qu'il a produits ou organisés durant le même temps (BERTHELOT). Durant sa vie l'être vivant emprunte tout et rend tout au monde extérieur.

Le cerveau qui n'est que l'épanouissement du névraxe dans sa porti n céphalique, est renfermé dans les méninges, la *dure-mère* (enveloppe externe fibreuse), l'*arachnoïde* (membrane séreuse), la *pie-mère* (membrane interne cellulo-vasculaire). Ces trois enveloppes se continuent sans interruption avec les méninges rachidiennes qui entourent et protègent la moelle épinière.

Entre l'arachnoïde (feuillet viscéral) et la pie-mère, s'est interposé un tissu cellulaire lâche, de nature séreuse, le *tissu cellulaire sous-arachnoïdien*. Ce tissu est baigné par le *liquide céphalorachidien*. L'encéphale est ainsi plongé en quelque sorte dans une onde liquide. Ce liquide s'amasse à certains endroits où le tissu sous-arachnoïdien est abondant. C'est à ces points péri-encéphaliques qu'on a donné le nom d'*espaces sous-arachnoïdiens* et de *confluents* du liquide céphalo-rachidien (fig. 116).

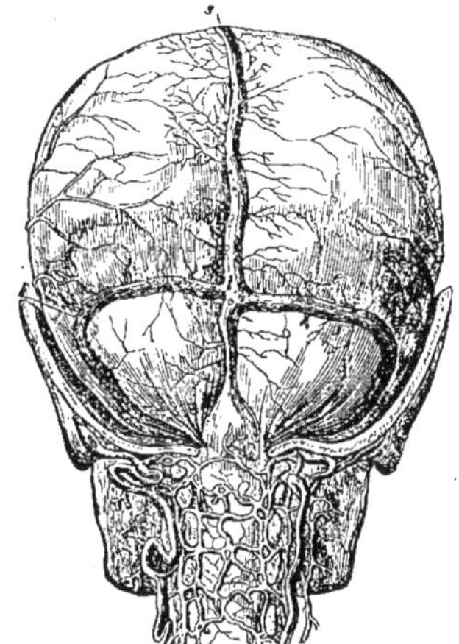

Fig. 118. — Enveloppe durale du cerveau vue par sa partie postérieure. Sinus de la dure-mère et veines intra-rachidiennes.

s, sinus longitudinal supérieur; *c*, *c*, sinus latéraux; *t*, pressoir d'Hérophile.

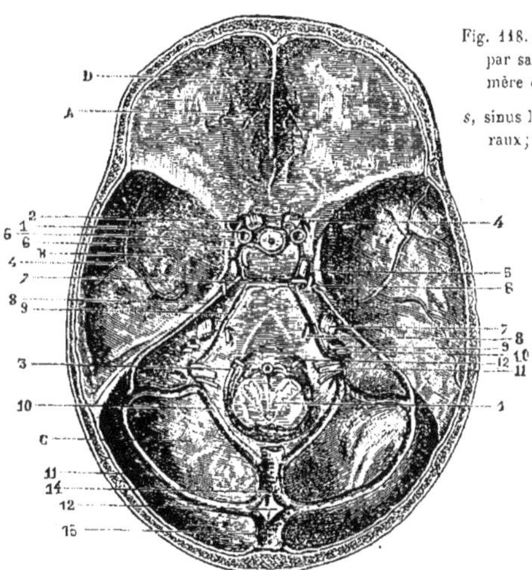

Fig. 119. — Orifices de la dure-mère pour le passage des nerfs crâniens

1, fosse cérébrale antérieure; B, fosse cérébrale postérieure ou fosse cérébelleuse; L, crête frontale. — *Côté droit :* 1, coupe du bulbe rachidien; 4, nerf optique; 5, nerf moteur oculaire commun; 6, nerf pathétique; 7, nerf trijumeau; 8, nerf moteur oculaire externe; 9, nerf facial; 10, nerf auditif; 11, les 3 nerfs du trou déchiré postérieur; 12, nerf grand hypoglosse. — *Côté gauche :* 1, artère carotide interne; 2, trou optique; 3, tronc basilaire; 4, artère méningée moyenne; 5, carotide interne; 6, sinus caverneux; 7, sinus occipital transverse; 8, sinus pétreux supérieur; 9, sinus pétreux inférieur; 10, sinus occipital latéral; 11, sinus latéral; 12, pressoir d'Hérophile; 13, sinus longitudinal supérieur; 14, sinus droit.

Par sa base, le cerveau repose sur les fosses de la base du crâne. Il est immuablement maintenu dans sa situation par les méninges et leurs prolongements (faux du cerveau, tente du cervelet, gaînes durale et piale des nerfs crâniens). De la voûte de l'encéphale se dégage un seul nerf, le nerf pathétique (IVe paire de nerfs crâniens). Tous les autres sortent de sa base ou face inférieure. On voit ainsi se dégager le nerf olfactif (Ire paire de nerfs crâniens) de la base du lobe orbitaire, le nerf optique (IIe paire) des angles antérieurs du chiasma optique, l'oculo-moteur-commun de la face interne des pédoncules cérébraux (IIIe paire), le trijumeau (V[e] paire) des faces latérales du Pont de Varole, l'oculo-moteur externe (VIe paire) du sillon bulbo-protubérantiel, le facial (VIIe paire) et l'acoustique (VIIIe paire) de la fossette latérale du bulbe, le glosso-pharyngien (IXe paire), le pneumogastrique (X[e] paire), le spinal (XIe paire) du sillon latéral du bulbe rachidien, le grand hypoglosse (XIIe paire) du sillon collatéral antérieur de la moelle allongée.

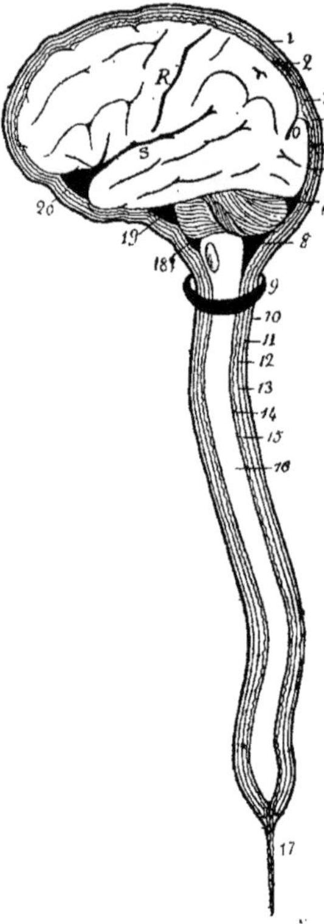

Fig. 120. — Le névraxe dans ses enveloppes.

R, scissure de Rolando; S, scissure de Sylvius; G, scissure occipitale; 1, dure-mère crânienne et 10, dure-mère rachidienne; 2, arachnoïde pariétale crânienne, et 11, arachnoïde pariétale rachidienne; 3 et 12, cavité intra-arachnoïdienne; 4, arachnoïde viscérale crânienne, et 13, arachnoïde viscérale rachidienne; 5, pie-mère crânienne, et 14, pie-mère rachidienne; 6, surface du cerveau; 7, confluent sous-arachnoïdien supérieur; 8, confluent postérieur; 9, anneau occipital; 15, espace sous-arachnoïdien au niveau du rachis; 16, moelle épinière; 17, ligament coccygien contenant le fil terminal; 18, confluent basilaire; 19, confluent central ou inférieur; 20, confluent latéral.

En se dégageant de l'encéphale, tous ces nerfs s'accompagnent d'un étui de dure-mère (prolongement dural, gaîne durale) d'un manchon d'arachnoïde (prolongement arachnoïdien) et d'une gaîne de pie-mère (prolongement pial), et se portent vers les trous de la base du crâne qui leur livrent passage. La gaîne arachnoïdienne ne dépasse pas d'ordinaire l'orifice d'entrée des trous; la gaîne durale se fixe en partie sur leur pourtour, et la gaîne piale accompagne les nerfs dans leur trajet.

§ 1. — Conformation extérieure du cerveau

Le cerveau doit être examiné dans sa *configuration extérieure* et dans sa *conformation intérieure*.

Il se compose de deux moitiés symétriques, les *hémisphères*. Cette symétrie n'est pas toujours parfaite, et cette asymétrie n'est pas une cause de déchéance intellectuelle. Bichat, qui a soutenu cette opinion erronée, a fourni lui-même la preuve du contraire, car son cerveau était précisément très asymétrique.

Chaque hémisphère du cerveau se compose de deux parties : une partie périphérique ou corticale, le *manteau*, *pallium* ou *écorce*; une partie profonde ou centrale, le *corps de l'hémisphère*. Le manteau recouvre de toutes parts le corps de l'hémisphère, sauf au milieu de la face interne de ce dernier où une région ponticulaire unit les deux hémisphères entre eux et chacun d'eux avec l'isthme de l'encéphale par l'intermédiaire des pédoncules cérébraux.

On a justement comparé le manteau à une sorte de bourse plissée dont l'ouverture représenterait le *hile de l'hémisphère*. Cette région qui correspond à toutes les parties qui réunissent les deux hémisphères entre eux (corps calleux, trigone, septum lucidum, couche optique) et à l'isthme de l'encéphale (pédoncule cérébral), porte le nom de *limen* ou *seuil de l'hémisphère*, et les circonvolutions qui bordent le seuil ont été désignées par P. Broca sous le nom de *lobe limbique* (limbe de l'hémisphère, bord du manteau).

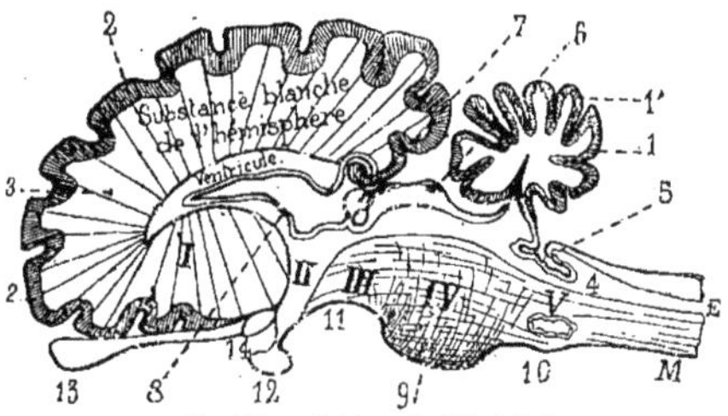

Fig. 121. — Schème de l'Encéphale

M, moelle épinière; E, canal épendymaire; I, II, III, IV, V, le myélencéphale, le métencéphale, le mésencéphale, le diencéphale et le télencéphale (d'arrière en avant); 1, 1', cervelet; 2, 2, écorce grise du cerveau; 3, centre blanc du cerveau; 4, le 4e ventricule; 5, le toit du 4e ventricule déprimé par l'enfoncement de la toile choroïdienne; 6, tubercules quadrijumeaux; 7, épiphyse; 8, paroi interne de la vésicule cérébrale antérieure réduite à une mince lame qu'a déprimé l'invagination de la toile choroïdienne du 3e ventricule et les plexus choroïdes des ventricules latéraux; 9, Pont de Varole; 10, bulbe rachidien; 12, hypophyse; 13, bulbe olfactif; 14, chiasma optique.

Les hémisphères du cerveau sont séparés l'un de l'autre par une grande fente médiane, *fente inter-hémisphérique*, complète en avant et en arrière, interrompue au centre par suite de l'existence du pont inter-hémisphérique. Dans cette fente s'enfonce la faux du cerveau.

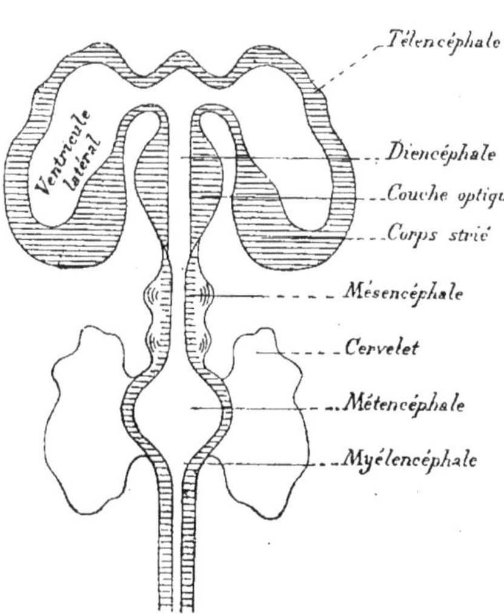

Fig. 122. — Schème de l'Encéphale.
Les cinq vésicules cérébrales.

Les hémisphères sont séparées en lobes, lobules et circonvolutions par des scissures et des sillons profonds. — La raison d'être des circonvolutions paraît être dans le plissement obligatoire du cerveau en face de la boîte crânienne rigide, et dans le mode de rayonnement de l'expansion des fibres pédonculaires. Elles ont pour résultat de permettre le logement à une masse nerveuse beaucoup plus considérable dans un espace donné, et c'est un phénomène qui peut être rapproché de celui qui donne lieu aux circonvolutions de l'intestin.

Les hémisphères sont séparés en lobes, lobules et circonvolutions par des sillons profonds. Chacun d'eux peut être comparé à un prisme triangulaire fusiforme. Ils présentent donc deux extrémités et trois faces : une *extrémité antérieure* ou frontale, une *extrémité postérieure* ou occipitale, dont les noms sont tirés des rapports qu'elles affectent avec la boîte crânienne ; une *face interne*, aplatie, verticale, séparée de celle du côté opposé par la faux du cerveau, et excavée en gouttière le long du corps calleux, *sinus* ou *ventricule du corps calleux* ; une *face externe*, convexe, en rapport avec la voûte du crâne, et séparée de la face interne par le *bord supérieur* ou sagittal de l'hémisphère ; une *face inférieure* qui fait partie de la base du cerveau et se trouve limitée par ce que l'on est convenu d'appeler le *bord interne* et le *bord externe* de l'hémisphère.

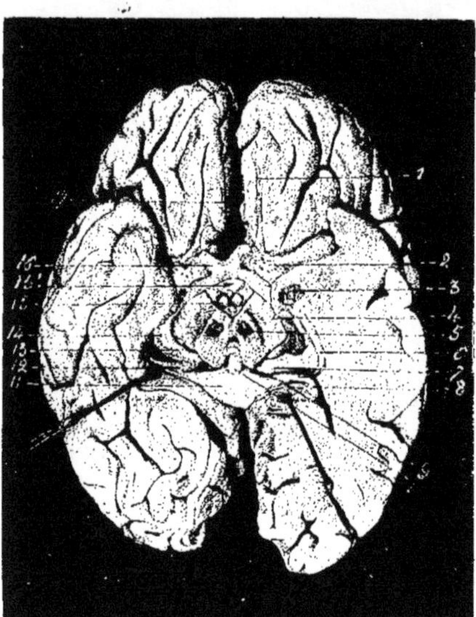

Fig. 123. — Base du cerveau

On considère au cerveau une *face supérieure*, voûte ou face convexe, et une *face inférieure* ou base.

Le voûte répond à la voûte du crâne. La base se moule sur la base du crâne. Dans ses deux tiers antérieurs, elle repose dans les fosses crâniennes antérieures et moyennes, et dans son tiers postérieur sur la tente du cervelet.

La surface entière de l'organe présente deux parties bien différentes, une partie plissée, partie circonvolutée (circonvolutions cérébrales) qui occupe toute l'étendue de la voûte et une partie de la base du cerveau, et une autre partie non plissée, lisse ou recouverte d'anfractuosités ou de saillies spéciales (région centrale de la base, rhinencéphale) qu'on met en évidence par la section des pécondules cérébraux.

A. — Portion non plissée. — Base du cerveau.

Lorsqu'on examine la face inférieure ou base du cerveau, on y trouve, en allant d'avant en arrière, les parties suivantes :

1° L'*extrémité antérieure de la grande scissure interhémisphérique* (F^e, fig. 126), limitée en arrière par l'extrémité antérieure du corps calleux ; — elle sépare l'une de l'autre les pointes des deux lobes frontaux et loge l'apophyse crista-galli et le sommet de la faux du cerveau.

2° L'*extrémité antérieure du corps calleux* que l'on voit en écartant les bords de la scissure interhémisphérique. En se repliant en bas et en arrière, ce corps forme une surface arrondie, *genou du corps calleux*, qui se termine en arrière par une portion rétrécie et triangulaire, *bec du corps calleux*, d'où partent de chaque côté deux lamelles blanches, *pédoncules du corps calleux*,

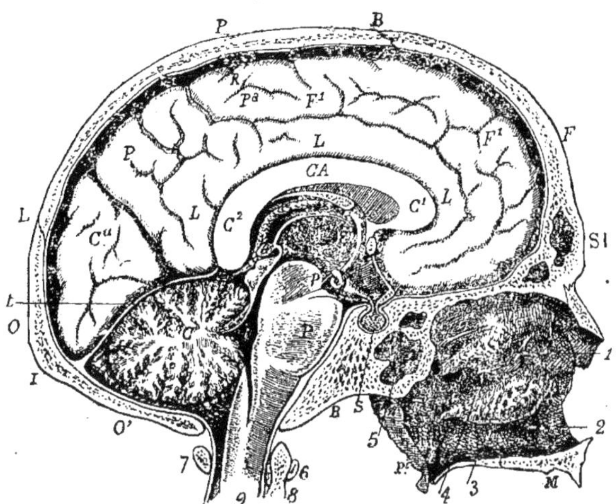

Fig. 124. — Le cerveau dans la boîte du crâne
(Coupe sagittale de la tête, le cerveau est vu par la face interne de son hémisphère gauche)

F, os frontal ; P, os pariétal ; O, O, os occipital ; I, inion ; L, lambda ; B, bregma ; Sl, sinus frontal ; B, basion ; S, selle tursique ; M, voûte palatine ; P^1, apophyse ptérygoïde ; P, pont de Varole ; P', pédoncule cérébral ; C, cervelet ; CA, corps calleux, avec C^1, son genou et C_2, son bourrelet ; L, L, L, circonvolution du corps calleux ; F_1, circonvolution frontale interne ; P^a, lobule paracentral ; R, extrémité supérieure du sillon de Rolando ; P, lobule quadrilatère ; C^u, cunéus ; 1, cornet moyen ; 2, méat inférieur ; 3, cornet inférieur ; 4, méat moyen ; 5, sinus sphénoïdal ; 6, arc antérieur et 7, arc postérieur de l'atlas ; 8, apophyse odontoïde ; 9, moelle épinière.

qui vont se perdre en divergeant en arrière, dans la vallée de Sylvius (fig. 125 et 126). — Dans l'angle de séparation de ces pédoncules se voit une lamelle grise, *lamelle grise sus-optique, racine grise des nerfs optiques.*

3° *Le chiasma des nerfs optiques*, sorte de rectangle allongé transversalement, dont les angles antérieurs se continuent avec les nerfs optiques, et les angles postérieurs avec les bandelettes optiques (*k*, fig. 126). — Ce corps qui repose dans la gouttière optique du sphénoïde, est formé par l'entrecroisement des bandelettes optiques, décussation telle qu'une partie des fibres de la bandelette optique gauche passe dans le nerf optique droit et réciproquement. En arrière de cet entrecroisement, il existe, en outre, un système de fibres arciformes commissurales qui unissent les deux bandelettes l'une à l'autre. Ces fibres arciformes allant d'un corps genouillé interne à l'autre, constituent la *commissure de Gudden* (5, fig. 126). — Les *bandelettes optiques* (fig. 123 à 128) naissent d'une double éminence de la couche optique, les *corps genouillés* (2, 3, fig. 126); ce sont deux lames qui se portent en avant et en dedans en contournant les

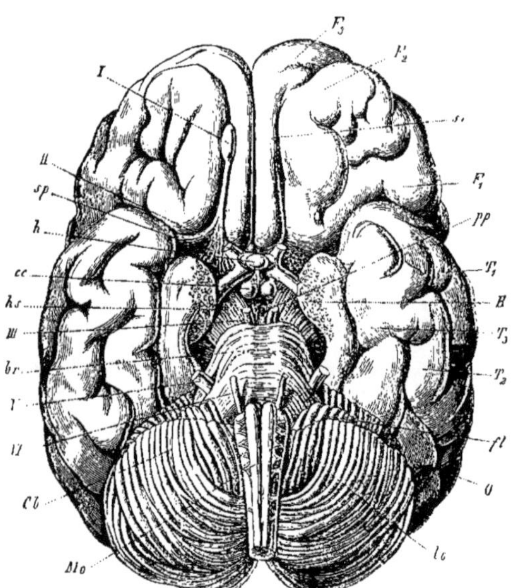

Fig. 125. — Face inférieure ou base de l'encéphale

I, bulbe olfactif; *sr*, sillon olfactif, II, nerf optique : *sp*, espace perforé latéral ; *h*, hypophyse ; *cc*, tubercules mamillaires ; *p*, *p*, espace perforé postérieur ; *hs*, pédoncules cérébraux ; III, nerf oculo-moteur commun ; H, circonvolution de l'hippocampe ; *br*, protubérance annulaire ; V, nerf trijumeau ; VI, nerf oculo-moteur externe ; *Cb*, cervelet ; *te*, lobule amygdalien ; *Mo*, pyramides antérieures du bulbe rachidien ; *O*, lobe occipital du cerveau ; *fl*, flocculus du pneumogastrique du cervelet ; T^1, T^2, T^3, première, deuxième et troisième circonvolutions sphénoïdales ; F^1, F^2, F^3, première, deuxième et troisième circonvolutions frontales.

pédoncules cérébraux et s'accolent l'une à l'autre au devant du tuber cinereum pour former le chiasma.

Le chiasma optique adhère par sa face supérieure à la commissure grise de la base qui fait partie de la paroi inférieure du 3e ventricule ; son bord antérieur se continue avec la lame sus-optique, son bord postérieur avec la substance grise du tuber cinereum. Entre le chiasma et la lame sus-optique, il y a un cul-de-sac angulaire dans lequel s'avance un diverticule du 3e ventricule, c'est le *recessus opticus*. Près du chiasma les bandelettes optiques adhèrent aussi par leur face supérieure à la commissure grise de la base ; plus loin, au niveau de leur trajet pédonculaire, elles adhèrent par leur bord supérieur à la *substance innomminée de Reichert*, qui recouvre le globulus pallidus.

En renversant en arrière le chiasma optique, on aperçoit, entre les pédoncules

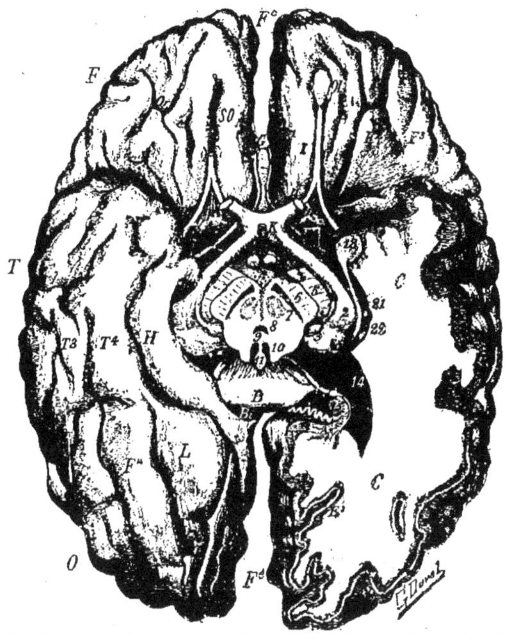

Fig. 126. — Base du cerveau après ablation du cervelet et section horizontale du lobe temporo-occipital gauche

Fe, fente interhémisphérique; F, lobe frontal; T, lobe temporal; O, lobe occipital; G, genou, et B, bourrelet du corps calleux; K, chiasma des nerfs optiques; T, tuber cinereum et tige pituitaire; M, tubercules mamillaires; P, vallée de Sylvius; SO, sillon olfactif; Ol, bulbe olfactif, avec I, bandelette olfactive et Re, racine externe du nerf olfactif; Or, sillon étoilé; F^1, F^2, F^3, 1re, 2e, 3e circonvolution orbitaire (frontales inférieures); T^3, T^4, 3e et 4e circonvolution temporale; H, circonvolution de l'hippocampe, avec C, son crochet; L', lobule lingual; F•, lobule fusiforme; C, C, centre ovale du lobe temporo-occipital gauche, E, scissure calcarine; I, nerf olfactif; II, nerf optique; 2, bandelette optique aboutissant au corps genouillé externe; 3, corps genouillé interne; 4, pulvinar de la couche optique; 5, pied du pédoncule cérébral; 6, locus niger; 7, noyau rouge; 8, calotte du pédoncule; 9, aqueduc de Sylvius; 10, tubercules quadrijumeaux; 11, glande pinéale; 12, face inférieure du trigone cérébral; 13, corps bordant; 14, ventricule latéral; 15, corps godronné; 17, bandelette diagonale; 18, noyau amygdalien; 19, entrée de la scissure de Sylvius; 20, espace perforé latéral; 21, tænia semicircularis; 22, queue du noyau caudé.

du corps calleux, que l'on met à jour par cette manœuvre, un espace gris triangulaire, qui fait partie du plancher du 3e ventricule, c'est la *racine grise des nerfs optiques*, la *lame sus-optique*, contenant un ganglion mal autonomisé dans l'espèce humaine, le *ganglion optique basal*. Cette lame, située entre le bec du corps calleux et le chiasma, appartient au plancher du diencéphale.

4° *Losange central.* — En arrière du chiasma est un espace losangique appartenant au plancher du diencéphale, *losange central*, circonscrit en avant par le chiasma et les parties attenantes des bandelettes optiques, en arrière par deux grosses colonnes blanches, *pédoncules ou cuisses du cerveau.* — Dans cet espace on trouve, en allant d'avant en arrière :

a) Le *tuber cinereum* ou *corps cendré*, lame grise triangulaire et bombée en dôme, limitée en avant par le chiasma, en arrière par les tubercules mamillaires et de chaque côté par les bandelettes optiques (*tc*, fig. 127). — Il forme la partie la plus déclive du plancher du troisième ventricule et sur lui s'implante une tige conique, la *tige pituitaire* (*t*, fig. 128). En la regardant de près on voit que cette éminence, (*éminence sacculaire*) est représentée par une triple saillie disposée en triangle, une saillie médiane et deux latérales.

Du tuber cinereum part un petit faisceau, *faisceau du tuber cinereum*, sous-jacent au plancher du 3e ventricule, qui va se perdre en se dirigeant en haut et en dehors dans la couche optique et la partie inférieure du noyau lenticulaire.

La tige pituitaire est un cordon grisâtre long d'environ 5 millimètres, implanté par sa base, *infundibulum* (fig. 125 à 128) sur le dôme du tuber cinereum, et aboutissant par son sommet au corps pituitaire. — Elle est formée par une écorce fibro-vasculaire dépendant de la pie-mère, et par une lamelle enroulée de substance grise qui se continue avec celle du tuber cinereum et par lui avec la substance grise qui ferme le sommet du troisième ventricule.

La *tige pituitaire* est creusée d'un canal évasé en haut où il communique avec le troisième ventricule et dont il peut être considéré comme le prolongement, plus étroit en bas, où il est assez souvent oblitéré. — Elle traverse le diaphragme de l'hypophyse et comme elle se brise ordinairement lorsqu'on enlève le cerveau, on trouve un petit trou en son lieu d'insertion au centre du tuber cinereum.

Le *corps* ou *glande pituitaire*, *glans pituitam excipiens* de Vésale, *hypophyse* de Chaussier (*h*, fig. 128), est un corps ovoïde grisâtre d'environ 12 millimètres de large sur 8 de long et 6 de haut, du poids de 0 gr. 60 à 0 gr. 80 chez l'adulte, appendu à la tige pituitaire et logé dans la selle turcique où il est maintenu par le repli pituitaire de la dure-mère, *diaphragme de l'hypophyse*, percé d'un trou à son centre par lequel passe la tige pituitaire. — Il est formé de deux lobes séparés par une cloison transversale de tissu conjonctif. — Le lobe antérieur (lobe pharyngien), d'une couleur jaunâtre, est le plus volumineux ; il paraît offrir les caractères d'une glande constituée par des cordons épithétiaux jadis canaliculés, sorte de glande vasculaire sanguine (Frey, Kölliker, Ch. Robin, etc.), et dérive de l'épithélium pharyngien de la bourse de Rathke. Le lobe postérieur (lobe cérébral), plus petit et grisâtre, est un petit lobe cérébral creux, tapissé par l'épendyme chez les Vertébrés inférieurs et chez les embryons des Mammifères, formé d'éléments nerveux en répression au milieu d'une gangue névroglique chez les Vertébrés supérieurs adultes. Il dérive d'une évagination (évagination hypophysaire) du cerveau intermédiaire ou diencéphale.

Sur ce dernier seul, qui est creux dès le début et reste tel chez les Vertébrés inférieurs, vient s'insérer la tige pituitaire comme le démontrent très bien les coupes sagittales de la glande. Le lobe pharyngien peut conserver sa cavité centrale primitive (plusieurs espèces animales) ; son pédicule persiste chez les Sélaciens, et chez la Myxine il s'ouvre toute la vie dans le pharynx comme chez l'embryon des Mammifères. SUCHANNECK a rencontré chez une fillette de 4 ans l'ancien canal persistant sous la forme d'un cordon plein traversant le corps du sphénoïde et s'étendant jusqu'à la voûte du pharynx.

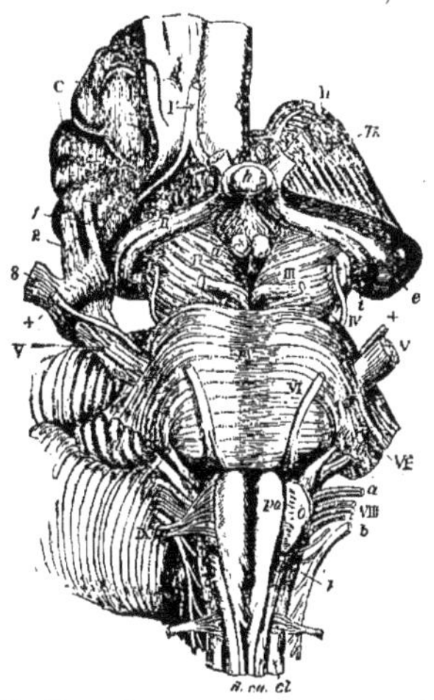

Fig. 127. — Le tronc cérébral avec le plancher central du cerveau.

P, pédoncules cérébraux; II, bandelettes et chiasma optiques; *tc*, infundibulum ; *h*, glande pituitaire; *a*, tubercule mamillaire; *x*, espace interpédonculaire; *Th*, couche optique.

L'hypophyse est à son maximum de développement chez les Vertébrés inférieurs. Son lobe pharyngien paraît être le débris d'un organe sensoriel (Wiedersheim). Houssay, avec Dohrn, le considère comme un reste de branchie. Chez l'amphioxus la glande pituitaire est un organe sous-neural qui présente un canal tapissé d'épithélium vibratile servant de moyen de communication entre la cavité buccale et la cavité neurale. La glande pituitaire des vertébrés supérieurs est un vestige de cette disposition primitive. Chez *Polyptère* persiste dans la période post-embryonnaire un canal hypophysaire creusé dans l'os et dirigé vers la bouche (Waldschmid).

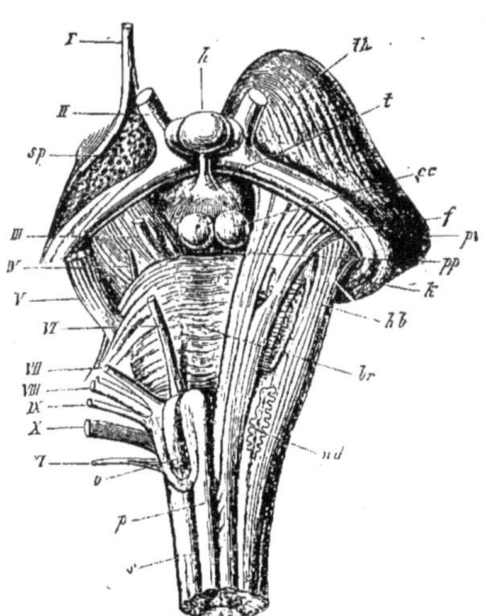

Fig. 128. — Le plancher du diencéphale avec les bandelettes et les couches optiques.

cc, tubercules mamillaires; *t*, tige pituitaire implantée sur le dôme que forme le tuber cinereum ; *h*, glande pituitaire ; *sp*, espace porforé latéral.

La grande pituitaire,— que Galien considérait comme une sorte d'éponge destinée à absorber la pituite, — peut être le siège de diverses productions pathologiques, kystes, tubercules, cancers, qui compriment le chiasma optique et les nerfs de l'œil à leur sortie du crâne, d'où une amblyopie double contrastant, au début, avec l'absence de signes ophthalmologiques (*signe de Bernhardt*), et une ophthalmoplégie avec absence de troubles de la sensibilité et de la motricité générales. Après l'ablation de la glande thyroïde on a signalé l'hypertrophie compensatrice du lobe pharyngien de la glande pituitaire. On a aussi noté son hypertrophie dans l'acromégalie. Lloyd Andriezen (1894) a admis que cette glande exerce une action trophique sur le système nerveux. Il résulte en effet d'expériences et des faits (Horsley, Gley, Marinesco), que la glande pituitaire réglerait l'assimilation de l'oxygène par le tissu nerveux et détruirait et neutraliserait les produits d'oxydation (déchets).

b) En arrière du tuber cinereum, entre lui et l'espace interpédonculaire, on voit deux tubercules arrondis et blancs, *tubercules mamillaires* (*corpora candicantia*) (*cc*, fig. 128), adossés l'un à l'autre et implantés par leur base sur une lamelle de substance grise. — Leur écorce, seule partie blanche, est formée par les piliers antérieurs du trigone cérébral qui les embrassent dans

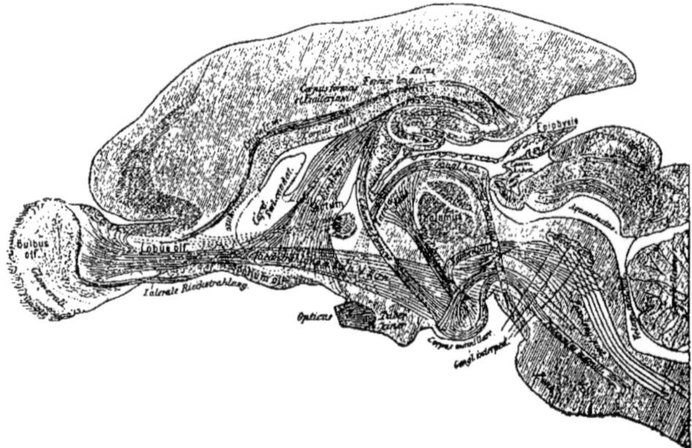

Fig. 129. — Le Rhinencéphale, le Trigone et les faisceaux des Tubercules mamillaires dans le cerveau du Chien

une sorte de boucle (fig. 129); leur centre, constitué par de la matière grise, se continue avec la substance grise qui tapisse le troisième ventricule et reçoit un faisceau blanc, *faisceau de Vicq d'Azyr* (8, fig. 134), qui vient du tubercule antérieur de la couche optique, et un autre faisceau, *faisceau de la calotte*, qui provient de la calotte pédonculaire.

A côté de ces tubercules mamillaires médians, il y a lieu de signaler l'existence de *corps mamillaires latéraux* et accessoires qui existent, selon Staurenghi (1892), 10 fois sur 100. Ordinairement peu visibles et enfouis dans la commissure grise de la base, ces corps sont situés entre les tubercules mamillaires et le bord interne des pédoncules cérébraux.

Double chez l'Homme et le Singe, les tubercules mamillaires sont représentés par une saillie unique chez les autres Mammifères, à l'exception des carnassiers. Ils sont aussi représentés par une saillie simple sur le fœtus humain jusqu'au 3e mois. Ils n'existent que chez les Mammifères et leur développement est lié à celui du trigone cérébral qui fait défaut chez tous les vertébrés inférieurs.

Ces tubercules sont formés de deux groupes de cellules dont les fonctions paraissent être distinctes : un groupe interne, *corps mamillaire interne* (ou médian), qui reçoit le pilier antérieur du trigone, émet le faisceau de Vicq-d'Azyr qui monte dans le tubercule antérieur de la couche optique et fait partie du système olfactif ; — un groupe externe, *corps mamillaire externe* (ou latéral) qui est rattaché au tronc cérébral par un faisceau, *faisceau du corps mamillaire*, visible

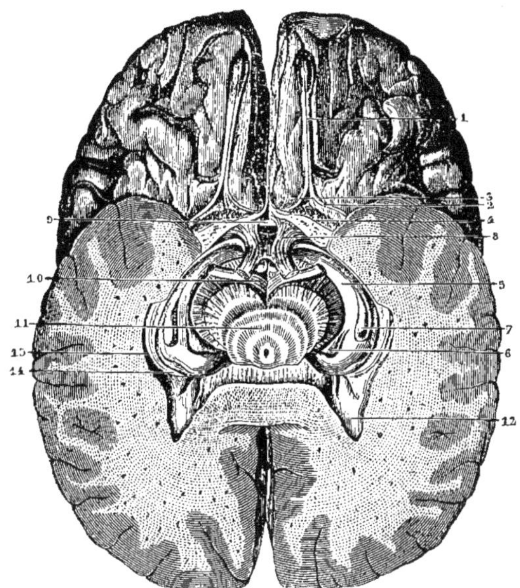

Fig. 130. — Coupe horizontale des lobes temporo-occipitaux et des pédoncules cérébraux pour montrer la face inférieure des couches optiques et les corps genouillés (Le cerveau est renversé)

1, nerf olfactif; 2, racine blanche externe; 3, racine blanche interne; 4, quadrilatère perforé; 5, bandelette optique; 6, corps genouillé interne; 7, corps genouillé externe; 8, racine grise des nerfs optiques; 9, commissure antérieure et troisième ventricule; 10, origine du nerf moteur oculaire commun; 11, coupe de la protubérance annulaire au niveau des pédoncules cérébraux; 12, prolongement postérieur des ventricules latéraux; 13, origine du prolongement sphénoïdal des ventricules latéraux; 14, bandelette demi-circulaire.

extérieurement chez quelques animaux (Lapin, Chat, Chien), enfoui chez d'autres (Rat, Loir, Cobaye) et chez l'Homme dans le plancher du 3e ventricule et qu'on suit avec peine à travers la calotte jusque dans la région du ruban de Reil du pédoncule cérébral.

On a décrit comme formation inconstante à ce niveau de la base du cerveau une *bandelette mamillaire* (Trolard) allant de la bandelette diagonale de Broca au tubercule mamillaire après avoir traversé le tuber cinereum, et de là dans le Pont de Varole en longeant la face interne du pédoncule cérébral (racine bulbaire des nerfs olfactifs?). C'est sans doute là la *strie blanche du tuber cinereum* qui a été décrite par Lenhossèk (2 fois sur 30 cerveaux) comme se détachant du tubercule mamillaire, traversant le tuber cinereum et allant se perdre dans l'espace perforé antérieur où elle se relève et *semble* aller rejoindre le pilier antérieur du trigone cérébral.

Pour Monakow, le tubercule mamillaire a son centre cortical dans l'uncus et la corne d'Ammon.

c) En arrière des tubercules mamillaires on trouve une dépression de forme triangulaire, à sommet dirigé en arrière vers la protubérance, et limitée à droite et à gauche par les pédoncules cérébraux, c'est l'*espace interpédonculaire.* — Il est de couleur grise et percé d'un grand nombre de trous vasculaires, d'où le nom qui lui a été donné d'*espace perforé postérieur* (*p*, *p*, fig. 125). — Lorsque cet espace est déchiré, on voit à sa place un orifice qui mène dans le troisième ventricule dont la paroi inférieure a été ouverte. La lame perforée interpédonculaire appartient donc au plancher du diencéphale (plancher du 3ᵉ ventricule). Sur la partie médiane de l'espace interpédonculaire on aperçoit un sillon qui se continue en avant avec celui qui sépare les deux tubercules mamillaires, et de chaque côté deux tractus blancs qui sont les origines des nerfs oculo-moteurs communs (10, fig. 130). — Ces tractus sont séparés des pédoncules cérébraux par une traînée de substance noire.

Simple lame de substance grise chez l'Homme, la lame interpédonculaire constitue à son sommet un ganglion, *ganglion interpédonculaire*, chez divers Mammifères. Gudden et Forel ont d'ailleurs décrit dans la paroi de l'espace interpédonculaire un petit amas de cellules nerveuses qui, dans l'espèce humaine, représente le rudiment du ganglion interpédonculaire. De cette substance grise part un faisceau (faisceau rétroflexe de Meynert) qui se rend au ganglion de l'habenule situé sur le bord interne du thalamus et qui sert de centre trophique à ce faisceau.

La lame grise interpédonculaire présente, en outre, quelques fibres entre-croisées qui constituent la *commissure de Forel*. Cette commissure vient de la couche optique, descend le long de la paroi du 3ᵉ ventricule et traverse la partie antérieure de la lame interpédonculaire. On l'a considérée comme une commissure entre les corps de Luys, entre les noyaux rouges, ou même les couches optiques et les noyaux lenticulaires.

5° *Pédoncules cérébraux.* — En arrière du losange central, on voit émerger de dessous le bord antérieur de la protubérance annulaire, deux gros cordons blancs, *pédoncules cérébraux* (2, fig. 127), qui se portent en avant et en dehors en divergeant et pénètrent dans l'hémisphère cérébral correspondant où ils se perdent. — Si vous coupez ces cordons en travers, vous retranchez du même coup le cervelet et l'isthme du cerveau, et vous voyez sur la surface de section le *locus niger*, le *noyau rouge de Stilling*, l'implantation des racines de l'oculo-moteur commun sur le bord interne des pédoncules, et un orifice qui n'est autre chose que la coupe de l'aqueduc de Sylvius. — Cette coupe permet de voir le reste des parties qui siègent sur la région médiane de la base du cerveau, l'extrémité postérieure du corps calleux et la partie la plus reculée de la grande fente interhémisphérique (fig. 130).

6° *Extrémité postérieure du corps calleux.* — En arrière des pondécules cérébraux, on aperçoit l'extrémité postérieure du corps calleux, sous la forme d'un gros cordon blanc transversal, *bourrelet du corps calleux, splenium*, qui s'enfonce latéralement dans les lobes postérieurs du cerveau (B, fig. 126).

7° *Fente de Bichat.* — Le bourrelet du corps calleux forme la partie moyenne de la lèvre supérieure d'une large fente, grande *fente cérébrale de Bichat* (fig. 126), dont la lèvre inférieure est constituée au milieu par les tubercules quadrijumeaux. — Sur les côtés, la lèvre supérieure est constituée par les pédoncules cérébraux doublés du pulvinar, des corps genouillés et de la bandelette optique, et la lèvre inférieure par le bord interne des hémisphères du cerveau, ou plus exactement par la circonvolution qui forme le bord interne du lobe temporal et qu'on appelle la circonvolution de l'hippocampe. Dans son ensemble, cette fente présente la forme d'un fer à cheval ouvert en avant, embrassant les pédoncules cérébraux et les couches optiques, et s'étendant d'une vallée de Sylvius à l'autre. — Pour la bien voir, il convient, l'encéphale reposant sur sa convexité, de soulever le cervelet que l'on porte en même temps en avant. — Sa portion médiane donne passage à la toile choroïdienne qui pénètre dans le ventricule moyen. Les parties latérales laissent pénétrer la pie-mère, *plexus choroïdes*, dans les ventricules latéraux. Toutefois il est à remarquer que la toile et les plexus choroïdes n'entrent pas réellement dans les ventricules cérébraux, nous l'avons déjà dit, mais ne font que s'y invaginer.

8° *Extrémité postérieure de la grande scissure médiane.* — Beaucoup plus étendue que l'antérieur, l'extrémité postérieure de la scissure interhémisphérique est limitée en avant par le bourrelet du corps calleux et loge la base de la faux du cerveau (voy. fig. 123 et 126).

B. — Ophthalmocéphale. — Trajets optiques.

L'opththalmocéphale dérive du diencéphale. Le nerf optique provient du pédoncule de la vésicule oculaire, véritable expansion cérébrale qui s'est portée à la périphérie. Aussi ses fibres sont-elles des fibres myéliniques sans membranes de Schwann, comme les fibres de la substance blanche du névraxe. On doit les considérer comme prenant leur origine dans les cellules ganglionnaires de la rétine, qui de ce fait, sont assimilables à un ganglion de nerf sensitif, analogue à celui de Scarpa ou de Corti du nerf auditif. De là les fibres optiques s'engagent dans le nerf optique et arrivent au chiasma où elles s'entrecroisent en grande partie (entrecroisement partiel) chez l'Homme et le Singe, complètement (entrecroisement total) chez les Poissons, les Amphibiens, les Reptiles et les Oiseaux, pour passer ensuite dans la bandelette optique et aboutir au corps genouillé externe, à la couche optique et au tubercule quadrijumeau antérieur (centres optiques inférieurs). C'est là le neurone optique périphérique.

Tout le nerf optique gauche passe dans la bandelette optique droite chez les animaux à décussation totale. On avait cru que cette disposition est propre aux animaux à la vision monoculaire, mais comme un certain nombre de

Mammifères (Cobaye, Souris, Mouton, Bœuf, Cheval) ont un entrecroisement total, tandis que d'autres (Lapin, Chat, Chien, Singe, Homme) ont un entrecroisement partiel, cette explication ne paraît pas être satisfaisante.

Le faisceau croisé chez l'Homme est au moins deux fois plus gros que le faisceau direct; il passe dans la bandelette controlatérale, tandis que le faisceau direct s'engage dans la bandelette homolatérale. SINGER et MUNZER, DARKSCHEWITSCH, SCHAUSSOW, HOSCH, etc., ont démontré l'existence de cet entrecroisement partiel qu'à tort avaient nié MICHEL, MANDELSTAMM, MALAKOFF, etc.

Dans des cas très rares, il n'y a pas entrecroisement dans le chiasma (VÉSALE, CALDANI, LŒSEL, etc.).

Outre les faisceaux direct et croisé, il y a, dans le nerf optique, un *faisceau central* ou *faisceau maculaire* (LEBER, SAMELSOHN, NETTELSCHIP, VOSSIUS, BUNGE et UHTHOFF, THOMSON, etc.) La persistance de la vision centrale ou maculaire dans la plupart des cas d'hémianopsie, oblige en outre à admettre que chaque faisceau maculaire de la rétine est à la fois en connexion avec les deux hémisphères du cerveau, partant que les fibres des cellules bipolaires des cônes de la rétine subissent, elles aussi, une décussation au niveau du chiasma, et se divisent en faisceau direct et faisceau croisé (WILBRAND).

Le nombre des fibres du nerf optique est considérable. D'après SALZER il n'y en aurait pas moins de 438.000 !

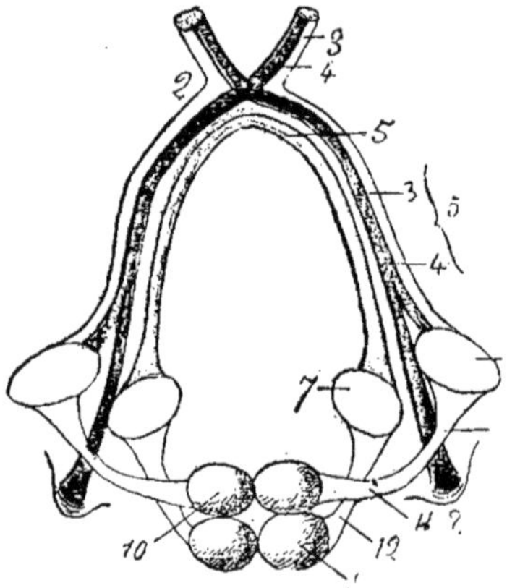

Fig. 131. — Trajets optiques

1, nerf optique; 2, chiasma optique; 3, 3, faisceau direct; 4, 4, faisceau croisé; 5, commissure de Gudden; 5', bandelette optique; 6, corps genouillé externe; 7, corps genouillé interne; 8, pulvinar de la couche optique; 9, tubercule quadrijumeau postérieur; 10, tubercule quadrijumeau antérieur; 11, bras antérieur et externe des tubercules quadrijumeaux; 12, bras antérieur et interne des tubercules quadrijumeaux.

Les *bandelettes optiques* relient le chiasma aux corps genouillés. Ces bandelettes sont constituées : 1° par un faisceau externe, qui renferme les fibres directes; 2° par un faisceau moyen, contenant les fibres croisées; 3° par un faisceau interne, formé par les fibres de la commissure de Gudden (3, 4, 5, fig. 131). Elles contiennent enfin le faisceau maculaire.

Lorsqu'elles vont atteindre les corps genouillés, les bandelettes optiques se partagent en deux branches que l'on appelle *racines blanches* du nerf optique, distinguées d'après leur situation en *racine interne* et *racine externe*, encore que cette appellation consacre une erreur anatomique. En effet, la racine externe (3, 4, fig. 131) qui se rend au corps genouillé externe, renferme à elle seule le faisceau optique direct et croisé, c'est-à-dire toutes les fibres optiques, tandis que la racine interne (5, fig. 131) qui se porte au corps genouillé interne et de là communique avec le tubercule quadrijumeau postérieur, ne comporte que les fibres de l'arc de Gudden, nullement affectées à la vision. Aussi alors que l'ablation des yeux conduit à la dégénération de la bandelette optique, y compris le corps genouillé externe et le tubercule quadrijumeau antérieur, cette ablation reste-t-elle sans effet sur la commissure de Gudden, y compris le corps genouillé interne et le tubercule quadrijumeau postérieur (Gudden, Bechterew, etc.) Inversement, la destruction expérimentale du tubercule quadrijumeau antérieur, y compris le corps genouillé externe, donne-t-elle lieu à l'abolition de la vision, tandis que la destruction du tubercule quadrijumeau postérieur ne détermine que la dégénération de l'arc de Gudden et aucun phénomène de cécité.

La racine externe contient le faisceau direct qui vient de la rétine temporale du même côté et le faisceau croisé qui vient de la rétine nasale de l'œil du côté opposé.

Arrivés au corps genouillé externe, les fibres optiques y pénètrent ; les unes s'y arrêtent, les autres ne font que le traverser pour se rendre au pulvinar de la couche optique (4, 8, fig. 131) où elles prennent part à la constitution du *stratum zonale*. Quelques-unes constituent un faisceau intermédiaire, très petit chez les Primates, mieux développé chez les Quadrupèdes, qui passe entre les deux corps genouillés et se continue avec le bras antérieur du tubercule quadrijumeau antérieur. C'est là la *racine intermédiaire* de Gratiolet et Stilling.

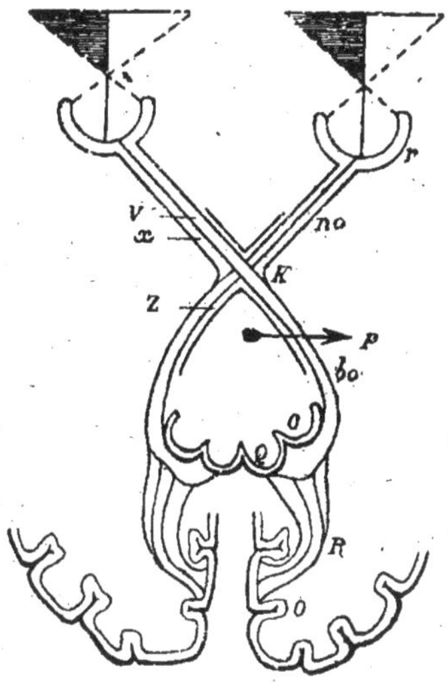

Fig. 132. — Schéma pour expliquer l'hémianopsie

r, rétine ; *v*, fibres entrecroisées du nerf optique ; *x*, fibres directes ; *k*, chiasma des nerfs optiques ; *bo*, bandelette optique ; G, corps genouillés externes ; Q, tubercules quadrijumeaux antérieurs ; R, radiations optiques de Gratiolet ; O, lobe occipital (région du cunéus) ; F, flèche indiquant l'interruption ; Z, commissure de Gudden.

Au fond, les fibres du neurone optique périphérique se terminent en arborisations autour des cellules constitutives du pulvinar, du corps genouillé externe et du tubercule quadrijumeau antérieur.

Par le tubercule quadrijumeau les fibres optiques se mettent en relation avec le tronc cérébral. Le corps genouillé externe et le tubercule quadrijumeau antérieur constituent de la sorte les centres optiques inférieurs. Le tubercule quadrijumeau est à son tour relié aux noyaux des nerfs moteurs de l'œil, à la protubérance, au bulbe et au cervelet par les *racines profondes descendantes* de Stilling et, de plus, le corps quadrijumeau, le corps genouillé externe et le pulvinar sont reliés aux *centres optiques supérieurs* des hémisphères cérébraux par un faisceau irradié qui passe par la capsule interne et constitue les *irradiations optiques de Gratiolet* ou *faisceau optique intra-cérébral* (R, fig. 132). Du corps genouillé externe et du pulvinar, les fibres optiques vont, en effet, dans l'écorce occipitale (cuneus). C'est là le neurone optique central dont les fibres sont constituées par les cylindres-axes des cellules du pulvinar et du corps genouillé allant se rendre en arborisations dans l'écorce du pourtour de la scissure calcarine (Henschen, Vialet, etc.). De cette partie de l'écorce descendent, d'autre part, des fibres centrifuges qui vont au tubercule quadrijumeau antérieur où elles se mettent en connexion avec des fibres venant du faisceau longitudinal postérieur et du ruban de Reil (associations réflexes). Quelques fibres des *bandelettes* optiques vont directement au centre ovale en passant pendant un court trajet à la face externe du pied du pédoncule cérébral sans entrer en relation avec le corps genouillé (Wernicke, Gudden). L'entrecroisement des radiations du pulvinar et du corps genouillé produit

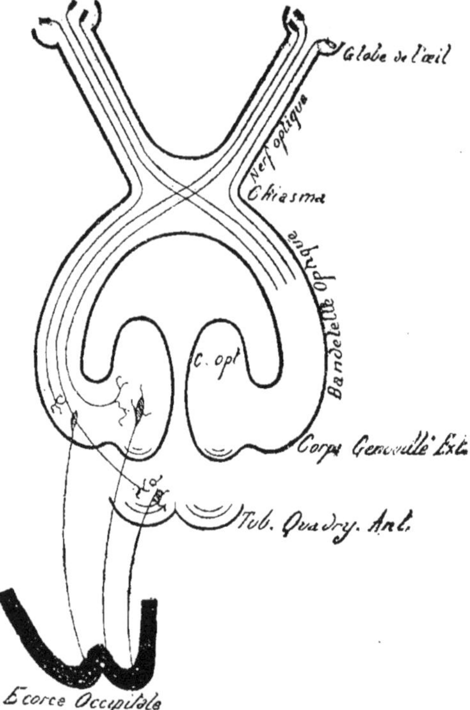

Fig. 133. — L'entrecroisement est à la fois *direct* et *croisé* (Singer et Munzer, Gudden, Munk, Ramon y Cajal)

à la surface de ces corps une sorte de corne d'abondance qu'on a appelée le *champ de Wernicke*.

Chaque lobe occipital *(centre visuel cortical)*, recevant la bandelette de son côté, reçoit par cela même le faisceau direct et croisé (v x, fig. 132), et a dans son domaine la portion temporale de sa rétine et la portion nasale de la rétine opposée. On comprend, dès lors, qu'une interruption quelconque (F, fig. 132), en arrière du chiasma (bandelette optique, corps genouillé externe, tubercules nates, pulvinar, centre ovale occipital), de même qu'une lésion de l'écorce du lobe occipital, donnera lieu à une *amblyopie latérale homonyme*, hémiopie ou hémianopsie, c'est-à-dire à l'abolition de la vision dans la moitié externe de la rétine du même côté et la moitié interne de l'autre rétine. Quant à l'*amblyopie* ou *hémianopsie croisée*, aucune explication suffisante n'en a encore été fournie, et les schémas qui ont été donnés à ce sujet par Charcot, Féré, Seguin, Grasset, ne reposent sur aucune base anatomique certaine.

Charcot, pour expliquer l'amblyopie croisée par lésion du carrefour sensitif a émis l'hypothèse que les fibres entrecroisées des bandelettes optiques s'entrecroisent encore ailleurs, par exemple dans les corps bijumeaux. Grasset, pour concilier le double fait de l'amblyopie croisée par lésion de carrefour et l'hémiopie par lésion du lobe occipital, a imaginé un 3e entrecroisement dans le corps calleux.

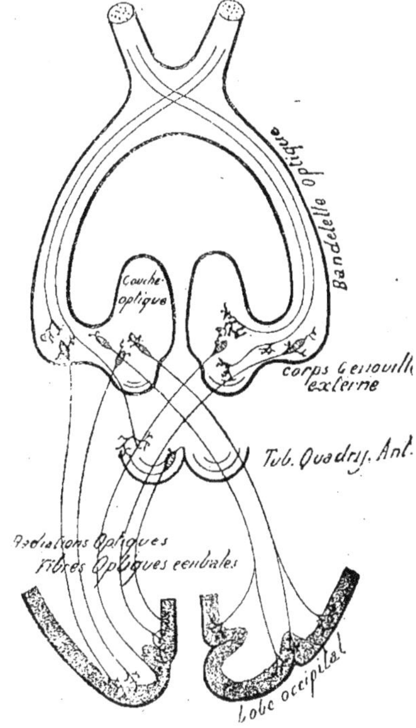

Fig. 134. — Il y a entrecroisement total (Michel, Kœlliker, Pick)

Dans ces conditions l'hémianopsie homonyme ou homolatéral d'origine corticale ne peut s'expliquer que par un entrecroisement partiel des fibres optiques centrales.

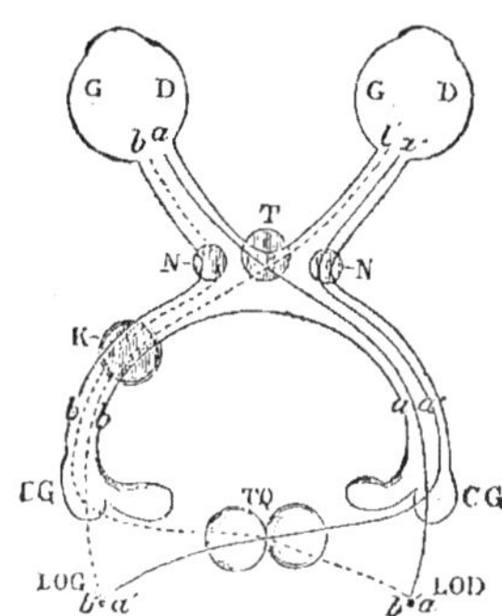

Fig. 135. — Schéma de l'entrecroisement des tractus optiques (Charcot) pour expliquer l'hémianopsie croisée.

T, semi-entrecroisement dans le chiasma optique; TQ, entrecroisement postérieur aux corps genouillés; GG, corps genouillés; *a'*, *b'*, fibres qui ne s'entrecroisent pas dans le chiasma; *b*, *a*, fibres qui s'entrecroisent dans le chiasma; *b'*, *a'*, fibres venant de l'œil droit, qui se rencontrent dans l'hémisphère gauche LOG; LOD, hémisphère droit; K, lésion du tractus optique gauche, provoquant l'hémiopie gauche latérale; LOG, une lésion en ce point provoque l'amblyopie croisée gauche; T, lésion provoquant l'hémiopie nasale; N, N, lésion produisant l'hémiopie temporale.

Enfin Dogiel, Ramon y Cajal, etc., ont démontré l'existence de *fibres centrifuges* dans les trajets optiques. Dogiel les a constatées chez les Oiseaux. Ces fibres vont se terminer en arborisations terminales autour des spongioblastes, de la rétine (Ramon y Cajal). Elles proviennent des cellules ganglionnaires des tubercules quadrijumeaux antérieurs (W. Nachmacher, Gotch et Horsley) et ont la valeur de fibres motrices. Ce sont elles qui présideraient à la « réaction photomécanique » des cônes, c'est-à-dire à la

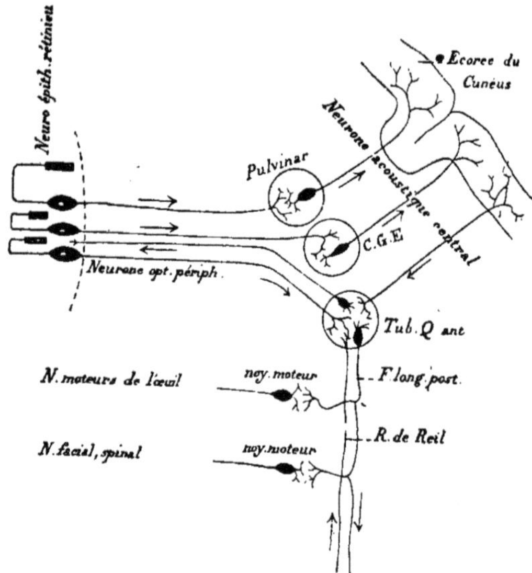

Fig. 136. — Trajets et connexions optiques

contraction (raccourcissement) du segment interne des cônes et à la disparition du pourpre rétinien sous l'influence de la lumière (W. Engelmann, 1885). D'où il y a dans

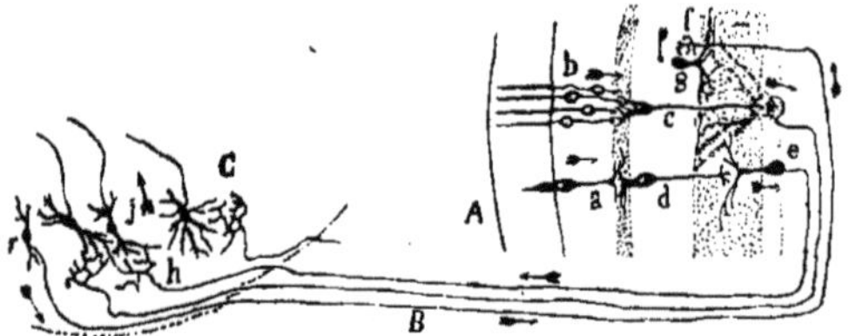

Fig. 137. — Schème des trajets optiques

A, Rétine ; B, nerf optique ; *a*, *b*, couche des cônes et des bâtonnets ; *c*, *d*, couche nucléaire interne ; *e*, couche ganglionnaire ; C, corps genouillé externe ; *f*, fibres centrifuges.

les nerfs optiques des fibres centripètes sensorielles, et quelques fibres centrifuges rétino-motrices (Voy. fig. 136 et 137).

Schaefer (*Brain*, avril 1888) en excitant par des courants d'induction la sphère visuelle du lobe occipital chez le Singe, obtint des mouvements associés des yeux du côté opposé à l'excitation. Il nota, en outre, après Betchterew, une légère occlusion des paupières et le rétrécissement pupillaire.

Munk (*Acad. des sc. de Berlin*, 1890, et *A. Obregia*, Arch. f. Anat. u. Physiol., 1890) a montré que ces fonctions oculo-motrices du lobe occipital sont indépendantes, puisqu'elles persistent après l'isolation de ce lobe; il montra aussi qu'elles sont en rapport avec les ganglions de la base de l'encéphale, puisque la section des radiations optiques de Gratiolet abolit les mouvements en réponse à l'excitation de la zone visuelle occipitale.

Danillo a fait voir que ces mouvements réactionnels ne sont pas obtenus chez le jeune Chien ou le jeune Chat avant 3 mois.

Ces *mouvements de convergence et d'accommodation* des yeux résultent de la transmission par les fibres centrifuges de la couronne rayonnante du lobe occipital, de l'excitation de ce lobe, aux tubercules quadrijumeaux antérieurs (Monakow).

Le territoire cortical de la vision du lobe occipital, n'est donc pas seulement, comme le remarque bien Knies (*Ueber die centralen Störungen der Willkürlichen Augenmuskeln*, Knapp-Schweiggers d'Arch. f. Augentseilkunde, XXII, 1891) le centre sensoriel des perceptions lumineuses conscientes, mais le centre moteur des mouvements volontaires et conscients des yeux, en tant que ces mouvements sont déterminés par des perceptions de la vue.

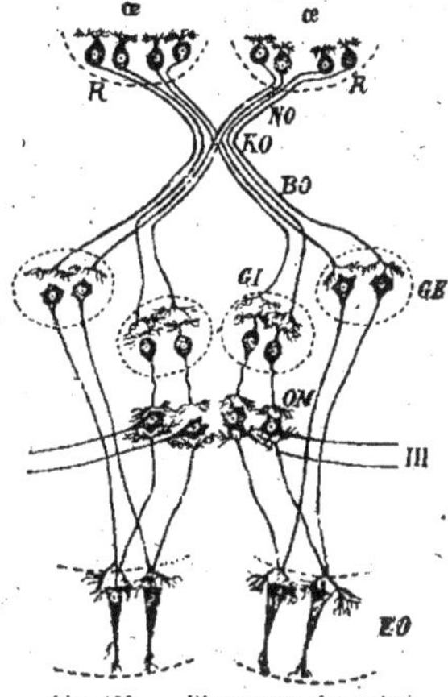

Fig. 138 — Diagramme des voies et des connexions optiques

œ, œ, les deux yeux; R, R, rétine; NO, nerf optique; KO, chiasma optique; BO, bandelette optique; GE, corps genouillé externe; GI, tubercule quadrijumeau antérieur; noyau du nerf oculo-moteur; EO, écorce du cerveau.

C. — Commissures de Gudden et de Meynert.

A la région médiane de la base du cerveau nous joindrons l'étude des *commissures de Gudden et de Meynert*.

Les dégénérations expérimentales ont démontré une chose assez singulière, c'est que le tiers postérieur environ du chiasma et des bandelettes optiques n'appartient pas au système optique (Gudden), mais constitue une commissure d'un nouvel ordre.

La *commissure de Gudden* (5, fig. 131) s'étend du corps genouillé interne d'un côté au corps genouillé interne du côté opposé en suivant le bord interne des bandelettes optiques et le bord postérieur du chiasma optique. C'est ce que l'on décrivait autrefois sous le nom de faisceau arqué postérieur du chiasma. Par l'intermédiaire du corps genouillé interne les fibres de la commissure de Gudden communiquent avec le tubercule quadrijumeau postérieur. Or, si les tubercules quadrijumeaux antérieurs et les corps genouillés externes appartiennent à l'appareil optique (Gudden, Bechterew, etc.), les corps genouillés internes et les tubercules quadrijumeaux postérieurs n'ont rien à faire avec l'appareil de la vision.

La *commissure de Meynert* est juxtaposée (sous-jacente) à la commissure de Gudden, enfouie dans la substance grise du plancher du 3e ventricule, au-dessus du chiasma optique. Elle prend naissance dans le corps de Luys et dans le globulus pallidus du corps strié, contourne le pédoncule cérébral pour venir s'accoler à la bandelette optique, dont elle suit la face supérieure jusqu'au chiasma. Là, elle s'entrecroise avec celle du côté opposé et se termine dans la substance grise du tuber cinereum, dans les cellules de la lame grise sus-optiques (*ganglion optique basal*), qui envoient des fibres au nerf optique (*racine grise du nerf optique*), ainsi que l'ont observé Meynert, Huguenin, et, plus récemment, Jacob Honegger. Darkschewictsh croit qu'elle est formée de deux systèmes de fibres : 1° un système appartenant au ruban de Reil qui, après croisement au-dessus du chiasma optique se rend au noyau lenticulaire et au corps de Luys ; 2° un système qui unit le corps de Luys d'un côté au noyau lenticulaire du côté opposé.

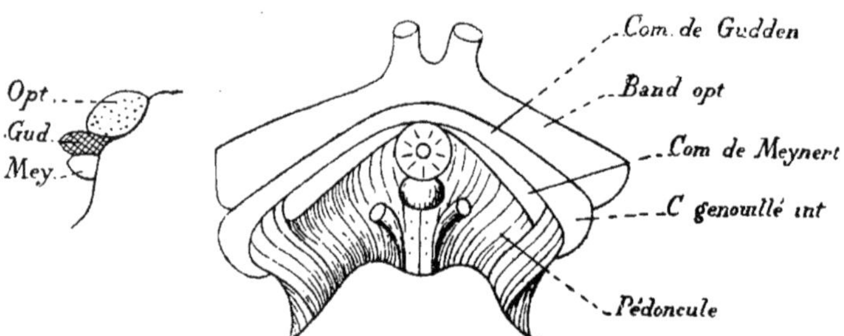

Fig. 139. — Commissures optiques de Gudden et de Meynert à la base du cerveau

A gauche, coupe sagittale de la bandelette optique (*Opt.*), et des commissures de Gudden (*Gud.*) et de Meynert (*Mey.*).

La commissure de Meynert est étrangère à l'appareil optique.

C. — **Rhinencéphale. — Trajets olfactifs.**

Vallée de Sylvius. — Carrefour olfactif. — Espace perforé latéral — Bandelette olfactive et bulbe olfactif.

Vallée de Sylvius. — Espace perforé latéral. — La vallée de Sylvius répond au *confluent latéral* et constitue une surface quadrilatère limitée en avant par la base du lobe orbitaire, en arrière par le pôle du lobe temporal et la bandelette optique, en dedans par le chiasma et en dehors par une saillie en sourcil qui la sépare de la scissure de Sylvius et que P. Broca a appelée le *pli falciforme*.

Si l'on détruit l'arachnoïde qui passe comme un pont sur cette vallée et si on enlève ensuite la pie-mère qui la tapisse, on met à jour une surface quadrilatère blanchâtre, irrégulière et criblée de trous vasculaires; c'est la *substance perforée antérieure* de Vicq-d'Azyr, le *quadrilatère perforé* de Foville, l'*espace perforé latéral* ou *antérieur*, qui se fusionne par sa partie profonde avec l'extrémité antérieure du corps strié. Cet aspect perforé est le résultat de l'arrachement des artérioles et des veinules qui pénètrent le cerveau pour se rendre dans le corps strié.

De cet espace se dégage une bandelette d'un blanc-grisâtre qui suit le sillon orbitaire interne ou olfactif du lobe orbitaire du cerveau : c'est la *bandelette olfactive* (1, fig. 130).

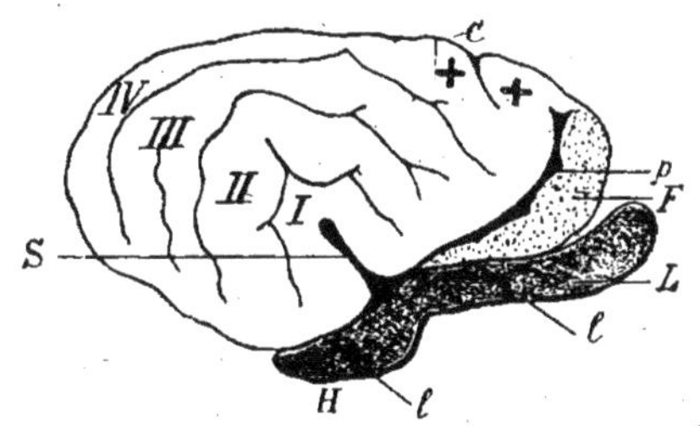

Fig. 140. — Face externe du cerveau du Renard
Lobe olfactif

L, lobe olfactif; H, lobe de l'hippocampe; I, scissure limbique; *p*, sillon présylvien (rolandique); F, lobe frontal; C, sillon crucial de Leuret; + +, gyrus sigmoïde; S, scissure de Sylvius; I, II, III, IV, les 4 circonvolutions pariétales.

Cette bandelette est prismatique et triangulaire pour s'adapter à la forme du sillon olfactif où elle se loge ; elle est renflée en massue à son extrémité antérieure, et ce renflement d'un aspect gris rosé porte le nom de *bulbe olfactif* (fig. 143) et repose dans la gouttière ethmoïdale du crâne. Par sa face inférieure il donne naissance à 15 ou 20 filets nerveux, les *nerfs olfactifs.* L'espace perforé latéral mérite donc bien, en raison de ses relations avec les racines du nerf olfactif, le nom de *carrefour olfactif.* Il est traversé en diagonale par une bandelette blanche qu'on met à jour en raclant un peu la substance grise qui recouvre la substance perforée ; c'est la bandelette *diagonale* de Broca, que Vicq-d'Azyr, Arnold et Foville considéraient comme la continuation du pédoncule du corps calleux, mais qu'il me parait plus juste de prendre avec Brissaud et Zuckerkandl, comme la continuation du pied du *septum lucidum.* Cette bandelette, particulièrement développée chez les animaux Osmatiques, va se perdre dans la partie antérieure de la circonvolution de l'hippocampe.

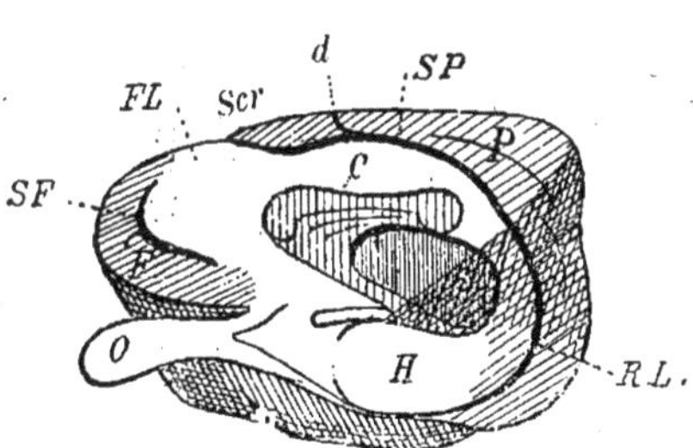

Fig. 141. — Face interne de l'hémisphère droit du Chien montrant le lobe limbique

O, lobe olfactif; C, lobe du corps calleux; H, lobe de l'hippocampe; SF, scissure sous-frontale; FL, pli de passage fronto-limbique; Scr, sillon crucial; SP, scissure sous-pariétale; RL, pli de passage rétro-limbique profond; F, lobe frontal; P, lobe parétal.

Calleja a montré que la région du tubercule olfactif est formée par une portion d'écorce cérébrale avortée dans laquelle on reconnait cependant encore les trois couches caractéristiques du manteau. Les cellules pyramidales y sont groupées en îlots et leurs cylindres-axes vont se rendre dans la substance blanche et se continuent avec les fibres plexiformes du corps strié.

Bandelette olfactive. — La bandelette olfactive naît du bord postérieur du lobe orbitaire et du carrefour, au milieu, d'un renflement, le *tubercule olfactif* ou *pyramide de Sœmmering*, et par trois racines : par une racine moyenne (racine grise) qui se perd dans le tubercule olfactif, c'est-à-dire dans l'écorce de la base du lobe orbitaire et dans la substance grise de l'espace perforé, et par deux racines latérales qui divergent pour constituer la *racine blanche interne* et la *racine blanche externe* (fig. 142).

La racine blanche externe (grosse racine) se porte obliquement vers l'origine de la scissure de Sylvius et va se perdre dans la partie la plus antérieure de la circonvolution de l'hippocampe, soit à découvert, soit recouverte par un peu de substance grise de l'espace perforé. La racine blanche interne se dirige vers le pédoncule du corps calleux, pour aller, non pas se fusionner avec lui, mais se perdre dans la portion sous-calleuse de la circonvolution de l'ourlet ou circonvolution du corps calleux (lobe paralimbique), et aller se continuer avec les tractus de Lancisi qui appartiennent au vrai lobe limbique (Bole, *Le lobe limbique du cerveau des Mammifères.* Thèse de Lille, 1893).

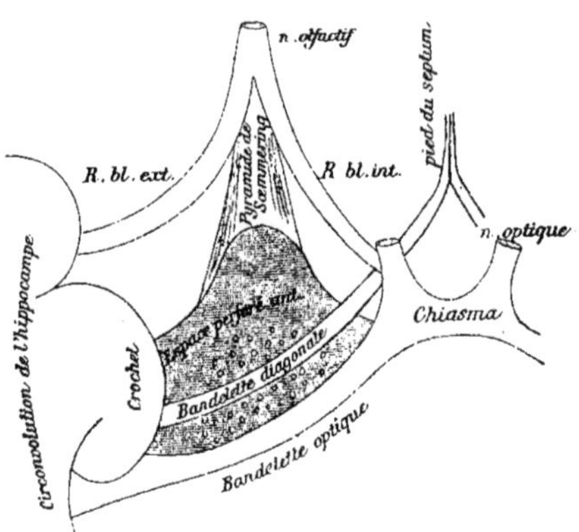

Fig. 142. — Les origines olfactives à la base du cerveau

Les fibres de la racine blanche interne seraient de deux ordres : les unes, *fibres en anses*, réuniraient les bulbes olfactifs des deux côtés en passant par la commissure blanche antérieure ; les autres, *fibres entrecroisées*, traverseraient également la commissure blanche en s'entrecroisant sur la ligne médiane, et de là se porteraient dans le lobe temporal. Ce sont ces dernières fibres qui constitueraient le *chiasma olfactif* admis par Meynert. Du même coup on comprendrait les faits d'*anosmie* unilatérale et croisée, qui surviennent à la suite d'une lésion unilatérale d'un hémisphère. Mais après les recherches de Gudden et Ganser, il est peut-être difficile de continuer à croire à ce chiasma olfactif, parce que, à la suite de la destruction d'un bulbe olfactif, si la partie olfactive ou antérieure de la commissure s'atrophie des deux côtés, la portion temporale de cette commissure reste intacte. Les fibres du bulbe d'un côté ne se porteraient donc pas au lobe temporal du côté opposé.

Chez beaucoup de Vertébrés, y compris les Mammifères, cette partie de la face inférieure du cerveau qui correspond aux racines et à la bandelette olfactives et au bulbe olfactif, se dispose en un lobe, *lobe olfactif* (Rhinencéphale de Turner), qui s'avance en avant et porte une cavité dans son épaisseur. La cavité des lobes olfactifs communique avec la cavité des ventricules latéraux. Ces lobes, bien visibles jusqu'au 5e mois chez le fœtus humain, disparaissent plus tard. Le rhinencéphale (lobe limbique de P. Broca) est toujours séparé de l'écorce environnante (manteau circonvoluté) par un sillon, le *sillon limbique*.

Chez les animaux à odorat très développé, *animaux Osmatiques* de Broca, comme les Carnassiers, le lobe olfactif, *lobe piriforme*, limité par la scissure limbique, est volumineux. Sa racine externe qui est une véritable circonvolution (*circonvolution olfactive externe*) se jette sur la circonvolution de l'hippocampe; sa racine interne (*circonvolution olfactive interne*) se continue avec le lobe limbique (portion formant le

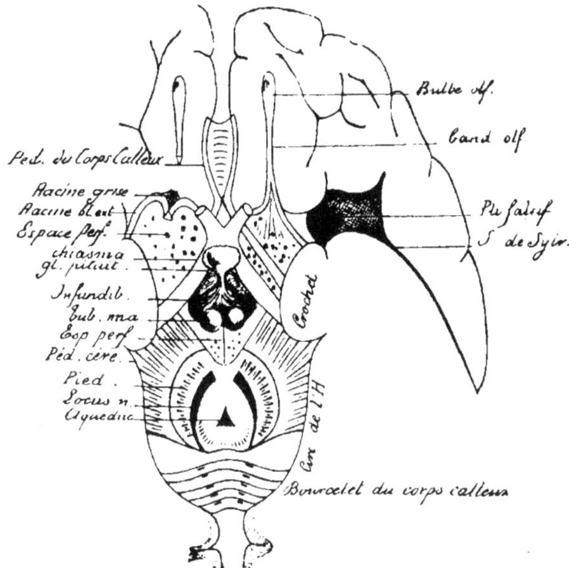

Fig 143. — L'espace perforé latéral (carrefour olfactif), bulbe olfactif, bandelette et racines olfactives, bandelette diagonale

gyrus fornicatus). Chez les animaux à odorat peu développé, *animaux Anosmatiques* de Broca, comme les Cétacés, la circonvolution de l'hippocampe est beaucoup moins développée et il en est de même de la corne d'Ammon qui n'en est qu'une dépendance. Chez le Dauphin, cette corne est tout à fait rudimentaire; chez les Primates, les centres olfactifs sont en voie de régression.

Chez les Macrosmatiques, la corne d'Ammon et le fornix sont beaucoup plus développés que chez les Primates. La corne d'Ammon (par le corps bordant) s'unit au lobe olfactif par l'intermédiaire du fornix (arc marginal interne ou sous-calleux) et la fascia dentata par l'intermédiaire de l'arc marginal externe ou supracallosus qui, eux aussi, sont très développés. Chez le Dauphin, il n'y a ni rhinencéphale, ni lobe limbique, ni fimbria, ni espace quadrilatère olfactif; la corne d'Ammon et l'arc marginal externe (circonvolution godronnée et gyrus supracallosus) sont rudimentaires. Ces atrophies dénotent clairement quels sont les organes olfactifs centraux.

Structure du bulbe et de la bandelette olfactifs. — Le lobe olfactif (bulbe olfactif de l'Anatomie humaine) a la structure d'une véritable circonvolution

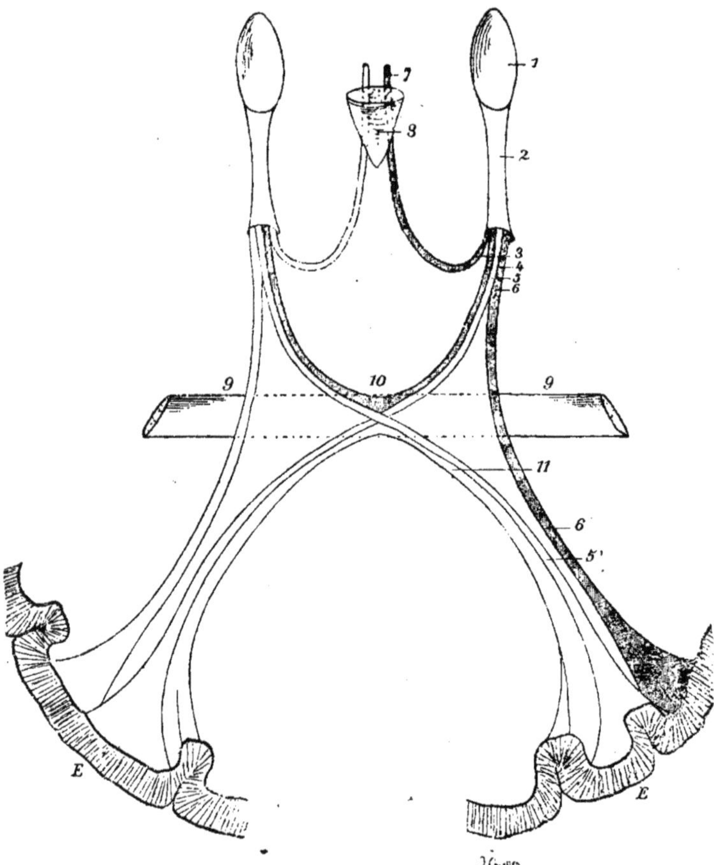

Fig. 144. — Les trajets olfactifs. — Chiasma olfactif

1, bulbe olfactif; 2, bandelette olfactive; 3, racine blanche interne; 4, fibres commissurales interbulbaires; 5, 5', fibres croisées (hypothétiques); 6, 6, fibres directes; 7, tractus de Lancisi; 8, bec du corps calleux; 9, commissure blanche antérieure; 10, chiasma olfactif; E, E, écorce du lobe temporal du cerveau (circonvolution de l'hippocampe).

cérébrale. Ce qui ne nous surprendra pas si nous nous rappelons que le lobe olfactif se présente, au début, comme une évagination du ventricule latéral.

OWJANNIKOW, WALTER, LOCKARD CLARKE, BROCA, GOLGI, et, plus récemment,

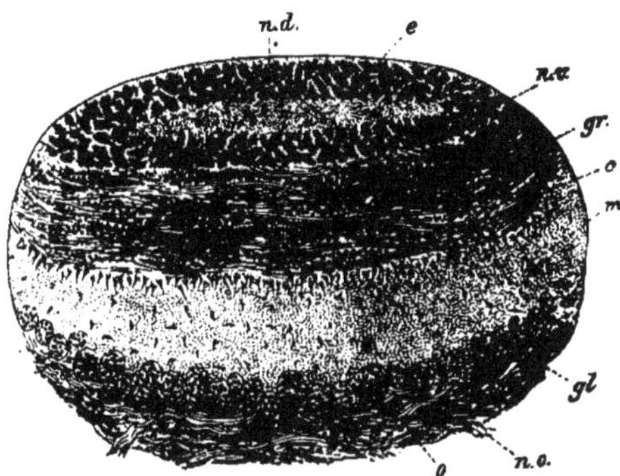

Fig. 145. — Coupe transversale du bulbe olfactif (Schwalbe)

nd, substance médullaire dorsale, *e*, *nv*, substance médullaire ventrale du bulbe; *e*. restes de la cavité primitive; *gr*, couche des fibres supérieures; *c*, couche des cellules mitrales; *gl*, couche des glomérules; *no*, couche des fibres inférieures.

RAMON Y CAJAL, VAN GEHUCHTEN et MARTIN, CONIL, RETZIUS, CALLEJA, etc., ont étudié la structure du bulbe olfactif.

En allant de la superficie vers la profondeur, c'est-à-dire vers la cavité du bulbe chez les animaux qui ont conservé un lobe olfactif avec ventricule, on trouve trois couches concentriques fondamentales : 1° une couche de fibres superficielles, *fibres olfactives nasales*, *fibres périphériques*, émanées de la cellule bipolaire sensorielle de la muqueuse olfactive et terminée par des ramilles dans les glomérules olfactifs; — 2° une couche de petites masses sphériques ou ovoïdes de 200 à 250 μ de diamètre constituées par les ramifications terminales des fibres olfactives nasales et les dendrites ramifiées en panache des cellules mitrales du bulbe olfactif, les *glomérules olfactifs*; — 3° une couche de cellules triangulaires géantes (30 à 50 μ),

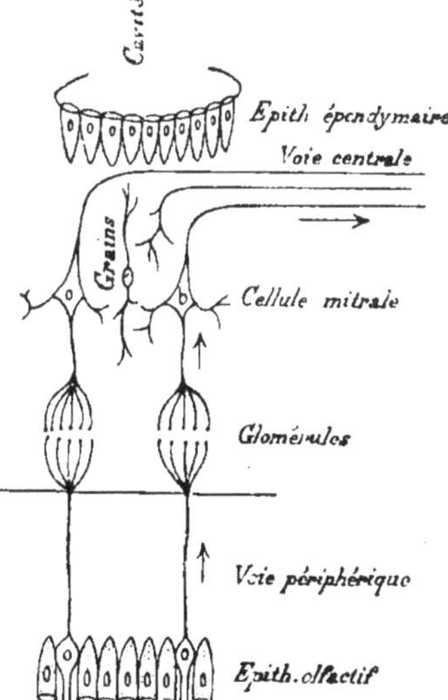

Fig. 146. — Les voies olfactives depuis la membrane sensorielle dans les fosses nasales jusqu'à la bandelette olfactive.

cellules mitrales, qui émettent une dendrite épaisse dont les ramifications en panache vont se terminer dans les glomérules olfactifs (toujours dans plusieurs), et dont le cylindre-axe va constituer une fibre nerveuse à myéline allant se terminer dans la couche moléculaire de l'hippocampe (CAJAL, CALLEJA) où ses arborisations terminales se mettent en contact avec les dendrites rameux des cellules pyramidales de l'écorce de la circonvolution ammonienne; — 4° une couche de petites cellules, *grains*, et de fibres à myéline, *fibres de la bandelette olfactive, fibres profondes, fibres centrales*. Les grains sont des cellules dendritiques, mais dépourvues de cylindre-axe; les fibres viennent des cellules mitrales et vont surtout constituer la racine olfactive externe qui se rend dans la couche moléculaire de la circonvolution de l'hippocampe. On y trouve aussi quelques *fibres centrales terminales* qui vont se ramifier autour des grains, et un faisceau de fibres grêles, qui, plus loin, reçoit les fibres des cellules pyramidales du tubercule olfactif, et traverse la partie inférieure du corps strié pour se rendre dans la commissure antérieure, dans le tubercule mamillaire et jusque dans la calotte du pédoncule cérébral (radiations olfactives profondes d'Edinger). Parmi ces fibres nerveuses il y en a qui représentent des fibres commissurales reliant l'un à l'autre les deux bulbes olfactifs en passant par la commissure antérieure. Dans la couche des glomérules, CAJAL et BLANCS ont décrit des cellules à axone court (cellules d'association ?) qu'on peut appeler *cellules péri-glomérulaires.*

La voie olfactive peut donc être considérée comme une chaîne d'au moins trois neurones.

Enfin, le lobe olfactif contient des *cellules névrogliques*, et quand il a conservé un ventricule (fœtus humain, nombre d'animaux), cette cavité est tapissée par la *membrane épendymaire* des ventricules du cerveau. Chez l'homme adulte, la cavité est comblée, et si, au-dessous d'elle, on rencontre les trois couches fondamentales que nous venons d'indiquer, au-dessus on ne trouve plus qu'une couche de substance blanche à peine recouverte par une nappe grise rudimentaire (fig. 145 et 146).

Au bulbe olfactif fait suite la *bandelette olfactive*. Celle-ci, qui est un pédoncule creux chez le fœtus humain et chez les quadrupèdes, constitué par un cylindre de substance blanche recouvert d'un autre cylindre de substance grise, le tout continu en avant avec les couches du bulbe olfactif et en arrière avec l'écorce cérébrale, n'est plus qu'un cordon de substance blanche chez l'Homme adulte. Le canal central a disparu (cavité épendymaire) et l'écorce grise ne persiste que ci et là, et notamment à la face supérieure de la racine de la bandelette (racine grise du nerf olfactif). Les fibres constituantes de ce cordon sont formées par les cylindres axes des cellules mitrales, des grains et des quelques cellules des îlots gris persistants le long de la bandelette. Toutes ces fibres aboutissent, soit aux racines du nerf olfactif, soit au tubercule olfactif.

La bandelette olfactive conduit les impressions odorantes au cerveau par l'intermédiaire des racines du nerf olfactif.

Les *centres corticaux* de ce système sont représentés par la circonvolution de l'hippocampe et particulièrement le crochet et la corne d'Ammon, par le lobe orbitaire et la circonvolution du corps calleux (?). Le *système d'association* ou *commissures* par l'*arc marginal externe* de Zuckerkandt (circonvolution godronnée y compris les tractus de Lancisi et la bandelette diagonale) et l'*arc marginal interne* ou *sous-calleux* (portion olfactive du trigone cérébral) sans compter les commissures transverses ou interhémisphériques (portion olfactive de la commissure blanche et fornix transversus).

Enfin on a décrit des *connexions postérieures*, bien visibles seulement chez les Osmatiques, par un faisceau qui irait de l'espace perforé au ganglion de l'habénule en suivant le *tænia thalami* (Edinger), et un autre que j'ai signalé plus haut et qui se porte au tubercule mamillaire et de là au pédoncule cérébral et à la protubérance sous le nom faisceau de la calotte (Broca, Béclard, Breschet, Trolard). De l'habénule le faisceau rétroflexe permet, enfin, la connexion avec le ganglion interpédonculaire.

L'appareil olfactif est un des plus précoces. Il est même permis de croire que « la pensée a commencé dans la série animale par l'élaboration des perceptions olfactives », car c'est avec l'appareil olfactif que l'écorce cérébrale la plus élémentaire, celle des Amphibiens et des Reptiles, est principalement en relation (Steiner, Edinger). Un territoire étendu de l'écorce des Reptiles a une structure histologique analogue à celle de la corne d'Ammon des Mammifères ; c'est elle qui reçoit les sensations olfactives. Tous les autres appareils des sens n'ont été reliés à l'écorce que postérieurement à l'établissement de ces connexions primitives de l'appareil olfactif avec le manteau des hémisphères cérébraux.

Les faits d'atrophie et d'extirpation des bulbes olfactifs (Schiff, Vulpian, Biffi, Gudden, Mathias Duval) prouvent que le nerf olfactif est bien le nerf de l'odorat, malgré les faits semblables à celui de la femme Lemens, rapporté par Cl. Bernard. Mais la fonction de ce nerf exige l'intégrité du trijumeau qui fournit aux fosses nasales leur sensibilité générale et préside à la sécrétion de leurs glandes. La dysosmie qui fait partie de l'aura de quelques épileptiques, l'hémianosmie des hystériques coïncidant avec l'hémianesthésie générale, les hallucinations olfactives, plaident en faveur d'un centre olfactif cortical que l'on peut localiser avec Ferrier dans la circonvolution de l'hippocampe. Cette localisation est confirmée par les faits de l'anatomie comparée qui montrent que le lobe temporal est d'autant plus développé chez les animaux que leur odorat est plus fin (Gratiolet), et avec les faits d'arrêt de développement de ce lobe chez les jeunes animaux auxquels on fait l'ablation du lobe olfactif (Gudden).

D. — Portion plissée du cerveau. Circonvolutions cérébrales.

Sous le nom de *Circonvolutions cérébrales*, on désigne des replis épais, juxtaposés et tortueux, qui recouvrent la surface du cerveau, et sont séparés les uns des autres par des sillons plus ou moins profonds.

Le développement de ces plis est extrêmement variable selon les espèces et les races, et même selon les individus d'une même famille. Cependant, on peut dire d'une façon générale avec A. Desmoulins, que leur développement est en raison directe du nombre et de la perfection des facultés intellectuelles dans les espèces comme dans les races et les individus. Toutefois la complexité du plissement cérébral n'est pas fatalement une supériorité. Le cerveau du Chien est moins plissé que celui du Mouton, et cependant l'intelligence du Chien surpasse de beaucoup celle du Mouton. C'est en se basant sur l'absence, la présence et l'abondance des circonvolutions que RICHARD OWEN répartit les animaux en trois groupes : les *Lissencéphales*, qui ont le cerveau lisse, les *Gyrencéphales*, qui ont un cerveau plissé, et les *Archencéphales*, qui ont d'abondantes circonvolutions. Mais il ne faudrait pas faire de ce groupement un caractère de classification zoologique, car si on examine à ce sujet un certain nombre d'espèces animales, on est de suite frappé de voir que dans un même groupe telle espèce a le cerveau lisse, telle autre le cerveau plissé.

C'est ainsi que parmi les Monotrèmes l'Ornithorhynque a un cerveau lisse et l'Echidné un cerveau plissé.

Le Dionyx, parmi les Edentés, est tout à fait lissencéphale, l'Unau est gyrencéphale (G. POUCHET). On peut remarquer de plus que les cerveaux sans plis s'observent presque toujours dans les espèces de petite taille.

Les circonvolutions sont donc formées par le plissement de l'écorce cérébrale, dont l'action est proportionnelle à la surface du cerveau ; un cerveau lisse est donc, toutes choses égales d'ailleurs, inférieur à un cerveau plissé, puisqu'il a moins de surface. A intelligence égale et dans un même ordre zoologique, les animaux les plus grands doivent avoir les cerveaux les plus plissés. Ce fait se vérifie très bien dans l'ordre des Rongeurs, des Ruminants et des Primates. Ainsi, quoique les Rongeurs en général soient lissencéphales, le plus grand d'entre eux, le Cabiai, est gyrencéphale, tandis que le Chevrotain de Java, le plus petit des Ruminants, est presque lissencéphale ; ainsi encore, bien que le type général des Primates soit gyrencéphale, les plus petites espèces de la famille des Cébiens sont lissencéphales.

DARESTE a expliqué ce fait en disant que le cerveau renferme toujours une partie fondamentale ou automate en rapport avec des fonctions primitives. Ce cerveau là croît avec le corps pour ne pas rester en retard sur le reste ; son volume augmente en même temps que la taille de l'animal. Le plissement de la surface du cerveau est en relation directe, au contraire, avec le volume du cerveau (BAILLARGER). BROCA, d'autre part, a bien montré que ce plissement n'a pas lieu au hasard, mais qu'il est déterminé par les connexions mêmes de la partie qui s'amplifie avec les parties profondes.

Le plissement du cerveau n'est pas un phénomène primaire, puisqu'il n'existe pas chez l'embryon et qu'il ne se manifeste pas non plus dans des espèces élevées, mais de petite taille (Ouistiti, etc.) ; il est la conséquence de l'extension de l'écorce cérébrale et, s'il est *ordonné* par les connexions qui s'établissent entre le manteau et le corps de l'hémisphère, il paraît *déterminé* par la loi géométrique du rapport des surfaces avec les volumes. A ce titre, il est influencé à un haut degré par les variations de la taille parmi les genres d'une même famille, parmi les familles d'un même ordre. On sait, en effet, que dans les corps semblables les volumes croissent comme les carrés des diamètres (1 : 8), tandis que les surfaces ne croissent que comme les carrés des diamètres (1 : 4). Un boulet de 12 n'a pas une surface triple de celle d'un boulet de 4, car la surface s'accroît deux fois moins que le volume. Pour que la *surface* des hémisphères cérébraux pût s'accroître autant que le *volume* du corps, il fallut donc qu'elle se plissât sur elle-même. Par cet artifice fut rétablie l'harmonie. En d'autres termes, un cerveau qui grandit doit se plisser sous peine de déchoir (Broca) (1). A égal volume corporel,

(1) L'épaisseur de l'écorce du cerveau, constante dans une espèce, dit G. Gelgersma, (*Neurol. Centralb.* 1890), varie avec les espèces. Les trousseaux de fibres, qui, comme autant de rayons, établissent entre les divers points de la surface, la continuité entre

l'Homme est parmi les Mammifères celui qui a une surface corticale plus considérable. C'est ainsi qu'un Homme de 65 kilogr. a 30 centimètres carrés de surface corticale par kilogr. du poids du corps, tandis qu'un Lapin, par exemple, n'en a pas plus de 6.

Si les plis du cerveau suivent la direction où la résistance est au *minimum*, les dolichocéphales auront plus particulièrement des plis longitudinaux d'avant en arrière, les brachycéphales des plis transversaux. C'est, paraît-il, ce que L. Meyer (1876) et Rüdinger (1877) auraient, en effet, constaté; c'est ce que Turner a démontré chez les Cétacés (Narwall, etc.).

En résumé, le plissement du cerveau n'est pas en relation avec les vaisseaux (la direction des vaisseaux sur le cervelet, à la surface de l'insula, au niveau de beaucoup de sillons, notamment la scissure de Rolando, ne permet pas d'accepter cette opinion), comme le pensaient Boerhaave et Reichert, mais le résultat, comme l'ont admis Baer, Henle, Bischoff, Hyrtl, etc., de l'agrandissement de cet organe en présence de la résistance (pas actuelle mais ancestrale) que lui présente la capsule ostéo-fibreuse qui constitue le crâne à ses débuts; au fond, sa cause est purement mécanique, et dans l'ontogénie représente une transmission héréditaire d'une disposition acquise pendant l'évolution phylogénique, ainsi que l'ont soutenu avec raison assez récemment Chiarugi et G. Valenti.

La fixité du type cérébral dans chacun des groupes de Vertébrés exclut, en effet, un chiffonnement aveugle du manteau, dans l'obligation de se plisser pour trouver place dans un espace trop étroit.

Longtemps l'abondance même des circonvolutions dans le cerveau de l'homme a été un obstacle à leur étude. Il faut arriver à Leuret pour trouver l'ébauche des lois de leur distribution. Ces lois furent développées un peu plus tard par Gratiolet, mais elles n'ont reçu toute leur précision que depuis les recherches de P. Broca, Ecker, Pansch, Bischoff, Huxley, Rudinger. Ainsi l'on a reconnu que tout était harmoniquement ordonné là, où l'on croyait naguère que tout était variabilité et dédale inextricable. Mais pour arriver à ce résultat on a procédé du simple au compliqué; on en a appelé à l'anatomie comparée et à l'anatomie du développement. Et, alors, le chaos a cessé, et les lois morphologiques du développement des circonvolutions du cerveau s'en sont assez vite dégagées. Dans chaque espèce, comme l'avait dit Leuret, le type circonvolutionnaire est invariable et le type de l'Homme est le même que celui du Singe.

Examinons à cet effet un Vertébré inférieur, un Ornithorhynque, un Rat, une Taupe, un Ouistiti : leur cerveau est lisse, aucun pli n'en dérange la surface polie et à ce point

l'écorce et les noyaux de la base et les pédoncules, occupent le noyau du solide représenté par l'hémisphère. Or, quand un solide s'accroît, ce qui est le cas du cerveau, sa surface augmente comme le carré du rayon, et son volume comme le cube du même rayon. Si, par suite la nappe corticale grise n'augmente pas continuellement, il y aura bientôt disproportion entre la surface et le volume. C'est ce qui serait arrivé si une compensation n'était survenue. Cette compensation, c'est l'augmentation de la surface et la diminution relative et proportionnelle du volume par la genèse de plis. Les circonvolutions cérébrales et cérébelleuses n'ont pas d'autre origine. Plus la surface du cerveau est grande et plus le volume est petit, plus nombreuses et plus compliquées sont les circonvolutions. C'est affaire d'espèces.

Eh bien, la grandeur de la superficie est déterminée par deux facteurs : 1° la quantité absolue de substance grise; 2° l'épaisseur de l'écorce. La première dépend du développement des facultés de l'espèce et de sa taille; plus la seconde est mince, plus nombreuses sont les circonvolutions. C'est pourquoi le cerveau des Cétacés est si riche en volutes; c'est pourquoi le cervelet se plisse plus tôt et acquiert plus de plis que le cerveau, de vue il est curieux de remarquer combien le cerveau du fœtus humain de 3 à 4 mois rappelle le cerveau lisse du Ouistiti. Élevons-nous dans la série animale, envisageons par exemple le cerveau du Castor, de l'Agouti, du Lapin, nous y voyons l'indice d'une scissure que nous appellerons bientôt la scissure de Sylvius, et l'ébauche sur la convexité du cerveau de quelque sillons à direction antéro-postérieure qui sont comme une tendance à la formation de circonvolutions longitudinales rudimentaires. Nous avons franchi la transition entre le cerveau lisse et le cerveau à plis rudimentaires. Montons un pas de plus, et envisageons le cerveau de l'Aï, du Phæscolome, et nous trouverons ces circonvolutions mieux dessinées mais encore très simples, allant de la partie antérieure à la partie postérieure des hémisphères. Montons encore, et le Coati, le Kanguroo, nous montreront un progrès incontestable, principalement par l'existence d'une scissure transversale, *scissure cruciale*, qui caractérise les groupes plus élevés et qui siège sur le bord supérieur de l'hémisphère. En outre, la scissure de Sylvius s'est développée; elle présente maintenant avec beaucoup plus de netteté, une branche antérieure, *sillon presylvien*, que nous allons retrouver sur le cerveau des Carnassiers et qui remonte vers le bord supérieur de l'hémisphère de façon à le diviser déjà avec le sillon crucial en deux lobes, l'un antérieur, l'autre postérieur. Ce sillon présylvien est important; il représente la scissure de Rolando ainsi que l'ont établi P. Broca, Giacomini et d'autres. Avec les Carnivores, le Renard, le Chien, etc., nous voyons quatre circonvolutions arquées entourant concentriquement la scissure de Sylvius, les *circonvolutions fondamentales* ou *primitives* de Leuret. La plus élevée empiète sur la face interne de l'hémisphère, et se trouve séparée sur cette face de la circonvolution du corps calleux par un sillon, *sillon sous-pariétal*, qui se continue avec le sillon crucial, sauf chez quelques espèces (Chat, Léopard, Ours), et qui est représenté chez l'Homme par cette encoche que forme sur le bord supérieur de l'hémisphère, la fin de la scissure sous-frontale en arrière du lobule paracentral. Chez les Félins, le Lion, le Chat, la Panthère, les sillons qui séparent les circonvolutions peuvent être interrompues, et déjà elles peuvent s'anastomoser entre elles. Au demeurant, le cerveau des Carnassiers est divisé en deux lobes, un antérieur ou frontal, et un postérieur ou pariétal.

Autour du sillon crucial, on voit une circonvolution en anse, le *gyrus sigmoïde*, qui est un pli de passage entre le lobe frontal et le lobe pariétal, et qui représente la zone psycho-motrice du cerveau de l'Homme et des Singes. En bas le lobe olfactif se détache très volumineux et se continue en arrière avec un lobe de l'hippocampe considérable et le grand lobe limbique.

En nous élevant encore davantage dans la série des animaux nous rencontrons dans le cerveau des *Ongulés* un type à part, qui se rapproche par certains côtés du cerveau des Carnassiers, mais s'en écarte par la variété, l'irrégularité, et souvent la richesse des circonvolutions. Avec les *Cétacés*, les Carnassiers amphibies, les Phoques, Dauphins, etc., on assiste à un développement plus grand encore des circonvolutions, et à l'autonomie plus grande du lobule de l'insula qui, déjà, chez le Tapir, s'était dégagé du reste de l'écorce. Jusqu'alors les circonvolutions du cerveau des animaux dont il a été question, se dirigeaient toutes d'avant en arrière ; elles traversaient le cerveau dans le sens longitudinal. C'est la disposition fondamentale commune aux Carnassiers terrestres et amphibies, aux Tapiridés, aux Ongulés. Entre ces circonvolutions plusieurs cerveaux ont des moyens d'union, des espèces de soudures, en un mot des plis d'anastomose, mais tous *partiels* ; aucun n'est placé en travers du cerveau de manière à couper les circonvolutions longitudinales en deux groupes, l'un antérieur, l'autre postérieur.

Dans tous ces types, il est encore assez difficile de dire quel est le sillon qui correspond à la scissure de Rolando. Les uns la voient dans le sillon crucial, les autres avec plus de raison, croyons-nous, dans le sillon présylvien. Avec le cerveau de l'Eléphant, le doute cesse, et pour la première fois apparait, d'une façon nette, un *sillon central* ou *sillon de Rolando*, qui limite deux circonvolutions centrales que nous retrouverons chez l'Homme et les Singes.

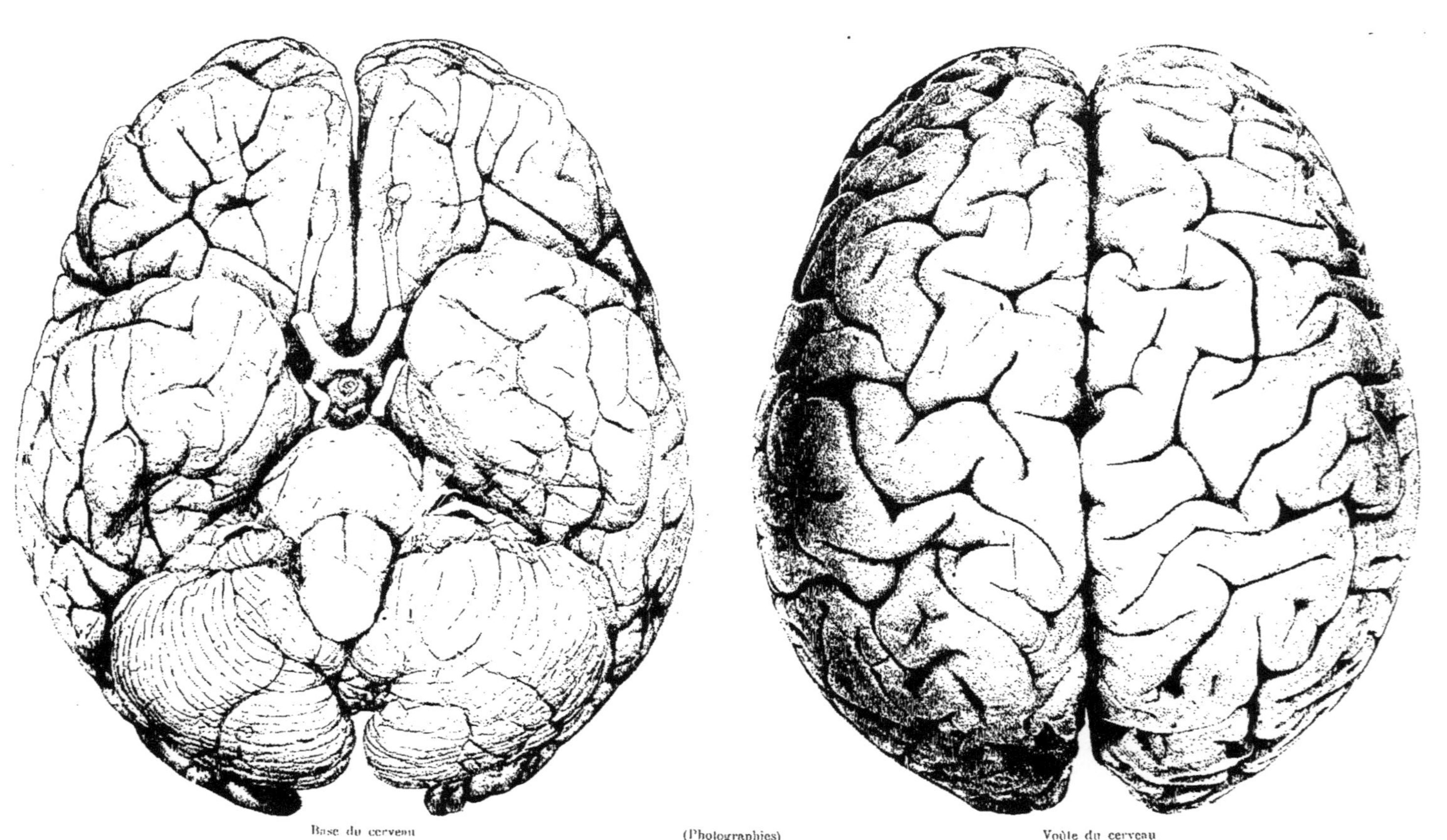

Base du cerveau (Photographies) Voûte du cerveau

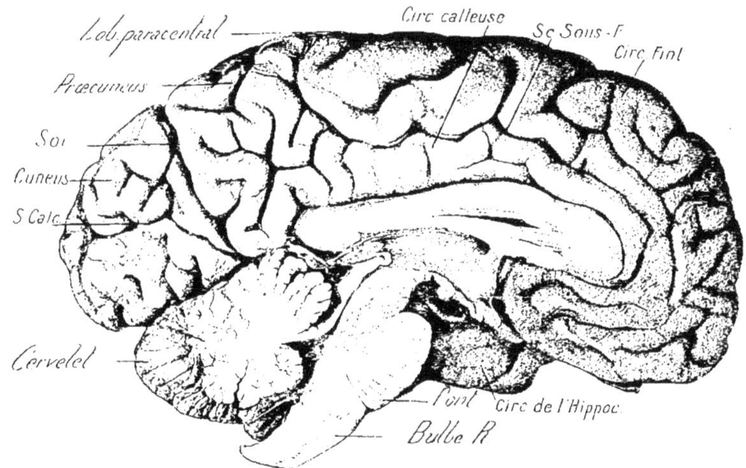

Face interne du cerveau (photographie)

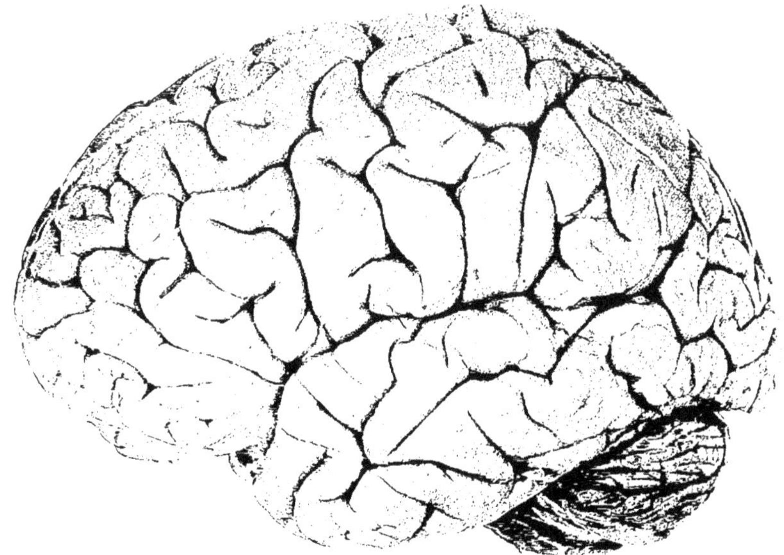

Face externe du cerveau (photographie)

Le cerveau d'un Singe non Anthropoïde, d'un Pithécien, tel que le Sapajou, le Cynocéphale, le Papion, est déjà bien différent des précédents. Les quatre scissures fondamentales, scissures de Sylvius, de Rolando, pariéto-occipitale interne et pariéto-occipitale externe, ont séparé la surface de l'hémisphère en ses départements premiers ou lobes, y compris le lobe de l'insula. Le lobe occipital présente souvent déjà deux ou trois plis; les circonvolutions du lobe pariétal procèdent des plis pariétaux des Carnassiers; le lobe frontal très agrandi porte deux circonvolutions séparées par les sillons courbes frontal et rostral dans lesquels il est facile de découvrir l'ébauche des sillons frontaux du cerveau des Anthropoïdes et de l'Homme. Les Pithéciens n'ont que deux circonvolutions frontales antéro-postérieures; la 3e ou circonvolution de Broca ne fait son apparition qu'avec les Singes Anthropoïdes.

Les circonvolutions sont séparées les unes des autres par des anfractuosités. Parmi ces anfractuosités, toutes n'ont pas la même valeur, les unes sont constantes dans les espèces et dans les individus, les autres ne le sont point. Aux anfractuosités constantes on a donné le nom de *scissures*, aux autres le nom de *sillons*.

Un groupe de circonvolutions limité de toutes parts par des scissures constituera une division principale du manteau cérébral : c'est un *Lobe*. Les plis d'un même lobe, limités par des sillons, constituent de leur côté une division secondaire de l'écorce à laquelle on réserve le nom de *Circonvolutions*. D'autre part, comme l'écorce du cerveau est partout continue à elle-même, il s'ensuit que les circonvolutions d'un même lobe communiquent entre elles, et avec les circonvolutions des lobes voisins. Les parties qui mettent en communication deux circonvolutions ont reçu le nom de *plis de communication*, le nom de *plis de passage* étant réservé aux plis qui unissent un lobe à un lobe voisin, et celui de *plis d'anastomose* aux plis qui relient ensemble les circonvolutions d'un même lobe. Enfin, à la surface des circonvolutions elles-mêmes sont tracés de petits sillons de moindre importance qu'on appelle des *incisures*.

L'étude des circonvolutions cérébrales se ramène donc à l'étude des scissures, puis des lobes, enfin des circonvolutions et des sillons.

Il y a 7 scissures : celle de Sylvius, de Rolando, la sous-frontale, la sous-pariétale, la pariéto-occipitale externe, la pariéto-occipitale interne, et la scissure calcarine qui, quoique pas interlobaire, n'en a pas moins une grande importance, comme le prouve l'anatomie comparée. Ces scissures limitent 6 lobes : le *lobe frontal*, visible sur les trois faces de l'hémisphère; le *lobe pariétal*, que l'on voit à la face externe et interne; le *lobe temporal*, qui appartient aussi aux faces externe et interne; le *lobe occipital*, visible sur les faces externe, interne et inférieure; le *lobe de l'insula*, visible au fond de la scissure de Sylvius, et le *lobe du corps calleux* ou *lobe limbique*, constitué par ce que l'on appelle ordinairement la circonvolution du corps calleux et celle du grand hippocampe.

Les scissures divisent en lobes la surface des hémisphères. Ce sont en quelque sorte des frontières naturelles. Il ne faudrait cependant pas les regarder comme constituant une ligne de séparation absolue entre les deux lobes qu'elles limitent. Au-dessous d'elles, les deux lobes communiquent comme deux territoires sont unis l'un à l'autre par le lit d'un fleuve. Les lobes ne sont que des divisions morphologiques; anatomiquement, il y a continuité de l'écorce cérébrale d'un lobe à l'autre, soit par le fond de la scissure qui n'est, comme l'a dit Brissaud, que l'envers d'une grosse circonvolution, soit par les plis de passage. Physiologiquement la séparation des lobes n'est pas non plus absolue, puisque nous voyons des centres moteurs analogues situés en avant et en arrière de la scissure de Rolando, sur deux lobes différents.

1. Scissure de Sylvius. — Cette scissure (S. S. fig. 147) qui porte le nom d'un anatomiste du XVIe siècle, est de toutes la plus importante. Elle existe seule dans plusieurs espèces, les Lémuriens notamment, et paraît la première chez le fœtus humain, longtemps avant la scissure de Rolando, vers 3 mois 1/2. Elle commence à la base du cerveau, immédiatement en dehors de la racine blanche externe du nerf olfactif, en avant de la pointe du lobe temporal, par un détroit, *détroit* ou *entrée de la scissure*, qui mène en dedans dans la *vallée de Sylvius* et en dehors dans une large fente, la *fosse de Sylvius* qui, au-delà, se rétrécit et constitue la *scissure de Sylvius* proprement dite. Celle-ci contourne la pointe du lobe temporal et apparaît à la face externe de l'hémisphère où, légèrement oblique (25 à 30°) en arrière et en haut, elle s'incurve tant soit peu en *S* italique pour se terminer vers le tiers postérieur de l'hémisphère par une queue simple ou bifurquée, au niveau du lobule du pli courbe. Un pli courbe plus ou moins saillant, *pli falciforme* (fig. 143), sépare la *vallée* de la *fosse* de Sylvius. Cette dernière est fermée par les méninges qui rapprochent ses bords, sauf chez quelques cerveaux arrêtés dans leur croissance.

Au-dessus de la scissure sont les lobes frontal et pariétal ; au-dessous le lobe temporal. Sa lèvre supérieure est donc constituée en avant par une circonvolution frontale. Or, celle-ci décrit deux plis d'inflexion ou méandres, et conséquemment deux incisures continues, qui se portent vers le lobe frontal et que l'on appelle *branches antérieures* de la scissure, par opposition à la branche oblique à laquelle on réserve le nom de *branche postérieure*. Des deux branches antérieures, l'une est horizontale, précoce (3e mois) et constante, c'est la *branche antérieure horizontale ;* l'autre est verticale, plus tardive (5e mois) et fait parfois défaut, c'est la *branche verticale* ou *ascendante*.

La branche antérieure de la scissure de Sylvius manque chez les Cébiens et les Pithéciens, la branche horizontale apparaît chez le Gibbon et le Gorille, et chez le Chimpanzé et l'Orang, on commence à voir, selon Broca, observation contestée cependant, la branche ascendante, encore rudimentaire et manquant dans la moitié des cas (1).

La branche antérieure de la scissure de Sylvius peut être simplement représentée par une scissure en V ou en Y dans certains cerveaux humains peu plissés, et peut même être aussi simple que chez les Singes sur les cerveaux d'imbéciles, d'idiots et de microcéphales. Ecker a démontré du reste que la forme primitive est en Y ; puis celle-ci passe à la forme en V et finalement à la forme en U par accroissement du lobule triangulaire de F_3. Quoi qu'il en soit, les deux branches antérieures de la scissure délimitent un petit lobule triangulaire que nous apprendrons bientôt à connaître sous le nom de *cap* de la 3e circonvolution frontale (2, fig. 148). Les bords de la scissure de Sylvius recouvrent le lobe de l'Insula de Reil que l'on ne peut voir qu'en écartant ces bords au niveau de l'excavation de Sylvius. La lèvre sylvienne fronto-pariétale qui retombe par

(1) Dans le genre Hylobates (Waldeyer) la branche antérieure de la scissure existe déjà. (*Sitz. der Königl. pr. Akad. d. Wiss. zu Berlin*, 1891).

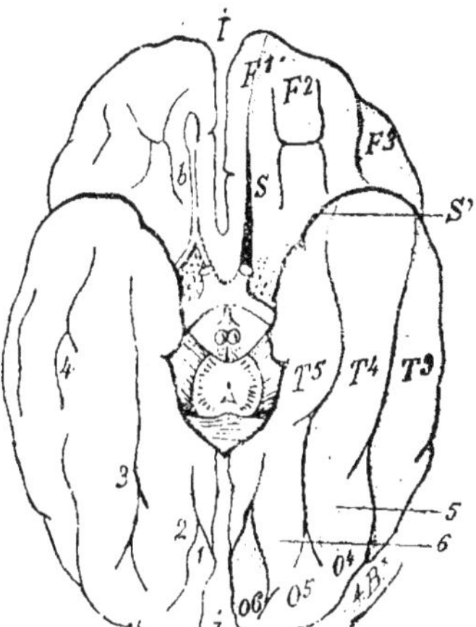

Fig. 147. — Face inférieure du cerveau.

I, I, grande fente interhémisphérique ; S, sillon olfactif ; b, nerf olfactif ; S', scissure de Sylvius ; F^1, F^2, F^3, circonvolutions frontales orbitaires ; T^3, T^4, T^5, troisième, quatrième et cinquième circonvolution temporale ; 1, scissure en Y ; 2, 3, 4, sillons temporo-occipitaux ; 5, lobule fusiforme ; 6, lobule lingual ; O^4, O^5, O^6, troisième, quatrième et cinquième circonvolution occipitale.

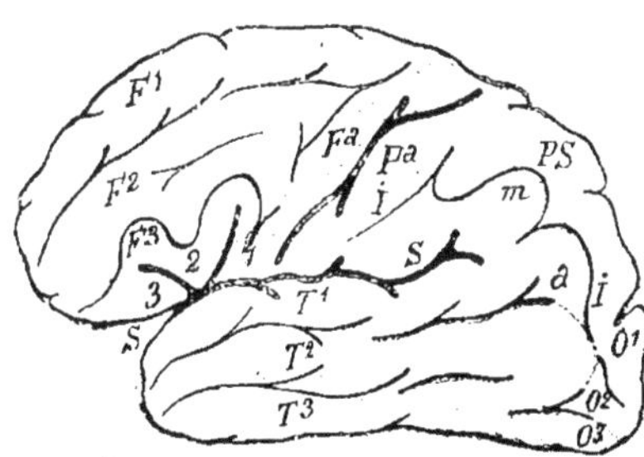

Fig. 148. — Face latérale externe du cerveau (côté gauche).

R, scissure de Rolando ; O, scissure occipitale ; S, S, scissure de Sylvius ; F^1, première circonvolution frontale ; F^2, deuxième frontale ; F^3, troisième frontale ou circonvolution de Broca ; 1, lobule operculaire ; 2, lobule triangulaire ; 3, lobule orbitaire de la 3e frontale ; Fa, frontale ascendante ; Pa, pariétale ascendante ; Ps, circonvolution pariétale supérieure ; I, I, sillon interpariétal ; *m*, lobule du pli courbe, *a*, pli courbe ; T^1, première temporale ; T^2, deuxième temporale ; T^3, troisième temporale ; O^1, première circonvolution occipitale ; O^2, deuxième occipitale ; O^3, troisième occipitale.

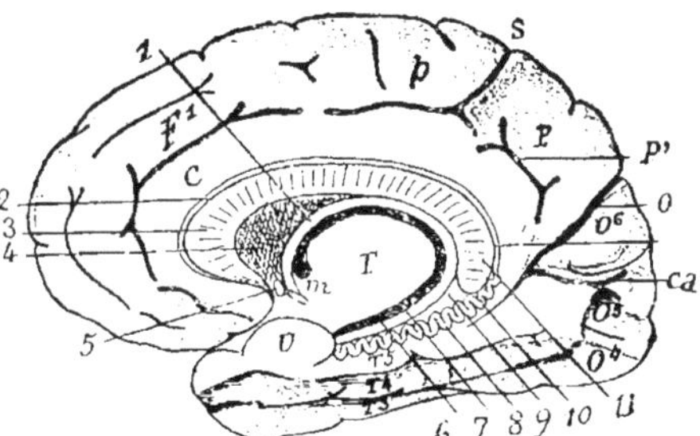

Fig. 149. — Face latérale interne de l'hémisphère droit du cerveau.

S, scissure sous-frontale ; p', scissure sous-pariétale ; O, scissure occipitale interne ; C_a, scissure calcarine ; C, circonvolution du corps calleux ; p, lobule ovalaire ; P, précunéus ; F^1, circonvolution frontale interne ; O^6, sixième occipitale (cunéus) ; O^5, cinquième occipitale ; O^4, quatrième occipitale ; T^5, cinquième temporale (circonvolution de l'hippocampe) ; T^4, quatrième temporale ; T^3, troisième temporale ; U, crochet (uncus) de l'hippocampe ; T, couche optique ; *m*, trou de Monro ; 1, trigone cérébral ; 2, tænia du corps calleux, 3, genou du corps calleux ; 4, septum lucidum ; 5, commissure blanche antérieure ; 6, scissure choroïdienne (fente de Bichat) ; 7, pilier postérieur du trigone (corps bordant) ; 8, corps godronné ; 9, triangle sous-calleux ; 10, fascia cinerea ; 11, splénium ou bourrelet du corps calleux.

dessus le lobe porte pour cette raison le nom d'*operculesylvien*, *opercule de Reil* ou *de Burdach* (1, fig. 150). La scissure de Sylvius répond au bord postérieur des apophyses d'Ingrassias. Elle contient les divisions de l'artère cérébrale moyenne et une certaine quantité de liquide céphalo-rachidien. Au niveau de la fosse, elle loge le lobe de l'insula.

La scissure de Sylvius résulte de l'allongement et de l'inflexion brusque du gyrus sylvien primitif.

C'est par les deux branches antérieures de la scissure de Sylvius qu'on apprécie le mieux le perfectionnement du cerveau dans les rangs les plus élevés de la série des

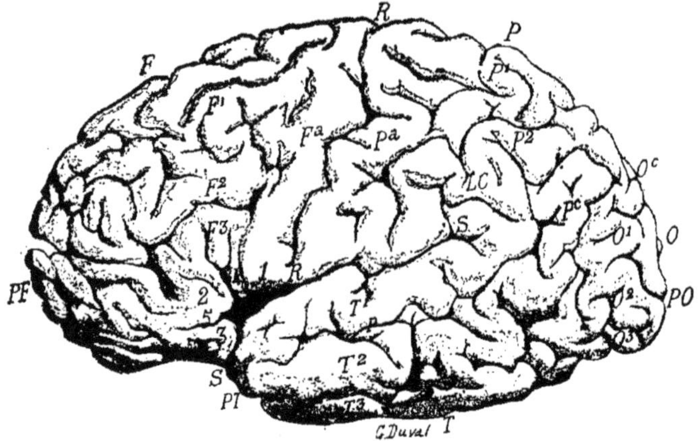

Fig. 150. — F, lobe frontal; P, lobe pariétal; O, lobe occipital; T, lobe temporal; PF, pôle frontal; PO, pôle occipital; PT, pôle temporal; S, S, scissure de Sylvius; R, R, sillon de Rolando; F^1, F^2, F^3, 1re, 2e, 3e, circonvolution frontale; F^a, circonvolution frontale ascendante; 1, lobule operculaire; 2, lobule triangulaire (cap); 3, lobule orbitaire de la circonvolution de Broca; 4, branche verticale et 5, branche horizontale de la scissure de Sylvius; P^a, circonvolution pariétale ascendante; P^1, 1re et P^2, 2e circonvolution pariétale; L^c, gyrus marginalis; O^1, O^2, O^3, les 3 circonvolutions occipitales externes; T^1, T^2, T^3, les 3 circonvolutions temporales externes.

Primates, car leur formation est due à l'allongement et au grand développement de la 3e circonvolution frontale.

C'est à tort que Meynert croit avoir retrouvé la branche ascendante de la scissure de Sylvius chez les Carnassiers, car ce qu'il a pris pour telle, siège sur le lobe pariétal et est l'analogue de la scissure de Rolando. On sait, du reste, que le lobe frontal est rudimentaire chez les Carnassiers, et il serait curieux que ces animaux possédassent ce sillon que n'ont même pas les Anthropoïdes.

Variétés. — Valenti a trouvé les branches sylviennes antérieures sous forme d'Y 25 fois sur 160; sous la forme d'un V, 71 fois, et en U, 60 fois. Une seule fois il a rencontré une sylvienne avec une seule branche antérieure, et deux fois il a vu les branches antérieures multiples et coupées. Giacomini, de son côté, a rencontré la communication : 1° de la branche antérieure et verticale de la scissure de Sylvius avec le sillon prérolandique, dans plus des deux tiers des cas (?) ; 2° de la branche oblique avec la scissure de

Rolando (18 fois sur 168), ce qui serait le résultat de la persistance du *sillon transverse d'Eberstaller*; avec la post-rolandique (77 fois sur 168); avec le sillon interpariétal (13 fois sur 168); avec le premier sillon temporal, tantôt au niveau de son extrémité, comme cela a lieu normalement chez certains Singes (macaque, etc.), tantôt dans son parcours (31 fois sur 168); 3° des ramifications de la branche oblique dans les circonvolutions F_a et P_a. Dans le cerveau de la Vénus hottentote de Gratiolet, dans celui de la femme Boschimane de Marshall, la branche antérieure de la scissure de Sylvius était

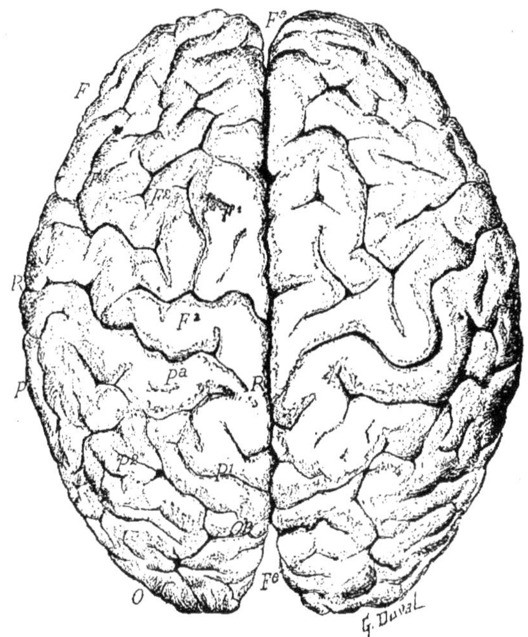

Fig. 151. — Circonvolutions de la voûte du cerveau

F^e, F^e, grande fente interhémisphérique; F, lobe frontal; P, lobe pariétal; O, lobe occipital; R, R, sillon de Rolando; F^1, F^2, F^3, 1re, 2e et 3e circonvolution frontale; F^a, frontale ascendante; P^a, pariétale ascendante; P^1, pariétale supérieure; P^2, pariétale inférieure; OP, sillon occipito-pariétal externe.

simple et sa branche postérieure s'étendait très loin en arrière en se recourbant fortement en haut, ce qui est à la fois un caractère fœtal et simiesque.

2. Scissure de Rolando. — Découverte par Vicq-d'Azyr, cette scissure, *scissure centrale* (R, fig. 150 et 151), a été appelée *sillon de Rolando* par Leuret, encore que Rolando n'ait décrit que les circonvolutions qui la bordent. Elle apparaît à la fin du 5e mois de la vie fœtale; très reculée chez l'Homme, elle sépare les lobes frontal et pariétal à la surface externe de l'hémisphère. Elle commence en bas, vers le milieu de la scissure de Sylvius, dont elle reste

toutefois isolée par un pont, le *pli de passage fronto-pariétal inférieur*, puis monte obliquement en arrière pour se terminer sur le bord sagittal de l'émisphère, vers l'union du 1/3 postérieur et des 2/3 antérieurs. Elle forme avec le bord sagittal de l'hémisphère un angle de 70° en moyenne, ouvert en avant, c'est l'*angle rolando-sagittal*. Avant de se terminer, elle décrit d'ordinaire un crochet qui se dirige en arrière, et ce n'est qu'exceptionnellement qu'elle empiète sur la face interne de l'hémisphère. Habituellement, elle reste séparée du bord supérieur par un pli de passage superficiel, le *pli de passage fronto-pariétal supérieur*. Dans son trajet, cette scissure n'est pas rectiligne, mais présente une double inflexion de façon à présenter deux genoux superposés faisant saillie en avant. Son extrémité supérieure correspond à une ligne verticale, menée par le bourrelet du

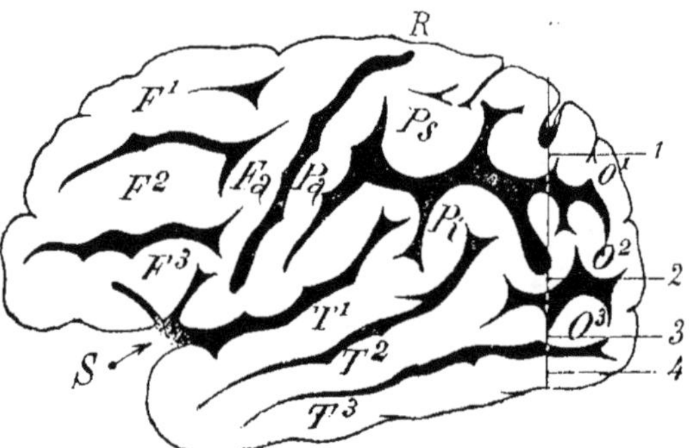

Fig. 152. — Face externe du cerveau de l'Homme. — Plis de passage.

S, scissure de Sylvius; R, scissure de Rolando; F^1, F^2, F^3, les 3 circonvolutions frontales; Fa, la frontale ascendante; Pa, la pariétale ascendante; Ps, circonvolution pariétale supérieure; Pi, circonvolution pariétale inférieure; T^1, T^2, T^3, les 3 premières circonvolutions temporales; O^1, O^2, O^3, les 3 premières circonvolutions occipitales; 1, premier pli, et 2, deuxième pli de passage pariéto-occipital (plis de Gratiolet); 3, premier pli, et 4, deuxième pli de passage temporo-occipital traversant la scissure perpendiculaire externe.

corps calleux, à 550/1000 du bord sagittal de l'hémisphère. Fermée à l'état normal, elle laisse voir, quand on l'écarte, un certain nombre de plis de passage profonds.

La situation et le degré d'obliquité de la scissure de Rolando peuvent être nettement appréciés par les chiffres suivants qui sont à peu près ceux qu'ont trouvés Ch. Ferré, Giacomini, Passet, Chiarugi, Cunningham et moi-même :

Distance de son extrémité supérieure à l'extrémité antérieure de l'hémisphère 112 millim.
— inférieure — — 72 —

D'où il résulte que le cerveau pré-rolandique occupe en haut les 53/100e de la longueur de l'hémisphère, et en bas les 43/100e.

Plus ou moins coudée, la scissure de Rolando mesure en moyenne 118 millimètres de longueur chez l'Homme, et 113 chez la Femme.

La scissure de Rolando, plus oblique chez le fœtus et le nouveau-né que chez l'adulte, se redresse plus tard. Tandis, en effet, que l'angle rolando-sagittal est de 52° en moyenne chez le nouveau-né, cet angle atteint 65° à 70° chez l'adulte. Ce redressement de la scissure, on l'a déjà deviné, est en relation de cause à effet avec le développement

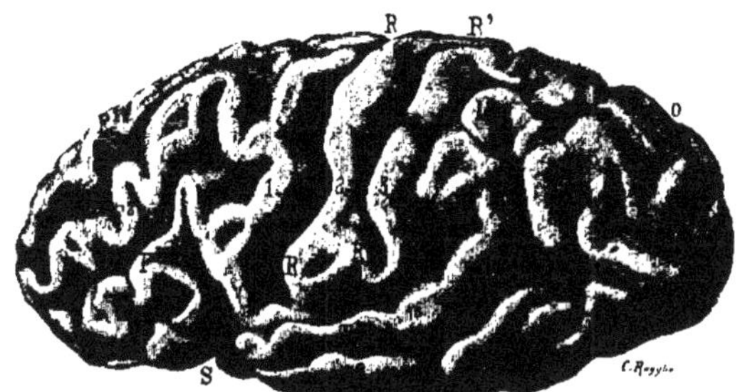

Fig. 153. — Duplicité de la scis ure de Rolando.

S, S_1 scissure de Sylvius; F^1, F^2, F^3, les circonvolutions frontales; RR, premier sillon de Rolando; R'R', deuxième sillon de Rolando; 1, 2, 3, les 3 circonvolutions rolandiques ou centrales (au lieu de 2 comme à l'ordinaire); l, lobule du pli courbe; P, pli courbe; O, scissure occipitale.

progressif du lobe frontal, et surtout avec le développement des deuxième et troisième circonvolutions frontales qui repoussent en arrière, à mesure qu'elles s'allongent et grandissent, le pied de la frontale ascendante et le sillon rolandique. Or, ce redressement

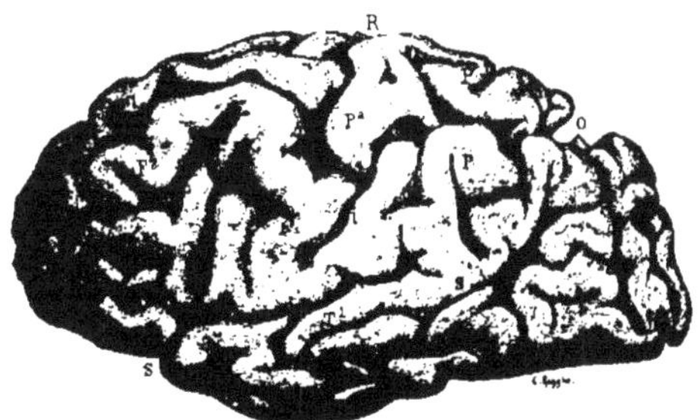

Fig. 154. — Absence de la scissure de Rolando.

S, S_1 scissure de Sylvius; F^1, F^2, F^3, les 3 circonvolutions frontales; P^a circonvolution pariétale ascendante ou ascendante innominée; P, circonvolution pariétale supérieure; p, pariétale inférieure; O, scissure occipitale externe (le premier pli de passage de Gratiolet est profond); T^1, T^2, T^3, les 3 premières circonvolutions temporales; S_1 sillon parallèle.

de la scissure que l'on observe dans l'ontogénie de l'Homme, on le rencontre aussi, fait important, quand on étudie cette scissure dans la série des Primates. Alors que l'angle rolando-sagittal est de 62° chez le Macaque, il atteint 70° chez le Singe Papion et chez les Anthropoïdes (Orang, Chimpanzé).

Selon Marshall (obs. d'un cerveau de Boschimane) et Topinard (4 obs.), le sillon de Rolando serait plus oblique dans les races inférieures que chez l'Européen, opinion contraire à celle de Huschke.

Nous avons déjà fait pressentir que plusieurs opinions se sont produites au sujet du représentant de la scissure de Rolando chez les Mammifères inférieurs aux Primates. Les uns l'ont voulu retrouver dans le *sillon crucial* des Carnivores. Mais ce sillon n'étant pas constant dans ce groupe d'animaux, il n'y a pas lieu de s'arrêter à cette opinion. D'autres considèrent le *sillon présylvien* des Mammifères ordinaires comme l'homologue du sillon de Rolando du cerveau des Singes supérieurs et de l'Homme. Contre cette homologation on a également élevé quelques doutes sous le prétexte que la « zone motrice » ou « zone des grandes cellules pyramidales de Betz » est tout entière située

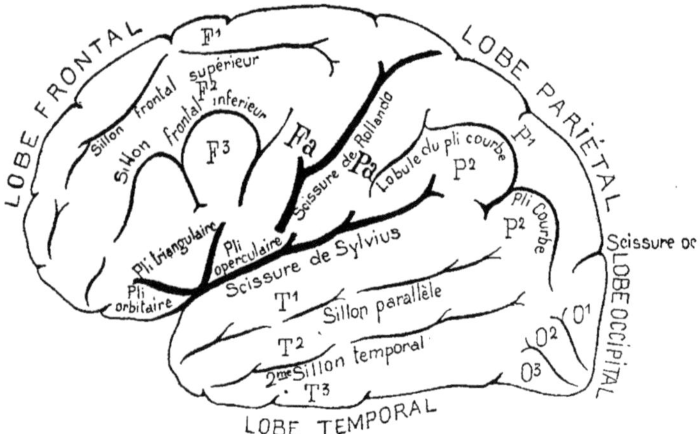

Fig. 155. — Face externe de l'hémisphère gauche du cerveau

en arrière du sillon présylvien des Carnassiers, alors qu'elle entoure, comme on le sait, le sillon de Rolando chez les Primates.

Variétés. — Giacomini a observé la bifurcation de la scissure de Rolando 3 fois à son extrémité supérieure et 4 fois à son extrémité inférieure sur 168 hémisphères. Dans certains cas, elle s'ouvre dans la scissure de Sylvius, parce que le pli de passage fronto-pariétal inférieur devient profond. Plusieurs fois, on l'a trouvée interrompue sur son parcours par un pli de passage fronto-pariétal moyen (Wagner, Féré, Giacomini, Heschl, Tenchini, Legge, Zernoff, Biachkoff). Une autre anomalie, la duplicité de la scissure, a également été observée (Giacomini, Valenti, Debierre) : Giacomini a noté cette disposition 1 fois sur 168 cerveaux, et moi-même 1 fois sur 200 cerveaux. Ce fait, il est vrai, a été contesté, sous le prétexte que l'on aurait pris le sillon post-rolandique plus complet et plus profond qu'à l'ordinaire pour une deuxième scissure de Rolando : mais j'ai en ce moment devant moi un cerveau dans lequel le doute n'est pas possible, car il présente à la fois la scissure de Rolando et le sillon post-rolandique (Voy. fig. 153).

Giacomini a encore signalé l'interruption de la circonvolution frontale ascendante par communication de la scissure de Rolando avec le premier sillon frontal (47 fois sur 168 hémisphères) ou le prérolandique (17 fois sur 168 hémisphères), et l'interruption de la pariétale ascendante par communication de la scissure de Rolando avec le sillon post-rolandique (17 fois sur 168 hémisphères). J'ai vu l'absence de la scissure de Rolando. (Fig. 154).

Dans cette anomalie on pourrait encore dire que le sillon de Rolando est interrompu par l'insertion de la 1re et de la 2me circonvolution frontale sur la pariétale ascendante, et dès lors la frontale ascendante n'existerait pas. Dans ce cerveau il y a de plus une coupure de T^1.

3. Scissure pariéto-occipitale externe. — La *scissure pariéto-occipitale*, *occipitale* ou *perpendiculaire externe* (Oc, fig. 150), découverte par Gratiolet, est réduite chez l'homme à une encoche marquée sur le bord supérieur de l'hémisphère, de telle sorte que chez nous toute démarcation apparente entre les lobes pariétal et occipital cesse à la face externe de l'hémisphère. Mais appelons à notre aide l'anatomie comparée, et celle-ci nous montrera chez les Singes inférieurs (Pithéciens) une scissure occipitale externe nette et bien délimitée, au fond de laquelle courent deux plis de passage profonds pariéto-occipitaux. Que ces plis deviennent à la fois épais, superficiels et flexueux, et la scissure sera masquée au point que l'œil ne saura plus la découvrir. C'est précisément ce qui est arrivé dans le cerveau de l'Homme, aux circonvolutions exubérantes, et à cause même de ces exubérantes circonvolutions, sauf dans quelques cerveaux exceptionnels où, ces plis redevenus peu développés et profonds, la scissure occipito-pariétale externe reprend sa netteté simienne.

Par suite de l'ouverture de la scissure occipitale chez les Pithédiens, le lobe occipital à sa partie supérieure la surplombe en une saillie, *opercule occipitale* ou *de Gratiolet*, dont l'accentuation constitue un caractère d'infériorité, que l'on a pu observer chez certains sujets de l'espèce humaine.

Variétés. — Giacomini a rencontré : 1° 92 fois sur 168 hémisphères le pli de passage supérieur profond, d'où la communication de la scissure avec le sillon interpariétal et la présence d'un opercule ; 2° Il a vu ce pli double ; 3° Il a observé le deuxième pli de passage profond dans 20 hémisphères sur 366, d'où la communication de la scissure avec le sillon parallèle (ST^1). Les deux plis de passage sont généralement profonds chez les Microcéphales. Ce cas type était chez Manolino étudié par Giacomini. Mais les hommes les mieux doués peuvent présenter ces particularités.

4. Scissure pariéto-occipitale interne. — La *scissure occipitale* ou *perpendiculaire interne* (qui n'est pas perpendiculaire chez l'homme, mais oblique) est une scissure profonde, interrompue, qui coupe la face interne de l'hémisphère en se portant obliquement en bas et en avant et sépare le lobe pariétal du lobe occipital à la face interne de l'hémisphère. — Elle a été découverte par Malacarne en 1780, et bien décrite par Burdach en 1822. En écartant ses bords, on voit qu'elle est traversée par *deux plis de passage profonds*, un supérieur ou pariéto-occipital interne, un inférieur ou cunéo-limbique.

Variétés. — Giacomini a vu cette scissure communiquer avec la scissure à l'hippocampe 67 fois sur 168 cerveaux ; il l'a vue envoyer des branches dans le lobule quadrilatère (2 fois), le cunéus (11 fois) ; il a noté qu'elle était interrompue par un pli de passage supérieur et interne, 4 fois sur 168, et par un pli inférieur et interne 1 fois sur 168, comme cela a lieu chez les Cynocéphales, et par suite de la saillie de plis ordinairement profonds et cachés (cas ordinaire qui donne lieu aux interruptions, les communications, au contraire, résultant de circonvolutions ordinairement superficielles qui deviennent accidentellement profondes).

Les scissures occipito-pariétales interne et externe peuvent être considérées comme une seule et même scissure annulaire, dont les deux branches sont respectivement situées à la face externe et à la face interne de l'hémisphère, isolant ainsi le bloc occipital du reste du cerveau.

5. Scissure sous-frontale. — La *scissure sous-frontale* ou *sillon calloso-marginal* d'Huxley et des classiques, siège sur la face interne de l'hémisphère. Elle commence un peu en avant du bec du corps calleux et, après un court trajet d'arrière en avant, elle contourne le genou du corps calleux pour se porter en arrière. Arrivée vers le tiers postérieur du cerveau, elle se relève en décrivant une courbe pour finir sur le bord de l'hémisphère où elle s'imprime sous la forme d'une encoche, visible sur la face externe en arrière de l'extrémité supérieure du sillon de Rolando, duquel elle reste séparée par le pli de passage fronto-pariétal supérieur. Cette scissure sépare le lobe frontal à la face interne de l'hémisphère du lobe du corps calleux ou limbique et se trouve interrompue d'ordinaire par un, deux et même trois plis de passage fronto-limbiques, désignés sous les noms de fronto-limbique antérieur siégeant vers le genou du corps calleux, fronto-limbique moyen et fronto-limbique postérieur. Ces trois plis sont ordinairement profonds ; ils ne deviennent superficiels que dans le 1/4 des cas environ et les 2 derniers alternent l'un avec l'autre comme volume et ne sont simultanément superficiels que 2 fois °/₀ (Eberstaller). La sous-frontale représente chez les Primates l'arc supérieur de la scissure limbique des autres Mammifères.

Variétés. — La scissure sous-frontale est interrompue par un pli 24 à 28 fois °/₀ d'après les recherches de Giacomini et Zernoff, et par 2 plis 4 fois sur 100. — Elle communique assez souvent avec la sous-pariétale, et dans ces circonstances le lobe pariétal interne paraît mal autonomisé. Cette communication se fait par un petit sillon assez peu profond, cela 26 fois °/₀ d'après Giacomini, et 37 fois °/₀ selon Zernoff.

6. Scissure sous-pariétale. — Cette scissure (P', fig. 149), réduite à une petite anfractuosité horizontale, se voit à la face interne de l'hémisphère et sépare le lobe limbique du lobe pariétal dans sa portion que l'on appelle le lobule quadrilatère.

Mais chez les Mammifères inférieurs, cette scissure est très nette et beaucoup plus considérable ; sans le secours de l'anatomie comparée, on méconnaîtrait donc l'importance morphologique de cette scissure en apparence insignifiante. Ceci tient à ce que chez l'Homme le lobe pariétal a perdu beaucoup de son importance ; il se fusionne en avant et en arrière avec le lobe limbique par deux plis de passage pariéto-limbiques antérieur et postérieur.

Pendant que la scissure sous-frontale des Primates grandit et se développe, comme le lobe frontal dont elle est solidaire, la scissure sous-pariétale prédominante comme le lobe pariétal des Mammifères inférieurs, régresse et devient de plus en plus restreinte.

Les scissures sous-frontale et sous-pariétale de l'Homme représentent l'arc supérieur de la grande scissure limbique des Mammifères inférieurs, d'où l'on conçoit que ces deux scissures soient tantôt continues (Cheval, Tapir, Éléphant), tantôt isolées (Pachydermes, Ruminants, Carnassiers, Primates).

On a considéré l'encoche de la scissure sous-fronto pariétale comme représentant dans le cerveau des Primates, le sillon crucial des Mammifères ordinaires. Dans certains cas, 1 fois sur 188 cerveaux dans les observations de Giacomini, la sous-pariétale communique avec l'occipitale interne.

7. Scissure calcarine. — Cette scissure, *scissure du petit hippocampe* (Ca, fig. 149), baptisée par erreur, par Gratiolet, du nom de *scissure des hippocampes*, est une scissure horizontale, légèrement arquée, qui court entre les lobes limbique et pariétal en haut, et les lobes temporal et occipital en bas. Cette scissure s'enfonce dans la cavité de la corne occipitale du ventricule latéral et y donne naissance à cette saillie appelée petit hippocampe, ergot de Morand ou *calcar avis*, d'où son nom de scissure calcarine. Sur elle vient se jeter vers sa partie moyenne la scissure perpendiculaire interne et de la sorte est constituée ce que l'on a appelé vicieusement la *scissure en Y* (O + Ca, fig, 149).

La scissure calcarine est séparée de la fente de Bichat par un pli de passage, pli de passage temporo-limbique, qui résulte de l'union de la circonvolution du corps calleux (lobe limbique) avec la circonvolution de l'hippocampe en arrière du bourrelet du corps calleux. Ce pli est si mince chez quelques Cébiens et les Pithéciens que Gratiolet l'a méconnu et a cru que la scissure calcarine traversait la fente de Bichat pour se continuer avec la rainure du grand hippocampe, d'où le nom de scissure des hippocampes qu'il lui avait donné.

Tous les anatomistes n'accordent pas à la scissure calcarine la valeur d'une scissure. Les classiques ne la considèrent point comme telle, et Giacomini s'est élevé contre cette assimilation, sous le prétexte que la scissure calcarine n'isole pas un lobe d'un autre mais qu'elle est située dans l'épaisseur du lobe occipital, et aussi parce qu'elle peut exister alors que le petit hippocampe fait défaut (cerveaux normaux du reste), ou qu'à la fois manquent et la cavité ancyroïde et le petit hippocampe (5 cerveaux de Microcéphales). Mais je répondrai à ces objections en disant que la scissure calcarine est bien une scissure primaire, une véritable scissure, de par l'embryologie et l'anatomie comparée. Elle isole du lobe occipital le cunéus qui, n'était sa petitesse, mériterait d'être élevé au rang de lobe. En effet, cette scissure est constante dans les Mammifères, encore que ceux-ci, à part les Hominiens et les Anthropoïdes, n'aient point d'ergot de Morand. Broca lui avait donné, dans ces espèces, le nom de *sillon calcarin*. Nous verrons, d'autre part, que l'Embryogénie nous oblige à en faire une scissure primaire.

Variétés. — La séparation de la scissure calcarine de la scissure occipitale a été observée 1 fois sur 100 sujets ordinaires, 1 fois sur 12 nègres et 7 fois sur 112 criminels.

Par les scissures se trouvent ainsi délimités les *cinq* grands lobes du cerveau : le lobe frontal, en avant des scissures de Sylvius et de Rolando; le lobe pariétal, entre la scissure de Rolando et la scissure occipitale ; le lobe temporal, au-dessous de la scissure de Sylvius ; le lobe occipital, en arrière de la scissure du même nom ; - le lobe limbique, situé entre le corps calleux et la circonvolution frontale interne. — Nous connaissons les frontières de ces lobes, voyons maintenant la constitution de chacun d'eux.

Avant de commencer l'étude des lobes et de leurs circonvolutions, je dois dire que je décrirai les circonvolutions du cerveau, non pas d'après un cerveau quelconque ou la moyenne d'un certain nombre de cerveaux, mais d'après un type en quelque sorte idéal qui rappelle seulement le cerveau fondamental. De la sorte seront élagués les détails accessoires, et toutes les variétés pourront venir se grouper autour de ce type qui représente une sorte de cerveau schématique.

Lobe frontal. — Le lobe frontal occupe à lui seul près de la moitié antérieure du cerveau. Il apparaît sur les trois faces, externe, interne et inférieure de l'hémisphère et occupe la face externe jusqu'aux scissures de Rolando et de Sylvius, la face interne dans la partie qui s'étend au-dessus de la scissure sous-frontale.

A la face inférieure, il porte le nom de lobe orbitaire et se prolonge jusqu'à la vallée de Sylvius. Ce lobe comprend 4 circonvolutions et 5 sillons. De ces circonvolutions, une est transversale et borde en avant la scissure de Rolando, c'est la frontale ascendante ; 3 sont longitudinales et se continuent par leur pied avec la première, ce sont les frontales longitudinales.

Le lobe frontal comprend les 43 centièmes du poids total du cerveau, les 21 centièmes du poids du manteau, les 40 centièmes de la surface totale de l'écorce. Le cerveau de l'Homme se caractérise donc par la prédominance frontale. Le cerveau frontal est plus grand chez l'Homme que chez la Femme d'une façon absolue, parce que le cerveau de l'Homme l'emporte en poids et en surface sur celui de la Femme, mais rapporté à la surface totale du cerveau, on voit que le lobe frontal occupe dans le cerveau de la Femme une place égale à celle qu'il occupe dans le cerveau de l'Homme.

Légèrement déprimé à sa face orbitaire chez l'Homme, le lobe frontal se creuse davantage chez le Singe, au point que son extrémité prend la forme connue sous le nom de *bec ethmoïdal* ou *orbitaire*.

1° *Circonvolution frontale ascendante* ou *frontale transverse*. — La *circonvolution frontale ascendante* ou *prérolandique*, *centrale antérieure*, *4e frontale* (Fa fig. 158) borde le sillon de Rolando en avant ; elle communique en haut et en bas avec la circonvolution pariétale ascendante par deux plis de passage que nous avons déjà mentionnés, *plis de passage fronto-pariétaux inférieur et supérieur*, et, parvenue à la face interne de l'hémisphère, elle constitue la majeure partie d'un lobule que l'on appelle le *lobule paracentral*, *lobule quadrilatère*, *lobule ovalaire* (*p*, fig. 149), lui-même nettement limité en avant par une incisure dite *incisure pré-ovalaire* et appartenant à la scissure sous-frontale. En avant, elle est limitée par un sillon plus ou moins accusé, *sillon prérolandique*, *sulcus præcentralis* (8, fig. 150), qui s'étend parallèlement au sillon de Rolando du pied de la 1re à la 3e frontale longitudinale, et que l'on pourrait confondre avec la scissure centrale. Mais l'absence de circonvolution transverse en avant de ce sillon et son interruption par un ou deux plis de passage superficiels le feront toujours facilement distinguer de la scissure centrale ou rolandique.

La circonvolution frontale ascendante est fixe chez les Primates et se développe de bonne heure chez l'homme.

2° *Circonvolutions frontales longitudinales.* — Du bord antérieur de la frontale ascendante partent trois circonvolutions à peu près horizontales, appelées de haut en bas première ou supérieure, deuxième ou moyenne et troisième ou inférieure. Leur insertion à la frontale ascendante porte le nom de *pied*.

La *première frontale* ou *frontale supérieure* (F^1) est la plus longue et la plus large des frontales (F^1, fig. 106).

Elle forme le bord sagittal et appartient à la fois aux faces externe, interne et inférieure du lobe frontal. Insérée sur la frontale ascendante, elle se porte d'arrière en avant en longeant le bord supérieur, jusqu'à la pointe de l'hémisphère; là elle contourne cette pointe en se rétrécissant, parvient sur la face orbitaire du lobe et se continue avec le *gyrus rectus* ou *première circonvolution orbitaire* qui borde en dedans le sillon olfactif (F^1, fig. 108), répond à la fosse

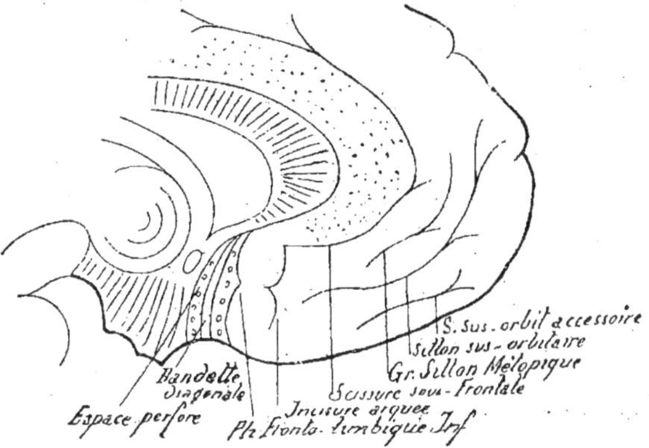

Fig. 156. — Portion sous-calleuse de la partie interne du lobe frontal

ethmoïdale et constitue, lorsqu'il est exceptionnellement développé (Microcéphale humain, Singes inférieurs), le *bec ethmoïdal*.

Cette grande circonvolution, dont le pied naît parfois par deux ou trois racines, est ordinairement subdivisée dans les races blanches, et quelquefois dans toute sa longueur, par une incisure antéro-postérieure simble ou coupée. Lorsque cette incisure est longue et profonde, la circonvolution paraît comme dédoublée, et l'on a sous les yeux le type exceptionnel (variété) de quatre frontales longitudinales. Dans son tiers antérieur, elle est traversée par deux ou trois incisures transversales.

Dans les races inférieures, chez les imbéciles et les idiots, elle est le plus souvent simple. A la face interne de l'hémisphère, elle surmonte la scissure sous-frontale et constitue ce que l'on appelé la *circonvolution frontale interne supérieure* (F^1, fig. 105). Celle-ci se rattache en arrière au lobule paracentral par une racine et rejoint en avant la circonvolution du corps calleux par un pli, *pli de passage fronto-limbique inférieur*. Elle porte, au-dessous du genou du corps calleux, presque toujours un sillon remarquable par sa constance, le *sillon sus-orbitaire* (sillon rostral d'Eberstaller) et quelquefois un second sillon longitudinal excentrique à la scissure sous-frontale, le *grand sillon métopique* de Brissaud. Le sillon sus-orbitaire détermine deux étages que l'on peut appeler lobule métopique (fig. 156). Il peut encore y avoir un sillon sus-orbitaire accessoire.

Les limites inférieures de la première frontale sont formées par le *premier sillon frontal* (SF[1]), ordinairement indépendant, mais quelquefois abouché dans le sillon prérolandique. Mais il faut retenir que la première frontale est toujours unie avec le lobe limbique à la face interne de l'hémisphère et avec la deuxième frontale à la face externe par des plis d'anastomose superficiels et profonds qui traversent le sillon qui le sépare de ces parties.

La *deuxième frontale* ou *frontale moyenne* (F[2]), insérée sur la frontale ascendante par un pied, tantôt plus ou moins nettement double, qui coupe en deux le sillon prérolandique, est généralement plus large que la première (F[2], fig. 148),

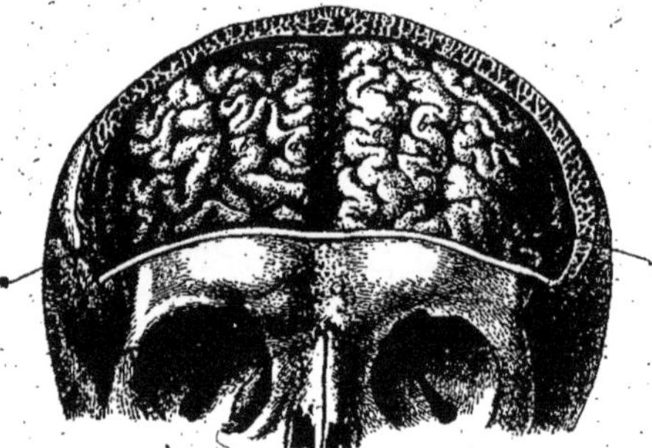

Fig. 157. — Vue d'en avant des circonvolutions frontales dans l'intérieur du crâne
a, première, *b*, deuxième et *c*, troisième circonvolutions frontales

qu'elle longe et avec laquelle elle se réfléchit sur la face inférieure du lobe frontal pour s'y terminer vers l'espace perforé latéral en constituant à peu près tout ce que l'on appelle le lobule orbitaire (F[2], fig. 108). La partie de cette circonvolution qui court sur la face externe de l'hémisphère est taillée de plusieurs incisures, assez souvent dédoublée en partie ou en totalité en deux plis parallèles.

Ce dédoublement de la frontale moyenne conduit, dès lors, à ce que l'on a appelé le lobe frontal à quatre étages ; autrement dit, il existe quatre circonvolutions frontales longitudinales. Certains auteurs, Benedikt, Hanot, Bouchard (de Bordeaux) ont voulu voir dans ce type à quatre frontales l'un des caractères du cerveau des criminels, et d'autres, en plus, un retour vers la forme du cerveau des Carnassiers. Mais, on peut dire avec Richter, Giacomini, etc., que ce caractère est sans valeur et que le type à quatre frontales existe sur un grand nombre de cerveaux normaux, et que, d'autre part, s'il a un caractère réversif, ce ne peut être vers les Carnassiers — ce qui serait contredit par la morphologie du plissement de l'écorce cérébrale dans la série des Mammifères — mais bien vers le type simien inférieur, dans lequel la deuxième frontale est normalement constituée par deux circonvolutions séparées (Hervé).

La seconde frontale est séparée des frontales supérieure et inférieure par le *sillon frontal supérieur* (SF[1]) et le *sillon frontal inférieur* (SF[2]). Ce dernier s'étend du sillon prérolandique dans lequel il se jette perpendiculairement à la pointe du lobe frontal ; il est toujours coupé par un ou deux plis d'anastomose (Voy. fig. 150).

Au niveau du lobule orbitaire, c'est-à-dire dans son trajet à la face inférieure du lobe frontal, la circonvolution est séparée en dedans de la première frontale par la continuation à la face inférieure du cerveau du sillon frontal supérieur qui porte ici le nom de *sillon orbitaire interne* ou *olfactif*, parce qu'il loge la bandelette olfactive (S, fig. 147) ; en dehors elle est séparée de la troisième frontale par la continuation du sillon frontal inférieur que l'on appelle à ce niveau *sillon orbitaire externe* (Voy. fig. 147). Entre ces deux sillons orbitaires, la masse quadrilatère de la deuxième frontale est entaillée par une incisure isolée complexe que l'on a appelée *incisure en H* (F[2], fig. 147), à cause de sa forme la plus fréquente (60 °/₀). Cette incisure, d'apparition précoce chez l'Homme, est fixe chez les Primates, chez lesquels la branche transversale de l'H limite, en avant, le centre olfactif antérieur ou orbitaire (Broca). Toutefois cette incisure est fréquemment déformée et présente plusieurs variétés que l'on a appelées, d'après leur disposition, *incisure en K*, *incisure en X*, *incisure étoilée*, etc.

Le long du bord sourcilier le lobe frontal est parcouru le plus ordinairement (80 °/₀) par un sillon transversal, *sillon fronto-marginal* de Wernicke, *sillon orbitaire externe* de Benedikt, *orbito-frontal* de Giacomini, composé de trois tronçons répondant aux trois circonvolutions frontales. Parfois ce sillon est complet et dans son intérieur viennent s'ouvrir les deux sillons frontaux (2 °/₀). C'est alors que les trois circonvolutions frontales paraissent interrompues dans leur parcours au niveau du pôle frontal et que les circonvolutions de la face externe du lobe frontal ne paraissent pas se continuer directement avec celles de la face inférieure de ce lobe. Le sillon orbito-frontal a été regardé à tort par Benedikt comme l'homologue du présylvien des animaux, sous le prétexte que les grandes cellules pyramidales de Betz qui entourent la scissure de Rolando (zone motrice) sont groupées derrière le sillon présylvien (zone du gyrus sigmoïde). Il limite en avant la troisième circonvolution frontale chez les Hylobates; par sa prolongation à la face externe de l'hémisphère dans ce groupe, ce sillon est caractéristique du cerveau des Anthropoïdes (Waldeyer).

La *troisième frontale*, *frontale inférieure* ou *circonvolution de Broca* (F[3]), porte le nom de Broca parce que Broca y a découvert le siège du langage articulé. On peut ajouter que, d'après les recherches de cet éminent anatomiste, ce rôle serait dévolu treize fois sur quatorze à la circonvolution du côté gauche, une fois à celle du côté droit, proportion curieuse si l'on se rappelle que c'est à peu près celle des droitiers et des gauchers dans la race blanche.

Étudiée d'une façon spéciale, depuis Broca, par Rudinger et Hervé, la troisième circonvolution frontale est limitée en haut par le sillon frontal inférieur déjà écrit, et en bas par la scissure de Sylvius.

A ce niveau, celle-ci émet ses deux branches antérieures, l'une horizontale, l'autre ascendante. Insérée sur le pied de la frontale ascendante, et parfois par un pli séparé, au pli de passage fronto-pariétal inférieur, cette circonvolution, fortement infléchie et comme tassée sur elle-même (Voy. fig. 150, et F[3], fig. 148), se porte en avant en décrivant deux anses ou méandres successifs autour des deux branches antérieures de la scissure de Sylvius, et en formant au-dessous de l'insula de Reil une partie de l'*opercule de Burdach*.

Les deux méandres embrassant les deux branches antérieures de la sylvienne ont assez justement fait comparer sa forme à celle d'un M majuscule, qui serait placé à cheval sur les deux branches sylviennes antérieures. On peut donc lui décrire trois portions; celle qui se trouve située en arrière de la branche ascendante, c'est-à-dire entre celle-ci et le sillon précentral ou prérolandique, porte le nom de *pli operculaire, pied de la circonvolution de Broca* et est le siège du langage articulé (fig. 148, 150 et 155); celle qui se trouve en avant du sillon ascendant, autrement dit entre les deux branches antérieures, s'appelle *pli triangulaire* ou *cap* (2, fig. 148); enfin à la portion placée en avant de la branche horizontale de la sylvienne est réservé le nom de *pli orbitaire* ou *sourcilier* (3, fig. 148).

La 3ᵉ frontale n'apparaît à la face inférieure du lobe frontal que sur les confins de la partie externe du lobule orbitaire qu'elle contribue à former (F^3, fig. 108). Là elle est bordée en dedans par le sillon orbitaire externe et en dessous elle confine à la dernière circonvolution temporale avec laquelle elle est unie par le *repli* ou *bord falciforme* qui limite la vallée de la scissure de Sylvius. Cette circonvolution est toujours unie à la 2ᵉ frontale par quelques anastomoses, trois dans le plus grand nombre des cas, plus rarement quatre. — Il n'est pas très rare non plus de rencontrer deux caps, surtout à gauche, ce qui suppose trois branches sylviennes antérieures.

En résumé, après avoir contourné la pointe de l'hémisphère, les trois circonvolutions frontales longitudinales se réunissent en convergeant vers un centre commun, qu'Hervé a appelé *pôle frontal*, situé en avant de l'espace perforé latéral, — au point appelé par Broca le carrefour de l'hémisphère.

Si donc, l'on peut dire avec Féré que les trois frontales s'anastomosent largement à la pointe du lobe frontal, on ne saurait soutenir avec Pansch que la 3ᵉ frontale se perd dans la 2ᵉ au niveau de la pointe du lobe.

La circonvolution de Broca présente des variations que nous résumons d'après G. Hervé.

1° Le type cérébral primitif des Primates est un type à *deux* étages frontaux.

2° La circonvolution de Broca n'apparaît qu'avec les Anthropoïdes, en même temps que la branche horizontale antérieure de la scissure de Sylvius, — et se forme par dédoublement de la 2ᵉ frontale primitive — d'où la 3ᵉ frontale constitue dès lors chez les Primates supérieurs une 4ᵉ frontale.

3° Le développement de la 3ᵉ circonvolution chez le fœtus reproduit le développement dans la série et n'acquiert que progressivement sa complexité.

4° Presque toujours chez les microcéphales, les imbéciles, les idiots, les sourds-muets, souvent dans les races humaines inférieures, cette circonvolution est rudimentaire ou arrêtée dans son développement, ce qui constitue un caractère réversif.

5° Chez les intellectuels, au contraire, sa complexité morphologique semble marcher de pair avec le degré même de la puissance de la faculté du langage articulé (Rüdinger, Hervé). Elle était très développée dans le cerveau de Gambetta. Mais il est juste de remarquer avec Féré que la coïncidence d'une troisième frontale très compliquée, en W par exemple, avec des talents oratoires très développés, n'a pas la valeur qu'on lui a attribuée, au point de vue de la localisation de Broca, car l'exagération de la fonction d'articulation des mots est évidemment insuffisante pour caractériser l'orateur. En effet, avant un appareil phonateur admirablement réglé, il faut des images à l'orateur, sinon ses lèvres, sa langue et son larynx auraient en vain une haute puissance de coordination des mouvements pour l'articulation des sons.

Variétés des circonvolutions du lobe frontal. — Le sillon frontal supérieur (SF^1), est interrompu en son milieu par un, deux ou trois plis d'anastomose entre F^1 et F^2, 173 fois sur 336 hémisphères, dans les observations de Giacomini.

Le sillon frontal inférieur (SF^2) est traversé par un pli d'anastomose antérieur entre F^2 et F^3, 51 fois sur 160, et par un pli postérieur 22 fois sur 160 (Giacomini). Les deux sillons frontaux sont réunis par un sillon transversal 180 fois sur 598 hémisphères d'après les observations réunies de Giacomini, Chiarugi, Valenti et celles de mon élève Vanhersecke (1). Le sillon frontal supérieur est séparé du prérolandique 10 fois sur 160 hémisphères (Valenti). Les trois circonvolutions frontales peuvent naître par des racines profondes, d'autres fois par des racines doubles. F^1 a une racine profonde 14 fois sur 158, et une double racine 76 fois sur 158; — F^2 a une racine profonde 38 fois sur 158, et une double racine 31 fois sur 158; — F^3 a une racine profonde 42 fois sur 158, et une double racine 3 fois sur 116 (Vanhersecke). — F^1 est coupé par un sillon transversal 5 fois sur 42 (Chiarugi), — F^2 par un sillon analogue 80 fois sur 160 (Giacomini), et F^3 est entamé par un sillon semblable 29 fois sur 42 (Chiarugi). Les étages frontaux peuvent être réduits ou augmentés. Il n'y a que deux étages 6 fois sur 560 hémisphères (Giacomini-Valenti) par suite de la fusion de F^2 et F^3 ; il y a quatre étages incomplets par division longitudinale : *a*) de F^1, 9 fois sur 168 cerveaux, *b*) de F^2, 7 fois sur 336 hémisphères, et quatre étages complets, c'est-à-dire quatre circonvolutions frontales avec autant de racines spéciales, 18 fois sur 558 hémisphères (Giacomini, Chiarugi, Vanhersecke). Giacomini a rencontré le lobe frontal à quatre circonvolutions longitudinales 4 fois sur 54 criminels (une seule fois quatre étages complets), Benedikt 27 fois sur 87 et Hanot 4 fois sur 11 cerveaux de criminels.

Le sillon frontal inférieur peut manquer 2 fois sur 160, ce qui est un caractère simien; le sillon prérolandique forme un véritable sillon précentral 95 fois sur 558 hémisphères. La continuité du sillon orbito-frontal (orbitaire externe de Benedikt), a lieu de 18 à 20 fois sur 100 (Giacomini, Zernoff, Chiarugi) et plus (Vanhersecke). — F^3 porte une incisure en Y (branche antérieure de la sylvienne) 25 fois sur 160, en V 71 fois, en U 60 fois, très compliquée 2 fois sur 160, et une seule incisure (branche antérieure de la sylvienne simple) également 2 fois.

Le lobe frontal peut présenter des caractères simiens. De cet ordre sont la simplicité de F^1 (comme chez la Vénus hottentote de Cuvier, l'idiot de Gratiolet et celui de Giacomini) et la simplicité de F^3 par suite de l'unicité de la branche antérieure de la sylvienne ; l'existence du *sillon d'Eberstaller*, et la présence du *bec ethmoïdal* comme on l'a plusieurs fois observé sur les pauvres d'esprit. Il peut, au contraire, montrer des caractères à tendance élevée, comme l'unicité des racines de F^1 et F^2, l'existence d'un sillon transversal dans F^2, un sillon précentral unique, la complexité de toutes les circonvolutions frontales.

Le lobe orbitaire présente une incisure en K 29 fois sur 116, en H 69 fois sur 116, en X ou étoilé 14 fois sur 116.

Pour terminer je dois dire que l'examen des circonvolutions frontales à la suite d'anciennes amputations des membres ou d'ectromélie ne m'a fourni que des résultats négatifs, ce qui ne fait que confirmer du reste les observations antérieures de Charcot, Féré et Mayor, Giacomini.

Lobe pariétal. — Le lobe pariétal circonscrit par les scissures de Rolando, de Sylvius, sous-pariétale et occipitale, par conséquent visible à la fois à la face externe et à la face interne de l'hémisphère, comprend trois circonvolutions : une ascendante appelée *pariétale ascendante* ou *post-rolandique* (P^a), et deux longitudinales connues sous les noms de *première circonvolution pariétale* (P^1)

(1) Vanhersecke, *La morphologie des circonvolutions cérébrales* (Thèse de Lille, 1891).

ou *pariétale supérieure* (lobule pariétal supérieur), et de *deuxième circonvolution pariétale* (P^2) ou *pariétale inférieure* (lobule pariétal inférieur).

Le lobe pariétal correspond à l'os pariétal de la voûte du crâne, mais ce dernier dépasse en tous sens le département cérébral de nom correspondant. La bosse pariétale répond au centre de la circonvolution pariétale inférieure.

Ce lobe pèse les 36 centièmes du poids total de l'hémisphère et sa superficie en égale les 20 centièmes.

La *pariétale ascendante* ou *post-rolandique* borde en arrière la scissure de Rolando (P^a, fig. 148). Son extrémité supérieure est unie à celle de la frontale ascendante par un pli de passage qui ferme en haut le sillon de Rolando, et pareillement son extrémité inférieure est unie à l'extrémité similaire de la frontale ascendante par un autre pli de passage qui ferme le sillon en bas. De telle sorte qu'on pourrait dire que les deux circonvolutions rolandiques ou centrales forment une sorte d'anneau très allongé ou de boutonnière dont l'ouverture serait représentée par la scissure de Rolando. Le pied de cette circonvolution contribue à la fois à border la scissure de Sylvius et à la constitution de l'opercule de Burdach qui cache et voile l'insula. Il y a parallélisme exact entre les deux circonvolutions rolandiques, et, comme à la frontale ascendante, on peut décrire trois portions à la pariétale ascendante : une supérieure, convexe en avant, et répondant au genou supérieur de la scissure ; une moyenne-concave en avant, où s'enfonce le pied de la 2ᵉ frontale ; une inférieure, convexe en avant et répondant au genou inférieur de la scissure. En arrière, la pariétale ascendante est limitée par le sillon post-rolandique. A la face interne de l'hémisphère, elle contribue pour une petite part à former le *lobule paracentral* que contourne la scissure sous-frontale et que partage une petite incisure centrale (*p*, fig. 149). Mais ce lobule, il faut le retenir, est presque entièrement formé par la tête de la frontale ascendante.

La *pariétale supérieure* (P^1, fig. 148), fait en arrière de la scissure de Rolando le pendant à la frontale supérieure. Comme cette dernière, elle s'insère par son pied sur la pariétale ascendante ; comme elle, elle longe le bord sagittal et empiète sur ses deux faces. A la face interne, elle forme un amas mamelonné de plis : le *lobule quadrilatère, præcuneus* (P, fig. 149), limité en avant par la scissure sous-frontale (SSF), en arrière par la scissure occipitale (O). En bas, ce lobule est séparé du lobe limbique par la scissure sous-pariétale (SSP), et communique avec ce lobe par les deux plis de passage pariéto-limbiques. (Voy. fig. 148.) A la face externe de l'hémisphère, elle a une forme générale triangulaire, et se termine en arrière par une queue arquée qui traverse la partie supérieure de la scissure occipitale externe et vient s'unir à la 1ʳᵉ circonvolution occipitale par le premier *pli de passage pariéto-occipital*, qui vient interrompre et masquer la scissure.

La *pariétale inférieure* naît par un pied, parfois deux de la pariétale ascendante ; de là, elle remonte un peu le long de la pariétale ascendante et contourne la fin de la branche postérieure ou oblique de la scissure de Sylvius, où elle forme ce que l'on appelle le *lobule du pli courbe, gyrus marginalis* (P^2, fig. 150), et là s'anastomose par son bord inférieur avec l'extrémité postérieure de la temporale supérieure à l'aide d'un pli, 1ᵉʳ *pli de passage pariéto-temporal*. (Voy. fig. 152). Puis, elle continue son chemin en arrière en décrivant un long méandre tourmenté qui se met à cheval sur la queue du premier sillon temporal, la scissure parallèle des classiques, et forme là ce que l'on connaît sous le nom de *pli courbe, gyrus angularis* (P², fig. 150 et 155). Par son extrémité postérieure, le pli courbe se continue à la fois avec la 2ᵉ temporale, *deuxième pli de passage pariéto-temporal*, et avec la 2ᵉ occipitale, *deuxième pli de passage pariéto-occipital* (Voy. fig. 148 et 155) de Gratiolet, pli superficiel qui masque aussi la scissure occipitale. Ces deux circonvolutions représentent les deux groupes circonvolutionnaires pariétaux des Carnassiers ; la supérieure correspond au groupe sagittal, la seconde au groupe sylvien. Elles résultent donc de la fusion des 4 circonvolutions primitives des Mammifères ordinaires en deux lobules. Entre elles on voit un sillon de conformation diverse, le *sillon intra-pariétal* de Turner (fig. 152 et 155). Le plus généralement, il représente un sillon courbe à concavité inférieure qui commence en avant près du pied de la pariétale ascendante, monte entre cette circonvolution et le lobule du pli courbe en formant ce que l'on a appelé le *sillon post-rolandique*, puis s'infléchit et se porte en arrière entre le lobule pariétal supérieur et le lobule pariétal inférieur pour aller se jeter dans le lobe occipital où il se perd, soit dans un sillon transverse, *sillon occipital transverse*, soit en se confondant avec le 1ᵉʳ sillon occipital. Fréquemment, dans la moitié des cas peut-être, il est interrompu en arrière par un ou même deux plis d'anastomose, *plis de passage transversaux* de Gromier, qui unissent les deux circonvolutions pariétales.

Il résulte de cette particularité que la partie initiale de la scissure peut être complètement interrompue par suite de l'existence d'un pli d'anastomose superficiel ; isolée du reste, cette partie du sillon interpariétal constitue un sillon parallèle à la scissure de Rolando, *sillon post-rolandique*, limité en arrière par une troisième circonvolution centrale (RR', fig. 153). De même, la partie postérieure de ce sillon, isolée aussi du reste dans certains cas, prend une forme en X ou en K ; c'est à ce sillon que Wilder a donné le nom de *fissure paroccipitale*. Dans sa partie courbe, il fournit presque constamment un rameau ascendant qui se porte vers la scissure pariéto-occipitale, le *sillon pariétal transverse de Brissaud*, et, en outre, un rameau descendant, *sillon intermédiaire de Jensen*, qui sépare le premier pli de passage pariéto-temporal du pli courbe.

Le sillon intra-pariétal représente le sillon pariétal en V renversé des Singes inférieurs, et si, chez l'Homme, la circonvolution pariétale inférieure ne se réduit plus à une seule circonvolution arquée (pli courbe), comme chez ces derniers animaux, mais forme un véritable lobule représenté en bloc par deux anses, c'est parce que l'anse primitive, s'allongeant, a dû s'incurver davantage pour trouver place.

Variétés du lobe pariétal. — Le sillon interpariétal est interrompu par un pli d'anastomose 154 fois sur 526 hémisphères (Giacomini, Vanhersecke), par deux plis 17 fois sur 336 hémisphères (Giacomini). Le sillon post-rolandique est indépendant et complet de 15 à 22 fois pour 100 ; il communique avec l'interpariétal de 44 à 51 fois pour 100 et manque de 23 à 52 fois pour 100 (Giacomini, Zernoff, Vanhersecke). D'après les recherches de Cunningham, le sillon post-rolandique est : *a*) divisé en deux parties, séparées toutes deux du sillon interpariétal, 4 fois sur 62 hémisphères ; *b*) il est complet et séparé du sillon interpariétal 10 fois sur 62 ; *c*) il est complet et communique avec le sillon interpariétal 35 fois sur 62 ; *d*) le sillon interpariétal communique avec la branche inférieure du post-rolandique et la partie supérieure de ce dernier reste indépendante 10 fois sur 62 ; *e*) le sillon interpariétal, enfin, communique avec l'extrémité inférieure du rameau supérieur du post-rolandique, et le rameau inférieur du post-rolandique en reste séparé 2 fois sur 02 fois. La pariétale ascendante est divisée en deux tronçons par la pénétration du sillon interpariétal dans la scissure de Rolando (5 %); elle peut être en grande partie dédoublée dans sa longueur (Calori, etc.).

D'autre part, le sillon interpariétal s'étend sans interruption jusque dans le lobe occipital 55 fois sur 180 hémisphères (Giacomini), communique avec la scissure de Sylvius 32 fois sur 158 hémisphères, et avec le sillon parallèle (ST^1), par suite d'un deuxième pli de passage profond, 110 fois sur 558 hémisphères (Giacomini, Chiarugi, Vanhersecke).

Très réduite chez les Cynocéphales, la circonvolution pariétale supérieure forme déjà chez l'Orang et le Chimpanzé un lobule presque aussi important que chez l'Homme. Un sillon longitudinal plus ou moins prononcé peut, dans certains cas, dédoubler les circonvolutions pariétales ($P^1 + P^2$) en quatre circonvolutions pariétales. D'après Rüdinger, un lobe pariétal à grand développement transversal et à fort pli de passage pariéto-occipital supérieur est le propre d'un cerveau supérieur (*Zur Anat. der Affenspalte und der Interparietalfurche*, 1889).

Lobe temporal. — Le lobe temporal de l'Homme et des Singes qui procède du groupe sylvien des Mammifères ordinaires, est placé au-dessous du lobe pariétal et séparé de lui par la scissure de Sylvius. Il apparaît sur les faces externe et inférieure de l'hémisphère et se prolonge vers le hile de ce dernier jusqu'à la fente de Bichat. En arrière, ses limites sont peu précises, car ses circonvolutions s'unissent directement ou par des plis de passage avec les circonvolutions des lobes voisins, mais son origine même doit le faire séparer de ces lobes. Il est formé de cinq circonvolutions longitudinales qui sont séparées par quatre sillons et qui partent toutes d'un centre commun indivis situé à la pointe du lobe, appelé par Broca *pôle temporal*.

Il repose dans la fosse temporo-sphénoïdale de la base du crâne. Sa superficie égale le 20e environ de la superficie totale des hémisphères et son poids représente, d'après Bischoff, le 13e du poids total du cerveau.

La *première temporale* (T^1), assez étroite, flexueuse, longe la scissure de Sylvius dont elle forme la lèvre inférieure (T^1, fig. 148, 150, 155) et s'unit à la pariétale inférieure par un pli de passage que nous connaissons déjà (1er pli de passage pariéto-temporal).

La *deuxième temporale* (T^2) est parallèle à la première (T_2, fig. 148); en arrière elle se continue par deux plis de passage à la fois avec la circonvolution pariétale inférieure, *pli temporo-pariétal* (ou 2e pli de passage pariéto-temporal), et avec la seconde circonvolution occipitale, *premier pli temporo-occipital*.

La *troisième temporale* (T^3) occupe le bord externe de l'hémisphère (T_3, fig. 148 et 150); en arrière, elle s'unit à la deuxième et à la quatrième temporales par des plis d'anastomose, et se jette ou tout entière dans la troisième occipitale. *deuxième pli de passage temporo-occipital*, ou mi-partie dans celle-ci et mi-partie dans le gyrus prœoccipitalis. Ces trois circonvolutions temporales sont les seules que l'on voit à la face externe de l'hémisphère.

Entre la première temporale et la seconde court un sillon remarquable par sa régularité, sa profondeur, son apparition précoce chez l'Homme, son importance dans la série animale et son trajet parallèle à celui de la scissure de Sylvius (fig. 155) : c'est le *premier sillon temporal* que Gratiolet avait élevé à la dignité d'une scissure sous le nom de *scissure parallèle* (ST^1).

La *quatrième temporale* (T^4), qu'on voit sur la face inférieure de l'hémisphère est coupée par des incisures multiples; elle est bien isolée en avant de la cinquième temporale, mais fréquemment unie à la troisième par des plis anastomotiques qui traversent le *troisième sillon temporal* (ST^3).

La *cinquième temporale* (T^5) est la plus remarquable des circonvolutions du lobe temporal. C'est la *circonvolution du grand hippocampe, gyrus uncinatus* (H, fig. 147 et T^5, fig. 149). Située entre la quatrième circonvolution temporale en dehors et la fente de Bichat en dedans, cette circonvolution borde le seuil de l'hémisphère. Sa partie antérieure, lisse et renflée, se termine en crochet, c'est l'*uncus* ou *lobule de l'hippocampe* (U, fig. 149), et se continue en arrière avec le corps bordant et le corps godronné; son extrémité postérieure, effilée, pénètre dans le lobe occipital, au-dessous de la scissure calcarine. Elle s'anastomose d'ordinaire avec la quatrième temporale par un pli qui traverse la partie moyenne du *quatrième sillon temporal*, et au-dessous du bourrelet du corps calleux, communique avec le lobe limbique ou circonvolution du corps calleux par le pli de passage temporo-limbique. Le crochet de l'hippocampe n'existe que chez les Primates et les Cétacés. C'est un témoin de la rétraction de la corne d'Ammon chez les Anosmatiques.

Le quatrième sillon temporal (ST^4) est ordinairement d'un seul jet; il est remarquable par sa précocité (6e mois), sa profondeur et sa constance. En arrière il se continue avec le quatrième sillon occipital. En avant, il est continué par l'*incisure limbique* (sillon préuncique). Sa portion antérieure se projette dans le ventricule et y détermine l'*éminence collatérale*.

Quant au *cinquième sillon temporal* (ST^5, *sillon du grand hippocampe* (Voyez CORNE D'AMMON), en s'enfonçant dans la corne sphénoïdale du ventricule latéral, il détermine la formation d'un gros bourrelet que l'on appelle le *grand hippocampe* ou *corne d'Ammon*. Ce sillon, vestige de la partie supérieure de la scissure ammonique du fœtus, fait suite au sinus du corps calleux.

Le lobe temporal communique donc : 1° avec le lobe frontal par le pli falciforme; 2° avec le lobe du corps calleux par le pli temporo-limbique; 3° avec le lobe pariétal par le pli rétro-sylvien et le pli courbe qui sont superficiels, et le temporo-pariétal qui appartient au lobe de l'insula.

Variétés du lobe temporal — Le premier sillon temporal (ST_1) est interrompu par un pli d'anastomose entre T^1 et T^2 cinquante-cinq fois, et par deux plis onze fois sur 366 hémisphères; deux fois sur 366 il fait défaut (Giacomini). Le sillon parallèle s'ouvre dans la sylvienne par une rigole creusée sur T^1, ou bien par son extrémité postérieure dans le sillon interpariétal ou encore dans le sillon occipital transverse. ST^4 peut faire défaut dans sa portion antérieure (un tiers des cas); il peut rejoindre l'incisure limbique (rare) ou s'ouvrir dans ST^3 par une rigole creusée sur le trajet de T^3. Chez beaucoup de nègres et d'idiots (P. Broca), et même dans pas mal de cerveaux de sujets ordinaires, le pli temporo-limbique devient profond, ce qui rappelle la disposition du sillon de l'hippocampe (ST^5) chez les Singes. Dans ces circonstances, le lobe limbique, qui comprend à la fois la circonvolution du corps calleux et la circonvolution de l'hippocampe est à nouveau limité de toutes parts par le sillon de l'hippocampe qui n'est autre chose que le vestige dans l'espèce humaine de la grande scissure limbique des animaux osmatiques. Dans certains cas, le sillon de l'hippocampe se prolonge jusqu'à la pointe du lobe temporal et vient achever l'isolement du lobe limbique.

En dedans de la circonvolution de l'hippocampe, on trouve une circonvolution avortée, la *circonvolution godronnée* (fascia dentata) qui s'épaissit au niveau du corps calleux (*fasciola cinerea*), puis monte sur la face supérieure de ce corps qu'elle parcourt dans toute son étendue sous la forme d'un voile gris (*induseum griseum*). Ce voile s'épaissit sur la ligne médiane où il constitue les *tractus médians de Lancisi*, et sur les côtés où il forme les *tæniæ tectæ*. Ces deux sortes de tractus s'épaississent en contournant le genou du corps calleux, donne naissance à la *circonvolution géniculée* de Zuckerhandl, et s'unissent ensuite aux pédoncules du septum lucidum pour aller se continuer avec la *bandelette diagonale de Broca* ou *bandelette du carrefour olfactif*. La circonvolution godronnée commence au niveau du crochet de l'hippocampe par la bandelette de Giacomini (voy. Corps godronné); elle est en rapport en dedans dans sa portion temporale avec le corps bordant dont elle est séparée par un petit sillon, *sillon fimbrio-godronné*. En dehors elle répond à la circonvolution de l'hippocampe; dans son ensemble elle est cachée dans le sillon ammonique.

Lobe occipital. — Le lobe occipital n'existe que chez les Primates, et encore chez l'Homme il est assez mal autonomisé. Il est formé de six circonvolutions séparées par cinq sillons qui partent d'un centre situé à l'extrémité postérieure de l'hémisphère appelé *pôle occipital* et ont une direction générale longitudinale. Sur la face externe il est séparé par la scissure occipitale externe du lobe pariétal avec lequel il communique par les plis de passage pariéto-occipitaux ; à la face interne il est séparé du lobe pariétal par la scissure occipitale interne, et du lobe du corps calleux par la queue de la scissure en Y ou première portion de la scissure calcarine, mais il communique avec ces lobes, par les plis de passage profonds cunéo-pariétal et cunéo-limbique. A la face inférieure ou cérébelleuse de l'hémisphère enfin, il se continue sans ligne de démarcation avec les circonvolutions du lobe temporal. Les trois premières circonvolutions occipitales visibles à la face externe de l'hémisphère ont été réunies par Broca sous le nom de *lobule sus-occipital*, les deux suivantes, qui occupent la face inférieure, ont reçu du même auteur le nom de *lobule sous-occipital*, et la dernière, que l'on voit à la face interne, porte le nom de *lobule occipital interne*, *lobule triangulaire*, *cunéus* (O^6, fig. 149).

Le lobe occipital repond par sa convexité à la fosse occipitale supérieure du crâne et par sa base il repose sur la tente du cervelet. Son pôle correspond à l'inion et peut présenter la trace de l'origine du sinus latéral. Il pèse environ les 10 centièmes du poids total de l'hémisphère et sa superficie peut être évaluée aux 17 centièmes de la surface des hémisphères.

La *première circonvolution occipitale* (O^1) est la plus élevée de la face convexe (O^1, fig. 148 et 150) ; elle se continue avec la circonvolution pariétale supérieure par le premier pli de passage. La *deuxième occipitale* (O^2) se joint à la circonvolution pariétale inférieure par le second pli de passage de Gratiolet, mais envoie en même temps d'ordinaire une bifurcation à la seconde circonvolution temporale (O^2, fig. 150 et 151). La *troisième occipitale* (O^3) occupe le bord externe du lobe et prolonge la troisième temporale, mais assez souvent aussi elle est unie à la deuxième temporale par une bifurcation (O^3, fig. 148 et 150). Les *quatrième* et *cinquième occipitales* (O^4 et O^5) occupent la face inférieure du lobe et sont respectivement la continuation des quatrième et cinquième temporales. La quatrième, en s'unissant à la quatrième temporale, forme avec elle une masse renflée à laquelle on a donné le nom de *lobule fusiforme* ou *cir-*

convolution temporo-occipitale inférieure et externe (5, fig. 147); la cinquième occipitale, étalée sous la scissure calcarine, constitue avec la cinquième temporale le *lobule lingual* ou circonvolution *temporo-occipitale inférieure et interne* (6, fig. 147). Entre ces deux dernières circonvolutions, la quatrième et cinquième occipitales, court le quatrième sillon occipital qui se continue avec le quatrième sillon temporal. Entre O^1 et O^2 court le premier sillon occipital qui dans la moitié des cas se jette dans le sillon interpariétal.

La *sixième occipitale* enfin (O^6), en forme de triangle à base tournée en arrière, d'où son nom de *lobule cunéiforme*, *coin* ou *cunéus*, siège à la face interne du lobe (O^6, fig. 149); elle est bordée en haut par la scissure occipitale interne qui la sépare du lobule quadrilatère (precuneus) appartenant au lobe pariétal, et en bas par la scissure calcarine. Par sa pointe elle est unie au lobe limbique par un pli de passage profond, le *pli cunéo-limbique*.

Variétés du lobe occipital. — Lisse sur le Cynocéphale, chez le Macaque et la Guenon, où il contraste si fort avec le reste de l'écorce cérébrale qu'il a l'air de coiffer le cerveau en arrière, d'où le nom de *calotte* que lui a donné Gratiolet, il commence à se plisser chez quelques Semnopithèques, puis se plisse davantage chez le Gibbon et atteint presque le degré du plissement qu'il a chez l'Homme avec l'Orang et le Chimpanzé. Les deux plis de passage inférieurs ou temporo-occipitaux sont déjà bien visibles chez les Anthropoïdes, mais les deux plis de passage supérieurs ou pariéto-occipitaux restant plus profonds et non apparents encore à l'extérieur, il en résulte que la scissure occipitale externe reste plus ouverte qu'elle ne l'est chez l'Homme. Mais que les plis de passage de Gratiolet deviennent profonds, et la scissure occipitale s'ouvre à nouveau et redevient aussi évidente que chez les Singes inférieurs. C'est ce que l'on a observé nombre de fois, non seulement chez les faibles d'esprit, les idiots, les nègres, mais même chez les hommes fort intelligents, Asseline notamment.

Benedikt, Brown, Tenchini, Willigk, Mingazzini, ont observé 5 fois sur 112 criminels un vrai opercule occipital. Lombroso a considéré dès lors l'existence de la calotte du cerveau dans l'espèce humaine comme un des caractères du cerveau des assassins, mais si je m'en rapporte à mes propres recherches qui ont porté sur plus de 200 cerveaux, c'est presque la proportion (4 à 5 °/₀) que l'on trouve chez les sujets ordinaires. — Dans 12 microcéphales on a noté quatre fois l'existence de cette particularité. Dans près de la moitié des sujets, on constate la présence d'un *sillon occipital transverse* dans lequel vient s'ouvrir le plus souvent le sillon interpariétal pour constituer le *sillon en T*. Un autre sillon transversal, placé à la limite des lobes occipital et pariéto-temporal, peut être représenté de haut en bas par l'encoche de la scissure occipitale, les plis de passage de Gratiolet, un *sillon occipital antérieur*, un *sillon préoccipital* et l'incisure préoccipitale croisée sur le bord externe de l'hémisphère.

Lobe du corps calleux. — Le *lobe du corps calleux* (C, fig. 149), appelé classiquement *circonvolution du corps calleux*, *circonvolution calloso-marginale*, *circonvolution crêtée*, *circonvolution de l'ourlet* (*gyrus fornicatus*), est le vestige chez les Primates du grand *lobe limbique* des Mammifères ordinaires.

La plupart des Vertébrés, les *Mammifères osmatiques* surtout, chez lesquels l'organe de l'odorat est très développé et possède les caractères d'un sens majeur, ont à la surface du cerveau un vaste lobe affecté à l'olfaction, le *lobe olfactif*.

Ce centre olfactif forme à la face interne de l'hémisphère un cercle complet (C., H, fig. 158) appelé *grand lobe limbique* (*rhinencéphalon* de Turner), parce qu'il borde le seuil (*limen*) de l'hémisphère. Considérablement réduit chez les *Mammifères anosma-*

tiques, et en particulier chez l'Homme, dont le sens dominant n'est plus l'odorat, le lobe limbique décrit cependant encore un circuit presque complet autour du corps calleux, ce qui a fait appeler la circonvolution du corps calleux circonvolution annulaire ou de l'ourlet. Ce n'est, en effet, qu'en avant, au niveau de l'espace perforé antérieur (vallée de Sylvius), que cette circonvolution *paraît* franchement interrompue. Elle persiste donc sous la forme d'une anse ouverte en avant, qui embrasse le corps calleux. Mais, si à son arc supérieur l'usage a conservé le nom de circonvolution du corps calleux, son arc inférieur a pris le nom de cinquième circonvolution temporale ou circonvolution de l'hippocampe.

Ce grand lobe diffère du reste du manteau par sa précocité, par son absence de plissement chez les Gyrencéphales, par son atrophie lorsque le grand développement

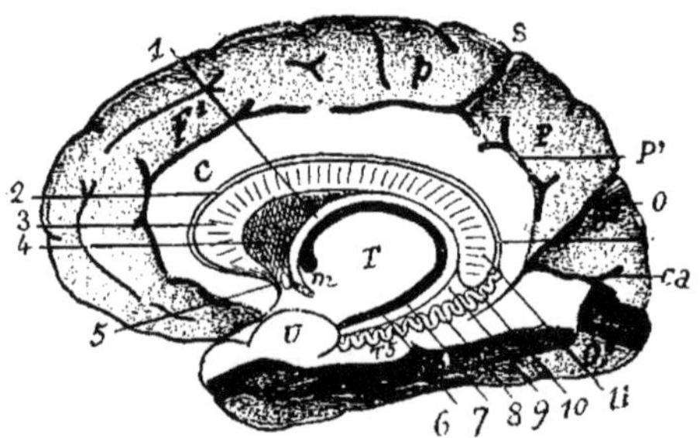

Fig. 158. — Face latérale interne de l'hémisphère droit du cerveau

S, scissure sous-frontale; *p'*, scissure sous-pariétale; O, scissure occipitale interne; C_a, scissure calcarine; C, circonvolution du corps calleux · *p*, lobule ovalaire; P, précunéus; F^1, circonvolution frontale interne; O^6, sixième occipitale (cunéus); O^5, cinquième occipitale; O^4, quatrième occipitale; T^5, cinquième temporale (circonvolution de l'hippocampe); T^4, quatrième temporale; T^3, troisième temporale; U, crochet (uncus) de l'hippocampe; T, couche optique; *m*, trou de Monro; 1, trigone cérébral; 2, tœnia du corps calleux; 3, genou du corps calleux; 4, septum lucidum; 5, commissure blanche antérieure; 6, scissure choroïdienne (fente de Bichat); 7, pilier postérieur du trigone (corps bordant); 8, corps godronné; 9, triangle sous-calleux; 10, fascia cinerea; 11, splénium ou bourrelet du corps calleux.

des circonvolutions antérieures donne, chez les Primates, la prééminence au lobe frontal (Broca).

Quoi qu'il en soit, la circonvolution dite du corps calleux a la valeur d'un *lobe* et nous la décrirons comme telle. Elle prend naissance au-dessous du genou du corps calleux, dans toute région appelée *carrefour de l'hémisphère* par Broca (fig. 156), par une pointe qui l'unit à F^1, se porte de là en avant, puis en haut et en arrière en suivant la convexité du corps calleux jusqu'au bord inférieur du bourrelet, où elle se termine en se continuant sur le bord de la fente de Bichat avec la circonvolution de l'hippocampe par un pli étroit, le *pli de passage temporo-limbique* qui peut devenir profond (68 fois sur 168 cerveaux, selon Giacomini). Son bord concave est séparé du corps calleux par une rainure linéaire, le *sinus du corps calleux;* son bord convexe est séparé du lobe frontal par la scissure sous-frontale, du lobe pariétal (lobule quadrilatère) par la scissure sous-pariétale, qui est le vestige de la scissure sous-pariétale des Mammifères ordinaires.

C'est donc par erreur que Rolando a réuni cette circonvolution avec le lobule quadrilatère sous le nom de circonvolution crêtée (par analogie avec une crête de coq). Au niveau du genou du corps calleux elle est unie au lobe frontal par un pli qui franchit la scissure sous-frontale, le *pli de passage fronto-limbique*, et à peu près au milieu du corps calleux par un autre pli, le *pli de passage fronto-limbique pré-ovalaire* (Voy. fig. 158); plus loin les *plis de passage pariéto-limbiques antérieur et postérieur* l'unissent au lobe pariétal (lobule quadrilatère, precunéus), et au niveau de la rencontre de la scissure occipitale et calcarine, un pli de passage profond (superficiel chez les Singes), *pli cunéo-limbique*, l'unit au lobe occipital (cunéus).

Le lobe du corps calleux représente donc seul chez les Primates le *grand lobe limbique* des Mammifères moins élevés. Mais, en réalité, on doit lui adjoindre ou plutôt lui

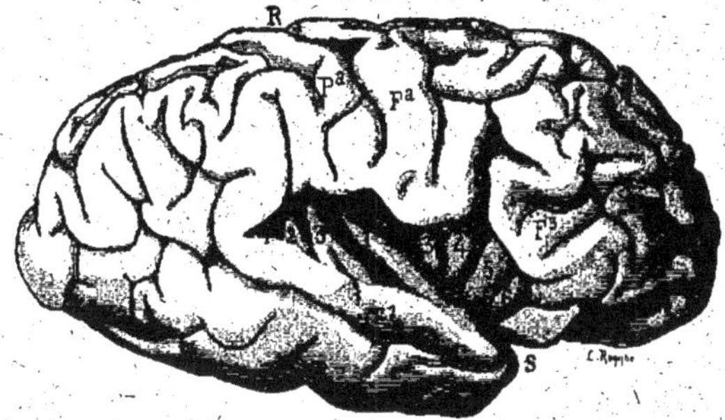

Fig. 159. — Vue de l'insula après écartement des lèvres de la scissure de Sylvius.

S, scissure de Sylvius; R, scissure de Rolando; F^a et P^a, circonvolutions rolandiques; T^1, première circonvolution temporale; 1, 2, 3, plis profonds temporaux pariétaux; 1, 2, insula postérieure; 3, 4, 5, 6, insula antérieure.

restituer la circonvolution de l'hippocampe et les origines olfactives. En effet, chez les Mammifères à odorat bien développé, les *Osmatiques* de Broca, le grand lobe limbique se compose des lobes olfactifs, de l'hippocampe et du corps calleux. Chez les Primates et les Cétacés, c'est-à-dire chez les *Anosmatiques*, ce lobe s'atrophie parallèlement à l'amoindrissement des fonctions olfactives. Le lobe olfactif se réduit à la bandelette et au bulbe olfactifs, le lobe de l'hippocampe s'atrophie et n'est plus représenté que par une petite circonvolution qui se fusionne avec le lobe temporal, et le lobe du corps calleux lui-même n'est plus considéré que comme une simple circonvolution. Parallèlement, la grande ceinture limbique paraît comme effondrée en plusieurs points et discontinue.

Le lobe limbique fait, chez les Mammifères inférieurs aux Primates (Chien, Cheval, Mouton, etc.), un coude sous le bourrelet du corps calleux qui contribue à former les *circonvolutions sous-calleuses*, en vestige encore dans certains cerveaux de l'espèce humaine (Voy. Corps godronné).

Nous verrons un peu plus tard toutefois (voy. Corps godronné) que le lobe limbique d'après P. Broca n'est, en réalité, qu'un lobe para-limbique.

Le *lobe olfactif*, atrophié dans l'espèce humaine (voy. page 218) est un véritable lobe chez les Osmatiques (Carnassiers, Ruminants, Solipèdes, etc.). Chez ces derniers, il occupe la partie la plus antérieure de la cavité crânienne. Développé aux dépens de la vésicule des hémisphères dont il n'est qu'une sorte d'évagination, il contient encore chez nombre de Mammifères (Cheval) une cavité centrale, le *ventricule olfactif*, qui communique avec la cavité du ventricule latéral par un canal étroit. Ce lobe est rattaché à l'hémisphère, par deux racines ou circonvolutions, une externe qui se continue avec la circonvolution de l'hippocampe, une interne qui se continue avec la circonvolution du corps calleux.

Variétés du lobe du corps calleux. — Le pli temporo-limbique peut être profond ; dès lors la scissure en Y paraît s'ouvrir dans le sillon de l'hippocampe comme chez beaucoup de Singes. La circonvolution du corps calleux peut être coupée par un pli faisant communiquer le sillon du corps calleux avec la scissure sous-frontale (très rare) et la scissure sous-frontale rejoindre la scissure occipitale-interne à travers la scissure sous-pariétale (disposition rappelant celle des Quadrupèdes). La plus importante des modifications de la circonvolution du corps calleux est sa subdivision en deux circonvolutions, par suite de l'existence d'un sillon plus ou moins profond et plus ou moins complet qui court le long de son étendue. Ce sillon, *sillon intra-limbique*, que j'ai observé dans la proportion d'environ 5 %, est comme une sorte de tendance évolutive vers la formation d'une *deuxième circonvolution frontale interne* dans l'espèce humaine.

C'est à cette conclusion du moins qu'est arrivé Manouvrier. (*Bull. de la Société d'Anthrop. de Paris*, 1892), — mais je regrette de ne pouvoir partager l'opinion de mon savant collègue de l'Ecole d'Anthropologie de Paris. J'ai dit pourquoi ailleurs (voy. *Thèse de Bole*, p. 67, Lille, 1893). Chez les Cétacés à fanons, ce pli est dédoublé au point de constituer trois circonvolutions au lobe du corps calleux.

Lobe de l'Insula. — Le *lobe de l'Insula, insula de Reil, lobule du corps strié*, occupe le fond de la fosse de Sylvius, dont il faut écarter les bords pour l'apercevoir (1 à 6, fig. 159). Deux portions de la marge de la scissure contribuent surtout à le cacher, et portent pour cette raison le nom d'*opercule, opercule de Reil* ou de *Burdach*. Ces deux portions qui surplombent en forme de saillie et recouvrent l'insula appartiennent, l'une au pied des deux circonvolutions rolandiques (opercule supérieur), l'autre à la 1re circonvolution temporale (opercule inférieur). Le cap de la 3e frontale vient aussi s'ajouter aux saillies précédentes et constitue un opercule accessoire (opercule orbitaire).

L'insula a la forme d'une coquille de mollusque bivalve, c'est-à-dire qu'elle a l'aspect d'un triangle bombé et comme recouvert de vagues disposées en éventail ; son sommet regarde l'entrée de la scissure de Sylvius et sa base correspond au lobe fronto-pariétal. De ses trois bords, l'antérieur ou frontal est séparé du lobe du même nom par une rigole, *rigole frontale* ou *antérieure* ; le supérieur du lobe fronto-pariétal par une autre rigole, *rigole fronto-pariétale* ou *supérieure*, et l'inférieur du lobe temporal par une rigole semblable, *rigole temporale* ou *inférieure*. Ce sont là les *sillons marginaux* de Schnopfhagen, le *sillon circulaire* de Reil.

L'insula peut être partagée, à l'exemple d'Eberstaller, en deux parties par suite d'un sillon qui le traverse de sa base à son sommet, *grand sillon central*, l'une antérieure, *insula antérieure*, reliée au lobe frontal, l'autre postérieure, *insula postérieure*, rattachée au lobe temporo-pariétal (Voy. fig. 159).

L'*insula antérieure* (3, 4, 5, 6, fig. 159) présente trois circonvolutions confluentes au pôle de l'insula séparées par deux sillons. La plus postérieure (*gyrus tertius* d'EBERSTALLER), appelée par CUNNINGHAM (1) *gyrus centralis anterior* relie l'insula à F^a; les deux autres (*gyrus primus et secondus*) le rattachent à F^3.

L'*insula postérieure* (1, 2, fig. 159) est séparée en deux circonvolutions par un sillon qui la parcourt en suivant sa longueur. La première est appelée *gyrus centralis posterior* par CUNNINGHAM. Ces deux circonvolutions se fusionnent en bas, et vont se rendre non dans l'extrémité du lobe temporal, comme le disent EBERSTALLER, HEFFTLER et GULDBERG, etc., mais en réalité au grand lobe limbique (CUNNINGHAM). En haut elles se jettent sur P^a et la circonvolution pariétale inférieure.

Il résulte de cette description qu'il y a analogie et concordance entre les plis et sillons de Reil et les plis et sillons de Rolando. L'insula antérieure correspond à un pli temporo-frontal, l'insula postérieure à un pli temporo-pariétal.

En arrière, l'insula postérieure est limitée par la rigole postéro-inférieure au-delà de laquelle (*région rétro-insulaire*) on voit un contrefort jeté entre T^1 et P^2, le *pli de passage temporo-pariétal profond* de Broca, *circonvolution temporale transverse* de Heschl, composé d'un ou de deux plis (1, 2, 3, fig. 159).

A l'entrée de la scissure de Sylvius (*région pré-insulaire* ou *seuil de l'insula*), le pôle de l'insula est bordé par un pont arrondi et curviligne qui s'étend de la première temporale à la racine de la 3e frontale, c'est-à-dire par une jetée entre le lobe frontal et le lobe temporal : c'est le *pli falciforme* de Broca.

La face profonde du lobe de l'insula repose sur le noyau lenticulaire du corps strié; sa surface superficielle est recouverte d'une couche de substance grise qui se continue de toutes parts avec l'écorce des trois lobes circonvoisins.

L'occultation du lobe de l'insula chez l'Homme n'indique pas qu'il soit en régression dans l'espèce humaine. Loin de là, car c'est le contraire qui est vrai. — L'insula de l'Homme est en effet plus considérable, plus plissée que celle des Singes. A part les Anthropoïdes, ces animaux l'ont ordinairement petite, lisse et plus ou moins découverte. Celle de l'Orang et du Gorille a trois plis, celle du Chimpanzé quatre et dans l'insula de l'Homme on peut rencontrer plus de cinq plis. Chez les Hylobates un sillon sépare l'insula en un lobule frontal ou antérieur, et en un lobule temporo-pariétal ou postérieur (Waldeyer).

Si donc chez nous, l'insula s'est enfoncée et est devenue une sorte de lobe central, c'est en raison du grand développement des circonvolutions de la surface de l'hémisphère, et en particulier des trois grands lobes qui l'environnent. Ces lobes croissent à la rencontre les uns des autres, finissent par passer au-dessus du lobe de l'insula et par le recouvrir (vers la naissance).

Cette extension de tout le manteau a entraîné l'enveloppement du lobe de l'insula autour duquel l'écorce semble avoir gravité dans son agrandissement comme autour d'un pôle, l'insula restant solidement attachée au corps strié.

Jusqu'au milieu du cinquième mois, la surface de l'insula est lisse. Toutefois, la division en partie frontale et en partie temporo-pariétale est depuis longtemps établie déjà. Successivement apparaissent les sillons, en commençant par le sillon central. Du septième au huitième mois, l'insula a achevé sa forme extérieure, mais celle du côté droit est en avance sur la gauche, et les deux côtés sont relativement en retard chez le fœtus ♀ (Cunningham), ainsi que cela se passe, du reste, pour toutes les circonvolutions

(1) J. Cunningham, The Sylvian fissure and the island of Reil on the Primate brain (*Journ. of. Anat.*, *Vol.* XXV, pp. 286 et 338, 1891).

(Rüdinger). La longueur de l'hémisphère étant ramenée à 100, la longueur de l'insula est 29 chez l'Européen, 28 chez le Nègre, 20 chez l'Anthropoïde. Elle est moins développée chez la Femme que chez l'Homme.

Relativement à son origine ancestrale, l'insula dérive du *lobule sous-sylvien* (écorce qui recouvre le noyau lenticulaire du corps strié) des animaux osmatiques ; l'insula antérieure provient du pli temporo-frontal de ce lobule, tandis que l'insula postérieure dérive du pli temporo-pariétal, déjà ébauché chez le Tapir et le Cheval.

L'ÉVOLUTION DES PLIS DU CERVEAU DANS LA SÉRIE DES MAMMIFÈRES

Pouvons-nous tenter, en terminant l'étude des circonvolutions, l'esquisse de l'évolution progressive que l'écorce cérébrale a suivie chez les Mammifères avant d'avoir acquis les caractères de spécialisation si marquée qui la distingue chez l'Homme ?

Pris en bloc, dans l'ordre des Primates, l'hémisphère se dédouble en deux régions

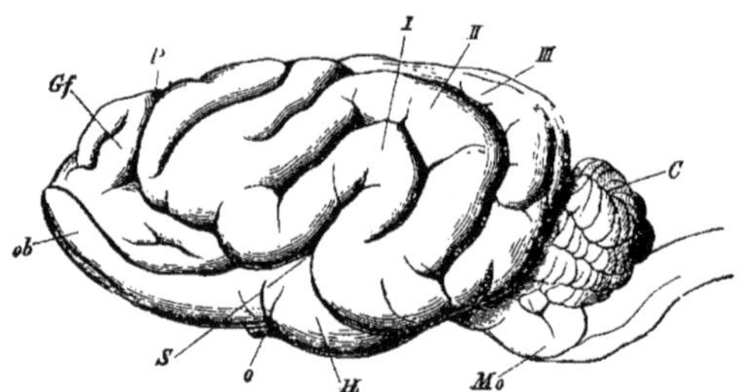

Fig. 160. — Vue latérale du cerveau du Chien.

Mo, moelle allongée ; C, cervelet ; S, scissure de Sylvius ; *ob*, lobe olfactif ; P, sillon présylvien (homologue au Rolando) ; Gf, lobe frontal ; H, lobe de l'hippocampe ; *o*, nerf optique ; I, II, III, première, deuxième et troisième circonvolutions pariétales.

séparées par la scissure de Sylvius : un étage fronto-pariétal et un étage occipito-temporal. Du dernier des Cébiens aux Pithéciens, on voit apparaître la trace de la scissure de Rolando qui subdivise l'étage antéro-postérieur. En même temps, l'étage postéro-inférieur se décompose en deux lobes, par suite de la formation de la scissure occipitale.

Le type cérébral des Primates est bien différent de celui des autres Mammifères. En passant de ces derniers aux Singes, on voit le type se modifier tout à coup. Il n'y a plus de lobe olfactif, le lobe de l'hippocampe est fusionné avec le lobe temporal, alors qu'il en est séparé, au-dessous des Singes, par une scissure profonde, la scissure limbique, et fait partie du lobe limbique.

L'agrandissement du lobe frontal chez les Primates et l'évolution inverse ou rétrograde du lobe limbique sont les deux faits corrélatifs qui expliquent la transformation du cerveau dans cet ordre supérieur des Mammifères. Il y a, pour ainsi dire, chez les Singes et chez l'Homme surtout, substitution du *cerveau mental* au *cerveau brutal*. L'agrandissement du cerveau frontal, que l'on observe aussi bien en s'élevant du Macaque au Papion qu'en montant du fœtus humain à l'Homme adulte, tient sous sa dépendance la majeure partie des caractères qui distinguent le cerveau des Primates gyrencéphales.

Ces caractères sont :

1° Le développement considérable du lobe frontal qui refoule en arrière le lobe pariétal et oblige la scissure de Rolando à reculer et à se renverser en arrière.

2° La subdivision du lobe pariétal en trois lobes secondaires, le lobe pariétal, le lobe occipital et le lobe temporal. Refoulé vers l'occiput, le lobe pariétal subit un plissement transversal, qui détermine la formation de la scissure pariéto-occipitale, et dès lors sa séparation en deux lobes : le lobe pariétal en avant de la scissure, le lobe occipital en arrière. La séparation du lobe occipital du lobe pariétal résulte donc du plissement transversal des circonvolutions longitudinales primitives d'où naît la scissure pariéto-occipitale. Cette extension de l'hémisphère en arrière explique le recouvrement du cervelet par les lobes occipitaux du cerveau. Le lobe temporal lui-même résulte du refoulement vers le bas du lobe pariétal par suite de la poussée qu'exerce sur lui le lobe frontal.

Quant au lobe pariétal, il représente ce qui reste du lobe pariétal primitif après la formation du lobe occipital et du lobe temporal; il a subi ainsi une réduction, tandis que le lobe frontal grandissait.

« Celui-ci, dirons-nous avec P. Broca, si petit et si simple chez les autres Mammifères, où il était manifestement primé par le lobe pariétal, s'est en quelque sorte, chez les Primates, emparé de l'hégémonie cérébrale, et l'importance croissante de ses fonctions est attestée par le plissement longitudinal qui le subdivise d'abord en deux, puis en trois circonvolutions. Le lobe pariétal se comporte tout autrement : loin de se compliquer, il se simplifie, au contraire, et les circonvolutions qui le composent tendent à se fusionner. Il y avait chez les Gyrencéphales osmatiques de trois à cinq circonvolutions pariétales, il n'y en a plus que deux chez les Primates. »

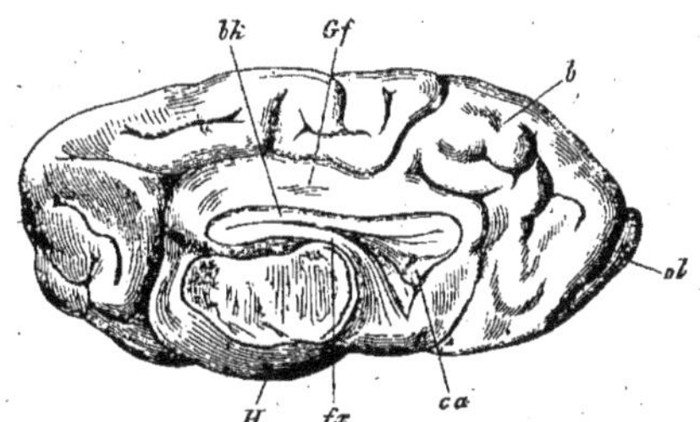

Fig. 161. — Face interne de l'hémisphère gauche du cerveau de Chien.

Gf, lobe du corps calleux; *ol*, lobe olfactif; H, lobe de l'hippocampe; *bk*, corps calleux; *fx*, voûte; *ca*, commissure antérieure.

Le *lobe temporal* résulte donc du refoulement en arrière et en bas de la circonvolution sylvienne du lobe pariétal qui descend vers la base du cerveau, où elle trouve place grâce à l'atrophie du lobe de l'hippocampe, avec le reste duquel elle se fusionne.

Pendant ce temps, le grand *lobe pariétal*, qui formait chez les Mammifères presque toute la surface externe de l'hémisphère et vient de se démembrer pour fournir les lobes occipital et temporal des Primates, s'est réduit : le groupe des circonvolutions sagittales a fourni le lobule pariétal supérieur, et le groupe sylvien le lobule pariétal inférieur par fusion des quatre circonvolutions primitives, dont on retrouve cependant encore les traces.

En d'autres termes, du groupe sagittal des circonvolutions des Carnassiers résulte la circonvolution pariétale supérieure (fusion de deux circonvolutions) et du groupe sylvien dérivent la pariétale inférieure en avant (fusion des deux sylviennes) et les deux premières temporales en arrière (les deux circonvolutions sont ici restées séparées).

3° Le développement considérable de la scissure sous-frontale, enfin, parallèlement à l'agrandissement du lobe frontal, et la réduction de la scissure sous-pariétale parallèlement à l'amoindrissement du lobe pariétal, achèvent la transformation. Il en résulte que chez les Primates la scissure sous-frontale a pris la place de la scissure sous-pariétale et que celle-ci n'occupe plus qu'une très petite étendue de la scissure limbique.

Si l'on poursuit le plan fondamental des circonvolutions à travers la série des Primates, on voit ce plan se compliquer graduellement et se perfectionner, sans que jamais l'esquisse principale soit foncièrement modifiée. Depuis le cerveau lisse des Hapaliens, qui, pour toute anfractuosité, ne présente à sa surface que la scissure de Sylvius (genre Jacchus) et le sillon parallèle (genre Midas), jusqu'au cerveau de l'Orang et de l'Homme, dont la surface est si tourmentée, c'est le même plan morphologique qui déroule ses aspects secondaires et successifs. Chez les Cébiens gyrencéphales, il n'y a encore que des scissures interlobaires et des lobes, que presque aucun sillon ne vient subdiviser en plis ou circonvolutions. Avec les Pithéciens, la décomposition des lobes en circonvolutions se complète. A part le lobe de l'insula, qui ne présente point de plis, sauf l'absence de F^3 et de T^5 ; à part la présence de la calotte et de l'opercule occipital, le cerveau des Cynocéphales nous présente l'esquisse schématique des circonvolutions fondamentales ou primaires du cerveau de l'Homme. Avec les Anthropoïdes, les plis s'allongent, s'enrou-

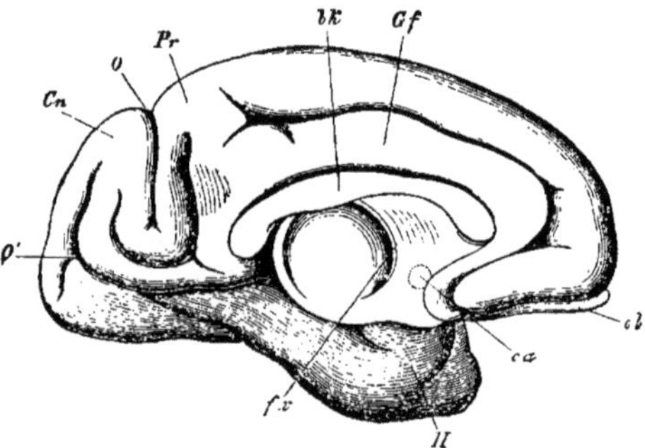

Fig. 162. — Face interne de l'hémisphère gauche du cerveau d'un Singe *(Macacus)*.

Gf, lobe du corps calleux ; H, lobe de l'hippocampe ; Ol, lobe olfactif ; *bk*, corps calleux ; *fx*, voûte ; *ca*, commissure antérieure ; O, scissure occipitale interne ; Pr, précunéus ; Cn, cunéus ; O', scissure calcarine.

lent sur eux-mêmes, décrivent les sinuosités les plus variées et se subdivisent en plis secondaires par des scissures.

De plus, et comme cela se voit encore davantage chez l'Homme, tandis que jusque-là les circonvolutions étaient très ressemblantes sur les deux hémisphères, elles sont maintenant très variables d'un côté à l'autre, à tel point qu'on pourrait dire que l'asymétrie du plissement du manteau grandit avec la supériorité de l'espèce à laquelle il appartient.

De la complication croissante découlent d'autres caractères morphologiques. Le développement en largeur du lobe frontal détermine la formation d'une troisième circonvolution frontale ; son développement en longueur détermine un plissement de son bord externe (F^3), qui forment les deux rameaux sylviens antérieurs. Ce grand développement épaissit et arrondit ce lobe qui, au lieu de se terminer en pointe, bec du cerveau, bec ethmoïdal, comme chez les Pithéciens, se termine maintenant par une extrémité arrondie, disposition qu'on rencontre déjà chez le Gorille et le Chimpanzé. L'insula, devenue plus large, se recouvre de plis ; le lobe temporal, qui ne comprenait jusqu'alors que quatre circonvolutions, en compte maintenant cinq. Le lobe occipital à peu près lisse jusqu'au Gibbon parmi les Anthropoïdes, acquiert des circonvolutions et se détache moins du reste du cerveau. La calotte qui existe encore chez le Chimpanzé, quoique atténuée, s'efface, en effet, chez l'Orang.

Gratiolet avait voulu faire des plis de passage pariéto-occipitaux une caractéristique du cerveau humain. Le Gorille, l'Orang, le Semnopithèque même, disait-il, peuvent bien

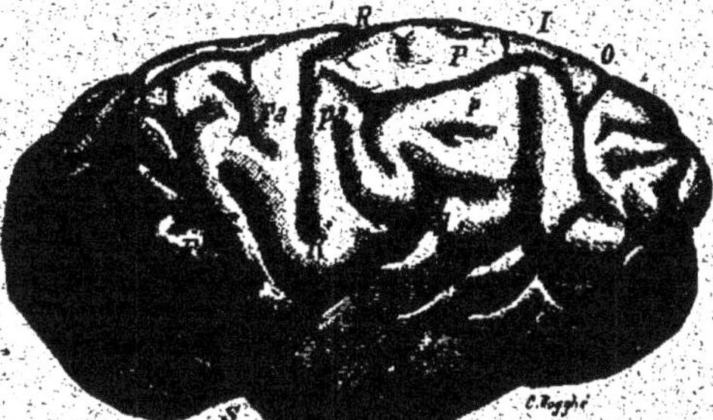

Fig. 163. — Cerveau de l'Orang (face externe).

S S, scissure de Sylvius; R R, scissure de Rolando; O, scissure occipitale; C, cervelet; F^1, F^2, F^3, les 3 circonvolutions frontales; F^a, la frontale ascendante, et P^a, la pariétale ascendante; I, sillon interpariétal; P, circonvolution pariétale supérieure, et *p*, pariétale inférieure; T^1, T^2, les 2 premières circonvolutions temporales.

avoir comme l'Homme le premier pli de passage superficiel, mais le second n'est superficiel que chez l'Homme. Or, un examen plus complet de la question est venu démontrer

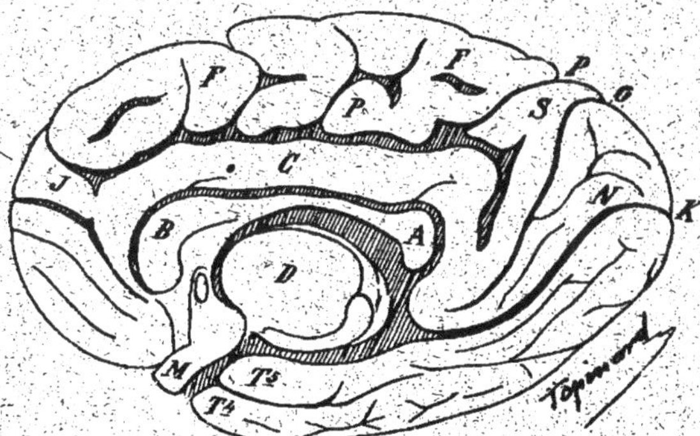

Fig. 164. — Face latérale interne du cerveau de l'Orang (Topinard).

R, scissure de Rolando; S, scissure de Sylvius; O, scissure occipitale externe; f^1, premier sillon frontal; f^2, deuxième sillon frontal; f, sillon prérolandique; S', branche antérieure ascendante de la scissure de Sylvius (il n'y a point de branche horizontale et conséquemment il n'y a point de cap); E, sillon orbitaire externe; I, sillon orbitaire interne; P, sillon interpariétal; P^o, sillon post-rolandique; K, scissure calcarine; t^1 premier sillon temporal; t^2, deuxième sillon temporal; t^3, troisième sillon temporal.

que ce caractère de perfectionnement se retrouve sur le cerveau de l'Atèle, et que d'autre part, il peut se perdre chez certains sujets des groupes humains. P. Broca a en effet rencontré 2 fois sur 100 des plis de passage profonds, par conséquent une scissure perpendiculaire externe largement ouverte, sur le cerveau de l'Européen, cela presque toujours sur des cerveaux d'imbéciles, mais dans certains cas, cependant, sur ceux d'Hommes remarquables par l'intelligence, notamment le médecin Fuchs et le publiciste Asseline.

J'ajoute enfin en terminant que le mécanisme de formation des lobes et des circonvolutions est tout entier compris dans l'enroulement des hémisphères du cerveau autour de l'espace perforé latéral, qui sert pour ainsi dire de pivot à l'enroulement progressif en longueur et d'avant en arrière, et à l'enroulement graduel aussi en largeur et de haut en bas de chaque hémisphère.

En résumé, les caractères qui distinguent le type cérébral des Primates de celui des autres Mammifères se rattachent tous à un double fait fondamental : l'atrophie de l'appareil olfactif et l'agrandissement du lobe frontal. Le développement considérable de ce dernier en longueur, refoule les circonvolutions pariétales et amène la formation du lobe occipital et du lobe temporal qui emprisonnent le lobe de l'insula dans la fosse de Sylvius

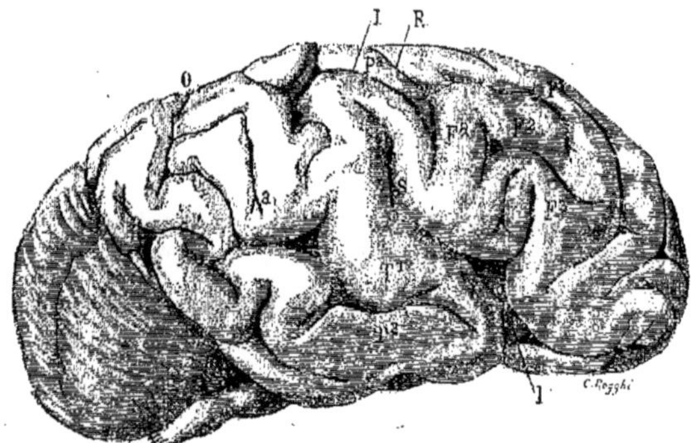

Fig. 165. — Cerveau du microcéphale Manolino (Giacomini).

S, scissure de Sylvius; R, scissure de Rolando; O, scissure occipitale; F^1 F^2, F^3, les 3 circonvolutions frontales; F^a, frontale ascendante; P^a, pariétale ascendante; I, sillon interpariétal; T^1, T^2, les 2 premières circonvolutions temporales; I' lobe de l'insula; *a*, lobule du pli courbe.

par suite de leur épanouissement en largeur; l'atrophie de l'appareil olfactif modifie profondément le grand lobe limbique : chez les Mammifères amphibies cette atrophie est due à leur genre de vie; chez les Primates au développement intellectuel dont le sens de l'olfaction n'est plus que l'un des vassaux les plus humbles. Ainsi l'étude des connexions anatomiques permet de suivre dans toute la série des Mammifères la formation, l'évolution, les modifications des diverses parties du manteau cérébral, de retrouver toutes ces parties dans le cerveau des Primates, de reconnaître la raison d'être des caractères qui le distinguent, et d'en déterminer en quelque sorte la filiation (Broca).

Quelle valeur doit-on attribuer aux variétés ou anomalies des circonvolutions?

Jusqu'ici aucune anomalie de l'écorce, dont les nuances sont innombrables, n'est venue détruire le schéma fondamental que nous avons donné des circonvolutions cérébrales. Les scissures, quelque modifiées qu'elles soient, et les lobes qu'elles limitent, sont toujours faciles à reconnaître. Ce qui varie essentiellement ce n'est pas le plan fondamental, ce sont les plis secondaires de l'écorce. Ici F^1 ou F^2 se dédoublera et fournira un lobe frontal à quatre étages ; là les trois frontales se réuniront plus ou moins de façon à réduire le lobe à deux circonvolutions longitudinales ; ailleurs le sillon précentral sera assez complet pour paraître constituer une deuxième scissure centrale, mais cela n'empêchera pas les circonvolutions frontales de persister dans ce qu'elles ont de fondamental. Sur d'autres cerveaux, voire même sur deux hémisphères d'un même cerveau, vous trouverez un pli qui traversera la scissure de Rolando et semblera interrompre complètement F_a et P_a ; mais écartez la scissure et vous verrez dans son fond un pli de passage profond qui vient rétablir la continuité des deux circonvolutions rolandiques qui n'étaient ainsi interrompues qu'en apparence seulement. En effet, il y a constamment entre F_a et P_a des arcs-boutants ou plis profonds qui peuvent exceptionnellement devenir superficiels et interrompre la scissure de Rolando. De même encore, et par un phénomène inverse, les plis de passage pariéto-occipitaux (plis de Gratiolet), ordinairement superficiels dans l'espèce humaine, pourront être moins exubérants et devenir profonds.

C'est alors que vous verrez la scissure occipitale externe reprendre la forme simienne, et le lobe occipital se détacher du reste du cerveau sous la forme d'une calotte, comme chez les Singes. Ici encore, la mise à jour des plis de passage entre les deux lobes vous convaincra que la morphologie générale de ces lobes n'est nullement altérée : seuls, les plis de passage qui, de superficiels, sont devenus profonds, ont changé l'aspect extérieur de la région. Suivant que les plis de passage ou d'anastomose restent superficiels ou deviennent profonds, la forme de l'écorce cérébrale se modifie donc considérablement. Pour en citer un dernier exemple, supposez, — ce qui arrive effectivement dans certains cas, — un pli d'anastomose superficiel entre les deux lobules pariétaux et vous pouvez avoir un sillon parallèle à la scissure de Rolando, qui est limité en arrière par une circonvolution qui donne l'illusion d'une 3ᵉ centrale ; — que le pli courbe devienne profond et la scissure occipitale externe pourra communiquer avec le sillon parallèle.

Les sillons les plus précoces répondent dans la profondeur de l'hémisphère aux faisceaux les plus précoces. L'attache des corps opto-striés est donc le point de départ et la cause du plissement. Chaque pli rentrant correspond à une sorte de bride qui relie la périphérie aux masses opto-striées. Ainsi se forme à la surface de l'écorce à mesure qu'elle s'étend, des ondes qui interfèrent entre elles et déterminent le plissement typique pour chaque espèce. Mais si les scissures et les sillons sont constants, leur forme, leur direction, leur profondeur ne le sont pas. Tout dépend du volume des circonvolutions adjacentes. Voilà pourquoi il ne faut pas regarder les centres de l'écorce comme invariablement fixés à sa surface La plupart des variétés des plis s'expliquent par des compensations qui s'établissent dans les régions voisines. Car, comme le disait Geoffroy Saint-Hilaire, *il n'y a pas d'anomalie isolée*, une anomalie en entraînant d'autres dans les rapports des parties adjacentes. Ce qui est une nouvelle application de la *loi des corrélations anatomiques*.

Toutes ces modifications de l'écorce sont donc secondaires et n'ont point d'importance au point de vue morphologique ou physiologique. Parmi elles, les unes ont un caractère atavistique incontestable, — je citerai pour exemple la réapparition de la scissure perpendiculaire externe complète, — les autres relèvent d'un arrêt de développement, et comme exemple, je citerai la persistance de la fosse de Sylvius fœtale.

E. — Étendue de l'écorce du cerveau et structure des circonvolutions.

On a essayé d'évaluer l'étendue de la surface corticale du cerveau, c'est-à-dire la superficie occupée par les circonvolutions. L'on est arrivé en moyenne à 700 c. carrés sans tenir compte des plis (*gyri*), à 2000 c. carrés en comprenant les circonvolutions.

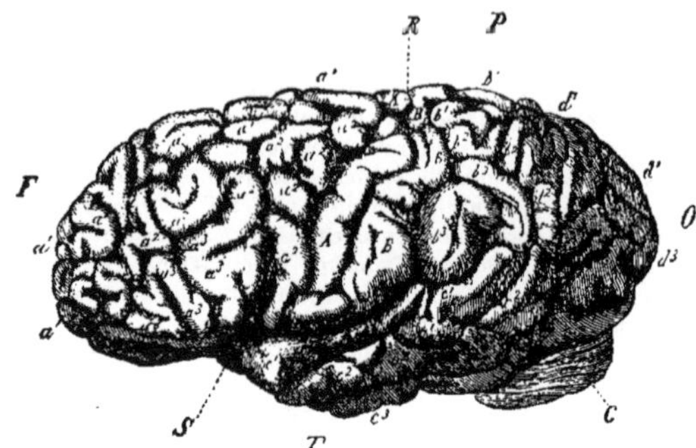

Fig. 166. — Cerveau de Gauss, célèbre mathématicien, vue latérale (R. Wagner).

F, lobe frontal; P, lobe pariétal; O, lobe occipital; T. lobe temporal; C, cervelet; S, scissure de Sylvius; R, sillon de Rolando; a^1. a^2, a^3, circonvolutions frontales supérieure, moyenne et inférieure; A, A, circonvolution frontale ascendante; B, B, circonvolution pariétale ascendante; b^1, b^2, b^3, circonvolutions pariétales supérieure, moyenne et inférieure; c^1, c^2, c^3, circonvolutions temporales supérieure, moyenne et inférieure; d^1, d^2, d^3, circonvolutions occipitales supérieure, moyenne et inférieure.

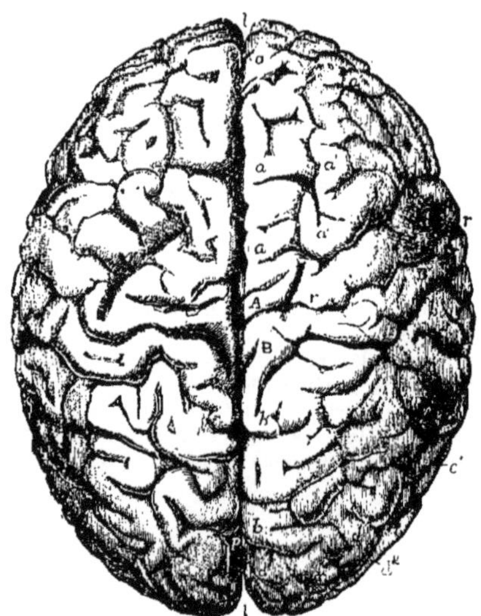

Fig. 167. — Face supérieure du cerveau de Gauss (d'après Wagner).

l, l, grande scissure interhémisphérique; r. scissure de Rolando; p. scissure pariéto-occipitale; A, A. circonvolution frontale ascendante; B, B, circonvolution pariétale ascendante, a. première frontale; a'. deuxième frontale; a'', troisième frontale; b, b, circonvolutions du lobe pariétal; d. d, lobe occipital.

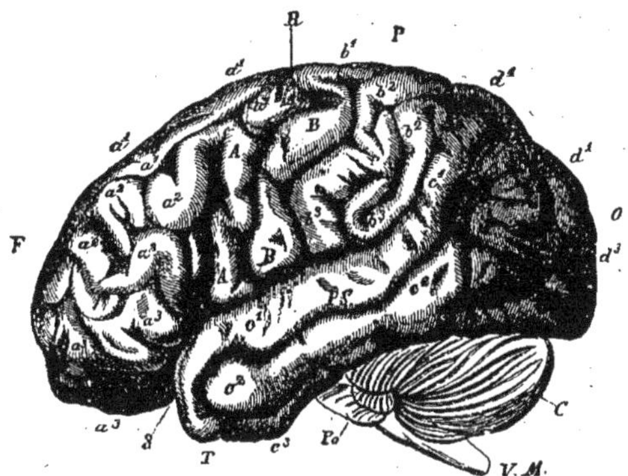

Fig. 168. — Cerveau de la Vénus hottentote, vue latérale (Gratiolet).

F, lobe frontal; P, lobe pariétal; O, lobe occipital; T, lobe temporal; C, cervelet; Po, protubérance; VM, bulbe; 3, scissure de Sylvius; R, sillon de Rolando; PS, scissure parallèle; a^1, a^2, a^3, circonvolutions frontales supérieure, moyenne et inférieure; A, A, circonvolution frontale ascendante; B, B, circonvolution pariétale ascendante; b^1, b^2, b^3, circonvolutions pariétales supérieure, moyenne et inférieure; c^1, c^2, c^3, circonvolutions temporales supérieure, moyenne et inférieure; d^1, d^2, d^3, circonvolutions occipitales supérieure, moyenne et inférieure.

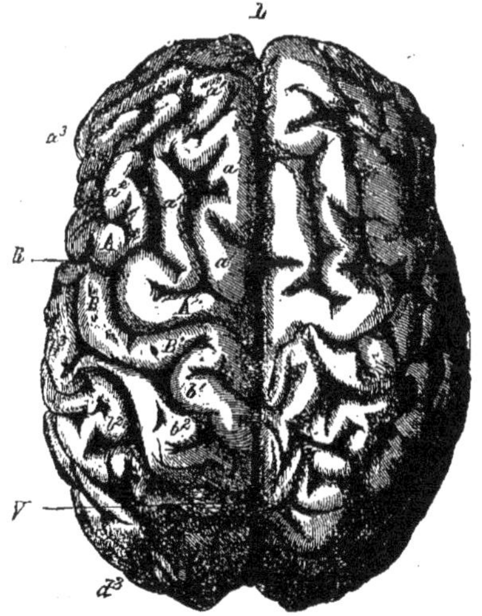

Fig. 169. — Cerveau de la Vénus hottentote (face supérieure).

L, grande scissure interhémisphérique; R, scissure de Rolando; V, scissure occipitale; O, lobe occipital; a, a', a'', circonvolutions frontales; A, A, circonvolution frontale ascendante; B, B, circonvolution pariétale ascendante; b^1, b^2, b^3, circonvolutions pariétales.

Mais malgré les procédés ingénieux qu'ont employés à cet effet BAILLARGER,

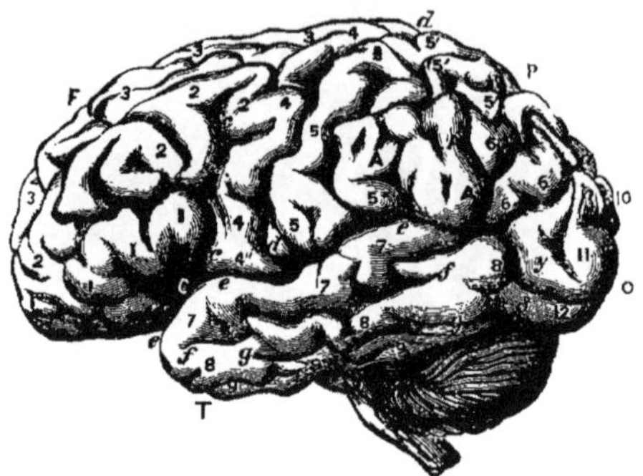

Fig. 170. — Cerveau de Boschimane (face latérale).

F, lobe frontal ; P, lobe pariétal ; O. lobe occipital ; T. lobe temporal ; C, lobe de l'insula ; *d*, *d*, scissure de Rolando ; *e*, *e*, scissure de Sylvius ; 1, 1, circonvolution de Broca, 2, 2, frontale moyenne ; 3, 3, frontale supérieure ; 4, 4, frontale ascendante ; 5, 5, pariétale ascendante ; A, A, pariétale inférieure ; 5', 6, pariétale supérieure ; 7, 7, première temporale ; 8, deuxième temporale ; 9, troisième temporale ; 10 scissure perpendiculaire externe ; 11, 12, première et deuxième occipitale.

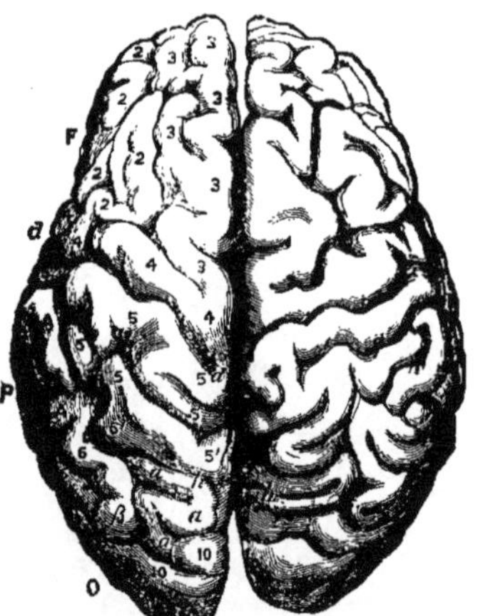

Fig. 171. Cerveau de Boschimane (face supérieure), d'après Marshall.

F, lobe frontal ; P, lobe pariétal ; O, lobe occipital ; *d*, *d*, scissure de Rolando ; 2, 2, 3, 3, deuxième et première circonvolution frontale ; 4, frontale ascendante ; 5. pariétale ascendante ; 5', pli courbe ; 6, lobule du pli courbe ; *h*, scissure occipitale externe ; *α*, B, plis de passage pariéto-occipitaux.

WAGNER, CALORI, etc., ces procédés ne peuvent nous donner que des renseignements approximatifs. Néanmoins, voici les chiffres qu'ont obtenus CALORI et WAGNER :

Cerveaux de Brachycéphales { ♂ .... 2430 C². ♀ .... 2110 »

Cerveaux de Dolichocéphales { ♂ .... 2300 » ♀ .... 1982 »

Ces chiffres sont ceux de CALORI et ils représentent la superficie totale de l'écorce, c'est-à-dire comme si on avait mesuré celle-ci après l'avoir déplissée. Les suivants, chiffres de H. WAGNER, décomposent la superficie en surface libre et surface cachée, et de plus en superficie propre à chacun des lobes, chez quatre personnes, deux hommes supérieurs, les professeurs GAUSS et FUCHS, et deux personnes ordinaires, une femme du peuple et un ouvrier.

	SURFACE DE CHAQUE LOBE				FACES DU CERVEAU		SURFACE totale du CERVEAU
	L. frontal	L. pariétal	L. occipital	L. temporal	Face libre	Face profonde	
Gauss . . .	875 c. c.	437	368	420	700	1430	2130 c²
Fuchs . . .	893 —	434	360	415	690	1440	2130
Femme . .	812 —	407	318	410	668	1250	1918
Ouvrier . .	706 —	387	310	380	620	1230	1850

En d'autres termes, les

Lobes { frontal = 43 pour 100 de la surface totale
pariétal = 16 — —
temporal = 21 — —
occipital = 17 — —

Si l'on considère comme 100 le cerveau de Gauss, on obtient les proportions suivantes des lobes :

Gauss	Fuchs	La Femme	Krebs
100	100,6	92,9	85,5

Et si l'on prend la surface totale pour 100 la surface de chaque lobe est :

	L. fr.	L. p.	L. occ.	L. temp.
Cerveau de Gauss...........	40,8	20,7	17,4	20,0
» d'un manouvrier...	38,3	21,4	17,3	21,2

Ces chiffres démontrent : 1° que la surface cachée de l'écorce (flancs des circonvolutions) représente environ les deux tiers de la surface totale, et la surface libre des circonvolutions le tiers seulement ; — 2° que l'écorce occupe une surface plus étendue chez l'Homme instruit que chez le paysan.

Danilewsky, pour un cerveau du poids de 1,324 grammes, a trouvé une surface de 169,200 mill. c. — De Regibus a noté des chiffres plus élevés, 217,472 à 278,940 mill. c. Ces deux auteurs ont employé des méthodes différentes.

P. Broca, de son côté, en évaluant le rapport quantitatif des lobes, est arrivé à peu près aux mêmes résultats sur ce sujet que Bischoff. Il a trouvé pour moyenne de 358 sujets :

	Hommes	Femmes
Lobes frontal	471 gr.	408 gr.
— temporal et pariétal ensemble	521 —	442 —
— occipital	110 —	95 —

Dans des recherches plus récentes G. Chiarugi a fourni de son côté les chiffres suivants :

	Cerveau gauche	Cerveau droit
Longueur de la courbe sagittale	200 mill.	190 mill.
Le lobe frontal est représenté par.	100 —	100 —
Le lobe pariétal —	37 —	45 —
Le lobe occipital —	62 —	55 —
Longueur de la demi-circonférence horizontale.	218 —	195 —
Le lobe frontal est estimé à	85 —	80 —
Le lobe pariéto-occipital.	125 —	115 —

Enfin, A. Conti, essayant d'évaluer en 1884 l'épaisseur de l'écorce, a trouvé que l'écorce augmente graduellement d'épaisseur de la pointe du lobe frontal à la scissure de Rolando, oscillant dans cette étendue, entre un minimum de 2 mill. 2 et un maximum de 3 mill. 3, et qu'elle diminue graduellement depuis la scissure de Rolando jusqu'à la pointe du lobe occipital, avec un maximum de 3 mill. 3 et un minimum de 1 mill. 6. Mais il faut savoir que l'épaisseur de la substance grise corticale du cerveau varie suivant les âges et suivant les sujets, et même chez un sujet donné d'un point à un autre (1). Donaldson a donné le chiffre de 2 mill. 9 comme épaisseur moyenne, et a fait la remarque que chez la ♀ cette épaisseur est d'environ 1 °/₀ moindre que chez le ♂. Lorsqu'on fait une coupe d'une circonvolution, on voit que la substance grise est plus épaisse au sommet que sur les bords, et qu'enfin le cortex est plus épais aussi au niveau des pôles du cerveau, le pôle occipital surtout.

On a pu voir des cas d'hétérotopie de la substance grise. Dans la statistique d'Otto comprenant 107 cas, il y a 20 cas d'hétérotopie de la substance grise. Celle-ci occupe la plupart du temps le voisinage des noyaux centraux, et parfois siège en plein centre ovale, comme Magnus Mattel (*Arch. f. Psych. u, Nervenk*, XXV, 1893) l'a observé sur un épileptique qui présentait de la microcéphalie et de la microgyrie.

(1) Voy. sur les Rapports réciproques de la substance blanche et de la substance grise : C. Giacomini, *Guida allo studio delle circonvoluzioni cerebrali dell' Uomo*, Torino, 1884. — A. Conti, *Rapporto fra sostanza bianca e sostanza grigia nel cervello umano*, Torino, 1884. Cirincione, *Méthode pour déterminer le poids et le volume des substances grise et blanche* (Riforma medica, 1894).

Structure des circonvolutions cérébrales

Si l'on examine une circonvolution du cerveau sur une coupe perpendiculaire à son trajet, on voit qu'elle est formée de deux parties : une partie centrale, constituée par de la substance blanche ; une partie périphérique, constituée par de la substance grise. La première est une dépendance du centre ovale, et, comme ce dernier, est formée par des fibres à myéline; la substance grise constitue dans son ensemble ce que nous avons appelé l'écorce ou manteau des hémisphères.

Cette couche grise n'est pas homogène, mais se présente, comme Baillarger

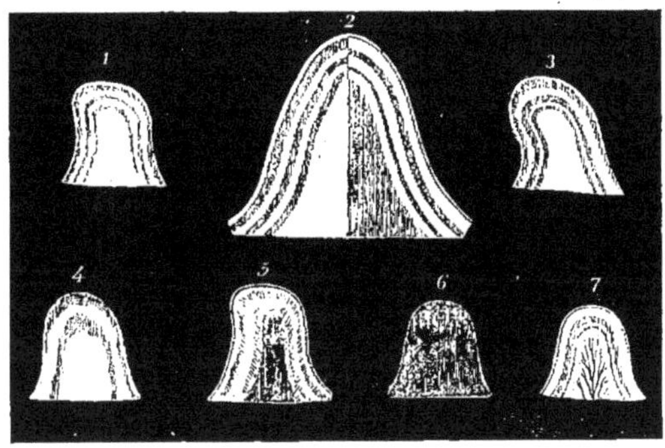

Fig. 172. — Structure des circonvolutions (Baillarger)

1, Les 6 couches alternativement grises et blanches ; 2, la même figure grossie ; 3, figure destinée à montrer que l'épaisseur des stries blanches n'est pas la même ; 4, coupe d'une circonvolution occipitale (ruban de Vicq-d'Azyr) ; 5, cette figure est destinée à montrer que les fibres blanches affectent une disposition radiée dans la substance grise ; 6, coupe d'une circonvolution de nouveau-né vue à la lumière réfléchie, et 7, la même à la lumière transmise.

l'a nettement indiqué depuis longtemps, de zones alternativement claires et foncées. Ces zones sont au nombre de six et elles se superposent dans l'ordre suivant de la surface à la profondeur : 1° une couche claire très mince (environ 1/2 millimètre) que l'on appelle la *strie blanche externe* (1re couche) et qui s'épaissit notablement sur la circonvolution de l'hippocampe; 2° une couche grise et mince, *couche des petites cellules pyramidales* (2e couche); 3° une nouvelle couche claire, *strie blanche moyenne ou strie de Vicq-d'Azyr* (3e couche); 4° une nouvelle couche foncée, de couleur jaune ou rouillée, d'environ 1 millimètre d'épaisseur, *couche des grandes cellules pyramidales* (4e couche); 5° une dernière couche claire, très mince, *strie blanche interne* ou *strie de Baillarger* (5e couche); 6° une dernière couche foncée, jaunâtre, épaisse d'à peu près 1 millimètre, *couche des cellules fusiformes* (6e couche), qui appuie sur la substance blanche ou médullaire de la circonvolution (A, fig. 172). Au niveau de la face interne du lobe occipital, l'écorce apparaît formée seulement de trois couches, une externe et une interne grises, une intermédiaire blanche (4, fig. 172).

La substance grise des circonvolutions est constituée, comme toute substance grise des centres nerveux, par des cellules nerveuses, des fibres nerveuses, du tissu névroglique et des vaisseaux sanguins.

Les cellules nerveuses ont des formes variables. Les unes sont polyédriques, d'autres fusiformes, mais beaucoup ont une forme pyramidale presque caractéristique. Les unes et les autres sont des prolongements protoplasmiques ramifiés et un prolongement de Deiters. Les *cellules pyramidales* varient en volumes depuis 10 à 15 μ jusqu'à 100 et 120 μ. Aussi les a-t-on divisées en *petites cellules pyramidales* et en *grandes cellules pyramidales* ou *cellules géantes*. Selon Betz, ces dernières seraient localisées dans les zones motrices de l'écorce ; mais les recherches de Golgi (1883) ont montré qu'on pouvait aussi les rencontrer dans d'autres régions, le lobe occipital notamment.

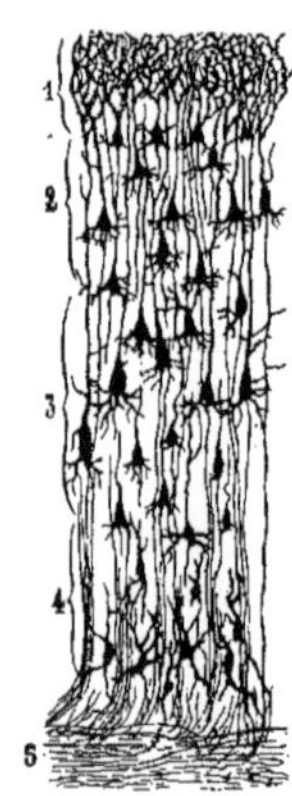

Fig. 173. — Structure de l'écorce du cerveau
1, couche fibreuse externe ; 2, couche moléculaire, couche des cellules triangulaires ; 3, couche des cellules pyramidales ; 4, couche des cellules polymorphes; 5, couche fibreuse interne.

La cellule nerveuse de l'écorce comporte : 1° un *corps cellulaire* strié en long et farci au niveau de la cellule de granulations pigmentaires auxquelles est due la couleur grise de l'écorce ; 2° un noyau ovoïde et volumineux ; 3° des prolongements protoplasmiques ramifiés (dendrites) divisés en dendrite principale ou ascendante, et dendrites collatérales et basilaires ; 4° un prolongement qui représente le prolongement de Deiters et se continue avec le cylindre-axe des fibres blanches d'association ou d'irradiation sous-jacentes, après avoir émis quelques collatérales dans l'épaisseur de la substance grise.

Les cellules pyramidales sont orientées de telle façon que leur extrémité effilée ou queue regarde vers la périphérie et leur base vers la profondeur où elle détache le prolongement cylindre-axe, *prolongement basal de Meynert*, qu'on peut homologuer au prolongement de Deiters ordinaire aux cellules nerveuses. Les fibres que l'on trouve dans l'écorce sont des fibrilles nerveuses, des cylindres-axes et des fibres à myéline analogues à celles du centre ovale : fibres et cellules nerveuses sont cimentées pour ainsi dire par la névroglie.

Pour constituer les six couches de l'écorce, voilà comment s'associent ces éléments :

1° La strie blanche est formée de névroglie et de fibres à myéline disposées en nappe ; 2° la deuxième couche est essentiellement formée par les petites cellules pyramidales ; 3° la strie blanche moyenne est surtout constituée par un plexus de fibres blanches entrecroisées en tous sens ; 4° la quatrième couche est formée par les grandes cellules pyramidales ; 5° la strie blanche interne est constituée par de petites cellules irrégulières et des faisceaux de fibres blanches ; 6° la strie grise profonde ou sixième couche est constituée enfin par les cellules fusiformes. L'agencement de ces éléments gris (cellules) et blancs (fibres) en zones donne lieu aux stries alternativement blanches et grises de l'écorce. Ainsi trois stries blanches formées par ces fibres nerveuses et trois couches grises constituées par les cellules. Dans les diverses couches, les éléments nerveux sont soutenus par la névroglie, et les six couches sont toutes parcourues par les prolongements ramifiés des éléments cellulaires des couches voisines.

On peut réduire à trois couches l'écorce cérébrale : 1° une *couche externe* ou moléculaire; 2° une *couche moyenne* ou des *cellules pyramidales*; 3° une *couche interne* ou des *cellules polymorphes*. Entre ces couches on trouve, en outre, des réseaux de fibrilles et des cellules névrogliques (fig. 173 et 174).

La *couche externe* ou *moléculaire* (1/4 de millim. d'épaisseur) contient des cellules nerveuses fusiformes, triangulaires et polygonales, des fibres nerveuses qui proviennent des prolongements arborisés des cellules précédentes et des cylindres-axes ascendants des cellules polymorphes, des ramilles des cellules pyramidales et des ramifications terminales des fibres du centre ovale des hémisphères, et en plus des cellules névrogliques et des fibres tangentielles myéliniques. A la surface ces fibres existent presque seules (réseau d'Exner).

Au-dessus enfin, on trouve une couche de névroglie riche en cellules araignées (cuticule corticale).

La *couche des cellules pyramidales* (1 mill. à 1 mill. 1/2 d'épaisseur) est constituée par des petites d'abord, par de grandes cellules plus profondément ; leurs cylindres-axes vont former les fibres d'association ou de projection du centre ovale et leur tige protoplasmique radiale monte dans la couche moléculaire, où elle se termine en panache. Cette couche contient de plus des cellules à cylindre-axe ascendant (GOLGI, MARTINOTTI, CAJAL).

La *couche des cellules polymorphes* (1/3 de mill. d'épaisseur) est formée de cellules dont les prolongements protoplasmiques sont périphériques et montent dans la couche précédente, tandis que leur axone est central et va contribuer à former les fibres nerveuses de la substance blanche. Entre les cellules pyramidales et les cellules polymorphes on rencontre des cellules à cylindre-axe court (cellules de GOLGI) et des cellules à cylindre-axe ascendant (cellules de MARTINOTTI), — et de plus des cellules névrogliques à orientation radiaire constituant un véritable tissu de soutènement.

Dans la substance grise les fibres se groupent en deux catégories, les *fibres radiées* qui se portent vers la substance blanche pour en constituer les fibres, et les *fibres tangentielles* qui s'épaississent par places pour constituer un *réseau externe* ou *couche d'Exner*, un *réseau moyen* ou *strie externe de Baillarger*, et un *réseau interne* ou *couche d'association de Meynert* (cette dernière se continue avec la couche des fibres arciformes).

Ces réseaux augmentent en épaisseur jusque vers l'âge de 40 à 45 ans, c'est-à-dire jusqu'à l'époque où le cerveau cesse de s'accroître (voy. BECHTEREW *Ueber die æusserem Associationsfasern der Hirinde* (Neurol. centralbl. 1891). — KAFS, (*Neurol. centralbl.* 1891-93-94). — VULPIUZ, *Ueber die Entwickl. des Tangentialfasern* (Arch. f. Psych. 1892).

Dans l'écorce, toutes les dendrites et les ramifications terminales des fibres se terminent dans la substance grise par des arborisations libres, et, comme dans la moelle épinière, on rencontre dans l'écorce cérébrale des cylindres-axes qui, arrivés dans la substance blanche, s'y divisent en Y ou en T (voy. RAMON Y CAJAL, *La Cellule*, VII, 1891). — A leur passage dans l'épaisseur de la substance grise, tous les cylindres-axes des cellules polymorphes et pyramidales émettent un grand nombre de collatérales ramifiées. Dans un pareil système on comprend facilement toute la diffusion de la propagation nerveuse.

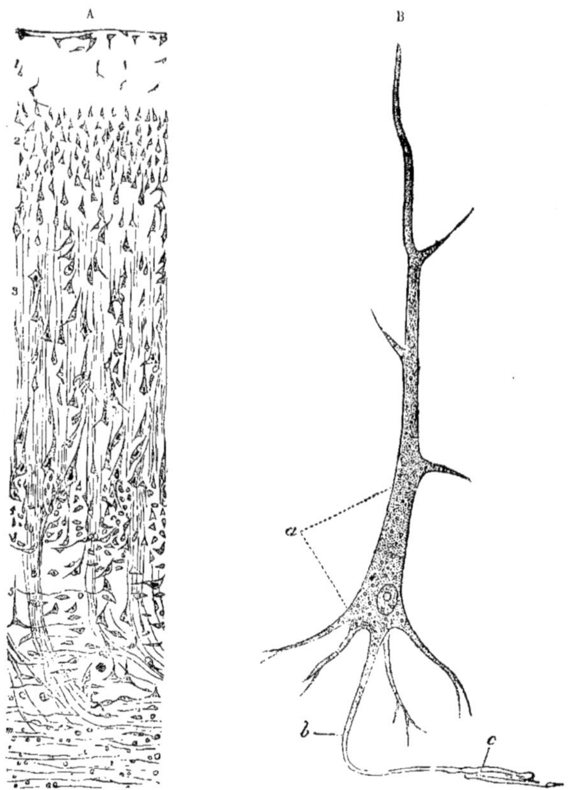

Fig. 174. — Structure de l'écorce du cerveau (grossissement 65 d., Meynert)

A. — 1, couche névroglique ; 2, couche des petites cellules pyramidales ; 3, couche des grosses cellules pyramidales ; 4, couche de petits corpuscules irréguliers, occupés dans certaines régions par des *cellules géantes* ; 5, couche des cellules fusiformes ; *m*, couche blanche ou médullaire. — B. Grosse cellule pyramidale isolée ou cellule géante (Charcot) : *a*, corps de la cellule ; *b*, son prolongement basilaire ; *c*, fibres blanches de la circonvolution.

Les types morphologiques des cellules de l'écorce sont de trois ordres : 1° *Cellules à cylindre-axe court* (cellules sensitives de Golgi, cellules polygonales, quelques cellules fusiformes de la 1re couche de l'écorce); 2° *Cellules à cylindre-axe long* (cellules pyramidales, cellules polymorphes); 3° *Cellules à cylindre-axe multiple* qui n'ont pas encore été mis en évidence chez les Mammifères.

Tel est le type général de la structure de l'écorce du cerveau. Mais il y a certaines particularités qu'il nous faut brièvement indiquer.

Les *cellules pyramidales géantes* se rencontreraient spécialement dans les zones psycho-motrices (Betz), où elles se groupent par nids (Lewis, Clarke, Obersteiner, Merzejewski), sans qu'elles soient spéciales cependant à ces régions (Golgi). De grosses *cellules fusiformes* se voient surtout dans l'écorce de l'insula. Dans le lobe occipital, la couche moyenne des grandes cellules étant très réduite, il arrive que les deux stries blanches moyenne et interne paraissent confondues, et forment dès lors une raie blanche épaisse, *ruban rayé de Vicq-d'Azyr, ruban de Gennari, couche fibrillaire moyenne* (4, fig. 172) bien visible entre les deux bandes grises interne et externe, de telle façon que là l'écorce paraît n'être formée que de trois strates superposés. Très riche en fibres tangentielles, cette région permet encore de voir nettement les stries que l'on a appelées *stries de Bechterew*, localisées aux confins de la couche des cellules fusiformes, et les *feutrages interadiaire* et *supéradiaire d'Edinger*, situés dans la couche des cellules pyramidales.

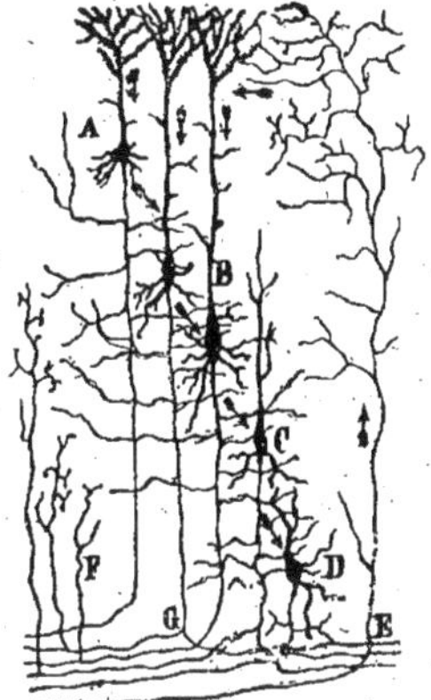

Fig. 175. — Structure de l'écorce du cerveau

A, B, C, D, cellules pyramidales; G, bifurcation de leurs cylindres-axes; F, collatérales; E, fibres centripètes. Les flèches indiquent la direction selon laquelle le courant parcourt les neurones.

Le ruban de Vicq-d'Azyr du lobe occipital est un plexus de fibres nerveuses à myéline qui n'est que l'exagération du plexus nerveux de la zone des petites cellules pyramidales qui existe à l'état rudimentaire dans toute l'écorce (Krause, Schwalbe). C'est la strie de Baillarger renforcée.

Ramon y Cajal y a signalé l'existence de cellules spéciales, irréductibles, qui sont vraisemblablement en rapport avec les perceptions visuelles. Dans le lobe frontal, la strie de Baillarger est fréquemment dédoublée : d'où la disposition des deux raies blanches appelées strie externe et strie interne.

L'écorce du Rhinencéphale se distingue de celle du reste du manteau par certains caractères plus ou moins tranchés.

La circonvolution du corps calleux se distingue par la présence de la strie interne de Baillarger et la pauvreté de la 3ᵉ couche en grandes cellules pyramidales. Au niveau du sinus du corps calleux, cette écorce s'amincit beaucoup et passe comme un voile, épais de 20 à 40 μ, sur la face supérieure du corps calleux où elle forme l'*Induseum griseum du corps calleux*, qui s'épaissit 2 fois sous la forme d'un double tractus longitudinal pour donner naissance à la *strie médiane* et à la *strie latérale* de Lancisi. L'induseum griseum et les tractus de Lancisi sont constitués par l'écorce considérablement atrophiée. Les cellules pyramidales y font défaut, mais on peut y retrouver les vestiges des couches moléculaire et polymorphe (Golgi, Giacomini, Blumeau, Cajal, etc.). Dans le gyrus fornicatus on rencontre une forme particulière de cellules, les cellules fusiformes géantes de Guillaume von Branca.

Au niveau de la circonvolution de l'hippocampe, l'écorce se modifie beaucoup par suite : 1° de l'augmentation d'épaisseur de la couche moléculaire et de l'accroissement des fibres tangentielles formant ici la couche réticulée d'Arnold, et encore par le nombre considérable des cellules du type II de Golgi; 2° de l'irrégularité de la 2° couche ou couche des petites cellules pyramidales, qui s'emboîte dans les festons de la couche moléculaire; 3° de l'éclaircissement dans la 3° couche de la zone des petites cellules pyramidales et de l'accroissement du nombre relativement énorme des grandes cellules pyramidales dont les dendrites ascendantes s'arborisent dans la couche moléculaire et donnent à la 3° couche un aspect radié qui lui a valu le nom de *stratum radiatum*.

La couche corticale de substance grise n'existe pas chez tous les Vertébrés (Téléostéens, Ganoïdes); ce n'est que dans les groupes supérieurs que les cellules nerveuses viennent se grouper dans la zone palléale pour constituer cette couche. L'écorce se complique de plus en plus comme couches et comme différenciation des éléments cellulaires (volume, nombre des prolongements des cellules, etc.), à mesure que l'on s'élève dans la série des animaux. Déjà les trois couches typiques se rencontrent dans le proencéphale des Squales. L'écorce est à peine ébauchée chez les Amphibiens. C'est chez les Reptiles qu'on rencontre, pour la première fois, une véritable écorce cérébrale constituée par plusieurs couches et caractérisée par des cellules pyramidales.

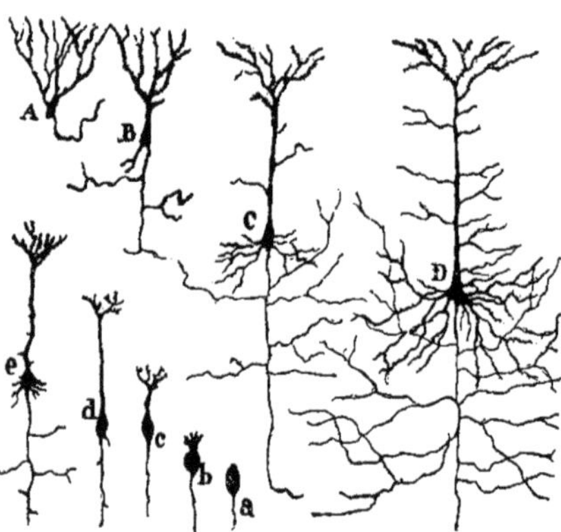

Fig. 176. — Évolution ontogénique et phylogénique de la cellule pyramidale de l'écorce cérébrale

A, B, C, D, cellule pyramidale de la Grenouille, du Lézard, du Rat et de l'Homme. — *a*, *b*, *c*, *d*, *e*, cinq stades successifs de l'évolution d'une cellule nerveuse du cerveau (Ramon y Cajal).

Le cerveau des Oiseaux n'a presque pas de substance grise corticale; et, à ce point de vue, le cerveau des Oiseaux semble être en retard sur celui des Reptiles.

Cependant, en étudiant la structure intime du peu d'écorce que possèdent les Oiseaux, on acquiert la preuve que les cellules nerveuses et névrogliques sont hiérarchiquement plus élevées que celles de l'écorce du cerveau des Reptiles. Les cellules nerveuses y sont plus abondantes; leurs expansions protoplasmiques, et surtout les expansions basilaires y sont beaucoup plus nombreuses et plus rameuses. La réunion des collatérales des cylindres-axes des cellules d'association ou de projection, donne lieu à un plexus nerveux touffu enveloppant les corps cellulaires et quasi aussi riche que chez les Mammifères, se distinguant de celui des Reptiles en ce qu'il remplit tout l'espace de l'écorce cérébrale. Enfin, au lieu que la névroglie y soit composée de cellules épithéliales des ventricules prolongées à travers l'écorce grise jusqu'à atteindre la surface du cerveau, elle se présente sous la forme de véritables cellules araignées (Cl. Sala y Pons, *Compt. rend. Soc. de Biol.*, p. 974, 1893).

L'écorce des Vertébrés est très variable dans la complexité de la *cellule pyramidale*. Plus on descend l'échelle, moins l'appareil protoplasmique est différencié, moins longues aussi et moins ramifiées sont les collatérales des cylindres-axes. Ainsi chez les Oiseaux, la pyramide manque de véritable tige radiale et de véritable panache ; chez les Reptiles, il y a bien une tige rameuse, mais les expansions latérales et basilaires n'existent pas ou sont rudimentaires ; chez les Poissons, la cellule pyramidale fait défaut (Ramon y Cajal).

La même gradation s'observe parmi les différentes espèces de Mammifères. Ainsi, tandis que chez la Souris, les prolongements basilaires sont courts et peu ramifiés, chez l'Homme ils sont très nombreux, longs et très rameux ; en outre, les collatérales nerveuses de la Souris (il en est de même chez le Rat, le Lapin, etc.), se dichotomisent seulement une ou deux fois, tandis que chez l'Homme ces mêmes collatérales, beaucoup plus nombreuses, se divisent 4 ou 5 fois, en constituant des ramilles extrêmement longues. C'est ainsi encore qu'on voit la différenciation s'établir et progresser quand on étudie le développement de l'écorce cérébrale d'une même espèce. Si on étudie le développement des neuroblastes du cerveau de l'espèce humaine, on voit, en effet, au fur et à mesure que l'écorce s'accroît, que les expansions des cellules s'accroissent aussi, deviennent plus longues et se ramifient davantage. Chez le fœtus à terme et chez le tout jeune enfant, les expansions basilaires et les collatérales nerveuses sont encore très courtes et très simples. Ce seul fait suffit à nous fournir l'explication de toute l'imperfection des actes du système cérébro-spinal à cet âge de la vie. Peut-être même pourrait-on supposer que c'est dans la complexité du neurone qu'il faut aller chercher la puissance intellectuelle d'un chacun. Qui sait s'il n'y a pas un rapport de cause à effet entre le génie d'un homme et la racémosité des neurones de ses organes cérébraux ?

Le manteau cérébral est un appareil de perfectionnement... Le cerveau commence par les ganglions de la base (Poissons osseux), puis, il s'y ajoute une ébauche d'écorce (Amphibiens) mais longtemps encore cette écorce, qui devient néanmoins de plus en plus importante, ne sera relié aux centres inférieurs que par des faisceaux de projection peu nombreux (Reptiles). Chez les Mammifères inférieurs (Rongeurs, etc.), l'écorce est encore très petite relativement au volume des corps opto-striés ; ce n'est que chez les Mammifères supérieurs que développe toute son ampleur cette puissante couche corticale du cerveau antérieur qui, par les radiations qu'elle projette en tous sens, aboutit au vaste déploiement des circonvolutions de la surface du cerveau... L'écorce est donc quelque chose qui ne fait pas partie du type primitif du cerveau du Vertébré ; elle n'apparaît que progressivement... et ce qu'on nomme le lobe frontal est la partie qui apparaît la dernière... Elle n'est pas indispensable aux fonctions inférieures, réflexes et instinctives, ainsi que l'ont montré les expériences de Steiner, de Goltz, de Schræder, etc., mais si on la supprime, ce qui s'éteint, ce sont les fonctions psychiques qui s'appellent mémoire, association des idées, expérience acquise et réflexion... C'est le cas des paralytiques généraux, c'est le cas des animaux décérébrés de Goltz, c'est celui du nouveau-né. Chez ce dernier, l'écorce du cerveau n'est encore reliée aux centres primaires sous-corticaux que par un petit nombre de connexions ou par des faisceaux incomplètement développés ; les radiations optiques, par exemple, ne se développent que plusieurs semaines après la naissance. Pourtant il est certain que le jeune enfant voit clair ; mais il lui manque longtemps encore ce qui manque au Chien décérébré, à savoir l'intelligence de ce qu'il voit et la possibilité de faire servir ce qu'il voit à quelque fin voulue et appropriée. Ce n'est qu'avec le développement de ces faisceaux optiques centraux qu'il le peut. Mais par l'effet d'une destruction de l'écorce occipitale ou des radiations optiques qui en partent, il peut perdre subitement la vision mentale... Comme l'écorce cérébrale et ses faisceaux de projection se perfectionnent des Mammifères inférieurs aux Mammifères les plus élevés, on conçoit que les effets de l'ablation des différentes parties de l'écorce différeront considérablement chez l'Homme, le Singe, le Chien, etc. (Voy. J. SOURY, *Les fonctions du cerveau*, 2e éd. 1892, et *La vision mentale* (Rev. philosophique, nos 1 et 2, 1895).

Au point de vue physiologique, on peut considérer l'écorce cérébrale comme constituée par une série de centres, dont chacun reçoit une espèce de fibres sensitives ou sensorielles et est affecté à un ordre déterminé de fibres motrices. Ces centres sont réunis entre eux, à l'effet de réaliser toutes sortes d'associations sensitivo motrices, inconscientes ou conscientes, au moyen des systèmes de fibres d'associations et des fibres commissurales. La structure élémentaire de l'écorce n'est pas partout la même, et sans prétendre que les zones de l'écorce possèdent une structure spécifique qui explique leur fonction spécifique, on ne peut cependant négliger ces détails de structure. C'est ainsi que les sphères sensorielles se distinguent des centres d'association en ce qu'elles contiennent une quantité considérable de fibres d'association intracorticales. Sans doute, on peut faire la remarque que les cellules nerveuses, qu'elles affectent telle ou telle forme, présentent toutes essentiellement la même fonction, et que leurs différents modes d'action dépendent de la différence de rapports avec leur entourage et de leur connexion spéciale périphérique avec les organes sensitifs, sensoriels ou musculaires, mais il n'est pas douteux que tous les neurones des centres cérébraux ne se ressemblent pas.

Applications pathologiques. — Les cellules nerveuses des circonvolutions sont susceptibles de diverses altérations, dégénérescence atrophique, colloïde, graisseuse, granuleuse, vacuolaire, etc. Cette dernière se rencontre dans la paralysie générale, la démence sénile, la démence épileptique. Les fibrilles nerveuses qui forment au milieu des éléments ganglionnaires une sorte de treillis (Exner), disparaissent rapidement dans la paralysie générale (Tuczek), la démence sénile et la démence épileptique (Zacher, Meyer).

Les circonvolutions peuvent être le siège des diverses formes d'*encéphalite aigue*, consécutive elle-même à la méningite aiguë franche ou infectieuse, ou survenant par propagation à la suite des suppurations de l'oreille moyenne. La surface des circonvolutions subit alors le *ramollissement rouge* de Rostan et Andral, et s'enlève sous la forme d'une bouillie quand on essaye d'enlever la pie-mère. Cette inflammation peut aboutir à la formation d'abcès qui, par suite de destruction ou de compression, donnent lieu à des phénomènes variables suivant leur siège.

Les diverses formes d'*encéphalite chronique* affectent de préférence les circonvolutions. Dans la péri-encéphalique chronique diffuse, les espaces péri-vasculaires sont dilatés et infiltrés de cellules lymphoïdes, et les cellules nerveuses sont frappées par la dégénérescence graisseuse ou pigmentaire. Les circonvolutions peuvent aussi être le siège de diverses scléroses localisées, diffuses, en plaques, et de tumeurs, telles que : gliomes, sarcomes névrogliques ou angiolitiques, tubercules, gommes, kystes, anévrysmes, tumeurs parasitaires. Dans l'atrophie sénile il y a dégénérescence granulo-graisseuse et pigmentaire des éléments cellulaires et diminution des fibres nerveuses, ainsi qu'athérome des vaisseaux sanguins (Kostjurin, Beliakoff, etc.). La sclérose corticale est commune dans la démence épileptique (Chaslin) et la démence sénile (Pierret). Les tumeurs sont caractérisées cliniquement par de l'hypéresthésie, de l'anesthésie, des convulsions (fréquent), des parésies, des troubles moteurs oculaires (strabisme, ptosis, inégalité des pupilles), des vertiges, du coma, des attaques apoplectiformes. Mais ces phénomènes, variables du reste avec le siège de la tumeur, peuvent ne pas se montrer si la tumeur se développe lentement.

Les lésions de l'écorce qui déterminent des troubles les plus localisés sont les lésions destructives, suite de nécrobiose (ramollissement). Ces troubles sont ou bien des paralysies croisées s'il s'agit d'une destruction d'un centre moteur cortical, ou bien des convulsions croisées dans le cas d'irritation de ce même centre. Mais si une lésion localisée peut déterminer la paralysie ou la convulsion parallèle d'un groupe musculaire, il n'en demeure pas moins certain que cette lésion donne lieu en même temps à un affaiblissement de l'ensemble des fonctions motrices et sensitives. C'est ainsi que si les phénomènes locaux paralytiques ou convulsifs consécutifs à une lésion corticale localisée prouvent une certaine indépendance fonctionnelle des diverses régions, la possibilité de la généralisation des phénomènes fonctionnels prouve non moins la solidarité qui unit les différentes parties de l'encéphale entre elles. C'est là une fédération d'organes qui concourent à un même but, et l'un d'eux ne peut souffrir sans que les autres s'en ressentent du même coup. — Une faible excitation de certains centres donne lieu à des mouvements croisés seulement; une excitation plus forte provoque des mouvements bilatéraux. C'est ainsi que se généralisent les convulsions dans l'épilepsie Jacksonnienne.

Cette solidarité rend compte qu'il peut s'établir des *suppléances fonctionnelles* entre les parties d'un même hémisphère ou entre les parties homologues des deux hémisphères, soit immédiatement après, soit après un temps plus ou moins long après la lésion. Du seul fait qu'une lésion limitée de l'écorce aboutit à la dégénérescence descendante systématique (par suppression du centre trophique) d'un groupe de fibres nerveuses qu'on suit à travers le centre ovale, la capsule interne, le bulbe et la moelle, la doctrine des localisations cérébrales ne reste-t-elle pas démontrée? Or, ces faits sont aujourd'hui nombreux, et l'on connaît bien (Kosjewnikoff, Charcot et Marie, Kahler et Pick, etc.), la sclérose systématique des cordons latéraux de la moelle s'accompagnant de dégénérescence du centre ovale et de la région psycho-motrice de l'écorce.

Nous ajouterons que la dégénération descendante secondaire par suppression des cellules trophiques corticales (ganglions corticaux) ne se produit pas chez les animaux comme chez l'Homme; chez quelques-uns elle peut même faire défaut. Il ne faut donc pas conclure que, parce qu'un animal à qui on a enlevé une rondelle d'écorce cérébrale sans qu'il survienne de paralysie correspondante, les localisations cérébrales ne sont qu'un leurre. Ce qui est applicable à l'Homme ne l'est pas toujours aux animaux. Que la spécialisation fonctionnelle soit portée à un degré plus élevé chez l'Homme et le Singe que chez le reste des Mammifères, ceci est conforme à la *loi de la division du travail physiologique*, absolument établie en biologie.

§ III. — Conformation intérieure du cerveau.

La meilleure méthode pour prendre la notion exacte de la constitution interne du cerveau, autrement dit de son architecture, c'est de retourner vers la formation et le développement de cet organe.

Au début, il n'est que la partie la plus avancée, la portion céphalique, du canal neural. A l'état de tube renflé et étranglé bientôt trois fois sur lui-même, il donne le stade des *Trois vésicules cérébrales*, le Cerveau postérieur ou Rhombencéphale, le Cerveau moyen ou Mésencéphale, le Cerveau antérieur ou Procencéphale.

En même temps que cette portion crânienne du canal neural se dilatait sous la forme de trois ampoules successives, elle ne restait pas rectiligne, mais

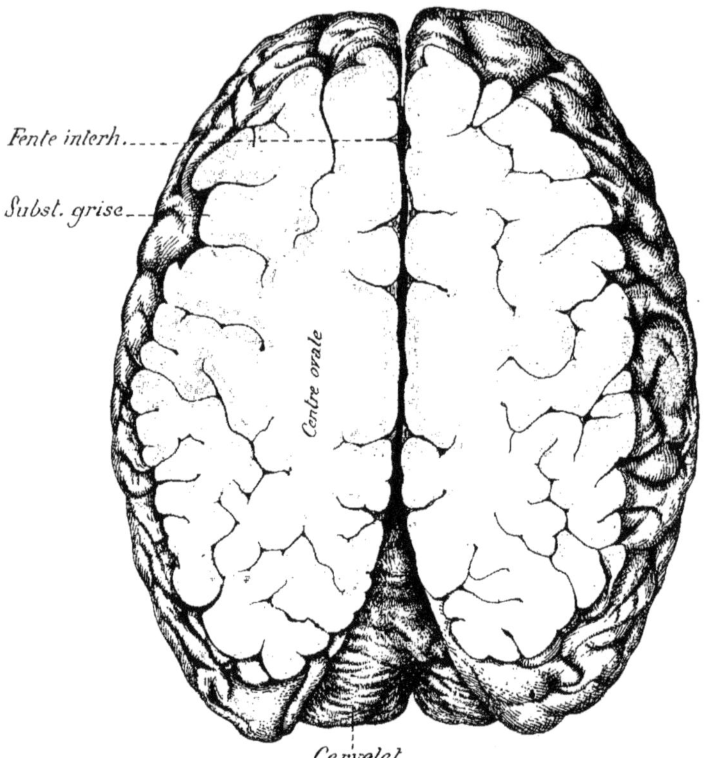

Fig. 177. — Coupe de Vieussens

s'incurvait sur elle-même de manière à fournir les courbures que l'on a appelées les *Courbures céphaliques*.

Et presqu'aussitôt on assiste au dédoublement des trois vésicules primitives en *Cinq vésicules cérébrales secondaires*, qui sont l'origine de toutes les parties composantes de l'Encéphale.

Le Rhombencéphale donne le sinus rhomboïdal dont le plancher fournira le Bulbe rachidien et le Pont de Varole et le plafond, le Cervelet. Le Mésencéphale rétrécit sa cavité pour en faire l'aqueduc de Sylvius, autour duquel se développent à la face ventrale les pédoncules cérébraux, à la face dorsale les tubercules quadrijumeaux.

Le Prosencéphale pousse latéralement deux vésicules considérables, les *Vésicules des hémisphères*, qui fourniront les hémisphères cérébraux. C'est ainsi

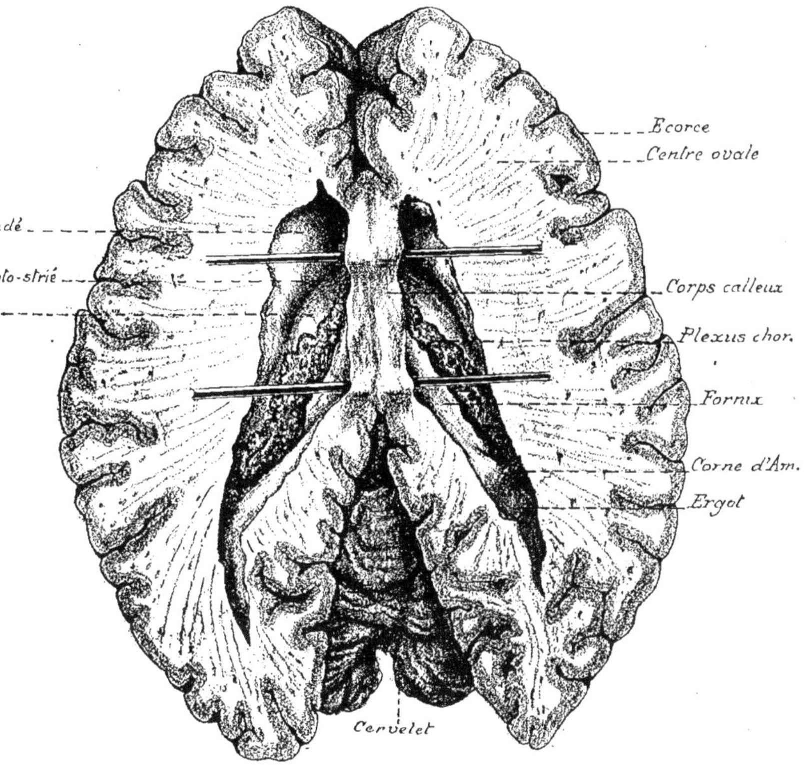

Fig. 178. — Coupe horizontale du cerveau. Ouverture des ventricules latéraux. Le corps calleux est soulevé par deux stylets

qu'il se dédouble en Diencéphale et en Télencéphale. La cavité du Diencéphale se rétrécit et devient le ventricule moyen (ventricule des couches optiques) ; ses parois s'épaississent considérablement de chaque côté et fournissent le Thalamus avec ses excroissances postérieurs, les Corps génouillés, qui constituent l'Epithalamus, et sa production sous-optique ou Hypothalamus. Le plafond du Diencéphale reste extrêmement mince et sera bientôt recouvert par le Télencéphale. Il donne cependant en arrière une bien curieuse excroissance ou vésicule, le Métathalamus ou Epiphyse. Le plancher du Diencéphale reste assez mince ; il fournit la lame perforée interpédonculaire, les tubercules mamillaires, le tuber

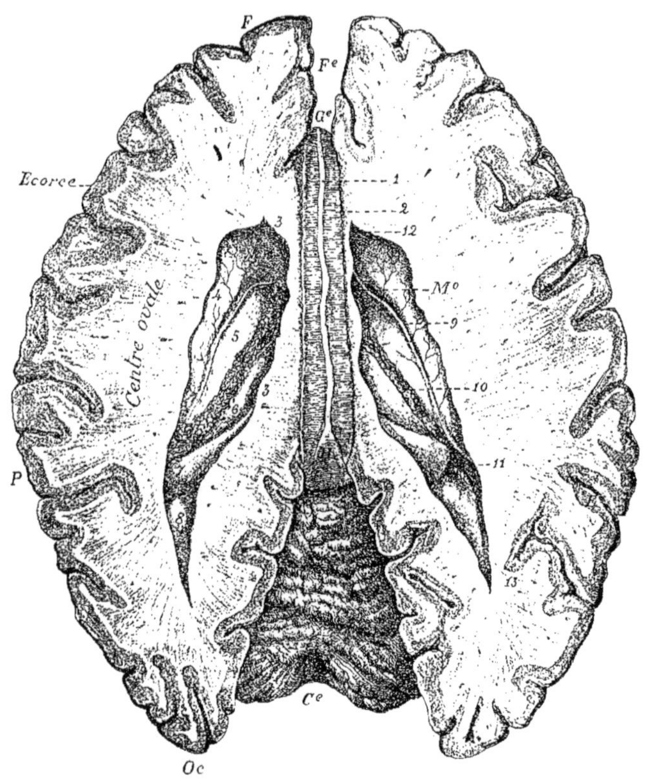

Fig. 179. — Coupe horizontale du cerveau

Fe, fente interhémisphérique (partie antérieure); Ge, genou du corps calleux et B, bourrelet du corps calleux; Ce, cervelet; F, lobe frontal; O, lobe pariétal et Oc, lobe occipital de l'hémisphère: E. Ecorce; 1, tractus médian, et 2, tractus latéral du corps calleux; 3. radiations calleuses latérales (voûte des ventricules latéraux); 4, noyau caudé du corps strié; 5, couche optique; 6, trigone, reposant sur le plancher du ventricule latéral; 7. origine de la corne d'Ammon s'enfonçant dans la corne temporale du ventricule; 8, ergot de Morand dans la corne occipitale; 9, bandelette cornée et tænia semi-circularis; 10, plexus choroïdes des ventricules latéraux; 11. glomus de Wenzel.

cinereum avec l'Hypophyse ou glande pituitaire et la lame sus-optique ou lame terminale, qui ferme en avant la cavité du Diencéphale.

Le Télencéphale est la vésicule qui prend le plus d'ampleur. Son épanouissement donne naissance aux Hémisphères du cerveau. Reliées d'abord par un canal assez étroit (canal de Monro) avec le Diencéphale d'où elles sortent de chaque côté sous la forme de deux bourgeons, les vésicules des hémisphères ne tardent pas, par suite de leur développement considérable en arc de cercle d'avant en arrière, à recouvrir le Diencéphale, puis, le Mésencéphale et, dans

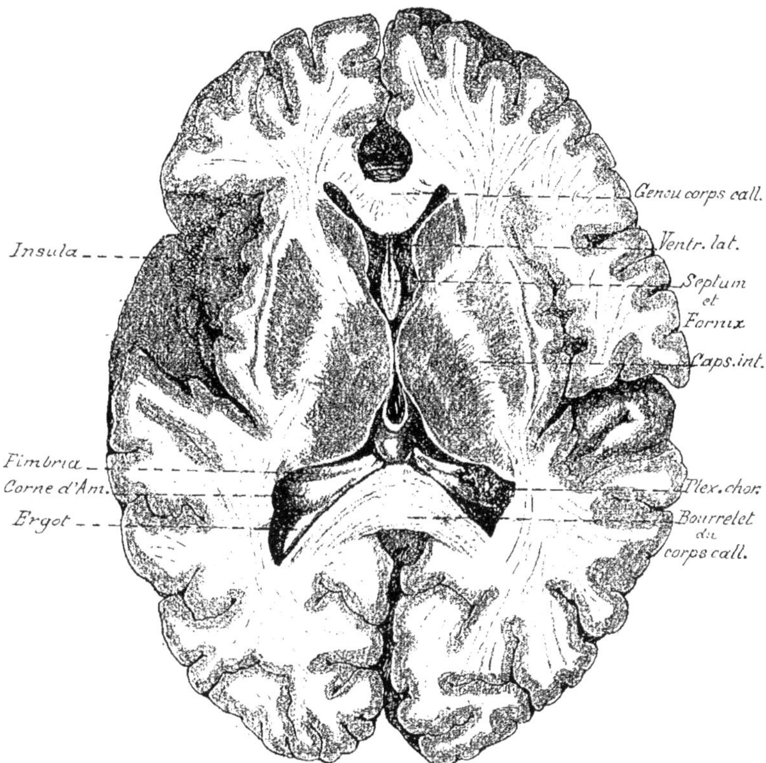

Fig. 180. — Coupe horizontale du cerveau passant par le 3e ventricule, les ventricules latéraux. le genou et le bourrelet du corps calleux et les corps opto-striés.

l'espèce humaine, jusqu'au Rhombencéphale lui-même, emprisonnant ainsi dans le centre du cerveau, au-dessus du plafond du Diencéphale, la *Faux primitive* du cerveau, c'est-à-dire la pie-mère interne ou toile choroïdienne et plexus choroïdes.

Développé en arc de cercle autour du pédoncule cérébral, la vésicule hémisphérique conserve une cavité assez vaste, qui embrasse, elle aussi, en fer à cheval, le pédoncule correspondant : c'est le ventricule latéral, dont le plancher est constitué par la face supérieure du noyau caudé du corps strié, et celle de la couche optique et de la bandelette géminée, et le plafond par la face inférieure du corps calleux.

Les parois des vésicules des hémisphères s'épaississent considérablement.

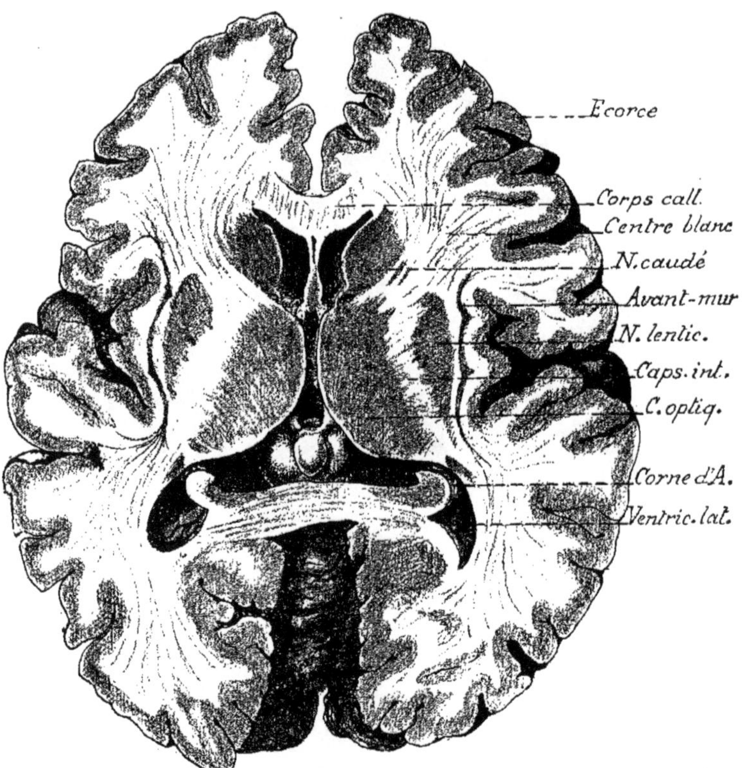

Fig. 181. — Coupe horizontale du cerveau passant par les ventricules, le genou et le bourrelet du corps calleux, et le septum lucidum. On aperçoit la glande pinéale en arrière du ventricule moyen.

Elles se plissent à la surface et donnent ce que l'on a appelé les Circonvolutions du Cerveau. Leur paroi externe s'épaissit fortement et forme un énorme ganglion appelé *Corps strié*, qui vient s'appliquer contre la paroi latérale du Diencéphale fournissant la couche optique, avec laquelle il finit par se souder. Entre les deux passera l'expansion pédonculaire connue sous le nom de *Capsule interne*, dont le rayonnement vers l'écorce constituera en grande partie le *Centre blanc de l'hémisphère*.

A la face interne des vésicules des hémisphères se creuse deux sillons, l'un supérieur, le *Sillon d'Ammon* (sinus du corps calleux) et la *Scissure choroïdienne* (fente de Bichat).

Cette paroi reste très amincie au niveau de la scissure choroïdienne et se

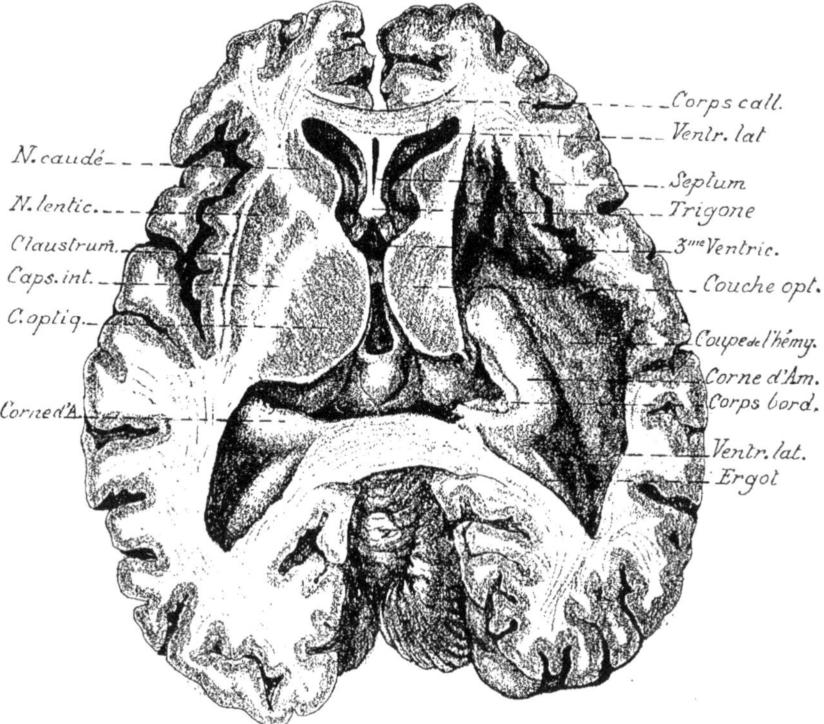

Fig. 182. — Coupe horizontale du cerveau passant par le genou et le bourrelet du corps calleux, le septum lucidum, les piliers antérieurs du trigone et les corps opto-striés. A droite, on a fait une section destinée à laisser voir la corne d'Ammon sur le plancher du ventricule latéral.

laisse déprimer et refouler dans la profondeur par les plexus choroïdes qui pénètrent ainsi dans les ventricules du cerveau.

Entre les deux scissures d'Ammon et choroïdienne des parois internes des deux vésicules des hémisphères se forment deux arcs superposés, l'un supérieur, *Arc marginal supérieur*, l'autre inférieur, *Arc marginal inférieur*. A leur niveau les parois des hémisphères se soudent l'une à l'autre, donnant ainsi, au niveau de l'arc marginal supérieur, l'ébauche du *Corps calleux*, et au niveau de l'arc marginal inférieur, le *Trigone cérébral*, et aussi les *Commissures blanches*.

En arrière les deux arcs marginaux se rapprochent, mais en avant ils restent séparés. Cette séparation persistante des deux arcs en avant et la soudure dans

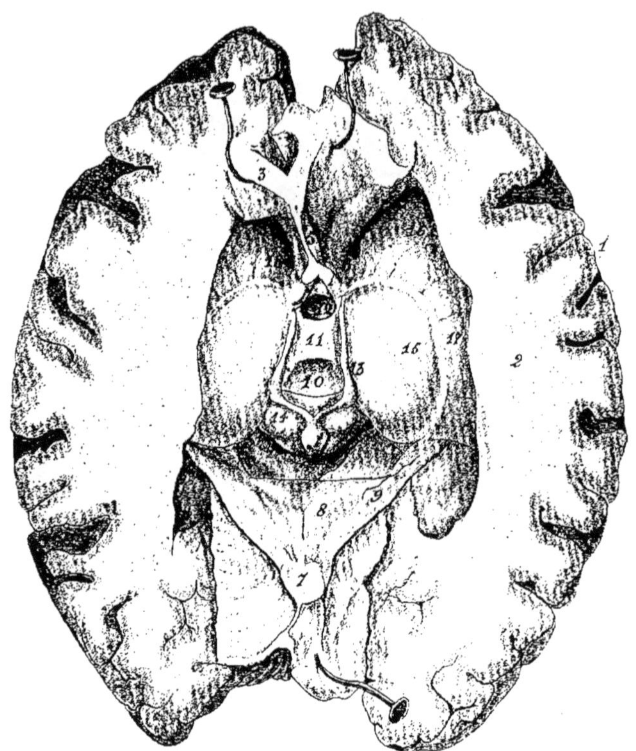

Fig. 183. — Coupe horizontale du cerveau, section transversale et renversement en avant et en arrière du corps calleux et du trigone pour montrer les cavités ventriculaires

1. écorce grise et 2, centre blanc de l'hémisphère ; 3, genou du corps calleux ; 4, corps calleux renversé en arrière et érigné ; 5, septum lucidum ; 6, piliers antérieurs du trigone coupés en travers ; 7, trigone renversé en arrière avec le corps calleux ; 8, face inférieure du trigone ; 9, piliers postérieurs du trigone ; 10, cavités du ventricule moyen ; 11, commissure grise ; 12, commissure blanche ; 13, rênes de la glande pinéale ; 14, tubercules quadrijumeaux ; 15, couche optique ; 16, noyau caudé ; 17, tænia semi-circularis ; 18, trou de Monro.

leur intervalle des parois des deux vésicules des hémisphères donnent lieu au *Septum lucidum*.

Maintenant que nous connaissons l'évolution générale des vésicules cérébrales, il ne nous reste plus qu'à en faire l'étude systématique. Nous allons le faire à la façon d'un mécanicien qui démonte une à une les pièces d'une machine pour en connaître l'ajustage et les rouages et se familiariser avec sa construction.

Les hémisphères du cerveau sont reliés l'un à l'autre au niveau de leur partie centrale, par différentes formations dont l'ensemble constitue le *Seuil* ou *Limen*

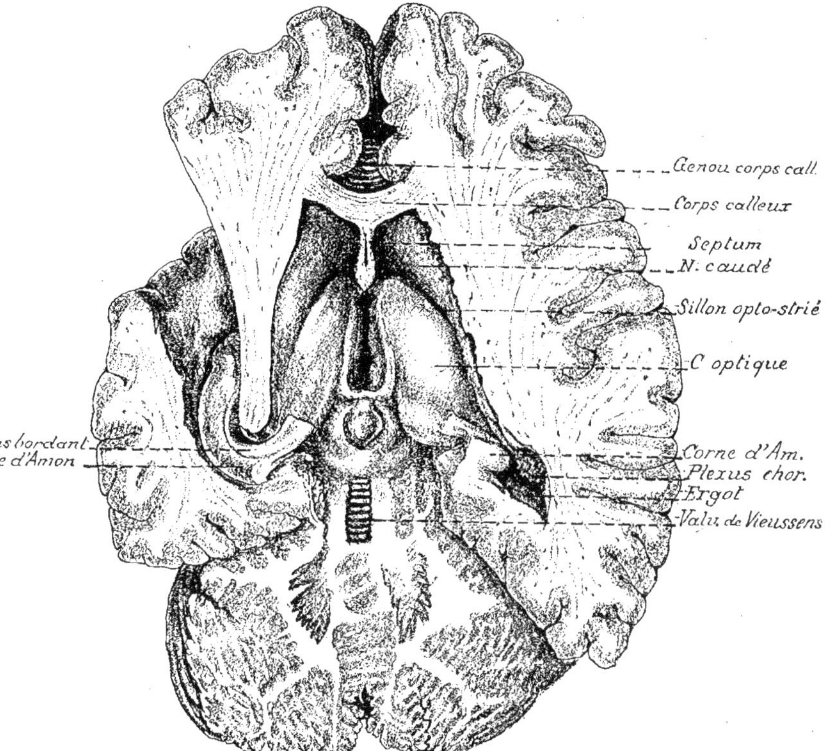

Fig. 184. – Coupes horizontales du cerveau et du cervelet. Le ventricule moyen et les ventricules latéraux ont été ouverts par le haut. A gauche, une section de l'hémisphère a dégagé dans l'épaisseur du lobe temporal, le corps bordant et la corne d'Ammon. La coupe du cervelet permet de voir les olives cérébelleuses et la valvule de Vieussens.

de l'hémisphère. Une coupe sagittale médiane permet de se rendre un compte exact de ces formations.

Le seuil de l'hémisphère comprend de haut en bas, du sinus du corps calleux à la base du cerveau : 1° Le *Corps calleux* (C, fig. 192), vaste voûte de fibres blanches transversales terminée en avant par une extrémité pointue et recourbée, le bec du corps calleux (C^1, fig. 192), et en arrière par une extrémité renflée, le bourrelet du corps calleux (C^2, fig. 192) ; 2° Le *Trigone cérébral* (5, fig. 192), nouvel arc situé au-dessous du corps calleux, à rayon plus court que l'arc calleux, formé de fibres longitudinales, adhérent au corps calleux en arrière, mais séparé de ce dernier en avant par une cloison tendue de champ et verticalement, le

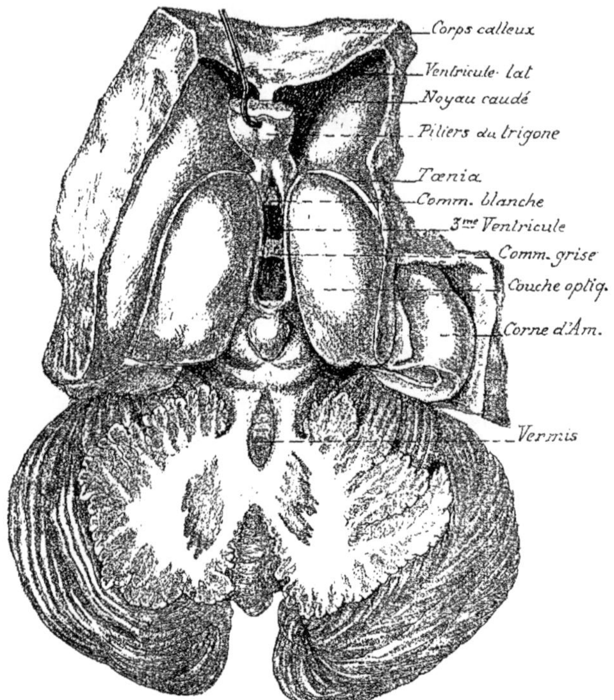

Fig. 185. — Le 3e ventricule, les commissures, la glande pinéale et ses freins, le noyau caudé et la couche optique, la corne d'Ammon vus d'en haut, après une dissection du cerveau

Septum lucidum (24, fig. 197) ; 3° Le *Ventricule moyen* (O, fig. 187), cavité infundibuliforme, aplati latéralement, situé entre le trigone et la base du cerveau et limité latéralement par la couche optique et la région sous-optique. Un sillon curviligne, *Sillon de Monro* (O, fig. 218), qui se continue en arrière avec l'aqueduc de Sylvius et aboutit en avant à un trou, le *Trou de Monro*, divise la paroi latérale du ventricule moyen en deux étages, l'un supérieur constitué par la *Couche optique*, l'autre inférieur formé par la *Région sous-optique*.

Une coupe frontale (verticale et transversale) passant par l'infundibulum ou les tubercules mamillaires, permet de saisir définitivement la constitution du seuil de l'hémisphère et l'architecture générale du cerveau.

Sur une coupe de ce genre on voit à nouveau que la lame inférieure du cerveau (plancher du ventricule moyen) et la lame commissurale supérieure (corps calleux) réunissent bien les deux hémisphères l'un à l'autre, mais ces deux lames n'étant pas appliquées l'une contre l'autre, laissent entre elles, sur la ligne médiane, la cavité du ventricule moyen. D'autre part, le corps calleux n'adhère pas non plus à la couche optique ni au noyau caudé du corps strié

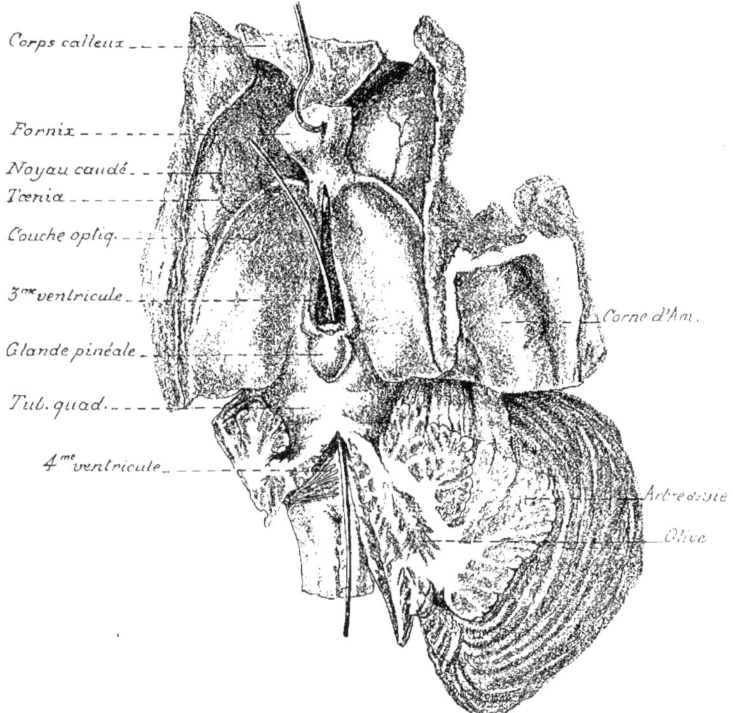

Fig. 186. — Une dissection du cerveau qui met à jour les formations dérivés du Rhombencéphale, du Mésencéphale et du Prosencéphale

situés dans l'épaisseur de l'hémisphère ; il passe au-dessus d'eux, et de la sorte est faite dans chaque hémisphère cérébral une cavité, les *Ventricules latéraux* (V, fig. 192). Les deux ventricules latéraux communiqueraient ensemble si une cloison verticale ne les séparait, le *septum lucidum ;* ils communiqueraient aussi avec le ventricule moyen si une autre cloison tendue transversalement, le trigone, ne les séparait de ce ventricule. Toutefois, deux trous, les *trous de Monro*, établissent une communication entre les ventricules latéraux et le ventricule moyen.

Cette même coupe permet de voir au centre du septum lucidum, une petite cavité en forme de fente, le *Ventricule de la cloison* (O, fig. 187) ; au-dessous du trigone cérébral, une mince membrane cellulo-vasculaire, la *Toile choroïdienne* (6, fig. 192), qui, de chaque côté, se continue avec une sorte de bourrelet vascu-

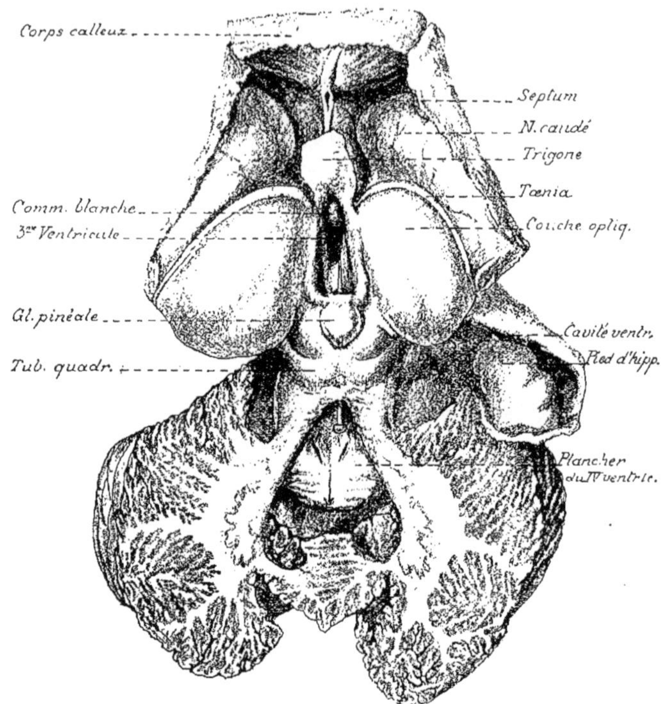

Fig. 187. — Pièce destinée à montrer les cavités ventriculaires, le septum lucidum, les piliers antérieurs du trigone, la commissure blanche, la glande pinéale, les tubercules quadrijumeaux, le plancher du 4e ventricule, les noyaux caudés, les couches optiques et le pied d'hippocampe (à droite). Les hémisphères du cerveau ont été abrasés.

laire qui longe les bords latéraux du trigone, les *Plexus choroïdes des ventricules latéraux* (10, fig. 179). Au dessous du trigone tapissé par la toile choroïdienne, on voit, sur la ligne médiane, le ventricule moyen, et sur les côtés, la face libre ou supérieure des couches optiques. En dehors des couches optiques, on aperçoit encore, formant avec une partie de la couche optique, le plancher du ventricule latéral, un noyau gris en forme de virgule, le *Noyau caudé* ou *intra-ventriculaire du Corps strié* (fig. 187).

Le noyau caudé est séparé superficiellement de la couche optique par un sillon, le *Sillon opto-strié* (O¹, fig. 184). La face inférieure du noyau caudé et la face externe de la couche optique sont en rapport avec une lame de substance blanche, la *Capsule interne* (O, fig. 211) qui se continue en bas avec le pédoncule

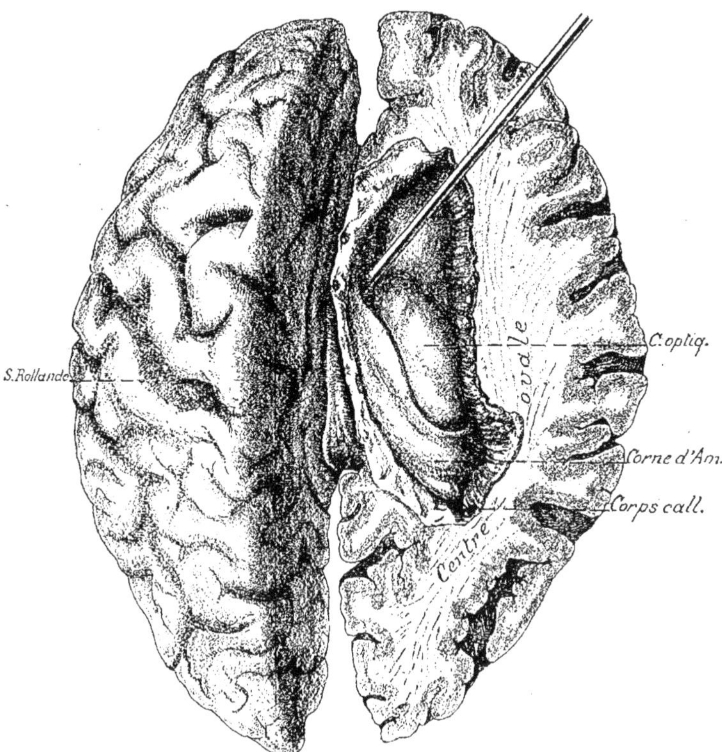

Fig. 188. — Ouverture par le haut de la cavité du ventricule latéral droit. On y voit sur le plancher, le trigone, la couche optique et le noyau caudé. Un stylet est introduit dans le trou de Monro.

cérébral et s'irradie en haut dans la masse de l'hémisphère pour former la *Couronne rayonnante* (f, fig. 264). La capsule interne sépare la couche optique et le noyau caudé d'un autre noyau de substance grise, de forme triangulaire, perdu dans le corps blanc de l'hémisphère et sans relation avec aucune cavité ventriculaire, le *Noyau lenticulaire du corps strié* (G, fig. 223). Plus en dehors on aperçoit une lame blanche, la *Capsule externe* (cac, fig. 223), puis une baguette grise l'*Avant-mur* (fig. 181), et enfin, une nouvelle lame blanche avant d'arriver à l'écorce, la *Capsule extrême* (fig. 181). La même coupe découvre un noyau

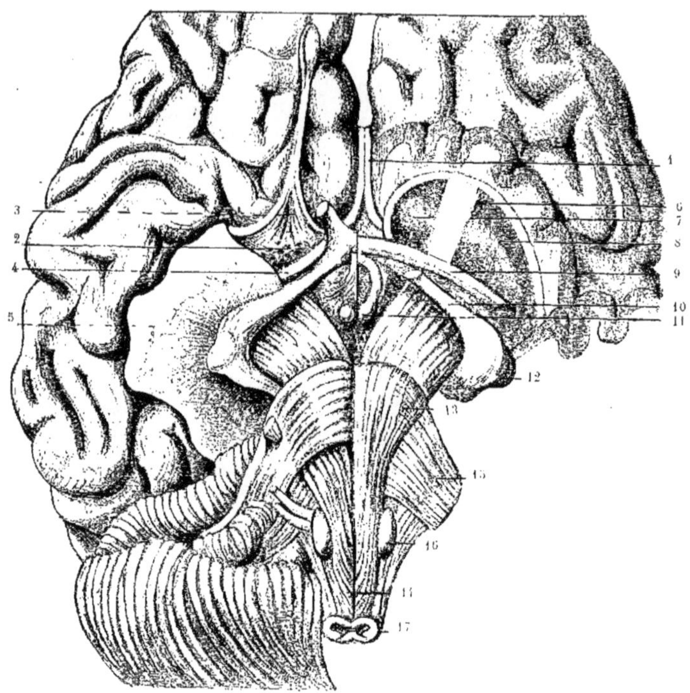

Fig. 189. — La base de l'Encéphale avec dissection des bandelettes optiques, de la commissure blanche antérieure et de la bandelette diagonale. A droite il a été fait une coupe horizontale de l'hémisphère passant par le corps strié ; à droite, on aperçoit la voûte formé par le corps calleux après résection des corps opto-striés de ce côté.

1, pédoncule du corps calleux ; 2, espace perforé latéral ; 3. tubercule olfactif ; 4, bandelette diagonale ; 5, voûte du corps calleux ; 6, capsule interne ; 7 et 8, noyau intra et extra-ventriculaire du corps strié ; 9, commissure blanche antérieure ; 10, bandelette optique ; 11, tubercule mamillaire ; 12, corps genouillés ; 13, pédoncule cérébral ; 14, décussation des pyramides ; 15, fibres transversales du Pont de Varole ; 16, olives ; 17, moelle épinière.

gris situé au niveau de la pointe du lobe temporal, le *Noyau amygdalien* (O, fig. 262).

Entre toutes ces formations et l'écorce grise, il y a de la substance blanche, le *Centre ovale de l'hémisphère* (fig. 177 et 181). La coupe transversale du cerveau passant au-dessus du corps calleux présente le *centre ovale de Vicq-d'Azyr*

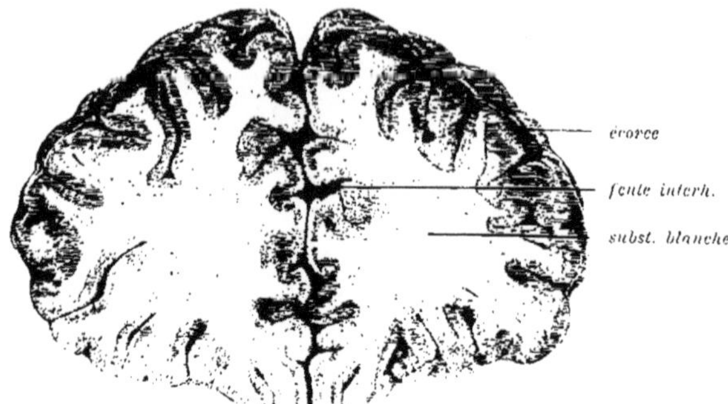

Coupe frontale des hémisphères en avant du corps calleux (Photographie)

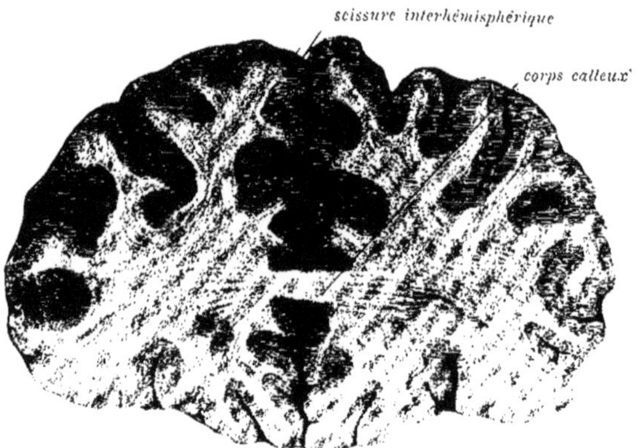

Coupe rontale des hémisphères passant par le genou du corps calleux

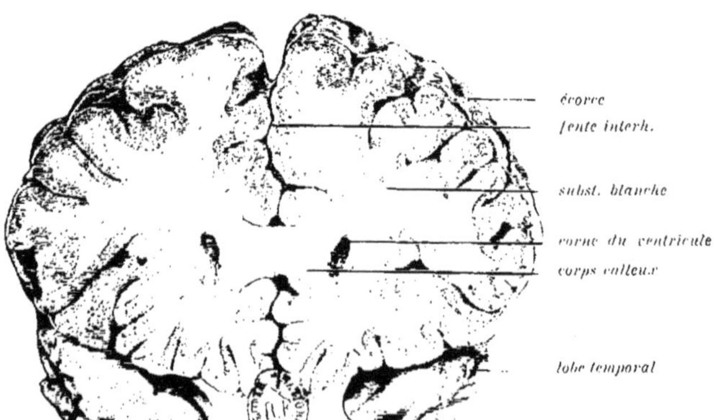

Coupe rontale du cerveau passant par les pôles temporaux

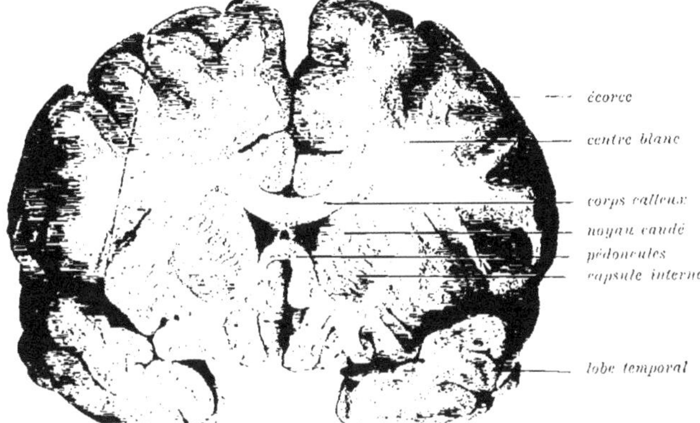

Coupe frontale du cerveau passant par les pédoncules du *septum lucidum*

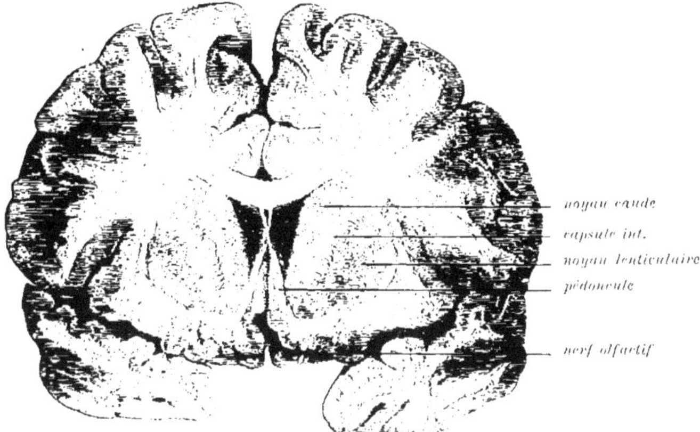

Coupe frontale du cerveau passant par le *septum lucidum* et l'insertion des nerfs olfactifs

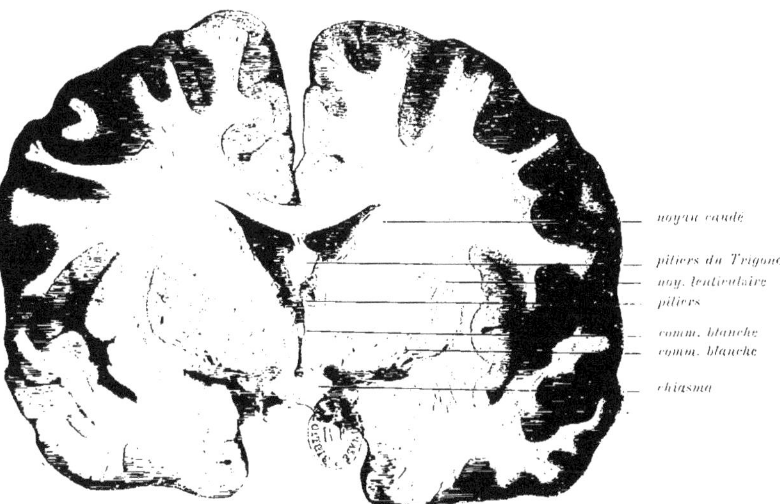

Coupe frontale du cerveau passant par le chiasma des nerfs optiques

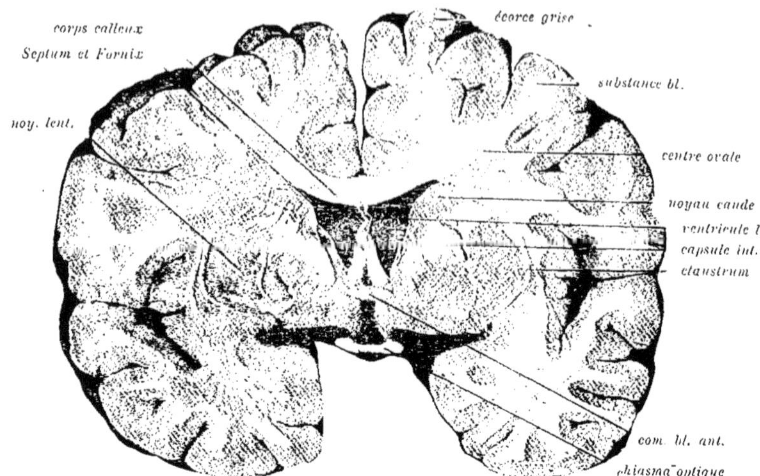

Coupe frontale du cerveau passant par la commissure blanche antérieure

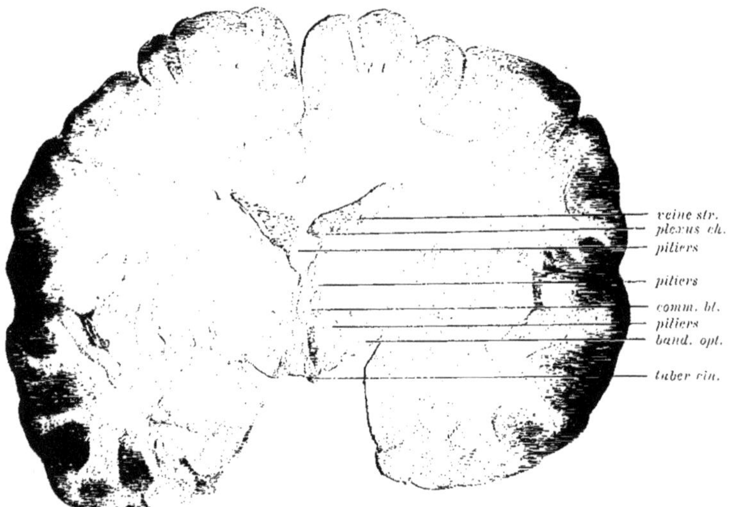

Coupe frontale du cerveau passant par l'infundibulum du 3e ventricule

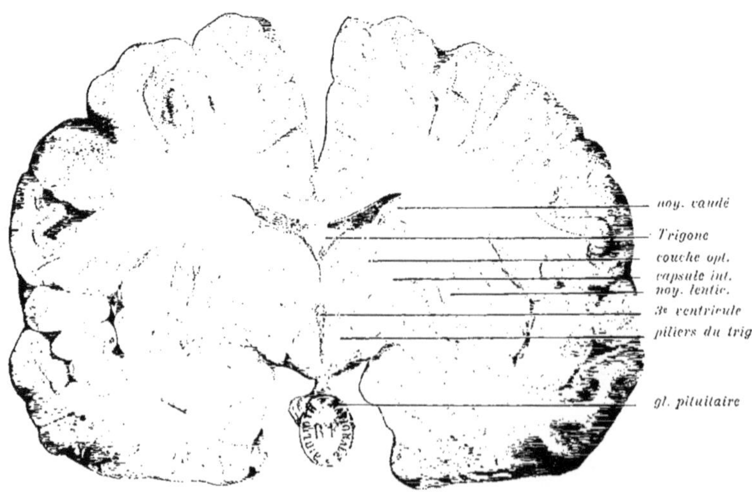

Coupe frontale du cerveau passant par le tuber cinereum et la glande pituitaire

Planche IV

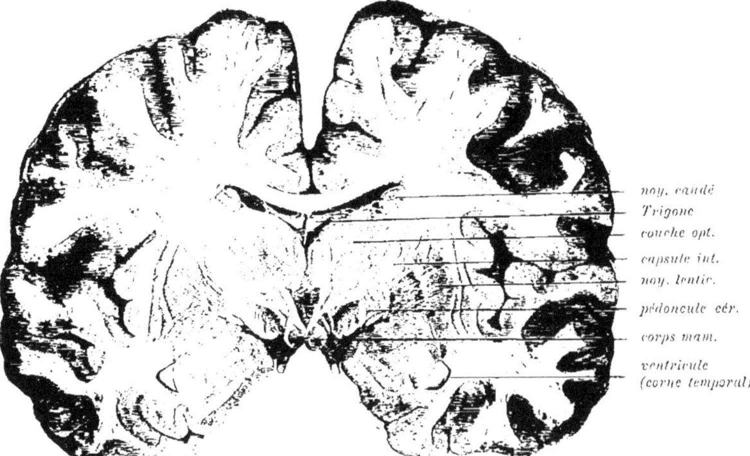

Coupe frontale du cerveau passant par les tubercules mamillaires

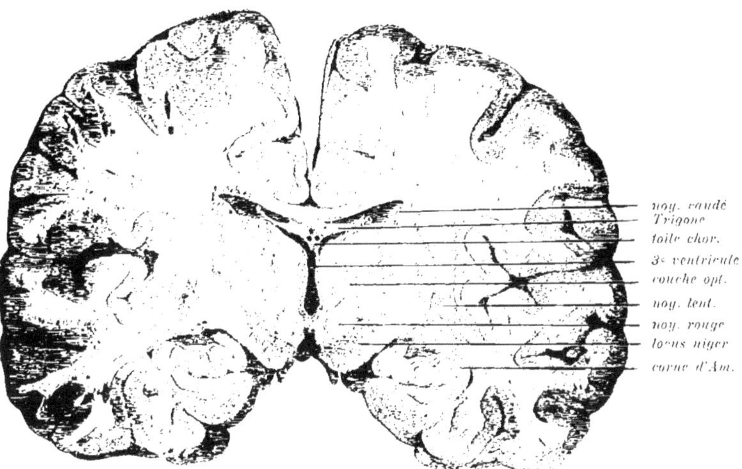

Coupe frontale du cerveau passant par l'espace interpédonculaire

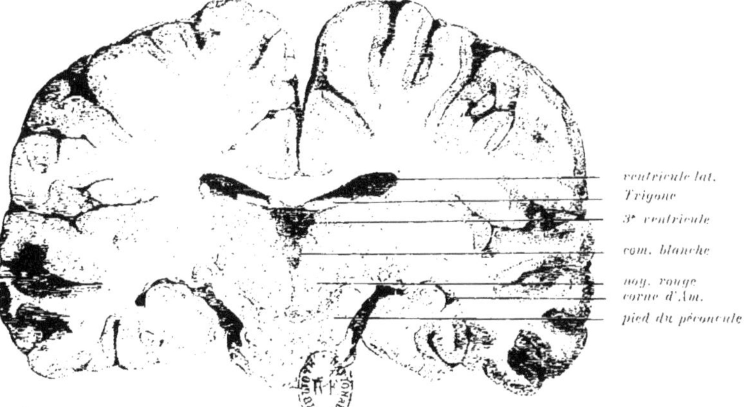

Coupe frontale du cerveau passant par la commissure blanche postérieure et les noyaux rouges de la calotte

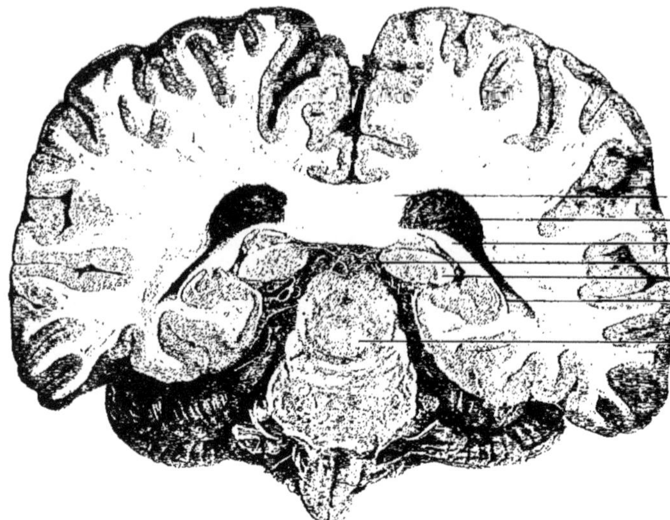

Coupe frontale du cerveau passant par le bourrelet du corps calleux

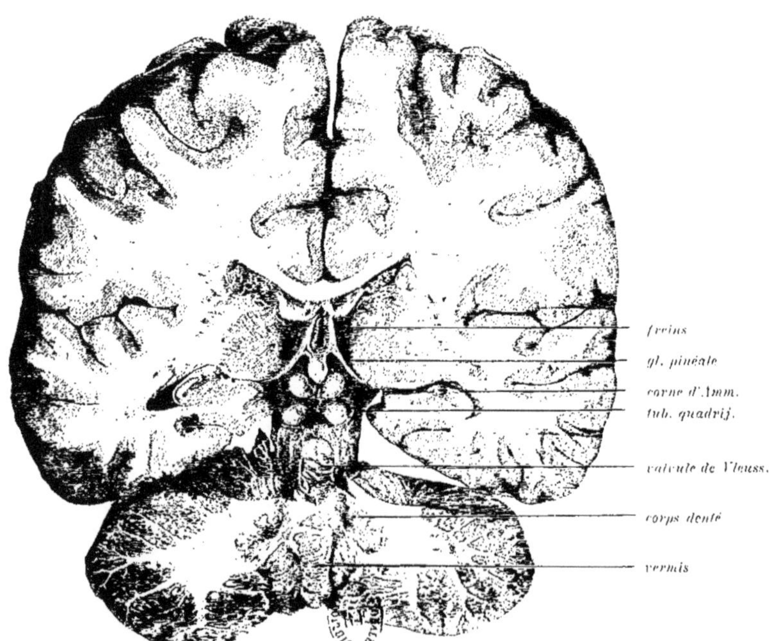

Coupe frontale de l'encéphale passant par la glande pinéale, les tubercules quadrijumeaux, la valvule de Vieussens et les corps dentés du cervelet

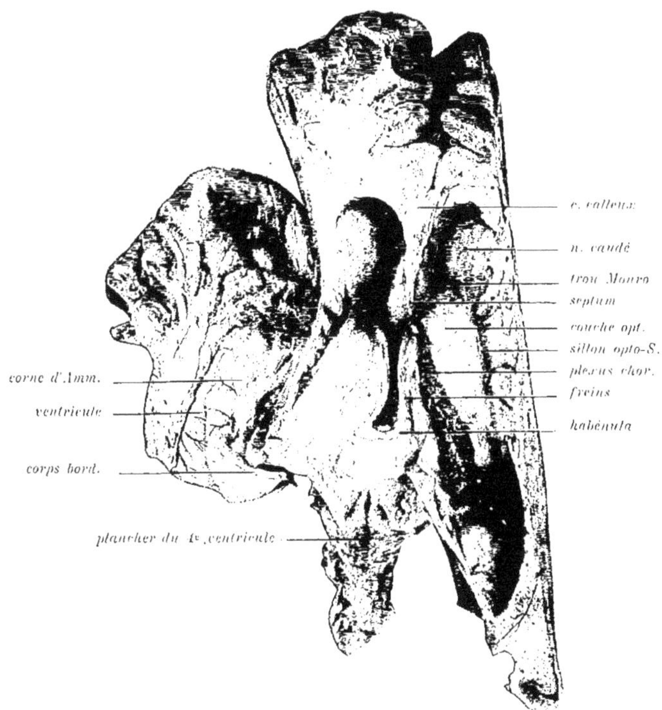

Photographie des ventricules latéraux ouverts par leur voûte et de la corne d'Ammon après sa mise à jour dans le lobe temporal

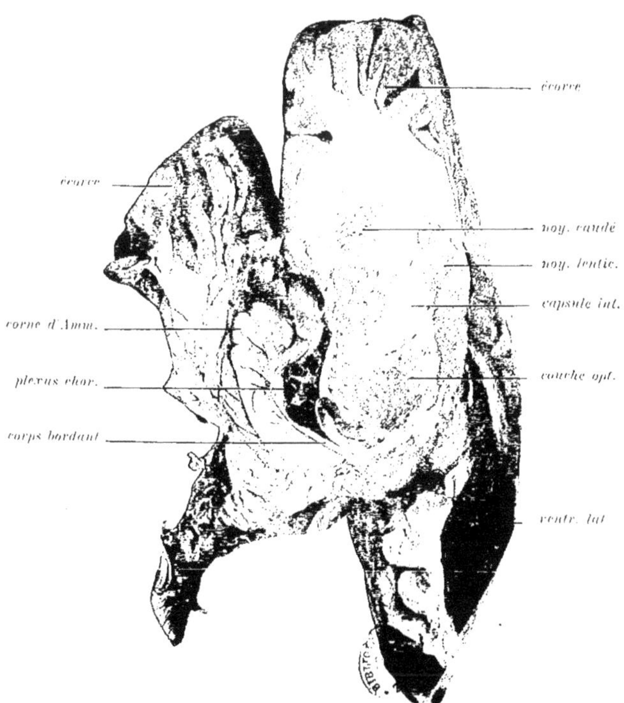

Photographie d'une coupe sagittale de l'hémisphère passant par les corps opto-striés et mise à jour de la corne d'Ammon

(surface blanche ovalaire dans chacun des deux hémisphères); la coupe pratiquée juste au-dessus du corps calleux montre ce que l'on a appelé le *centre ovale de*

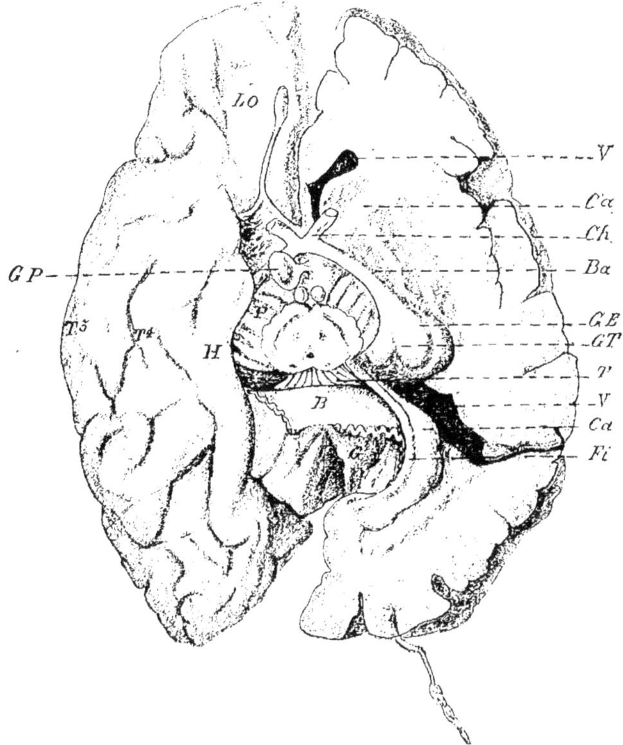

Fig. 190. — Dissection de la base du cerveau destinée à montrer l'appareil optique et la formation ammonienne. Le lobe temporal sectionné horizontalement a été rabattu en arrière et érigné.

Lo, lobe orbitaire; H, circonvolution de l'hippocampe T^4 et T^3, 4e et 3e circonvolution temporo-occipitale; O, lobe occipital; P, pédoncule cérébral; B, bourrelet du corps calleux; V, V, cornes frontale et temporale du ventricule latéral; CS, corps strié; Ch, chiasma optique; *ba*, bandelette optique; GE, corps genouillé externe; GI, corps genouillé interne; T, face inférieure du trigone; CA, corne d'Ammon; Fi, corps bordant; G, corps godronné.

Vieussens, dans lequel les deux ovalaires blancs sont réunis transversalement l'un à l'autre par le corps calleux.

D'autres coupes, horizontales ou frontales, mettent en évidence d'autres formations encore, les *commissures blanches*, la *commissure grise*, le *triangle de l'habénule*, etc.

Nous allons étudier toute cette conformation intérieure du cerveau.

1. — Corps calleux.

Le *corps calleux* (fig. 192, et suivantes) se présente sous la forme d'une

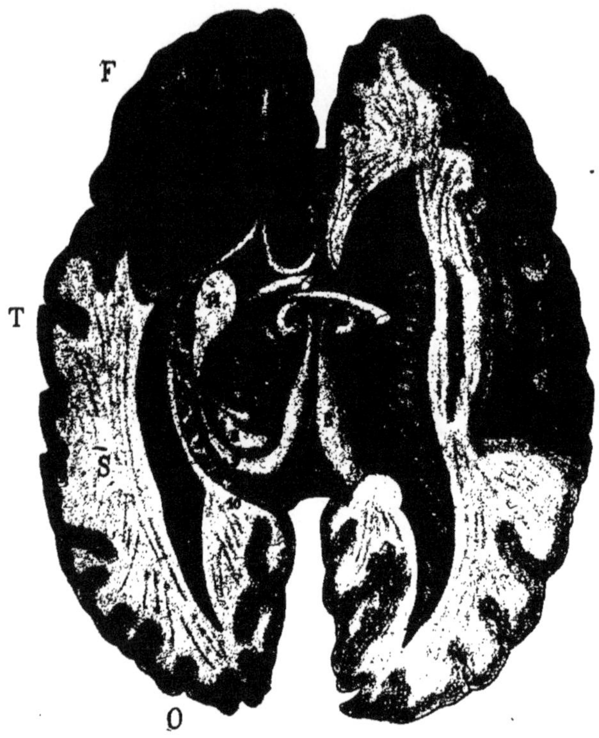

Fig. 191. — Dissection du cerveau par la base pour montrer le plafond ventriculaire à droite (face inférieure du corps calleux), le trigone (vu par sa face inférieure), et la formation ammonienne à gauche.

F, lobe frontal ; T, lobe temporal ; O, lobe occipital ; 1, racines, bandelette et bulbe olfactifs ; 2, bandelette optique ; 3, commissure blanche ; 4, voûte du ventricule latéral ; 5, bandelette géminée (trigone) ; 6, ergot de Morand ; 7, coupe du pédoncule cérébral ; 8, corps genouillés ; 9, pilier postérieur du trigone ; 10, corps godronné ; 11, lyre ; 12, tubercule mamillaire et pilier antérieur du trigone ; 13, crochet de l'hippocampe.

voûte tendue au-dessus des ventricules, plus large en arrière qu'en avant, et présentant de chaque côté trois prolongements qui correspondent aux trois cornes des ventricules latéraux. — C'est une large commissure blanche composée de fibres transversales réunissant l'un à l'autre les hémisphères du cerveau, quadrilatère et d'environ 8 centimètres de longueur.

La coupe de Vieussens montre que le corps calleux envoie par ses parties latérales, des fibres extrêmement nombreuses, *radiations du corps calleux*, qui s'entrecroisent avec celles de la couronne rayonnante. Situé à environ 3 cent. du bord supérieur de l'hémisphère au niveau de sa portion moyenne épais à cet endroit de 6 à 8 mill., il s'épaissit beaucoup en avant (genou) et plus encore en arrière (bourrelet).

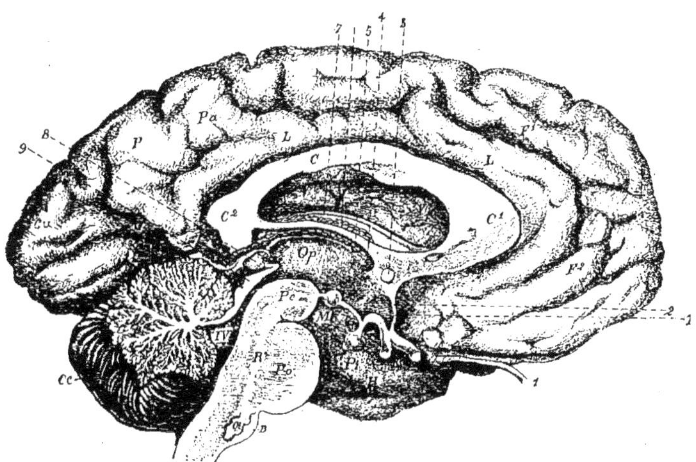

Fig. 192. — Coupe sagittale de l'Encéphale montrant la face interne de la moitié gauche.

B, bulbe rachidien ; Ps, pont de Varole ; Pe, pédoncule cérébral ; cc, cervelet ; IV, 4e ventricule ; M, tubercule mamillaire ; Pi, glande pituitaire ; K, chiasma optique ; B, bandelette optique ; Gp, face interne de la couche optique gauche (paroi latérale du 3e ventricule) ; V, V, cavité du ventricule latérale ; C^1, C, C^2, genou, corps et bourrelet du corps calleux ; L, L, circonvolution calleuse ; Pa, lobule paracentral ; P, lobule pariétal ; Cu, cunéus ; O, scissure occipitale ; H, circonvolution de l'hippocampe ; F^1, F^2, circonvolution frontale interne ; 1, recessus opticus ; 2, lame terminale ; 3, commissure blanche ; 4, trou de Monro ; 5, trigone ; 6, toile choroïdienne du 3e ventricule ; 7, tænia semi-circularis ; 8, glande pinéale ; 9, tubercules quadrijumeaux.

On considère au corps calleux une *face supérieure*, une *extrémité antérieure*, une *extrémité postérieure*, deux *bords latéraux* et une *face inférieure*.

1° **Face supérieure** (fig. 192 et 199). — Légèrement convexe d'avant en arrière, large de 12 à 15 mill. dans sa partie libre, elle présente, sur la ligne médiane, un très léger sillon, improprement appelé *raphé du corps calleux*, et, de chaque côté de ce sillon, deux tractus blancs à direction antéro-postérieure, *tractus longitudinaux médians ou nerfs de Lancisi* (*sm*, fig. 199), qui en avant, se perdent dans les pédoncules du corps calleux et en arrière rejoignent les fasciæ cineræ. — Plus en dehors, sur les bords mêmes du corps calleux et compris dans l'enceinte du sinus du corps calleux, on voit deux autres tractus longitudinaux grisâtres, les *tractus latéraux* ou *tæniæ tectæ* du corps calleux (*sl*, fig. 199). Ces tractus se continuent en arrière avec le corps godronné correspondant, et en avant avec les pédoncules du corps calleux ou bandelettes diagonales de Broca. Dans quelques cas, ils se perdent en avant dans la racine olfactive interne au niveau du carrefour olfactif. Au niveau du genou du corps calleux, les tœniæ tectæ et les nerfs de Lancisi s'épaississent chez quelques animaux, et exceptionnellement chez l'homme, pour former la *circonvolution géniculée* de Zuckerkandl. Ces deux sortes de tractus sont coupés par d'autres

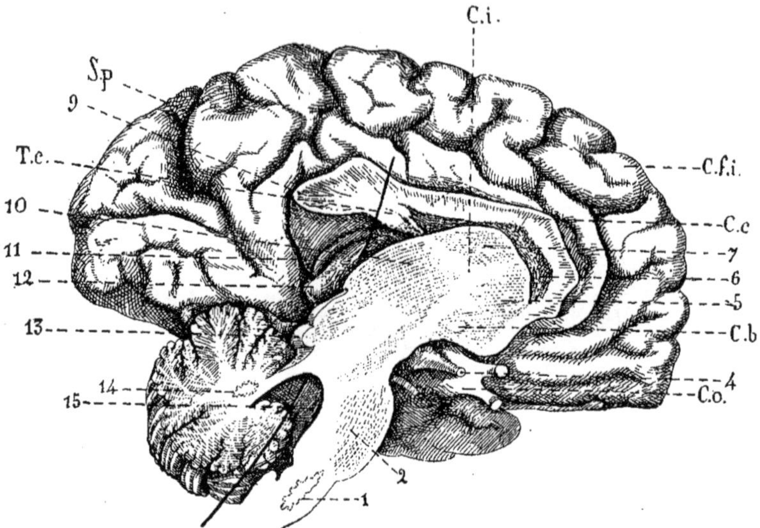

Fig. 193. — Coupe sagittale latérale de l'Encéphale.

1, olive du bulbe; 2, pont de varole; 3, stylet qui traverse l'aqueduc de Sylvius; 4, tige pituitaire; 5, noyau lenticulaire et 7, noyau caudé du corps strié; 6, ventricule latéral; 9, bourrelet du corps calleux; 10, couche optique; 11, pilier postérieur du trigone; 12, pulvinar; 13, tubercules quadrijumeaux; 14, olive du cervelet; 15, quatrième ventricule; CO, Chiasma optique; CC, commissure blanche antérieure; C, C, corps calleux; Cfi, circonvolution frontale interne; Ci, capsule interne; Sp, Scissure perpendiculaire; T.c, trigone.

tractus transversaux qui glissent au-dessous d'eux et passent d'un hémisphère à l'autre : ce sont les *tractus transversaux*, qui s'enfoncent dans l'hémisphère en rayonnant, *couronne rayonnante du corps calleux* (*m*, fig. 196, et 3, fig. 199). En dehors des *tæniæ tectæ*, dans une coupe de Vieussens, on aperçoit un petit faisceau de fibres blanches à direction longitudinale formé par les fibres les plus inférieures du *cingulum*, c'est-à-dire par le faisceau d'association du lobe limbique.

Cette face du corps calleux peut être aperçue en écartant les deux hémisphères l'un de l'autre ; — elle est en rapport avec le bord libre de la faux du cerveau,

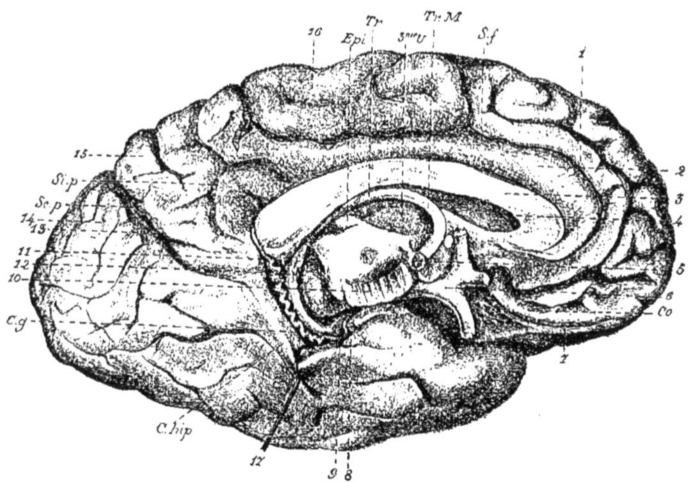

Fig. 194. — Vue de la face interne de l'hémisphère gauche du cerveau après sa séparation du tronc cérébral.

Co, circonvolution orbitaire interne; Sf, scissure sous-frontale; TrM, trou de Monro; Tr, trigone; Epi, Épiphyse; Sip, scissure sous-pariétale; Scp, scissure perpendiculaire; Cg, corps godronné; C.hip, circonvolution de l'hippocampe; 1, circonvolution frontale interne; 2, circonvolution du corps calleux; 3, corps calleux; 4, cloison transparente; 5, tubercule mamillaire; 6, chiasma optique; 7, bandelette olfactive; 8, crochet de l'hippocampe; 9, bandelette du crochet; 10, pied du pédoncule; 11, calotte du pédoncule; 12, pulvinar de la couche optique; 13, scissure pariéto-occipitale; 14, cunéus; 15, lobule quadrilatère; 16, lobule paracentral; 17, sillon de l'hippocampe.

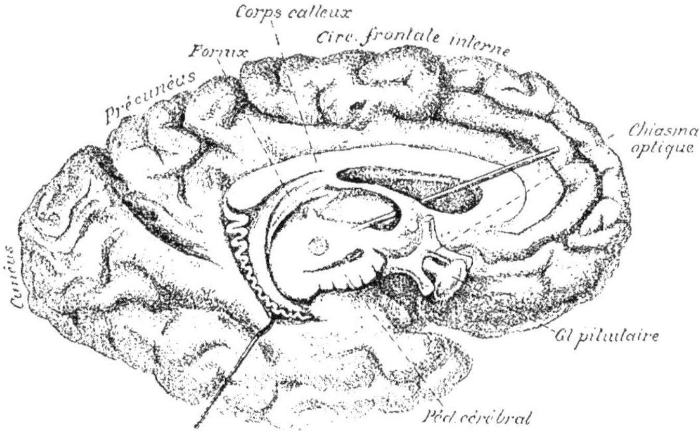

Fig. 195 — Face interne de l'hémisphère gauche pour montrer le corps calleux, le trigone, la fimbria et le corps godronné. Un stylet est engagé dans le trou de Monro et passe du ventricule latéral dans le ventricule moyen.

les artères calleuses, et bordée, à droite et à gauche, par la circonvolution du corps calleux, circonvolution de l'ourlet ou *gyrus fornicatus*, dont elle est séparée par une rainure, le *sinus du corps calleux*, qui se continue directement avec le sillon de l'hippocampe au niveau du lobe temporal du cerveau.

2° **Extrémité antérieure** (C[1], fig. 192). — Repliée sur elle-même, l'extrémité antérieure du corps calleux forme une saillie arrondie, désignée sous le nom de *genou du corps calleux*, distante de 3 à 4 centimètres du sommet des lobes frontaux, et dont la concavité embrasse la cloison transparente et la tête des noyaux caudés, et ferme en avant les ventricules latéraux. Sa pointe se porte en bas et en arrière vers le chiasma des nerfs optiques, en s'amincissant progressivement, et se termine par une extrémité étroite et mince qu'on appelle le *bec* ou *rostre du corps calleux*. Ce bec se divise en deux cordons blancs qui vont constituer, avec les tractus longitudinaux, les *pédoncules du corps calleux* de Vicq-d'Azyr, *bandelettes diagonales* de P. Broca, qui se dirigent vers la substance perforée latérale. Le sommet du bec se réduit à une mince lame, *lame du genou de Burdach*, qui, au niveau de la commissure blanche antérieure, se continue avec la lame sus-optique ou lame terminale. — Des angles antérieurs partent enfin deux prolongements courbes, *cornes frontales du corps calleux*, qui pénètrent dans l'épaisseur des lobes frontaux, où ils vont se perdre en contournant la partie antérieure des corps striés.

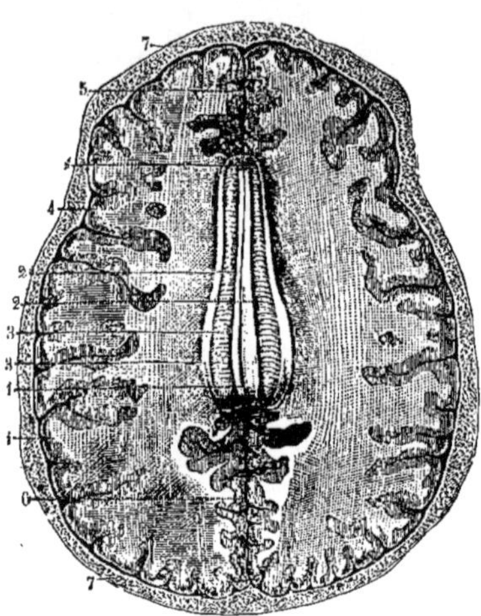

Fig. 196. — Coupe du centre ovale de Vieussens.

1, 1, sillon médian de la face supérieure du corps calleux; 2, 2, tractus de Lancisi; 3, faisceaux transversaux du corps calleux; 3', section de la substance blanche ou médullaire au niveau du bord du corps calleux; 4, 4, écorce grise des circonvolutions; 5, partie antérieure de la grande scissure interhémisphérique; 6, partie postérieure de la même scissure; 7, coupe des parois du crâne.

3° **Extrémité postérieure** (C[2], fig. 192). — Replié sur lui-même en arrière, le corps calleux forme un bord épais, *bourrelet du corps calleux*, *splénium* (B, fig. 190), distant du sommet des lobes occipitaux d'à peu près 5 à 6 centimètres). — En suivant, de haut en bas et d'arrière en avant, le contour de ce bourrelet, l'on arrive dans le troisième ventricule. Latéralement, l'extrémité postérieure du corps calleux se prolonge en deux feuillets qui recouvrent la face interne de la corne occipitale (*forceps major de Reil*, *forceps posterior*) et les faces supérieure et externe des cornes occipitale et sphénoïdale (*tapetum de Reil*) du ventricule latéral (*m'*, fig. 199). Toutefois, on ne peut accepter aujourd'hui que tout le tapis soit d'origine calleuse, car il persiste en cas d'absence du corps

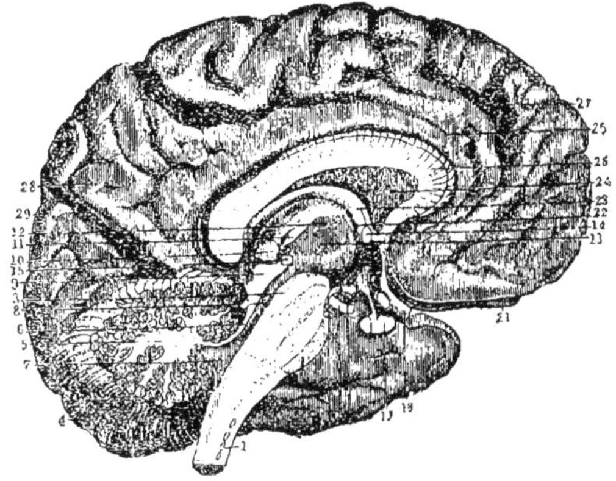

Fig. 197. — Coupe antéro-postérieure de l'encéphale (Foville).

1, bulbe rachidien ; 2, protubérance annulaire ; 3, pédoncule cérébral ; 4, cervelet ; 5, arbre de vie ; 6. valvule de Vieussens ; 7, quatrième ventricule ; 8, aqueduc de Sylvius ; 9, tubercules quadrijumeaux ; 10, glande pinéale ; 11, frein de la glande pinéale ; 12, couche optique ; 13, commissure grise ; 14, commissure blanche antérieure ; 15, commissure blanche postérieure ; 16, tubercule mamillaire ; 17, tuber cinereum, infundibulum et corps pituitaire ; 18, espace perforé interpédonculaire ; 19, nerf optique ; 20, nerf moteur oculaire commun ; 21, nerf olfactif ; 22, trou de Monro ; 23, voûte à trois piliers ; 24, septum lucidum ; 25, corps calleux ; 26, circonvolution de l'ourlet ; 27, circonvolution antérieure de la face interne ; 28, groupe quadrilatère des circonvolutions de la face interne ; 29, circonvolution postérieure de la face interne.

calleux et n'est pas atteint dans les dégénérescences expérimentales ou pathologiques de cette commissure (W. Muratoff, Kaufmann). Il faut adopter qu'il est en majeure partie constitué par les radiations optiques et le faisceau longitudinal inférieur (faisceau occipito-frontal, faisceau du noyau caudé, faisceau sous-calleux). En suivant la portion réfléchie du bourrelet d'arrière en avant, on voit qu'elle se termine en avant par un bord aminci, véritable *bec postérieur du corps calleux*. Ce bec donne insertion aux fibres transversales du psaltérium qui adhèrent, en général, à la face inférieure du corps calleux.

4° **Bords latéraux**. — Le corps calleux n'a que des bords

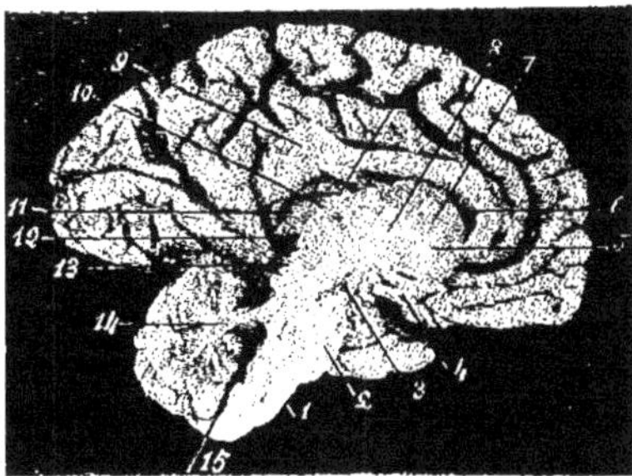

Fig. 198. — Coupe sagittale de l'encéphale passant un peu sur le côté pour l'isthme et les corps opto-striés.

1, olive de bulbe ; 2. protubérance annulaire ; 3, locus niger du pédoncule cérébral ; 4, chiasma optique ; 5, commissure blanche antérieure ; 6. cavité du ventricule latéral gauche ; 7. tête du noyau caudé ; 8, capsule interne ; 9. bourrelet du corps calleux ; 10, couche optique ; 11, pilier postérieur du trigone ; 12. pulvinar ; 13. tubercules quadrijumeaux ; 14, corps denté du cervelet ; 15, soie de porc qui passe dans le 4e ventricule, traverse l'aqueduc de Sylvius et sort par l'anus.

latéraux fictifs, car ses fibres se continuent latéralement avec celles des hémisphères (Voy. 3', fig. 196 et *m*, fig. 199). — Néanmoins, la coupe de Foville démontre que de chaque côté, les fibres du corps calleux se coudent suivant une ligne antéro-postérieure, *bourrelet latéral*, pour s'épanouir en gerbe et rayonner de là, en bas et dehors (*irradiations calleuses*), dans l'épaisseur des hémisphères où ses fibres vont se terminer sur les crêtes des circonvolutions.

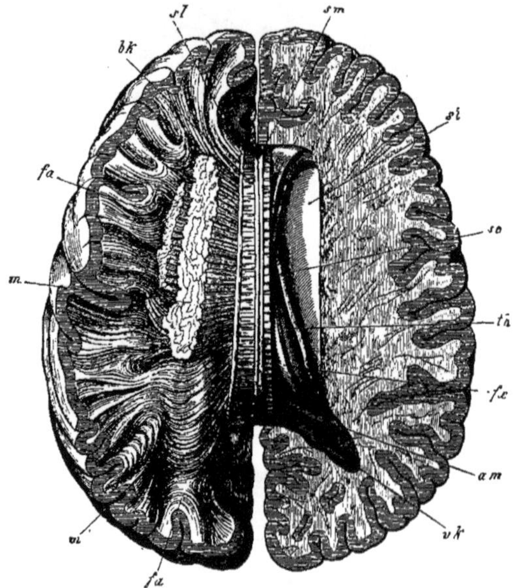

Fig. 199. — Corps calleux et ventricules latéraux. — A gauche le corps calleux est coupé à son entrée dans le corps ou centre ovale de l'hémisphère, à droite il a été enlevé pour mettre à jour la cavité du ventricule latéral.

bk, corps calleux ; *sm*, strie médiane longitudinale du corps calleux ; *sl*, strie longitudinale latérale ou tœnia tecta : *m*, entrecroisement des fibres du corps calleux et de celles de la couronne rayonnante de Reil ; *m'*, partie postérieure irradiée du corps calleux (tapis) ; *fa*, fibres arciformes ; *st*, noyau caudé ; *sc*, stria cornea ; *th*, couche optique ; *tx*, trigone ; *am*, corne d'Ammon ; *vk*, ergot de Morand.

5° **Face inférieure**. — Pour voir cette face, il faut pénétrer dans les ventricules latéraux par leur plancher, car elle forme la voûte de ces ventricules. — Lisse et légèrement convexe sur le milieu, concave sur les côtés, elle se continue en arrière avec le trigone cérébral, qui s'en écarte en avant en se portant en bas. Libre en avant, elle donne insertion sur la ligne médiane à la cloison transparente (Voy. fig. 194). Elle est plus courte (50 à 60 mill.) et plus large (35 à 40 mill.) que la face supérieure.

Comme il résulte d'une soudure de la paroi interne des deux hémisphères qui se fait le long de la circonvolution arquée supérieure (Voy. p. 377), on conçoit comme BLUMEAU l'a décrit (*Arch. f. mikr. anat.* 1891), que l'on rencontre des vestiges d'une nappe grise sur la face supérieure et la face inférieure du corps calleux.

Ce pont est composé de fibres blanches transversales, qui passent en rayonnant dans le centre ovale et vont se rendre aux points homologues et parfois asymétriques de toute l'écorce des deux hémisphères (fig. 202). — Quelques-unes ne sont que des bifurcations ou des collatérales des fibres de projection (CAJAL). Le corps calleux forme donc une large commissure entre les deux cerveaux, dont il assure la synergie d'action et peut-être la suppléance.

Les radiations du bourrelet proviennent de toute la corticalité de la convexité de la région pariéto-temporale et occipitale; elles proviennent aussi de la

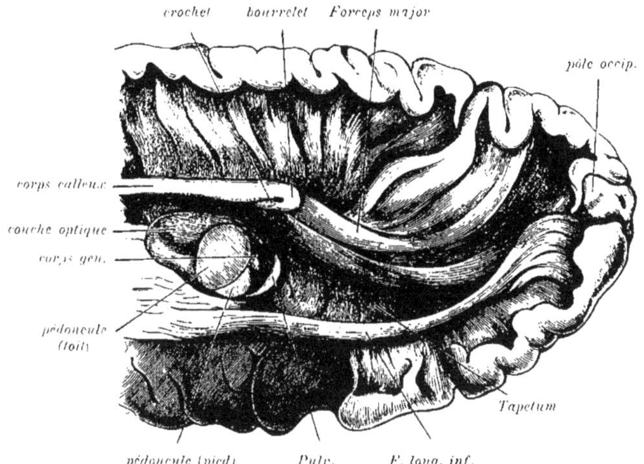

Fig. 200. — Forceps posterior (radiations calleuses dans le lobe occipital

région du cunéus (DÉJERINE), contrairement à l'opinion de BEEVOR et BRISSAUD qui refusent des fibres calleuses au cunéus et aux environs de la scissure calcarine. Par ce bourrelet passent des fibres croisées qui réunissent les régions auditives des deux hémisphères (BECHTEREW), et d'autres qui réunissent le centre visuel d'un hémisphère au centre auditif de l'hémisphère contralatéral (FERRIER, TURNER, LARIONOFF).

Meynert et Hugenin font partir les tractus de Lancisi de la circonvolution de l'hippocampe et les font aboutir à l'extrémité frontale du gyrus du corps calleux. Giacomini estime qu'ils partent de la circonvolution godronnée pour venir se terminer dans les pédoncules du corps calleux. Chez *Phalangiste vulpina*, *Histrix Oristata*, *Dasypus setosus*, le gyrus marginal externe, arc sus-calleux de la circonvolution godronnée (gyrus supra-callossus), se continue en avant avec le lobe olfactif. Cette disposition permet de se rendre compte de l'aboutissant de cette circonvolution (tractus de Lancisi) chez les Primates où elle est atrophiée et chez lesquels elle semble se prendre dans l'écorce du gyrus formicatus avant d'avoir atteint le carrefour olfactif.

Il résulte de tout cela que les tractus longitudinaux du corps calleux appartiennent au système olfactif et qu'ils ne sont que le débris de la circonvolution annulaire qui, chez les Osmatiques, unit la pointe du lobe temporal à l'extrémité frontale du lobe du corps calleux. On peut les isoler dans les durcissements du cerveau, et dans les cas où le corps calleux manquait, on les a, le plus souvent, rencontrés intacts.

Rudimentaire chez les Mammifères inférieurs (Monotrèmes et Marsupiaux), le corps

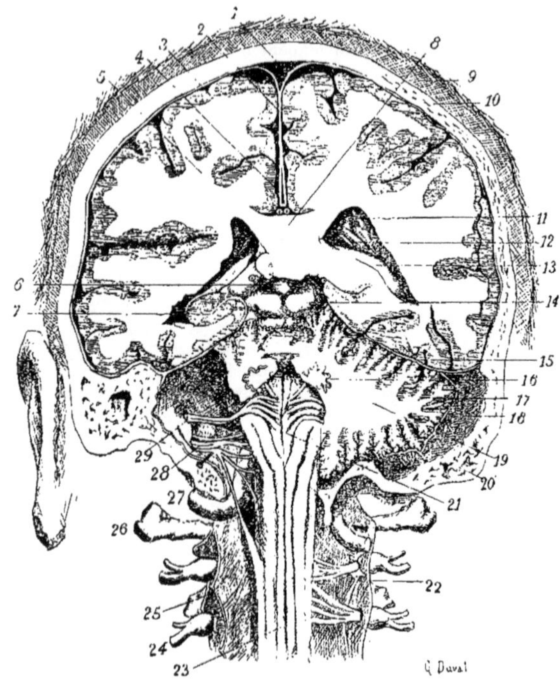

Fig. 201. — Coupe frontale de la tête passant par les apophyses mastoïdes et le bourrelet du corps calleux. Ventricules latéraux. Corne d'Ammon. Plancher du 4e ventricule.

1, sinus longitudinal supérieur; 2. faux du cerveau; 3, écorce du cerveau; 4, sinus longitudinal inférieur; 5, centre ovale; 6, glande pinéale; 7, corne d'Ammon; 8. corps calleux (bourrelet); 9, cuir chevelu; 10, paroi du crâne; 11, ventricule latéral (carrefour); 12, tænia semi-circulaire; 13, corps bordant; 14, tubercules quadrijumeaux; 15, tente du cervelet; 16, corps denté du cervelet; 17, écorce du cervelet; 18. sinus latéral; 19, substance médullaire du cervelet; 20, cellules mastoïdiennes; 21, plancher du 4e ventricule; 22, dure-mère rachidienne fendue et épinglée; 23, face postérieure de la moelle épinière; 24, ganglion rachidien; 25. ligament dentelé; 26, apophyse transverse de l'atlas; 27, artère vertébrale; 28, nerfs du trou déchiré postérieur; 29. nerf acoustico-facial.

calleux est partout proportionnel au développement des hémisphères. (Voy. Symington. *The cerebral commissures in the marsupialia*. (Journ. of Anatomy, 1892.) Il apparaît, aussi bien chez l'embryon que chez les premiers Mammifères, d'abord en avant, puis s'étend progressivement en arrière, à mesure que l'hémisphère s'allonge et s'enroule sur

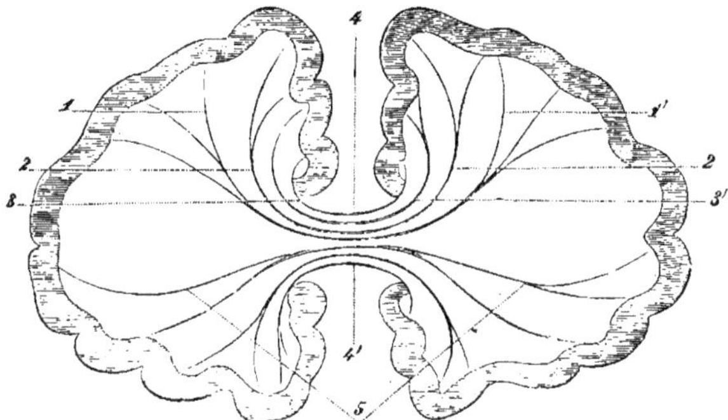

Fig. 202. — Schéma des fibres commissurantes des régions antérieures du cerveau (Luys).

1 et 1', 2 et 2', 3 et 3', fibres commissurantes des régions supérieures, formant en 4 et 4' le corps calleux ; 5, fibres commissurantes des régions inférieures (commissure blanche antérieure).

lui-même pour atteindre et recouvrir le cervelet. Onufrowicz a rassemblé 27 cas d'absence partielle ou totale du corps calleux. Dans l'agénésie partielle d'ordre tératologique c'est toujours la partie postérieure qui fait défaut (*Arch. f. Psych.*, 1887). On l'a vu manquer sans que rien n'ait pu trahir son absence pendant la vie, et Koranyi (*Arch. f. die gesammte Physiol.*, XLVII, p. 35, 1890), a montré qu'on pouvait le sectionner expérimentalement sans amener de troubles appréciables.

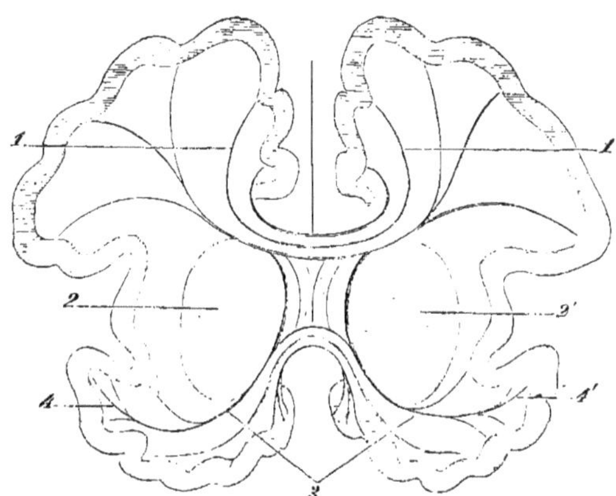

Fig. 203. — Schéma des fibres commissurantes au niveau du corps strié (Luys).

1, fibres calleuses ; 2, couches optiques ; 3, 4, fibres de la commissure blanche.

Cependant, dans les cas les mieux observés, ceux de Riel, Poterin-Dumontel (*Soc. de Biol.*, 1862), Deny (*Iconogr. de la Salpêtrière*, I, 1883, p. 101), les sujets ainsi malformés étaient imbéciles ou idiots. R. Schrœder, à propos d'une observation d'un cas de brièveté anormal du corps calleux. (*Allg. Zeitschr. f. Psych*, XLIV, 4 et 5, 1890), conclut même que cet arrêt de développement est proportionnel à l'arrêt du fonctionnement mental (imbécillité, idiotie).

2. — TRIGONE CÉRÉBRAL

Le *trigone cérébral* (CHAUSSIER), *voûte à trois piliers* (WINSLOW), *voûte à*

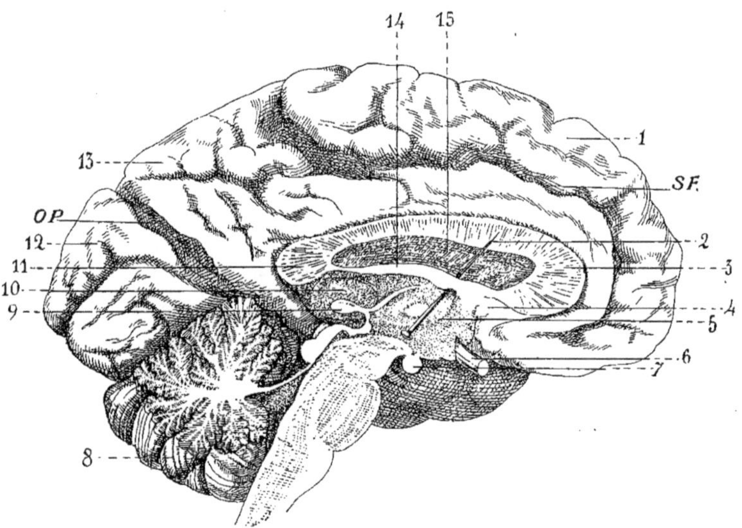

Fig. 204. — Coupe sagittale de l'Encéphale montrant le corps calleux, le trigone, la cavité du ventricule latéral et la paroi latérale du ventricule moyen.

1, circonvolution frontale interne ; 2, épingle passée à travers le trou de Monro ; 3, genou du corps calleux ; 4, commissure blanche antérieure ; 5, sillon de Monro ; 6, nerf optique ; 7, tubercule mamillaire ; 8, cervelet ; 9, glande pinéale ; 10, pulvinar de la couche optique ; 11, bourrelet du corps calleux ; 12, cunéus ; 13, præcunéus ; 14, trigone ; 15, ventricule latéral ; SF, scissure sous-frontale ; Op, scissure occipito-pariétale.

quatre piliers, *fornix*, *bandelette géminée* (REIL), vu par sa face supérieure, se présente sous la forme d'une lame triangulaire (6, fig. 205), dont la base, tournée en arrière, adhère à la face inférieure du corps calleux, tandis que son sommet se sépare du corps calleux en se portant en bas et en avant jusqu'à l'extrémité antérieure du troisième ventricule, où il se recourbe brusquement en bas, en circonscrivant l'extrémité antérieure des couches optiques (fig. 204). Vu par sa face inférieure, il représente une voûte simple dans son milieu, bifide à ses deux extrémités. En réalité, il est formé par deux bandelettes à direction antéro-postérieure (bandelette géminée), qui divergent l'une de l'autre en avant et en arrière et constituent deux piliers antérieurs et deux piliers postérieurs (voûte à quatre piliers). D'une manière générale, la voûte à quatre piliers repose latéralement sur les couches optiques et forme la moitié interne de la paroi supérieure du ventricule moyen. Dans l'espace angulaire ouvert en avant que l'on voit entre elle et le corps calleux, est placé de champ le septum lucidum (24, fig. 197). Le trigone présente deux faces, trois bords et quatre angles ou piliers.

Face supérieure. — Légèrement convexe, elle répond, en arrière, au corps calleux, avec lequel elle se confond ; en avant, sur la ligne médiane, au septum lucidum auquel elle donne insertion ; latéralement elle fait partie du plancher des ventricules latéraux.

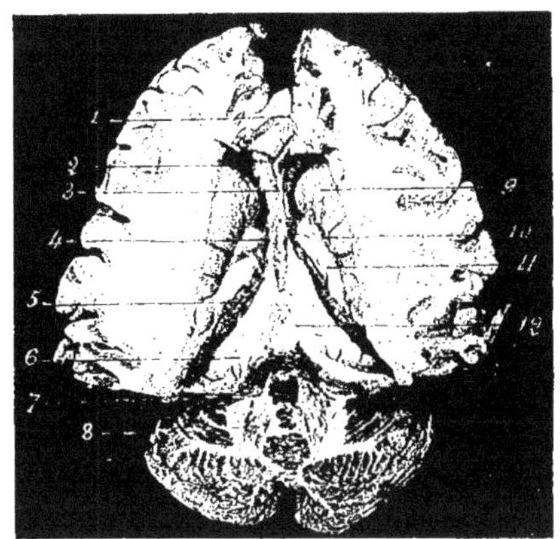

Fig. 205. — Cavités des ventricules latéraux et trigone cérébral vu par sa face supérieure (photographie).

1. corps calleux coupé en travers et rabattu en avant ; 2. corne frontale du ventricule latéral ; 3. septum lucidum percé de son ventricule ; 4. trou de Monro dans lequel s'engage le sommet des plexus choroïdes ; 5, plexus choroïdes des ventricules latéraux ; 6, face supérieure du trigone ; 7, cavité du 4e ventricule ; 8, corps denté du cervelet ; 9, noyau caudé du corps strié ; 10, sillon opto-strié avec les rameaux de la veine striée ; 11, couche optique ; 12, insertion du septum sur le trigone.

Face inférieure. — Elle recouvre le troisième ventricule dont elle forme la voûte et se trouve en contact avec la toile choroïdienne, avec laquelle elle est unie par un tissu cellulaire lâche et par quelques vaisseaux. De chaque côté, elle repose simplement sur la face supérieure des couches optiques (5, fig. 191). Un sillon médian, répondant à l'union des deux bandelettes dont est formé le trigone, la parcourt dans toute son étendue. De chaque côté le sillon est limité par un relief à direction longitudinale.

Bords latéraux. — Minces et légèrement concaves, ces bords sont appliqués sur les couches optiques par l'intermédiaire de la toile choroïdienne et longés par les plexus choroïdes (5, fig. 205) qui les recouvrent un peu, et auxquels ils adhèrent par les vaisseaux qu'ils reçoivent de ces plexus. En avant et en arrière, ils se continuent avec les piliers de la voûte.

Bord postérieur ou base du trigone. — La base du trigone est sous-jacente au bourrelet du corps calleux. A ce niveau, les deux rubans de la bandelette géminée s'écartent l'un de l'autre, contournent le pulvinar de la couche optique, et plongent ensuite dans la corne sphénoïdale des ventricules latéraux

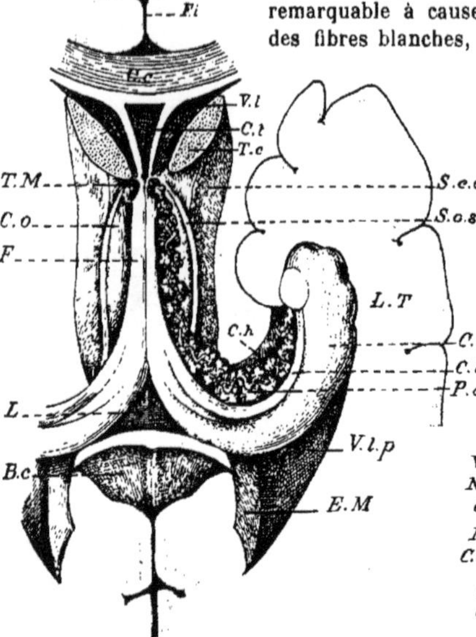

Fig. 206. — Le Trigone vu par sa face supérieure

Fi, grande fente interhémisphérique ; Cc, genou du corps calleux ; Bc, bourrelet du corps calleux ; F, trigone ; C, b, son pilier postérieur (corps bordant) ; CA, corne d'Ammon ; Pch, plexus choroïdes ; Vlp, ventricule latéral (corne sphénoïdale) ; EM, ergot de Morand ; L, lyre ; Co, couche optique ; TM, trou de Monro : Ct, cloison transparente ; Vl, ventricule latéral (corne frontale) ; T, noyau caudé (tête) ; Sco, section de la couche optique ; Sos, sillon opto-strié (tænia semi-circulaire) ; LT, substance blanche du lobe temporal ; Ch, circonvolution de l'hippocampe.

(fig. 206 et 208), laissant ainsi à découvert la face inférieure du corps calleux dans un espace triangulaire, remarquable à cause de la direction transversale des fibres blanches, qui tombent perpendiculairement, à droite et à gauche, sur les fibres longitudinales des piliers postérieurs à leur origine. Ces fibres blanches transversales, qui comblent l'angle de séparation des piliers postérieurs, forment la *lyre de David*, *psalterium* ou *corps psalloïde*, *fornix transverse* de Forel (L, fig. 206), que Gall, Luys, Owen, Huguenin, Symington considèrent comme une commissure entre les deux moitiés de la voûte. D'autres estiment que la plus grande partie des fibres psaltériales constituent une commissure ammonienne réunissant les deux cornes d'Ammon. On a aussi considéré la lyre ou triangle sous-calleux comme une dépendance du splénium du corps calleux. Mais comme dans le cas d'absence du corps calleux la lyre peut per-

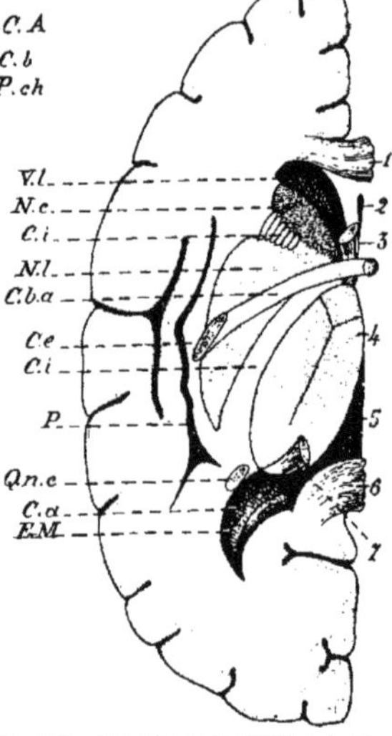

Fig. 207.— Coupe horizontale de l'hémisphère gauche du cerveau. — On voit la section du pilier antérieur (3) et du pilier postérieur (7) du trigone, le 3e ventricule (5), les corps opto-striés et la capsule interne.

1, genou du corps calleux ; 2, septum lucidum ; 3, pilier antérieur du trigone ; 4, couche optique ; 5, ventricule moyen ; 6, bourrelet du corps calleux ; 7, pilier postérieur du trigone ; Vl, corne frontale du ventricule latéral ; Nc, tête du noyau caudé ; Ci, capsule interne ; Nl, noyau lenticulaire ; Cba, commissure blanche antérieure ; Ce, capsule externe ; P, avant-mur ; Que, queue du noyau caudé ; Ca, corne d'Ammon ; EM, ergot de Morand.

sister ou faire également défaut (Onufrowicz), on ne peut rien conclure de positif à cet égard. Dans tous les cas, au niveau de la lyre le trigone adhère au bourrelet du corps calleux.

Piliers postérieurs de la voûte. — Les piliers postérieurs (fig. 206 à 210) de la voûte sont aplatis en ruban; ils se portent obliquement en bas, en dehors et en arrière, en suivant la direction même du prolongement sphénoïdal du ventricule latéral dans lequel ils s'engagent. — En pénétrant dans la corne sphénoïdale ils s'unissent intimement au forceps major du corps calleux et à l'origine de la corne d'Ammon, et chacun d'eux se divise en deux parties : l'une, externe, qui va se confondre avec l'écorce blanche (alveus) de la corne

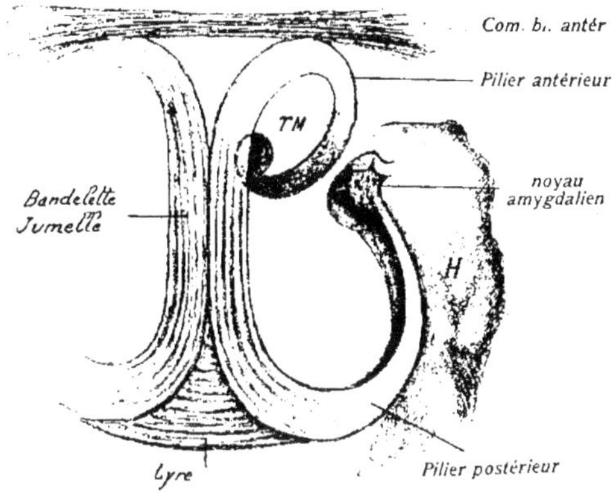

Fig. 208. — Le Trigone cérébral.

H, circonvolution de l'hippocampe ; TM, tubercule mamillaire.

d'Ammon; l'autre, interne, qui contourne l'extrémité postérieure de la couche optique, suit le bord concave de la corne d'Ammon et se termine en pointe dans le crochet de l'hippocampe; c'est le *corps bordé*, *corps bordant*, *corpus fimbriatum* ou *corps frangé*. Le bord interne et la face inférieure de la fimbria sont libres et recouvrent la fascia dentata; sa face supérieure présente une crête longitudinale, *crête épendymaire*, où s'attache la mince membrane (épendyme) qui recouvre les plexus choroïdes des ventricules latéraux et qui ferme ces ventricules en dedans. La plus grande partie de la fimbria est donc en dehors de la cavité ventriculaire.

Piliers antérieurs et sommet de la voûte. — En avant, les deux bandelettes de la voûte semblent se confondre et former ce que l'on appelait autrefois le *sommet de la voûte*, qui serait venu se confondre avec la commissure antérieure (Vieussens, Tarin, Lieutaud, etc.). — Mais, depuis Santorini et Gunz, nous savons que ces bandelettes s'écartent l'une de l'autre, en avant

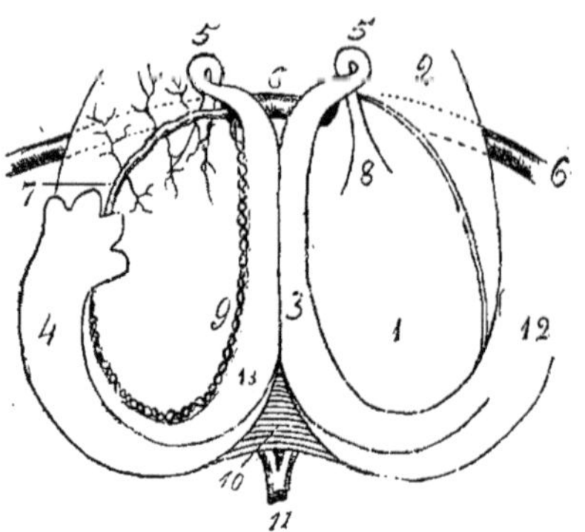

Fig. 209. — Schème du trigone cérébral.

1, couche optique; 2, noyau caudé; 3, bandelette géminée; 4, corne d'Ammon; 5, 5', tubercules mamillaires; 6, 6, commissure blanche antérieure; 7, veine striée; 8, faisceau de Vicq-d'Azyr; 9, plexus choroïdes; 10, lyre: 11, veine de Galien; 12, tœnia semi-circulaire; 13, corps bordant.

comme en arrière, pour former deux piliers, *piliers antérieurs du trigone* (fig. 210), qu'on peut suivre jusqu'aux tubercules mamillaires, que Gunz a justement appelés *bulbi fornicis*.

Le sommet du trigone se bifurque donc pour former les piliers antérieurs qui se séparent à angle aigu sous la forme de colonnes arrondies; celles-ci se portent en bas, et contournent la partie antérieure de la couche optique correspondante en interceptant entre eux et les couches optiques, deux ouvertures appelées *trous de Monro*, qui font communiquer le ventricule moyen

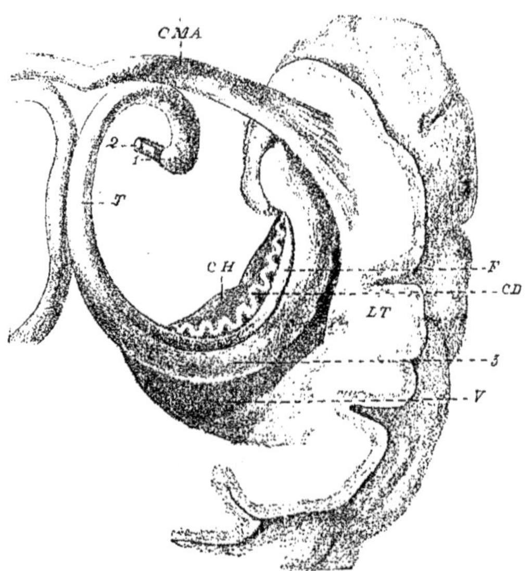

Fig. 210. — Le trigone, la commissure blanche et la corne d'Ammon

CMA, commissure blanche antérieure; T, trigone cérébral; CH, circonvolution de l'hippocampe; CB. corps godronné; F, fimbria; 3, corne d'Ammon; V, plancher du ventricule latéral; LT, lobe temporal du cerveau; 1, tubercule mamillaire; 2, faisceau de Vicq-d'Azyr.

avec les ventricules latéraux (fig. 204, 205 et 206). — Puis, quand ils ont contourné la couche optique, ils s'infléchissent en bas, et en arrière, laissent en avant la commissure blanche antérieure (quelquefois en l'enveloppant dans un dédoublement de leurs fibres) avec laquelle ils limitent un petit entonnoir triangulaire appelé *vulve* (fig. 211), et, en passant à travers la substance grise du plancher du 3e ventricule où ils traversent la lame grise sus-optique, gagnent les tubercules mamillaires. — Là, pour la plupart des auteurs, de Vicq-d'Azyr à Meynert, ils subissent un double mouvement de torsion et de réflexion autour du noyau gris des tubercules mamillaires ; en un mot, ils

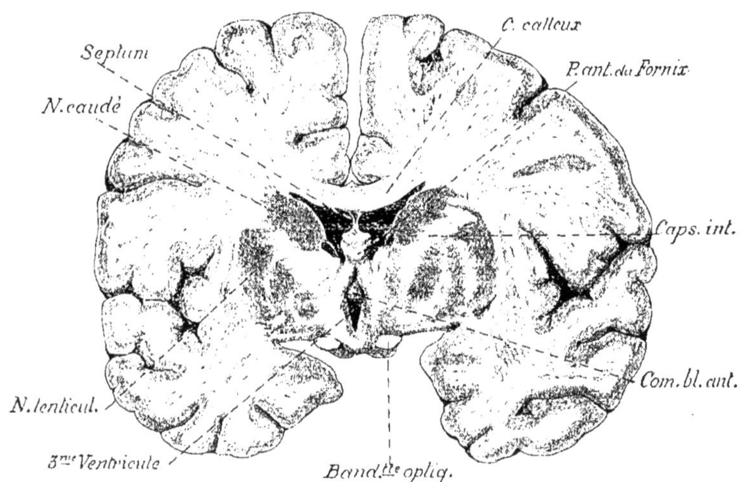

Fig. 211. — Coupe frontale du cerveau passant par l'infundibulum du 3e ventricule.

On y voit les piliers antérieurs du trigone s'enfonçant vers la base du cerveau et la commissure blanche antérieure qui traverse en pont la partie la plus avancée du 3e ventricule.

décrivent autour de ce noyau une sorte de boucle en 8 de chiffre (5, fig. 209 et 1, fig. 210), qui forme l'écorce blanche des tubercules, et se portent, en haut et en dehors (*faisceau de Vicq-d'Azyr, racine descendante de Meynert*), vers la couche optique dans laquelle (8, fig. 209) ils pénètrent par la face interne et vont se perdre dans son tubercule antérieur.

Chemin faisant, ces piliers reçoivent des fibres de renforcement, qui viennent : 1° de la cloison transparente ; 2° des pédoncules du corps calleux (par conséquent des bandelettes diagonales, faisceau olfactif du trigone ou de la corne d'Ammon) ; 3° des pédoncules antérieurs de la glande pinéale. Toute leur portion située au-dessous du trou de Monro fait partie du ventricule moyen, et comme telle, elle est recouverte par la substance grise centrale et par l'épendyme ventriculaire.

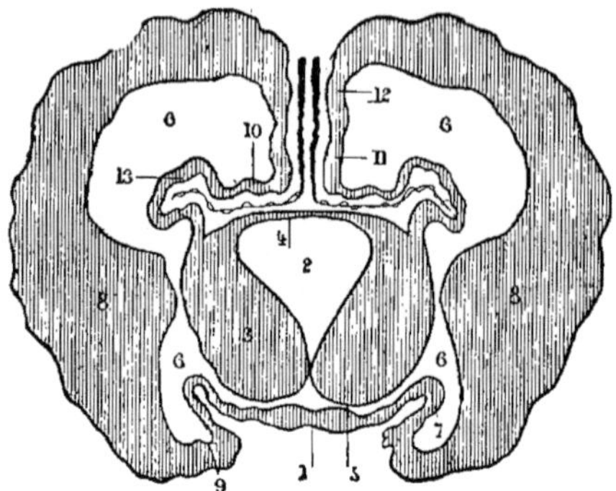

Fig. 212. — Coupe frontale à demi-schématique du cerveau d'un embryon de 3 mois pour montrer la formation du corps calleux, du trigone et du septum lucidum (Mathias Duval).

1, paroi inférieure de la vésicule des couches optiques; 2, cavité de la vésicule des couches optiques (ventricule moyen) ; 3, ses parois (couches optiques) ; 4, paroi supérieure de la vésicule des couches optiques ; 5, fente de Monro : 6, 6, cavité des vésicules des hémisphères (ventricules latéraux), 7, refoulement de la paroi interne de la vésicule des hémisphères au niveau de la corne sphénoïdale; 8, ébauche du corps strié (épaississement de la paroi de la vésicule des hémisphères) ; 9, ébauche de la corne d'Ammon; 10, voûte; 11, région du septum ; 12, région du corps calleux ; 13, refoulement de la paroi interne des hémisphères par la pie-mère (fente choroïdienne).

Gudden, Forel, Monakow, J. Honegger, etc., contrairement à l'opinion classique, ne pensent pas que le *faisceau de Vicq-d'Azyr* soit la suite du pilier antérieur du trigone, qui se continuerait par un trajet ascendant après sa réflexion autour du noyau du tubercule mamillaire ; mais ils croient, en se basant sur des données expérimentales et pathologiques, que le pilier antérieur du trigone et le faisceau de Vicq-d'Azyr sont indépendants l'un de l'autre et vont l'un et l'autre se terminer dans le noyau des tubercules mamillaires.

En effet, la section expérimentale du trigone ou de la corne d'Ammon, aussi bien que les lésions pathologiques de la circonvolution de l'hippocampe, si elles entraînent l'atrophie de la partie correspondante du trigone, de son pilier antérieur et de l'écorce du tubercule mamillaire, laissent intact le faisceau de Vicq-d'Azyr, qui ne serait plus dès lors un faisceau réfléchi et ascendant, mais un faisceau descendant venant de la couche optique.

On doit donc considérer le pilier antérieur du trigone comme se terminant dans le tubercule mamillaire. Ses fibres prennent naissance dans le noyau externe et les fibres du faisceau de Vicq-d'Azyr dans le noyau interne des tubercules mamillaires.

Le trigone doit être lui-même regardé comme constitué par les fibres de la circonvolution de l'hippocampe et de la corne d'Ammon qui, en suivant un trajet détourné, vont se relier

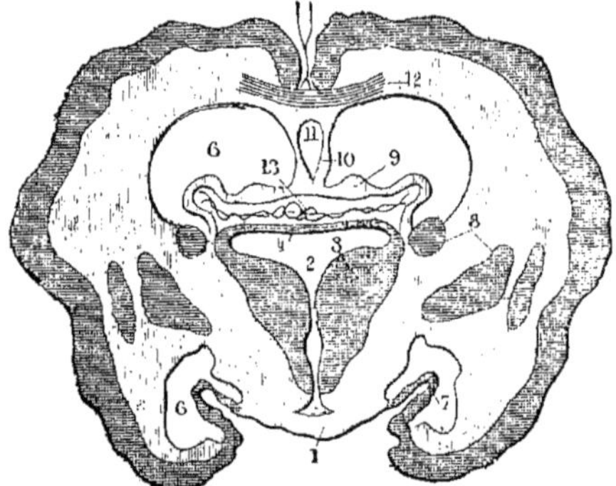

Fig. 213. — Coupe frontale à demi-schématique du cerveau d'un embryon humain de 4 mois pour montrer la formation du corps calleux, du trigone et du septum lucidum (Mathias Duval).

1, paroi inférieure de la vésicule des couches optiques ; 2, cavité de cette vésicule (ventricule moyen) ; 3, couches optiques ; 4, voûte du 3e ventricule ; 6, ventricules latéraux ; 7, corne d'Ammon ; 8, corps strié ; 9, trigone cérébral ; 10, septum lucidum ; 11, sa cavité ; 12, corps calleux ; 13, toile choroïdienne du 3e ventricule et plexus choroïdes des ventricules latéraux.

aux tubercules mamillaires. Il rentre dans les faisceaux d'associations qui unissent l'hémisphère cérébral, et en particulier le rhinencéphale au cerveau intermédiaire (tubercules mamillaires, couches optiques). Une petite partie de ses fibres longitudinales s'unissent à celles du septum lucidum, passent en avant de la commissure antérieure et se rendent à l'espace olfactif (faisceau olfactif de la corne d'Ammon), reliant ainsi deux régions du rhinencéphale. Pareillement, le fornix transverse est un faisceau d'association jeté entre les deux cornes d'Ammon. (Voy. Zuckerkandl *Anat. Anzeiger*, 1888, p. 425 ; Honegger, *Rec. Zool. Suisse*, V, 1893). — Le trigone est developpé en raison directe du rhinencéphale, encore qu'il ne manque jamais complètement chez les anosmatiques. Il provient de l'accolement de l'arc marginal inférieur des faces internes des deux vésicules hémisphériques. C'est pour cela que la toile choroïdienne du 3ᵉ ventricule, qui s'insinue entre le plafond de la vésicule cérébrale intermédiaire et les vésicules des hémisphères (celles-ci parviennent à recouvrir la vésicule intermédiaire), se trouve chez l'adulte au dessous du trigone.

Ventricule de Verga. — Le corps psalloïde, avons-nous dit, adhère intimement à la face inférieure du corps calleux. Il en est ainsi d'ordinaire chez l'adulte. Mais chez le fœtus et le nouveau-né, et aussi exceptionnellement chez l'adulte, ce corps reste séparé du corps calleux par un cul-de-sac linéaire et étroit dans lequel peut s'insinuer le ventricule latéral, mais qui peut aussi en rester isolé par suite de l'adhérence sur les côtés de la bandelette géminée au corps calleux. Cette cavité, c'est le *ventricule de Verga*, très développé chez certains Mammifères (Cheval, Mouton, etc.). Il peut, par son sommet, se continuer avec le ventricule de la cloison par un étroit conduit qu'on a appelé l'*aqueduc de Verga* (Tenchini).

3. — Cloison transparente.

La *cloison transparente* ou *septum lucidum* (24, fig. 197, 3, fig. 210; Ct, fig 211) est une lame nerveuse triangulaire, à bords curvilignes, tendue verticalement entre les chambres antérieures des deux ventricules latéraux qu'elle sépare l'une de l'autre. — Elle présente *deux faces latérales*, *deux bords*, une *base* et un *sommet*.

Ses *faces* sont verticales et lisses, tapissées par la membrane ventriculaire. — Son *bord supérieur*, convexe et le plus long des trois, s'unit à la partie médiane de la face inférieure du corps calleux. Son *bord inférieur*, concave, se fixe sur la face supérieure du trigone cérébral et tout à fait en avant à la lame sus-optique. — Son *sommet* s'effile et se termine au point où le trigone et le corps calleux se touchent. Sa *base* ou *bord antérieur* adhère à la portion réfléchie ou concavité du genou du corps calleux. De son angle antérieur se détachent deux petits faisceaux, les *pédoncules du septum lucidum*, qui passent en avant de la commissure blanche antérieure, reçoivent les nerfs de Lancisi, puis divergent et traversent en diagonale l'espace perforé antérieur en formant la *bandelette diagonale* de Broca. Ces pédoncules ont été décrits par Vicq-d'Azyr sous le nom de pédoncules du corps calleux.

La cloison transparente est formée de deux lames juxtaposées (Ct, fig. 206), qui interceptent entre elles un petit espace dans lequel on trouve une très petite quantité de sérosité : cette cavité, c'est le *ventricule de la cloison*, le *cinquième ventricule* de Cuvier (5, fig. 214), que l'on voit en enlevant d'un coup de ciseaux la partie médiane du corps calleux.

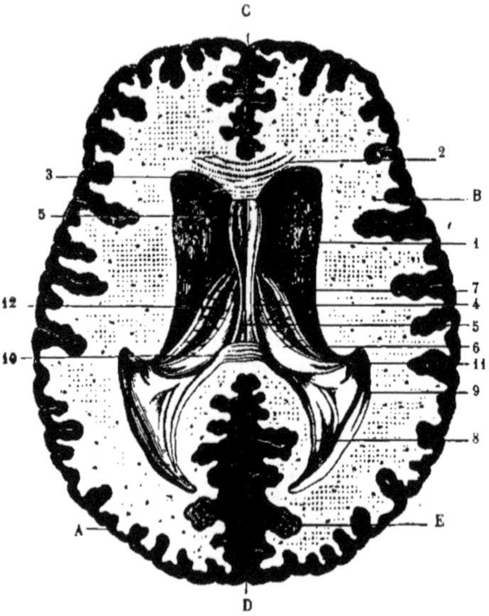

Fig. 214. — Septum lucidum avec son ventricule, trigone vu par sa face supérieure et plancher des ventricules latéraux. (d'après Vicq d'Azyr).

A, substance corticale ; B, substance blanche ou médullaire sur laquelle on voit de petits points correspondant aux vaisseaux du cerveau coupés dans la préparation ; C, sillon qui sépare les lobes antérieurs du cerveau ; D, sillon qui sépare les lobes postérieurs ; E, lamelles blanches et grises qui entrent dans la structure des circonvolutions ; 1, corps striés sur lesquels on voit de petites veines qui passent sous le *tænia semi-circularis* ; 2, fibres transversales appartenant au corps calleux ; 3, prolongements antérieurs des ventricules latéraux ; 4 parois écartées du *septum lucidum* ; 5, 5, espace compris entre les deux lames du *septum lucidum* ou cavité du cinquième ventricule, dont on ne voit que la moitié inférieure ; 6, pilier postérieur de la voûte à trois piliers ; 7, lame cornée ; 8, ergot de Morand ; 9, cavité digitale ou ancyroïde ; 10, coupe du bourrelet du corps calleux ; 11, extrémité supérieure de la corne d'Ammon ; 12, plexus choroïde.

On a admis une communication entre le ventricule de la cloison et la cavité du troisième ventricule au niveau de la dépression vulvaire (Vieussens, Winslow, Tarin, Tiedemann, etc.), mais cette communication n'existe pas.

Le septum existe chez tous les Mammifères. On le voit aussi chez d'autres Vertébrès, notamment les Oiseaux, mais comme ceux-ci n'ont pas de corps calleux, la fente entre les lames n'est pas close et il n'y a pas de ventricule de la cloison. C'est la disposition qu'on rencontre chez l'Homme lorsque le corps calleux vient à faire défaut. Le septum, en effet, résulte de l'adossement des parois des deux vésicules hémisphériques, entre lesquelles persiste un reste de la fente primitive ou scissure interhémisphérique, le ventricule de la cloison, après la formation du corps calleux d'une part, et la soudure de la paroi interne des hémisphères entre les deux cornes frontales des ventricules latéraux, d'autre part.

De cette origine découle la structure de la cloison transparente. Comme cette cloison n'est autre chose qu'une portion enclavée, isolée de l'écorce du cerveau, les lames qui limitent le ventricule de la cloison, autrement dit, les parois du septum, sont constituées par les mêmes parties qui composent l'écorce des hémisphères. En effet, l'une et l'autre des deux lames du septum sont constituées de dedans en dehors, c'est-à-dire du ventricule de la cloison vers le ventricule latéral par : 1° une couche de substance grise dérivant de la couche grise de l'écorce ; 2° une couche de substance blanche dérivant du centre ovale dont un faisceau, le faisceau olfactif de la corne d'Ammon de Zuckerkandl, se dégage en avant pour aller constituer la bandelette diagonale de Broca, en s'unissant aux tractus du toit. En outre, un double revêtement complète l'analogie. C'est en dedans un revêtement du tissu conjonctif représentant la pie-mère, et en dehors, du côté de la cavité du ventricule latéral, un revêtement épithélial appartenant à la membrane épendymaire. Le ventricule de la cloison (5° ventricule) se développant corrélativement avec le corps calleux (Tenchini cependant a constaté sur un enfant de 2 ans l'absence complète du septum lucidum avec intégrité complète de tous les organes environnants) et le trigone, n'est donc pas homologue aux autres ventricules cérébraux. Il a une signification morphologique toute différente, que la lecture des figures 212 et 213 fera facilement comprendre.

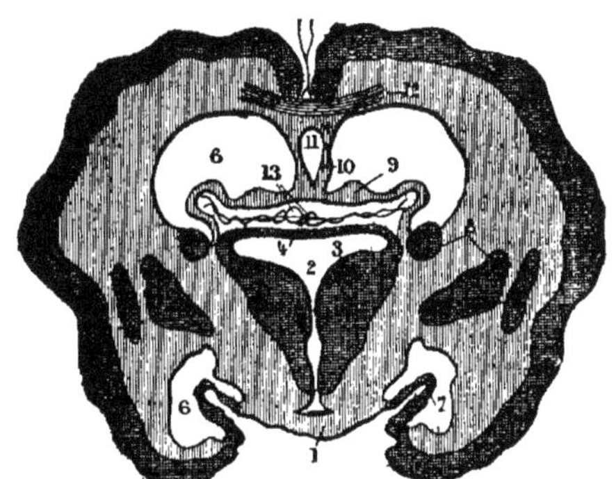

Fig. 215. — Coupe frontale à demi-schématique du cerveau d'un embryon humain de 4 mois (d'après Mathias-Duval).

1, paroi inférieure de la vésicule des couches optiques ; 2, cavité de cette vésicule (ventricule moyen) ; 3, couches optiques ; 4, voûte du 3e ventricule ; 6, ventricules latéraux ; 7, corne d'Ammon ; 8, corps strié ; 9, trigone cérébral ; 10, septum lucidum ; 11, sa cavité ; 12, corps calleux ; 13, toile choroïdienne du 3e ventricule et plexus choroïdes des ventricules latéraux.

4. — Commissure blanche antérieure

La commissure blanche antérieure (CMA, fig. 210) est à la base du cerveau ce qu'est le corps calleux à la voûte. C'est un cordon blanc, de 6 à 8 centimètres de longueur, de 4 à 5 millimètres de diamètre, ramassé et cylindrique en son milieu, élargi à ses extrémités, étendu transversalement d'un hémisphère à l'autre. Sa partie moyenne, seule visible sans préparation, quand on a ouvert le ventricule moyen, fait saillie dans ce ventricule, elle répond en arrière à l'angle de séparation des piliers antérieurs du trigone et limite avec eux une dépression triangulaire, la *dépression vulvaire ou vulve, fossette triangulaire* de Schwalbe, point au niveau duquel les anciens anatomistes, par erreur, établissaient une communication entre le troisième ventricule et le ventricule de la cloison (fig. 211). — En se portant en dehors, elle décrit une courbe en fer à cheval, qui suit un trajet à peu près parallèle à la bandelette optique. Dans ce trajet, elle est enfouie dans la base de l'hémisphère et reste séparée de la bandelette optique par la substance perforée antérieure et par l'anse pédonculaire de Gratiolet. Elle traverse d'abord la tête du noyau caudé vers sa partie inférieure, au-dessus de l'espace perforé, puis elle passe de chaque côté sous le noyau lenticulaire du corps strié, concourt à former la partie postéro-inférieure de la capsule externe, et s'étend en rayonnant en éventail jusqu'à la pointe du lobe sphénoïdal où elle se termine en des points correspondant aux extrémités des cornes antérieures du corps calleux, c'est-à-dire en dehors du noyau amygdalien. En passant sous le noyau lenticulaire, elle détermine une empreinte en demi-gouttière à laquelle Gratiolet a donné le nom de *canal de la commissure antérieure*. — Les fibres de la commissure blanche antérieure vont se terminer dans les circonvolutions temporales (Arnold, Luys, Ganser, Wernicke). — La commissure blanche joue donc par rapport aux circonvolutions temporales des deux hémisphères le rôle que joue le corps calleux par rapport aux circonvolutions de la partie supérieure des mêmes hémisphères. Foville pensait qu'elle reliait entre elles les circonvolutions de l'hyppocampe ; Popoff et Flechsig la considèrent comme la commissure des lobules fusiforme et linguiforme. Meynert aussi l'étend jusqu'au lobe occipital.

Outre ces *fibres commissurales hémisphériques*, la commissure antérieure contient des *fibres olfactives*.

Ces fibres olfactives groupées en avant des fibres intertemporales (arc olfactif) réunissent l'un à l'autre les deux lobes olfactifs (bulbes olfactifs chez l'Homme). On a admis, sans l'avoir encore démontré, qu'il y a parmi elles des *fibres entrecroisées*, se rendant d'un lobe olfactif au lobe temporal du côté opposé, et constituant un véritable *chiasma olfactif* analogue au chiasma optique. Cette décussation partielle des fibres olfactives dans la commissure explique les faits d'anosmie unilatérale et croisée, qui surviennent en conséquence d'une lésion unilatérale siégeant dans l'hémisphère cérébral du côté opposé. Mais Ganzer et Gudden, après l'extirpation d'un bulbe olfactif ayant observé la dégénération complète de toute la commissure blanche, dans sa partie olfactive, et non pas en partie, et l'absence de dégénération dans le lobe temporal du côté opposé, relèguent l'idée de la décussation olfactive à l'état de simple présomption.

Chez l'Homme, la commissure antérieure varie beaucoup de volume selon les sujets ; chez lui comme chez les animaux anosmatiques, elle est surtout une commissure interhémisphérique qui unit les deux lobules linguiformes des hémisphères (Popoff).

Au contraire, chez les Osmatiques, c'est surtout une commissure olfactive. Aussi la commissure antérieure est-elle particulièrement volumineuse chez ces derniers animaux, et croît-elle en puissance chez les Mammifères avec la puissance des lobes olfactifs (Desmoulin, Leuret et Gratiolet). Chez les animaux à corps calleux rudimentaire (Marsupiaux) elle réunit toutes les régions corticales des deux hémisphères, à l'exception de la corne d'Ammon et de la fascia dentata qui sont unies par l'intermédiaire du corps calleux rudimentaire ou mieux par la lyre (J. Symington), *The cerebral commissures in the Marsupialia and Monotrema* (Read of the British Assoc. Edinburgh, 1892).

5. — VENTRICULE MOYEN OU 3e VENTRICULE.

Le *troisième ventricule, ventricule moyen* ou *ventricule commun* de Vésale

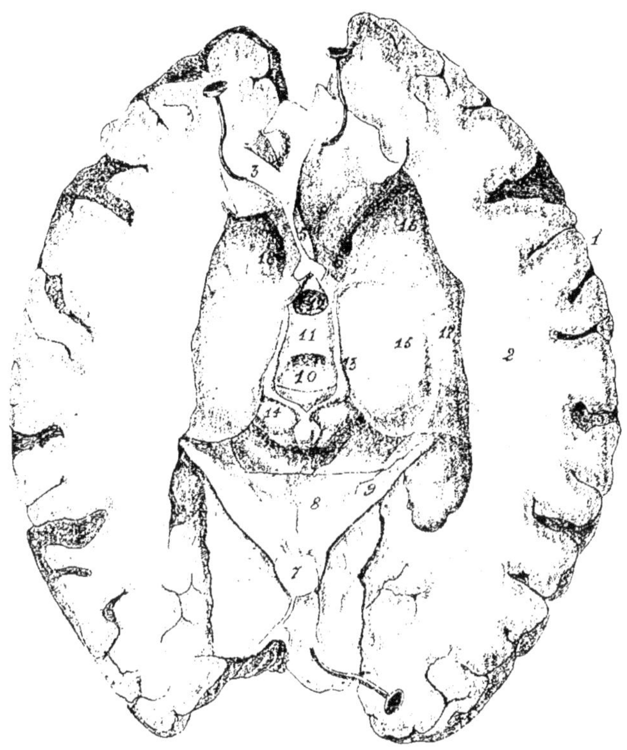

Fig. 216. — Vue des ventricules du cerveau et des corps opto-striés après section transversale du corps calleux et du trigone (photographie).

1, écorce ; 2, centre blanc ; 3, corps calleux ; 5, septum lucidum ; 7, 8, 9, trigone renversé en arrière ; 10, ventricule moyen ; 11, commissure moyenne ; 12, commissure antérieure ; 13, rênes de la glande pinéale ; 14, corps quadrijumeaux ; 15, couche optique ; 16, noyau caudé ; 17, tænia semi-circulaire ; 18, trou de Monro.

(fig. 216 et suivantes), est une petite cavité en forme d'entonnoir aplati latéralement placé entre les deux couches optiques représentant la partie centrale de la cavité de la vésicule cérébrale intermédiaire qui s'est considérablement rétrécie par suite du grand épaississement de ses parois latérales sous la forme des deux couches optiques. Dirigé très obliquement de haut en bas et d'arrière en avant, son sommet répond au tuber cinereum et sa base à la toile choroïdienne. Il communique en avant avec les ventricules latéraux par les trous

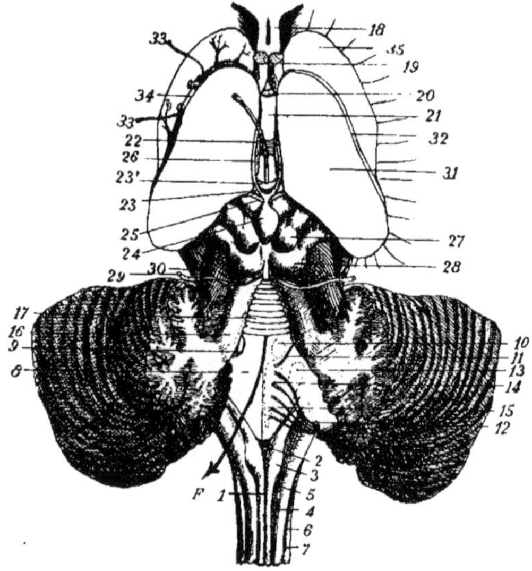

Fig. 217. — Le Rhombencéphale, le Mésencéphale et le Diencéphale vus par leur face dorsale. Corps opto-striés

1, sillon médian postérieur de la moelle épinière; 2, verrou; 3, pyramide postérieure du bulbe; 4, sillon intermédiaire postérieur; 5, faisceau de Burdach; 6, sillon collatéral postérieur; 7, cordon latéral; 8, plancher du 4e ventricule; 9, fovea anterior; 10. locus ceruleus; 11, baguette harmonique; 12, barbes du calamus; 13, aile blanche externe; 14, aile blanche interne; 15, aile grise, cendrée ou intermédiaire; 16, pédoncule cérébelleux supérieur; 17, valvule de Vieussens; 18, cloison transparente percée de son; ventricule; 19, piliers antérieurs du trigone sectionnés et rabattus en avant; 20, commissure blanche antérieure; 21, cavité du 3e ventricule; 22, commissure grise ou moyenne; 23. triangle de l'habénule; 23', commissure blanche postérieure; 24, glande pinéale; 25, piliers postérieurs de la glande pinéale; 26, freins de la glande pinéale; 27, tubercules quadrijumeaux antérieurs; 28, tubercules quadrijumeaux postérieurs; 29, nerf pathétique; 30, ruban de Reil; 31, couche optique; 32, bandelette cornée; 33, veine striée; 34, tænia semi-circulaire; 35, noyau caudé; F, flèche qui traverse l'aqueduc de Sylvius.

de Monro (18, fig. 216), en arrière avec le quatrième ventricule par l'aqueduc de Sylvius.

On lui considère une *paroi supérieure* ou *base*, un *sommet*, *deux parois latérales*, un *bord antérieur* et un *bord postérieur*.

Base du troisième ventricule. — Elle répond à la toile choroïdienne et au trigone qui s'étend au-dessus; elle est limitée de chaque côté par les pédoncules antérieurs (*habénæ*) de la glande pinéale qui séparent la face supérieure de la face interne de la couche optique. En réalité, elle est constituée par une toile épithéliale qui en forme le plafond, *membrane du toit*, constituée par l'épendyme qui double la toile choroïde et adhère de chaque côté à l'angle supéro-interne des couches optiques (*tœniæ ventriculi tertii*), en se continuant avec la membrane ventriculaire, comme nous l'apprend le développement du cerveau.

Sommet du troisième ventricule. — Le sommet ou plancher du troisième ventricule, encore appelé *Infundibulum*, répond au *tuber cinereum*

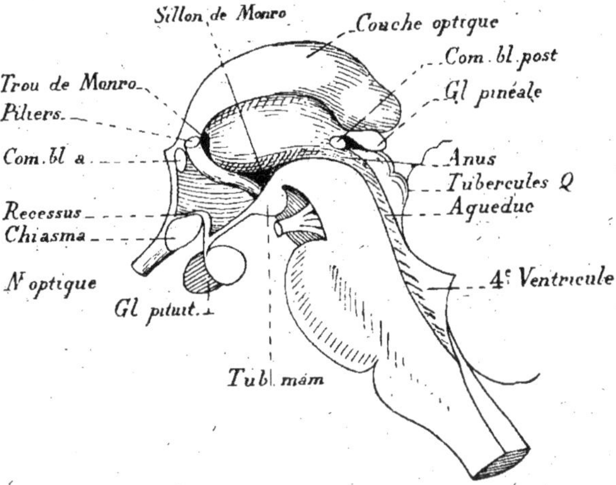

Fig. 218. — Face latérale du 3e ventricule vue dans une coupe sagittale médiane du tronc cérébral

et à la tige pituitaire qui, en réalité, n'est que le reste de l'évagination inférieure de la vésicule cérébrale intermédiaire, *hypophyse*, et en continuité directe avec le lobe postérieur de la glande pituitaire. Cette tige peut exceptionnellement rester creuse chez l'adulte, et alors elle est tapissée d'un épithélium cylindrique à cils vibratiles (Luschka). La paroi antérieure de l'infundibulum représente la *lame terminale* de la vésicule cérébrale antérieure de l'embryon.

Au sommet du ventricule ou plutôt au plancher ventriculaire appartient la *Commissure de Forel*. Celle-ci est formée par des fibres qui naissent dans la substance grise centrale, descendent le long de la paroi du ventricule et, après croisement, pénètrent, soit dans le noyau lenticulaire et de là la capsule interne (Darkschewich et Pribytkow), soit dans la partie extérieure de la couche optique (Boyce).

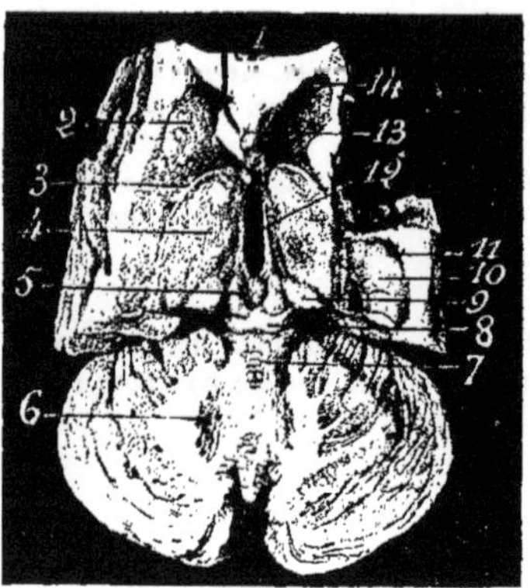

Fig. 219. — Section horizontale du cervelet et du cerveau de façon à mettre à nu les corps opto-striés (2-4) qui sont vus par leur face supérieure. On voit le ventricule moyen au milieu, et à droite le pied d'hippocampe (10) mis à jour sur le plancher de la corne sphénoïdale du ventricule latéral (photographie).

Parois latérales. — Les parois latérales du ventricule moyen sont limitées à leur partie supérieure par l'habénule (frein) de la glande pinéale.

Un sillon curviligne, à concavité supérieure, *sillon de Monro*, (fig. 218) qui s'étend de l'anus au trou de Monro, les partage en deux étages, l'un supérieur thalamique, revêtu d'une mince couche de substance grise (la substance grise centrale), l'autre inférieure, sous-thalamique, formé en avant par la commissure grise de la base (région de l'infundibulum et de la substance perforée postérieure) et en arrière par la région sous-optique.

Les deux parois latérales du ventricule moyen qui sont formées par la face interne des deux couches optiques sont réunies l'une à l'autre vers leur partie centrale par un pont transversal, quadrilatère, de substance grise, *Commissure médiane*, *Commissure molle* ou *Commissure grise* du cerveau (11, fig. 216). On a vu cette commissure double; par contre, elle peut faire défaut (Wenzel, Meckel, Longet, etc.).

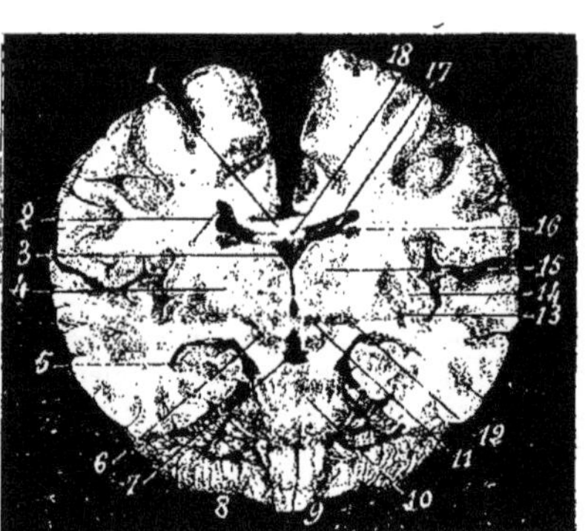

Fig. 220. — Coupe frontale du cerveau passant par le 3e ventricule et l'espace interpédonculaire (photographie).

1, corps calleux ; 2, plexus choroïde épinglé ; 3, ventricule moyen ; 4, capsule interne ; 5. corne d'Ammon ; 6, locus niger ; 7. fond de l'espace interpédonculaire ; 8, cervelet ; 9, bulbe rachidien (face antérieure) ; 10. protubérance annulaire ; 11, noyau rouge ; 12. corps de Luys ; 13, noyau lenticulaire ; 14, avant-mur ; 15. coucheoptique ; 16, tête du noyau caudé ; 17, ventricule latéral (corne frontale) ; 18, piliers antérieurs de la voûte.

La commissure grise est absente 28 à 30 fois sur 100 (Tenchini) ; 17 fois sur 100 (Wenzel), 20 fois sur 100 (Ferraz), plus de moitié plus souvent chez les Hommes que chez les Femmes (Viller, Tenchini) ; elle peut être double (Tenchini, Viller, etc.). Chez les Quadrupèdes elle n'existe pas, mais elle est remplacée par la soudure des couches optiques. Aussi, eu égard à cette disposition et à sa structure qui ne contient que du tissu névroglique (Golgi, Viller), a-t-on fait de la commissure grise une formation à caractère atavique (Voy. F. M. R. Viller, *Recherches anatomiques sur la commissure grise* (Thèse de Nancy, 1887, et Tenchini, *Ateneo medico parmense*, 1887).

Bord antérieur. — Il représente une ligne brisée, formée successivement de trois étages qui sont de haut en bas : les piliers antérieurs du trigone et la commissure blanche antérieure, la lame grise des nerfs optiques (*lamina terminalis*) qui s'étend du bec du corps calleux et de la commissure blanche antérieure au bord antérieur du chiasma optique, le chiasma optique et le tuber cinereum. Latéralement il se confond avec la substance perforée antérieure. Entre le chiasma et la lame sus-optique existe un petit cul-de-sac appelé *Recessus opticus* (1, fig. 192) qui n'est qu'un reste de la fente qui, du cerveau intermédiaire, se prolonge dans le pédoncule optique (MIHALKOWICZ).

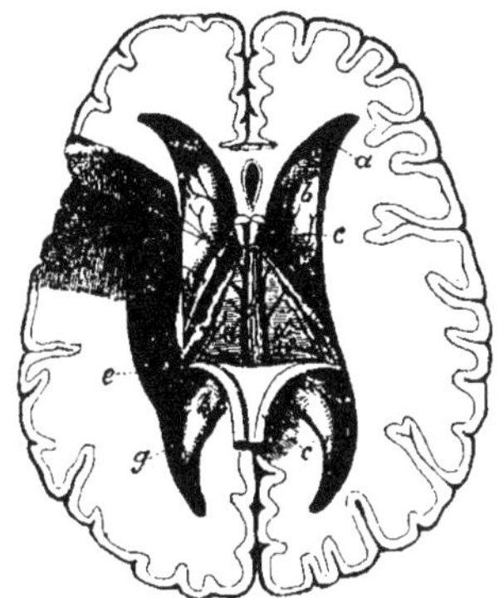

Fig. 221. — Ventricules latéraux

c, c, trigone coupé et renversé ; *d, d*, toile choroïdienne ou velum interpositum ; *b*. corps strié (noyau caudé) ; *a*, corne frontale ; *g*. corne occipitale ; *e*, corne sphénoïdale ; *f*, grand hippocampe (corne d'Ammon) ; *h*, petit hippocampe (ergot de Morand).

Enfin, aux points de jonction des parois latérales et du bord antérieur du ventricule moyen, on voit deux orifices, *Trous de Monro*, qui font communiquer les ventricules latéraux avec le troisième ventricule. Circonscrits, nous l'avons déjà dit, par les piliers antérieurs du trigone et l'extrémité antérieure des couches optiques, ces trous laissent passer les deux extrémités de la toile choroïdienne qui se réunissent aux plexus choroïdes (4, fig. 205).

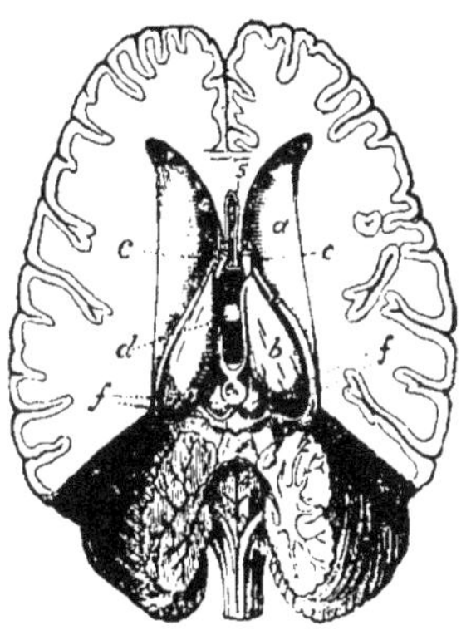

Fig. 222. — Troisième et quatrième ventricules, mis à nu en enlevant la toile choroïdienne après section horizontale du cerveau et du cervelet.

a. corps strié (noyau caudé) ; *b*, couche optique, et entre les deux la bandelette cornée ; *c, c*, piliers antérieurs du trigone ; *d*. commissure moyenne ; *e*, glande pinéale avec ses rênes ; *f*. *f*. tubercules quadrijumeaux ; 4, quatrième ventricule au-dessus duquel on aperçoit la valvule de Vieussens ; 5. septum lucidum et ventricule de la cloison.

Les ventricules cérébraux ne communiquent entre eux que par les trous de Monro, et avec l'espace sous-arachnoïdien que par le trou de Magendie, les trous de Luschka et la fente de Bichat. Mais partout la paroi ventriculaire est continue, réduite il est vrai en partie à l'épithélium épendymaire.

Bord postérieur. — Le bord postérieur du ventricule moyen, oblique en bas et en avant, présente de haut en bas : 1° la base de la glande pinéale avec ses pédoncules moyens ; 2° un cordon blanc transversal, la *Commissure blanche posté-*

rieure, qui se perd de chaque côté dans l'épaisseur des couches optiques ; 3° une dépression au fond de laquelle on voit l'ouverture antérieure de l'aqueduc de Sylvius auquel les anciens anatomistes ont donné le nom d'*anus* par opposition à la prétendue vulve placée en face ; — 4° une rainure profonde, médiane, faisant suite au sillon antérieur de l'aqueduc et qui sépare deux cordons latéraux appartenant à la partie intraventriculaire de la région sous-optique et de la calotte des pédoncules cérébraux ; — 5° la lame perforée interpédonculaire ; — 6° la base des tubercules mamillaires ; — 7° la partie postérieure du tuber cinereum.

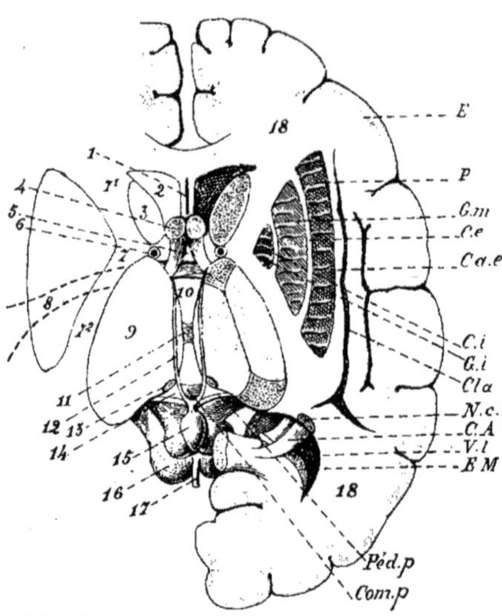

Fig. 223. — Coupe horizontale du cerveau passant par le 3e ventricule, les ventricules latéraux et les corps opto-striés

E, écorce ; P, putamen ; Gm, globulus medialis ; Gi, globulus internus ; Ce, capsule externe ; Cse, capsule extrême ; Cla, claustrum ; Ncq, queue du noyau caudé ; CA, corne d'Ammon ; Vl, ventricule latéral ; EM, ergot de Morand ; Ped.p, pédoncule cérébral ; Com.p, commissure blanche postérieure ; 1, septum lucidum ; 2, ventricule latéral ; 3, noyau caudé ; 4, pilier antérieur du trigone ; 5, vulve ; 6, veine du sillon opto-strié, 7, genou de la capsule interne, 7^1, son bras antérieur et 7^2, son bras postérieur ; 8, noyau lenticulaire ; 9, couche optique ; 10, ventricule moyen ; 11, commissure grise ; 12, freins de la glande pinéale ; 13, noyau de l'habénule ; 14, triangle de l'habénule ; 15, glande pinéale, 16, tubercules quadrijumeaux ; 17, frein de la valvule de Vieussens ; 18, centre blanc de l'hémisphère.

La *Commissure blanche postérieure* (fig. 218 et 223), appartient au cerveau moyen. Elle existe chez tous les Vertébrés et doit être considérée comme un passage croisé de fibres qui, de la couche optique vont à la calotte du tronc cérébral. Il résulte des recherches de PAULOWSKI (1874) et de DARKSCHEWITSCH (1885) qu'elle est essentiellement constituée par des fibres qui se ramassent en un cordon blanc arrondi (commissure blanche postérieure) en s'entrecroisant en même temps avec leurs homologues du côté opposé, et descendent ensuite dans la calotte du pédoncule où elles vont se terminer dans le ruban de Reil latéral, selon PAULOWSKI, et dans la bandelette longitudinale postérieure suivant DARKCHEWITSCH, où elles entreraient en relation avec les noyaux des nerfs moteurs de l'œil, et en particulier le noyau accessoire de l'oculo-moteur commun ou *noyau de Darkschewitsch*. — On est parvenu, en suivant le développement de la commissure, à la subdiviser en deux faisceaux, l'un *dorsal* qui se termine comme l'a indiqué DARKSCHEWITSCH, l'autre *ventral* qui irait se perdre dans la formation réticulaire du pédoncule (BECHTEREW).

Toute la substance grise du plancher et des parois latérales du troisième ventricule est issue de la base de la vésicule cérébrale intermédiaire.

5. — Ventricules latéraux

Les *ventricules latéraux, grands ventricules, ventricules supérieurs* (fig. 224 et 226) sont deux grandes cavités creusées dans les hémisphères du cerveau (*ventriculi lateralis* des auteurs allemands) séparés du ventricule moyen par le trigone, et celui du côté droit de celui du côté gauche par le septum lucidum, — mais communiquant néanmoins ensemble et par l'intermédiaire du troisième ventricule à l'aide des trous de Monro. Ils représentent le reste de la cavité des vésicules hémisphériques de l'embryon.

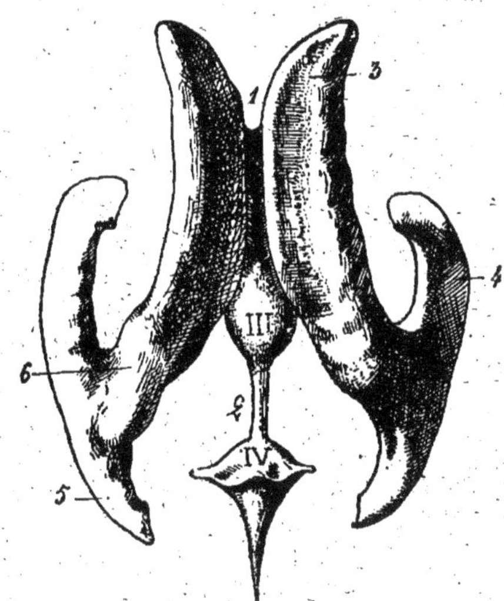

Fig. 224. — Moule des cavités ventriculaires obtenu en coulant du plâtre par le trou de Magendie (vu de face).

1, lame terminale (vulve); 2, aqueduc de Sylvius; 3, corne frontale du ventricule latéral; 4, corne sphénoïdale ou temporale; 5, corne occipitale; 6, carrefour du ventricule latéral; III, ventricule moyen (3e ventricule); IV, quatrième ventricule.

On peut les considérer comme formant un canal curviligne, *canal circum-pédonculaire*, qui embrasse les pédoncules cérébraux et les gros ganglions de la base du cerveau qui leur font suite, c'est-à-dire les corps opto-striés. Ces ventricules ont donc un *étage supérieur* ou sus-pédonculo-optique et un *étage inférieur* ou sous-pédonculo-optique. Ils sont limités par deux parois, l'une supérieure, l'autre inférieure; deux bords, l'un interne, l'autre externe, et présentent trois prolongements, l'un antérieur, *corne frontale*, l'autre postérieur, *corne occipitale*, et le dernier inférieur, *corne sphénoïdale*. L'endroit où se rencontrent les trois cornes porte le nom de *portion commune*, ou de *carrefour du ventricule*. Il siège à la partie postérieure de la couche optique.

Paroi supérieure. — La paroi supérieure ou voûte des ventricules latéraux est formée par la face inférieure du corps calleux.

Paroi inférieure. — La paroi inférieure ou plancher est essentiellement formée par les ganglions centraux des hémisphères cérébraux. On y trouve

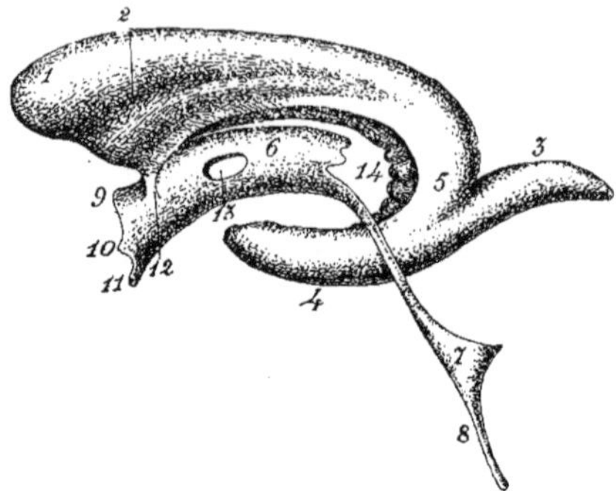

Fig. 226. — Moule des cavités ventriculaires (vu de côté).

1, corne frontale du ventricule latéral; 2, empreinte du sillon opto-strié; 3, corne occipitale; 4, corne temporale; 5, carrefour ventriculaire; 6, ventricule moyen; 7, quatrième ventricule; 8, canal central de la moelle épinière; 9, vulve; 10, recessus opticus; 11, infundibulum du 3e ventricule; 12, trou de Monro; 13, commissure moyenne; 14, empreinte du corps godronné; 15, anus.

d'avant en arrière : 1° une saillie gris-rougeâtre antéro-externe en forme de virgule à grosse extrémité (tête), tournée en avant et dont la queue va en s'effilant vers le carrefour, *noyau caudé* ou *intra-ventriculaire du corps strié* (23, fig. 222) ; 2° une saillie blanchâtre triangulaire (18, fig. 225), *couche optique* qui présente en avant une sorte de petit mamelon, *corpus album subrotondum* (VIEUSSENS), *tuberculum anterius* (VICQ-D'AZYR).

Mais seule la partie de la couche optique comprise entre le sillon opto-strié et le sillon choroïdien entre dans la constitution du plancher ventriculaire; ses 2/3 internes, compris entre le sillon choroïdien et les *tænia thalami* sont en effet extra-ventriculaires, et recouverts par la toile choroïdienne et le corps du trigone. En dedans du sillon choroïdien de la couche optique le plancher ventriculaire est constitué par la face supérieure du trigone cérébral qui s'appuie sur la face supérieure de la couche optique, et le long duquel courent les plexus choroïdes des ventricules latéraux.

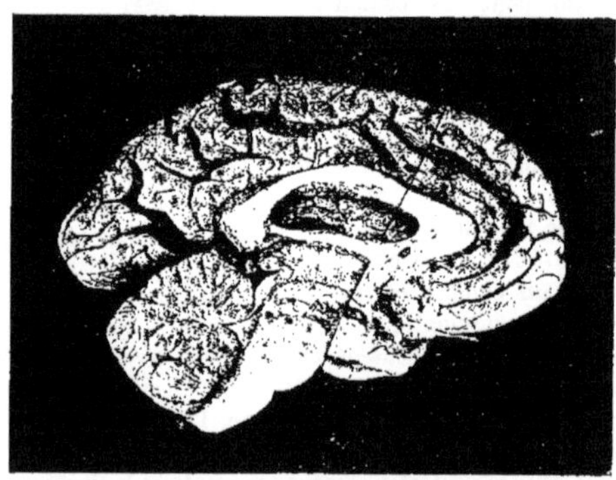

Fig. 227. — Coupe sagittale médiane de l'encéphale (Photographie).

On y voit : la face interne de l'hémisphère. Au centre le corps calleux au-dessous duquel on découvre la cavité du ventricule latéral, et, plus bas, le trigone longé à sa face inférieure par la toile choroïdienne; au-dessous, la paroi latérale du ventricule moyen, avec, en arrière, la glande pinéale et, en avant, la commissure blanche. — Plus bas, on voit la coupe des pédoncules, du Pont et de la Moelle allongée en avant; en arrière, celle des tubercules quadrijumeaux et du cervelet; au centre, l'aqueduc et le 4e ventricule. A la base, en avant des pédoncules, on découvre le chiasma optique et le nerf olfactif.

Entre le corps strié et la couche optique existe un sillon oblique d'avant en arrière et de dedans en dehors et arqué sur lui-même, *sillon intermédiaire* ou *opto-strié*, qui loge un tractus blanchâtre d'une nature complexe.

Il contient en allant de la superficie à la profondeur : 1° un petit ruban blanchâtre, *Lame cornée*, *Stria cornea* (32, fig. 217), formée par un épaississement de l'épithélium épendymaire doublé de quelques fibres nerveuses ; 2° la *Veine du corps strié* (33, fig. 217), qui chemine au-dessous de la lame cornée, reçoit des affluents du corps strié et la veine du *septum lucidum* et finalement, traverse le trou de Monro pour se jeter dans les veines de Galien ; 3° un nouveau ruban blanchâtre, *Bandelette semi-circulaire*, *Tænia semi-circularis* (20, fig. 225), qui, de l'extrémité antérieure de la couche optique, se porte vers l'extrémité antérieure de la corne sphénoïdale, après avoir embrassé comme dans une demi-ceinture, le pied de la couronne rayonnante de Reil. Le tractus logé dans le sillon opto-strié doit être considéré comme un faisceau blanc qui contient dans son épaisseur la veine du corps strié.

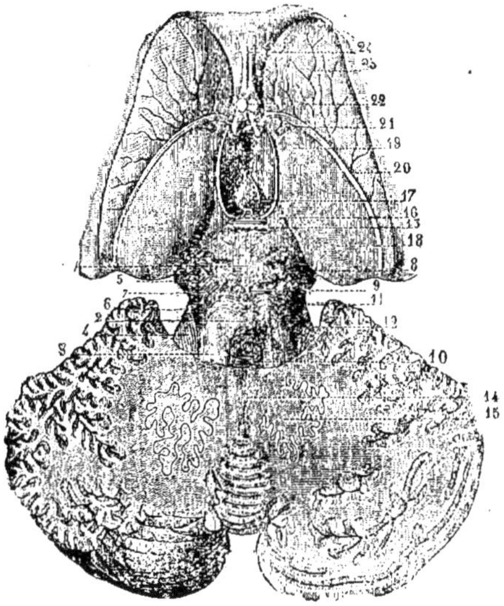

Fig. 225. — Vue de la bandelette cornée, du tænia semi-circularis et de la veine du corps strié (20 et 21).

1, tubercules quadrijumeaux ; 2, valvule de Vieussens ; 3, pédoncules cérébelleux supérieurs ; 4, 12, pédoncules cérébelleux moyens ; 5, pédoncules cérébraux ; 6, sillon latéral de l'isthme ; 7, 11, ruban de Reil ; 8, cordon s'étendant du *testis* au *corps genouillé* interne ; 9, frein de la valvule de Vieussens ; 10, lame grise de la même valvule ; 13, centre blanc du cervelet ; 14, corps rhomboïdal du même organe ; 15, commissure postérieure du cerveau ; 16, pédoncules de la glande pinéale ; 17, glande pinéale renversée en avant ; 18 et 19, couche optique ; 20, tænia semi-circularis ; 21, veine du corps strié ; 22, piliers antérieurs de la voûte entre lesquels on voit la commissure antérieure du cerveau ; 23, corps strié ; 24, septum luridum avec le ventricule de la cloison.

Les fibres qui le composent naîtraient selon Luys, du ganglion olfactif de la couche optique, et selon Meynert, de la tête du noyau caudé. — Schwalbe, au contraire, lui assigne pour origine le pilier du trigone et le fond de la partie antérieure de la corne frontale. — Ce qu'il y a de certain c'est que le *tænia semi-circularis* se recourbe en arrière avec la queue du noyau caudé, l'abandonne alors pour suivre le plafond de la corne sphénoïdale, reçoit chemin faisant des fibres de la couche optique et se termine dans le noyau amygdalien qui occupe l'extrémité du lobe temporal et n'est qu'une dépendance de la circonvolution de l'hippocampe.

Le tænia semi-circulaire n'est donc qu'une voie d'irradiation cortico-optique propre au lobule de l'hippocampe, comme le trigone, et fait partie du rhinencéphale.

Les plexus choroïdes du ventricule latéral qui s'étendent des trous de Monro jusque dans la corne sphénoïdale ne sont qu'une expansion de la toile choroïdienne,

— Ces plexus pénètrent dans les ventricules latéraux par la fente que forme le bord externe du trigone en venant s'appliquer sur la couche optique correspondante, mais il est à remarquer que la paroi ventriculaire ne présente pas de solution de conti-

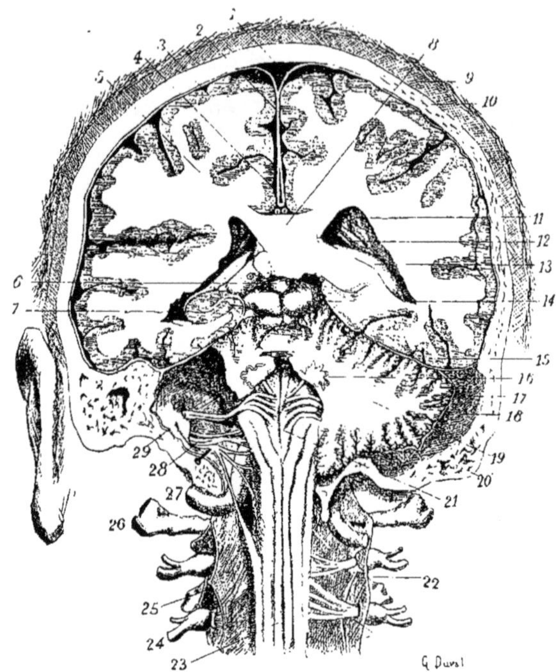

Fig. 228. — Coupe frontale de la tête passant par les apophyses mastoïdes et le bourrelet du corps calleux. Ventricules latéraux. Corne d'Ammon. Plancher du 4e ventricule.

1, sinus longitudinal supérieur ; 2, faux du cerveau ; 3, écorce du cerveau ; 4, sinus longitudinal inférieur ; 5, centre ovale ; 6, glande pinéale ; 7, corne d'Ammon ; 8, corps calleux (bourrelet) ; 9, cuir chevelu ; 10, paroi du crâne ; 11, ventricule latéral (carrefour) ; 12, tænia semi-circulaire ; 13, corps bordant ; 14, tubercules quadrijumeaux ; 15, tente du cervelet ; 16, corps denté du cervelet ; 17, écorce du cervelet ; 18, sinus latéral ; 19, substance médullaire du cervelet ; 20, cellules mastoïdiennes ; 21, plancher du 4e ventricule ; 22, dure-mère rachidienne fendue et épinglée ; 23, face postérieure de la moelle épinière ; 24, ganglion rachidien ; 25, ligament dentelé ; 26, apophyse transverse de l'atlas ; 27, artère vertébrale ; 28, nerfs du trou déchiré postérieur ; 29, nerf acoustico-facial.

nuité à ce niveau. — La fente que nous venons d'indiquer répond en effet à la scissure que le prolongement de la faux primitive se creuse sur la face interne des hémisphères, dont les parois sont refoulées ainsi et considérablement amincies (réduites à l'épithélium épendymaire), mais non détruites. — On comprend dès lors que les plexus choroïdes des ventricules latéraux qui ne sont qu'un lacis de capillaires pelotonnés et formant dans leur ensemble un tractus rougeâtre et granuleux, ne soient pas en réalité dans la cavité des ventricules (fig. 236, p. 335) bien qu'ils reposent sur leur plancher ;

ils sont seulement invaginés dans cette cavité dont les sépare une couche épithéliale de recouvrement de nature épendymaire, adhérente d'une part au bord externe du trigone et de l'autre au sillon choroïdien du thalamus.

Bord interne. — Il est formé en avant par le septum lucidum où il représente une véritable face, et en arrière par l'union sur la ligne médiane du corps calleux et du trigone.

Bord externe — Il résulte de la rencontre et de l'union de la paroi supérieure (corps calleux) et de la paroi inférieure (fibres divergentes du corps strié).

Corne frontale. — Elle se présente sous la forme d'une dépression plus ou moins profonde selon les sujets, dépression formée par la concavité du genou du corps calleux qui circonscrit en avant la tête du noyau caudé (4, fig. 229; *ca*,

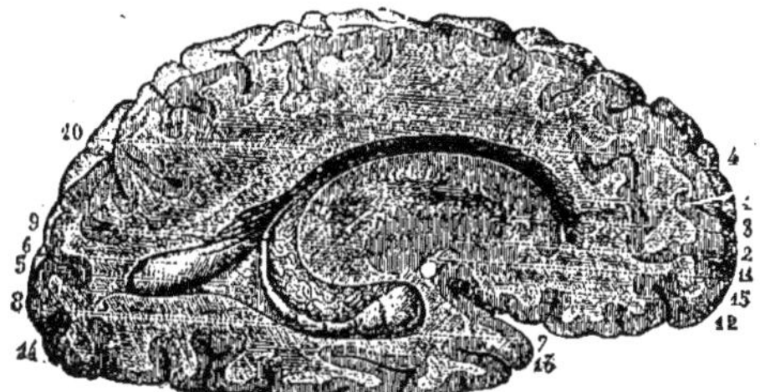

Fig. 229. — Coupe longitudinale verticale à travers l'hémisphère gauche, montrant le ventricule latéral avec ses trois cornes.

1, 2, portions intra et extra-ventriculaires du corps strié séparées par 3, capsule interne; 4, origine de la corne frontale; 5, corne occipitale; 6, ergot de Morand; 7, corne sphénoïdale; 8, corne d'Ammon; 9, plexus choroïdes; 10, corps calleux; 11, commissure blanche antérieure; 12, lobe frontal; 13, lobe sphénoïdal; 14, lobe occipital; 15, fond de la scissure de Sylvius.

fig. 220). Elle s'abaisse en avant, et chez l'embryon comme d'une façon permanente chez certains animaux à lobe olfactif bien développé (Cheval, Chien, etc), elle communique avec la cavité du lobe olfactif.

Corne occipitale (1). — Le prolongement occipital, *corne occipitale, cavité digitale* ou *ancyroïde* (5, fig. 218; 5, fig. 229; *cp*, fig. 233) part de la cavité du ventricule latéral au niveau du bourrelet du corps calleux (angle postérieur du carrefour ventriculaire), et s'enfonce directement en arrière dans l'épaisseur du lobe occipital, sous la forme d'une cavité en doigt de gant légèrement courbée sur elle-même en dedans.

Ce prolongement représente une cavité prismatique et triangulaire. On lui décrit : une *face supérieure* formée par la partie postérieure de la corne occipitale du corps calleux ou *forceps major* ou *posterior* qui fait quelquefois

(1) La corne occipitale est spéciale à l'Homme, aux Singes, aux Phoques, aux Marsouins, c'est-à-dire qu'elle n'existe que lorsque le lobe occipital du cerveau est développé.

saillie dans la corne (*bulbe de la corne occipitale*) ; une *face inférieure* légèrement bombée par suite de la saillie d'un faisceau blanc longitudinal, *fasciculus longitudinalis inferior* de Burdach, qui fait partie de la masse blanche constituant le lobe occipital et formant le plancher de la cavité ancyroïde; — une *face interne* qui présente une saillie blanche conoïde, de volume variable selon les sujets, et qui fait défaut chez quelques-uns (WENZEL, LONGET, etc.), *Ergot de Morand, Calcar avis, Petit hippocampe* (6, fig. 229 ; 10, fig. 234). Cette saillie correspond à une région de la surface de l'hémisphère fortement déprimée par la scissure calcarine, mais ce n'est pas une circonvolution retournée comme on a l'habitude de le dire. — Sa face inférieure se confond avec la paroi de la corne occipitale et sa base se perd dans l'angle que forme à cet endroit la rencontre du bourrelet du corps calleux et l'origine de la corne d'Ammon.

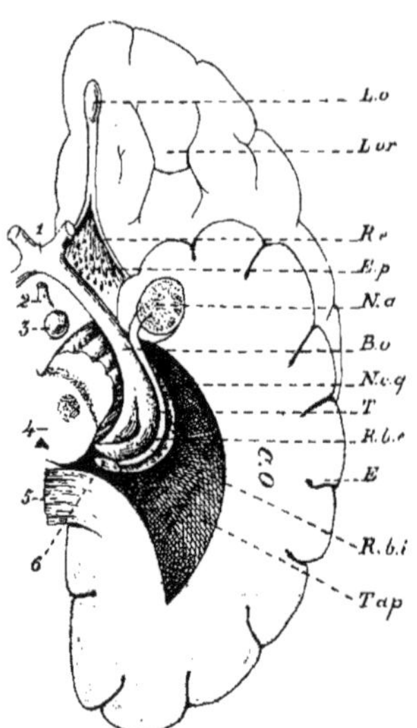

Fig. 230. — Coupe horizontale du lobe temporal pour dégager la paroi supérieure du ventricule latéral (l'hémisphère est renversé).

1, chiasma optique ; 2, infundibulum ; 3, tubercule mamillaire ; 4, pédoncule cérébral ; 5, bourrelet du corps calleux ; 5, pilier postérieur du trigone ; Lo, lobule olfactif ; L.or, lobe orbitaire ; Re, racine externe de la bandelette olfactive ; Ep, espace perforé latéral ; Na, noyau amygdalien ; Bo, bandelette optique ; Ncq, queue du noyau lenticulaire ; T, tænia semi-circulaire ; Rbe, racine blanche externe de la bandelette optique ; Rbi, racine blanche interne ; Tap, tapetum ; E, écorce du cerveau ; Co, centre ovale.

Corne sphenoïdale. — Le plus considérable des prolongements du ventricule latéral, la *corne sphénoïdale, temporale* ou *réfléchie* (7, fig. 229), se détache de celui-ci au même niveau de la corne occipitale, c'est-à-dire au niveau du carrefour, mais se recourbe aussitôt en bas pour pénétrer dans le lobe sphénoïdal qu'elle parcourt en s'enroulant pour ainsi dire autour du pédoncule cérébral correspondant qu'elle embrasse par son bord interne. Aplatie de haut en bas et incurvée sur elle-même en dedans, on lui décrit deux faces, deux bords et deux extrémités.

La *paroi supérieure* (Tap, fig. 230), légèrement concave, est formée par le prolongement sphénoïdal du corps calleux ou *tapetum* (*tapis* de Reil).

On y voit de dehors en dedans : l'extrémité réfléchie du noyau caudé qui, au niveau du noyau amygdalien, dévie pour s'unir au putamen du noyau lenticulaire du corps strié (N.c.q, fig. 230) ; la partie sphénoïdale du tænia semicircularis (T, fig. 230), qui va se perdre en rayonnant dans le noyau amygdalien ; la partie inférieure de la couche optique doublée du pédoncule cérébral et de la bandelette optique allant se perdre à ce niveau dans les corps genouillés (R.b.e et R.b.i, fig. 230).

La *paroi inférieure* est voilée par les plexus choroïdes. — Elle présente trois formations curvilignes et concentriques qui sont de dehors en dedans : 1° la *Corne d'Ammon* ; 2° le *Corps bordant* ; 3° le *Corps godronné*.

1° La *Corne d'Ammon, Pied d'hippocampe, Grand hippocampe, Corne de bélier* (8, fig. 229 ; 8, fig. 231, *am*, fig. 233 et 5, fig. 234), est une grosse saillie blanche cylindroïde qui décrit une courbe semi-annulaire à concavité tournée en dedans. Elle se termine en avant par une extrémité épaissie et élargie présentant trois à quatre bosselures séparées par des sillons. — Cette disposition, qui rappelle vaguement l'aspect d'une griffe d'animal, a valu à la corne d'Ammon le nom de pied d'hippocampe. Sa longueur mesure de 4 à 5 centimètres.

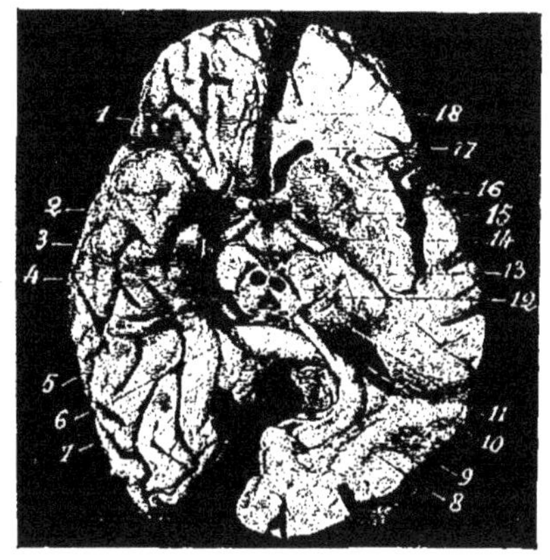

Fig. 231. — Coupe horizontale du lobe temporal pour découvrir la formation ammonique après renversement en arrière du lobe temporal (Photographie).

1, bandelette olfactive ; 2, espace porforé latéral ; 3, tubercule mamillaire ; 4, fente du Bichat (partie latérale) ; 5, coupe du pédoncule cérébral présentant le locus niger, le noyau rouge, l'aqueduc de Sylvius et les noyaux gris des éminences bigéminées ; 6, fascia cinerea remontant autour du bourrelet du corps calleux ; 7, bourrelet du corps calleux ; 8, corne d'Ammon ; 9, corps bordant ; 10, cavité du ventricule latéral (carrefour) ; 11, pulvinar de la couche optique ; 12, corps genouillés ; 13, locus niger ; 14, bandelette optique ; 15, glande pituitaire ; 16, tête du noyau caudé ; 17, corne frontale du ventricule latéral ; 18, centre ovale de l'hémisphère.

Libre par sa face supérieure qui fait saillie dans la cavité du ventricule, *Alveus*, elle est recouverte par une lame blanche qui provient de l'épanouissement de la partie externe du pilier postérieur du trigone ; — adhérente par sa face inférieure, elle fait corps avec la circonvolution de l'hippocampe qui lui forme une sorte de lit, *Subiculum de la corne d'Ammon*. — Son bord externe reste séparé de la partie plane du plancher sphénoïdal par un sillon, le *diverticule du subiculum* ou *sillon collatéral de la corne d'Ammon*. Son bord interne est bordé par la *Bandelette de l'hippocampe* ou *Corps bordant* et loge dans sa concavité le *Corps godronné*. Son *extrémité antérieure* se continue au niveau du crochet (*uncus*) avec la circonvolution de l'hippocampe, et son *extrémité postérieure* affecte des connexions intimes avec le pilier postérieur du trigone cérébral.

La corne d'Ammon n'est autre chose qu'une circonvolution (circonvolution de l'hippocampe) dont la partie blanche fait saillie sur le plancher du ventricule latéral (5, fig. 234). Elle diffère surtout de l'écorce cérébrale en ce que les deux couches de cellules pyramidales sont en quelque sorte confondues en une seule, celle des petites cellules s'étant enfoncée dans celle des grandes (Voy. K. SCHÄFFER, *Arch. f. mikr. Anat.* XXXIX, p. 611, 1893). Son subiculum est en outre remarquable par le puissant développement de ses grandes cellules pyramidales. Comme le corps godronné, elle appartient aux centres olfactifs.

Il nous reste enfin à faire mention d'une éminence accessoire et inconstante située sur le plancher de la corne sphénoïdale au-dessus et en dehors de la corne d'Ammon, *Cuissart* de Malacarne, *Éminence collatérale* de Meckel, *Accessoire du*

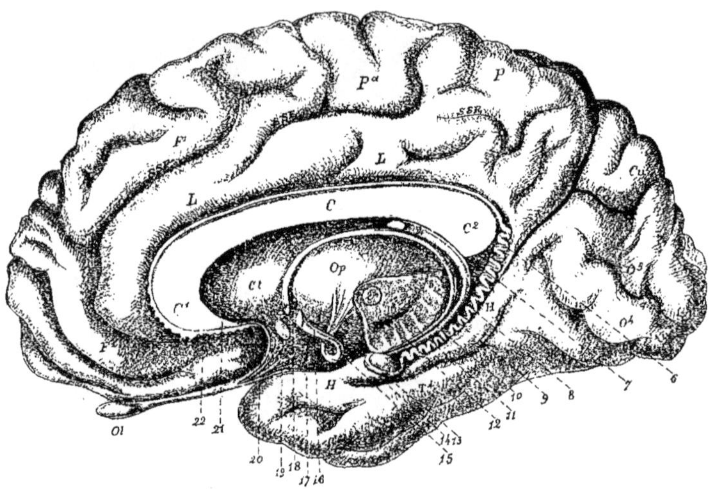

Fig. 232. — Face latérale interne de l'hémisphère droit du cerveau. Les formations ammoniennes.

Ol, lobule olfactif; SSF, scissure sous-frontale; SSp, scissure sous-pariétale; O, scissure pariéto-occipitale interne; Fi, Fi, circonvolution frontale interne; Pa, lobule paracentral; P, lobule carré; *cu*, cunéus; c, c^1, c^2, corps calleux; Sc, sinus du corps calleux; v, ventricule latéral; Cl, noyau caudé; Op, couche optique; Cal, calotte du pédoncule cérébral; 1, infundibulum du 3e ventricule; 2, noyau rouge de la calotte; 3, glande pinéale; 6, corps godronné; 7. espace sous-calleux; 8, sinus du corps godronné; 9. corps bordant; 10, tænia semi-circularis; 11, pied du pédoncule cérébral; 12. locus niger; 13, bandelette du crochet; 14, crochet de l'hippocampe; 15. tubercule mamillaire; 16. pilier antérieur du trigone; 17, espace perforé latéral; 18. trou de Monro et fente choroïdienne; 19. commissure blanche antérieure; 20, bandelette diagonale; 21, bec du corps calleux; 22. tractus de Lancisi.

pied d'hippocampe de Vicq d'Azyr, résultat de la pénétration et du relief de la quatrième circonvolution temporale dans la corne temporale.

On a assez fréquemment signalé la sclérose ou l'atrophie de la corne d'Ammon dans l'épilepsie, mais la corne d'Ammon n'est pas le siège exclusif de la sclérose chez les épileptiques (Ch. Féré, *Épilepsies et épileptiques*, 1890, p. 441). Dans la démence sénile, Beliakoff y a noté une prédominance des lésions scléreuses, et Chvostek l'a rencontrée considérablement atrophiée dans un cas de paralysie agitante. Chez les aliénés j'ai constaté qu'elle était souvent très atrophiée.

2° *Corps bordant.* — Le long du bord concave de la corne d'Ammon, on trouve une lamelle blanche qui en suit la courbure, c'est le *Corps bordant*, *Corps bordé*, *Còrps frangé*, *Bandelette* ou *Tænia de l'hippocampe*, *Fimbria* (9, fig. 232; 8, fig. 234; *fi*, fig. 235). — Cette bandelette représente le prolongement du pilier postérieur du trigone avec lequel elle se continue par son extrémité supérieure; par son extrémité inférieure elle se perd dans le crochet de l'hippocampe. — Son bord externe se continue avec le revêtement blanc de la corne d'Ammon; son bord interne, légèrement concave et entièrement libre, répond à la partie latérale de la fente de Bichat. A la face inférieure du corps calleux les deux corps bordants ou piliers postérieurs du trigone, qui vont bientôt s'unir pour constituer la bandelette géminée (corps du trigone), s'envoient réciproquement les fibres blanches transversales qui contribuent à former la *lyre*.

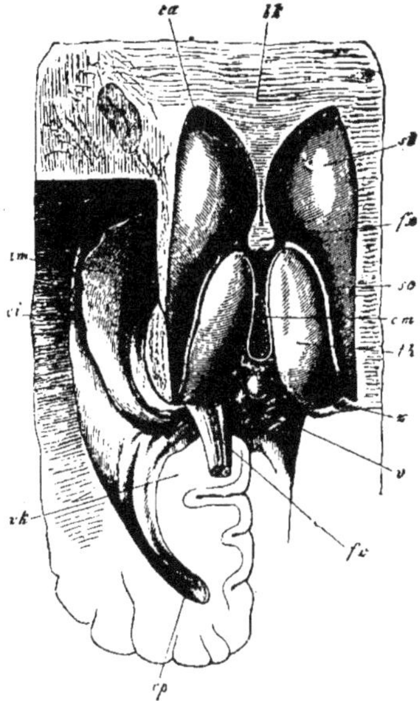

Fig. 233. — Corps opto-striés, vus d'en haut, et corne d'Ammon après ablation du corps calleux et du fornix.

bk, partie antérieure du corps calleux; *cd*, corne frontale du ventricule latéral; *st*, noyau caudé du corps strié; *sc*, tænia semi-circulaire; *th*, couche optique; *cm*, ventricule moyen; *z*, glande pinéale; *fx'*, pilier postérieur du trigone coupé et rabattu; *cp*, corne occipitale du ventricule latéral; *vk*, ergot de Morand; *ci*, corne temporale du ventricule latéral; *am*, corne d'Ammon.

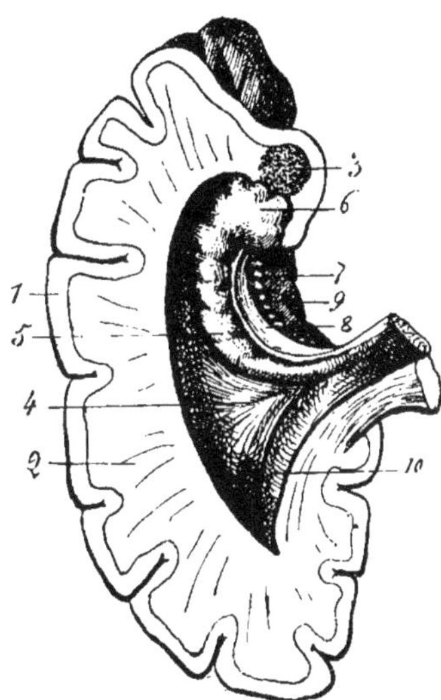

Fig. 234. — Plancher du ventricule latéral gauche. Corne d'Ammon

1, écorce grise de l'hémisphère; 2, centre ovale de l'hémisphère; 3, noyau amygdalien; 4, cavité du ventricule; 5, corne d'Ammon; 6, pied d'hippocampe; 7, corps godronné; 8, corps bordant; 9, circonvolution de l'hippocampe; 10, ergot de Morand.

3° *Corps godronné.* — En soulevant le corps bordant, on aperçoit au-dessous et en arrière de lui, une autre bandelette de couleur grise, située comme la précédente dans la courbure de la corne d'Ammon ; c'est le *Corps godronné*, *Corps denté*, *Fascia dentata* (6, fig. 232 et 7, fig. 234). Son bord externe adhère à la concavité de la corne d'Ammon ; son bord interne, concave et libre, présente une série de douze à quinze petites échancrures qui lui donnent un aspect festonné, d'où le nom qu'on lui a donné de corps godronné. Sa face inférieure est séparée de la circonvolution de l'hippocampe par un sillon très étroit et profond, le *sillon de l'hippocampe* (8, fig. 232). — Son extrémité antérieure se constitue avec le revêtement cortical du crochet de l'hippocampe, après s'être dégagé du sillon qui sépare la circonvolution de l'hippocampe de son crochet et après être remontée sur la face interne du crochet sous la forme d'une bandelette lisse de couleur cendrée, *bandelette du crochet* (13, fig. 232), ainsi que l'a bien spécifié Giacomini (1884). Le corps godronné est remarquable par ses grandes cellules pyramidales radiées, mais surtout par une bande de cellules ovoïdes avec d'énormes noyaux que l'on a appelée le *strate nucléaire*.

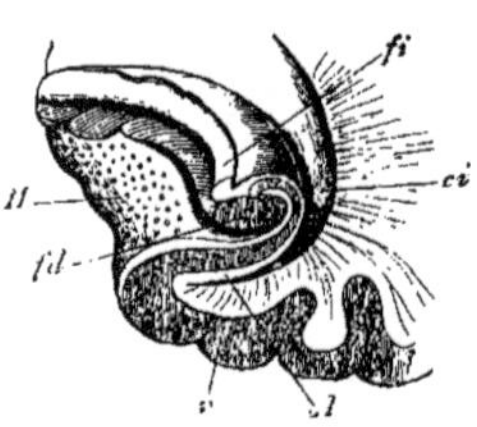

Fig. 235. — Coupe transversale de la région ammonique

Ci, cavité ventriculaire : *r*, écorce grise de la circonvolution de l'hippocampe ; *H*, circonvolution de l'hippocampe recouverte de la substance réticulaire blanche ; *fd*, circonvolution godronnée ; *si*, alveus de la corne d'Ammon ; *fi*, corps bordant.

En arrière, le corps godronné change un peu d'aspect. Avant d'arriver au bourrelet du corps calleux, il est moins ondulé, moins bosselé et s'éloigne du corps bordant. A ce moment il change de nom, et on l'appelle *Fascia cinerea* (fig. 231 et 232). Sous cette forme il monte obliquement en haut et en arrière pour atteindre le splénium du corps calleux, contourne ce splénium et, arrivé ainsi sur la face supérieure du corps calleux, il se continue avec les tractus longitudinaux ou nerfs de Lancisi et les *tœniæ tectæ* (*sl*, fig. 193 et fig. 232). Au moment où il s'éloigne du corps bordant, il reste séparé de la circonvolution de l'hippocampe par un petit espace où l'on voit assez souvent trois ou quatre petites saillies irrégulières qui, étudiées dans ces derniers temps par Mathias Duval, Zukerkandl, Retzius et Giacomini, paraissent être des circonvolutions sous-calleuses rudimentaires, homologues aux circonvolutions sous-calleuses si développées chez certains Mammifères.

Le plus souvent le *triangle sous-calleux* (7, fig. 232) reste lisse. Selon Brissaud, il est composé par les fibres du trigone qui vont former l'alveus.

Le sillon de l'hippocampe est la partie inférieure du sillon d'Ammon. Il est étroit, mais très profond. En refoulant la paroi ventriculaire il donne lieu à la corne d'Ammon. Il est fermé, car ses deux lèvres sont unies par le prolongement de la pie-mère qui s'y enfonce. En arrière, il se continue avec le sillon du corps calleux, en avant avec le sillon de l'uncus. La substance réticulée d'Arnold de la circonvolution de l'hippocampe pénètre dans ce sillon sous la forme d'une lame blanche, *Lame contournée*, qui s'enroule autour du corps godronné.

La *corne d'Ammon* et la *fascia dentata* sont deux circonvolutions cérébrales accolées entre elles par leur couche moléculaire, parce que le sillon de l'hippocampe qui les sépare n'est pas ouvert et ne laisse passer qu'un simple feuillet de pie-mère par l'intermédiaire duquel les deux circonvolutions adhèrent entre elles.

La corne d'Ammon, sur une coupe transversale, a la forme d'une S iliaque. La crosse inférieure répond à la circonvolution de l'hippocampe, la crosse supérieure à la corne d'Ammon. Dans la concavité de celle-ci vient se loger la circonvolution godronnée, qui n'est qu'une circonvolution avortée et profondément modifiée. Ces deux circonvolutions sont en quelque sorte emboîtées l'une dans l'autre (fig. 235, 236 et 237), de telle façon qu'au niveau du *hile* de la circonvolution godronnée, il y a deux écorces cérébrales superposées, et que, pour arriver au pilier postérieur du trigone auquel elles sont destinées, les fibres de la circonvolution godronnée sont obligées de traverser l'écorce de la corne d'Ammon.

Etudiée par Meynert, Toldt et Kahler, Obersteiner, Giacomini, Mathias Duval, etc., et plus récemment à l'aide de la méthode chromo-argentine par Golgi, Sala, Cajal,

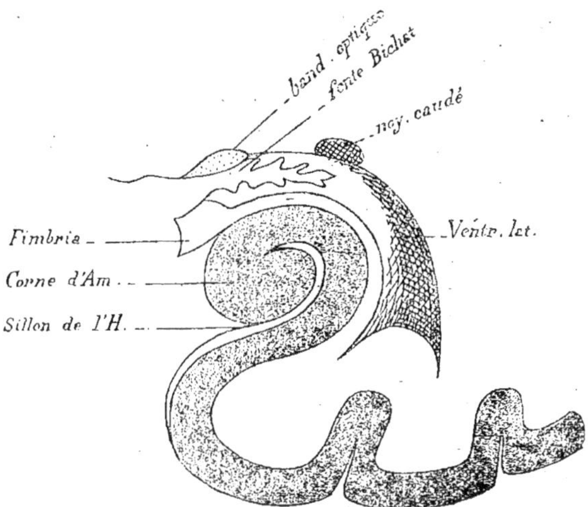

Fig. 236. — Coupe transversale de la région ammonienne

Schäffer, la corne d'Ammon ne diffère du reste de l'écorce cérébrale que par la complexité de sa couche moléculaire et par la simplicité de ses couches profondes.

On lui a décrit 7 couches qui sont de la superficie à la profondeur : 1° la lame médullaire ou *lamina medullaris involuta* ou *circonvoluta* qui correspond au réseau d'Exner ; 2° la couche moléculaire, *stratum moleculare* ; 3° la couche lacunaire, *stratum lacunosum* ; 4° la couche radiaire, *stratum radiatum* ; 5° la couche des cellules pyramidales, *stratum lucidum* ; 6° le *stratum oriens* ; 7° *l'alveus*, recouvert de l'épendyme.

La *lamina involuta*, le *stratum moleculare*, le *stratum lacunosum* et le *stratum radiatum* rentrent dans la couche moléculaire du reste du manteau cérébral ; le *stratum lucidum* répond à la couche des petites et grandes cellules pyramidales, le *stratum oriens* à la couche des cellules polymorphes, et *l'alveus* à la substance blanche de l'écorce des autres régions.

Le *stratum moleculare* et la substance réticulaire d'Arnold, reçoivent les arborisations terminales du panache dendritique des cellules pyramidales et contiennent des cellules du type II de Golgi.

Le *stratum lacunosum* renferme des fibres à myéline et des petites cellules à dendrites ascendantes et descendantes, et dont le cylindre-axe monte ses ramilles jusqu'à la couche moléculaire.

Le *stratum radiatum*, presque exclusivement constitué par l'ensemble des panaches ascendants des cellules pyramidales (Golgi, Sala, Schäffer, Cajal), est limité en haut par le stratum lacunosum et en bas par la couche des cellules pyramidales ; il contient des cellules du type II de Golgi, dont le cylindre axe se porte vers le stratum lacunosum et

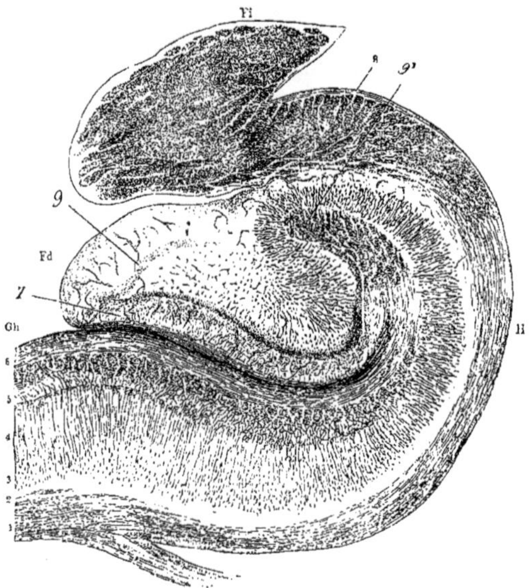

Fig. 237. — Coupe transversale de la région ammonienne pour montrer la structure de la corne d'Ammon et de la circonvolution godronnée (Henle)

Fi, fimbria ; Fd, corps godronné ; H, circonvolution de l'hippocampe ; Gh, scissure de l'hippocampe ; 1, alvéus de la corne d'Ammon ; 2, 3, 4, stratum oriens et stratum radiatum (grandes cellules pyramidales) ; 5, stratum moléculaire ; 6, lamina circonvoluta ; 9, 9', grains de la circonvolution godronnée.

les dendrites vers le stratum oriens, et des cellules fusiformes ou triangulaires dont le cylindre-axe descend dans la couche des cellules pyramidales.

La *couche des cellules pyramidales* forme une zone large et plus ou moins bien limitée. Les cellules sont pourvues de dendrites ascendantes et descendantes. Les dendrites descendantes (racines de Golgi) vont se ramifier dans le stratum oriens ; les dendrites ascendantes (tiges de Golgi) montent sans se ramifier à travers la couche des cellules pyramidales et vont prendre leurs rameaux dans le stratum radiatum et jusqu'aux confins de la couche moléculaire. Ces dendrites sont hérissées d'épines. Le cylindre-axe naît du corps de la cellule ou d'une grosse dendrite, traverse le stratum oriens en lui abandonnant une ou plusieurs collatérales, et va constituer une fibre de l'alveus. Dans la région godronnée de la corne d'Ammon, les cellules pyramidales deviennent très grandes, *cellules pyramidales géantes*, et leurs dendrites hérissées d'épines vont s'emboîter avec les rosaces des fibres moussues émanées des grains de la circonvolution godronnée (Cajal). Leur cylindre-axe va former une fibre nerveuse de l'alvéus et du pilier postérieur du trigone, et envoie une ou deux grosses collatérales ascendantes qui s'arborisent dans le stratum oriens, puis traversent le stratum radiatum, se couchent dans le stratum lacunosum et se continuent avec une fibre à myéline qui se porte vers le *subiculum* où elle se termine par des ramifications libres.

Le *stratum oriens* est composé de cellules polymorphes. On y trouve : *a*) des cellules fusiformes irrégulières ; *b*) des cellules à cylindre-axe ascendant ; *c*) des cellules à cylindre-axe descendant ; *d*) des cellules à cylindre-axe horizontal. Les cellules à cylindre-axe descendant sont des cellules pyramidales erratiques. Les cellules à cylindre-

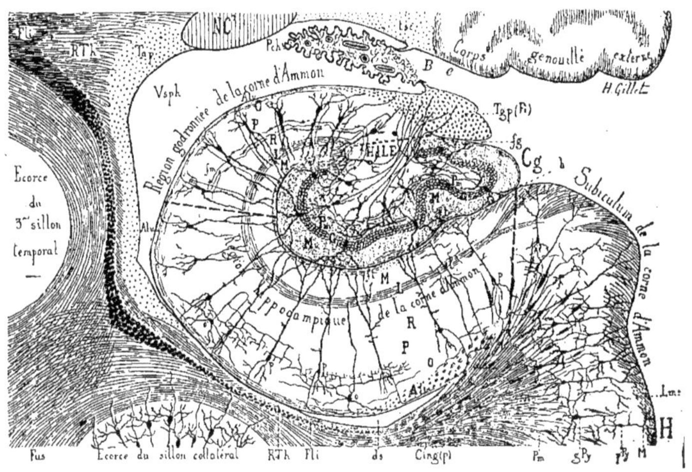

Fig. 238. — Coupe transversale de la région de l'hippocampe et de la corne sphénoïdale du ventricule latéral (d'après Déjerine)

Fi, fimbria ; Cg, corps godronné ; c, épine de la fimbria ; B, fente choroïdienne ; Pch, plexus choroïdes ; Vsph, cavité du ventricule latéral ; *h*, scissure hippocampique ; Tap, tapetum ; Cing, cingulum ; Py, cellules pyramidales de la corne d'Ammon ; G, G, couches des cellules ovoïdes du corps godronné : Alv, alveus.

axe horizontal sont du type II de Golgi (Sala, Schäffer) ; leur cylindre-axe va se ramifier dans la couche des cellules pyramidales. Les cellules à cylindre-axe ascendant sont de petites cellules fusiformes ou triangulaires ; tantôt leur cylindre-axe va se terminer en ramilles dans la zone moléculaire, tantôt il décrit un arc dans la couche des cellules pyramidales et se termine en arborisations autour de ces cellules. Les arborisations qui embrassent les cellules pyramidales viennent donc : *a*) des cellules à cylindre-axe arqué du stratum oriens ; *b*) des cellules de Golgi à cylindre-axe horizontal du stratum oriens ; *c*) des cellules à cylindre-axe descendant du stratum radiatum.

Il y a en outre dans l'épaisseur de la corne d'Ammon de nombreuses *cellules névrogliques*.

Les *fibres de la corne d'Ammon* comprennent : *a*) les fibres de l'alveus ; *b*) les fibres intra-corticales. Les *fibres de l'alveus* sont formées par les cylindres-axes des cellules pyramidales (Golgi, Sala, Schäffer) qui acquièrent leur gaine de myéline dans le stratum oriens; elles vont constituer le pilier postérieur du trigone. Les *fibres intra-corticales* sont toutes formées par les branches des dentrites ou des cylindres-axes des cellules pyramidales, des cellules à cylindre-axe ascendant (cellules de Martinotti et cellules à cylindre-axe arqué de Cajal) du stratum oriens et des cellules de Golgi du stratum radiatum. Ces fibres forment trois feutrages superposés dans la couche moléculaire : 1° la lame médullaire contournée ; 2° le stratum lacunosum ; 3° le stratum radiatum. Enfin elles forment le feutrage péri-cellulaire de la couche des cellules pyramidales.

Les ramifications terminales d'un grand nombre de fibres centripètes qu'on rencontre dans la corne d'Ammon, viennent du lobe olfactif par la racine latérale.

Les fibres olfactives issues des cellules de l'écorce de l'Hippocampe (3e neurone olfactif) se rendraient par le faisceau olfactif de Zuckerkandl, en contournant le genou, dans l'écorce grise de la circonvolution de l'ourlet et, par la voie du trigone cérébral, jusque dans la corne d'Ammon et la fascia dentata. De la corne d'Ammon partent alors des fibres centrifuges qui se rendent, par le trigone, jusque dans le corps mamillaire et, par le trigone et le frein de la glande pinéale, jusque dans le ganglion de l'habénule (Kölliker).

La *membrane épendymaire* qui tapisse l'alveus est composée d'une rangée de cellules cubiques qui, dans le jeune âge, envoie un prolongement qui traverse l'alveus, le stratum oriens et la couche des cellules pyramidales pour aller se perdre en se divisant dans la couche moléculaire (Cajal, Azoulay).

La *circonvolution godronnée* est une circonvolution avortée, enclavée dans la concavité de la corne d'Ammon, dont l'extrémité s'engage dans son intérieur (hile de la circonvolution godronnée). Aussi de la cavité ventriculaire au sillon de l'hippocampe compte-t-on les couches suivantes : 1° l'alveus ; 2° couche des cellules polymorphes ; 3° couche des cellules pyramidales ; 4° couche moléculaire, toutes les quatre appartenant à la corne d'Ammon, et : 1° couche moléculaire ; 2° couche des grains (cellules pyramidales modifiées) ; 3° couche des cellules polymorphes, toutes les trois appartenant à la circonvolution godronnée.

La substance blanche de cette circonvolution est représentée par l'alveus et le pilier postérieur du trigone, mais cette substance n'est pas en contact immédiat avec l'écorce de la circonvolution godronnée, comme on le voit dans les autres circonvolutions du cerveau ; elle en est séparée par une deuxième écorce, celle de la *portion godronnée de la corne d'Ammon*. Il résulte de cette superposition de deux écorces que les fibres de la circonvolution godronnée sont obligées de traverser la *portion de la corne d'Ammon incluse dans la circonvolution godronnée* avant d'atteindre à leur destination.

La circonvolution godronnée se compose des trois couches fondamentales qu'on rencontre dans l'écorce et dans la corne d'Ammon, à savoir : 1° la couche moléculaire ; 2° la couche granuleuse ; 3° la couche des cellules polymorphes.

1° La *couche moléculaire* contient : *a*) des cellules analogues aux grains (grains égarés) ; *b)* des cellules de type II de Golgi, bien étudiées par Sala, et dont les dendrites et le court cylindre-axe s'arborisent dans la couche moléculaire, les dendrites les plus volumineuses atteignant pourtant la couche des cellules polymorphes.

Les *fibres tangentielles* de la couche moléculaire forment le *stratum marginale* de Meynert ; elles proviennent des ramifications terminales et collatérales de l'alveus (Cajal).

2° La *couche des grains* (*stratum granulosum*) est constituée par plusieurs rangées de cellules ovoïdes serrées les unes contre les autres et très pauvres en protoplasma. Ce sont des cellules qui doivent être homologuées avec les cellules pyramidales de l'écorce. Leur panache dendritique épineux s'insère d'ordinaire sur le corps cellulaire et se termine aux confins de la zone moléculaire ; leur cylindre-axe traverse la couche des cellules polymorphes auxquelles il abandonne des ramilles, puis atteint la région godronnée de la corne d'Ammon ; là, il en traverse la couche moléculaire, arrive dans la couche des cellules pyramidales où il se transforme en fibre moussue qui envoie des ramilles embrassant les dendrites radiaires des cellules pyramidales géantes et, suivant Cajal, se termine à ce niveau, tandis que selon Sala et Schäffer, il traverse toute la région godronnée de la corne d'Ammon et va se continuer dans l'alveus et la lame médullaire contournée.

3° La *couche des cellules polymorphes* est limitée en haut par le stratum granulosum et en bas par la couche moléculaire de la région godronnée de la corne d'Ammon. Elle comprend : *a*) des cellules à cylindre-axe ascendant et arqué se terminant par des ramilles supragranulaires et intergranulaires; *b*) des cellules à cylindre-axe descendant qui traverse la couche moléculaire et la couche des cellules pyramidales de la région godronnée de la corne d'Ammon pour se continuer avec une fibre de l'alveus; *c*) des cellules du type II de Golgi.

On trouve enfin dans la circonvolution godronnée des *cellules névrogliques*, les unes étoilées ou araignées, les autres ovoïdes siégeant dans le stratum granulosum et la couche des cellules polymorphes et émettant par l'un de leurs pôles un prolongement radiaire qui traverse le stratum granulosum et va se terminer en un panache de rameaux recourbés et boutonnés dans la couche moléculaire.

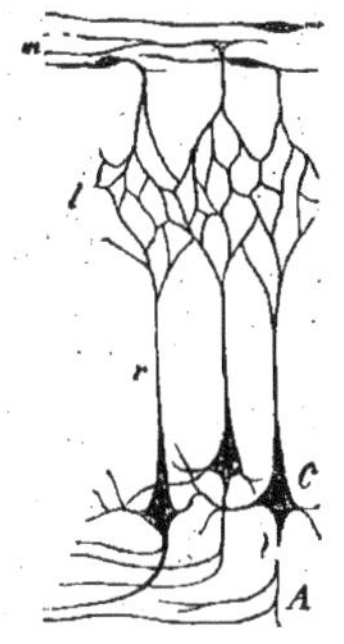

Fig. 239. — Les grandes cellules pyramidales de la corne d'Ammon.

C, cellules pyramidales; *r*, stratum radiatum ; *l*, stratum laciniosum et lacunosum; *m*, substance réticulaire blanche.

Par les tractus du corps calleux, les corps godronnés descendent dans les pédoncules du corps calleux, c'est-à-dire dans le champ olfactif, pour aller se continuer avec les origines du nerf olfactif, notamment la bandelette diagonale (Trolard) et la racine olfactive interne (Folleville, Meynert). On conçoit maintenant que l'on ait regardé la circonvolution ammonique et la circonvolution godronnée comme les centres corticaux de l'olfaction, puisque la circonvolution de l'hippocampe ou ammonique va se continuer avec celle du corps calleux, et la circonvolution godronnée avec les tractus du corps calleux ou circonvolution sous-limbique, constituée par de la substance grise traversée par des fibres blanches, disposition structurale qui lui donne l'aspect réticulé — La circonvolution godronnée (fascia dentata et tractus) paraît donc être, chez l'Homme, une circonvolution olfactive en voie d'atrophie.

La *Fascia dentata* est plus ou moins développée; parfois très apparente, d'autres fois complètement cachée dans le sillon de l'hippocampe.

La *Fascia cinerea*, très réduite d'ordinaire, dans l'espèce humaine, peut, dans certains cas, reprendre beaucoup de son importance en présentant un volume et une surface tourmentée, très godronnée, que Tarin et Vicq-d'Azyr avaient déjà remarqués. Or, comme chez les Mammifères inférieurs aux Primates, comme nous l'avons vu (Voy. Bôle, *Le lobe limbique chez l'Homme et chez les Mammifères* (Thèse de Lille, 1893) et comme Retzius, Zuckerkandl, Giacomini, Tenchini et Negrini l'ont indiqué aussi, ce corps est représenté par une petite circonvolution coudée sous le splénium du corps calleux (circonvolution sous-calleuse) qui s'unit d'un côté au fascia dentata et se continue de l'autre avec les *tænia tectæ*, on voit de suite la valeur de cette formation pour déceler le caractère morphologique du corps godronné et ses rapports avec le lobe limbique de P. Broca. L'exagération de la fascia cinerea et de ses éminences n'est donc qu'un rapprochement atavistique avec le cerveau des Mammifères ordinaires.

La *fascia dentata* croît chez les Mammifères avec le développement du Rhinencéphale, comme la commissure blanche antérieure et le fornix. Chez les Anosmatiques complets (*Hyperodon rostratus, Monodon monocerus*) elle est absente; elle est rudimentaire chez le Phoque (Al. Hill, *Philos. Trans.* 1893, p. 389). Elle peut faire défaut chez les Microcéphales ; c'est ce qu'a observé Mierjeiwski en 1872.

Après ce que nous avons dit de la structure de la corne d'Ammon, la signification morphologique de la formation ammonienne devient facile à trouver. Avec Mathias Duval, nous devons admettre ici deux circonvolutions, l'une supérieure, rudimentaire, la *circonvolution godronnée* (*fd*, fig. 237), l'autre inférieure, la *circonvolution de l'hippocampe* (H, fig. 237). Entre les deux, il y a un sillon comme dans le reste de l'écorce, où un sillon sépare toujours deux circonvolutions voisines, c'est la *fissure de l'hippocampe*, ou sillon d'Ammon (GH, fig. 237), dont la présence détermine la saillie ventriculaire appelée corne d'Ammon. Au niveau du bourrelet du corps calleux, la circonvolution de l'hippocampe se continue avec la circonvolution du corps calleux pour constituer avec elle le lobe limbique, et la circonvolution godronnée se continue avec les tractus de Lancisi pour former avec eux une circonvolution intra ou sous-limbique, qu'il serait peut-être même plus vrai de regarder comme la vraie circonvolution limbique, puisque c'est elle qui borde le limbe de l'hémisphère. (Voy. Mathias Duval, *La corne d'Ammon* (Arch. de Neurologie 1882) ; — G. Golgi, *Rech. sur l'histologie des centres nerveux* (Arch. ital. de Biologie, p. 103, t. IV, 1883) ; C. Giacomini, *Fascia dentata du grand hippocampe* (Arch. ital. de Biologie, p. 1, 205, 396, t. V, 1884) ; Trolard, *Arch. de Neurologie*, p. 183, 1891. — Bolle, *Thèse citée*, 1893).

Le *bord externe* de la corne sphénoïdale du ventricule latéral est formée par la réunion des parois supérieure et inférieure ; il décrit une courbe parallèle à la branche externe de la scissure de Sylvius.

Le *bord interne* forme la partie latérale de la fente cérébrale de Bichat, limitée en haut par la face inférieure de la couche optique, en bas par la circonvolution de l'hippocampe. — Cette fente laisse pénétrer dans le ventricule latéral les plexus choroïdes, qui restent coiffés d'une lame d'épithélium épendymaire qu'ils ont refoulée ; d'où ils ne sont pas, à proprement parler, dans la cavité ventriculaire (fig. 240, et fig. 241). — Cet épithélium s'insère en haut sur l'extrémité réfléchie ou sous-pédonculaire du tœnia semi-circularis, en bas à une crête longitudinale, *crête de la fimbria*, que présente le corps bordant (Schwalbe). — Il s'ensuit qu'une partie de ce dernier et tout le corps godronné sont réellement en dehors des cavités ventriculaires.

L'*extrémité antérieure* de la corne sphénoïdale est un cul-de-sac qui se termine à 20 millimètres environ du sommet du lobe sphénoïdal, c'est-à-dire qu'elle répond à la partie autérieure de la fente de Bichat et qu'elle est très rapprochée de la scissure de Sylvius. On y voit un petit renflement qui répond au noyau amygdalien, situé dans la pointe du lobe temporel (3, fig. 234) et dépendance de l'écorce qui forme l'espace perforé latéral.

L'*extrémité postérieure* s'ouvre dans le carrefour du ventricule ou point de réunion des trois cornes.

La contracture précoce des hémiplégiques, a-t-on dit, pourrait être la conséquence des épanchements intra-ventriculaires aussi bien que le résultat d'hémorrhagies méningées. Mais si les épanchements séreux, sanguins ou purulents ventriculaires, survenant brusquement ou étant d'emblée très abondants, s'accompagnent de phénomènes convulsifs, cela tient à l'irritation de la capsule interne par la compression brusque des parois ventriculaires (Cotty, *Thèse de Paris*, 1879). Aussi les épanchements peu abondants ou lentement développés ne s'accompagnent-ils pas de phénomènes convulsifs.

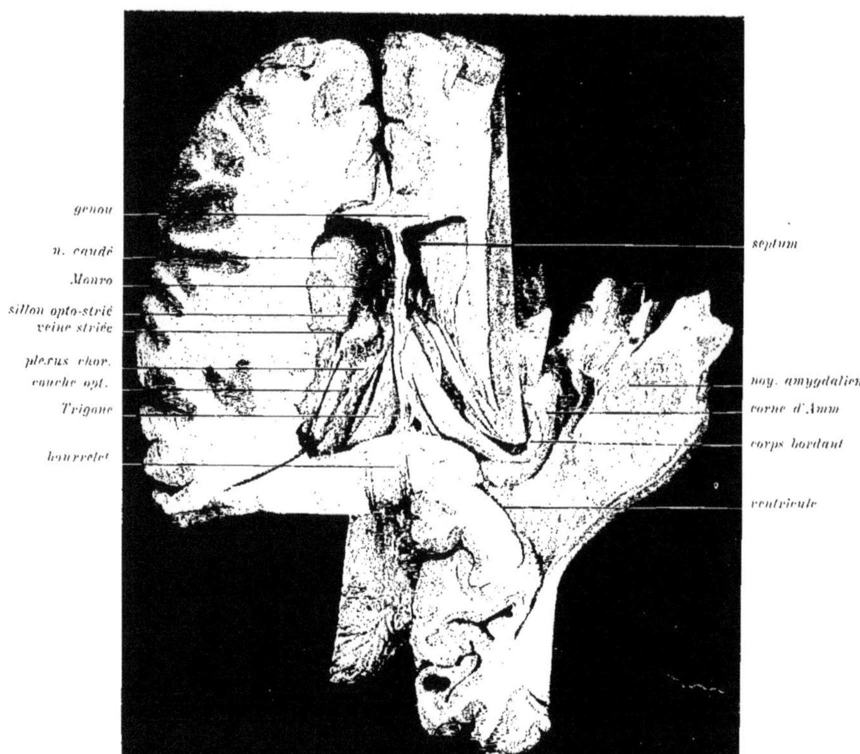

Photographie d'une coupe horizontale du cerveau montrant le trigone par sa face supérieure, le plancher des ventricules latéraux, la corne d'Ammon et le noyau amygdalien. La coupe passe en avant par le genou, et en arrière par le bourrelet du corps calleux.

L'épendyme pourrait devenir le siège de l'inflammation (Barthez et Rilliet) ; dans la paralysie générale, elle présente souvent des épaississements, des granulations. (Duchet, Magnan, etc.).

Dans l'hydrocéphalie congénitale, les ventricules du cerveau sont énormément agrandis, et les hémisphères sont transformés en une sorte de poche à paroi mince. Dans ces cas, les trous de Monro sont assez grands pour laisser passer le doigt. Chez les vieillards, les ventricules latéraux sont plus grands que chez l'adulte. Je les ai trouvés très élargis à plusieurs reprises sur des cerveaux d'aliénés.

Dans ces derniers temps, on a proposé de pratiquer la craniectomie et le drainage des cavités ventriculaires dans l'hydrocéphalie congénitale.

6. — Épendyme et liquide ventriculaire.

Les cavités du cerveau sont revêtues par une membrane mince et lisse à laquelle on a donné le nom d'*Épendyme*. Cette membrane, constituée par un épithélium pavimenteux simple, à plusieurs couches au niveau du ventricule moyen (Lachi), a une surface adhérente qui repose sur la paroi des ventricules et une surface libre qui répond à leur cavité. Partout continue à elle-même, elle passe des ventricules latéraux dans le ventricule moyen en franchissant le trou de Monro, et du ventricule moyen dans le quatrième ventricule en suivant le canal de l'aqueduc de Sylvius. Du quatrième ventricule elle passe dans le canal central de la moelle. L'épendyme forme ainsi une cavité close qui ne communique avec les espaces sous-arachnoïdiens que par le trou de Magendie et les trous de Luschka. — Aussi s'explique-t-on que la cavité des ventricules cérébraux renferme un liquide séreux et transparent, analogue au liquide céphalo-rachidien.

Mais ce *liquide ventriculaire* est à peine assez abondant pour lubréfier les parois des ventricules à l'état normal. Il ne devient abondant que dans les cas pathologiques, notamment dans l'hydrocéphalie.

7. — Pie-mère interne, toile choroïdienne et plexus choroïdes.

La toile choroïdienne du ventricule moyen et les plexus choroïdes des ventricules latéraux sont formés par une invagination de la pie-mère cérébrale dans l'intérieur des cavités ventriculaires, *pie-mère interne*.

Cette invagination de la pie-mère externe se fait par la fente cérébrale de Bichat. Avant de suivre ce prolongement intérieur de la pie-mère, il est donc nécessaire de bien connaître les voies de pénétration.

a. *Fente de Bichat*. — Si l'on examine un cerveau renversé, on trouve à sa base une grande fente en forme de fer à cheval, à concavité dirigée en avant : c'est la *grande fente cérébrale* de Bichat (4, fig. 225). — Cette fente s'étend d'une scissure de Sylvius à l'autre, en contournant les pédoncules cérébraux et en passant au-dessous du bourrelet du corps calleux. — Sa partie moyenne ou médiane (fig. 186 et 191) est limitée en haut par ce bourrelet, et en bas par la face supérieure de l'isthme de l'encéphale qui supporte les tubercules quadrijumeaux.

— Ses parties latérales sont également limitées, en haut, par la face inférieure des pédoncules cérébraux et des couches optiques, en bas par la circonvolution de l'hippocampe. — La partie médiane de la fente résulte du mode de développement du corps calleux qui s'est avancé d'avant en arrière, de façon à recouvrir toute la toile choroïdienne ; — les parties latérales ne sont qu'un segment de la grande scissure choroïdienne, la fente marginale d'Aeby (voy. DÉVELOPPEMENT DU CERVEAU). — C'est par cette fente que se fait la pénétration de la pie-mère interne, mais ce n'est qu'en faisant abstraction de l'épithélium épendymaire que l'on peut dire que la fente de Bichat donne accès dans les cavités ventriculaires, nous l'avons dit déjà.

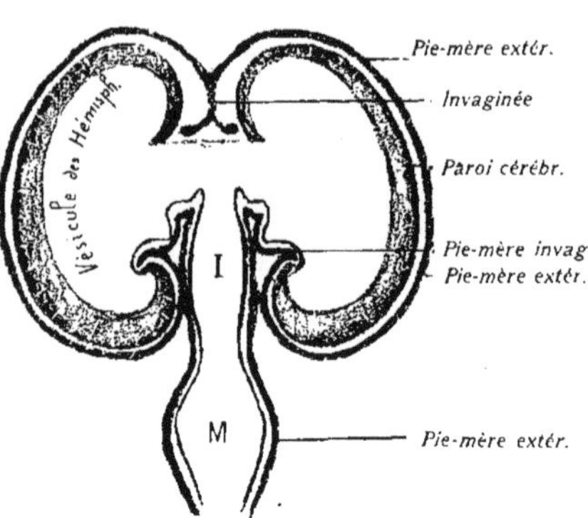

Fig. 240. — Pie-mère extérieure s'invaginant dans la scissure inter-hémisphérique et la dépression choroïdienne

Bref, la fente cérébrale de Bichat, qui établissait pour les anciens auteurs une communication entre la cavité ventriculaire et la cavité sous-arachnoïdienne

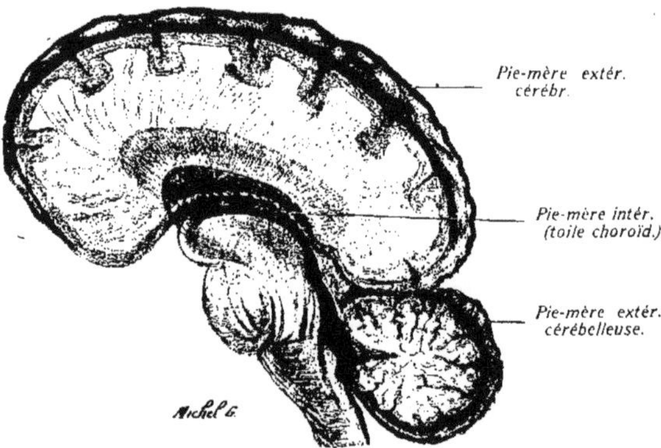

Fig. 241. — La pie-mère extérieure s'invaginant dans la fente choroïdienne

n'existe pas : elle ne se produit en effet que lorsqu'on arrache les plexus choroïdes et déchire du même coup la membrane épendymaire.

b. — *Toile choroïdienne*. — La *toile choroïdienne* (1, fig. 243 et 9 fig. 244 et suivantes), est un repli de la pie-mère qui, parvenue au niveau du

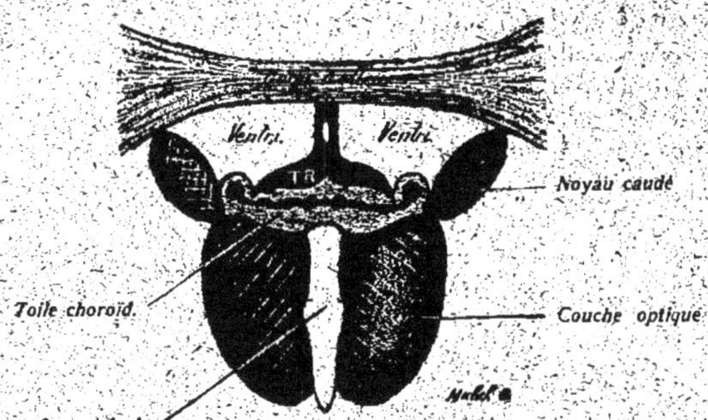

Fig. 242. — La toile choroïdienne (pie-mère invaginée).

bourrelet du corps calleux, s'engage sous ce bourrelet et arrive ainsi à la face inférieure du trigone. De forme triangulaire comme ce dernier, elle présente : une *face supérieure* qui est recouverte par le trigone auquel elle adhère par quelques tractus vasculaires ; une *face inférieure* qui passe en pont sur la base du troisième ventricule, dont elle forme la paroi supérieure, tout en restant séparée du ventricule par la membrane épendymaire (membrane du toit ou obturatrice) et repose par ses parties latérales sur la face supérieure des couches optiques. En examinant cette face sous l'eau ou par transparence, on voit qu'elle est parcourue de chaque côté de la ligne médiane par deux traînées de granulations rougeâtres accolées l'une à l'autre et composées de capillaires pelotonnées : ce sont les *plexus choroïdes du ventricule* (7, fig. 244). En avant, chacun d'eux se recourbe et franchit le trou de Monro correspondant pour se continuer avec les plexus choroïdes du ventricule latéral ; en arrière, ils convergent l'un vers l'autre au niveau de la glande pinéale (8, fig. 238).

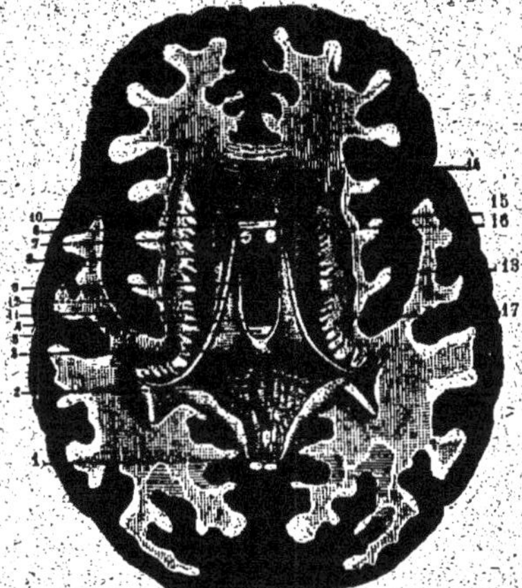

Fig. 243. — Coupe horizontale du cerveau, passant par le troisième ventricule pour montrer la toile choroïdienne (Le trigone est renversé en arrière avec la toile choroïdienne) :

1, trigone sectionné et rejeté en arrière avec la toile choroïdienne, pour découvrir le troisième ventricule ; 2, veines de Galien ; 3, glande pinéale ; 4, pédoncules antérieurs de la glande pinéale ; 5, commissure postérieure du cerveau ; 6, commissure antérieure ; 7, coupe des piliers antérieurs du trigone ; 8, troisième ventricule ; 9, commissure moyenne ou grise ; 10, noyau caudé du corps strié ; 11, couche optique ; 12, tœnia semi-circularis ; 13, 14, 15, coupe des circonvolutions de l'insula de Reil ; 16, noyau caudé du corps strié ; 17, insertion du corps calleux sur le centre ovale.

Le *sommet de la toile* se bifurque et va se continuer de chaque côté avec les plexus choroïdes des ventricules latéraux à travers les trous de Monro.

La *base* occupe la partie médiane de la fente de Bichat ; à ce niveau, les deux feuillets de la toile s'écartent et enveloppent la glande pinéale, puis se continuent, le supérieur avec la pie-mère cérébrale, l'inférieur avec la pie-mère cérébelleuse.

Les *bords latéraux* de la toile choroïdienne répondent au bord externe du trigone et sont garnis de pelotons vasculaires, les plexus choroïdes des ventricules latéraux (4, fig. 244).

c. *Plexus choroïdes des ventricules latéraux.* — Ce sont deux cordons vasculaires rougeâtres situés dans le sillon choroïdien, sur les bords latéraux du trigone, où ils se continuent avec les bords latéraux de la toile choroïdienne (9, fig. 223, et 4, fig. 244). Ils proviennent de la pie-mère, qui s'introduit dans la corne sphénoïdale du ventricule latéral par les côtés de la fente de Bichat. Situés sur le plancher des ventricules, les plexus choroïdes montent vers le trou de Monro en suivant la corne d'Ammon, puis les bords latéraux du trigone, trajet dans lequel ils décrivent une sorte d'anse qui embrasse par sa cavité l'extrémité postérieure de la couche optique et traversent les trous de Monro pour se continuer avec les plexus choroïdes du troisième ventricule. Ils ont donc un pied dans la corne sphénoïdale et l'autre dans la corne frontale. Au niveau du carrefour, ils présentent un renflement ovoïde, le *glomus* de Wenzel, formé par un pelotonnement de la veine choroïdienne (Albarran). Ils ne se prolongent ni dans la corne frontale ni dans la corne occipitale, et n'atteignent pas non plus tout à fait l'extrémité de la corne temporale. Il en résulte qu'à ce niveau, la paroi interne de la corne temporale en est réduite à une mince lame nervo-épendymaire, le *velum terminale* d'Aeby.

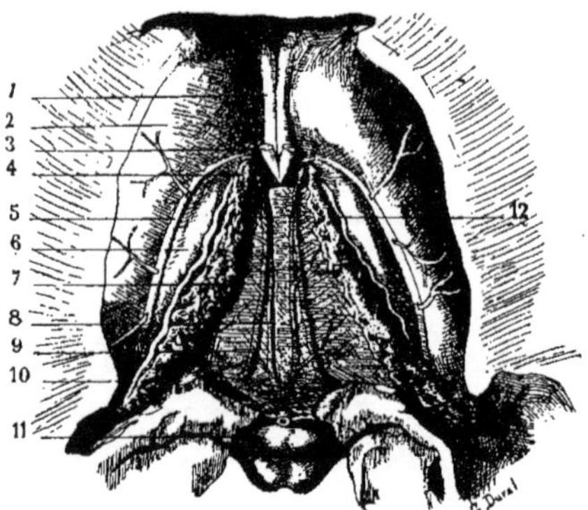

Fig. 244. — Toile choroïdienne du troisième ventricule et plexus choroïdes des ventricules latéraux.

1, cloison transparente ; 2, noyau caudé du corps strié ; 3, pilier antérieur du trigone coupé ; 4, plexus choroïdes ; 5, strie cornée à travers laquelle s'échappent les rameaux de la veine striée ; 6, couche optique ; 7, plexus choroïdes de la toile ; 8, veines choroïdiennes se réunissant en arrière pour former la veine de Galien ; 9, toile choroïdienne ; 10, corps bordant coupé en travers ; 11, tubercules quadrijumeaux. (Les plexus choroïdes sont en rouge).

La toile choroïdienne, étant une dépendance de la pie-mère, en a la structure. C'est une membrane cellulo-vasculaire constituée par un pli de la pie-mère, c'est dire qu'elle comporte un feuillet supérieur qui tapisse la face inférieure du trigone et un feuillet inférieur recouvrant la lame épendymaire qui constitue le plafond du ventricule moyen.

Ces deux feuillets s'écartent l'un de l'autre au niveau de la base de la toile; le supérieur se continue avec la pie-mère cérébrale, l'inférieur avec la pie-mère cérébelleuse. Entre les deux, on trouve une couche de tissu cellulaire lâche provenant du tissu sous-arachnoïdien, au sein duquel cheminent les artères qui proviennent des cérébelleuses supérieures, des cérébrales postérieures et des artères choroïdiennes, et les veines qui se concentrent en deux troncs, les veines de Galien (8, fig. 244). Elles proviennent: 1° des veinules de la portion réfléchie du corps calleux et du septum lucidum; — 2° de la veine du corps strié; — 3° de la veine du plexus choroïde du ventricule latéral; — 4° de la veine du trigone et de la couche optique; 5° des veines de la corne d'Ammon et de l'ergot de Morand: toutes ces veines se rendent dans les veines de Galien. Celles-ci, nées de chaque côté (au niveau des trous de Monro) des veines des plexus choroïdes des ventricules latéraux, se réunissent vers la partie postérieure de la toile en un seul tronc qui passe au-dessus de la glande pinéale et va se jeter dans le sinus droit.

Les *plexus choroïdes* sont formés par des prolongements villeux de la pie-mère. Leur stroma est composé de tissu connectif englobant un réseau de capillaires unciformes, dépourvues de gaine lymphatique (Albarran). — Les plexus choroïdes, comme la toile choroïdienne, du reste, sont tapissés par un épithélium (cilié chez l'embryon), qui les sépare complètement de la cavité des ventricules; c'est la membrane épendymaire. — On peut donc répéter avec Mathias Duval que ces cordons vasculaires passent, non par les trous de Monro, mais à côté d'eux; ils ne siègent pas dans l'intérieur de la cavité ventriculaire, mais *à côté* d'elle, c'est-à-dire séparés de cette cavité par l'épendyme ventriculaire.

8. — Glande pinéale.

La *Glande pinéale, Conarium, Épiphyse* (10, fig. 248), est un petit corps gris-rougeâtre, en forme de pomme de pin, long de 8 à 10 milimètres, situé dans un pli de la toile choroïdienne, qui forme à son niveau une sorte de gousset pour le contenir, entre le bourrelet du corps calleux et les tubercules quadrijumeaux antérieurs, en avant du cervelet, en arrière du troisième ventricule. Grosse comme un pois, elle repose dans le sillon qui sépare les deux éminences *nates,* qui lui forme une sorte de lit, *logette du conarium.*

La position de la glande pinéale chez l'Homme s'explique par suite du refoulement en arrière et en bas qu'elle subit de la part des hémisphères cérébraux qui s'avancent progressivement d'avant en arrière pour recouvrir les cerveaux antérieur, moyen et postérieur.

Libre par son sommet, elle est réunie à l'encéphale (paroi postérieure du troisième ventricule) par sa base, d'où partent trois prolongements de chaque côté, *pédoncules de la glande pinéale,* divisés en antérieurs, postérieurs et transversaux.

Les *pédoncules antérieurs* ou *supérieurs, freins, rênes, habenæ,* de la glande pinéale (11, fig. 248) sont deux petits cordons blancs qui se portent en avant, en longeant l'angle supéro-interne des couches optiques, pour aller se perdre dans les piliers du trigone après avoir limité la lèvre postérieure du trou de Monro.

Les *pédoncules postérieurs* ou *inférieurs,* descendent en bas et en dehors au devant de la commissure blanche postérieure et se perdent sur la commissure et dans la partie la plus reculée de la face interne des couches optiques.

Les rapports de l'épiphyse avec la commissure (MEYNERT, PAWLOVSKY) sont d'une importance à retenir, à cause de l'étroite relation qui existe entre la commissure postérieure du cerveau et les noyaux des nerfs moteurs de l'œil.

Les *pédoncules transversaux* ou *moyens* se portent transversalement en dehors, au-dessus de la commissure blanche postérieure, pour se terminer dans les couches optiques.

Jusque dans ces derniers temps, la nature de la glande pinéale, dans laquelle Descartes avait placé le siège de l'âme, était restée inconnue. — On admettait naguère encore qu'elle était composée d'une écorce de substance grise et d'une partie centrale formée d'un mélange de tissu connectif, de vaisseaux, de follicules clos, de fibres nerveuses en continuité avec celles des pédoncules, et de concrétions calcaires.

Aujourd'hui, nous savons que chez tous les Vertébrés la glande pinéale est le résultat d'une évagination du plafond de la vésicule cérébrale intermédiaire (Voy. Développement du cerveau), et qu'elle est un œil avorté (troisième œil des Vertébrés).

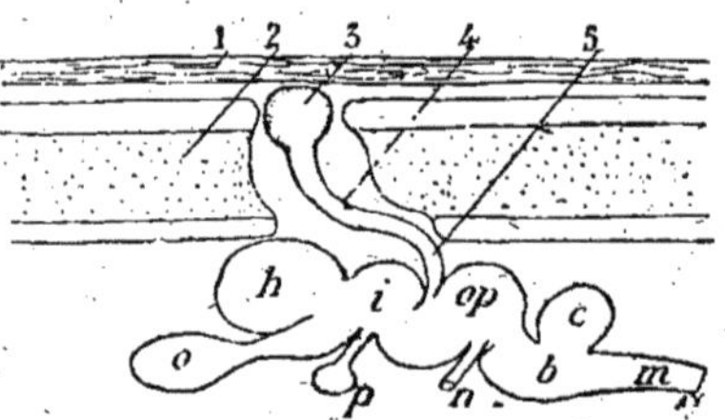

Fig. 245. — Œil pinéal des Sauriens.

1, peau de la tête ; 2, paroi du crâne ; 3, œil pinéal traversant le trou pariétal ; 4, pédoncule pinéal ; 5, racine de ce pédoncule émergeant du cerveau ; o, lobe olfactif ; *h*, hémisphère du cerveau ; *i*, cerveau intermédiaire (3e ventricule) ; *op*, lobes optiques ; *c*, cervelet ; *b*, protubérance annulaire ; *m*, moelle épinière ; *n*, nerf oculo-moteur externe ; *p*, glande pituitaire.

En effet, on retrouve cet œil médian chez les larves d'Ascidies et chez les Pyrosomes adultes ; — chez les Sauriens, il acquiert la valeur d'un véritable œil analogue à celui des Mollusques céphalopodes, c'est-à-dire que la paroi antérieure de la vésicule oculaire, remplie d'un liquide hyalin, se différencie en un cristallin et que le reste de son étendue sert à la perception de la lumière, comme le ferait une rétine, dont elle a, d'ailleurs, la constitution élémentaire. — Chez *Hatteria Anguis fragilis*, *Lacerta vivipara*, etc., l'œil pariétal comprend une cornée (*p*, fig. 246), un cristallin (*cr*, fig. 246) et une rétine (1, 2, fig. 246) avec quatre couches bien nettes. Véritable œil, cet organe est relié au cerveau par un pédoncule comparable au nerf optique (*n*, fig, 246) et vient se loger sous la peau du crâne qui est *dépourvue de pigment* à ce niveau en passant à travers un trou pariétal (très développé chez certains Reptiles fossiles, tels que l'Ichtyosaure, le Plésiosaure, le Nothosaure, le Labyrynthodonte), chez les Sauriens. Chez les Amphibiens, cette communication se trouve déjà interrompue pendant la période embryonnaire, par suite de l'oblitération du trou pariétal, et chez les Oiseaux et les Mammifères l'œil demeure dans le crâne. — Mais si l'on considère que l'on trouve un *trou pariétal* chez les *Stégocéphales paléozoïques*, ainsi que les *vrais Sauriens fossiles* ; que, de plus, chez l'*Antracosaurus ramiceps* il n'était pas recouvert par la peau, mais s'ouvrait librement à l'extérieur comme les orbites, on est conduit à penser qu'il existait jadis un œil pariétal bien développé chez les ancêtres des Amphibiens actuels.

Chez les Lacertiliens, et en particulier chez *Hetteria*, on peut décrire les couches suivantes à la rétine de l'œil pinéal : 1° une couche de bâtonnets (1 fig. 246, B) tapissant la cavité de l'œil (ils possèdent un noyau à leur base) ; 2° une couche cellulaire interne (2, fig. 246) ; 3° une couche moléculaire intermédiaire (3, fig. 246) ; 4° une couche cellulaire externe (4, fig. 246) : 5° une couche de fibres nerveuses allant se continuer avec celles du nerf optique (5, fig. 246).

Les recherches embryologiques récentes ont montré qu'il n'y a pas une évagination de la voûte du thalanencéphale (évagination pariétale) mais *plusieurs* évaginations juxtaposées. Beraneck admet que les Vertébrés ancestraux ont dû posséder deux organes visuels procédant du cerveau intermédiaire : l'un *pariétal*, l'autre *pinéal*. Chez les Amphibiens (*Rana*, *Bufo*, *Salamandra*), l'œil pinéal s'est seul conservé, quoique frappé d'une dégénérescence marquée ; l'œil pariétal s'est atrophié et n'est plus représenté que par un diverticule transitoire du cerveau intermédiaire. Au contraire, chez les Sauriens, l'œil pariétal a persisté et conserve encore l'empreinte de sa fonction visuelle primitive tandis que l'œil pinéal beaucoup plus dégénéré constitue l'épiphyse. (Voy. Béraneck, *Bibliogr. Anat.*, p. 11, 1894 ; — Francotte, *Bull. de l'Acad. des Sc. de Belgique*, n° 1, 1894).

La glande pinéale est donc morphologiquement un œil atrophié, en pleine régression,

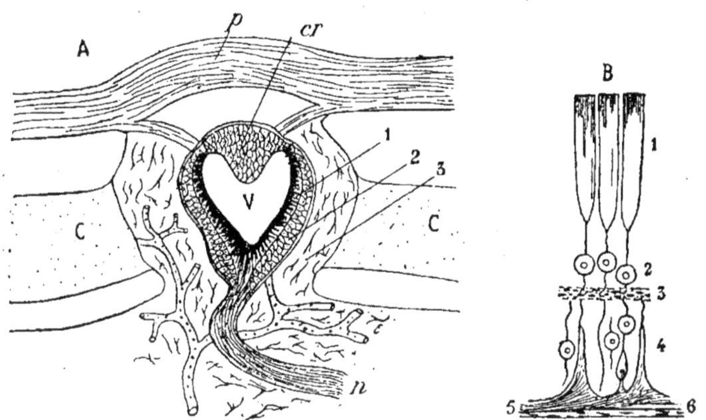

Fig. 246. — Structure de l'œil pinéal de Hatteria.

A, Coupe de l'œil pinéal ; *p*, peau représentant une cornée ; C, C, paroi du crâne ; *cr*, cristallin ; V, cavité de l'œil ; 1, rétine ; 2, choroïde ; 3, tissu fibreux représentant une sclérotique et en continuité avec la dure-mère ; *n*, pédoncule de l'œil pinéal. — B, Éléments de la rétine ; 1, couche des bâtonnets ; 2, couche des grains de bâtonnets ; 3, couche moléculaire ; 4 couche des éléments coniques et fusiformes ; 5, 6, couche des fibres nerveuses.

constitué chez l'homme adulte par des follicules épithéliaux à éléments dégénérés séparés par des travées conjonctives très vasculaires cloisonnantes, rappelant les glandes vasculaires sanguines, et infiltré de concrétions calcaires dites *acervules*. D'après Cianini (*Riv. sperim.* 1888) elle contient des cellules névrogliques et quelques fibres nerveuses à sa base. On a noté l'absence de la glande pinéale chez les idiots ; je l'ai vue faire défaut chez un fou ; son hypertrophie a été constatée (Henrot) dans le myxœdème. (Voy. De Varigny, *Rev. scient.*, 25 décembre 1886 ; — Ch. Julin, *Bull. scient. du Nord*, 2e série, p. 54, 1887 ; — A. Peytoureau, *La glande pinéale et le troisième œil des Vertébrés* (Thèse de Bordeaux, 1887) ; — Bernard, *La Nature*, 21 mai 1887 ; — P. Francotte, *Rech. sur le dévelop. de l'épiphyse* (Arch. de Biologie belges, 1888, p. 757) : — H. Strahl et E. Martin, *Développement de l'œil pariétal* (Arch. f. Anat., 1888) ; — Mathias Duval, *sur l'œil pariétal* (Soc. de Biologie, 1889).

Parfois, la glande pinéale est creusée d'une petite cavité centrale, *recessus pinealis* de Mihalkowicz, correspondant au diverticule embryonnaire du cerveau intermédiaire qui donne naissance à cette glande. Cette cavité est remplie d'un liquide lactescent.

9. — Noyaux gris ou ganglions du cerveau.

Au niveau du hile de l'hémisphère, le pédoncule cérébral s'enfonce dans le corps de l'hémisphère contenant à la fois les fibres qui vont de la moelle, de l'isthme et du cervelet au cerveau (fibres ascendantes) et toutes celles qui vont du cerveau à la moelle, à l'isthme et au cervelet (fibres descendantes). De ces fibres les unes, *fibres directes*, s'étendent directement du pédoncule à l'écorce des hémisphères; les autres, *fibres ganglionnaires*, communiquent préalablement dans des noyaux de substance grise ou ganglions qui sont placés au voisinage du hile, sur le trajet même du pédoncule. Ces ganglions, ce sont les *Couches optiques* et les *Corps striés*. Nous y adjoindrons l'étude de l'*Avant-mur* et du *Noyau amygdalien*.

Les corps opto-striés sont plus volumineux dans les espèces au-dessous de l'Homme. Rapportés au cerveau : 100, Huschke a trouvé pour l'Homme 5, le Singe 8, le Chien 11, le Cheval et le Bœuf 13, le Mouton 14.

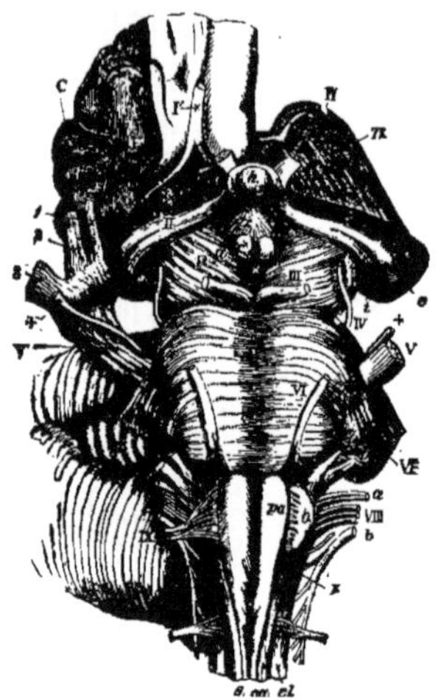

Fig. 247. — Le lobule du corps strié (*c*) et la couche optique (*Th*) vus par leur face inférieure

I', nerf olfactif; II, nerf optique; II', bandelette optique, avec *i* et *e*, les corps genouillés interne et externe; *h*, glande pituitaire; *tc*, tuber cinereum et infundibulum du troisième ventricule; *a*, tubercule mamillaire; P, pédoncule cérébral.

a. — Couches optiques

Les *Couches optiques (thalami optici)* sont deux gros renflements ovoïdes, placées sur le trajet et comme à cheval sur les pédoncules cérébraux, constituant les parois latérales du ventricule moyen, et dont les faces supérieures font partie du plancher des ventricules latéraux (13, fig. 248).

De la grosseur d'un œuf de pigeon (40 mm. de long sur 14-18 de large et 18-23 de hauteur) ces ganglions sont dirigés obliquement en avant et en dedans, assez rapprochés par leur extrémité antérieure, plus écartés par leur extrémité postérieure — Ils répondent en avant et en dehors aux corps striés; en arrière et en dedans aux tubercules quadrijumeaux qui sont contenus dans leur écartement.

On leur décrit quatre faces et deux extrémités. La face *supérieure* convexe et de couleur café au lait clair, est séparée en deux parties par une crête irrégulière, quelquefois un sillon, le *sillon choroïdien*, qui répond aux plexus choroïdes. En dehors de ce sillon elle fait partie du plancher du ventricule latéral et est limitée par le sillon opto-strié; en dedans elle est recouverte par la toile choroïdienne et les bords latéraux du trigone qui s'appuient sur elle et est limitée par un tractus blanc, faisant un léger relief, le tœnia thalami ou *rêne de la glande pinéale*.

Elle présente en avant un mamelon, *tubercule antérieur de la couche optique*, *corpus album subrotundum*, dans lequel vient se terminer le faisceau de Vicq-d'Azyr. Semblablement elle est terminée en arrière par un autre tubercule, plus

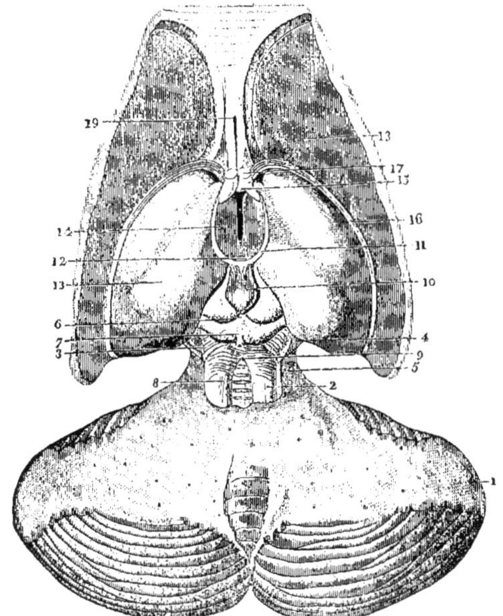

Fig. 248. — Les corps opto-striés vus sur le plancher des ventricules latéraux

1, cervelet ; 2, pédoncule cérébelleux supérieur ; 3, ruban de Reil ; 4, 5, pédoncule cérébral ; 6, tubercules quadrijumeaux ; 7, frein de la valvule de Vieussens ; 8, valvule de Vieussens ; 9, fastigium ; 10, glande pinéale ; 11, son frein ; 12, commissure blanche postérieure ; 13, couche optique (face dorsale) ; 14, ventricule moyen ; 15, commissure blanche antérieure ; 16, bandelette cornée ; 17, pilier antérieur du trigone ; 18, noyau caudé (face dorsale) ; 19, septum lucidum.

volumineux et plus saillant que le précédent, le *tubercule postérieur* de la couche optique ou *pulvinar*. Entre le pulvinar et l'origine du pédoncule antérieur de la glande pinéale, se trouve une petite surface de forme triangulaire et un peu déprimée, c'est ce que l'on a appelé, à cause de son voisinage de l'*habena* ou rène de la glande pinéale, le *triangle de l'habénula* (14, fig. 258). Dans ce triangle on voit une petite saillie, appelée *ganglion de l'habénula*, d'où part un faisceau, assez souvent visible à l'œil nu, qui descend à la face interne de la couche optique, en dedans du noyau rouge pour gagner le ganglion interpédonculaire : c'est le *faisceau rétroflexe de Meynert* (Voy. fig. 260).

Le *ganglion de l'habenula* varie en importance avec l'importance même de l'appareil olfactif, ce qui a fait considérer ce ganglion comme un organe de l'appareil olfactif par EDINGER. Des fibres provenant du tœnia thalami et remontant du territoire olfactif (champ olfactif, espace quadrilatère aboutissent à ce ganglion. Mais DARKSCHEWITSCH a montré qu'il aboutissait aussi à ce gan-

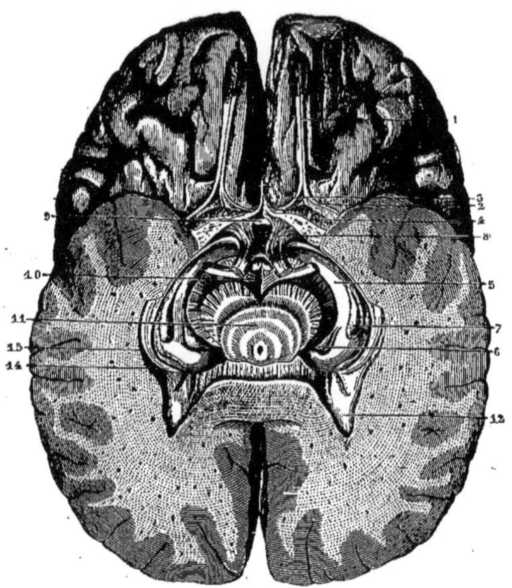

Fig. 249. — Coupe horizontale des lobes temporo-occipitaux et des pédoncules cérébraux pour montrer la face inférieure des couches optiques et les corps genouillés. (Le cerveau est renversé).

1, nerf olfactif ; 2, racine blanche externe ; 3, racine blanche interne ; 4, quadrilatère perforé (il est traversé par la bandelette diagonale) ; 5, bandelette optique ; 6, corps genouillé interne ; 7, corps genouillé externe 8, racine grise des nerfs optiques ; 9, commissure antérieure et troisième ventricule ; 10, origine du nerf moteur oculaire commun ; 11, coupe de la protubérance annulaire au niveau des pédoncules cérébraux ; 12, prolongement postérieur des ventricules latéraux ; 13, origine du prolongement sphénoïdal des ventricules latéraux ; 14, bandelette demi-circulaire.

glion des fibres du tractus opticus, les fibres papillaires. D'où l'on a pu faire du ganglion de l'habénule le centre réflexe des mouvements pupillaires.

Le *faisceau rétroflexe* est formé de fibres descendant du ganglion de l'habénule dans le ganglion interpédonculaire où elles se terminent par des ramifications libres (van GEHUCHTEN); ce qui confirme les expériences de GUDDEN : fibres centrifuges, dégénérescence descendante après destruction du ganglion de l'habénule. — Avant d'atteindre le ganglion les faisceaux de Meynert entrecroisent leurs fibres.

La *face inférieure* de la couche optique repose en avant sur l'*anse pédonculaire de Gratiolet*, *substance innominée de Reichet*, sorte d'écharpe transversale posée en avant du pédoncule cérébral et derrière laquelle les fibres du pied du pédoncule s'engagent dans le segment postérieur de la capsule interne; en arrière elle repose sur le prolongement antérieur de la calotte du pédoncule connu sous le nom de *région sous-optique*. Par sa partie la plus reculée elle reste libre, déborde le pédoncule et présente deux renflements mamelonnés, les *Corps Genouillés* (*i* et *e*, fig. 247), distingués en *interne* et en *externe*.

Le *Corps Genouillé Interne* (*i*, fig. 247), moins volumineux que le suivant, est relié par son extrémité postéro-interne au tubercule quadrijumeau postérieur (bras des tubercules testes) et son extrémité antéro-interne est l'origine de la racine interne de la bandelette optique, c'est-à-dire de la commissure de Gudden. — Le *Corps Genouillé Externe* (*e*, fig. 247) est plus volumineux et plus blanc que le précédent, en dehors et un peu en avant duquel il est placé; — il est réuni par une bandelette blanche au tubercule quadrijumeau antérieur (bras des tubercules nates) par son extrémité postérieure, et de son extrémité antérieure s'échappe la racine externe de la bandelette optique.

Meynert a montré que les corps genouillés sont composés de couches alternatives de substance blanche et grise, ce qui tient à ce que des faisceaux de la couronne rayonnante traversent sa substance grise en la décomposant en strates superposés. Ils contiennent de grandes cellules multipolaires.

Les deux corps genouillés sont réunis l'un à l'autre par un tractus blanc direct, *anse intergéniculaire de Rauber* (7, fig. 251), et les 2 corps genouillés internes par des fibres blanches en arc qui suivent la voie détournée des bandelettes optiques, *commissure inférieure de Gudden*.

Dans une relation qui date de 1890, Zacher a rapporté qu'il avait trouvé le corps genouillé *interne* frappé de dégénération secondaire à la suite d'une destruction des deux premières circonvolutions temporales. Or, comme il y avait en même temps des altérations secondaires dans les bras des tubercules quadrijumeaux postérieurs et dans les tubercules eux-mêmes; comme, d'autre part, il paraît établi que T^1 et T^2 président à l'intelligence des sons, tandis que le tubercule quadrijumeau postérieur est un ganglion de l'appareil acoustique, il en résulte que le corps genouillé interne jouerait dans le processus psychique de l'audition un rôle analogue à celui que joue dans la vision le corps genouillé externe. Ce fait confirme l'opinion de Monakow. On sait, en effet, que le corps genouillé externe est un organe interposé sur le trajet des fibres optiques. Toutefois, il est bon de dire que certains faits, du genre de celui que rapportait encore en 1890 S. Lekarsky (ramollissement du cuneus, dégénération descendante des radiations optiques, du pulvinar, du corps genouillé externe, *et de la capsule du corps genouillé interne*), semblent plaider en faveur des faisceaux optiques. Aujourd'hui, cependant, on s'accorde en général pour ne plus intercaler le corps genouillé interne dans l'appareil optique, et à considérer les corps *genouillés externes* comme de véritables *ganglions visuels*. Leur destruction amène toujours l'hémianopsie (Voy. S. Henschen (d'Upsal), *Brain*, 1894, p. 170).

La *face interne* de la couche optique n'existe que sur les deux tiers antérieurs du noyau; dans le tiers postérieur elle est remplacée par le pédoncule cérébral surmonté des tubercules quadrijumeaux. Elle forme la paroi latérale du ventricule moyen et est recouverte par la substance grise centrale et l'épendyme. En avant elle atteint le trou de Monro, en arrière la commissure postérieure et les tubercules quadrijumeaux. En haut, elle est séparée de la face supérieure par le *tænia thalami*. Le sillon de Monro constitue sa limite inférieure et la sépare de la région sous-optique. Les faces internes des deux couches optiques sont réunies, nous l'avons vu, par la commissure grise et par la commissure blanche postérieure.

La *face externe* s'adosse en haut au noyau caudé du corps strié; — au-dessous, elle est séparée du noyau lenticulaire par la capsule interne (7, 7', 7², fig. 258). La zone externe de la couche optique est percée par des fibres entrecroisées entre lesquelles se trouvent quelques îlots de substance grise : c'est la *couche fenêtrée, grillagée,* ou *lame médullaire externe.*

L'*extrémité antérieure*, extrémité la plus petite de l'ovoïde que présente la couche optique, est contournée par le pilier antérieur correspondant du trigone. Légèrement déprimée, elle forme, avec ce pilier, un petit orifice arrondi qui fait communiquer les ventricules latéraux avec le ventricule moyen : c'est le *trou de Monro.* Par sa portion externe, elle répond à la tête du noyau caudé qui se déprime à ce niveau pour la recevoir, et en avant elle répond à la commissure blanche antérieure qui se porte en dehors.

L'*extrémité postérieure*, grosse extrémité de l'ovoïde, forme une saillie arrondie qui est contournée par le pilier postérieur correspondant du trigone et le plexus choroïde du même côté, et fait saillie dans le carrefour ventriculaire. — Elle est surmontée du *pulvinar*, au-dessous duquel on découvre les corps genouillés.

Les couches optiques sont constituées de la façon suivante : à la surface supérieure on trouve une couche de fibres blanches, *stratum zonale.* Dans le corps de l'organe la substance grise se distribue en plusieurs noyaux et en une lame qui constitue la face interne du thalamus. — Parmi les noyaux, il faut citer : 1° Le *noyau de l'habenula* situé dans l'espace que nous avons appelé triangle de l'habenula, et d'où part le *fasciculus retroflexus* de Meynert, qui se rend dans le ganglion interpédonculaire, en longeant la face interne de la couche optique et après s'être entrecroisé avec le faisceau du côté opposé selon Gudden et Forel. — 2° Le *noyau antérieur* (corpus subrotundum) où se termine le faisceau de Vicq-d'Azyr (33, fig. 173). — 3° Le *noyau interne*, grisâtre, est limité en dedans par la substance grise ventriculaire et en dehors par la *lame médullaire interne.* — 4° Le *noyau externe* rougeâtre et pâle, strié en travers par le passage de faisceaux radiés (Meynert), se confond en arrière avec le pulvinar et le corps genouillé externe (fig. 252). — 5° Le *centre médian de Luys*, tour à tour rattaché au noyau interne et au noyau externe (1).

Une lame de substance blanche, *lame médullaire interne*, placée de champ dans l'épaisseur de la couche optique, sépare les noyaux interne et externe du thalamus; une autre lame, *lame médullaire externe*, couche réticulée ou grillagée, ainsi appelée parce que les irradiations de la couche optique qui s'échappent à ce niveau du thalamus la découpent comme un grillage, la sépare de la capsule interne.

Les éléments cellulaires de la couche optique sont des deux types, mais le type sensitif paraît y occuper une plus large place (Marchi). Il y a aussi des neurones d'intercalation.

(1) Luys décrit, dans les couches optiques, quatre groupes ganglionnaires : 1° un *centre antérieur* ou *olfactif*, qui recevrait les fibres du nerf olfactif par l'intermédiaire du tænia semi-circularis; — 2° un *centre moyen*, placé en arrière du précédent, et qui recevrait un faisceau de fibres venant des corps genouillés (centre visuel); 3° un *centre postérieur* ou *auditif*, qui serait l'aboutissant des fibres du nerf acoustique; 4° un centre inférieur ou *sensitif général* enclavé profondément entre les noyaux interne et externe et le noyau rouge. Tous ces noyaux gris sont en relation par des fibres nerveuses avec l'écorce des hémisphères, d'une part, et avec les pédoncules cérébraux, d'autre part (voy. fig. 250, p. 345).

Considérée dans ses *connexions*, la couche optique est reliée par de nombreux faisceaux de fibres nerveuses, d'une part à l'écorce, d'autre part au pédoncule (*radiations thalamiques*). Les fibres qui vont au pédoncule, *fibres thalamo-pédonculaires*, sortent par ses faces inférieure et externe et s'enfoncent aussitôt dans la calotte du pédoncule cérébral correspondant, où elles se joignent aux fibres du ruban de Reil central, ou bien vont au cervelet après relai dans le noyau rouge. Les fibres qui se portent à l'écorce, *fibres thalamo-corticales* (fibres corticofuges à dégénération descendante), s'échappent également par les faces inférieure et externe et pénètrent dans la capsule interne en trois faisceaux principaux : un antérieur ou frontal qui va en rayonnant à l'écorce du lobe frontal (*pédoncule antérieur de la couche optique*) ; un postérieur ou occipital qui, du pulvinar, se porte à l'écorce du lobe occipital (*pédoncule postérieur de la couche optique, radiations optiques de Gratiolet*) et dont les fibres en s'entrecroisant entre le pulvinar et le corps genouillé externe avec des fibres verticales constituent ce que l'on a appelé le *champ de Wernicke*; un inférieur qui va à l'écorce de la région pariéto-temporale (*pédoncule inférieur de la couche optique*) et au noyau lenticulaire du corps strié (*fibres thalamo-lenticulaires*). Ce dernier faisceau

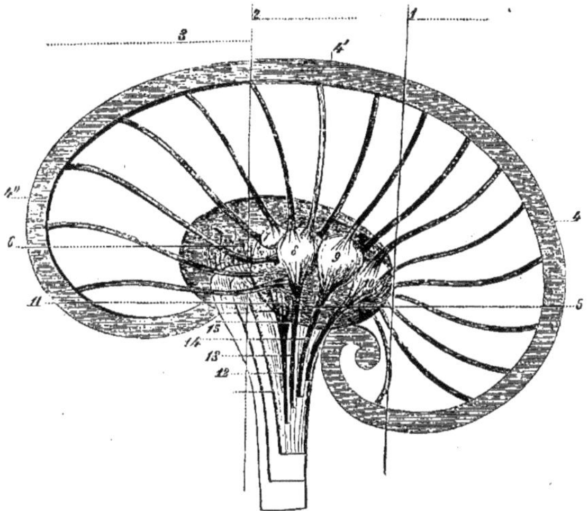

Fig. 250. — Schéma du système des fibres convergentes dans leurs rapports avec les noyaux gris centraux (Luys).

1, fibres convergentes des circonvolutions postérieures du cerveau ; 2, fibres convergentes des circonvolutions médianes du cerveau ; 3, fibres convergentes des circonvolutions antérieures ; 4, 4' et 4'', substance corticale dans ses rapports avec les noyaux gris centraux ; 5, couche optique ; 6, corps strié ; 7, centre antérieur olfactif ; 8, centre moyen optique ; 9, centre médian sensitif ; 10, centre postérieur acoustique ; 11, région grise centrale ; 12, fibres ascendantes grises de l'innervation viscérale ; 13, fibres grises optiques ; 14, fibres ascendantes sensitives ; 15, fibres ascendantes acoustiques ; 16, série des fibres antéro-latérales de l'axe allant se perdre dans le corps strié.

contribue à former *l'anse pédonculaire de* Gratiolet (il constitue sa couche inférieure).

Enlevez la bandelette optique à la base de l'encéphale, vous rencontrerez sous celle-ci un cordon qui enlace le pédoncule à son entrée dans l'hémisphère. Ce cordon, dissimulé sous la bandelette optique, c'est *l'Anse pédonculaire de Gratiolet, Substance innominée* de Reichert.

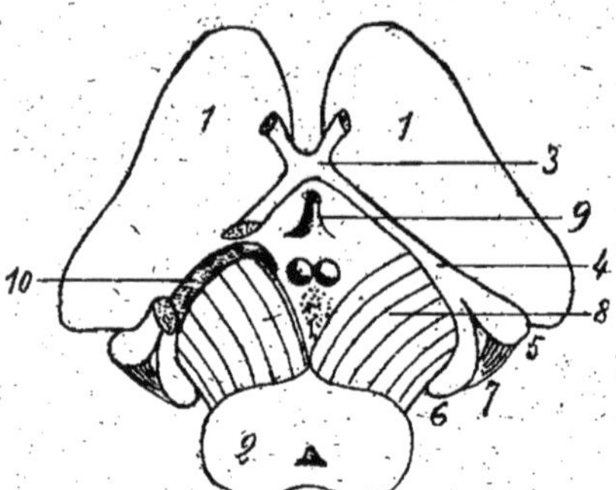

Fig. 251. — Face inférieure des pédoncules et des couches optiques pour montrer l'anse pédonculaire

1, 1, couche optique; 2, couche transversale des pédoncules; 3, chiasma optique; 4, bandelette optique; 5, corps genouillé externe; 6, corps genouillé interne; 7, bandelette de Rauber; 8, face inférieure du pédoncule; 9, tuber cinereum; 10, anse pédonculaire située au-dessus (dans la position physiologique du cerveau) de la bandelette optique qui a été réséquée dans une certaine longueur de son trajet.

La *substance innominée de Reichert* est une partie de l'écorce de la base du cerveau qui s'unit au dehors au noyau amygdalien, en dedans à la substance grise du ventricule moyen, au-dessus au noyau lenticulaire et à la tête du noyau caudé, en avant à l'écorce de l'espace perforé antérieur.

Cette substance grise continue avec la région sous-optique en arrière, est traversée par des fibres blanches constituées par le *pédoncule inférieur ou temporal de la couche optique et l'anse du noyau lenticulaire*. Les cellules de cette substance donnent naissance à des fibres qui passent dans la région sous-optique et descendent avec le faisceau sous-thalamique de Forel.

L'*Anse du noyau lenticulaire* (10, fig. 251) comprend le groupe de fibres transversales le plus élevé; elle est constituée par un faisceau de fibres qui émanent des lames médullaires du noyau lenticulaire (radiations lenticulaires) et viennent se rendre après avoir contourné le pédoncule, les unes dans la couche optique, les autres (fibres descendantes) dans le tronc cérébral en passant par la partie antéro-interne de la calotte (Déjerine), où elles s'engagent dans le ruban de Reil. Huguenin et Brissaud font entrer la portion descendante de l'anse dans la partie interne du pied du pédoncule cérébral (7, fig. 253). Wernicke admet de son côté que cette anse se continue avec la bandelette longitudinale postérieure en passant par la voie de la commissure blanche postérieure, et Bechterew et Flechsig la font descendre par la voie centrale de la calotte jusqu'à l'olive bulbaire. On aurait ainsi une liaison entre le noyau lenticulaire et l'olive du même côté, et plus loin avec l'hémisphère controlatéral du cervelet. Dans tous les cas, ses fibres dissociées passent dans la couche dorsale de la région sous-optique et semblent aller se perdre au corps de Luys, au noyau rouge, à la formation réticulaire de la calotte pédonculaire, au locus niger.

Le noyau antérieur de la couche optique est relié avec la corne d'Ammon par le fornix, le tubercule mamillaire et le faisceau de Vicq-d'Azyr; il a sa zone corticale dans la partie interne de la circonvolution frontale supérieure et le lobule paracentral. Le noyau interne est relié avec les circonvolutions centrales, le pied des circonvolutions frontales et l'insula. Le noyau latéral est placé sur le trajet de la voie qui va des racines postérieures à l'écorce cérébrale, puisqu'il reçoit une partie des fibres du ruban de Reil (Flechsig). Il a sa zone corticale dans les circonvolutions centrales. Le pulvinar et le corps genouillé externe ne sont en relation qu'avec la sphère visuelle (cuneus, partie postérieure de P^1 et P^2, lobule lingual). Le corps genouillé interne est surtout sous la dépendance de la 1re circonvolution temporale.

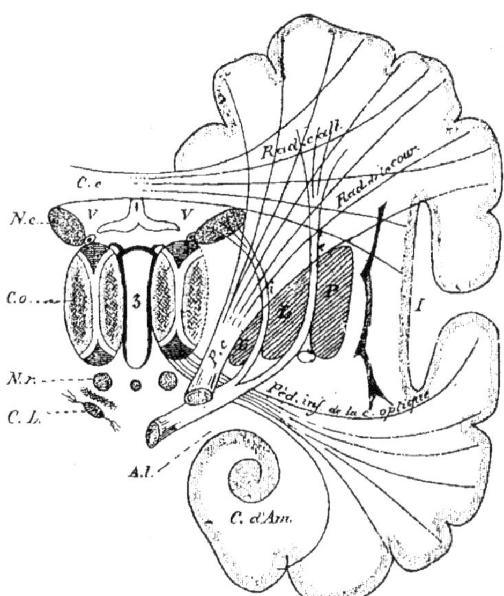

Fig. 252. — L'anse du noyau lenticulaire. — Coupe frontale

C.c, corps calleux; N.c, noyau caudé et L.P, noyau lenticulaire du corps strié; C.o, couche optique; N.r, noyau rouge; C.L, corps de Luys; V, V, ventricules latéraux; 3, ventricule moyen; P.c, expansion pédonculaire; *i*, *e*, cloisons et anse du noyau lenticulaire.

La plupart des neurones qui relient la couche optique à l'écorce sont des neurones cortico-optiques (il n'y a que peu de fibres corticopètes thalamo-corticales). Aussi les pédoncules de la couche optique sont surtout des voies centrifuges ou motrices, car après lésion de l'écorce ils subissent la dégénération descendante en même temps qu'il y a atrophie des noyaux gris de la couche optique.

D'autre part, ils sont l'intermédiaire des *mouvements d'expression* qui partent de l'écorce (l'ablation de la zone psycho motrice les abolit), et ne peuvent se faire sans l'intermédiaire de la couche optique (Bechterew).

Quelques-unes des fibres cortico-optiques peuvent être suivies jusque dans le Tronc cérébral et jusqu'au noyau respiratoire du bulbe rachidien (Shukowski).

La plupart des physiologistes s'accordent pour admettre que les couches optiques sont l'aboutissant de la plupart des fibres sensitives, soit qu'elles viennent du cervelet par les pédoncules cérébelleux supérieurs, soit qu'elles viennent du bulbe et de la moelle par les pédoncules cérébraux.

Pour certains physiologistes (Wundt, Meynert, Nothnagel, Bechterew), les couches optiques seraient des centres sensitifs chargés de recevoir l'impression inconsciente que transforme en mouvement le corps strié (mouvement réflexe); selon d'autres (Luys, Ferrier), elles seraient les grands centres de réception des impressions sensorielles, des sortes de relais placés sur le trajet des impressions centripètes dans lesquelles ces dernières subiraient une première élaboration avant d'atteindre l'écorce cérébrale, où elles sont définitivement perçues; mais il faut avouer que la physiologie de ces gros ganglions est encore fort imparfaite. Les impressions olfactives passeraient par le centre antérieur ou olfactif; les impressions visuelles par le centre moyen ou optique, etc. (7, 8, 9, 10, fig. 250). — Divers faits pathologiques plaident en faveur de cette manière de voir. Une personne perdit successivement, en l'espace de trois ans, l'odorat, la vue, l'ouïe et la sensibilité générale, et resta par suite insensible à toutes les actions sensorielles externes; — or, à l'autopsie, on constata que les couches optiques, et elles seules (?) avaient été détruites par un néoplasme (Hunter, A. Voisin). Dans tous les cas la lésion de ces organes n'affaiblit pas la sensibilité générale (Vulpian, Nothnagel, Ferrier, Lussana, Laborde). Cependant des résultats expérimentaux concluent que la couche optique est un centre de sentiment et de sensibilité.

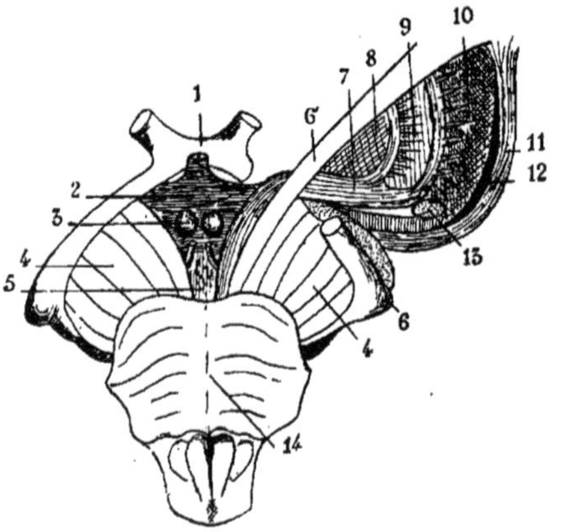

Fig. 253. — Anse du noyau lenticulaire (d'après Brissaud)

1, chiasma optique; 2, tuber cinereum; 3, tubercule mamillaire; 4, 4, pédoncule cérébral; 5, espace interpédonculaire; 6, corps génouillés; 6', faisceau géniculé; 7, anse lenticulaire; 8, noyau pâle; 9, noyau intermédiaire; 10, noyau externe du noyau lenticulaire; 11, capsule externe; 12, espace virtuel lenticulo-capsulaire; 13, commissure blanche; 14, pont de Varole.

Région sous-optique

Au-dessous de la couche optique, la calotte des **pédoncules cérébraux**, très amoindrie, se termine sous la forme d'une petite zone qu'on appelle la *région sous-optique*, *région sous-thalamique*. De forme quadrilatère, elle est limitée en haut par la face inférieure de la couche optique, en bas, le locus niger, en dehors le pédoncule cérébral qui se prolonge dans la capsule interne, en dedans la substance grise du 3e ventricule. En arrière elle se continue dans la calotte des pédoncules, en avant dans la substance innominée de l'espace perforé.

Cette région est constituée de haut en bas par une couche blanche, *Couche dorsale*; une couche réticulaire, *Couche incertaine*; enfin par deux noyaux de substance grise, le *Corps sous-thalamique* ou *Corps de Luys*, et le *Noyau semi-lunaire de Flechsig*, localisé entre le centre médian de la couche optique et le noyau rouge (fig. 252).

La *couche dorsale*, immédiatement sous-jacente à la couche optique, est composée de fibres blanches à direction antéro-postérieure et radié (*faisceau sous-thalamique* de Forel). Certaines de ces fibres vont dans la calotte du pédoncule et au noyau rouge ou pédoncule cérébelleux supérieur (*radiations de la calotte* d'Edinger), les autres au locus niger, au pied du pédoncule (*fibres cortico-*

médullaires). A ces dernières doit être rattaché le *contingent des fibres sous-optiques* de Luys, qui relient directement l'écorce cérébrale aux noyaux bulbo-protubérantiels.

Meynert fait descendre ces fibres dans la bandelette longitudinale postérieure. Celles qui vont au noyau rouge dégénèrent à la suite des lésions corticales (Déjerine).

La *couche incertaine* (*zona incerta* de Forel) s'étend transversalement sous la précédente. Elle est constituée par un réticulum de fibres nerveuses et de petits amas de substance grise irrégulièrement disséminés. Elle est la continuation de la formation réticulaire de la calotte et se perd, en avant, dans l'anse pédonculaire. Selon Monakow, elle a son centre cortical dans la 1re circonvolution temporale.

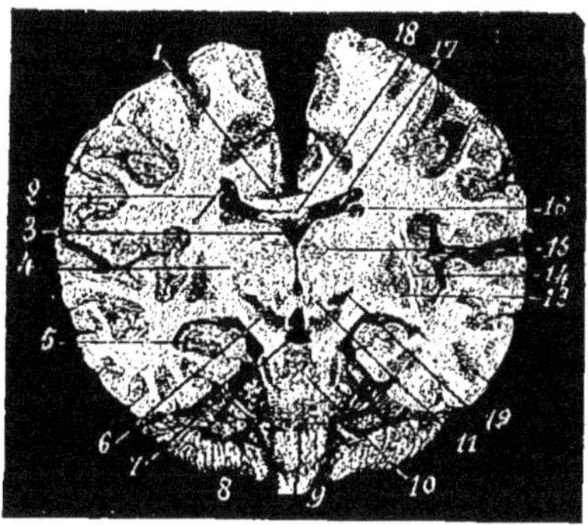

Fig. 254. — Coupe frontale du cerveau passant par le fond de l'espace interpédonculaire pour montrer la région sous-optique (photographie).

1, corps calleux ; 2, plexus choroïde épinglé ; 3, ventricule moyen ; 4, capsule interne ; 5, corne d'Ammon ; 6, locus niger ; 7, fond de l'espace interpédonculaire ; 8, cervelet ; 9, bulbe rachidien ; 10, protubérance annulaire ; 11, noyau rouge ; 12, corps de Luys ; 13, noyau lenticulaire ; 14, avant-mur ; 15, couche optique ; 16, tête du noyau caudé ; 17, ventricule latéral (corne frontale) ; 18, piliers antérieurs de la voûte.

Le *corps de Luys* ou *olive cérébrale*, est un noyau discoïdal d'un gris jaunâtre, d'une longueur de 10 mill. environ, couché au-dessous de la zone incertaine, entre elle et l'extrémité antérieure du locus niger (fig. 252). De ses deux extrémités, part un petit faisceau de fibres blanches, dont l'un, l'externe, paraît se rendre dans le globulus pallidus, l'autre, l'interne, dans la substance grise de l'espace interpédonculaire, où il s'entre-croise avec celui du côté opposé et constitue la *commissure de Forel*. Les deux corps de Luys sont en outre unis l'un à l'autre par une commissure qu'on a appelée la *commissure de Meynert*.

Seul, le cerveau des Primates paraît posséder le corps de Luys.

Les Noyaux Rouges

Dans la région sous-thalamique, de chaque côté du sommet du 4e ventricule, en dedans et un peu plus haut que les corps de Luys, on aperçoit l'extrémité antérieure de deux noyaux rougeâtres, les *Noyaux Rouges de Stilling* (11, fig. 254), qui reçoivent les fibres des pédoncules cérébelleux supérieurs, et émettent des fibres qui se rendent au noyau lenticulaire, peut-être aussi directement à l'écorce, mais surtout des fibres qui se portent à la couche optique (les radiations de la calotte).

Le *Noyau Rouge* a été considéré comme un simple renflement gangliforme intercalé sur le trajet du pédoncule cérébelleux supérieur (Meynert). Mais Flechsig admet qu'une partie des fibres du pédoncule cérébelleux supérieur s'y termine, l'autre partie gagnant l'écorce de la région pariétale après l'avoir simplement traversé et émis des « collatérales » descendantes qui s'en vont dans le bulbe et se mettent en relation avec les noyaux des Ve, VIe et VIIe paires des nerfs crâniens. D'autres (Henle, Forel) pensent que le pédoncule cérébelleux supérieur se rend à la fois dans le noyau rouge et la couche optique. Ses relations avec le thalamus se font par les *radiations de la calotte* (Forel), qui forment, on le sait, une sorte de coque au noyau. Ce qu'il y a de certain, c'est que les fibres du pédoncule cérébelleux supérieur partent de l'olive cérébelleuse et aboutissent au noyau rouge (Forel, Monakow, Gudden, Marchi, Mingazzini, etc.). Le pédoncule cérébelleux supérieur comprend, outre ses fibres croisées, un faisceau direct qui se rend à la couche optique du même côté (Marchi, Mahaim). Mingazzini soutient que le noyau rouge n'est qu'en relation *indirecte* avec l'écorce cérébrale par l'intermédiaire de la couche optique et des radiations optiques. Mais les observations de Flechsig et Hösel, Mahaim, Monakow et M. et Mme Déjerine qui ont suivi des fibres dégénérées aboutissant au noyau rouge lui-même en grande partie dégénéré à la suite de lésions corticales sans participation des corps opto-striés, s'opposent à cette conclusion (M. et Mme Déjerine, *C. R. Soc. de Biologie*, 1885, p. 226). Il existe donc des *radiations du noyau rouge* ou *fibres cortico-rubriques* directes, à côté des *fibres thalamo-rubriques* et *cérébello-rubriques*. M. et Mme Déjerine ont conclu de leurs recherches que la voie cérébro-cérébelleuse comprend 3 neurones : 1° un neurone supérieur cortico-rubrique constitué par les radiations du noyau rouge ; 2° un neurone moyen, rubro-cérébelleux constitué par le pédoncule cérébelleux supérieur aboutissant à l'olive ; 3° un neurone inférieur, olivo-cérébelleux, représenté par les radiations du corps denté allant gagner l'écorce du cervelet.

Le noyau rouge a sa zone corticale dans l'écorce de l'opercule, le corps de Luys dans une dépendance de l'écorce : le noyau caudé et le putamen.

5. — Corps Striés.

Le *Corps Strié*, ainsi appelé à cause des stries blanches qui le traversent, est une masse ganglionnaire logée dans le centre de l'hémisphère. Il est en rapport en dehors avec le lobule de l'insula (lobule du corps strié), en dedans avec la couche optique dont il est séparé à la surface par le sillon opto-strié, et fait saillie par l'une de ses parties sur le plancher du ventricule latéral sous la forme d'une grosse éminence en virgule dont la queue est dirigée en arrière et la tête en avant, dans l'épaisseur du lobe frontal.

Mais les corps striés sont des ganglions complexes dont on ne peut prendre connaissance que par une série de coupes de l'hémisphère. — Si l'on fait sur la partie moyenne de ce corps une incision transversale, on voit que la saillie visible sur le plancher du ventricule latéral n'est qu'une portion d'une grosse masse nerveuse, et que le corps strié est constitué par deux gros noyaux de substance gris rougeâtre, *Noyau Caudé* et *Noyau Lenticulaire*, séparés l'un de l'autre par un faisceau de substance blanche, *Capsule Interne* (Ci, fig. 255). La séparation entre les 2 noyaux n'est pas complète toutefois ; au niveau de leur extrémité antérieure, en avant du segment antérieur de la capsule interne, ils sont réunis et forment une masse unique.

Le *Noyau Caudé*, ainsi appelé à cause de sa forme en poire, est placé en haut et en dedans (noyau supéro-interne) ; — c'est lui qui fait saillie sur le plancher du ventricule latéral ; aussi l'appelle-t-on encore *noyau intra-ventriculaire* du corps strié (18, fig. 248).

Il a la forme d'une virgule dont la tête est dirigée en avant et en dedans et la queue en arrière et en dehors. Long d'environ 70 millimètres, large au niveau de sa tête de 10 millimètres, et épais de 25 à 30 millimètres, il est couché par son bord concave sur la couche optique dont il n'est séparé que par le sillon opto-strié, sa tête reposant sur le centre ovale du lobe frontal et sur la substance grise de l'espace perforé latéral avec laquelle elle se continue, sa queue s'effilant progressivement tout en gagnant le carrefour ventriculaire, puis en contournant le pédoncule cérébral correspondant pour aller se perdre finalement dans la voûte de la corne sphénoïdale du ventricule latéral. En avant, les têtes des deux noyaux caudés sont très rapprochées ; embrassées par la concavité du genou du corps calleux,

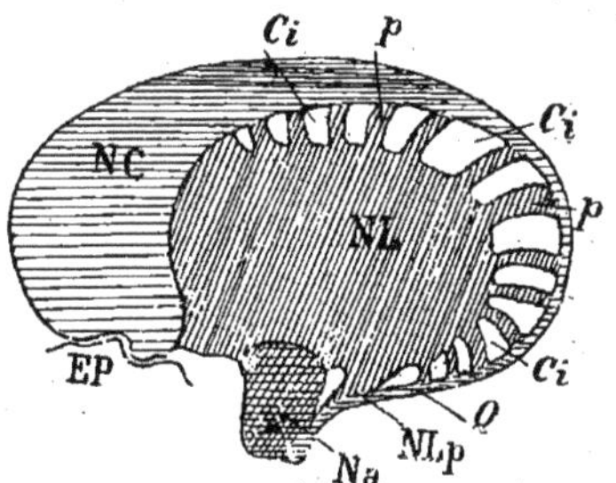

Fig. 255. — Noyaux caudé (NC) et lenticulaire (NL) du corps strié, et capsule interne (Ci).

Ep, tête du noyau caudé reposant sur l'espace quadrilatère latéral ; Q, queue du noyau caudé ; *p*, tractus gris allant du noyau caudé au noyau lenticulaire à travers la capsule interne ; NLp, pédoncule du noyau lenticulaire ; Na noyau amygdalien.

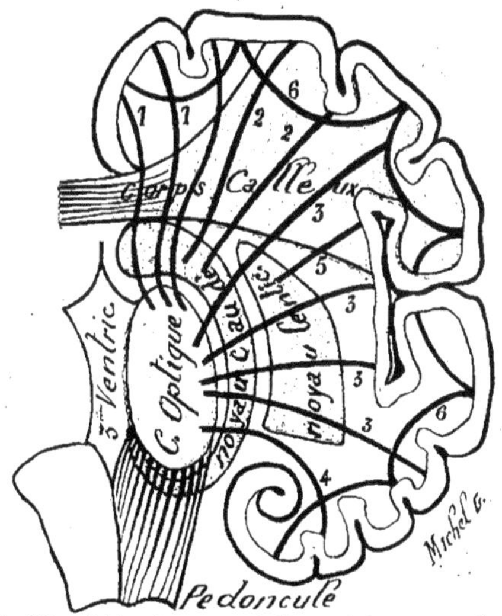

Fig. 256. — Schème des rapports de l'écorce et des noyaux centraux.

1, 1, pédoncule frontal de la couche optique ; 2, 2, fibres caudo-corticales ; 3, 3, 4, pédoncule tempora de la couche optique ; 5, fibres lenticulo-corticales ; 6, faisceaux d'association.

elles ne sont séparées l'une de l'autre que par la cloison transparente (19, fig. 248). Elles font saillie au niveau de l'espace perforé sous le nom de *colliculus du noyau caudé* et sont traversées à leur base par la commissure blanche antérieure qui se porte de chaque côté vers le lobe temporal. La surface libre (ventriculaire) du noyau caudé contraste par sa couleur grise avec la couleur blanche des parties environnantes ; elle est recouverte par l'épendyme ventriculaire et parcourue par des veines volumineuses au niveau supérieur du ventricule. La face adhérente envoie au niveau de la tête du noyau de nombreuses travées grises qui traversent la capsule interne, et l'unissent au segment externe du noyau lenticulaire; au niveau de la queue du noyau caudé elle court au-dessous du putamen, dont elle reste séparée par une zone de substance blanche comprenant la couronne rayonnante du lobe temporal et le faisceau de Türck.

La face convexe ou externe du noyau caudé correspond à l'angle externe du ventricule latéral ; il n'est séparé de la substance grise ventriculaire doublée de l'épendyme que par le faisceau d'association occipito-frontal de Forel.

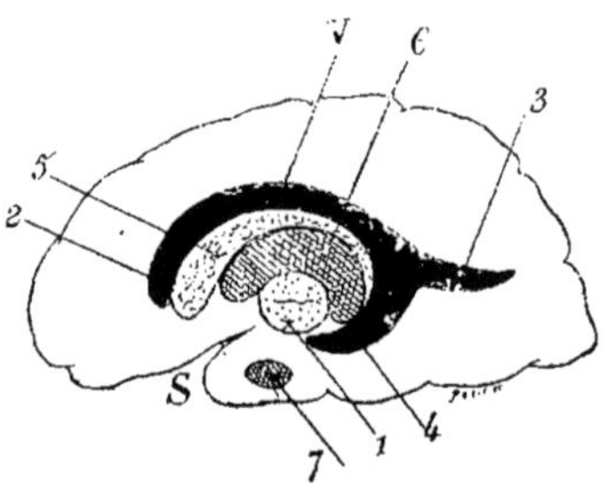

Fig. 257. — Coupe sagittale latérale de l'hémisphère, passant par le ventricule latéral et les corps opto-striés.

1, pédoncule cérébral; 2, corne frontale; 3, corne occipitale; 4, corne sphénoïdale du ventricule latéral ; 5, noyau caudé ; 6, couche optique; 7, noyau amygdalien; S, scissure de Sylvius.

Le noyau caudé est relié au pédoncule cérébral par des fibres descendantes qui iraient au locus niger (Bechterew) et jusque dans la moelle allongée (Edinger) et à l'écorce du cerveau par des fibres qui s'infléchissent pour gagner la voie de la capsule interne. A l'aide de la destruction du lobe frontal chez le Singe et le Chien, G. Marinesco (*Soc. de Biol.*, 2 février 1895), a mis en évidence des connexions (fibres d'association vraisemblablement) entre l'écorce du lobe frontal et ce noyau. Ces fibres passent par le segment antérieur de la capsule interne.

Les éléments cellulaires du noyau caudé sont de deux ordres : les uns se rattachent au type sensitif, les autres au type moteur. Les cellules du type moteur sont plus abondantes dans le corps strié que dans la couche optique, mais il est à remarquer cependant que, même dans le noyau caudé, les cellules à prolongements ramifiés (deuxième type de Golgi) sont plus nombreuses que les cellules à un prolongement non ramifié (premier type de Golgi). Ce fait semble venir plaider contre les fonctions motrices que l'on attribue surtout aux corps striés (Marchi).

Le *Noyau Lenticulaire*, ou noyau inféro-externe, se confond en avant et en bas avec la tête du noyau caudé, au niveau de l'espace perforé (N, fig. 250), mais plus en arrière, il en est séparé par la capsule interne en dehors de laquelle il est placé (Ci, fig. 250). — En raison de sa situation près du centre du corps de l'hémisphère et en dehors du ventricule, il porte encore le nom de *noyau extra-ventriculaire* du corps strié.

Si on étudie ce noyau sur des coupes frontales de l'hémisphère, il apparaît sous la forme d'une nappe grise striée de filaments blancs qui se présente sous la forme d'un coin auquel on peut considérer une face inférieure, une face supérieure, et une face externe. La face inférieure répond à la base du cerveau d'où elle émerge à l'origine, reliée en avant au noyau amygdalien et à l'extrémité du noyau caudé par un tractus gris, le *pédoncule du noyau lenticulaire*. Cette face, plus avant, reste séparée de l'espace perforé antérieur par *l'anse pédonculaire de Gratiolet*. La face supérieure répond à la capsule interne dans toute son étendue et se relie au noyau caudé par de nombreux petits ponts de substance grise. La face externe est simplement accolée contre une lame de substance blanche appartenant au système d'association composée de fibres cortico-thalamiques qui contournent le noyau lenticulaire pour aboutir à la couche optique, c'est ce qu'on appelle : la *capsule externe* (*cae*, fig. 258). Cette disposition explique que dans les hémorrhagies cérébrales occupant cette région, on rencontre fréquemment le sang collecté en foyer entre la capsule externe et le noyau lenticulaire comme s'il n'avait eu qu'à se réunir dans une cavité. La face externe répond au lobule de l'insula ; elle est sillonnée par les vaisseaux lenticulo-striés et lenticulo-optiques. Par son extrémité antérieure le noyau lenticulaire se fusionne avec le noyau caudé ; par son extrémité postérieure, il émet des prolongements qui s'enfoncent dans le centre ovale.

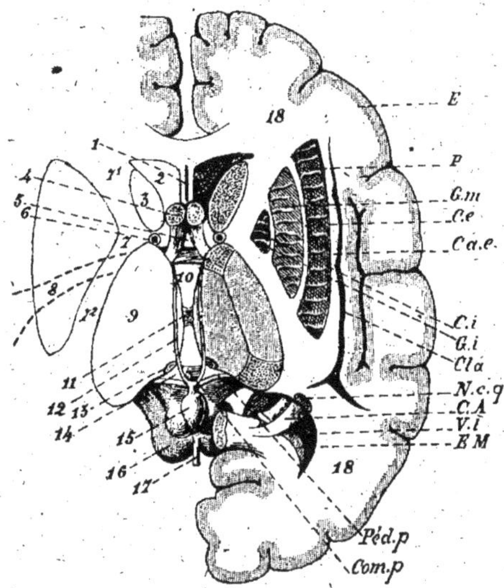

Fig. 258. — Coupe horizontale du cerveau passant par le 3e ventricule, les ventricules latéraux et les corps opto-striés

E, écorce ; P, putamen ; Gm, globulus medialis ; Gi, globulus internus ; Ce, capsule externe ; Cae, capsule extrême ; Cla, claustrum ; Ncq, queue du noyau caudé ; CA, corne d'Ammon ; Vl, ventricule latéral ; EM, ergot de Morand ; Ped.p, pédoncule cérébral ; Com.p, commissure blanche postérieure ; 1, septum lucidum ; 2, ventricule latéral ; 3, noyau caudé ; 4, pilier antérieur du trigone ; 5, vulve ; 6, veine du sillon opto-strié ; 7, genou de la capsule interne, 7[1], son bras antérieur et 7[2], son bras postérieur ; 8, noyau lenticulaire ; 9, couche optique ; 10, ventricule moyen ; 11, commissure grise ; 12, freins de la glande pinéale ; 13, noyau de l'habénule ; 14, triangle de l'habénule ; 15, glande pinéale, 16, tubercules quadrijumeaux ; 17, frein de la valvule de Vieussens ; 18, centre blanc de l'hémisphère.

Le noyau lenticulaire n'est pas homogène comme le noyau caudé. En premier lieu, on remarque qu'il est divisé en trois segments ou membres (fig. 258, 259, 260, 267 et 268) par deux lames de substance blanche, placées de champ dans son épaisseur (*lame médullaire* ou *cloison interne* et *lame médullaire* ou *cloison externe* du noyau lenticulaire).

Ces trois segments se distinguent les uns des autres par leur coloration, qui est plus foncée pour le segment externe, plus pâle pour le segment moyen, plus claire encore pour le segment interne. Le segment externe a reçu de BURDACH le nom de *putamen* (P, fig. 258) ; aux deux autres on a réservé le nom de *globulus pallidus*, le plus interne étant appelé segment interne et l'autre segment externe du *globulus pallidus* (Gm et Gi, fig. 258). On peut appeler le segment moyen *globulus medialis* et réserver au segment interne du noyau lenticulaire le nom

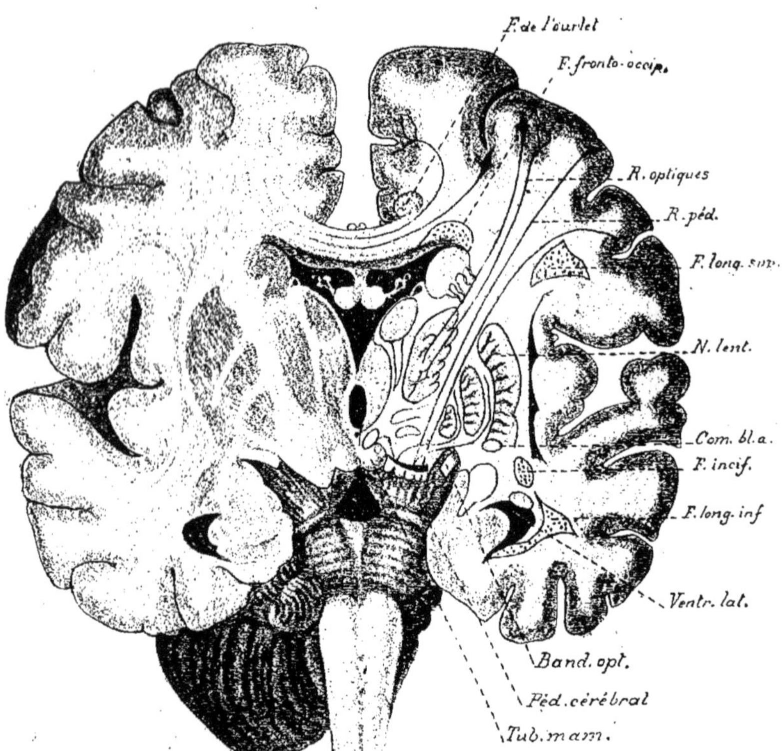

Fig. 259. — Corps opto-striés vus en coupe frontale

de *globulus internus*. Le putamen fait corps en avant avec la tête du noyau caudé (fig. 255), le globulus pallidus en est indépendant et le putamen présente un prolongement qui se porte au-dessous du globulus pallidus pour se diriger vers le noyau amygdalien et la paroi du tuber cinereum : c'est le *prolongement temporal du noyau lenticulaire* (WERNICKE, BRISSAUD), le *pédoncule du noyau lenticulaire* (DÉJERINE). Du reste le putamen est réuni au noyau caudé par de nombreux ponts de substance grise qui traverse la capsule interne.

La différence de coloration de ces trois parties tient à la présence de fibres blanches transversales qui rayonnent du sommet vers la base et dont le nombre diminue à mesure qu'on s'écarte du sommet ; ces fibres blanches proviennent de la capsule interne (fibres pédonculaires) qui s'engagent dans le noyau lenticulaire. Les unes s'y terminent ; les autres se relèvent en suivant les cloisons et sortent du noyau lenticulaire pour gagner l'écorce cérébrale.

Ces dernières fibres appartiennent aux fibres pédonculo-corticales directes

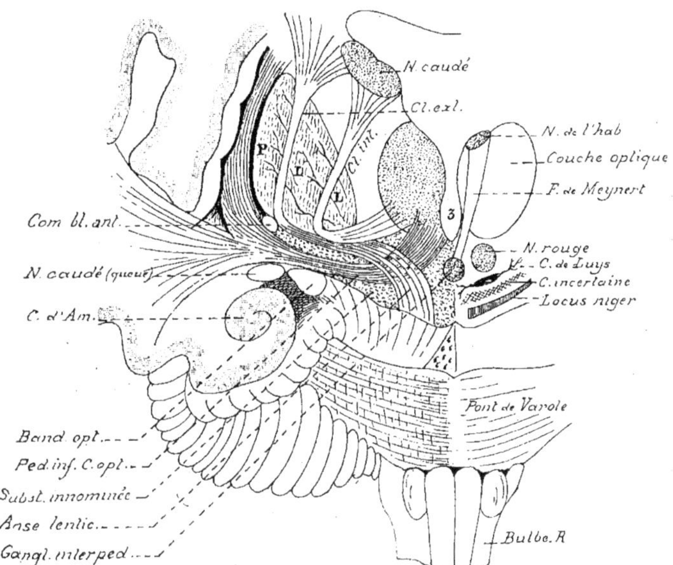

Fig. 260. — Région opto-striée et sous-optique.
Pédoncule inférieur de la couche optique et anse du noyau lenticulaire.

qui ne traversent pas la capsule interne et dont les recherches anatomo-pathologiques (Charcot, etc.) ont démontré l'existence.

Le corps strié donne naissance à des fibres appartenant à des systèmes différents. Les unes entrent dans la constitution de l'*anse du noyau lenticulaire*, d'autres réunies à des fibres venant de la couche optique concourent à former l'*anse pédonculaire de Gratiolet*. D'autres fibres enfin, *faisceau basal du cerveau antérieur* (Edinger) se portent au corps de Luys et au *locus niger*.

Ces fibres traversent le noyau lenticulaire sous deux directions : sous la direction verticale (fibres constituant les cloisons du noyau) et sous la direction transversale (fibres radiées du putamen et du globulus pallidus).

Le *noyau caudé* est uni : 1° à l'écorce de la région rolandique et frontale par des fibres descendantes (fibres cortico-caudées) qui lui arrivent par sa face inférieure et suivent la voie de la capsule interne ; 2° au noyau lenticulaire (fibres caudo-lenticulaires) qui traversent transversalement la capsule interne et se perdent dans le noyau lenticulaire ou se relèvent dans ses cloisons ; 3° à la couche optique par des fibres qui se mêlent à l'anse du noyau lenticulaire.

Le *noyau lenticulaire* est uni : 1° à l'écorce par des fibres descendantes qui passent dans les cloisons médullaires et de là, ou bien s'arrêtent dans les segments du noyau ou bien descendent pour entrer dans la radiation de la calotte (Edinger) ; 2° au noyau caudé (voy. plus haut) ; 3° au tronc cérébral par le *faisceau basal du cerveau antérieur* chez les Vertébrés ovipares (Edinger), par les fibres lenticulo-optiques et l'anse lenticulaire chez les Mammifères. Le globulus pallidus est relié à la couche optique par les fibres transversales de la capsule interne, au corps sous-optique et à la couche optique du côté opposé par un faisceau croisé, le faisceau du tuber cinéreum.

Si on étudie le corps strié dans son ensemble, c'est-à-dire pour se rendre compte des relations qu'affectent entre eux les deux noyaux caudé et lenticulaire, voici ce qu'on voit sur des coupes frontales sériées. En arrière, c'est-à-dire dans une coupe passant au-delà du chiasma des nerfs optiques, les deux noyaux sont tout à fait isolés l'un de l'autre par la capsule interne qui passe entre eux ; un peu plus avant, se dégagent de l'un et l'autre noyaux des ponts qui s'enfoncent dans la capsule interne ; plus loin encore, ces ponts traversent totalement la capsule interne et s'unissent les uns aux autres en constituant des traînées transversales qui subdivisent la capsule interne en une série de tronçons ; en même temps les deux noyaux se sont unis par leur partie inférieure (pont basal). Il résulte de là, que le corps strié a la forme d'un ⊃, dont la branche supérieure serait représentée par le noyau caudé, la branche inférieure par le noyau lenticulaire et dont le genou, dirigé en avant, représenterait l'union des deux noyaux. Entre les deux branches s'engagent les faisceaux de la capsule interne (fig. 265).

Les corps striés sont d'origine corticale, et non pas d'origine centrale comme le thalamus. Ils naissent de l'écorce de la base de la vésicule des hémisphères à laquelle ils restent toujours attachés par leur face inférieure au niveau de l'espace perforé antérieur. Ils ont peu d'irradiations vers l'écorce. Aussi, les vastes destructions des lobes cérébraux sont-elles sans grande influence sur les corps striés.

Ils paraissent jouer pour les incitations centrifuges le même rôle que les couches optiques pour les impressions centripètes, c'est-à-dire que l'influx nerveux du mouvement volontaire ordonné par l'écorce descendrait tout d'abord dans les corps striés, où il subirait une première matérialisation avant d'apparaître au grand jour sous l'aspect des mouvements musculaires combinés (Todd et Carpenter, Nothnagel, etc.) On a, en effet, constaté de l'hémiplégie après leur lésion (Vulpian), et Nothnagel y aurait démontré l'existence d'un centre de course irrésistible. Cependant, il faut bien dire qu'actuellement encore nous ne savons guère à quel symptôme exact donne lieu la lésion du corps strié seul (sans compression des parties voisines), c'est-à-dire que nous connaissons peu la physiologie de cet organe, encore que l'analyse des faits expérimentaux semble amener à la conclusion que les corps striés sont des organes moteurs (Laborde).

Carpenter s'accorde avec Luys pour relier la couche optique à l'écorce par des fibres centripètes et le corps strié à la même écorce par des fibres centrifuges. Ces fibres auraient pour but de mettre en relation l'organe de l'intelligence et de la volonté avec les corps opto-striés, organes sensori-moteurs qui fourniraient le mécanisme des sensations et des mouvements automatiques ou instinctifs (Carpenter, *Mental Physiology*, 5e éd., London, 1875, p. 99). François Franck et Pitres sur le Chien, E. Beevor et V. Horsley sur le Singe, ont constaté que le courant électrique appliqué sur le corps strié ne détermine aucun effet moteur. Pitres dans un cas, chez l'Homme, a vu un foyer nettement localisé dans les deux noyaux du corps strié ne déterminer aucun phénomène paralytique pendant la vie d'un homme qui avait présenté de la monoplégie du membre inférieur persistante pour lésion en foyer de la capsule interne de l'autre hémisphère (François Frank et Pitres, *Soc. de Biol.*, 1877 et 1878. — Beevor et Horsley, *Philosoph. Transactions of the Royal Society of London*, 1890, p. 49 et 129. — Pitres, *Arch. clin. de Bordeaux*, 1893, p. 1).

c. — Avant-mur.

Au corps strié doit être rattachée une mince lame de substance grise, constante chez les Mammifères, placée de champ entre le noyau lenticulaire et le lobe de l'insula.

Cette bandelette, qui dérive de l'écorce au même titre que le corps strié, c'est l'*Avant-mur* ou *Claustrum* (7, fig. 261). Cette lame, un peu incurvée en dedans et présentant un ou deux coudes assez aigus, est séparée de la face externe du noyau lenticulaire par une bande de substance blanche, la *capsule externe*, et des circonvolutions de l'insula par une autre bande analogue, la *capsule extrême*, qui se continue avec le centre ovale.

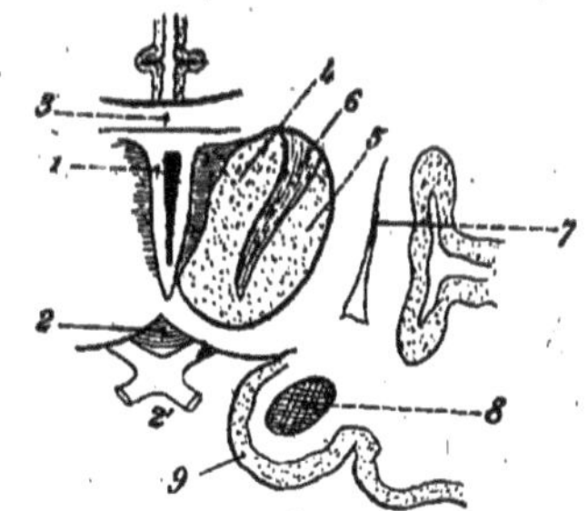

Fig. 261. — Coupe frontale du cerveau passant par la pointe du lobe temporal et le noyau amygdalien.

1, septum lucidum; 2, lame grise sus-optique; 2', chiasma optique renversé; 3, corps calleux; 4, noyau caudé; 5, noyau lenticulaire du corps strié; 6, capsule interne; 7, avant-mur; 8, noyau amygdalien; 9, écorce du lobe temporal.

L'*Avant-Mur* se termine en avant par une pointe effilée qui va se perdre dans l'écorce de la région sylvienne; en arrière il présente une sorte de base d'où s'échappent des traînées qui se recourbent aussi pour la plupart vers l'écorce cérébrale. En bas, il se recourbe en dedans pour s'unir à la substance grise de l'espace perforé. Une partie de ses fibres s'enfoncent dans le centre ovale. Constitué surtout par des cellules fusiformes en tout pareilles à celles qu'on rencontre dans la couche profonde de l'écorce, l'avant-mur doit être considéré comme détaché de la partie profonde de l'écorce par le passage d'un paquet de fibres d'association, fibres arquées qui unissent les circonvolutions entre elles.

La *Capsule Externe* est formée par des fibres d'origines diverses : 1° des fibres courtes d'association intra-hémisphériques ; 2° des fibres des faisceaux longitudinaux supérieur et inférieur ; 3° quelques fibres calleuses, de la commissure blanche et du pédoncule inférieur de la couche optique.

d. — Noyau amygdalien.

Le *Noyau Amygdalien*, appelé *Ganglion Olfactif* par Luys, est un amas de substance grise de la grosseur d'une aveline, située dans la pointe du lobe temporal. — Exactement placé à l'extrémité antérieure de la circonvolution de l'hippocampe, il fait assez souvent une légère saillie sur le plancher de la corne sphénoïdale du ventricule latéral, au devant du pied de la corne d'Ammon (8, fig. 261 et fig. 262).

C'est un ganglion rougeâtre, étoilé, qui se met en contact par sa face supérieure avec l'écorce de la pointe du lobe temporal dont il semble n'être qu'une dépendance, encore qu'il tranche un peu par sa coloration sur la coloration grise de l'écorce. Il semble être l'aboutissant du tænia semi-circularis, et selon LUYS et d'autres

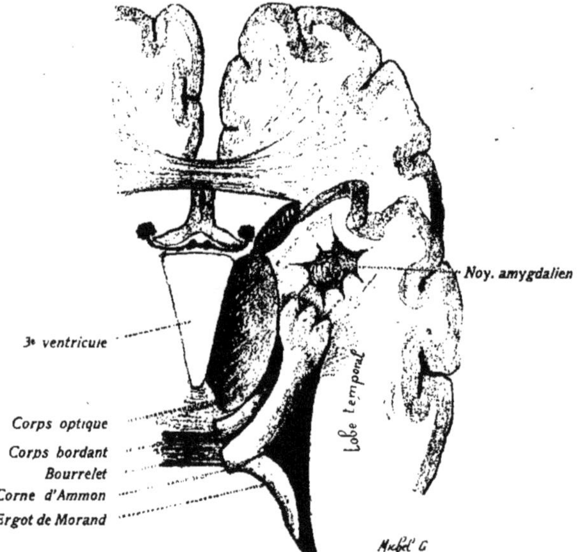

Fig. 262. — Vue du noyau amygdalien dans l'épaisseur du lobe frontal.

anatomistes, dans son épaisseur viendrait aussi se terminer la racine blanche externe du nerf olfactif, mais cette connexion aurait besoin d'être mieux établie.

10. — CAPSULE INTERNE

On donne, depuis BURDACH, le nom de *Capsule Interne*, ou d'*Expansion pédonculaire* à une bande épaisse de fibres blanches située entre la couche optique et le noyau caudé d'une part, et le noyau lenticulaire de l'autre. Dans une coupe frontale du cerveau, on la voit suivre un trajet oblique en haut et en dehors entre les noyaux précités, et se continuer en bas, avec le pédoncule cérébral dont elle tire la plupart de ses fibres, en haut avec le centre ovale (Pc, fig. 225).

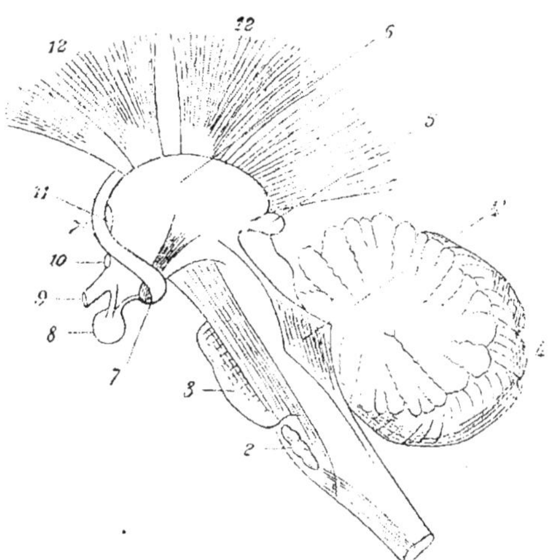

Fig. 263. — Couronne rayonnante (irradiations de la capsule interne)

1, bulbe rachidien; 2, olive du bulbe; 3, pont de Varole; 4, cervelet; 4', sinus rhomboïdal; 5, glande pinéale 6, couche optique; 7, tubercule mamillaire; 7', pilier antérieur du trigone; 8, glande pituitaire; 9, nerf optique; 10, commissure blanche antérieure; 11, trou de Monro; 12, 12, couronne rayonnante.

Au moment où elle se dégage de l'espace resserré ou détroit lenticulo-strié, elle s'épanouit en gerbe pour constituer la *Couronne rayonnante de Reil*, et ce point prend le nom de *Pied de la couronne rayonnante*.

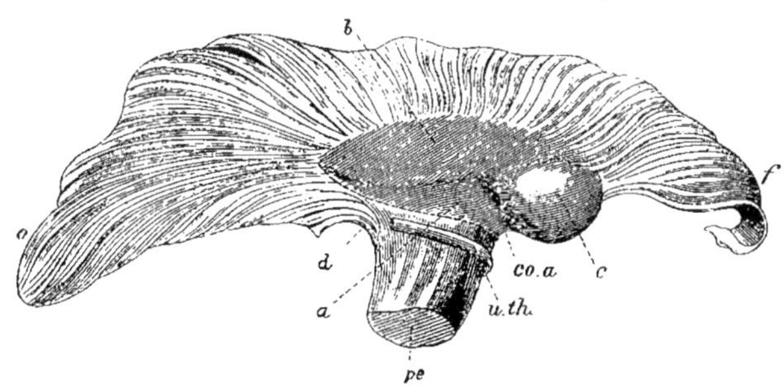

Fig. 264. — La couronne rayonnante (Schwalbe)

pe, pédoncule cérébral; *u.th*, nerf oculo-moteur commun; *co.a*, commissure blanche antérieure; *a*, couche optique; *c*, tête du noyau caudé; *b*, noyau lenticulaire (face externe); *f*, lobe frontal; *o*, lobe occipital.

Si on étudie la capsule interne sur des coupes horizontales du cerveau à l'aide de la *coupe de Flechsig* ou la *coupe de Brissaud*, par exemple, on la voit se présenter sous la forme d'un angle ouvert en dehors, embrassant le noyau lenticulaire (7, 7', 7², fig. 258, et 1, 2, 3, 4, 5, fig. 266). On s'explique ainsi qu'on ait encore appelé la capsule interne *Double centre semi-circulaire de Vieussens*. On peut donc lui considérer deux parties ou segments, et un coude ou genou. Le segment antérieur, placé entre le noyau lenticulaire et le noyau caudé, porte pour cette raison le nom de bras ou *segment lenticulo-caudé* (1, 2, fig. 266) ; le segment postérieur, situé entre le noyau lenticulaire et la couche optique, prend pour la même raison le nom de bras ou *segment lenticulo-optique* (4, 5, fig. 266). Le point de réunion des deux segments est appelé *genou de la capsule interne* (3, fig. 266). Il siège exactement au centre des trois noyaux, appelés noyau caudé, noyau lenticulaire et couche optique.

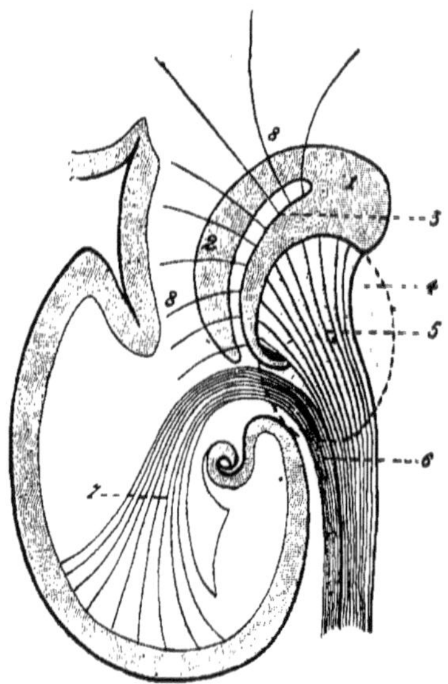

Fig. 265. — Disposition par rapport l'un à l'autre des deux noyaux du corps strié. — Capsule interne.

1, noyau caudé, et 2, noyau lenticulaire ; 3, capsule interne ; 4, couche optique (en couleur); 5, expansion pédonculaire ; 6, 7, faisceau temporo-protubérantiel ; 8, couronne rayonnante.

Constitution de la capsule interne. — La capsule interne est constituée par : 1° des fibres pédonculaires (fibres d'un fort calibre ou motrices) qui descendent des régions motrices corticales et vont aboutir aux faisceaux pyramidaux de la moelle (*fibres cortico-pédonculaires directes*) après avoir suivi le pied des pédoncules ; — 2° des fibres descendantes qui vont de l'écorce au corps strié ou à la couche optique (*fibres cortico-ganglionnaires* ou *indirectes*) ; — 3° par des fibres qui montent de la moelle (fibres d'un petit calibre, fibres sensitives) ou viennent des pédoncules cérébelleux supérieurs et vont se rendre directement dans l'écorce (*fibres directes*) ou après relais dans les couches optiques (*fibres indirectes*), et après avoir passé par la calotte des pédoncules ; — 4° par des fibres qui montent du pied des pédoncules dans les ganglions centraux (*fibres pédonculo-ganglionnaires*) et pénètrent le noyau caudé par sa face inférieure, le noyeau lenticulaire par son sommet.

Outre les fibres pédonculo-corticales ou directes, la capsule interne contient donc des fibres cortico-ganglionnaires et pédonculo-ganglionnaires ou fibres indirectes. Les fibres qui viennent du noyau caudé ou de la couche optique restent en dehors et au-dessus des fibres directes et des fibres lenticulaires, et passent dans la calotte pédonculaire. Dans le bras antérieur, les fibres ont une direction générale horizontale ; elles sont surtout constituées par le pédoncule antérieur de la couche optique et sont coupées par des jetées de substance grise qui unissent les deux noyaux du corps strié.

Les fibres centrifuges ou motrices occupent le genou et la partie antérieure du segment postérieur de la capsule interne, les fibres centripètes ou sensitives, la moitié postérieure du segment postérieur. Comme ce segment déborde en

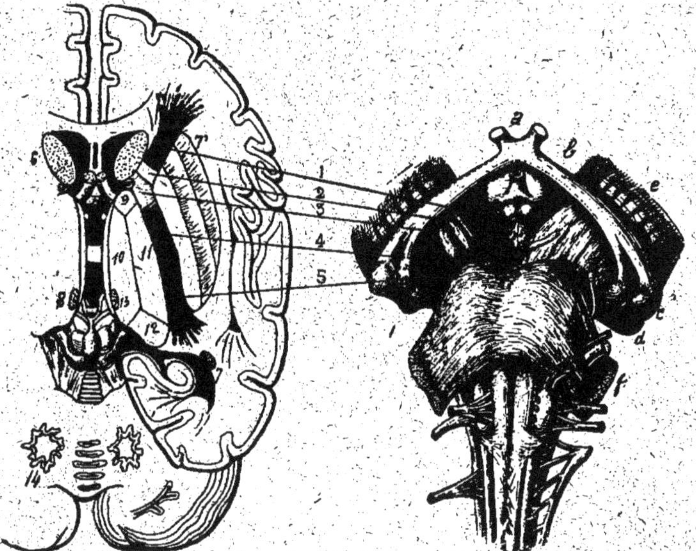

Coupe horiz. du cerveau passant par les corps opto-striés — Face inférieure de l'isthme de l'encéphale

Fig. 266. — Disposition des faisceaux moteurs et sensitifs dans les pédoncules cérébraux et la capsule interne

a, chiasma optique ; *b*, bandelette optique ; *c*, corps genouillés ; *d*, pulvinar de la couche optique ; *e*, pédoncule cérébral ; *f*, pédoncule cérébelleux moyen ; 1, faisceau frontal ou psychique (en bleu) ; 2, faisceau de l'aphasie (en blanc) ; 3, faisceau géniculé (en jaune) ; 4, faisceau pyramidal (en rouge) ; 5, faisceau sensitif (en vert) ; 6, tête du noyau caudé ; 6', veine striée ; 7, noyau lenticulaire ; 7, queue du noyau caudé ; 8, couche optique ; 9, noyau antérieur ; 10, noyau interne ; 11, noyau externe ; 12, noyau postérieur de la couche optique ; 13, noyau de l'habénule.

arrière le noyau lenticulaire de 10 à 15 mill., on a distingué cette portion sous le nom de *segment rétro-lenticulaire*. Il est remarquable par la direction horizontale de ses fibres qui contiennent les radiations optiques.

Cette description nous conduit à l'étude de la systématisation dans la capsule interne.

Systématisation ou groupement des faisceaux dans la capsule interne. — Etudiée à l'œil nu ou à l'aide du microscope, la capsule interne se présente comme homogène et composée de fibres blanches dans lesquelles rien

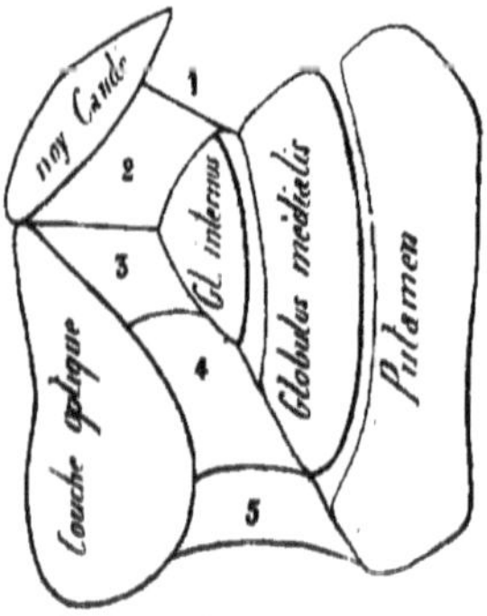

Fig. 267. — Les corps opto-striés et la capsule interne

1, pédoncule antérieure de la couche optique; 2, voie fronto-protubérantielle (ce faisceau contient des fibres qui se rendent au locus niger et à la formation réticulée du pont de Varole); 3, voie centrale des nerfs crâniens moteurs; 4, voie pyramidale; 5, voie temporo-protubérantielle (faisceau de Turck).

ne peut autoriser à isoler différents segments spéciaux. Mais l'anatomie pathologique d'un côté avec l'étude des dégénérations secondaires, l'embryologie de l'autre avec l'étude du moment d'apparition de la myéline dans les faisceaux de fibres nerveuses, nous révèlent un certain nombre de segments parfaitement séparés au double point de vue fonctionnel et pathologique.

La capsule interne comporte donc une systématisation, et nous retrouvons dans l'ensemble de son corps les cinq faisceaux que nous avons rencontrés dans le pied du pédoncule cérébral. Ce sont : 1° le *faisceau frontal* ou *psychique* (1, fig. 267) qui occupe les 2/3 antérieurs environ du segment antérieur de la capsule, cotoie la partie la plus interne du pédoncule et pénètre jusque dans la protubérance (faisceau cortico-protubérantiel); 2° le *faisceau de l'aphasie* (2, fig 267) qui siège en arrière du précédent, à la partie inférieure du même segment et s'étend de F^3 aux régions bulbo-protubérantielles ; — 3° le *faisceau géniculé* (3, fig. 267) qui occupe le genou de la capsule et descend de l'écorce pour s'arrêter dans les noyaux bulbo-protubérantiels, et comprend lui-même, d'avant en arrière le *faisceau du facial inférieur*, du *nerf masticateur* et le *faisceau de l'hypoglosse* (mouvements de la face et de la langue) ; 4° le *faisceau pyramidal* (mouvements volontaires des membres) qui occupe les 2/3 antérieurs du segment postérieur et descend par la partie moyenne du pédoncule pour se porter dans le faisceau pyramidal de la moelle (4, fig. 267) ; — 5° le *faisceau sensitif* (5, fig. 267) qui occupe le 1/3 postérieur du bras postérieur de la capsule, et comprend le *faisceau de Meynert* ou *faisceau occipital* qui vient des régions occipitales et va aux noyaux ventraux de la protubérance en passant par la région la plus

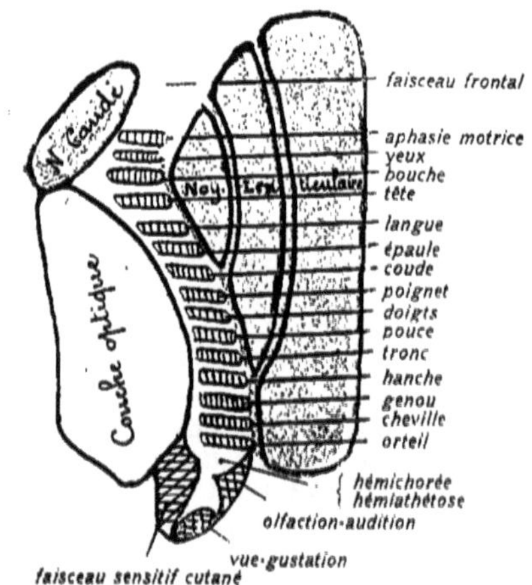

Fig. 268. — Groupement des faisceaux dans la capsule interne.

externe du pied du pédoncule, et le *faisceau du ruban de Reil*, qui contient à

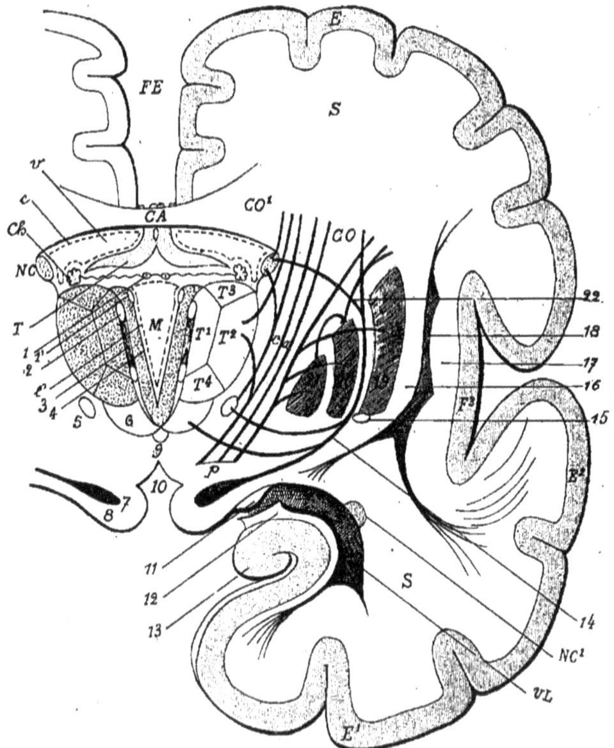

Fig. 269. — Coupe frontale du cerveau passant par l'espace interpédonculaire.

FE, fente interhémisphérique ; CA, corps calleux ; M, ventricule moyen ; NC, tête du noyau caudé et NC^1, queue de ce noyau ; T, trigone ; *c*, *c'*, membrane épendymaire ; Cb, plexus choroïdes ; *v*, corne frontale du ventricule latéral et VL, sa corne temporale ; T^1, T^2, T^3, T^4, les noyaux latéraux, antérieur et postérieur du thalamus, P, pédoncule cérébral ; *ca*, capsule interne ; *co*, couronne rayonnante ; S, S, substance blanche du centre ovale ; E, écorce cérébrale ; 1, toile choroïdienne du 3e ventricule ; 2, frein de la glande pinéale ; 3, faisceau rétroflexe ; 4, paroi latérale du 3e ventricule ; 5, corps de Luys ; 6, noyau rouge ; 7, locus niger ; 8, pied du pédoncule cérébral ; 9, noyau interpédonculaire ; 10, espace interpédonculaire ; 11, bandelette optique ; 12, corps bordant ; 13, corne d'Ammon ; 14, anse du noyau lenticulaire ; 15, commissure blanche antérieure ; 16, capsule externe ; 17, capsule extrême ; 18, avant-mur ; 19, putamen ; 20 et 21, globulus pallidus ; 22, radiations lenticulo-caudées.

la fois des fibres sensitives d'origine médullaire, des fibres optiques, auditives et olfactives (carrefour sensitif) et va se terminer dans les régions pariéto-occipitales et temporales de l'hémisphère. D'après DÉJERINE, le prétendu faisceau de

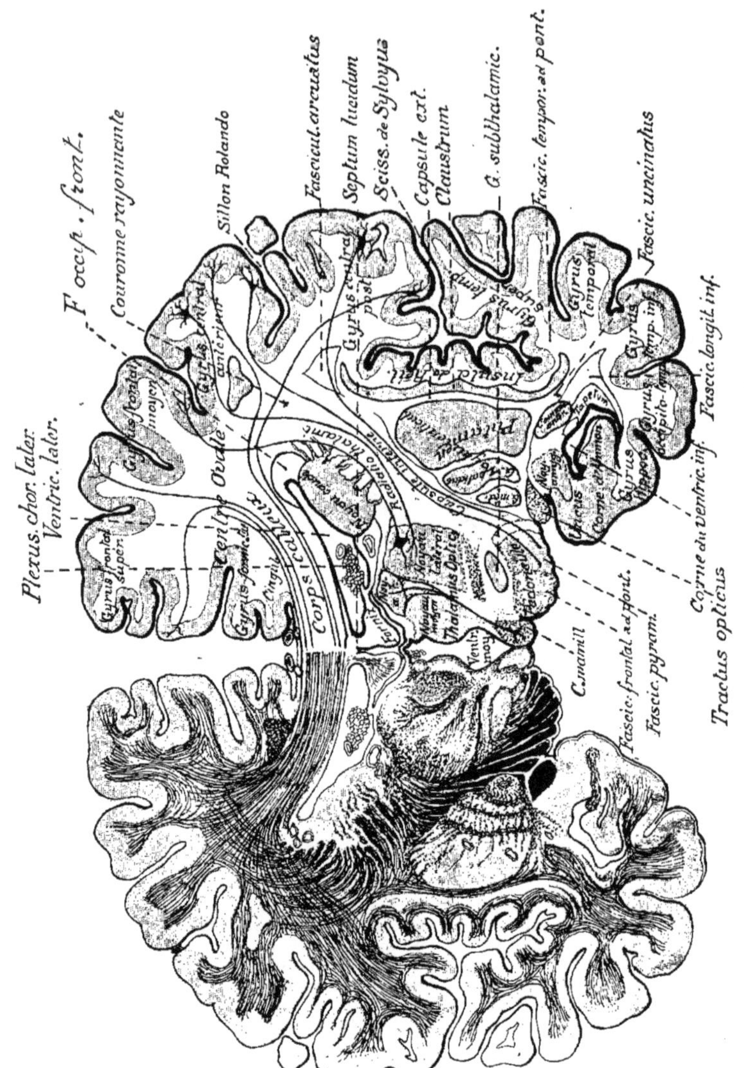

Fig. 270. — Coupe frontale du cerveau passant par les tubercules mamillaires.
A gauche vue à un faible grossissement, à droite schématisée pour montrer les connexions et la marche des fibres de projection et des fibres d'association

Meynert ne serait autre que le faisceau de Turck ou faisceau externe du pied du pédoncule cérébral (faisceau temporo-protubérantiel) qui correspond aux fibres de projection ou couronne rayonnante du lobe temporal.

En sortant de la capsule, ces cinq faisceaux passent dans la couronne rayonnante où nous les retrouverons dans un instant.

Outre ces *faisceaux pédonculaires* (irradiations pédonculaires) *d'autres faisceaux irradiés* entrent dans la constitution de la capsule. Ce sont : 1° des *irradiations du globulus pallidus* qui longent le bras antérieur ; 2° des irradiations antérieures ou frontales et postérieures ou occipitales de la couche optique, *irradiations thalamiques*, qui suivent le bord interne de la capsule et s'épanouissent ensuite dans le centre ovale ; 3° des *irradiations optiques* qui viennent des tubercules nates, des corps genouillés externes et du pulvinar, et suivent la partie la plus reculée du bras postérieur (carrefour sensitif) pour se répandre dans le lobe occipital. Le segment antérieur de la capsule est presque exclusivement formé par des fibres thalamo-corticales ; ces fibres sont croisées par d'autres qui vont du noyau caudé dans les lames médullaires du noyau lenticulaire (fibres lenticulo-caudées).

La *couronne rayonnante de Reil* est donc composée dans son ensemble : 1° par des fibres pédonculaires ventrales qui viennent des régions motrices de l'écorce et vont aux noyaux moteurs de la région bulbo-protubérantielle et de la moelle épinière (*fibres motrices directes* ou *descendantes*) ; 2° par des fibres pédonculaires dorsales qui viennent des cordons sensitifs de la moelle et des noyaux sensitifs de la moelle allongée et de l'isthme de l'encéphale et vont aboutir au cortex cérébral (*fibres sensitives ou ascendantes*), soit directement (*fibres sensitives directes*) ou après avoir pris contact avec, soit la couche optique soit le noyau lenticulaire (*fibres indirectes*) ; 3° par des fibres qui viennent du cervelet, passent par la calotte pédonculaire où elles s'entrecroisent d'un côté à l'autre et vont se rendre, soit à la couche optique, soit au manteau ; 4° par des fibres qui vont de la couche optique au cortex (*fibres cortico-thalamiques*) ; 5° par des fibres, enfin, qui viennent du cortex et se rendent, les unes dans le noyau lenticulaire, la couche optique ou le corps sous-optique, *fibres cortico-ganglionnaires, anse du noyau lenticulaire*, les autres dans les noyaux bulbo-protubérantiels et le cervelet en passant directement dans la région sous-optique (*contingent sous-optique de Luys, fibres rayonnantes de la calotte*). Toutes ces fibres se résument en *fibres pédonculo-ganglionnaires, fibres pédonculo-corticales* ou directes, et *fibres cortico-ganglionnaires.*

Il est rare que les lésions en foyer de la capsule interne soient assez limitées pour donner lieu à une localisation précise des faisceaux moteurs. Cependant quelques observations (Garel et Dor, etc.) sont conformes à l'expérimentation (Horsley et Beevor) pour attester que l'échelonnement des faisceaux que nous avons admis dans le faisceau géniculé et le faisceau pyramidal sont bien réels. Il en est de même de la partie postérieure du segment postérieur. Aussi les lésions des deux tiers antérieurs de la portion lenticulo-optique de la capsule interne déterminent-elles des troubles de la motilité. Si la lésion est destructive, il y a *hémiplégie*, puis dégénération secondaire descendante des faisceaux et de la contracture. S'il y a seulement irritation, il y a des troubles moteurs particuliers, *hémichorée, hémiathétose*, troubles de la coordination motrice qui succèdent le plus ordinairement à la paralysie (hémichorée post-hémiplégique), mais qui, dans certains cas, peuvent la précéder. Ces phénomènes du reste n'appartiennent pas en propre aux lésions de la capsule interne. Ils peuvent tout aussi bien résulter d'une lésion des régions correspondantes du centre ovale ou de l'écorce cérébrale.

La lésion atteint-elle le faisceau frontal ou le faisceau géniculé, la dégénérescence descendante ne dépasse jamais les régions bulbo-protubérantielles. Frappe-t-elle le faisceau pyramidal, au contraire, la dégénérescence, après être passée par la région moyenne du pied du pédoncule, gagne la pyramide correspondante du bulbe, et au-dessous de l'entrecroisement des pyramides se continue dans le faisceau pyramidal du côté opposé de la moelle épinière.

Cette sclérose secondaire des cordons conducteurs de la motricité (sclérose des cordons latéraux) s'accompagne de contractures qu'annoncent l'exagération du réflexe tendineux (phénomène du genou, signe de Wesphal) et la trépidation épileptoïde provoquée du côté paralysé, symptomatologie qui apparaît toutes les fois au reste que sont frappés les cordons pyramidaux, primitivement comme dans le *tabes dorsal spasmodique*,

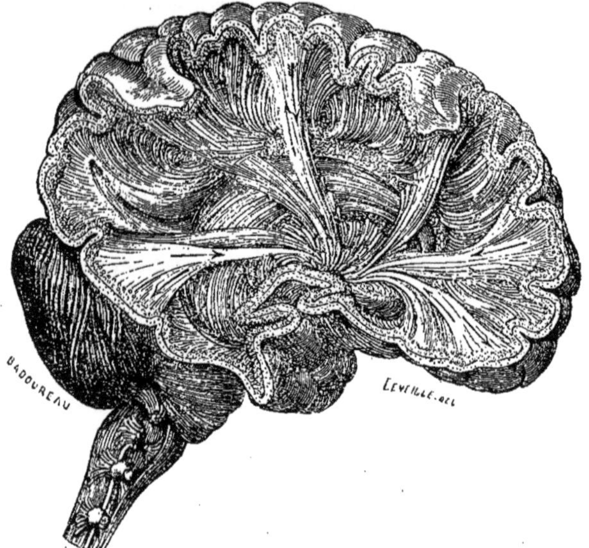

Fig. 271. — Fibres de projection et fibres d'association

ou secondairement comme dans les dégénérescences descendantes, conséquences de lésions cérébrales.

De même, les lésions du tiers postérieur de la capsule interne donnent lieu à des troubles sensitifs, à une *hémianesthésie sensitivo-sensorielle* qui, elle aussi, quand la destruction n'est pas complète, peut être remplacée, comme l'hémiplégie l'était par l'hémichorée, par une *hémidysesthésie*. De plus, comme les lésions de la partie externe du faisceau sensitif dans le carrefour, donnent lieu à l'hémianesthésie seule sans abolition des sensibilités spéciales, il y a lieu de penser que les fibres en rapport avec ces dernières passent par la partie la plus interne du carrefour. La lésion de cette zone détermine en effet l'*amblyopie* et l'*hémianopsie*, la surdité, l'anosmie et la paralysie du goût du côté opposé.

Dans l'hémianesthésie d'origine cérébrale, il peut de plus y avoir amblyopie croisée, d'où il s'ensuit que les racines optiques subiraient un entrecroisement total dans le cerveau. Charcot a essayé de schématiser cette disposition dans la figure 130 que nous lui avons empruntée (voy. p. 214).

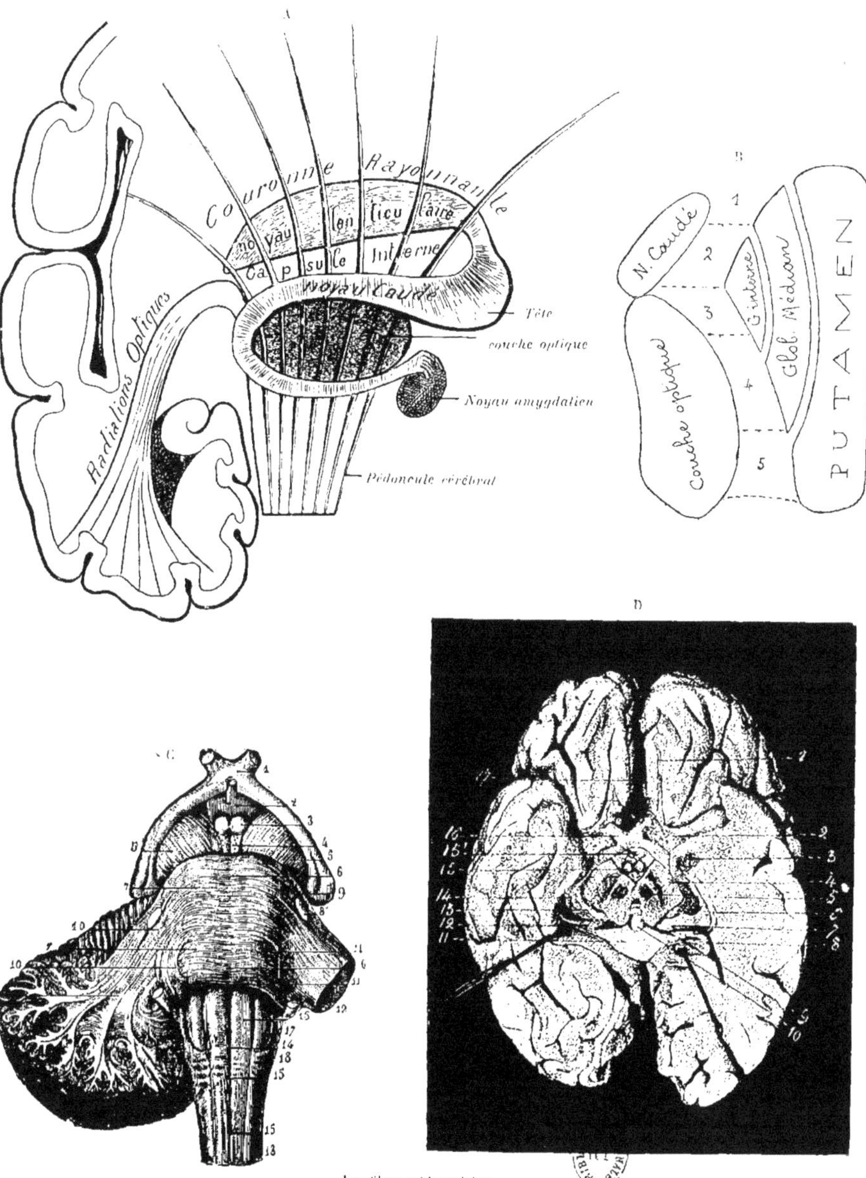

Les fibres pédonculaires.

A, Les fibres traversant la capsule interne.
B. Coupe horizontale des noyaux opto-striés et de la capsule interne.
C, Les pédoncules cérébraux vus de face s'enfonçant dans les hémisphères.
D, Les pédoncules cérébraux vus en coupe transversale.

11. — Substance blanche ou centre ovale des hémisphères

Du manteau de substance grise qui recouvre les hémisphères du cerveau, émergent ou aboutissent des fibres blanches qui constituent la substance blanche des hémisphères, le *Centre Ovale*, et réunissent la substance corticale aux noyaux gris centraux et aux pédoncules cérébraux. — On peut diviser ces fibres en trois groupes.

Le premier groupe comprend les *fibres d'association* ou *fibres commissurales*

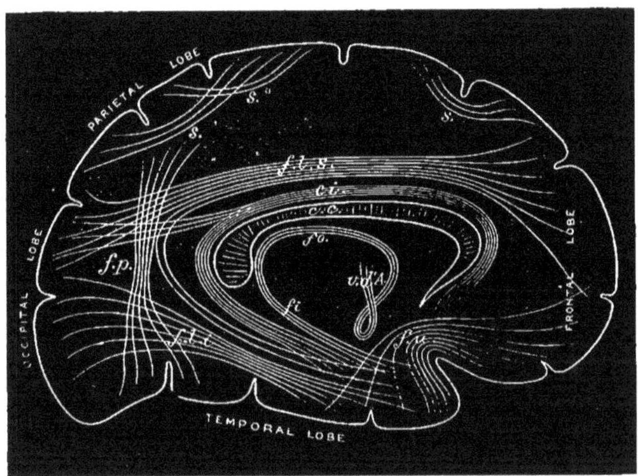

Fig. 272. — Les faisceaux d'association (d'après Schæffer).

f.l.s, faisceau longitudinal supérieur; *ci*, cingulum; *c.c*, corps calleux; *fo*, trigone; *fi*, fimbria; *v.d'A*, faisceau de Vicq-d'Azyr; *f.l.i*, faisceau longitudinal inférieur; *f.u*, faisceau unciforme; *f.p*, faisceau vertical; *s, s*, fibres arciformes.

intra-hémisphériques qui réunissent les divers points d'un même hémisphère. On peut les diviser en *fibres courtes* et en *fibres longues*. Les fibres courtes (*s*, fig. 272) s'étendent en arc des flancs d'une circonvolution aux flancs de la circonvolution voisine (*fibres arciformes*, *fibres en U*).

Les fibres longues partent plus spécialement des crêtes des circonvolutions et comprennent : 1° Un faisceau longitudinal (*ci*, fig. 272) qui chemine dans la circonvolution du corps calleux, établit des connexions entre le lobe frontal, le lobe occipital et le sommet du lobe sphénoïdal et fait partie du système commissural olfactif : c'est le *Cingulum* (ruban fibreux de l'ourlet de Foville) dont les deux extrémités viendaient se relier aux racines olfactives interne et externe au niveau de l'espace perforé antérieur.

2° Un faisceau longitudinal supérieur (*fls*, fig. 272), *Faisceau arqué*, *Fasciculus arcuatus*, qui s'étend du lobe frontal au lobe pariéto-occipital à travers le centre oval dans le sens sagittal et à la partie externe de la convexité de l'hémisphère et constitue la partie supérieure de la capsule externe.

3° Un faisceau longitudinal profondément situé à l'angle externe du ventricule latéral au-dessous du corps calleux, le *Faisceau occipito-frontal* (faisceau sous-calleux, faisceau rayonnant du noyau caudé) identifié à tort par Forel et Onufrowicz, Kaufmann et Hochhauss, avec le faisceau longitudinal supérieur. Ce faisceau relie le lobe tempo-occipital au lobe frontal à la convexité de l'hémisphère et à l'insula ; il contribue à former le *tapetum* (couche de fibres qui tapisse la paroi externe des cornes temporale et occipitale du ventricule latéral qui, de ce fait, est en partie indépendant du corps calleux, contrairement à l'opinion classique (Forel et Onufrowicz, Muratoff).

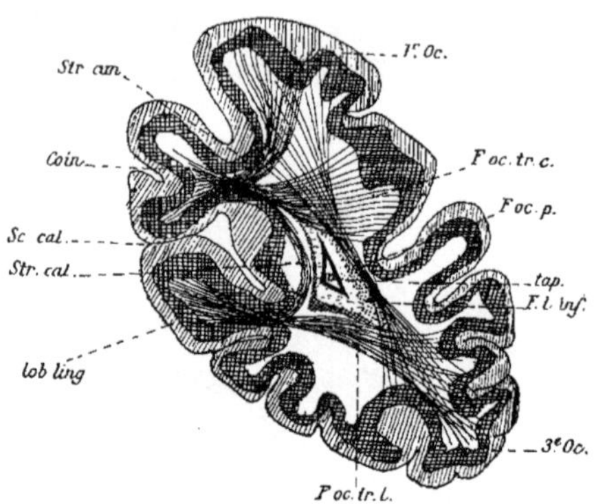

Fig. 273. — Fibres d'association du lobe occipital (Déjerine).

Sc. cal, scissure calcarine ; *Str. cal*, stratum calcarinien ; *1re oc*, première circonvolution occipitale ; *3e oc*, troisième circonvolution occipitale ; *F. oc.p*, faisceau occipital perpendiculaire ; *F. oc. tr. c*, faisceau occipital transverse du cunéus ; *F. oc.tr.b*, faisceau occipital transverse du lobule lingual ; *lob. ling*, lobule lingual ; *Str. cun*, stratum cunéi ; *F.l. inf*, faisceau longitudinal inférieur ; *Tap*, tapetum ; *V*, corne ventriculaire.

4° Un faisceau longitudinal inférieur, *Faisceau longitudinal inférieur de Burdach* (*fli*, fig. 272) qui s'étend du pôle occipital au pôle temporal le long du bord inféro-externe du lobe occipito-temporal en suivant la face externe de la corne occipitale et la face inférieure de la corne temporale du ventricule latéral. Chemin faisant, ce faisceau reçoit de nombreuses fibres du cuneus, du lobule fusiforme. Pour quelques auteurs (Charcot, Ballet, Brissaud, Wernicke) il se confondrait dans la région rétro-lenticulaire de la capsule interne avec les radiations optiques de Gratiolet, c'est-à-dire avec le faisceau sensitif (fibres de projection). Mais Déjerine le considère comme étant exclusivement un faisceau d'association.

5° Un faisceau unciforme, *Fasciculus uncinatus* (*fu*, fig. 272), qui se dégage de la face orbitaire du lobe frontal et de la 3e circonvolution frontale, traverse la base de l'insula, puis se réfléchit en décrivant une anse autour de la fosse de Sylvius, et se porte dans le lobe sphénoïdal, où il se termine dans les 1re et 2e circonvolutions temporales, après avoir morcelé la substance grise qui relie l'avant-mur au noyau amygdalien et à l'écorce avoisinante.

6° Un *Faisceau vertical* qui unit le lobe pariétal inférieur au lobule fusiforme (faisceau occipito-perpendiculaire de Wernicke).

7° Enfin il y a des *Fibres d'association propres* au lobe frontal et au lobe occipital (faisceau occipital vertical de Wernicke, faisceau transverse du cunéus de Sachs, faisceau transverse du lobule lingual de Vialet).

Le deuxième groupe de fibres comprend les *Fibres commissurales interhémisphériques*. Ce sont — nous les connaissons déjà — le *Corps calleux*, la *Commissure blanche antérieure*, la *Commissure blanche postérieure*, le *Fornix transversus*, la *Commissure de la base du cerveau* (commissure de Gudden et commissure de Meynert).

Le troisième groupe de fibres comprend les fibres rayonnantes ou convergentes, *Fibres de projection* de Meynert (système d'irradiation).

Ce système comprend les fibres qui, des pédoncules cérébraux et des noyaux gris centraux, s'épanouissent dans l'écorce du cerveau. Presque toutes passent par la capsule interne, et au sortir de ce passage ou détroit, elles divergent de façon à former une sorte de gerbe qui entremêle ses fibres aux fibres arciformes et commissurales, et que l'on appelle la *Couronne rayonnante de Reil*. Ces fibres sont donc de deux ordres : 1° des *fibres directes descendantes* qui traversent la capsule interne, puis la couronne rayonnante, sans s'arrêter ou subir de relais, et établissent une communication entre l'écorce et les noyaux bulbo-protubérantiels, ou la substance grise du cervelet ou celle de la moelle (fibres centrifuges) et des fibres ascendantes du faisceau sensitif (fibres centripètes); — 2° des *fibres cortico-ganglionnaires* qui réunissent l'écorce au corps strié ou à la couche optique (radiations de la couche optique, radiations du noyau caudé). Une petite partie de ces fibres, le faisceau inférieur du noyau lenticulaire, le pédoncule inférieur de la couche optique qui se portent dans le lobe temporal, ne traversent pas la capsule interne.

Voyons comment se disposent les faisceaux de la capsule interne ou *fibres irradiées*, pendant leur trajet dans le centre ovale.

Le *faisceau psychique*, en passant de la capsule interne dans le centre ovale, s'infléchit en avant et se porte dans le lobe frontal, notamment dans les deux premières circonvolutions (F^1 et F^2) et dans la partie antérieure de F^3.

Le *faisceau de l'aphasie* s'incline en dehors et vient se perdre dans le pied de F^3.

Le *faisceau géniculé* (faisceau moteur volontaire pour la face et la langue) longe en arrière le faisceau de l'aphasie et vient se perdre dans le pied de la circonvolution frontale ascendante (F^a).

Le *faisceau pyramidal* (faisceau cérébral ou moteur volontaire pour le tronc et les membres) se dirige en dehors et en haut en s'irradiant en éventail et vient se terminer dans les circonvolutions frontale et pariétale ascendantes ainsi que dans le lobule paracentral. Dans leur ensemble les faisceaux géniculé et pyramidal contiennent les conducteurs de la motricité volontaire. C'est pour cette raison qu'on a donné à la zone de l'écorce à laquelle ils aboutissent le nom de *zone motrice* ou *zone épileptogène*. Comme cette zone (région rolandique), nous le verrons, comporte plusieurs centres moteurs distincts, centre des membres inférieurs, centre des membres supérieurs, etc., il est rationnel d'admettre que les conducteurs qui en proviennent sont aussi spécialisés et distincts physiologiquement dans le centre ovale. Nous verrons, en effet, en temps voulu, que les lésions des fibres du centre ovale ou lésions sous-corticales, donnent lieu aux mêmes symptômes paralytiques que les destructions des centres auxquelles elles correspondent.

Dans les travaux de Lichtheim et de Wernicke (1885) nous savons que l'aphasie motrice ou sensorielle peut être produite, non seulement par la destruction des centres corticaux de mémoire motrice ou sensorielle correspondante, mais encore par la destruction des fibres qui aboutissent à ces centres ou en partent, ou bien par des lésions qui, isolant ces centres, les séparent du centre complexe où se fait l'association des images, et auquel on a donné le nom de centre d'idéation.

Cette *aphasie motrice sous-corticale* peut être reconnue pendant la vie, parce que, dans ce cas, les images motrices vocales ou d'articulation sont conservées, car lorsque le malade veut prononcer un mot, il fait autant d'effort d'expiration que ce mot contient de syllabes, ou bien encore peut indiquer, avec les doigts, le nombre de syllabes que contiennent les mots qu'il ne peut prononcer. L'aphasie relève dans ces circonstances

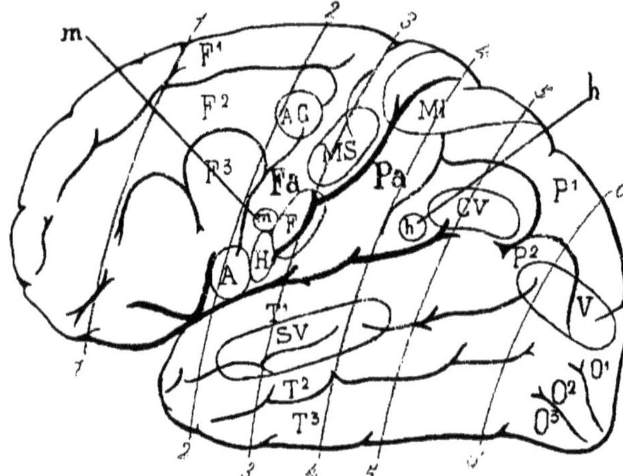

Fig. 274. — Coupes frontales du cerveau (coupes de Pitres).

1, 1, coupe préfrontale ; 2, 2, coupe pédiculo-frontale ; 3, 3, coupe frontale ; 4, 4, coupe pédiculo-pariétale 5, 5, coupe pariétale ; 6, 6, coupe occipitale.

de la rupture des fibres qui relient la circonvolution de Broca aux noyaux bulbaires et qui sont destinées à actionner ces noyaux dans le mécanisme du langage.

Il y a quelques années Déjerine rapportait deux remarquables exemples de cette affection (*Compte rendu Soc. de Biologie*, p. 155, 6 mars 1891).

Quand on excise l'écorce autour du centre moteur d'un membre, les fonctions de ce centre disparaissent (Exner et Paneth) ; elles cessent aussi lorsqu'on enlève la pie-mère sur ce centre. Dans le premier cas, l'abolition fonctionnelle s'explique par la section des fibres d'association ; dans le second, par l'ischémie des éléments nerveux. Ces fibres d'association permettent d'expliquer les réflexes cérébraux les plus compliqués, et ces réflexes c'est toute la vie cérébrale, nous le verrons.

Le *faisceau sensitif* qui, dans la capsule interne, ne contenait que les conducteurs de la sensibilité générale (fibres du ruban de Reil), et les fils sensoriels de l'ouïe, du goût et de l'olfaction, reçoit à la partie la plus reculée de la capsule interne, en ce point désigné par Charcot sous le nom de *carrefour sensitif*, un faisceau additionnel qui provient de la couche optique et des corps genouillés externes et représentant les fibres optiques intra-cérébrales. Là aussi, il contiendrait des fibres cérébelleuses (HŒSEL, *Arch. f. Psych.* 1892. MANGAZZINI, *Arch. ital. de Biologie*, 1894). Ainsi renforcé, le faisceau sensitif, qui contient maintenant tous les conducteurs de la sensibilité générale et spéciale, diverge en gerbe et se porte vers l'écorce, en disposant ses fibres en deux groupes : un groupe de *fibres verticales* qui montent vers les zones rolandique et pariétale ; un groupe de *fibres horizontales* qui s'infléchissent en arrière en contournant le bord externe de la corne occipitale du ventricule latéral et en se disposant en un épais faisceau pyramidal dont la pointe regarde le pôle occipital (*radiations optiques de Gratiolet*). — Les fibres de ce groupe se terminent successivement dans les circonvolutions pariéto-occipitales et temporo-occipitales.

La *Capsule Externe* enfin, est formée en majeure partie par des fibres commissurales provenant du faisceau occipito-frontal, du faisceau longitudinal inférieur, du faisceau unciforme, de la commissure blanche antérieure, du corps calleux et de quelques fibres appartenant au système de projection. Quant à la *Capsule Extrême* elle est surtout formée par les fibres arciformes.

Le système des fibres d'association est traversé perpendiculairement par les fibres radiantes du corps calleux et les fibres de la couronne rayonnante. On peut juger par là de la complexité des trajets dans le centre ovale.

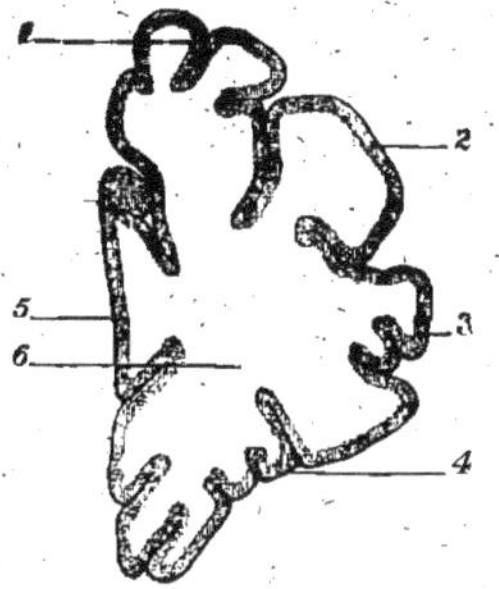

Fig. 275. — Coupe préfrontale.

1, 2, 3, première, seconde et troisième frontales ; 4, circonvolutions orbitaires ; 5, circonvolution frontale interne ; 6, faisceaux préfrontaux du centre ovale.

On prend une idée exacte de la *topographie des fibres du centre ovale* par les *coupes frontales de Pitres*, qui divisent l'hémisphère en sept tranches, parallèlement à la scissure de Rolando

Ces coupes sont d'avant en arrière : 1° la *coupe préfrontale*, (1, 1, fig. 274) qui passe à 4 ou 5 centimètres en avant de la scissure de Rolando : son centre ovale est composé de conducteurs (faisceaux dits psychiques de la capsule interne) qui se rendent aux circonvolutions frontales à l'exception de leur pied ; ses lésions ne nous apprennent rien sur sa valeur physiologique, car elles restent *inexpressives*, c'est-à-dire qu'elles n'attaquent ni le mouvement ni la sensibilité. C'est une zone latente.

2° La *coupe pédiculo-frontale* (2, 2, fig. 274) passe par le pied des trois circonvolutions frontales et rencontre les faisceaux pédiculo-frontaux supérieur, moyen et inférieur se rendant au pied des circonvolutions frontales correspondantes ; le centre ovale à ce niveau renferme donc les conducteurs qui vont au pied de la 2e et de la 3e circonvolution frontale ; c'est dire que la lésion de ces faisceaux conduit à l'*agraphie* comme à l'*aphasie* aussi bien que si les centres corticaux eux-mêmes étaient frappés ; car, que la lésion porte sur le centre cortical (lésions corticales) ou sur les fils conducteurs (lésions sous-corticales), le résultat est absolument le même. A ce niveau la coupe nous présente encore les deux noyaux du corps strié séparé par la capsule interne.

3° La *coupe frontale* (3, 3, fig. 274) passe par la circonvolution frontale ascendante ; elle intéresse les faisceaux frontaux supérieurs qui répondent au centre cortical des mouvements des membres inférieurs et les faisceaux frontaux moyens qui se rendent dans la région du centre des membres supérieurs, tous deux appartenant au faisceau

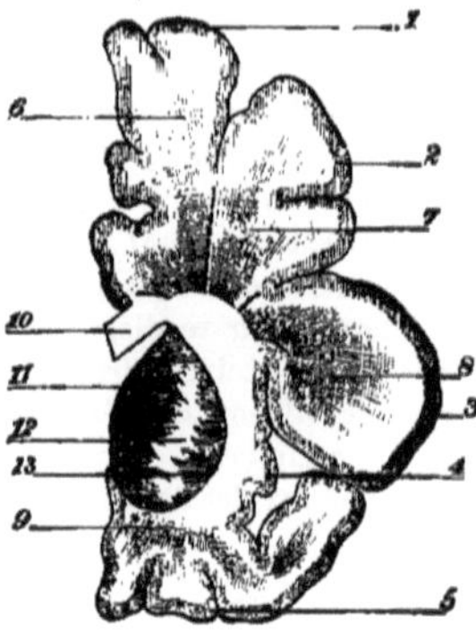

Fig. 276. — Coupe pédiculo-frontale (Pitres).

1, 2, 3, première, seconde, troisième frontales ; 4, extrémité antérieure de l'insula ; 5, extrémité postérieure des circonvolutions orbitaires. — Faisceaux pédiculo-frontaux : 6, supérieur ; 7, moyen ; 8, inférieur ; 9, faisceau orbitaire ; 10, corps calleux ; 11, noyau caudé ; 12, capsule interne ; 13, noyau lenticulaire.

pyramidal ou cérébral moteur ; les faisceaux frontaux inférieurs qui correspondent au centre moteur de la face, faisceau géniculé de la capsule interne, les faisceaux temporaux qui se rendent à l'écorce temporale. Cette coupe présente donc trois étages : un supérieur moteur des membres, un moyen moteur de la face (faisceau géniculé), un inférieur sensitif. — Au centre, on voit la coupe du noyau caudé et lenticulaire séparés l'un de l'autre par la capsule interne, et la couche optique.

4° La *coupe pariétale* (4, 4, fig. 274) passe par la circonvolution pariétale ascendante ; le centre ovale y est composé par quatre groupes de fibres, qui sont de haut en bas, le faisceau pariétal supérieur, le faisceau pariétal moyen, le faisceau pariétal inférieur, et le faisceau temporal. Cette coupe rappelle beaucoup la précédente et traverse la région motrice (zone rolandique) et au niveau du faisceau temporal, elle correspond au centre de la surdité verbale. Son centre ovale ne contient que les fibres radiées du faisceau pyramidal.

5° La *coupe pédiculo-pariétale* (5, 5, fig. 274) présente trois faisceaux qui aboutissent à la circonvolution pariétale supérieure (*faisceau pédiculo-pariétal supérieur*), à la circonvolution pariétale inférieure (*faisceau pariétal inférieur*), et au-dessous, le faisceau qui se rend au lobe temporal (*faisceau temporal*). Cette coupe passant par le pli courbe rencontre les faisceaux qui se rendent au centre de la cécité verbale (*faisceau pédiculo-pariétal inférieur*), et dans son champ n'existent que les fibres irradiées du faisceau sensitif. Sur cette coupe, on ne voit plus que la tête et la queue du noyau caudé, le noyau lenticulaire et l'avant-mur ont disparu.

6° La *coupe occipitale* (6, 6, fig. 274) passe à 1 centimètre en avant de la scissure pariéto-occipitale externe. Elle ressemble à la coupe préfrontale, et, comme elle, elle a un centre ovale composé de fibres *inexpressives*. Son champ est entièrement constitué par les fibres du faisceau sensitif (*faisceaux occipitaux*). Cependant, comme elle répond aux trajets optiques, ses lésions ne restent pas comme absolument inexpressives.

D'après ce que je viens de dire, on peut donc distinguer trois zones dans le cerveau : une zone antérieure ou frontale (impropre-

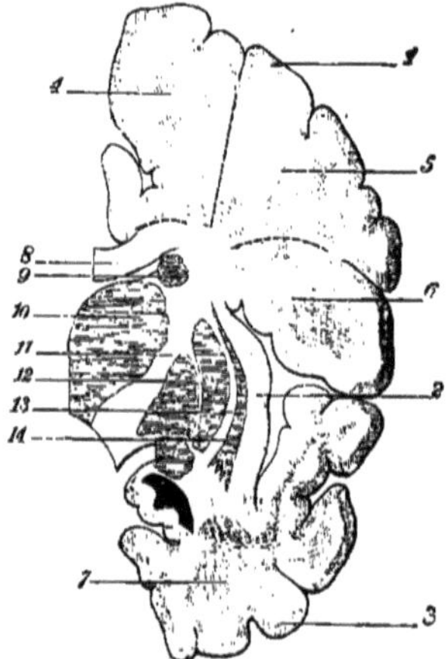

Fig. 277. — Coupe frontale (Pitres).

1, circonvolution pariétale ascendante ; 2, lobule de l'insula ; 3, lobe sphénoïdal. — Faisceaux pariétaux : 4, supérieur ; 5, moyen ; 6, inférieur ; 7, faisceau sphénoïdal ; 8, corps calleux ; 9, noyau caudé ; 10, couche optique ; 11, capsule interne ; 12, noyau lenticulaire ; 13, capsule externe ; 14, avant-mur.

ment appelée préfrontale); une zone postérieure ou occipitale et une zone moyenne ou rolandique. Les deux premières zones sont des *zones latentes*, c'est-à-dire des zones dont la lésion ne donne lieu à aucun phénomène caractéristique du côté du mouvement ou de la sensibilité; la zone moyenne, au contraire, qui embrasse les circonvolutions rolandiques, y compris le lobule paracentral et à gauche le pied de F^1 et de F^2, ainsi que le centre de T^1 et celui de P^2, est une zone réactionnelle : c'est la *zone psycho-motrice*. Les fils conducteurs que nous trouvons dans le centre ovale correspondant y sont déjà groupés, car des lésions isolées de ce centre déterminent des *monoplégies* (PITRES), c'est-à-dire des paralysies localisées.

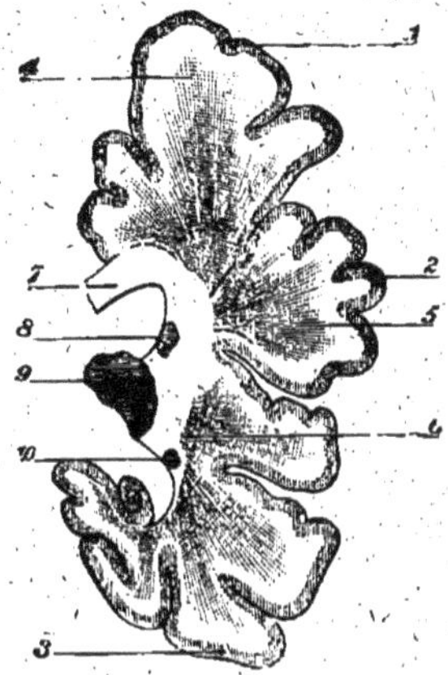

Fig. 278. — Coupe pédiculo-pariétale (Pitres).

1, lobule pariétal supérieur; 2, lobule pariétal inférieur; 3, lobule sphénoïdal; 4, faisceau pédiculo-pariétal supérieur; 5, faisceau inférieur; 6, faisceau sphénoïdal; 7, corps calleux; 8 et 10, noyau caudé; 9, couche optique.

12. — Trajet général des faisceaux encéphalo-médullaires

Dans les études précédentes, nous avons suivi les faisceaux nerveux de la moelle épinière, du bulbe rachidien et du cervelet, dans l'isthme de l'encéphale et de là jusqu'à l'écorce du cerveau ou les noyaux opto-striés. Ces faisceaux étant continus, nous aurions dû, pour rester dans la réalité, les poursuivre d'un seul jet de leur origine à leur terminaison. Si nous n'avons point agi ainsi, c'est pour ne point briser les exigences des descriptions classiques et systématiques. Mais maintenant que nous avons parcouru les différents segments du névraxe un à un, nous allons faire le résumé synthétique des trajets nerveux encéphalo-médullaires en suivant les faisceaux de l'écorce du cerveau jusque dans les parties sous-jacentes du névraxe.

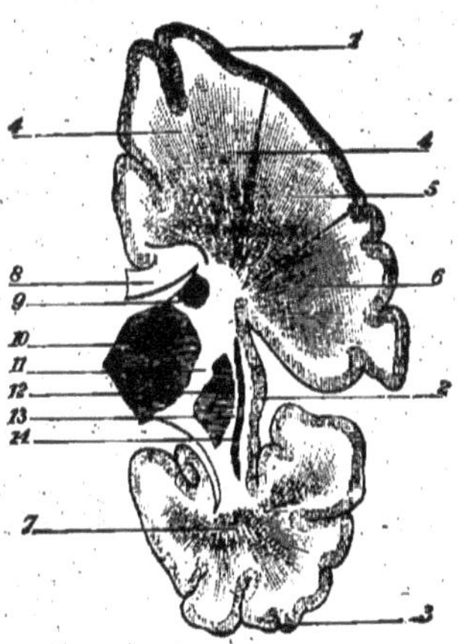

Fig. 279. — Coupe pariétale (Pitres).

1, circonvolution pariétale ascendante; 2, lobule de l'insula; 3, lobe sphénoïdal. — Faisceaux pariétaux : 4, supérieurs; 5, moyen; 6, inférieur; 7, faisceau sphénoïdal; 8, corps calleux; 9, noyau caudé; 10, couche optique; 11, capsule interne; 12, noyau lenticulaire; 13, capsule externe; 14, avant-mur.

1° *Faisceau frontal ou psychique.* — Ce faisceau naît de la plus grande partie de l'écorce du lobe frontal, à l'exception du pied des trois frontales longitudinales. Dans le centre ovale, il constitue les faisceaux préfrontaux. Dans la capsule interne il occupe les 2/3 antérieurs du segment lenticulo-strié ; dans le pédoncule il passe par la partie la plus interne de l'étage inférieur. Le faisceau frontal descend vraisemblablement jusqu'aux noyaux bulbo-protubérantiels, mais son trajet au-dessous du pédoncule n'est pas connu.

2° *Faisceau de l'aphasie.* — Ce faisceau, que l'on peut considérer comme le faisceau conducteur de la parole, part du pied de la circonvolution de Broca. Dans le centre ovale, il correspond au faisceau pédiculo-frontal inférieur; dans la capsule interne, il occupe le tiers postérieur du segment antérieur, immédiatement derrière le faisceau psychique, en avant du faisceau géniculé ; dans le pédoncule il est placé entre le faisceau psychique et le faisceau géniculé, et de là il va se perdre, d'une façon peu connue encore, dans les noyaux bulbo-protubérantiels. Avec le faisceau géniculé, on le considère généralement comme le faisceau volontaire des nerfs crâniens moteurs, celui qui transmet à leurs centres bulbo-protubérantiels le commandement du cerveau.

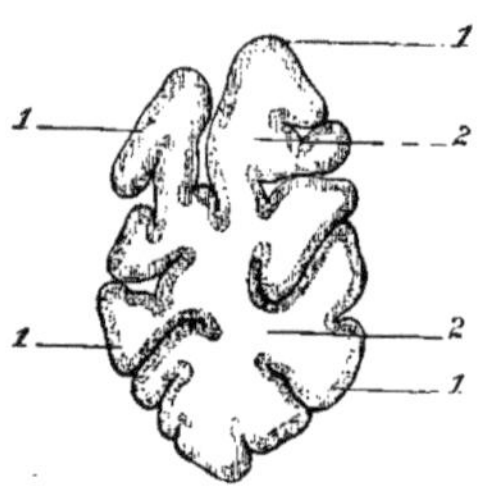

Fig. 280. — Coupe occipitale (Pitres)
1, circonvolutions occipitales ; 2, faisceaux occipitaux.

3° *Faisceau géniculé.* — L'origine corticale du faisceau géniculé, si bien étudié par Brissaud, est le pied de la frontale ascendante et le pli de passage fronto-pariétal inférieur. Dans le centre ovale il constitue le faisceau frontal inférieur (3e coupe de Pitres), contenant à la fois le *faisceau facial inférieur*, le *faisceau masticateur*, le *faisceau de l'hypoglosse*, et une partie du *faisceau laryngé* ; dans la capsule interne il occupe la région du genou de la capsule; dans le pédoncule, il longe le côté externe du faisceau de la parole ; dans la protubérance il se place en arrière et en dedans du faisceau pyramidal; enfin, il se divise en trois faisceaux secondaires, qui s'entrecroisent sur la ligne médiane avec leurs homologues du côté opposé, et viennent aboutir respectivement au noyau masticateur du trijumeau, au noyau du facial et aux noyaux du grand hypoglosse. Quelques-unes de ces fibres se rendent très vraisemblablement au noyau moteur du spinal (nerf laryngé).

4° *Faisceau pyramidal.* — Faisceau moteur volontaire des muscles du tronc et des membres, comme le faisceau géniculé est le faisceau moteur volontaire des muscles de la face, de la langue et de la glotte, le faisceau pyramidal (*p*, fig. 284, et *p*, fig. 285) naît dans l'écorce de la zone rolandique ou motrice du cerveau (2/3 supérieurs de la frontale ascendante, pariétale ascendante, lobule paracentral). Dans le centre ovale il constitue les faisceaux frontaux supérieur (membres inférieurs) et moyen (membres supérieurs) de la 3e coupe de Pitres ou coupe frontale, et les faisceaux pariétaux supérieur (membres inférieurs) et moyen (membres supérieurs) de la 4e coupe de Pitres ou coupe pariétale. — Dans la capsule interne, il répond aux 2/3 antérieurs du segment lenticulo-optique ; dans le pédoncule, il passe dans la région moyenne de l'étage inférieur ou pied, et descend de là dans la protubérance annulaire où il constitue le plan le plus inférieur des fibres longitudinales. Dans le bulbe, il occupe la partie la plus antérieure de la pyramide, se dédouble au niveau du collet, en faisceau direct *(faisceau pyramidal antérieur)* et faisceau croisé *(faisceau pyramidal latéral)*, et passe dans la moelle épinière, où ses fibres s'arrêtent successivement dans les cellules des cornes antérieures.

Les fibres cérébrales destinées au mouvement sont plus nombreuses pour les membres supérieurs que pour les membres inférieurs dans le rapport de 5 à 1 environ. On conçoit qu'il en soit ainsi quand on se rappelle combien les mouvements intelligents et conscients de la main dépassent ceux du pied qui sont presque entièrement automatiques. (P. Blocq et G. Onanoff, *Compt. rend. Acad. Sc.* CXV, 1892, p. 248).

Le faisceau pyramidal est donc conducteur de la volonté pour les mouvements du tronc et des membres, et, comme le prouvent les dégénérations secondaires à la suite de lésions corticales ou autres, son action trophique ou physiologique est centrifuge. Le cerveau moteur est donc trophique pour le faisceau pyramidal comme les cornes antérieures de la moelle le sont pour les racines antérieures des nerfs. Toute une série de troubles du mouvement, variables selon qu'ils relèvent de la paralysie ou de l'irritation secondaire, sont fatalement liés à ses lésions : monoplégies, hémiplégies, aphasies, contractures précoces ou tardives, convulsions, hémichorée, athétose.

Lorsqu'une lésion du centre ovale (abcès, tumeurs, hémorrhagies, etc.) ne donne pas lieu à ces phénomènes, on doit considérer, non pas qu'elle écarte simplement les faisceaux sans les interrompre, mais qu'elle siège en dehors des faisceaux excito-moteurs volontaires. Il en est de même encore des contractures qui accompagnent le plus souvent les inondations ventriculaires ou les hémorrhagies sous-méningées : dans ces circonstances on doit admettre que ces lésions portent atteinte à des parties constituantes du cerveau moteur (Pitres).

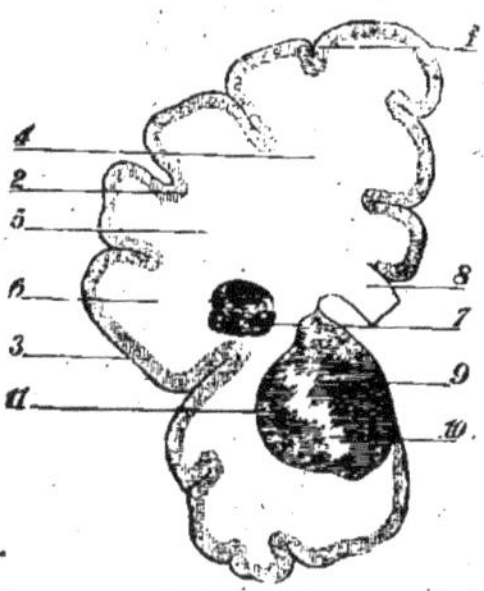

Fig. 281. — Lésion du centre ovale 7, (faisceau pédiculo-frontal) ayant occasionné une hémiplégie avec aphasie.

Au-dessus du faisceau pyramidal, entre ce faisceau et le *locus niger*, on a signalé la présence d'un petit faisceau de fibres grêles (*ruban du pied* de Flechsig) qui, selon Flechsig, se terminerait dans l'insula. Bechterew en fait une voie sensitive des nerfs crâniens.

La dégénération bilatérale des faisceaux pyramidaux dérive sûrement d'un entrecroisement incomplet au niveau du bulbe, et aussi au niveau des faisceaux pyramidaux antérieurs dans la moelle.

5° *Faisceau sensitif.* — Ce faisceau prend naissance dans l'écorce des lobes pariétal, occipital et temporal (cerveau sensitif de Ballet) et aussi dans le gyrus fornicatus et hippocampi et dans la zone rolandique où il se superpose au faisceau moteur ; toutefois à l'inverse de celui-ci il ne semble pas être partagé en centres distincts. Cependant, ce qui paraît vrai pour la sensibilité générale, ne l'est pas pour la sensibilité spéciale ou sensorielle, car nous savons que dans la première circonvolution temporale (T^1) on a localisé le centre de la *surdité verbale ;* que dans la circonvolution pariétale inférieure (P^2) on a localisé le *centre de l'hémia-*

nopsie, que d'autres reportent jusque dans le cunéus du lobe occipital ; — qu'enfin dans le pli courbe (P^2) on a placé le *centre de la cécité verbale*.

Quoi qu'il en soit, émané de la zone sensitive du cerveau, le faisceau sensitif (fig. 283 et fig. 286) descend dans le centre ovale où il constitue les deux faisceaux pédiculo-pariétaux et le faisceau temporal (5ᵉ coupe de Pitres ou coupe pédiculo-pariétale), ainsi que les faisceaux occipitaux (6ᵉ coupe de Pitres ou coupe occipitale). Le faisceau pédiculo-pariétal inférieur contient les fibres de l'hémianopsie et le faisceau temporal renferme celles de la surdité verbale, c'est-à-dire des fibres qui sont en relation avec les noyaux de l'acoustique. Dans les faisceaux occipitaux passent les fibres optiques (centre visuel, cécité verbale). Dans la capsule interne, le faisceau sensitif passe dans le tiers postérieur du segment lenticulo-optique. Au niveau de la partie la plus reculée (carrefour sensitif) il comprend aussi des fibres en rapport avec les centres olfactifs. Arrivé dans le pédoncule, il se divise en trois faisceaux : *a*) un qui vient du lobe temporal et passe dans la partie externe du pied du pédoncule cérébral (faisceau de Türck ou de Meynert, faisceau cortico-protubérantiel postérieur) ; *b*) un second faisceau qui descend sur les parties latérales de l'isthme de l'encéphale après s'être entrecroisé avec son homologue du côté opposé au niveau des tubercules quadrijumeaux qu'il enlace et englobe (*ruban de Reil latéral*), et vient se perdre dans les noyaux du champ réticulaire du pont de Varole et l'olive protubérantielle ; *c*) un dernier faisceau enfin, le gros du faisceau sensitif, qui descend dans la calotte pédonculaire et l'isthme de l'encéphale sous le nom de *ruban de Reil central*. Il passe par la calotte de la protubérance annulaire, la partie postérieure du bulbe rachidien et, au niveau des olives du bulbe s'entrecroise sur la ligne médiane avec celui du côté opposé de façon à passer dans la moitié controlatérale de la moelle épinière (entrecroisement des cordons sensitifs). Au-delà, nous savons qu'il se continue avec les cordons postérieurs de la moelle, le faisceau latéral profond et le faisceau de Gowers, après s'être interrompu dans les noyaux postpyramidaux (noyau de Goll et noyau de Burdach).

Il faut ajouter à ces systèmes de fibres qui vont de la moelle au cerveau, le *Faisceau de la commissure* qui, de la commissure blanche postérieure du cerveau descend dans la calotte pédonculaire où il semble se continuer avec la bandelette longitudinale postérieure, et le *Faisceau central de la calotte* qui, de la substance grise centrale du ventricule moyen, descend à travers le pont de Varole et la moelle allongée où il paraît se rendre dans l'olive du bulbe.

On peut admettre que le ruban de Reil provient des noyaux de Goll et de Burdach, que ses fibres s'entrecroisent dans le champ interolivaire du bulbe, et qu'après avoir traversé la calotte du pont de Varole et du pédoncule, elles vont aboutir au tubercule quadrijumeau antérieur et à la couche optique (Forel). D'après la majorité des auteurs, c'est la partie interne du ruban qui aboutit à la couche optique (ruban central) ; la partie externe (ruban latéral) aboutirait au tubercule quadrijumeau postérieur, et peut-être aussi (Flechsig, Bechterew, Edinger, Hensehen, Jacob, etc.), au corps de Luys et au globulus pallidus en suivant la voie de l'anse du noyau lenticulaire. Mais les fibres du ruban de Reil vont au cortex cérébral. Comment ?

On admet généralement que le Ruban de Reil aboutit au noyau ventral de la couche optique, après avoir traversé la région sous-thalamique, mais un certain nombre de ces fibres ne feraient que traverser la couche optique et passeraient

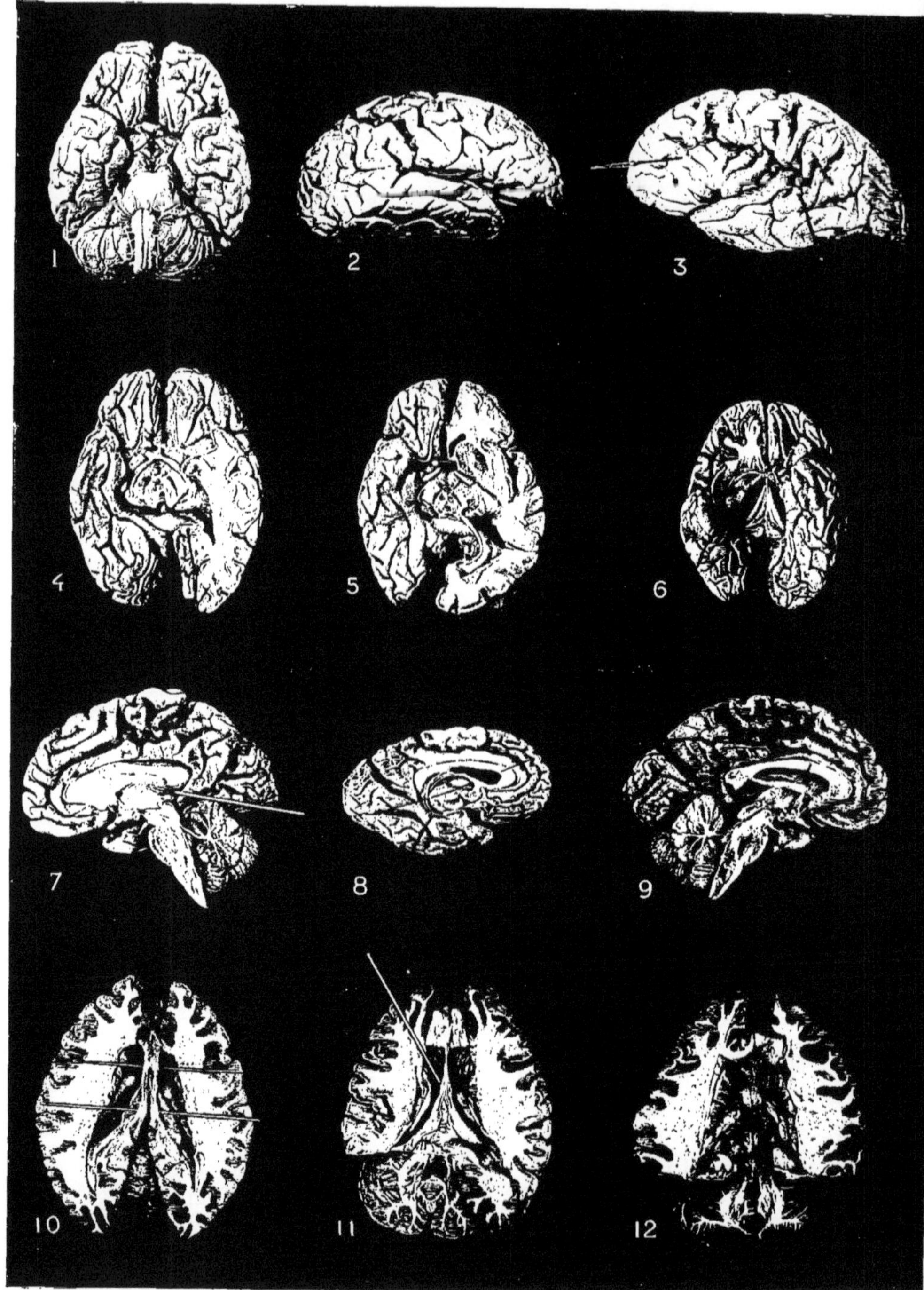

Série de photographies (réduites) du cerveau après dissection et coupes variées

1, Base de l'encéphale; 2, face latérale du cerveau; 3, vue du lobule de l'insula après écartement de ses lèvres; 4, base du cerveau après section des pédoncules et coupe horizontale du lobe temporo-occipital gauche; 5, base du cerveau et mise à nu de la coupe des pédoncules, du bourrelet, du corps calleux, des bandelettes optiques et des corps genouillés, de la corne d'Ammon et de la fimbria après section horizontale du lobe temporo-occipital qui est renversé en arrière et maintenu par une érigne; 6, le trigone vu par sa face inférieure; 7, coupe sagittale de l'encéphale passant entre les deux hémisphères; 8, le corps calleux, le trigone, le ventricule latéral; 9, une épingle passe à travers le trou de Monro; 10, le corps calleux enlevé de chaque côté laisse voir les ventricules latéraux, les corps opto-striés, la bandelette géminée et les plexus choroïdes qui en garnissent le plancher; 11, le trigone vu par sa face supérieure (un stylet est engagé dans le trou de Monro); 12, la toile choroïdienne du 3e ventricule.

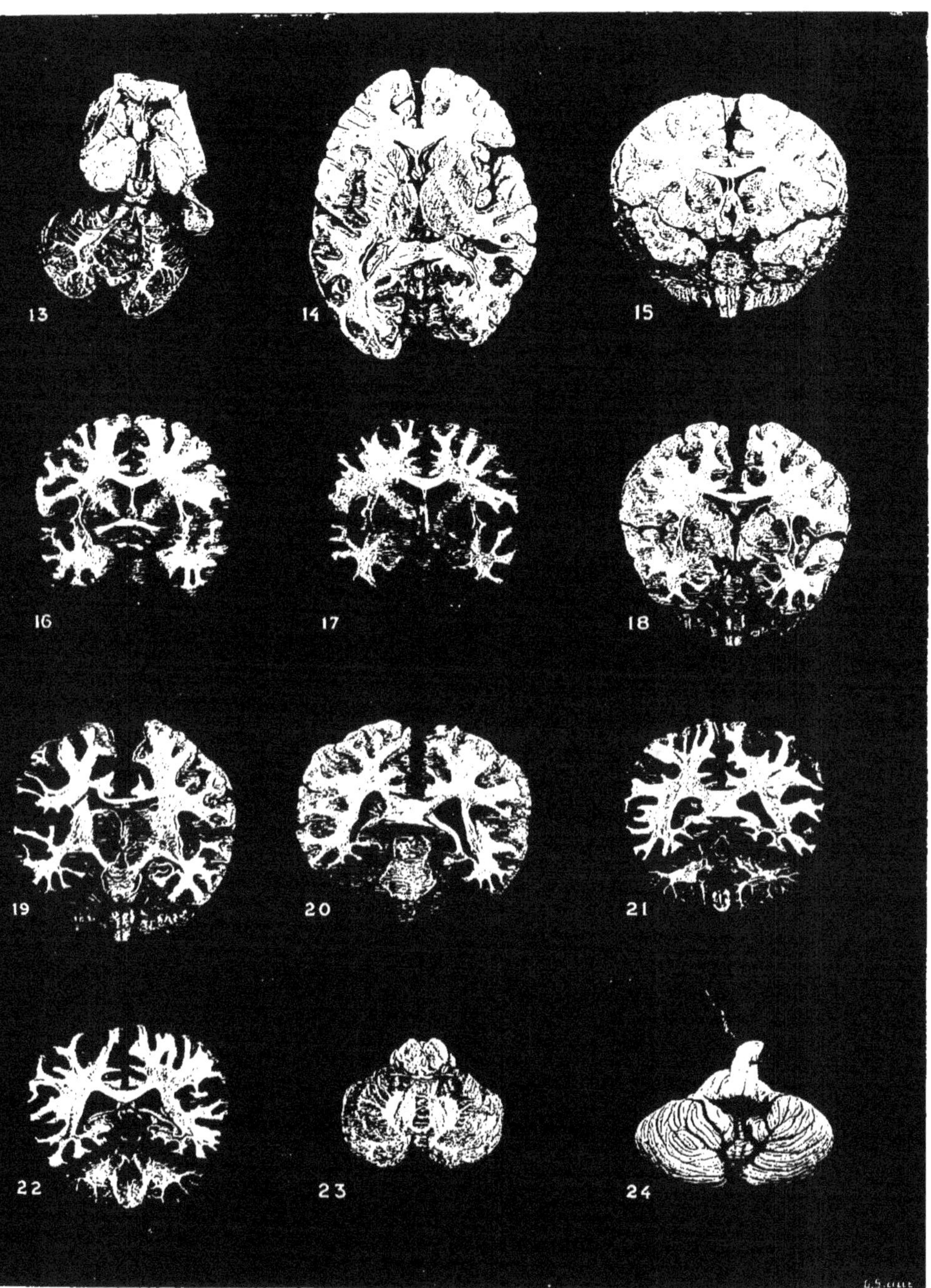

Série de photographies (réduites) du cerveau après dissection et coupes variées

Ouverture des ventricules du cerveau par leur voûte : septum et son ventricule, trigone, 3e ventricule, ventricules latéraux, corps opto-striés, glande pinéale, tubercules quadrijumeaux (une épingle est passée par l'aqueduc de Sylvius) ; 14, coupe de Flechsig ; 15. coupe frontale de l'encéphale passant par la cloison transparente ; 16, coupe passant par la commissure blanche antérieure ; 17, coupe passant par les piliers antérieurs du trigone ; 18, coupe passant par les tubercules mamillaires ; 19, coupe passant par l'espace interpédonculaire ; 20, coupe passant par le bourrelet du corps calleux et les piliers postérieurs du trigone ; 21, coupe passant par le bourrelet et le cervelet ; 22, coupe passant par les piliers postérieurs du trigone et le 4e ventricule ; 23, coupe des pédoncules et du cervelet pour montrer le vermis et la conformation intérieure des hémisphères du cervelet ; 24, face inférieure du cervelet et cavité du 4e ventricule (le bulbe rachidien est fortement relevé et maintenu par une érigne).

par la couche grillagée pour se rendre à l'écorce, tandis que d'autres traverseraient le globulus pallidus pour de là se rendre également à l'écorce, dans la région centrale et la région pariétale.

Mais il y a des divergences d'opinion.

Tandis qu'elles y monteraient *directement* selon FLECHSIG et HŒSEL, elles n'y arriveraient qu'*indirectement* d'après MONAKOW, MAHAIM, DÉJERINE, c'est-à-dire que le neurone des noyaux de Goll et de Burdach aboutirait au tubercule quadrijumeau antérieur et au thalamus, et serait continué de là par un nouveau neurone thalamo-cortical. Dans tous les cas, lorsque le ruban de Reil est lésé dans le bulbe ou la protubérance (KAHLER et PICK, SCHULTZE, MEYER, ROSSOLIMO, SCHÄFER, MIURA, DÉJERINE, etc.) il subit une dégénérescence ascendante qu'on ne peut suivre au-delà de la couche optique (SINGER et MUNZER, VEJAS, MOTT, DÉJERINE). Quand, à la suite d'une lésion optique ou sous-optique, le ruban de Reil est détruit, on observe bien une atrophie descendante du ruban (WITKOWSKY, SCHRADER, HITZIG, HENSCHEN, JACOB et GREIWE), mais cette atrophie doit être considérée comme une atrophie rétrograde cellulipède (DÉJERINE). Comme dans 19 cas de destruction corticale très ancienne des régions rolandique et pariétale, le ruban de Reil n'était dégénéré dans aucun cas (M. et Mme DÉJERINE); comme après l'ablation du manteau cérébral et du corps strié chez deux Chiens (GOLTZ) le ruban de Reil est resté intact (BIELCHOWSKY); comme dans 3 cas de destruction du lobe insulaire et de l'opercule sylvien avec destruction concomitante du noyau lenticulaire, il existait bien une dégénération de l'anse du noyau lenticulaire mais aucune altération de la capsule interne, de la couche optique et du ruban de Reil (DÉJERINE); comme dans un cas d'hémiplégie droite avec aphasie où la corticalité de l'hémisphère gauche était largement détruite sans participation aucune des noyaux opto-striés, malgré la dégénérescence de toutes les fibres de projections d'origine corticale (radiations thalamiques et genouillées, fibres cortico-protubérantielles et bulbaires, capsule interne, pied du pédoncule, faisceau pyramidal, etc.), le ruban de Reil était intact (DÉJERINE), il faut conclure que le ruban de Reil n'est pas en connexion *directe* avec l'écorce du cerveau contrairement à l'opinion de FLECHSIG et HÖSEL, et que les connexions corticales des fibres sensitives médullaires par l'intermédiaire des noyaux de Goll et de Burdach ne sont qu'indirectes et s'effectuent par l'interposition de la couche optique (Voy. M. et Mme Déjerine, *Soc. de Biol.* 1895, p. 229 et 295).

Les observations de SCHURHOFF chez des hémicéphales concordent avec celles que l'on a faites dans le cas de porencéphalie ancienne chez l'adulte et mettent en évidence l'indépendance du neurone sensitif périphérique et du neurone sensitif central ou ruban de Reil. C'est ainsi que dans 9 cas d'hémicéphalie il y avait intégrité du neurone périphérique ou primaire, mais atrophie profonde du neurone sensitif central ou secondaire.

Une lésion assez restreinte du carrefour sensitif, en raison de la condensation en ce point de toutes les fibres sensitives, peut donner lieu à l'*hémianesthésie* du côté opposé du corps, et à des phénomènes concomitants d'*anosmie* et d'*amblyopie*. Si l'on se rappelle qu'à son passage à travers le bulbe et la protubérance, le faisceau sensitif se grossit des fibres cérébrales des nerfs crâniens, y compris les fibres gustatives et auditives, on comprendra de même qu'une lésion localisée dans un point correspondant du pédoncule, puisse produire une hémianesthésie complète et croisée dans laquelle l'ouïe et le goût pourront être compris, tandis que la vue et l'odorat resteront intacts, puisque les origines olfactives et optiques sont plus élevées.

Le cervelet à son tour est uni à la moelle et au cerveau. Par ses trois pédoncules il est relié au bulbe, au mésocéphale et au cerveau. Les *pédoncules cérébelleux supérieurs* partent du corps denté intra-cérébelleux, s'entrecroisent au-devant des tubercules quadrijumeaux, pénètrent dans le noyau rouge de Stilling, contournent la partie postérieure de la couche optique, se redressent ensuite et vont se terminer dans un point encore inconnu de l'écorce. Une grande partie de leurs fibres se termineraient dans les régions antérieures du thalamus selon FOREL. Les *pédoncules cérébelleux inférieurs* s'étendent de l'écorce du cervelet et des noyaux du toit d'un côté, à l'olive bulbaire du côté opposé, et par une partie de leurs fibres vont constituer le *faisceau cérébelleux direct* et le faisceau de Goll de la moelle épinière. Les *pédoncules cérébelleux moyens* partent de l'écorce du cervelet et vont former trois groupes de fibres, dont les premières se perdent dans les noyaux du pont de Varole, où elles se mettent en communication avec les fibres cérébro-médullaires centripètes et centrifuges (Pierret), dont les secondes remontent dans l'hémisphère cérébelleux du côté opposé et dont les dernières s'incurvent en haut pour suivre le pédoncule cérébral.

Le cervelet communique avec le cerveau par l'intermédiaire de trois neurones superposés : 1° un neurone cortico-thalamique ; 2° un neurone thalamo-rubrique ; 3° un neurone rubro-cérébelleux (Cramer, Mœli, Henschen, Monakow, Mingazzini, Déjerine). Les lésions d'un hémisphère du cerveau chez l'enfant s'accompagnent à la longue d'une atrophie croisée du cervelet.

RÉSUMÉ DES VOIES MOTRICES ET SENSITIVES.

On peut ainsi résumer les *voies sensitives*.

1° Il y a une *Voie sensitive directe* dans le cordon postérieur de la moelle, composée de :

a) fibre sensitive périphérique, *b*) cellule du ganglion spinal, *c*) fibre radiculaire postérieure, *d*) fibre médullaire ascendante longue, *e*) terminaison autour des cellules des noyaux de Goll et de Burdach du bulbe (neurone sensitif périphérique). Cette voie est continuée au-delà par :

a) fibres des cellules des noyaux de Goll et de Burdach, *b*) entrecroisement des rubans de Reil, *c*) carrefour sensitif. *d*) écorce cérébrale (neurone sensitif central). Cette voie doit servir à conduire de la périphérie au cerveau les impressions tactiles et musculaires.

2° Une *Voie sensitive indirecte* par l'intermédiaire des faisceaux fondamentaux antérieur et latéral et le faisceau de Gowers (EDINGER). Elle est constituée par le neurone sensitif périphérique à branche médullaire ascendante ou descendante courte se terminant par ses collatérales et son rameau principal autour des cellules des cordons, et au-delà par :

a) le neurone sensitif central composé des fibres ascendantes des cellules des cordons, se croisant dans la commissure blanche de la moelle et se terminant autour des noyaux du champ réticulaire de la moelle allongée et de l'isthme de l'encéphale (*nucleus magnocellularis diffusus* de Kölliker) ; *b*) les fibres émanées des cellules de ces derniers noyaux qui se joignent au ruban de Reil dont elles suivent le trajet pour gagner l'écorce cérébrale. Cette voie conduit probablement les impressions thermiques et douloureuses de la périphérie.

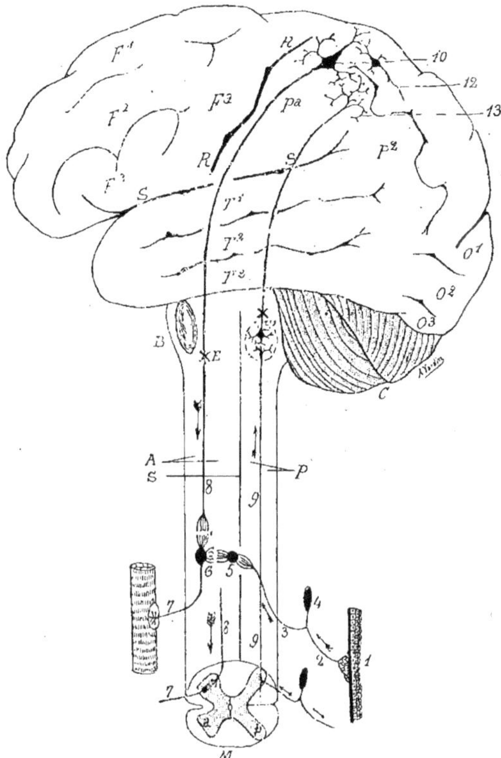

Fig. 282. — Schème des communications entre les neurones sensitifs et les neurones moteurs (mécanisme des réflexes)

M, moelle ; B, bulbe rachidien ; *a*, corne ventrale ; *p*, corne dorsale ; A, cordon antéro-latéral ; P, cordon postérieur ; 1, surface sensible (téguments) ; 2, nerf sensitif ; 3, racine sensitive ; 4, ganglion rachidien ; 5, neurone sensitif ; 6, neurone moteur périphérique ; 7, nerf moteur ; 8, neurone moteur central (cérébro-médullaire) ; 9, neurone sensitif central (médullo-encéphalique) ; 10, cellule motrice corticale ; 12, neurone cortical de communication ; 13, cortex cérébral ; E, entrecroisement des pyramides motrices ; E', entrecroisement des cordons sensitifs.

Quant à la *Voie sensitive des nerfs crâniens,* elle est absolument analogue à celle des nerfs rachidiens. La fibre sensitive du nerf crânien prend son origine dans une cellule du ganglion annexé à ce nerf et *situé en dehors du névraxe,* comme la fibre du nerf rachidien sensitif prend son origine dans la cellule du ganglion rachidien placé *en dehors de la moelle épinière*. Elle pénètre donc la moelle allongée, l'isthme de l'encéphale et le cerveau en s'y divisant comme les

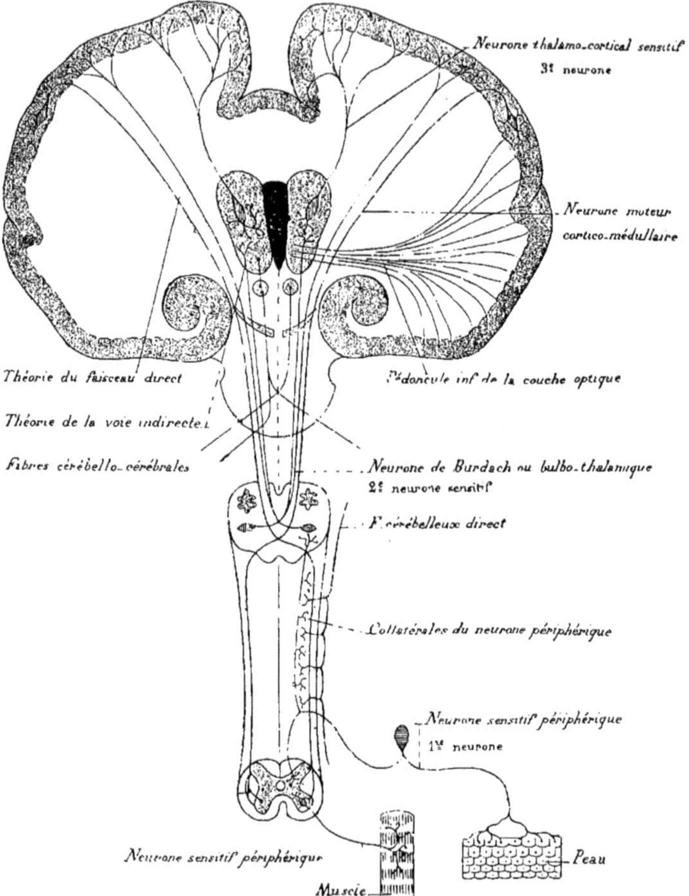

Fig. 283. — Neurones sensitifs et moteurs périphériques. — Neurone sensitif central.

racines postérieures dans la moelle, en une branche ascendante et en une branche descendante, lesquelles à leur tour se résolvent en collatérales et en ramilles terminales qui vont entourer de leurs ramifications les cellules des noyaux dits sensitifs des nerfs crâniens, *noyaux terminaux*. Les cellules de ces noyaux jouent le rôle des cellules de cordon de la moelle et des noyaux de Goll et de Burdach. Elles émettent : *a*) des fibres longues ascendantes qui, après s'être entrecroisées dans le raphé, conduisent sans interruption les impressions périphériques à l'écorce cérébrale; *b*) des fibres courtes qui, après un trajet peu étendu se terminent autour de différentes cellules de la substance grise de la moelle allongée et de l'isthme de l'encéphale pour servir principalement aux mouvements réflexes.

Ainsi, les fibres centrales des cellules du ganglion de Gasser (V^{e} paire) se bifurquent en une branche ascendante et en une branche descendante. Les branches descendantes constituent ce que l'on appelle *la racine descendante ou bulbaire du trijumeau*. Ces fibres se terminent par des arborisations autour du noyau dit sensitif du trijumeau, et plus bas dans les cornes postérieures de la moelle des environs de la 1re paire cervicale. Du noyau sensitif part :

a) une fibre ascendante longue, qui, après croisement dans le raphé, gagne le ruban de Reil pour monter au cerveau avec lui ; *b*) une fibre courte qui va se ramifier autour des noyaux moteurs des nerfs trijumeau, facial, hypoglosse, et sans doute aussi autour des noyaux moteurs des nerfs glosso-pharyngien et pneumogastrique, pour servir aux mouvements réflexes, comme dans le cas, par exemple, où l'on détermine le trismus en irritant la portion sensitive du trijumeau.

Pareillement, les fibres centrales des ganglions d'Andersch (IXe paire) et jugulaire (X^{e} paire) se bifurquent en branche ascendante et en branche descendante. Le groupe des branches descendantes forme le *faisceau solitaire* qu'on peut suivre jusqu'à la partie inférieure de la moelle cervicale. Ces branches envoient leurs ramifications autour des cellules des noyaux dits sensitifs du nerf glosso-pharyngien et du nerf vague, et plus bas dans la substance grise des cornes de la moelle. Les cellules des noyaux dits sensitifs émettent des *cylindres-axes ascendants longs* qui, après croisement dans le raphé, se mêlent aussi au ruban de Reil médian pour monter au cerveau, et des *cylindres-axes courts* qui vont se terminer en bouquet autour des cellules du noyau de l'hypoglosse pour servir aux mouvements réflexes.

Les fibres du *nerf optique* ont leur origine dans les cellules bipolaires de la rétine, et après avoir subi une décussation partielle dans le chiasma optique, suivent la bandelette optique, et là se divisent en deux groupes : *a*) les unes gagnent directement l'écorce occipitale (fibres directes, cylindres-axes longs) après avoir traversé le carrefour sensitif ; *b*) les autres se terminent dans les centres optiques inférieurs, c'est-à-dire le corps genouillé externe, le pulvinar et le tubercule quadrijumeau antérieur (fibres indirectes, cylindres-axes courts), d'où partent alors des fibres qui gagnent l'écorce occipitale (neurone central ou du 2e ordre). — Des cellules du tubercule quadrijumeau antérieur qui sont entourées par les arborisations des fibres optiques courtes, partent des cylindres-axes qui vont aux noyaux des muscles de l'œil (réflexes oculaires associés). Les fibres du *nerf olfactif* prennent également leur origine dans les cellules bipolaires olfactives de la muqueuses nasale ; elles se terminent autour des glomérules du bulbe olfactif qui jouent le rôle de cellules de cordon (neurone périphérique). Ces cellules émettent alors des fibres qui suivent la bandelette olfactive, s'entrecroisent en partie dans la commissure blanche antérieure du cerveau et vont finalement se terminer dans l'écorce de la circonvolution de l'hippocampe (neurone central).

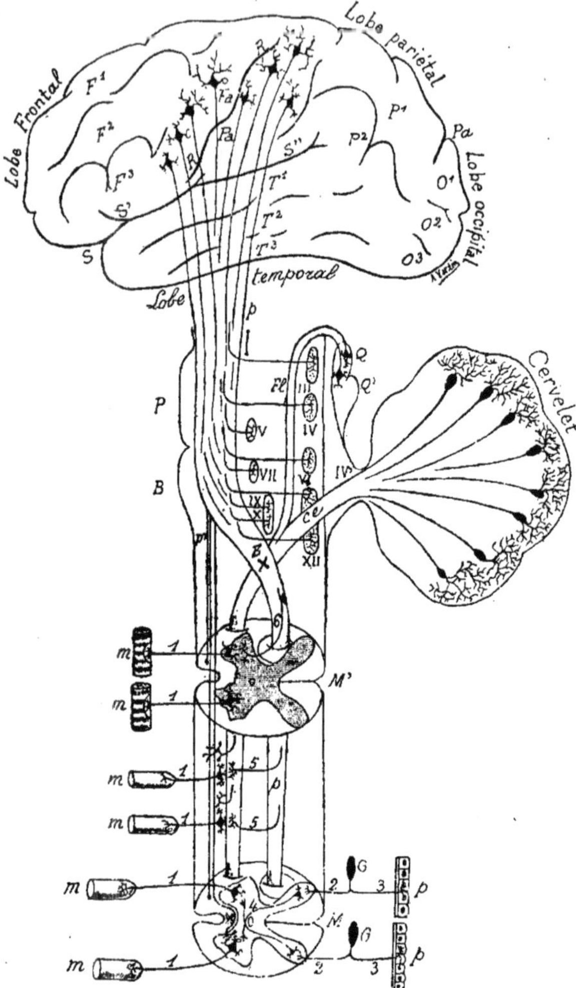

Fig. 284. — Voies motrices (vue latérale)

M, M', moelle; **B**, bulbe ; P, pont de Varole ; Q, Q', tubercules quadrijumeaux ; S, S', S'', scissure de Sylvius ; R, R, scissure de Rolando ; **Pa**, scissure pariéto-occipitale ; *p*, pédoncule cérébral ; *m*, *m*, agents du mouvement (muscles) : *p*, *p*, surface sensible (téguments) ; 1, 1, neurone moteur périphérique ; 2, 2, 3, 3, neurone sensitif périphérique ; G, G, ganglion rachidien ; 5, 5, 6, neurone moteur central ; *p*, faisceau moteur croisé contenant les neurones moteurs cérébro-bulbaires et cérébro-médullaires ; *ce*, faisceau cérébelleux ; E, entrecroisement des pyramides ; *fl*, faisceau longitudinal postérieur ; IV', 4e ventricule ; III, noyau bulbaire de l'oculo-moteur ; **IV**, noyau bulbaire du pathétique ; V, noyau moteur bulbaire du trijumeau ; VI, noyau bulbaire de l'oculo-moteur externe ; VII, noyau bulbaire du facial ; IX, X, noyaux moteurs bulbaires du glosso-pharyngien et du pneumogastrique ; **XII**, noyau bulbaire du grand hypoglosse.

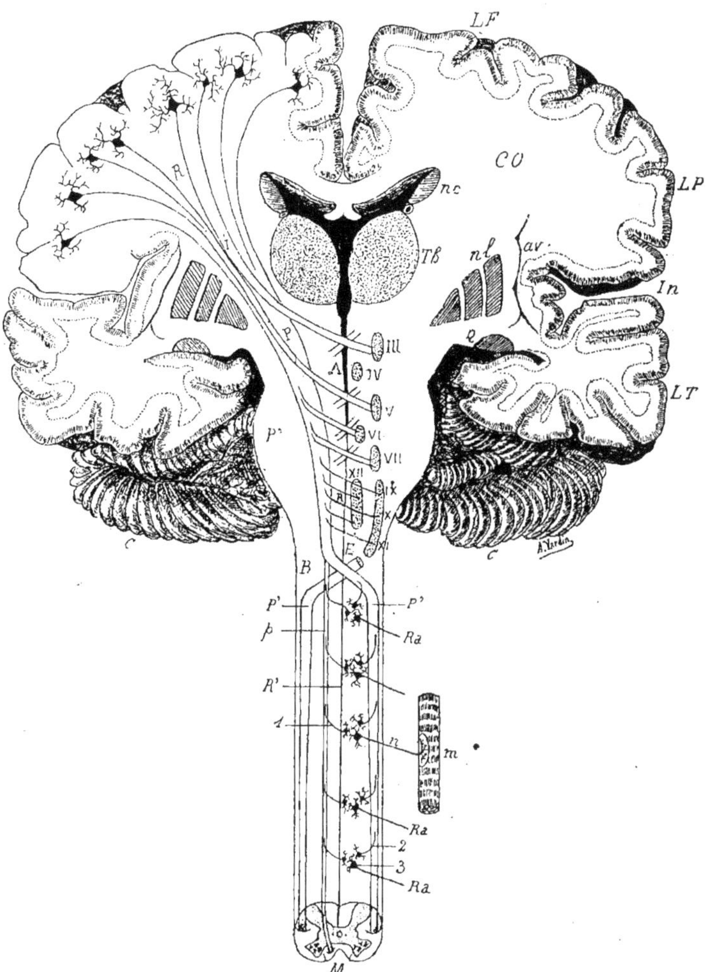

Fig. 285. — Voies motrices, faisceau cérébro-médullaire moteur (vue de face).

M, moelle ; B, bulbe rachidien ; R, R', raphé ; P', pont de Varole ; I, capsule interne ; R, couronne rayonnante ; CO, substance blanche de l'hémisphère ; LF, lobe frontal ; LP, lobe pariétal ; LT, lobe temporal ; In, lobe de l'insula ; *nc*, noyau caudé ; *nl*, noyau lenticulaire ; *av*, avant-mur ; Q, queue du noyau caudé ; *th*, couche optique ; A, aqueduc de Sylvius ; C, C, cervelet ; Ra, Ra, racine antérieure ; *m*, muscle ; *n*, nerf moteur ; *p*, faisceau pyramidal direct ; *p'*, *p'*, faisceau pyramidal croisé ; P, pédoncule cérébral contenant les neurones cérébro-bulbaires et cérébro-médullaires ; E, entrecroisement des pyramides ; III, noyau bulbaire de l'oculo-moteur commun ; IV, noyau du pathétique ; V, noyau moteur bulbaire du trijumeau ; VI, noyau de l'oculo-moteur externe ; VII, noyau du facial ; IX, X, XI, noyaux moteurs des nerfs glosso-pharyngien, pneumogastrique et spinal ; XII, noyau de l'hypoglosse.

Les fibres du *nerf vestibulaire* ont leur origine dans les cellules du ganglion de Scarpa ; elles gagnent les cellules du noyau acoustique principal et du noyau de Deiters autour desquelles elles se ramifient (neurone périphérique). Des cellules de ces noyaux partent alors des cylindres-axes qui, après entrecroisement dans le raphé, montent vers l'écorce cérébrale en suivant le ruban de Reil (comme les autres nerfs sensitifs). Une partie des fibres émanées du noyau de Deiters se met en relation avec le noyau du toit de l'émisphère controlatéral du cervelet.

Le *nerf cochléaire* prend son origine dans les cellules du ganglion de Corti. Ses fibres se terminent autour de celles du noyau acoustique dit accessoire et du tubercule acoustique (neurones périphériques). Les fibres émanées des cellules du tubercule acoustique constituent les stries acoustiques, celles qui proviennent du noyau accessoire forment les fibres du corps trapézoïde. Les stries acoustiques vont : *a*) les unes à l'olive du même côté, puis s'infléchissent pour monter vers le cerveau par la voie du ruban de Reil latéral du même côté ; *b*) les autres se croisent dans le raphé, vont à l'olive du côté opposé, et se coudent de là pour monter dans le ruban de Reil latéral.

Les fibres du corps trapézoïde se portent vers la ligne médiane et là se divisent en deux groupes : *a*) l'un va au ruban de Reil latéral du même côté ; *b*) l'autre groupe entre en rapport avec l'olive, puis gagne le raphé qu'il croise pour atteindre l'olive du côté opposé avec laquelle il entre en relation, et finalement monte dans le ruban de Reil latéral du côté opposé. Le ruban de Reil latéral est donc la voie acoustique centrale, et le corps trapézoïde constitue une sorte de décussation partielle des fibres acoustiques. Le ruban de Reil central est, au contraire, la voie centrale des nerfs sensitifs spinaux et des portions sensitives des nerfs trijumeau et glosso-pharyngien. Les fibres internes du ruban de Reil latéral se terminent autour des cellules des tubercules quadrijumeaux où elles entrent en relation avec les fibres des muscles de l'œil et les ramilles des fibres optiques et servent à divers réflexes (Exemple : mouvements des yeux par suite d'excitations visuelles ou auditives) ; certaines fibres venant du corps trapézoïde envoient des collatérales au noyau du nerf facial, ce qui permet d'expliquer d'autres réflexes (Exemple : mouvements de la mimique, redressement des oreilles par suite d'excitations auditives). Enfin, par les collatérales qui se perdent dans la substance grise réticulaire, les excitations auditives peuvent encore agir sur les mouvements respiratoires et les nerfs vasomoteurs.

Les fibres externes du ruban de Reil latéral, renforcées par celles qui viennent du tubercule quadrijumeau postérieur (centre acoustique inférieur) vont à travers le carrefour sensitif se rendre à l'écorce du lobe temporal du cerveau.

Les *Voies motrices* sont les suivantes : *a*) Les *impulsions motrices volontaires* prennent naissance dans les cellules pyramidales des centres corticaux moteurs du cerveau ; les fibres de ces cellules se terminent en arborisations autour : 1° des noyaux moteurs des nerfs crâniens dans le tronc cérébral ; 2° plus bas autour des cellules motrices des cornes antérieures de la moelle épinière (neurones moteurs centraux). — *b*) Les *impulsions motrices réflexes* ou inconscientes prennent naissance dans les cellules radiculaires des cornes antérieures de la moelle ou cornes motrices ; les fibres de ces cellules se terminent à la périphérie **dans la** *plaque motrice* des muscles (neurones moteurs périphériques). — *c*) Les

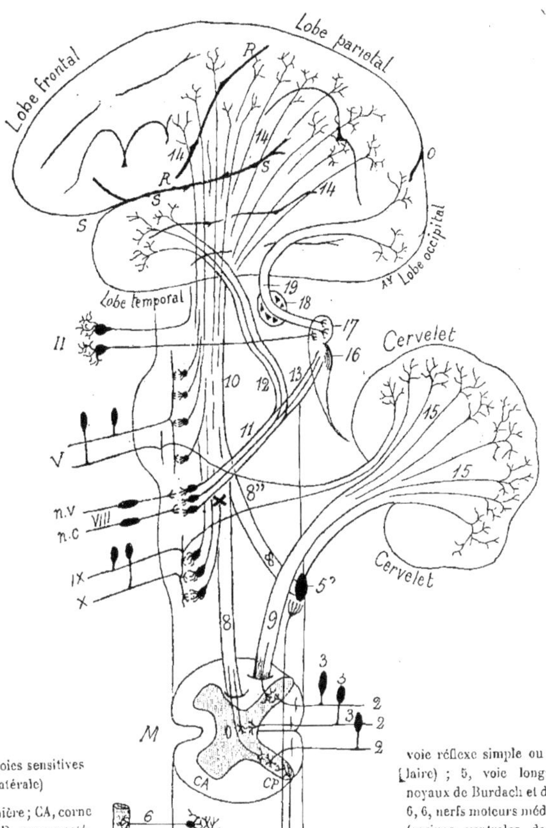

Fig. 280. — Voies sensitives (Vue latérale)

MM, moelle épinière ; CA, corne antérieure ; CP, corne postérieure ; S, S, scissure de Sylvius ; R, R, scissure de Rolando ; *o*, scissure occipito-pariétale ; II, nerf optique ; V, nerf trijumeau ; VIII, nerf auditif (*nv*, nerf vestibulaire ; *nc*, nerf cochléaire) ; IX, glosso-pharyngien ; X, pneumogastrique ; 1, surface sensible (organe sensitif) ; 2, 2, nerfs sensitifs ; 3, 3, ganglions rachidiens ; 4, neurone sensitif périphérique (voie courte : voie réflexe simple ou médullaire) ; 5, voie longue ; 5', noyaux de Burdach et de Goll ; 6, 6, nerfs moteurs médullaires (racines ventrales des nerfs rachidiens) ; 7, neurones moteurs courts (voies anastomotiques longitudinales du cordon antérieur) ; 8, faisceau latéral profond ou sensitif ; 8', faisceau de Burdach ; 8", fibres cérébelleuses de la Ve, de la XIe et X^{e} paires des nerfs crâniens ; 9, faisceau cérébelleux ; 10, faisceau sensitif ; 11, fibres bijumelles (acoustiques) de la VIIIe paire ; 12, faisceau cérébral acoustiques de la VIIIe paire 13, fibres se rendant aux tubercules quadrijumeaux postérieurs ; 14, 14, 14, fibres sensitives ; 15, 15, fibres cérébelleuses ; 16, tubercules jumeaux postérieurs ; 17, tubercules jumeaux antérieurs (visuels) ; 18, corps genouillé externe (visuel) ; 19, radiations optiques de Gratiolet (fibres optiques cérébrales).

voies motrices centrales suivent les faisceaux pyramidaux. Ceux-ci partent des régions dites psycho-motrices du cerveau, descendent dans les faisceaux pédiculo-frontal et pédiculo-pariétal du centre ovale, traversent la capsule interne dans le tiers moyen de son segment postérieur ou lenticulo-optique, suivent la partie moyenne du pied du pédoncule cérébral et traversent les parties antérieures ou ventrales du Pont de Varole et de la moelle allongée, où ils constituent deux faisceaux compacts, les *pyramides du bulbe*, visibles à l'extérieur. Arrivés au collet du bulbe, c'est-à-dire au niveau des 2 premières paires des nerfs cervicaux, les fibres pyramidales qui jusque-là avaient suivi un trajet sans croisement, subissent une décussation partielle (*décussation des pyramides*) dans une étendue d'environ 6 à 7 millimètres. La plus grande partie des fibres motrices passent de l'autre côté de la moelle où elles constituent le *faisceau pyramidal latéral*; une partie beaucoup plus petite des fibres motrices reste du même côté du corps et prend dans la moelle le nom de *faisceau pyramidal antérieur*. Les fibres du *faisceau pyramidal latéral* donnent alors des collatérales qui s'en détachent successivement à angle droit, pénètrent ensuite dans la substance grise de la moelle et vont se terminer en arborisations autour des cellules de la corne antérieure. La fibre descendante ou principale finit elle-même par s'infléchir à angle droit et se termine de la même façon que ses collatérales dans la corne ventrale de la moelle. Les fibres du faisceau pyramidal antérieur *se croisent* dans la commissure antérieure de la moelle et donnent de même des collatérales durant leur trajet, et collatérales et branche principale descendante se terminent à la façon des collatérales et branche principale de la fibre du faisceau pyramidal latéral. La *voie motrice centrale* ou *corticale est donc croisée*. Au contraire, la *voie motrice périphérique est latérale et directe*.

Quant aux *voies motrices des nerfs crâniens*, elles comprennent les 6 nerfs exclusivement moteurs, oculo-moteur commun, pathétique, oculo-moteur externe, facial, spinal et hypoglosse, et les portions motrices des 3 nerfs mixtes, le trijumeau, le glosso-pharyngien et le pneumogastrique.

Les voies motrices de tous ces nerfs se décomposent, tout comme celle des nerfs rachidiens, en une voie centrale (neurone cortico-bulbaire) et en une voie périphérique (neurone bulbo-périphérique). La voie centrale naît dans les grandes cellules pyramidales du tiers inférieur des circonvolutions rolandiques et traverse la capsule interne au niveau de son genou (faisceau géniculé); de là les fibres descendent dans le pied du pédoncule cérébral où elles occupent le côté interne du faisceau pyramidal (faisceau géniculé), puis *se croisent* et atteignent bientôt les noyaux moteurs des nerfs bulbo-protubérantiels et du pourtour de l'aqueduc de Sylvius.

Quant à la voie périphérique de ces nerfs, elle doit aussi être croisée, puisque les nerfs crâniens moteurs ont une fonction bilatérale (mastication, mouvements des yeux, mouvements de la face, réactions pupillaires, etc), mais que chaque nerf crânien reçoit à la fois ses fibres du noyau du même côté et du noyau controlatéral, n'est encore démontré anatomiquement que pour quelques-uns d'entre eux (oculo moteur commun, nerf masticateur, hypoglosse).

Les fibres du neurone cortical se terminent en arborisations autour des cellules du neurone périphérique (cellules des noyaux moteurs bulbo-protubérantiels des nerfs crâniens). Mais les dendrites des cellules des noyaux bulbo-protubérantiels des nerfs crâniens ne sont pas seulement en relation avec les

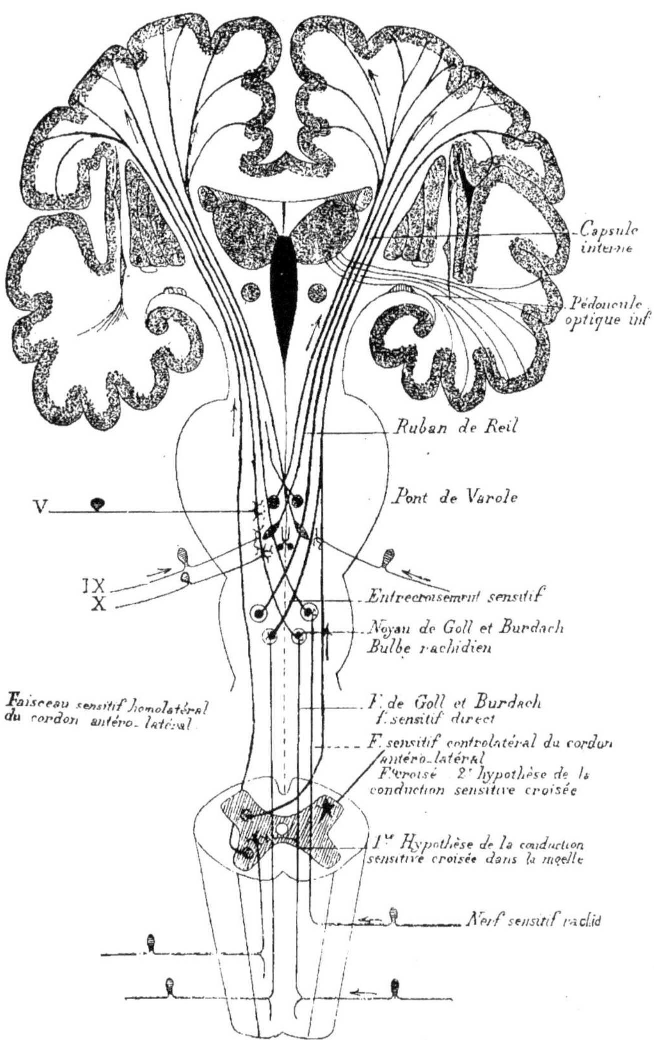

Fig. 287. — Voies sensitives (Vue de face)

ramilles terminales du cylindre-axe du neurone cortical. Ainsi, les cellules du noyau de l'oculo-moteur commun, celles du noyau du pathétique et celles du noyau du moteur oculaire externe, sont en rapport avec les fibres sensitives des cordons de la moelle et avec les fibres optiques. Les cellules du noyau du facial sont en relation : *a*) avec les fibres sensitives des cordons spinaux, et *b*) avec les fibres sensibles du nerf trijumeau et du nerf cochléaire.

Les dendrites des cellules du noyau du spinal sont en rapport avec les fibres sensibles des cordons de la moelle, et celles du noyau de l'hypoglosse avec : *a*) les fibres sensibles des cordons spinaux, et *b*) les fibres des portions sensitives des nerfs glosso-pharyngien et vague.

Les cellules du noyau de la portion motrice du trijumeau entrent en relation avec : *a*) les fibres sensibles des cordons spinaux (ce qui explique le trismus, par exemple, à la suite d'irritation périphérique), et *b*) les fibres sensibles du trijumeau. Les cellules du noyau ambigu (noyau moteur bulbaire des nerfs IX et X) sont enfin en rapport avec les fibres sensitives des cordons de la moelle et les fibres sensibles du trijumeau. Toutes ces relations rendent compte des mouvements réflexes qui, à la suite d'une excitation des nerfs spinaux, par exemple, se propagent dans la sphère des nerfs crâniens moteurs. La voie motrice centrale est donc croisée, la voie motrice périphérique directe. Cette loi comporte certaines restrictions. Ainsi, dans la voie périphérique le nerf pathétique est complètement croisé, et d'autres nerfs crâniens sont *partiellement* croisés (nerf oculo-moteur commun, masticateur, facial (?), hypoglosse). D'autre part, un certain nombre de muscles ont une innervation bilatérale (muscles de la langue, du larynx, des yeux, de la face, muscles masticateurs, muscles locomoteurs). La source principale vient du même côté pour la voie périphérique, du côté opposé pour la voie centrale. C'est pour cette raison que dans l'hémiplégie d'origine corticale, les deux membres inférieurs sont frappés en même temps, très inégalement d'ailleurs.

Au fond, les trajets moteurs cortico-musculaires et cortico-médullaires sont croisés; les trajets spino-musculaires sont directs. — Les nerfs moteurs crâniens viennent principalement du noyau du même côté, mais aussi un peu du noyau du côté opposé ; les fibres cortico-pyramidales sont entrecroisées dans le bulbe ; les fibres cérébrales des nerfs crâniens s'échappent du faisceau pyramidal dans les régions bulbo-protubérantielles et vont se rendre aux noyaux des nerfs du côté opposé, tandis que les racines motrices des nerfs spinaux viennent du même côté de la moelle. Les faisceaux pyramidaux diminuent insensiblement de volume en descendant le long de la moelle, parce que à chaque instant des fibres sortent de ces faisceaux pour se perdre dans la substance grise.

Le groupe des fibres centripètes ou sensitives, que ces fibres proviennent des étages médullaires ou des masses grises qui servent d'origine aux nerfs crâniens sensitifs (trijumeaux, acoustique, glosso-pharyngien, pneumogastrique) contiennent des fibres directes et des fibres croisées, et aussi des fibres courtes (voie réflexe simple) et des fibres longues ou cérébrales (voie réflexe consciente). Dans ces fibres on en trouve quelques-unes à trajet périphérique ou centrifuge (Ramon J. Cajal, Golgi, Van Gehuchten).

Tandis que le faisceau des neurones moteurs diminue de volume de haut en bas, le faisceau des neurones sensitifs augmente de bas en haut.

La fibre nerveuse sensitive peut être divisée en *fibre périphérique* dont l'origine est dans le ganglion cérébro-spinal, et en *fibre centrale* qui réunit les noyaux gris sensitifs de la moelle à l'écorce cérébrale.

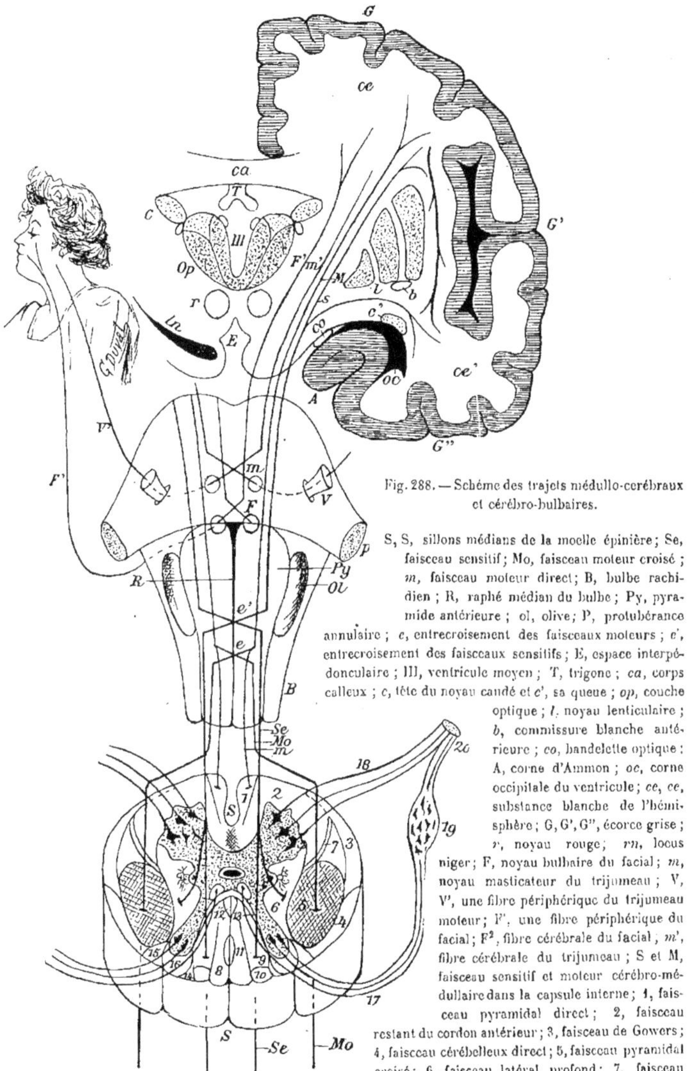

Fig. 288. — Schéme des trajets médullo-cerébraux et cérébro-bulbaires.

S, S, sillons médians de la moelle épinière; Se, faisceau sensitif; Mo, faisceau moteur croisé ; *m*, faisceau moteur direct; B, bulbe rachidien ; R, raphé médian du bulbe ; Py, pyramide antérieure ; ol, olive; P, protubérance annulaire ; *c*, entrecroisement des faisceaux moteurs ; *c'*, entrecroisement des faisceaux sensitifs ; E, espace interpédonculaire ; III, ventricule moyen ; T, trigone ; *ca*, corps calleux ; *c*, tête du noyau caudé et *c'*, sa queue ; *op*, couche optique ; *l*, noyau lenticulaire ; *b*, commissure blanche antérieure ; *co*, bandelette optique ; A, corne d'Ammon ; *oc*, corne occipitale du ventricule ; *ce*, *ce*, substance blanche de l'hémisphère ; G, G', G", écorce grise ; *r*, noyau rouge ; *rn*, locus niger ; F, noyau bulbaire du facial ; *m*, noyau masticateur du trijumeau ; V, V', une fibre périphérique du trijumeau moteur ; F', une fibre périphérique du facial ; F^2, fibre cérébrale du facial ; *m'*, fibre cérébrale du trijumeau ; S et M, faisceau sensitif et moteur cérébro-médullaire dans la capsule interne ; 1, faisceau pyramidal direct ; 2, faisceau restant du cordon antérieur ; 3, faisceau de Gowers ; 4, faisceau cérébelleux direct ; 5, faisceau pyramidal croisé ; 6, faisceau latéral profond ; 7, faisceau intermédiaire ; 8, faisceau de Goll ; 9, faisceau de Burdach ; 10, zone radiculaire ; 11, faisceau semi-ovoïde ; 12, faisceau en virgule ; 13, faisceau marginal ; 14, 15, faisceau de Lissauer ; 16, substance gélatineuse ; 17, racines dorsales ; 18, racines ventrales ; 19, ganglion rachidien ; 20, nerf mixte rachidien.

La *fibre centrale courte* relie entre eux les différents étages de la moelle et subit un trajet en partie croisé (passage par la commissure blanche) ; la *fibre centrale longue* relie les étages de la moelle à l'écorce du cerveau et son trajet est croisé dans le bulbe, que cette fibre fasse partie d'un neurone des cordons de la moelle ou d'un neurone des nerfs crâniens sensitifs. Au contraire la *fibre périphérique est directe.*

Les neurones sensitifs corticaux se rendraient non seulement aux lobes pariétal, occipital et temporal, mais aussi à l'écorce de la zone motrice.

En résumé, le névraxe est constitué tout entier par des systèmes de neurones superposés ; les neurones sensitifs ou sensoriels viennent des ganglions cérébro-spinaux (racines sensitives des nerfs rachidiens et crâniens) ; les neurones moteurs ont leur origine dans les noyaux des cornes antérieures de la moelle, de l'écorce cérébrale et peut-être celle du cervelet, les noyaux moteurs du tronc cérébral.

13. — Localisations dans l'écorce du cerveau

L'onde de sensibilité se fixe sur le cerveau comme l'onde lumineuse se fixe sur la plaque sensible d'un appareil photographique. Elle le fait sous la forme d'une image sensorielle. L'écorce cérébrale est le centre de la formation des images ; elle les emmagasine comme la plaque photographique emmagasine l'image. Emmagasinées par le cerveau, les images ne sont pas plus visibles que ne l'est l'image de la plaque photographique avant que le « révélateur » ne l'ait fait apparaître. Elles sont gravées mécaniquement dans l'écorce et nous n'avons connaissance de leur existence que par les réactions conscientes ou non auxquelles elles donnent lieu. De nouvelles excitations réveillent ces images sous la forme de *souvenirs*.

Aussi bien que les sensations, les réactions musculaires s'inscrivent à leur tour sur l'écorce cérébrale sous la forme d'images motrices dont la mise en jeu répétée et habituelle aboutit au mouvement automatique.

La vibration nerveuse n'est donc qu'une vibration lumineuse, une vibration sonore, une vibration thermique, une vibration motrice, etc., transformée, puisque la somme des images est le résultat de l'*impression* du monde extérieur ou de nos propres mouvements sur le manteau cérébral. Ce manteau est une surface *impressionnable, sensible,* c'est-à-dire que comme la plaque au gélatino-bromure d'argent de l'appareil photographique, il se *grave*, s'*imprime* et garde l'*empreinte*, c'est-à-dire une variété de l'énergie emmagasinée et toujours prête à se manifester sous la forme d'une force vive à la sollicitation d'une excitation extérieure ou intérieure (réveil des images, association des images).

« Avoir une idée d'une chose, c'est toujours se souvenir de cette chose... Le souvenir, pour que l'idée soit précise et complète, doit consister dans le réveil de toutes les images que la chose a gravées sur l'écorce. L'exemple suivant est classique : une cloche a une forme et une couleur auxquelles correspondent des images corticales *visuelles* de forme et de couleur ; elle a une sonorité, une tonalité, un timbre auxquels correspondent des images corticales *auditives* de sonorité, de tonalité et de timbre ; elle a une dureté à laquelle correspond une image corticale *tactile* ; elle a enfin une température et un poids auxquels correspondent des images corticales *thermiques* et *musculo-sensorielles*. Nous pouvons créer en nous chacune de ces images isolément en voyant la cloche, en l'écoutant, en la touchant, en la pesant. Mais chez l'homme sain, qui n'est ni aveugle, ni sourd, et qui possède intactes ses sensibilités tactiles, thermiques et musculaires, toutes les images se forment à la fois ou presque à la fois. Les vibrations sonores, lumineuses, tactiles, etc., qui sont transmises au cerveau conformément au son, à la forme, à la dureté de la cloche produisent une résultante, qui est l'*idée* ou le souvenir de la cloche. Le son de la cloche, même pour qui ne la voit pas, éveille le souvenir de sa forme, de ses dimensions, de sa couleur, etc., bref

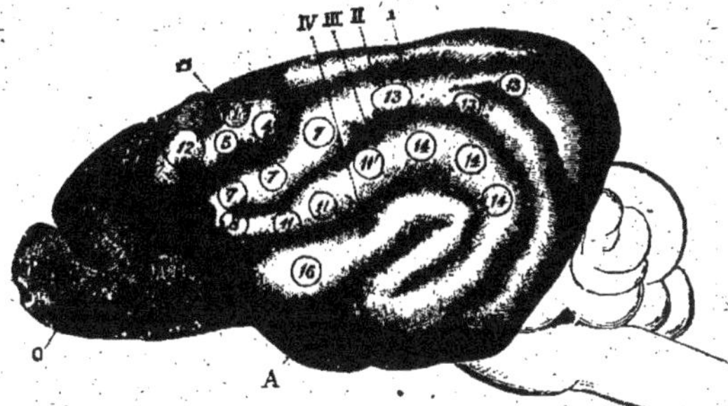

Fig. 289. — Face latérale du cerveau du Chien (Ferrier)

A, scissure de Sylvius ; B, scissure cruciale ; O, lobe olfactif ; I, II, III, IV, première, deuxième, troisième et quatrième circonvolutions. — De 1 à 11, centres des mouvements du tronc, des membres, de la queue, de la face, de la bouche, de la langue et des cordes vocales ; 12, 13, centres des mouvements rotatoires de la tête et du globe oculaire ; 14, 14, centres des mouvements de l'oreille ; 16, centres des mouvements des narines.

l'*idée* de cloche » (Brissaud). Les *signaux* entendus (sons), vus (écrits), etc., sont autant de représentations d'idées.

L'*idée* ne saurait donc comporter un *centre localisé*, puisqu'elle résulte de la mise en jeu d'images à centres très différents (auditif, visuel, tactile, thermique, moteur et musculaire, etc.). Pour avoir l'idée d'une chose, il faut que toutes les images de cette chose, soient en connexions avec les centres des images symboliques qui expriment cette chose. Ce qui fait qu'en fait l'*intelligence* « est une fonction des faisceaux d'association qui unissent, chacun à chacun, les nombreux centres où sont gravées les *images mentales* » (Brissaud).

On peut considérer le cortex cérébral comme constitué par une série de centres, dont chacun reçoit une espèce de fibres sensitives ou sensorielles et est affecté à un ordre déterminé de fibres motrices. Ces centres sont réunis entre eux, à l'effet de réaliser toutes sortes d'associations sensitivo-motrices, inconscientes et conscientes, au moyen des systèmes de fibres d'association et des fibres commissurales ; ces zones de l'écorce ne possèdent point une texture spécifique qui explique leur fonction spécifique ; la fonction dérive plutôt de la connexion spéciale périphérique (organes sensitifs et sensoriels, muscles) des fibres annexées à ces centres (Golgi, Cajal).

Il résulte de ce que nous venons de dire que nous avons puisé tout notre bagage mental dans le monde extérieur. « La force extérieure qui produit la sensation ou l'excitation simple, n'est jamais perdue ; elle correspond toujours à une valeur déterminée de l'énergie qui s'emmagasine et doit se retrouver tôt ou tard sous une forme quelconque ». Point de système nerveux, point de sensations, point d'images mentales et point d'idées ; point d'images mentales, la nuit sensible et intellectuelle, le néant mental.

Le cerveau se compose d'une fédération de centres fonctionnels ; aussi ne peut-on envisager les affections de l'encéphale autrement que comme des excitations ou des inhibitions de certains centres (E. Brissaud).

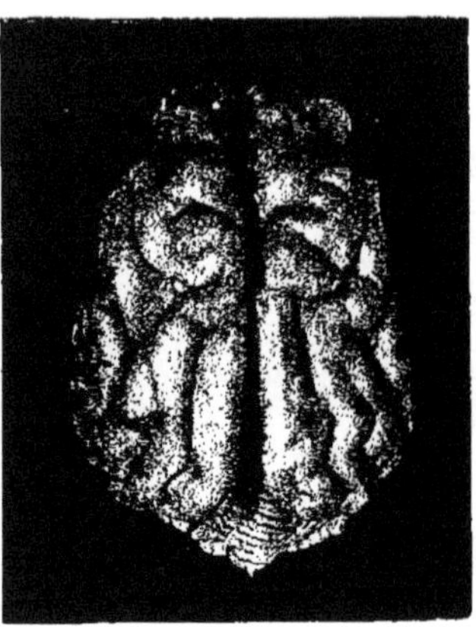

Fig. 290. — Le sillon crucial chez le Chien

Enfin, ces centres ne seraient pas absolument *prédestinés*, mais comme le suggère Stefani des centres d'opportunité, adaptés à leurs fonctions par l'habitude, la répétition et l'éducation. De là découle cette conséquence : la *suppléance fonctionnelle possible.*

Si la région protubérantielle, — nous l'avons montré, — est le siège des *sensations brutes*, le cerveau est le siège des *sensations perçues* et *conscientes*, susceptibles de se transformer en idées et en volitions.

Les hémisphères cérébraux sont, en effet, des organes où les impressions sont perçues, et où les sensations deviennent conscientes et laissent des traces durables de leur passage, des souvenirs en un mot. Dans leur rouage se matérialisent pour ainsi dire les sensations, la transformation de celles-ci en images, en idées, en mouvements volontaires. Un animal privé de ses hémisphères regarde et ne *voit* plus, il tressaille sous le bruit et n'*entend* plus, il remue si on l'excite, mais il n'a plus de mouvements volontaires, il ne *sait* plus vouloir. L'animal décérébré est un aveugle et un sourd au point de vue psychique.

Le cerveau est donc l'organe de l'intelligence au même titre que le muscle est l'organe du mouvement. Il est l'organe des facultés mentales et des sentiments affectifs, l'organe de la volonté et de la perception consciente. S'il était besoin de le démontrer, l'Anatomie comparée, l'Anthropologie, l'Embryologie et la Tératologie d'une part, la Physiologie expérimentale et l'Anatomie pathologique de l'autre, nous offriraient tant de preuves que nous n'aurions que l'embarras du choix. Le développement du cerveau n'est-il pas corrélatif de la capacité mentale dans les individus comme dans les races et les espèces? Le développement de l'intelligence ne suit-il point pas à pas dans l'enfance le développement et le perfectionnement du cerveau? La microcéphalie, caractérisée par un arrêt de développement du cerveau, ne coïncide-t-elle pas avec un avortement des facultés mentales? Le ramollissement du cerveau ne coïncide-t-il pas avec l'effondrement des facultés affectives, des qualités morales et des facultés intellectuelles? L'idiotie n'est-elle pas la conséquence de l'atrophie et de la malformation du cerveau?

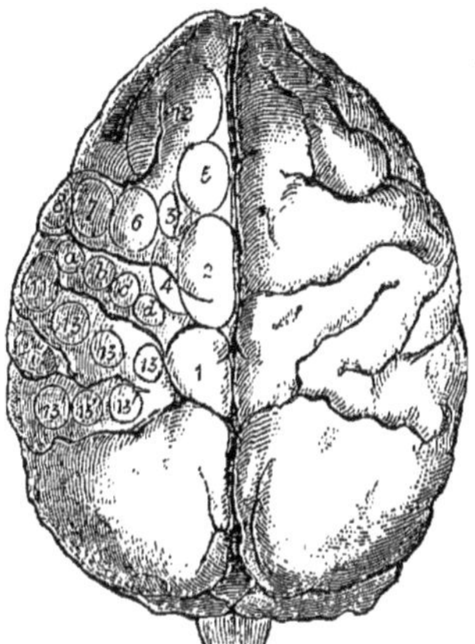

L'extirpation des hémisphères cérébraux chez les animaux (Grenouille, Pigeon, Lapin, etc.), n'abolit ni les *fonctions de l'équilibre*, ni la *coordination des mouvements*, ni l'*expression des*

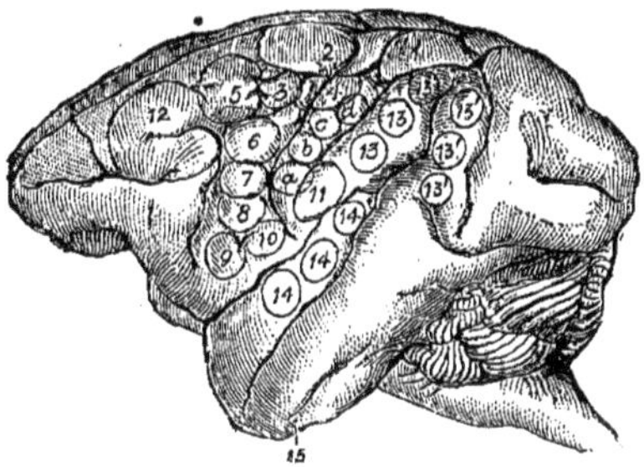

Fig. 291. — Surface sup. du cerveau du Singe Fig. 292. — Surf. externe de l'hémisphère gauche du Singe

1, 2, centres des mouvements du membre pelvien: 3, centre des mouvements de la queue; 4, 5, 6, centre des mouvements du membre thoracique; 7, 8, 9, 10, 11, centre des mouvements de la bouche et de la langue; 12, 13, 13', centres des mouvements de la tête et du globe de l'œil (région du pli courbe); 14, 14, 14, centres des mouvements de l'oreille (première temporale); 15, centre des mouvements des lèvres et de la narine (région hippocampique).

émotions (coassements de la Grenouille, cris émotifs, tressaillement que l'on peut observer chez l'Homme lui-même, quand la chloroformisation a aboli les fonctions des hémisphères, c'est-à-dire la conscience), et les impressions tactiles, visuelles, auditives sont conservées. Mais ce qui a disparu, c'est la volonté et la conscience; ce sont les signes de l'intelligence. Si on pince l'animal, il se débat et fuit, et pousse des cris plaintifs; mais réduits au mésocéphale et au cervelet, les animaux n'agissent plus que comme des machines que met en branle une *excitation extérieure* et parfois un *malaise intérieur*, et qui s'arrêtent dès que l'excitation a cessé. L'animal, pourvu de son cerveau, au contraire, possède *en lui-même* la condition des actes qu'il accomplit. Le cerveau possède donc en lui-même le pouvoir d'agir et ses actes sont conscients; les centres mésocéphaliques et cérébelleux, au contraire, ne sont que des centres réflexes plus ou moins complexes mais inconscients. Chez les vertébrés inférieurs, l'ablation des deux hémisphères du cerveau laisse persister la plupart des fonctions (Steiner, Vulpian, Goltz, etc.). Malgré un certain degré d'obnubilation, les facultés d'équilibre, de coordination des mouvements, de réaction appropriée aux impressions extérieures continuent à s'exercer, parce que leur organe principal est le mésocéphale. C'est pour cette raison que l'ablation des hémisphères chez certains animaux ne prouve rien contre la doctrine des localisations. Au contraire, chez les animaux supérieurs la spécialisation des fonctions s'accomplit dans l'écorce et chaque fonction paraît en rapport avec un centre anatomique distinct, c'est-à-dire que les centres cortico-cérébelleux sont des centres qui *actionnent* les vrais centres d'innervation motrice (Lussana et Lemoigne). Aux

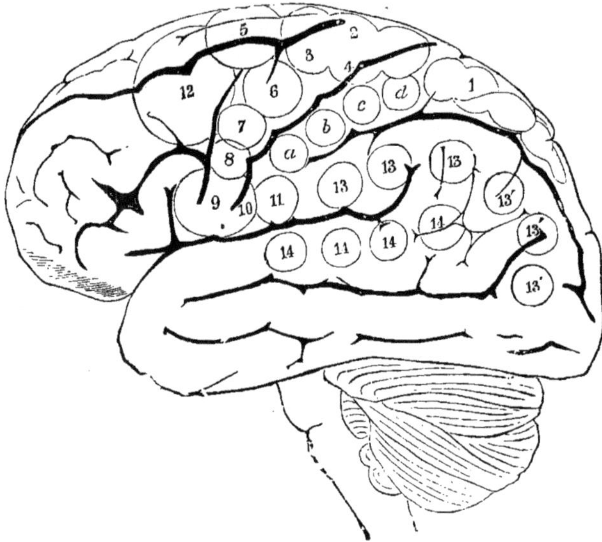

Fig. 293. — Centres psycho-moteurs de l'écorce du cerveau humain (Ferrier)

1 à 6, centres des mouvements des membres (*hémiplégie*); 7 et 8, centre des mouvements des commissures des lèvres (*paralysie faciale*) ; 9 et 10, centre des mouvements des lèvres et de la langue, destinés à l'articulation des mots (mémoire des mouvements du langage parlé ou mémoire motrice verbale : *aphasie motrice* ou *aphémie*) ; 11, centre de rétraction de l'angle de la bouche ; 12, centre pour les mouvements latéraux et des yeux, et centre de la mémoire des mouvements de l'écriture ou mémoire motrice graphique (*agraphie*) ; 13, centre de la mémoire des mots écrits ou imprimés, ou mémoire visuelle verbale (*cécité verbale*), et 13', centre de la vision binoculaire (*hémianopsie*) ; 14, centre de l'audition (mémoire des sons verbaux ou mémoire auditive verbale : *surdité verbale*).

hémisphères cérébraux seuls appartiennent les sensations d'origine externe et les représentations du monde extérieur et de notre propre corps, mais la conscience des sensations internes organiques (faim, soif, besoin d'air, états de bien-être ou de malaise qui les accompagnent) s'exercent encore sans cerveau. C'est ce qui fait que les Chiens décérébrés réagissent encore aux impressions extérieures (bruit, lumière) et internes (faim, soif, sens musculaire) par des expressions variées (agitation, fureur, hurlement, apaisement, etc.), par des expressions appropriées aux états affectifs correspondants chez l'animal dont le cerveau est intact. C'est le cas aussi du nouveau-né venu avant terme qui, avec un cerveau très incomplètement développé, tend néanmoins de tout son être à satisfaire ses besoins organiques aussitôt qu'il respire. Cette conscience organique persiste toujours dans l'être, mais lorsque de l'olfaction à l'audition, les organes des sens externes ont projeté leurs faisceaux sur l'écorce cérébrale, désormais pourvue d'organes de la sensibilité générale et spéciale, d'autres voies nerveuses à action centrifuge, vont au thalamus, au tronc cérébral, à la moelle, et transmettent les impulsions volontaires élaborées dans les centres corticaux où ils arrivent à la conscience qui apparaît comme un « phénomène d'accompagnement ».

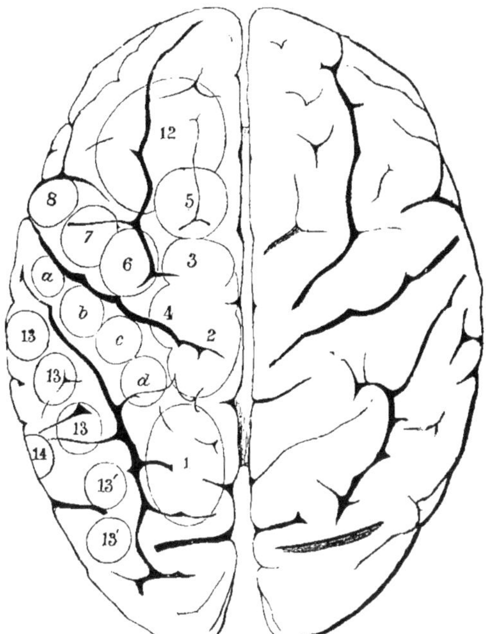

Fig. 195. — Face supérieure du cerveau de l'Homme (Ferrier)

1, sur le lobe pariétale supérieur; 2, 3, 4, 5, 6, 7 et 8, sur la circonvolution frontale ascendante; *a*, *b*, *c*, *d*, cercles situés sur la circonvolution pariétale ascendante; 12, sur la moitié postérieure des circonvolutions frontales supérieure et moyenne; 13 et 13', placées sur les membres antérieur et postérieur du gyrus angulaire (pli courbe); 14, sur la circonvolution temporo-sphénoïdale supérieure. Les cercles ont la même valeur que dans les figures 192, 193, 194.

La première tentative de localisation cérébrale fut celle de Gall; mais l'insuccès de la *Phrénologie* s'explique facilement, si on se rappelle que Gall faisait reposer tout son système sur la *Cranioscopie*, sa supposition étant que certaines dispositions intellectuelles correspondaient à des bosses du crâne. Le *système des bosses* ne pouvait durer; il est justement tombé dans le discrédit parce que sa conception ne répondait à rien de sérieux. Sur ses ruines s'est levée la doctrine moderne des *Localisations Cérébrales*, doctrine scientifique dont les preuves ont été faites par l'anatomo-pathologie, et aussi par les expériences de vivisections.

Cette conception n'aura pas lieu de nous surprendre, si nous savons que l'anatomie humaine et comparée démontre que les circonvolutions fondamentales des hémisphères sont, jusqu'à un certain point, des organes distincts; et si, d'autre part, nous nous rappelons que l'analyse psychologique montre que les facultés cérébrales ne sont pas absolument unies et solidaires les unes des autres, et que nombreux sont les exemples de l'abolition de telle ou telle faculté avec conservation des autres, il semble rationnel a priori que là où il y a des

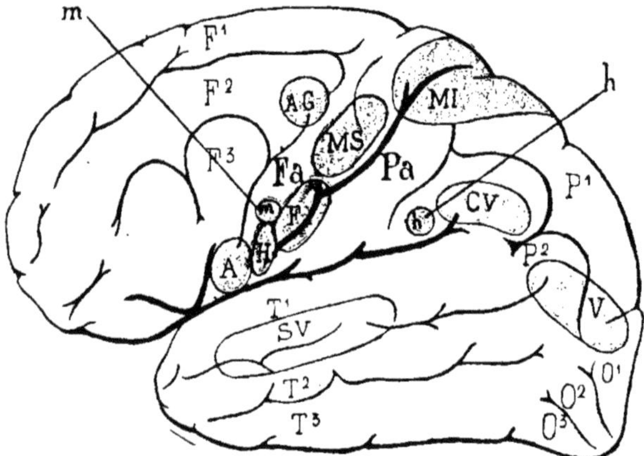

Fig. 295. — Centres sensoriels et psycho-moteurs dans l'écorce du cerveau humain

A, centre de l'aphasie motrice; H, centre de l'hypoglosse; F, centre des mouvements de la face; *m*, centre masticateur; MS, centre des mouvements du membre supérieur; MI, centre des mouvements des membres inférieurs; *h*, centre de l'hémianopsie; CV, centre de la cécité verbale; V, centre visuel commun; SV, centre de la surdité verbale; AG, centre de l'agraphie. — Les centres sensoriels sont en jaune, les centres psycho-moteurs en rouge.

organes multiples et autonomisés, là aussi il doit y avoir spécialisation fonctionnelle, chaque organe ayant des fonctions spéciales à remplir, en rapport avec son organisation et ses relations mêmes.

La première localisation a été celle de l'*aphasie*, *aphémie* ou *alalie* pressentie par Bouillaud et Dax, démontrée par P. Broca en 1863, c'est-à-dire la perte totale ou partielle de la mémoire des mots.

Mais depuis les travaux de Kussmaul, Wernicke, Charcot, Nothnagel, Magnan, Déjerine, etc., on a fait une analyse beaucoup plus complète de la faculté de langage, et l'on a reconnu que cette faculté est complexe et se compose de fonctions cérébrales distinctes, ayant des organes spéciaux de production.

A côté de l'*aphasie motrice* (type Bouillaud-Broca), il y a en effet d'autres troubles de la perception, de l'expression et de l'usage des signes. On peut perdre l'usage des signes écrits (*agraphie*) et des signes mimiques (*amimie*) ; on peut perdre l'audition des mots (*surdité verbale*), la vision des signes de l'écriture (*cécité verbale*), à l'exclusion d'autres facultés d'expression qui sont conservées. Or, à ces troubles fonctionnels spécialisés de l'expressionet de la perception des signes correspondent des lésions anatomiques localisées de l'écorce du cerveau.

L'homme peut communiquer ses impressions, ses idées, sa pensée, sa volonté par le geste, la parole, l'écriture. Pour cela il faut qu'il ait préalablement acquis par l'habitude et l'éducation la faculté d'associer certains gestes, certains sons, certaines images visuelles, certains signes avec certaines idées, et en second lieu, qu'il ait l'habitude d'associer l'impression sensitivo-sensorielle avec une impulsion motrice qui se traduit par le geste, la parole ou l'écriture. La première opération consistant à recevoir et à emmagasiner les impressions visuelles et auditives des signes et des sons, siège dans les centres psycho-optique et psycho-acoustique de l'écorce.

La faculté d'expression est donc une faculté complexe ; elle peut être frappée dans ses éléments ou dans sa totalité. Tantôt c'est le passage de l'idée au mot qui est interrompu ; tantôt c'est au contraire le passage du mot à l'idée qui est coupé. D'où diverses formes d'aphasie, depuis l'aphasie totale ou motri-sensorielle jusqu'à l'aphasie simple par rupture des conducteurs acoustiques qui portent le son jusqu'au centre de la réponse parlée ou écrite. En un mot, ces affections sont des *amnésies*, dans lesquelles il y a, dans un cas, perte de la mémoire des idées ou des images; dans l'autre perte de la mémoire des mots, mais ni dans l'un, ni dans l'autre cas il n'y a paralysie.

Les organes corticaux de la parole sont au nombre de quatre :

Ce sont : 1° La *première circonvolution temporale* gauche dans sa partie postérieure (et aussi les 2 circonvolutions transversales du lobe temporal cachées dans les profondeurs de la scissure de Sylvius) où siège le *centre de la mémoire auditive verbale* (S, V., fig. 196). Les sujets frappés d'une lésion de cette partie de l'écorce du cerveau sont atteints, comme on le dit, de *surdité verbale*, c'est-à-dire que les sons qu'ils entendent n'éveillent plus chez eux une idée correspondant au langage; les mots sont pour eux comme s'ils les entendaient pour la première fois, ils n'ont plus dans leur cerveau aucune *image auditive des mots* (surdité psychique partielle). Et cependant, de tels sujets entendent les sons des bruits, ils savent les rapporter à l'objet qui les engendre ; mais s'ils ne sont pas sourds pour les bruits, ils le sont devenus pour les sons que l'habitude nous a appris à adapter à une idée, ils ne comprennent plus le sens des mots parlés, cela parce qu'ils ont perdu la mémoire des sons de la parole, et cependant ils peuvent parler, lire, écrire, répondre par écrit, parce qu'ils ont conservé les autres mémoires. En un mot, ce ne sont pas de vrais sourds; s'ils le sont, ils ne le sont que psychiquement, à la façon de celui à qui on parle une langue qu'il ne connaît pas.

Les cas de décharges auditives (convulsions débutant par une *aura* auditive) ou de sensations auditives subjectives (hallucinations de l'ouïe) quand T^1 est irritée par une tumeur ou tout autre cause (Gowers, Hughes Bennett, John Fergusson), ainsi encore que l'atrophie de cette circonvolution ou son altération pathologique dans la surdi-mutité (Mill, Broadbent, Neuroutter), confirment encore la localisation acoustique dans le lobe temporal.

Les observations d'*audition colorée* rendent incontestables les relations entre les centres acoustiques et les centres visuels, et dénotent chez les prédisposés des connexions plus larges entre les deux centres visuel et acoustique.

2° Le deuxième centre cortical du langage articulé siège dans le *lobule du pli courbe du lobe pariétal gauche* où l'on a placé le *centre de la mémoire visuelle des mots* (CV, fig. 295). Le malade atteint d'une lésion de ce centre est frappé de *cécité verbale* (alexie), c'est-à-dire que s'il entend et comprend le langage parlé, s'il parle et peut même écrire machinalement, automatiquement et par habitude, à la façon d'un copiste qui ne saurait pas lire, il ne peut pas lire, même ce qu'il a écrit lui-même, cela parce qu'il a perdu la mémoire des formes des lettres et des mots écrits ou imprimés (cécité psychique partielle) ; son cerveau ne possède plus aucune image visuelle des mots, et bien qu'il voit les lettres et peut les tracer comme il le ferait dans l'obscurité, guidé seulement par la conscience des

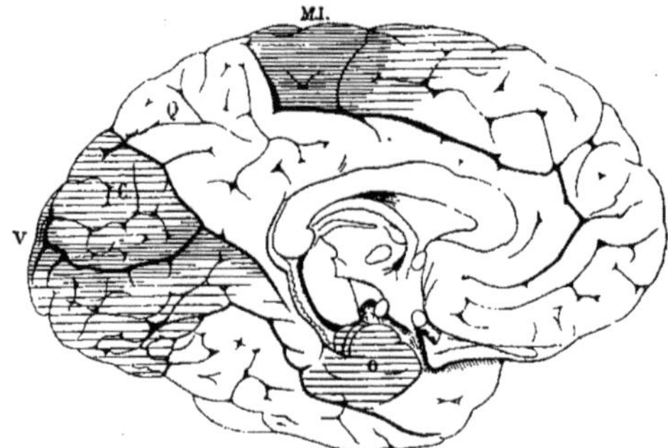

Fig. 296. — Centres psycho-moteurs et sensoriels du cerveau de l'Homme (face interne de l'hémisphère).
MI, centre du membre inférieur (lobule paracentral) ; V, centre de la vision ; O, centre de l'olfaction.

mouvements de l'écriture (sens musculaire), il est incapable de se lire et la vue des mots n'éveille plus en lui aucune idée correspondant au langage.

C. S. Freund (*Arch. f. Psych.* XX, 1 et 2, 1890), a établi qu'il existe :

1° Une aphasie optique avec hémianopsie concomitante ; 2° une aphasie optique accompagnée de cécité psychique ; 3° une aphasie optique avec cécité psychique, aphasie sensorielle et acoustique. L'*aphasie optique* est caractérisée par ce fait que le malade, incapable de trouver le nom des objets en les voyant, ne les désigne qu'en les touchant (trouble de la vision mentale). Elle résulte, ou de la lésion du centre des images commémoratives des impressions optiques (cécité psychique), ou bien d'une altération des fibres nerveuses d'association qui unissent le centre visuel au centre de la parole (aphasie optique).

Le centre visuel est complexe. Il comprend le centre visuel commun (hémianopsie), le centre des perceptions verbales (cécité verbale), le centre des souvenirs des images visuelles (cécité psychique). Les observations de Monakow et de Vialet, permettent d'affirmer avec Vialet, que l'hémianopsie qui complique la cécité verbale ordinaire par lésion du pli courbe ne se produit qu'à la faveur d'une destruction, dans la profondeur, des fibres visuelles intra-cérébrales. Les lésions du pli courbe ne s'accompagnent pas toujours d'hémianopsie. Sur 13 cas de tumeurs ou d'abcès de cette région, l'hémianopsie a manqué 5 fois (S. Henschen).

Il n'y a donc pas de conducteurs corticopètes et corticofuges, par conséquent pas de fibres de projection dans le gyrus angularis ; mais cette région du cortex montre des rapports d'association nombreux avec les sphères visuelle, auditive et tactile.

Le centre moteur pour les mouvements conjugués des yeux et de la tête admis par Wernicke à ce niveau reste très douteux (Flechsig).

3° Le troisième centre cortical du langage a été placé dans le *pied de la deuxième circonvolution frontale* gauche (Exner, Charcot) : c'est le *centre de la mémoire des mouvements de l'écriture* (AG, fig. 196), dont la destruction donne lieu à l'*agraphie*. (Voyez J.-B. Charcot et A. Dutil, *Mém. de la Soc. de Biologie*,

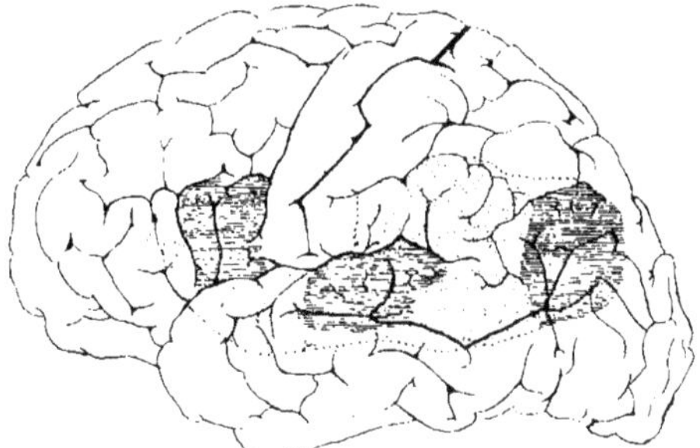

Fig. 297. — Zone du langage (face externe de l'hémisphère).

En avant : centre des images motrices d'articulation des mots (circonvolution de Broca) ; au milieu : centre des images auditives des mots (circonvolution de Wernicke) : en arrière : centre des images visuelles des mots (circonvolution du pli courbe).

1893, p. 129). Dans cette lésion, le malade entend, parle, lit, peut même copier une lettre, un mot, comme il copierait un dessin, mais il est incapable d'écrire parce qu'il a perdu la mémoire des mouvements de l'écriture, la mémoire des signes graphiques ; son cerveau n'a conservé aucune image motrice graphique et a perdu le souvenir de son éducation au point de vue de l'écriture (amnésie graphokinétique).

Il y aurait deux genres d'agraphie :

L'*agraphique moteur* (par lésion du pied de F^2) pourrait être considéré comme ayant simplement perdu le fruit des efforts qu'il a faits pour apprendre à écrire ; l'écriture spontanée et celle sous dictée sont abolies ; le malade pourrait encore copier et écrire de la main gauche. L'*agraphie sensorielle* est sous la dépendance d'une lésion du pli courbe (centre des images visuelles des mots, l'écriture n'étant pour Wernicke et Déjerine qu'une simple copie de ces images) : l'écriture est abolie dans toutes ses modalités (écriture spontanée, sous dictée et d'après modèle) aussi bien pour la main gauche que pour la main droite, et ces symptômes sont associés à des symptômes de cécité verbale.

Charcot, Exner, P. Marie défendent l'existence d'un centre autonome pour l'écriture et ils le placent dans le pied de F². J. Teissier aurait rencontré un cas d'agraphie pure par lésion de ce centre (*Congrès de Méd. interne*, Lyon, 1894). De l'autopsie d'une femme de 37 ans qui présentait de l'agraphie pure (aussi bien pour l'écriture volontaire que pour l'écriture dictée ou copiée), sans avoir eu à aucun moment, ni aphémie, ni cécité, ni surdité verbales et dans le pied de la 2ᵉ circonvolution frontale gauche de laquelle on trouva un gliome qui se prolongeait en bas vers le centre ovale jusqu'à la corne frontale du ventricule, Gardinier (*American Journ. of Med. Sc.*, 1903) conclut aussi qu'il existe bien en réalité un centre de l'écriture comme le voulait Charcot dans le pied de la 2ᵉ circonvolution frontale gauche chez les droitiers. Cependant d'après Déjerine (*Soc. de Biologie*, 1893), l'agraphie *pure* n'aurait pas encore été observée sans cécité verbale concomitante et par simple et unique lésion du pied de F² (1). Il se peut pourtant que l'agraphique atteint en même temps de cécité verbale ne présente qu'une lésion du pli courbe. Voici pourquoi :

La mémoire des images visuelles des lettres et des mots, la mémoire du sens des mots, lus par les yeux, est accompagnée, chez l'Homme qui a appris à écrire, de celle de transcrire ou de copier les images visuelles des lettres et des mots. L'enfant n'apprend à écrire qu'après avoir appris à parler, puis à lire. Ceci explique que la perte de la connaissance visuelle des signes écrits ou imprimés du langage peut s'accompagner de l'abolition de la faculté d'écrire.

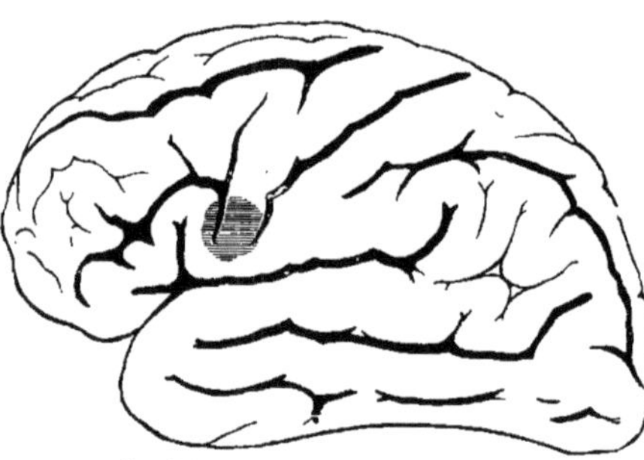

Fig. 298. — Lésion du cerveau de l'Homme qui détermine l'aphasie motrice

4° Le 4ᵉ centre cortical du langage articulé siège dans le *pied de la 3ᵉ circonvolution frontale gauche* ou circonvolution de Broca (A, fig. 195), et sa destruction donne lieu à l'*aphasie*, encore appelée alalie, aphémie, logoplégie. Dans cette affection, le sujet comprend encore le langage parlé, il lit, écrit, balbutie même ou bredouille quelques mots ou en répète constamment un qu'il met à « toutes sauces », mais il ne peut plus parler, cela parce qu'il a perdu la *mémoire des mouvements coordonnés et méthodiques qui sont nécessaires pour articuler la voix et constituer les syllabes.* Il est atteint d'aphasie motrice ou amnésie phonokinétique. Il est comme l'enfant qui n'a pas encore appris à parler ; son cerveau a

(1) P. Sérieux, Déjerine, Berckam, Souques, ont rapporté des cas d'agraphie d'origine sensorielle par cécité verbale, qui apportent une sorte de consécration à l'opinion de Wernicke, pour qui l'acte d'écrire est subordonné à la vision mentale et consiste dans l'acte de copier les images optiques des lettres et des mots (mémoire visuelle graphique), car dans ces cas la lésion était localisée au pli courbe (P. Sérieux, *Soc. de Biologie*, 1893. — A. Souques, *Id.*, 1894). Dans le cas de Bar, il y avait agraphie et aphémie, avec lésion du pied de F² seulement. Dans celui de Henschen, il y avait agraphie et cécité verbale avec lésion de F² et du pli courbe. Dans le cas de Tamburini et Marchi, il y avait agraphie et aphémie et hémianopsie, avec lésion des centres moteurs, de F² et de F³. Dans le cas de Nothnagel, Dutil et J.-B. Charcot, il y avait agraphie et aphémie par lésion de F² et de F³.

perdu toute éducation au point de vue de l'articulation des sons, il n'a plus aucune image motrice verbale.

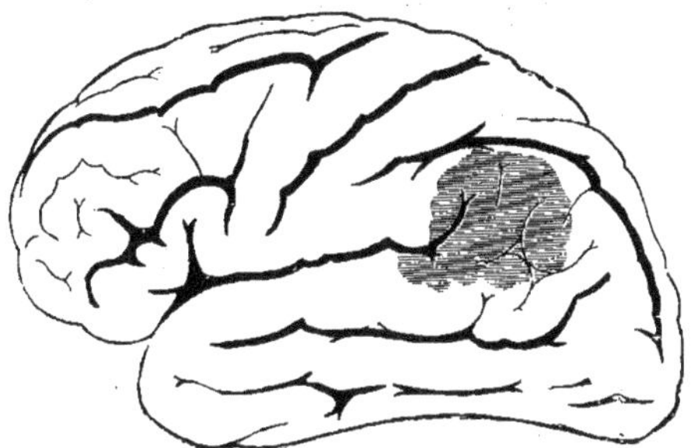

Fig. 299. — Lésion du cerveau de l'Homme qui détermine la cécité verbale

Dans 71 cas d'aphasie, Naunyn (1888) a relevé que le maximum des foyers pathologiques était à peu près celui que nous venons d'indiquer (aphasie motrice, surdité verbale et cécité verbale).

Thomas et J. Roux ont montré (*Soc. de Biologie*, 16 nov. 1895) que les aphasiques moteurs ont tous un défaut d'évocation spontanée des images auditives verbales. Ce trouble du langage intérieur (l'aphasie motrice) ne saurait à lui seul expliquer que le défaut de la parole répétée ou de lecture à haute voix. Ce qui a disparu chez l'aphasique c'est bien moins le pouvoir d'accomplir les mouvements d'articulation nécessaires pour prononcer les mots, que la provocation de ce mouvement par l'image auditive verbale, puisque en *montrant* bien aux malades les mouvements d'articulation, on arrive assez rapidement à leur faire prononcer des syllabes et des mots.

Bien que la 3e circonvolution frontale gauche soit le centre cortical de l'aphasie, on a vu, à en croire certains cliniciens, notamment Charvet et Bancel, la destruction complète de cette circonvolution sans aphasie (*Lyon Médical*, 10 avril 1904). Je ne fais que signaler en passant cette exception à la règle commune.

L'aphasie sous-corticale caractérisée par de la dysarthrie ou de l'anarthrie doit être rapprochée des paralysies pseudo-bulbaires (section des conducteurs). (Sur l' « Aphasie », voy. Mirallié, *Gaz. des Hôpitaux*, nos 99 et suiv., 1896).

Au centre de l'aphasie confinent :

1° le *centre de l'hypoglosse* (H, fig. 196) ;

2° le *centre du facial inférieur* (F, fig. 196) ;

3° le *centre du nerf masticateur* (*m*, fig. 196) ;

4° le *centre du nerf laryngé* ou *centre phonateur* (Horsley et Semon, Déjerine), mais il faut retenir que ces derniers centres, comme d'ailleurs les centres sensoriels communs que nous allons étudier, sont bilatéraux, tandis que les centres de perception visuels ou auditifs liés au langage sont unilatéraux.

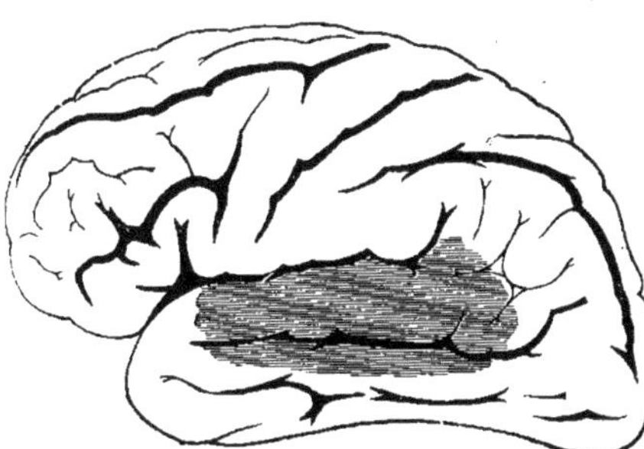

Fig. 300. — Lésion du cerveau de l'Homme qui détermine la surdité verbale

Rissien Russell a démontré, contrairement aux expériences antérieures de Semon et Horsley, qu'il existe un centre cortical respiratoire; ce centre le cède néanmoins en importance au centre respiratoire bulbaire. On parle par son cerveau mais on respire par son bulbe. De plus le centre cortical des mouvements du larynx, contrairement à celui du langage, est bilatéral, ce qui explique la rareté des paralysies des mouvements du larynx d'origine corticale qui ne peuvent résulter que de la lésion des deux hémisphères à la fois.

Chaque hémisphère exerce ainsi son action sur les deux moitiés de la langue, du pharynx et du larynx, tandis qu'un seul hémisphère commande aux centres sensoriels. Il en résulte qu'en cas de lésion unilatérale de l'opercule rolandique, le trouble symptomatique (dysarthrie) sera léger et passager.

— Mais pourquoi la faculté du langage articulé siège-t-elle dans l'hémisphère gauche du cerveau? Voici comment P. Broca explique la chose. Les circonvolutions frontales droites et gauches ont, disait-il, comme toutes les parties symétriques des organes pairs, les mêmes propriétés essentielles; mais le langage articulé étant en quelque sorte une fonction artificielle et conventionnelle, qui exige une longue éducation, on conçoit que l'enfant puisse contracter l'habitude de diriger de préférence avec l'un des deux côtés la gymnastique toute spéciale de l'articulation des sons. C'est ainsi que la plupart des actes qui nécessitent le plus de forces ou d'adresse sont exécutés de préférence avec la main droite, et conséquemment dirigés par le côté gauche du cerveau; mais de même que les gauchers exécutent ces mouvements avec le côté droit de leur cerveau, il peut aussi se faire qu'il y ait des individus qui dirigent de préférence leur parole avec la 3ᵉ circonvolution frontale droite. Ces ingénieuses explications de Broca semblent avoir été confirmées par diverses observations. C'est ainsi qu'on a vu (Ogle, Jackson, etc.) des gauchers devenir aphasiques après une lésion de la 3ᵉ circonvolution frontale du côté droit (qui pour eux joue le rôle de centre d'articulation des mots), tandis que l'on a observé, d'autre part, des gauchers non frappés d'aphasie malgré une lésion de la 3ᵉ frontale gauche (Lépine). Enfin, un aphasique du type classique (type Bouillaud-Broca), peut, après avoir perdu la parole, par suite d'une lésion de la 3ᵉ circonvolution gauche, la recouvrer en partie au bout d'un certain temps pendant lequel il apprend peut-être (éducation nouvelle) sa 3ᵉ frontale droite à suppléer sa similaire du côté gauche. — On sait que dans les expériences d'hynoptisme on parvient à dédoubler le cerveau, à « couper longitudinalement l'homme en deux ».

Eh bien! en cataleptisant, c'est-à-dire en annihilant l'hémisphère gauche au point de vue fonctionnel, on supprime la parole; ce qui n'a pas lieu quand c'est l'hémisphère droit qui est plongé dans le sommeil cataleptique (G. Ballet).

Chaque hémisphère possède une certaine autonomie, une certaine indépendance, qui explique certains faits qui seraient sans cela presque inexplicable, tels la coïncidence du délire et de la lucidité que l'on observe sur certains aliénés, le *phénomène du transfert* en neuropathologie.

En faveur de la suppléance fonctionnelle, on peut citer les faits suivants :

Un Pigeon auquel on enlève un hémisphère cérébral, devient psychiquement aveugle de l'œil opposé, et si, ensuite, on lui extirpe l'œil avec lequel il voit, il paraît aveugle dans les premiers jours qui suivent l'opération, mais peu à peu il récupère la faculté visuelle (Stefani (1881), Munk (1883), Gallerani (1888), Fasola (1889). Comme les Pigeons privés des deux hémisphères restent aveugles, il s'en suit que le Pigeon en question ne peut récupérer la vision qu'à la condition de mettre le seul œil restant en communication physiologique avec l'hémisphère du même côté.

Munk avait supposé que ce phénomène s'expliquait parce que dans les nerfs optiques, il y aurait eu des fibres qui ne s'entrecroisent pas, mais Gallerani et Stefani ont établi que c'est parce que les excitations du nerf optique, arrivées dans le lobe optique correspondant, passent ensuite dans le lobe optique du côté opposé par la commissure qui unit les deux lobes. Ce qui le prouve, c'est que si chez un Pigeon privé d'un hémisphère et de l'usage de l'œil correspondant chez lequel la fonction visuelle s'est ensuite rétablie, on détruit le lobe optique du même côté, l'animal redevient aveugle ; et, d'une façon analogue, le retour de la fonction visuelle ne se fait pas chez les Pigeons privés d'un hémisphère et de l'usage de l'œil correspondant quand le lobe optique du même côté a été détruit précédemment.

Les fibres commissurales peuvent donc servir de voies de transmission de la périphérie aux centres, et, par conséquent, leur importance dans les phénomènes de substitution et de suppléance paraît évidente. (Voy. A. Stefani, *Contrib. à la physiol. des fibres commissurales* (Arch. ital. de Biologie, t. XIII, p. 350, 1890).

Carville et Duret n'admettent pas la suppléance par l'hémisphère opposé (expériences par l'ablation des centres moteurs chez le Chien), mais par la région voisine de la partie enlevée. Ferrier n'accepte pas cette suppléance de voisinage (*Arch. de Neurologie*, 1891, p. 118). Il rapporte des faits cliniques et expérimentaux qui militent en faveur de la suppléance par l'hémisphère opposé. Même pour les membres, dit-il, chaque hémisphère représente les deux côtés du corps, principalement le côté opposé, mais en partie aussi, le même côté. Le fait est que l'expérimentation ne parvint à abolir l'action synergique de certains groupes musculaires (muscles du tronc, de la région supérieure de la face, etc.) que par la destruction symétrique de leurs centres respectifs dans chaque hémisphère. La voie croisée passait par le corps calleux.

Maintenant qu'on ne s'y méprenne pas. L'aphasique n'est pas un paralytique, il peut mouvoir sa langue, ses lèvres, son gosier et son larynx, et ses muscles expressifs ou mimiques ne sont point paralysés. S'il est incapable d'émettre des sons articulés, ce n'est pas là le fait d'une paralysie des muscles de l'accommodation ; non, cela dépend uniquement de la perte de la mémoire des associations musculaires qui sont nécessaires à l'articulation des sons. De même l'agraphique n'est pas un paralytique ; les muscles de ses mains sont intacts ; s'il n'écrit pas, c'est qu'il a oublié les mouvements harmoniques nécessaires pour tracer les caractères graphiques (1).

J'ajoute qu'il est rare de rencontrer absolument isolée chacune de ces amnésies. La surdité verbale, par exemple, peut être associée à l'agraphie ou à la cécité verbale, et l'une ou l'autre ou les deux à la fois peuvent se présenter en même temps que de la *paraphasie sans lésion de* F^3 même, ce qui démontre combien l'intégrité du centre auditif des mots ici, visuel ailleurs, est nécessaire pour que le langage vocal fonctionne normalement. L'altération de T^1 unie à la lésion de P^2 par exemple, peut donner lieu à de l'aphasie sensorielle (surdité et cécité verbales), et si la lésion dans P^2 est assez profonde pour couper les radiations optiques de Gratiolet, on voit en même temps survenir de l'hémianopsie comme dans un cas rapporté par Déjerine (1891).

Les formes de l'aphasie ne sont pas toujours aussi simples que nous venons de les décrire. Les différences et la prédisposition individuelles, qui tiennent, pour ainsi dire, à la *formule mentale* de chacun, influent considérablement sur ces modalités, en provoquant telle ou telle prédominance. Chez les uns (auditifs), l'audition mentale prédomine et commande toutes les autres opérations cérébrales ; chez les autres (visuels), ce sont les images visuelles qui prédominent. Aussi, chez les premiers, la perte des images auditives amènera-t-elle une perturbation profonde dans le jeu de tous les autres procédés

(1) On pourrait rapprocher de ces amnésies ou pseudo-paralysies l'*astasie-abasie*, que l'on a considérée comme étant la perte de la mémoire des mouvements nécessaires à la déambulation.

du langage : parlé, écrit, visuel. Chez les visuels, au contraire, la note qui commandera la symptomatologie sera la perte des représentations visuelles. Il y a du reste une sorte d'*engrenage* des centres sensoriels et psycho-moteurs qui fait que la lésion de l'un n'est pas toujours sans retentir gravement sur les autres. Il résulte de là aussi qu'il se peut faire qu'une lésion psychique peut survenir sans que le centre correspondant lui-même soit touché; il suffit pour cela que les connexions, les trajets nerveux, réunissant un centre donné à ceux dont le fonctionnement est indispensable pour l'élaboration d'une image, soient détruits. C'est ce que Déjerine, en particulier, a parfaitement bien établi dans un cas de cécité verbale (Déjerine, *Société de Biologie*, 1892).

A côté de la mémoire du langage parlé, il paraît bien y avoir une *mémoire de la musique*, puisque certains aphasiques continuent à pouvoir chanter (Bouillaud, Charcot, Grasset), et inversement que des malades peuvent avoir perdu la faculté de chanter tout en ayant conservé les facultés musicales (Brazier, etc.).

Leyden a rapporté à la Société de médecine interne de Berlin en 1900, le cas d'un hémiplégique âgé de 45 ans qui, ne pouvant dire plus de trois ou quatre mots, conserva la faculté de chanter ses chansons, sans pouvoir réciter le texte chanté. N'est-ce pas la preuve que si la mémoire musicale et le langage musical s'exercent parallèlement au langage parlé, il n'en est pas moins vrai qu'ils existent séparément?

La musique et la parole dérivent toutes deux du cri réflexe. La note est à la musique, dont la forme la plus archaïque est le chant, ce que le mot est à la parole. Et de même qu'on observe des aphasies sensorielles à côté de l'aphasie motrice, on rencontre des *amusies* sensorielles et de l'amusie motrice. C'est ainsi qu'on a observé la *surdité musicale* (Brazier), l'*alexie musicale* (Charcot, Proust, Finkelbourg, Bernard, Déjerine), de l'*amusie motrice* (Béhier, Charcot, Grasset, Proust). J. G. Edgren (de Stockholm) a rapporté 92 observations critiques qui lui ont permis de montrer que l'amusie peut exister indépendamment de l'aphasie et inversement, qu'il y a des amusies motrices vocales et des amusies motrices intrumentales, des formes sensorielles de surdité tonale et de cécité notale (*Deutsche Zeitschr. f. Nervenheilk.*, 1894, t VI, p. 1). Je ne puis insister davantage ici sur cette intéressante question sur laquelle Knoblauch (1890), Wysmann (1890), Wallaschek (1891) et Brazier (*Revue philosophique*, octobre 1892) ont appelé l'attention.

En conséquence de ce que nous venons de dire, on voit donc que le langage en général n'est pas une fonction simple. Cette fonction est localisée en trois régions distinctes du cerveau, un centre moteur et deux sensoriels. Le centre moteur siège dans le lobe frontal, les centres sensoriels occupent le lobe pariétal et le lobe temporal.

Ouvrons une courte parenthèse. Comment pouvons-nous concevoir la formation de ces trois centres dans les circonvolutions cérébrales ?

L'enfant localise le sens des mots entendus dans les cellules de la substance grise de la première circonvolution temporale gauche. Des fibres nerveuses relient ces cellules aux cellules du pied de la troisième circonvolution frontale gauche ou circonvolution de Broca. L'enfant apprend alors à faire les mouvements nécessaires pour reproduire, par la parole, les mots qu'il a entendus prononcer et dont il a saisi le sens. La mémoire de ces mouvements se localise par l'exercice et la répétition dans la troisième frontale gauche. L'enfant comprend dès lors le sens des mots et sait les exprimer par la parole. En troisième lieu, il apprend à comprendre le sens des mots écrits, dont il prend connaissance par les yeux, et cette mémoire visuelle verbale se localise dans le pli courbe gauche. Enfin, l'enfant apprend à copier, avec la main (il pourrait aussi bien apprendre à le faire avec le pied) les images visuelles des lettres et des mots, qui sont localisées dans le pli courbe. Avec cette dernière acquisition il a devers lui tous les éléments du langage articulé.

On a nié le centre de Broca. Chez cinq aphasiques du type moteur, F. Bernheim, par des coupes sériées, a démontré qu'à la lésion corticale classique, non étroitement localisée d'ailleurs, étaient venues se surajouter des lésions sous-corticales étendues portant sur les faisceaux d'association, les fibres de projection et les fibres calleuses. F. Bernheim en a conclu qu'il n'y a pas de centre de l'aphasie motrice, puisque dans l'aphasie, le centre cortical de Broca n'est pas seul lésé (F. Bernheim, *De l'aphasie motrice*, Thèse de Paris, 1900).

Plus récemment, Pierre Marie a formulé la même conclusion (*Semaine Médicale*, 1906, p. 241-247). Pour ceux qui nient le centre de l'aphasie motrice, cette altération du langage trouverait son explication dans la section des conducteurs qui unissent le domaine du langage intérieur (cerveau antérieur) aux centres d'exécution bulbaires.

Cependant, Déjerine reprenant les objections de Pierre Marie, arrive à cette conclusion, après une critique serrée de la question, qu'il existe bien une aphasie motrice par lésion de la région de Broca — partie antérieure de la zone du langage — tout comme il existe une aphasie sensorielle par lésion de la région de Wernicke — partie postérieure de cette zone. Dans l'une et l'autre de ces formes, les troubles de l'intelligence — phénomène inconstant, n'ont rien à voir avec les symptômes présentés par les malades, et, dans l'aphasie motrice, les troubles de la parole n'ont aucune espèce de rapport avec l'anarthrie, c'est-à-dire avec la paralysie des organes de la parole. L'aphasique moteur n'est pas un pseudo-bulbaire et le pseudo-bulbaire n'est pas un aphasique moteur. On peut réapprendre, par l'éducation, la prononciation des mots à un aphasique moteur, on ne le peut pas chez le pseudo-bulbaire. La lésion de la circonvolution de Broca ne fait pas partie de la corticalité motrice, sa lésion ne détermine pas de paralysie des organes de la parole. Grünbaum et Sherrington ont montré que chez le Gorille, le Chimpanzé et l'Orang, l'excitation électrique de la partie postérieure de la 3ᵉ frontale ne produit pas de mouvements dans les organes phonateurs. Cette circonvolution est un centre de mémoire des mouvements d'articulation des mots. En relation avec les centres des images sensorielles du langage par différents faisceaux, le faisceau arqué en particulier, elle est également en connexion avec les centres moteurs des organes de la parole, que les travaux de Grünbaum et Sherrington, ceux de Campbell ont définitivement et uniquement (y compris le centre des mouvements de la face) localisés dans l'opercule frontal de la précentrale (Grünbaum and Sherrington, *Observ. on the Phys. of the Cerebral Cortex of the Anthropoïd Apes* (Proceeding of the Royal Society, 1901 et 1903) ; Alfred W. Campbell, *Hisbological Studies of the Localisation of cerebral Function*, Cambridge, 1905). L'aphasique de Broca pour Pierre Marie serait un aphasique sensoriel avec lésion du noyau lenticulaire. Déjerine ne peut accepter cette conception, car, dit-il, l'alexie, fréquente il est vrai chez l'aphasique moteur, manque parfois et n'est pas permanente, et chez lui il n'y a pas de surdité verbale, mais seulement défaut d'évocation spontanée des images auditives verbales, et pas d'anarthrie.

Que la 3ᵉ circonvolution frontale du côté gauche puisse, chez un droitier, être détruite sans que le malade ait été aphasique, la chose est possible; elle a été observée. Mais ces exceptions ne prouvent rien contre la loi posée par Broca. Il faut en chercher la cause, soit dans le fait qu'il s'agit de sujets ambidextres, soit dans une suppléance de la 3ᵉ circonvolution de l'autre hémisphère. Pierre Marie admet que l'aphasie n'est pas le résultat de la destruction des images sensorielles — il n'admet pas que nous ayons des images sensorielles, que nous entendions notre pensée (langage intérieur) — mais la conséquence de la diminution de l'intelligence. Mais si les symptômes de l'aphasie relèvent non d'une altération des images du langage, mais uniquement d'un affaiblissement de l'intelligence, comment se fait-il, oppose Déjerine, que, chez les droitiers, cet affaissement psychique ne s'observe qu'à la suite de lésions portant sur la zone du langage de l'hémisphère gauche et, chez les gauchers, qu'à la suite de lésions de cette même zone de l'hémisphère droit? Pourquoi cet affaissement de l'intelligence, qui est la cause fondamentale de l'aphasie pour Pierre Marie, ne se ferait-il que lorsque l'hémisphère qui contient les signes du langage est lésé? La démence est incapable de produire ces troubles. Au contraire, la paraphasie, la jargonaplasie, s'expliquent très bien par la suppression des images sensorielles du langage. Chez l'aphasique sensoriel, le langage intérieur est altéré et la fonction de la circonvolation de Broca n'étant plus régularisée par les images sensorielles, les mots ne correspondent plus aux idées que le sujet veut exprimer. Il y a une véritable ataxie du langage parlé (Déjerine, l'*Aphasie sensorielle* et l'*Aphasie motrice*, la *Presse médicale*, 11 et 18 juillet 1906). Chez les paralytiques et dysarthriques bulbaires, les lésions sont bilatérales, tandis que chez les aphasiques moteurs, la lésion est unilatérale. Comment expliquer cette particularité si l'on nie le centre de Broca ?

Il me paraît difficile de passer au-devant de ces objections.

A côté de ces centres sensoriels d'association présidant aux fonctions du langage et de l'écriture, on en a décrit un *centre visuel*, un *centre auditif*, un *centre olfactif*, un *centre gustatif*.

Centre visuel. — Le lobe occipital et le pli courbe sont les centres de la vision (Ferrier, Luciani et Tamburini, Schœfer); leur destruction d'un côté amène l'hémiopie homonyme par paralysie des côtés correspondants des deux rétines (Munk). Cependant la destruction des deux plis courbes ne provoque pas une cécité durable chez l'animal (Ferrier, Lannegrace). Ce qui semble bien établi, c'est qu'après la destruction pathologique du cunéus, on observe : ou bien de l'hémiopie latérale homonyme, ou bien de l'amblyopie croisée, ou enfin la cécité psychique, c'est-à-dire que l'œil perd les images commémoratives des objets (amnésie oculaire) qu'il a vus autrefois, il regarde mais ne voit pas ; il voit les couleurs, les formes et les contours, mais ne reconnaît ni les objets ni les personnes. Les faits d'atrophie occipitale observés à la suite d'extirpation expérimentale des yeux chez les animaux (Tartuferi, etc.), ou consécutivement à l'absence congénitale du globe oculaire (anophthalmes) et des nerfs optiques (Giovanardi), etc., confirment l'existence de ce centre visuel. — Von Monakow (*Arch. f. Psych.*, XX, fas. 3, et *Congrès de Berlin*, 1890) a observé après l'ablation de l'écorce occipitale, une dégénération secondaire des irradiations optiques et du corps genouillé externe, du pulvinar et de la racine antérieure de la bandelette optique. Le même auteur, et après lui, Moeli, Lissauer, etc., ont observé les mêmes faits chez l'homme après foyer de ramollissement hémorrhagique du lobe occipital.

Dans l'écorce occipitale se localisent les *centres visuels communs*. Ces centres sont bien différents des centres visuels placés dans le pli courbe. Ils ne nous permettent de voir les lettres que comme des dessins quelconques, comme nous voyons, par exemple, les lettres d'une langue qui nous est étrangère (chinois, hébreu, etc.). Pour que nous reconnaissions une lettre, pour que l'assemblage de certaines lettres éveille en nous l'image ou l'idée d'un mot, il est nécessaire que ces centres corticaux de la vision entrent en connexion avec les foyers de la faculté du langage articulé, notamment avec la zone de la mémoire visuelle des lettres qui occupe — nous venons de le voir il y a un instant — le pli courbe de l'écorce pariétale.

Les recherches de Monakow, Zinn, Moeli, Zacher, Déjerine, Vialet, etc., confirment que les centres ganglionnaires de la vision sont représentés par le pulvinar, le corps génouillé externe et le tubercule quadrijumeau antérieur ; les radiations optiques émergent de ces noyaux pour se porter en arrière en rayonnant et en enveloppant comme d'une gerbe de fibres la corne occipitale du ventricule latéral et vont se terminer en s'épanouissant dans l'écorce des 3 circonvolutions internes du lobe occipital. Les faits de *cécité psychique* rapportés par Furstner et Wilbram, ont prouvé qu'à côté de ce centre visuel cortical ou centre de perception visuel il existe un centre des souvenirs visuels (cécité psychique) localisé à la face convexe du lobe occipital. Ces deux centres sont probablement en relation ensemble par l'intermédiaire du *faisceau transverse du cunéus* de Sachs qui traverse le centre ovale du lobe occipital et le *faisceau transverse du lobule lingual* décrit par Vialet. Du reste, il n'y a pas que ces fibres d'associations. Déjerine a signalé l'existence d'un faisceau occipito-temporal qui chemine à la partie inférieure du faisceau longitudinal de Burdach et relie le centre visuel cortical à la zone du langage. Il y a enfin des fibres transversales qui réunissent les centres visuels des deux hémisphères ; elles passent par le bourrelet du corps calleux (Von Monakow, Déjerine, Vialet).

Shaw et Thompson, de leur côté, ont montré dans des expériences faites sur le Chien qu'à la suite des lésions du lobe occipital, la dégénération descendante permet de suivre un paquet de fibres qui s'engagent dans le bourrelet du corps calleux pour se rendre dans l'hémisphère opposé, et un autre qui descend par la partie la plus reculée de la capsule interne pour se rendre dans le pulvinar, le corps genouillé externe, le tubercule quadrijumeau antérieur, et peut-être jusque dans la substance grise de l'aqueduc en passant par la voie de la commissure postérieure.

Dans certains cas avec la destruction totale du centre cortical visuel, persiste la vision centrale. Wilbrand, pour expliquer ce fait, admet que chaque région maculaire est en rapport avec les deux hémisphères à la fois, autrement dit que les fibres maculaires se divisent elles aussi, dans le chiasma, en un faisceau direct et en un faisceau croisé. S. E. Henschen (d'Upsal) a adopté la même explication (*Revue Neurologique*, 1894, p. 320).

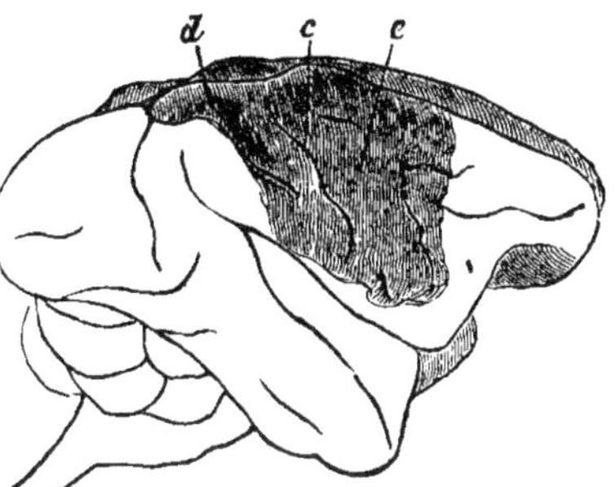

Fig. 301. — Lésion du cerveau du Singe provoquant l'hémiplégie complète du côté opposé.

L'examen des documents rapportés par Henschen, Monakow, Berger, Moeli, Wilbrand, Hun, Bouveret, Déjerine, Zinn, etc., dans lesquels l'hémianopsie complète coïncidait avec une lésion exclusivement corticale de la région du cunéus, permet de localiser dans la face interne du lobe occipital le centre cérébral de la vision. Ces lésions, suivant qu'elles sont localisées à un hémisphère ou qu'elles frappent les deux hémisphères, donnent lieu à l'hémianopsie complète ou à la cécité corticale absolue. A. N. Vitzou a confirmé expérimentalement sur le Chien cette localisation (*Arch. de physiol.*, 1873, p. 688).

S. E. Henschen (de Stockholm) a démontré, contrairement à l'opinion de Monakow, qu'il y a bien projection de la rétine sur la corticalité calcarine. (*Congrès intern. des Sc. Méd. de Madrid*, 1903, Section d'Anat., p. 53).

L'excitation du cunéus — et aussi celle du gyrus angularis — détermine des mouvements des yeux.

Nous pouvons donc conclure que la *sphère visuelle corticale* occupe le cunéus et les lobules lingual et fusiforme. Une lésion localisée à cette région dans les deux hémisphères détermine la cécité avec conservation de l'intégrité de l'appareil nerveux visuel antérieur, intégrité de l'œil constatée à l'ophthalmoscope et persistance de la réaction pupillaire (Voy. Vialet, *les centres cérébraux de la vision*, Paris, 1893. — Déjerine et Vialet, *Compt. rend. Soc. de Biologie*, p. 983, 1893).

Chez une petite fille de 14 mois, aveugle-née et manquant des deux globes oculaires, les nerfs optiques, le chiasma et les bandelettes optiques faisaient défaut et les circonvolutions occipitales étaient atrophiées des deux côtés (Giovanardi). Inversement, chez un fœtus humain de 8 mois, auquel manquaient les deux lobes occipitaux et une partie du lobe pariétal (porencéphalie), il y avait atrophie descendante des tubercules quadrijumeaux antérieurs, du corps genouillé externe, du pulvinar, des tractus et des nerfs optiques (Monakow), comme dans le cas où l'on extirpe aux mammifères leurs lobes occipitaux quelques jours après la naissance.

Vitzou (*C.R. Ac des sciences*, 16 sept. 1895) a rapporté qu'après l'ablation du lobe occipital du cerveau du Singe, il y aurait néoformation de cellules nerveuses. Cette néoformation explique la récupération, d'ailleurs très imparfaite, du sens de la vue.

Centre acoustique. — Ferrier, Munk, Wernicke, Onufrowicz, Friedländer, Seppilli, s'accordent pour placer dans le lobe temporal le centre *acoustique commun*, — et Baginsky, Flechsig, Bechterew et Monakow, paraissent admettre que les fibres nerveuses du nerf acoustique qui se rendent au limaçon proviennent des lobes temporaux, tandis que celles des canaux demi-circulaires ont leur origine dans le cervelet. C'est là aussi, nous l'avons vu, la zone de la perception acoustique des mots (surdité verbale) et de la conservation des images acoustiques verbales (surdité psychique).

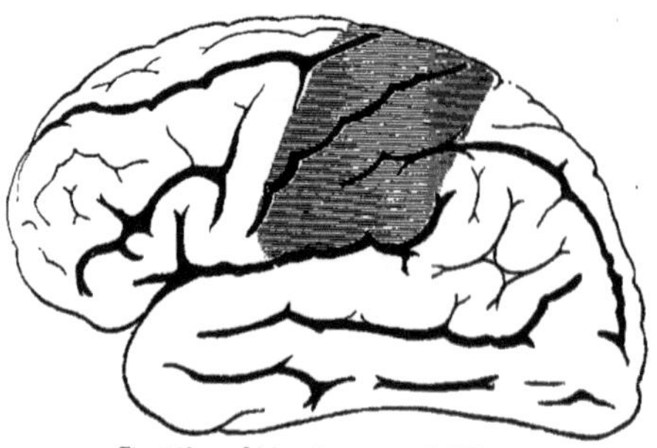

Fig. 302. — Lésion du cerveau de l'Homme qui détermine l'hémiplégie controlatérale complète

L'excitation de ce centre provoque des mouvements associés du pavillon de l'oreille chez les animaux. Sa destruction totale des deux côtés amène la surdité complète.

Centre olfactif. — Le *centre psycho-olfactif* a été placé par Ferrier, Luciani, Munk, Seppilli, Frigério, etc., dans la circonvolution de l'hippocampe et le subiculum de la corne d'Ammon, opinion vraisemblable, depuis que Meynert, Broca, Giacomini, etc., ont montré que la circonvolution de l'hippocampe est une ruine du grand lobe limbique ou lobe olfactif. Les observations cliniques d'anatomie de Ogle, Fletcher, Ransome ; celles de sensations d'odeurs dans les cas de lésion du crochet de l'hippocampe de Lane Hamilton, Worcester, Hughlings Jakson et Beevor, ne sont cependant pas assez concluantes pour nous édifier définitivement sur cette localisation, Zuckerkandl considère tout le lobe limbique comme centre psycho-olfactif.

Le *centre du goût* a été localisé dans la corne d'Ammon ; d'autres (Trapezniskoff, Gorschkow) l'on placé dans l'opercule (?).

Centres Sensitivo-Moteurs. — Mais il n'y a pas que des centres d'expression et de sensibilité dans les hémisphères du cerveau. A côté de ces centres, il en est d'autres qui sont des *centres de motricité* à action localisée. Les uns actionnent les muscles de la face, les autres les muscles des membres. Ces centres, que l'on a appelés *centres psycho-moteurs, sensitivo-moteurs*, sont cantonnés autour de la scissure de Rolando. Les expériences de Fritsch et Hitzig (1870), celles plus récentes de Ferrier, Carville et Duret, Munk, François-Franck et Pitres,

LUCIANI et TAMBURINI, HORSLEY, FERRIER, EXNER, RAYMOND, PITRES, ARTAUD, LANDOUZY, BRISSAUD, DÉJERINE, etc., s'accordent avec les recherches anatomo-cliniques, celles de CHARCOT, NOTHNAGEL, etc., pour installer définitivement dans l'écorce des zones réactionnelles distinctes. La méthode des destructions partielles de l'écorce est venue confirmer celle des excitations électriques, et les deux sont confirmées à leur tour par les résultats constatés à la suite des destructions accidentelles ou pathologiques chez l'Homme. Chez ce dernier, la destruction de la zone motrice corticale produit aussi bien que chez le Singe et le Chien, une hémiplégie du côté opposé du corps, mais avec cette différence pourtant qu'alors que le Chien guérit assez vite de sa paralysie (1), l'Homme et

(1) On a supposé que la restitution fonctionnelle se faisait par réparation de la lésion, ou par suppléance, celle-ci s'effectuant, soit par la zone motrice du côté opposé (Ferrier, Broadbent, Soltman), soit par les corps striés (Ferrier, Luciani et Tamburini), soit encore par les centres médullaires (Franck et Pitres, Marique). Ce qui reparaît en réalité, ce sont les mouvements automatiques, et dans cet ordre d'idées on peut admettre que ce sont les ganglions de la base qui suppléent ceux de l'écorce. Ainsi s'expliquent, dit Ferrier, les nombreuses différences que l'on constate dans les espèces animales, au point de vue de l'ablation des centres corticaux encéphaliques. Un Singe à qui on fait cette opération devient hémiplégique et reste hémiplégique ; un Chien n'est que passagèrement paralysé ; un Pigeon ne l'est plus du tout (Voy. p. 393). Pour Goltz et Gergens, le centre automatique qui viendrait suppléer le centre moteur volontaire serait le cervelet.

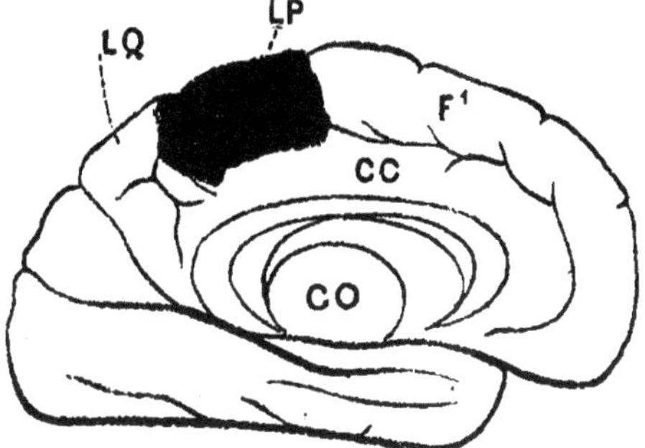

Fig. 303. — Face interne du cerveau.

co, couche optique ; *c,c*, corps calleux ; F^1, circonvolution frontale interne ; LP, lobule paracentral ; LQ, lobule quadrilatère.

Les expériences de nombreux physiologistes, Munk, Horsley, etc., ont démontré l'existence de très nombreux centres à fonctions distinctes, dans l'écorce cérébrale des mammifères (Chiens, Singes, etc.). Non seulement, ils sont arrivés à localiser le centre des mouvements volontaires d'un membre, mais des diverses portions de ce membre. On connaît ainsi les centres cérébraux des mouvements de l'épaule, du coude, du poignet, du pouce, de la hanche, du gros orteil, des mouvements de l'anus, etc.

Les observations sur l'Homme d'excitations électriques de l'écorce mise à nu pour une opération de Bartholow et Sciamanna, d'Horsley, Mills, Keen, Loyd et Deaver, Nancrède, permettent de penser que les relations fonctionnelles de l'écorce du cerveau humain sont semblables à celles des Singes et autres mammifères. La galvanisation des différents points de la zone motrice provoque des mouvements isolés des doigts, du pouce, du poignet, du coude ou de l'épaule. Une pareille dissociation a été observée chez l'Homme, dans les cas rares, où après trépanation on a pu exciter les circonvolutions rolandiques mises à découvert (Keen, *Amer. Journ. of. sc.* 1888 ; Nancrède, *Médical News*, 1888 ; Lloyd et Deaver, *Americ. Journ. of. sc.* 1888).

Dans des expériences de ce genre chez des trépanés, Bartholow (*The Amer. Journ. of the med., Sc.*, 1874) et Dana (*Med. Record*, 13 mai 1893) ont obtenu des perceptions sensitives désagréables de fourmillement dans les membres du côté opposé et des contractions musculaires que le patient rapportait à la région du corps dont le centre sensitivo-moteur était exploré à l'excitation électrique.

le Singe ont une paralysie durable, et chez eux les muscles paralysés, d'abord flasques, sont ensuite frappés de contractures. Cette hémiplégie d'ordre cortical, d'abord complète, diminue ensuite peu à peu, les mouvements réflexes purs reparaissant, tandis que les mouvements volontaires restent, en général, plus ou moins abolis. Ces lésions sont suivies d'une dégénération descendante qui peut s'étendre jusqu'au cordon pyramidal de la moelle du côté opposé, tandis que les lésions de la *zone latente* de l'écorce ne déterminent aucune dégénérescence secondaire.

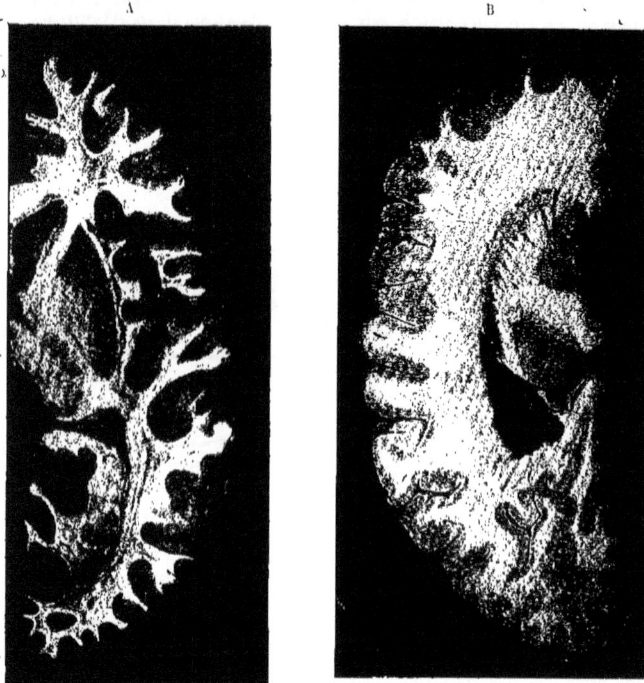

Fig. 304. — Coupes horizontale (A) et sagittale (B) de l'hémisphère chez l'Homme (photographies).

Vingt observations entr'autres rapportées par Charcot et Pitres (*Centres moteurs corticaux*, p. 61 à 77) établissent rigoureusement cette loi. La paralysie peut, exceptionnellement, s'accompagner dès le début de contracture (contracture primitive) ou de convulsions épileptiformes (épilepsie Jacksonnienne). D'autre part, les faits anatomo-cliniques (Charcot et Pitres en rapportent 63 observations) permettent de diviser la zone motrice en trois segments superposés : 1° un segment supérieur, comprenant le quart supérieur des circonvolutions centrales et le lobule paracentral, où siègent les centres corticaux des mouvements volontaires des membres inférieurs du côté opposé (monoplégie crurale) ; 2° un segment moyen, comprenant les deux quarts moyens des circonvolutions centrales qui renferme les centres moteurs corticaux présidant à la motilité volontaire du membre supérieur du côté centrolatéral (monoplégie brachiale) ; 3° un segment inférieur comprenant le quart inférieur des circonvolutions centrales et l'opercule rolandique, qui renferme les centres moteurs corticaux du facial inférieur et de l'hypoglosse du côté opposé (monoplégie faciale et linguale). Ces monoplégies peuvent du reste s'associer, si la lésion destructive de l'écorce motrice est quelque peu étendue. On peut alors avoir des *monoplégies-brachio-crurales* et des *monoplégies brachio-faciales*, mais il est à remarquer de suite, qu'on ne voit jamais de monoplégies associées de la face et du membre inférieur, à cause de la position respective des centres moteurs dans l'écorce de la région rolandique. — Raymond et Brodeur ont fait rentrer le lobule de l'Insula dans la zone motrice, mais Charcot rejette cette localisation, et François Franck et Pitres rangent l'Insula dans la zone silencieuse.

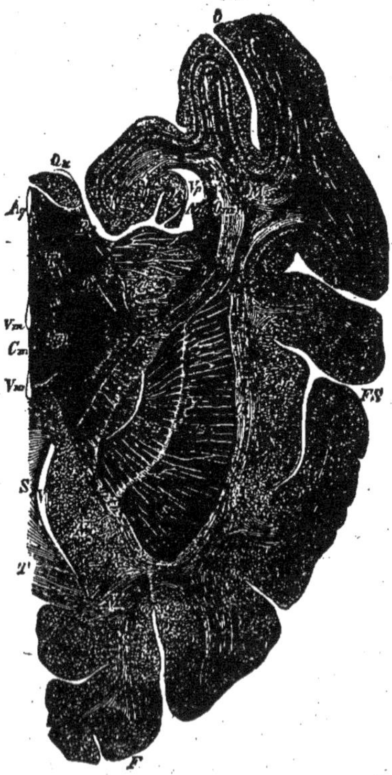

Fig. 305. — Coupe horizontale de l'hémisphère gauche d'un Singe (Cercocebus cinomolgus), d'après Meynert.

F, extrémité frontale ; O, extrémité occipitale de l'hémisphère ; R, écorce cérébrale ; FS, scissure de Sylvius ; J, insula ; Cl, avant-mur ; Li, Lii, Liii, les trois segments du noyau lenticulaire ; M, centre ovale de l'hémisphère, Nc, tête du noyau caudé, et Na, queue de ce noyau ; T, corps calleux ; S, septum lucidum ; Ca, commissure antérieure ; Cm, commissure moyenne ; V, corne frontale, et Vp, corne occipitale du ventricule latéral ; Vm, ventricule moyen ; Th, thalamus ; Th', couche sous-optique ; Qu, tubercule quadrijumeau ; Gi, Ge, corps genouillés ; P, capsule interne (irradiation pédonculaire) ; Om, irradiations optiques de Gratiolet ; A, corne d'Ammon ; T', tapis du corps calleux, formant la paroi supérieure de la corne occipitale du ventricule latéral ; *mth*, irradiation frontale de la capsule interne.

Les *lésions du centre ovale et de la capsule interne*, nous l'avons vu, confirment absolument les données précédentes. C'est ainsi qu'alors que des lésions destructives (ramollissements, foyers hémorrhagiques, abcès, etc.) siégeant dans les faisceaux préfrontaux, occipitaux ou temporaux, ne donnent lieu par elles-mêmes à aucun trouble persistant de la motilité volon-

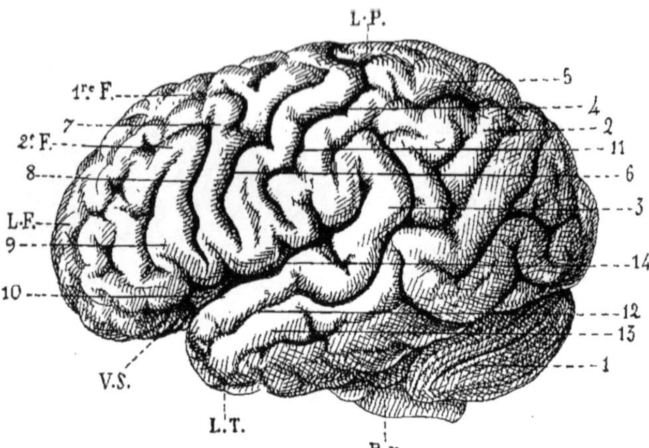

Fig. 306. — Les centres sensitivo-moteurs et sensoriels à la surface du cerveau (en rose). Cerveau vu par sa face latérale gauche.

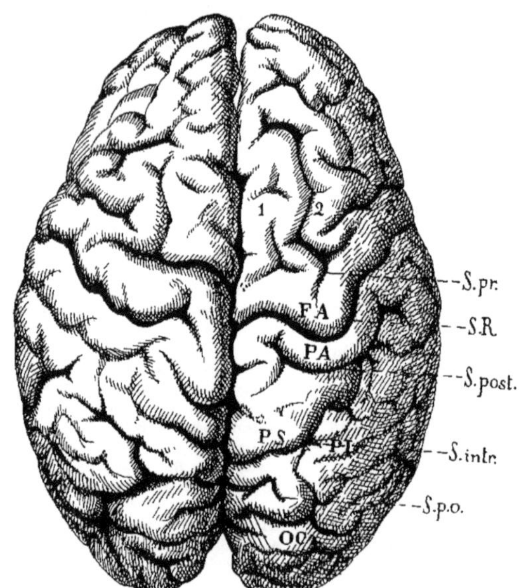

Fig. 307. — Les centres sensitivo-moteurs et sensoriels à la surface du cerveau (en rose). Cerveau vu par sa voûte.

taire, les altérations des faisceaux fronto-pariétaux du centre ovale, correspondant à la zone corticale psycho-motrice, déterminent des paralysies persistantes du côté opposé du corps. De même aussi, les lésions destructives du tiers antérieur de la capsule interne (portion préfrontale de la capsule) n'altèrent ni la sensibilité ni la motricité (1), celles du tiers moyen (portion fronto-pariétale ou rolandique de la capsule) provoquent des paralysies motrices durables suivies de dégénérescence descendante et secondaire et de contracture; enfin les lésions du tiers postérieur de la capsule (portion temporo-occipitale de la capsule) provoquent des paralysies sensitivo-sensorielles. Il y a donc dans le cerveau trois zones : 1° une *zone corticale antérieure ou prérolandique*, inexcitable et dont les lésions ne donnent lieu à aucun trouble, soit du mouvement soit de la sensibilité (zone latente);

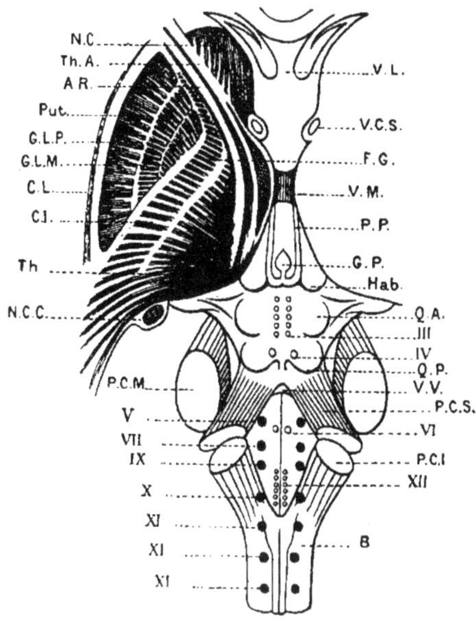

Fig. 308. — Figure schématique représentant : en bas, le Tronc cérébral avec les noyaux moteurs des nerfs crâniens sensément vus par transparence, et en haut et à gauche la région opto-striée et la capsule interne sectionnées horizontalement.

Nc, noyau caudé (tête); ThA, faisceau antérieur du thalamus; AR, faisceau d'Arnold; Put, GIM, GLP, noyau lenticulaire; CI, capsule interne avec ses divers faisceaux (en rouge); Th, thalamus; Ncc, noyau caudé (queue); VL, ventricules latéraux; FG, faisceau géniculé; VM, commissure grise; GP, glande pinéale avec ses rênes; Hab, ganglion de l'habénule; QA et QP, tubercules quadrijumeaux; PcS, PCI, PCM, pédoncules cérébelleux; B, bulbe rachidien; III, noyaux de l'oculo-moteur commun; IV, noyau du pathétique; V, noyau du trijumeau; VI, noyau de l'oculo-moteur externe; VII, noyau du facial; IX, noyau du glosso-pharyngien; X, noyau du pneumogastrique; XI, noyau du spinal; XII, noyau de l'hypoglosse (d'après Brissaud).

(1) La destruction du faisceau préfrontal détermine une paralysie de la mimique spontanée unilatérale si la lésion est unilatérale, bilatérale dans le cas contraire. Si la lésion bilatérale intéresse le faisceau moteur volontaire de la face en respectant les conducteurs psycho-réflexes, on se trouve en présence du syndrome pseudo-bulbaire, dans lequel le masque immobile peut encore être provoqué par stimulation psychique ou spasme irrésistible du rire ou du pleurer. « Le rire et le pleurer spasmodiques s'expliquent précisément par l'interruption des conducteurs qui relient les centres corticaux moteurs volontaires aux noyaux bulbaires de la face; la physionomie n'est plus soumise à la volonté et pourtant elle reste en rapport avec les centres de coordination de la couche optique mis en action par un réflexe cortical ». (Brissaud, *Le rire et le pleurer spasmodiques*. Rev. scient., 1894).

2° une *zone corticale moyenne ou rolandique*, zone motrice, cerveau moteur, dont la lésion détermine de l'hémiplégie ; 3° une *zone postérieure* ou *occipitale* dont les lésions ne donnent lieu qu'à certains phénomènes du côté de la vision, à aucun du côté du mouvement ou de la sensibilité (nouvelle zone latente) (1).

Les lésions qui entraînent la paralysie de la partie inférieure de la face et de la langue déterminant en même temps des troubles moteurs du larynx et du pharynx, une *paralysie labio-glosso-laryngée* d'origine *cérébrale* (R. Lépine,

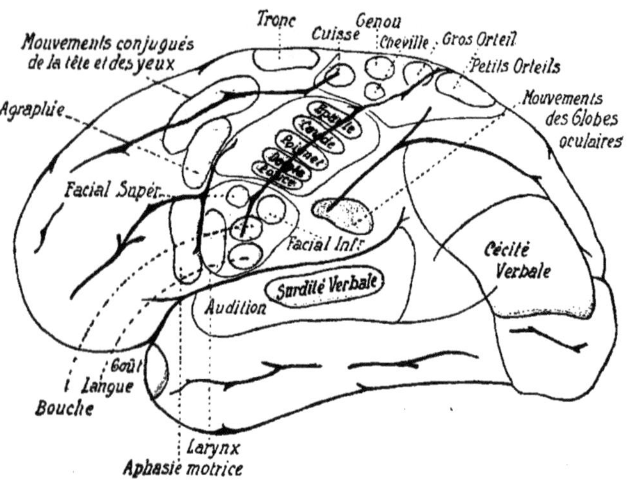

Fig. 309. — Les centres corticaux psycho-moteurs et les centres sensoriels

(1) Il y a à la surface du cerveau des *zones latentes* ou *silencieuses* dont la destruction ou l'excitation ne donne lieu à aucun accident du côté de la motricité. L'exemple le plus typique que l'on puisse fournir à cet égard et qui suffirait à lui seul pour démontrer la réalité de cette zone latente, c'est le fait légendaire de ce carrier américain qui, ayant eu le crâne complètement traversé dans la région frontale par une grosse tige de fer, ne donna point le moindre signe d'un accident moteur quelconque. Mais L. Mianchi a montré que l'ablation des lobes frontaux chez le Singe, produit la désagrégation de la personnalité, l'incapacité à la formation par séries des groupes d'images et de représentations. Il a fait constater à Hitzig et a Sciamanna cette déchéance de la psychité, causée par l'amoindrissement des perceptions et le défaut de discernement (*Congrès de Rome*, 1894, in Arch. ital. de Biol. t. XXII, 1895). R. Colella déjà (*La Psychiatria, la Neuropatologia e la scienze affini*, 1899, p. 97) avait tenté de démontrer que les lobes préfrontaux sont le siège de la perception psychique des impressions sensitives.

La zone latente comprend, d'après Charcot et Pitres (*Centres moteurs corticaux*, Paris, 1895), toute l'écorce, à l'exception des circonvolutions centrales, le lobule paracentral et l'opercule rolandique. Une lésion destructive quelconque de cette zone ne donne lieu à aucun phénomène paralytique, tant qu'elle respecte les faisceaux blancs qui relient l'écorce de la zone latente aux parties centrales des hémisphères, et jamais non plus elle ne détermine de dégénérations secondaires descendantes du faisceau pyramidal. Charcot et Pitres rapportent 40 observations rigoureuses de faits négatifs — et l'on pourrait en allonger la liste — qui établissent nettement cette affirmation.

Charcot, Ball, Rosenthal, Féré, Bernhart, etc.), on en a conclu que les pieds de F³ et F² étaient unis aux noyaux bulbaires des nerfs masticateur, facial, spinal et hypoglosse par des fibres, qui sont les connexions cérébrales de ces nerfs. Landouzy (*Thèse de Paris* 1876, et *Thèse d'Augé*, 1878), a bien montré la nécessité d'admettre une origine cérébrale pour une partie du nerf facial, puisqu'il est de connaissance classique que des lésions cérébrales peuvent donner lieu à une paralysie de la moitié inférieure de la face du côté opposé. Or, des observations de glossoplégie d'origine corticale de Raymond et Artaud (*Arch. de Neurologie*, 1894), et de celles de paralysie pseudo-bulbaire labio-glosso-laryngée de R. Lépine (*Rev. mens. de méd. et de chir.* 1877), il résulte que les fibres de l'hypoglosse, du facial inférieur et de la branche motrice du trijumeau, proviennent du faisceau frontal inférieur de Pitres dans le centre ovale et du pied de F² dans l'écorce, tandis que les conducteurs de la parole, nous l'avons vu, siègent dans le faisceau pédiculo-frontal inférieur et le pied de F³ (Voy. Brissaud, *Localisation corticale des mouvements de la face* (*Progrès médical*, 1893).

Quand la paralysie est d'origine cérébrale la paralysie est croisée et incomplète : quand elle est d'origine périphérique, elle est complète et directe ; quand elle est d'origine protubérantielle la paralysie faciale est directe et complète et le plus souvent alterne (Landouzy).

Pour expliquer la paralysie pseudo-bulbaire (paralysie des mouvements complexes et coordonnés des lèvres et de la langue, succion avec conservation des mouvements simples) par lésion d'un seul hémisphère (on sait que les muscles synergiques sont sous la dépendance des deux hémisphères), Halipré admet qu'outre les centres d'un hémisphère, les fibres réfléchies et passant par le corps calleux qui unissent ces centres à ceux du côté opposé, sont atteintes (2 observations de ce genre avec atrophie du corps calleux).

Dans la lésion d'un hémisphère (*hémorrhagie cérébrale*), si les membres et la face sont paralysés, le malade regarde du côté opposé à sa paralysie : il regarde sa lésion ;— si, au contraire, la face et les membres sont en contracture, le malade regarde ses membres contracturés. Quand l'altération siège dans le mésocephale, la rotation de la tête se fait en sens opposé. — Le sujet « fume la pipe » du côté paralysé. Une hémorrhagie dans la région opto-striée conduit à l'hémiplégie, mais en même temps il y a coma, donc le cerveau est atteint dans sa totalité ; le cœur se ralentit, la respiration s'embarrasse, donc le bulbe est affecté ; la résolution des membres est complète, il y a une suppression temporaire des réflexes médullaires eux-mêmes, donc la moelle est frappée. Ce retentissement de la lésion limitée au corps opto-strié à quoi est-il dû ? Probablement au *shok*, l'*étonnement cérébral* de Trousseau, l'*inhibition* de Brown-Séquard.

Le syndrome thalamique (Thomas et Chiray, *Revue Neurologique*, 1904, p. 505) se caractérise par une dissociation remarquable des troubles de la motricité et de la sensibilité. Tandis que l'hemiplégie regresse considérablement, les troubles de la sensibilité persistent (hypéresthésie subjective avec douleurs vives et rebelles, hémianesthésie objective pour le contact, la douleur, la température, accompagnée de dysesthésie et d'erreur de localisation).

Ce syndrome se distingue de celui des tubercules quadrijumeaux par l'absence de troubles de la musculature interne et externe des yeux.

Enfin, dans l'hémiplégie réparée, il reste très souvent des impotences fonctionnelles, par amnésies motrices. Le sujet a récupé la possibilité d'exécuter certains mouvements qu'il n'exécute pas, parce qu'il croit, à la suite de leur perte, qu'il ne peut plus les exécuter et qu'il les a oubliés.

Il y a d'autres centres moteurs dans l'écorce. Selon FERRIER, l'excitation du lobule de l'hippocampe chez les Singes, les Chats, les Chiens et les Lapins, produit la torsion des narines du même côté. Des recherches expérimentales de MASINI, KRAUSE, SERNON et HORSLEY, MUNZER, ROSENBACH et EISENLOHR, ONODI et BROEKAERT, faites sur le Chien ou le Singe, mais surtout des observations pathologiques de RÉBILLARD, GAREL et DOR, il résulte que dans le pied de F³ (opercule frontal) doit être localisé encore le centre moteur du larynx (centre de phonation). Ce centre siège dans le gyrus préfrontal chez le Chien. Les fibres de ce centre passent par le genou de la capsule interne, et leur destruction, comme la destruction du centre lui-même, donne lieu à la perte de l'aboiement, mais avec conservation de l'adduction réflexe des cordes vocales. Le larynx obéit ainsi à deux influences, l'une bulbaire, qui est d'ordre respiratoire, l'autre cérébrale, qui actionne le larynx en tant qu'organe de l'expression parlée (Voy. RAUGÉ, *Arch. de Physiol.*, 1892, p. 730). Au bout de quelques semaines, le Chien réapprend à aboyer. Le centre se refait, vraisemblablement dans les parties voisines par un nouvel apprentissage. Cependant si CHARCOT et PITRES acceptent cette localisation comme probable — et ils en citent 4 observations, celles de MAGNUS, C. SÉGUIN, BARLOW, GAREL et DOR — ils ne la croient pas encore suffisamment démontrée.

A côté du centre du facial inférieur et de celui du larynx, on a placé, dans le pied de F³ encore, un centre masticateur (m, fig. 293). HORSLEY et BEEVOR, après FERRIER, ont obtenu expérimentalement cette localisation chez le Singe, et RÉTHI a vu survenir par l'excitation de ce centre des mouvements coordonnés de mastication, suivis ordinairement d'un acte de déglutition chez le Chien et le Lapin. CARPENTER (*Centralbl. f. Physiologie*, 1895) a fait la même observation. Mais PITRES ne croit pas que nous ayons une seule observation anatomo-pathologique qui puisse nous permettre d'accepter sans retour un centre masticateur cortical dans le pied de F³.

Les expériences de Bosco (*Rev. Neurol.* 1895, p. 558) faites sur le Chien, ont conduit cet auteur à attribuer à la paupière supérieure un centre cortical situé au-dessus de celui du facial. GRASSET (*Progrès Médical*, 1876, p. 406) et LANDOUZY (*Arch. gén. de Méd.* 1877) ont pensé que ce centre du releveur de la paupière supérieure doit être placé dans le pli courbe et que la blépharoptose (ptosis) de la paupière supérieure dans le cas d'hémiplégie faciale était due à la destruction de ce centre dans le pli courbe du côté opposé.

MENDEL également a placé dans le pli courbe le centre moteur du facial supérieur, et EXNER et PANETH ont démontré que chez les animaux l'excitation du pli courbe détermine des contractions des paupières du côté opposé. PITRES n'accepte cependant qu'avec réserve cette localisation, car si SURMONT (*Thèse de Lille*, 1886) a relevé 11 cas de blépharoptose dans 61 cas de destruction du pli courbe, il a aussi noté l'absence de ce symptôme dans les 50 autres cas.

LANDOUZY a localisé un centre rotateur cérébral des yeux (déviation conjuguée des yeux, 6ᵉ paire) et de la tête (rotation de la tête, 11ᵉ paire) dans le pied de la circonvolution pariétale inférieure (P²). GRASSET, HENSCHEN, WERNICKE partagent cette opinion. WERNICKE a établi d'après 43 observations (*Arch. et Psych.* XX, 1, 1890) que toute lésion en foyer du pli courbe s'accompagne toujours, au moins passagèrement, de déviation conjuguée des yeux, et que toute lésion bilatérale de cette région se traduit par une ophtalmoplégie totale.

Allen Star déclare cependant qu'il n'a pas trouvé dans la casuistique américaine d'observation de nature à confirmer l'hypothèse de Landouzy, et Pitres croit qu'il n'est pas du tout démontré que les lésions bilatérales des lobules

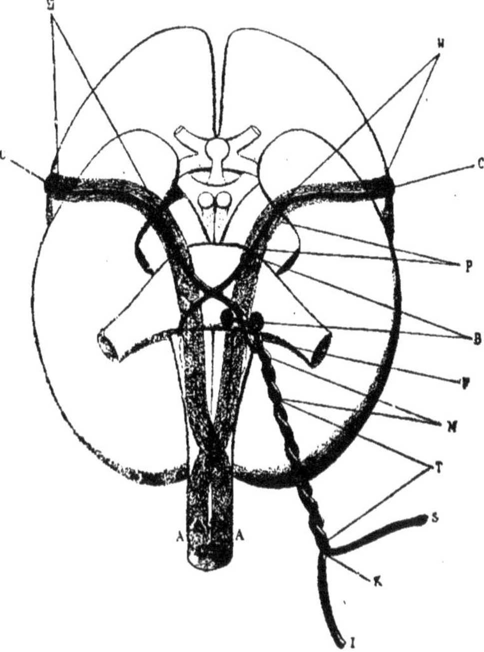

Fig. 310. — Schème destiné à montrer les origines, les rapports, les connexions et la direction des fibres entrant dans la constitution du nerf facial (Landouzy).

A, A, faisceaux pyramidaux croisés de la moelle; H, H, facial cérébral (rouge); P, trajet pédonculaire du facial; B, portion bulbo-protubérantielle du facial; F, émergence du facial de la fossette sus-olivaire du bulbe (torsade rouge et bleue), le cordon rouge représente le facial cérébral, le cordon bleu le facial bulbaire émanant des deux noyaux bulbaires (en noir); M, portion intracrânienne du facial; T, portion intrapierreuse; M, séparation de la branche supérieure S (cordon bleu) fournissant les rameaux temporo-orbiculo-faciaux du facial de la branche inférieure I (cordon rouge) qui donne les filets cervico-faciaux; c, centre cortical (tiers inférieur des circonvolutions frontale et pariétale ascendante) du facial.

pariétaux inférieurs déterminent une ophtalmoplégie totale pseudo-nucléaire, parce que la lésion de ces parties n'est pas toujours accompagnée de la déviation de la tête et des yeux, et que cette déviation peut se montrer dans des cas où le lobule pariétal inférieur est indemne de toute altération (Charcot et Pitres, *loc. cit.* p. 141).

Chaque hémisphère commande à un hémioculo-moteur, de façon à ce que de l'hémisphère droit part le lévogyre et de l'hémisphère gauche le dextrogyre des deux yeux, de même que de l'hémisphère droit part l'hémioptique gauche, qui voit dans la moitié gauche de la rétine des deux yeux, et de l'hémisphère gauche l'hémioptique gauche, qui voit dans la moitié droite du champ visuel des deux yeux.

L'entrecroisement se fait à la partie supérieure du pont de Varole, avant le facial. Il peut donc y avoir des paralysies de latéralité des yeux (déviation conjuguée des yeux) d'origine mésocéphalique (Farinaud, *Arch. de Neurologie*, 1883, p. 145).

En fait, le centre cortical de ces hémioculo-moteurs paraît être double, un sensorio-moteur qui siège dans le lobule pariétal inférieur, un sensitivomoteur qu'on a placé dans le pied de la 2e frontale (Ferrier, Pick, Schaeffer et Mott, Beevor et Horsley, Herner, Touche, Bechterew).

Les mouvements d'abaissement et d'élévation des yeux sont également commandés bilatéralement par le cerveau.

On peut en dire autant des rotateurs de la tête. Chaque hémisphère agit sur eux (nerf spinal, sterno-cleido-mastoïdien et trapèze) pour faire tourner la tête du côté opposé.

Dans la déviation conjuguée d'*origine cérébrale*, le *malade regarde l'hémisphère qui porte la lésion* (Prévost et Vulpian) ; dans la même déviation d'*origine protubérantielle*, il n'y a pas de règle.

Mais Landouzy, ayant observé 10 fois sur 33, une exception à la loi de Prévost et Vulpian, admet que dans les cas conformes à la loi de Prévost, il y a excitation du centre rotateur cortical du côté de la lésion, tandis que dans le cas contraire, il y aurait paralysie de ce centre, et alors la rotation se ferait en sens inverse par l'action antagoniste du centre de l'autre côté.

C'est le moteur oculaire externe qui serait l'agent de la déviation conjuguée des yeux par sa double action sur le droit externe du même côté, et du droit interne du côté opposé.

Avec Grasset et Landouzy, on peut dire que dans les altérations d'un hémisphère, quand il y a déviation conjuguée, le malade regarde ses membres convulsés s'il y a excitation, et regarde sa lésion s'il y a paralysie.

Bechterew, chez le Chien, a découvert un *centre anal* et un centre *vésical* situés en arrière du sillon crucial, dans le segment postérieur du gyrus sigmoïde (*Neurologisches Centralbl.* 1893, p. 81). Sherrington a signalé une localisation analogue chez le Singe (*Rev. Neurologique*, 1893, p. 18).

Mais à côté des troubles moteurs déterminés par la destruction des centres psycho-moteurs corticaux, on trouve aussi des troubles sensitifs qui avaient échappé aux premiers observateurs. Le membre dont le centre moteur a été détruit est inhabile, maladroit, ataxique, ce qui prouve que le sujet n'a plus une conscience nette de la position de son membre dans l'espace ni de la contraction de ses muscles. Munk en a conclu que les centres psycho-moteurs sont également des organes de sensibilité pour le tact et le sens musculaire, et Schiff et après lui Munk, Goltz, Luciani, Bastian, etc., sont partis de là pour supposer que les troubles moteurs observés en pareille circonstance s'expliqueraient par cette seule perte de sensibilité tactile et musculaire, comme à la suite d'une section des racines postérieures des nerfs rachidiens.

La distribution dans l'écorce du faisceau sensitif implique la nature fonctionnelle de la région à laquelle il se distribue, car il ne saurait en être autrement pour la sensibilité générale que pour les sensibilités spéciales (ouïe, vue, etc.).

La sensibilité générale de l'organisme doit donc être représentée dans les circonvolutions centrales de l'hémisphère puisque le faisceau sensitif s'y termine. C'est dire que les impressions de toutes sortes, cutanées, musculaires, etc., dont sont le siège les diverses parties du corps, ne sont senties, perçues, conservées et associées à l'état de signes ou de symboles mentaux, c'est à dire d'images de la sensibilité générale, que dans l'écorce de ces circonvolutions.

Exner, en 1881, analysant 167 observations de lésions corticales et remarquant que, dans toutes les lésions destructives de l'écorce de la zone motrice, il y

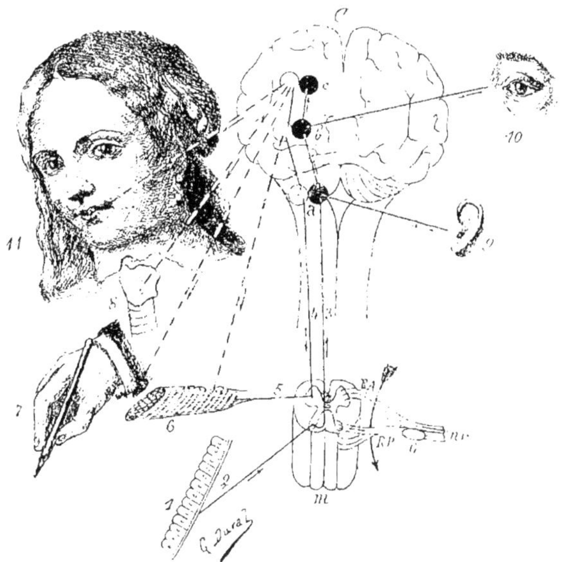

Fig. 311. — La sensation et ses réponses.

m, moelle épinière (centre réflexe inconscient) ; RA, racine antérieure ; RP, racine postérieure ; G, ganglion rachidien ; *nr*, nerf rachidien (nerf mixte) ; *a*, centre bulbo-protubérantiel réflexe et émotionnel, inconscient ; C. cerveau ; *b*, centre de perception et de volonté ; c. centre d'idéation et de mentalité ; 1, peau (surface sensible) ; 2, nerf sensitif (courant centripète) ; 3, trajet médullaire sensitif (centripète) ; 4, trajet médullaire moteur (centrifuge) ; 5, nerf moteur (courant centrifuge) ; 6. muscle (organe du mouvement) ; 7, main (organe du langage graphique, écriture) ; 8, larynx (organe phonateur et vocal) ; 9, oreille (organe sensoriel) ; 10, œil (organe de sensibilité spéciale) ; 11, bouche (organe d'articulation des sons. réponse parlée). — Les flèches indiquent le sens du courant, les traits coupés indiquent les mouvements volontaires.

avait eu constamment des troubles de la sensibilité du tact et du sens musculaire, avait conclu que les zones corticales sensitives des différentes parties du corps correspondaient, en général, à leurs zones motrices corticales. Tripier, Petrina, Nothnagel, Luciani et Seppili, Starr, Dana, Lisso, Henschen, Darkschewitsh, Knapp, Ransom, Madden, Déjerine, etc., ont soutenu la même opinion. Il paraît aujourd'hui bien établi, en effet, qu'on puisse conclure que les centres de sensibilité générale, y compris le sens musculaire, occupent les *mêmes* parties de l'écorce que les centres moteurs.

Cependant, Ferrier objecte que, dans les observations cliniques sur lesquelles on s'est appuyé pour aboutir à cette conclusion, 110 cas de lésion générale de la zone rolandique produisant l'hémiplégie ont donné 52 fois la sensibilité intacte, et, dans 37 cas, l'état de sensibilité n'a pas été mentionné. Dans 284 cas atteignant la zone rolandique, on voit que, de même dans 100, l'état de la sensibilité n'est pas indiquée; que, dans 121, elle était intacte, et que, dans 63, son altération était mentionnée. Ferrier estime donc que l'on peut dire que, dans les paralysies motrices d'origine corticale, on a trouvé la sensibilité altérée une fois sur trois.

Pitres non plus ne peut croire à la superposition des aires motrices et sensitives dans l'écorce, parce que les troubles de la sensibilité ne se superposent pas exactement aux parties privées de mouvements, et aussi parce que l'anesthésie est presque toujours fugace et mobile, alors que la paralysie motrice est persistante (Charcot et Pitres, *loc. cit.*, p. 160).

Goltz, Bechterew, Horsley et Schäffer, en détruisant la zone motrice chez le Chien, le Chat, le Singe, ont prétendu de leur côté que cette destruction n'altérait point la sensibilité de l'autre côté du corps.

Les lésions qui produisent l'hémiplégie du côté opposé produisent aussi en même temps une diminution dans l'énergie des mouvements des membres du même côté.

Les centres sensitivo-moteurs sont bilatéraux. Les centres sensoriels (centres du langage et de l'écriture, centres de la lecture et de l'audition des signes), sont, au contraire, unilatéraux. Ce sont des centres spécialisés et acquis. C'est pourquoi ils ne siègent que sur un seul hémisphère.

Il ne faut pas se le dissimuler d'ailleurs, chaque hémisphère a une action motrice bilatérale, non seulement pour l'articulation des mots (non pas la mémoire des mots), la phonation et la déglutition, mais même pour les mouvements des membres, les membres inférieurs surtout (fibres ventro-latérales d'origine pyramidale et corticale et fibres parapyramidales d'origine mésencéphalique ou myélencéphalique). Pierre Marie et G. Guillain ont insisté là-dessus. (Voy. *Rev. Neurol.*, 1904, p. 697). Chaque hémisphère enverrait des fibres aux 2 membres inférieurs, et seulement à l'un des membres supérieurs, celui du côté opposé. La miosismie bilatérale dans les muscles de la cuisse à la suite d'hémiplégie organique (effet de la dégénération des fibres pyramidales) vient à l'appui de cette opinion (Pierre Marie).

Les fibres sensitives, probablement entrecroisées dans la moelle (comme l'exige l'explication du syndrome de Brown-Séquard), entrecroisées assurément entre les olives (décussation des rubans de Reil), s'en vont par la capsule interne se perdre dans l'écorce de l'hémisphère du côté opposé à la moitié de la moelle dont elles étaient parties. Mais, il est nécessaire de se rappeler : 1° qu'une petite quantité d'entre elles issues du cordon de Goll demeurent dans la même moitié du cerveau ; 2° qu'un certain nombre de fibres quittent la capsule interne au-dessus du carrefour sensitif et, traversant le corps calleux, se rendent à l'hémisphère opposé (seconde décussation des fibres sensitives).

La doctrine des localisations cérébrales n'a pas été sans rencontrer des contradicteurs. Flourens, Goltz, Friedlander, Brown-Séquard, etc., ont contesté ses résultats. Brown-Séquard n'admet pas la doctrine des localisations parce que : 1° Chaque partie du cerveau peut être détruite sans qu'il y ait perte de fonction, et que d'un autre côté, la perte d'une fonction quelconque peut se montrer où que soit la lésion dans le cerveau (observations recueillies chez l'Homme); 2° il peut y avoir destruction des prétendus centres moteurs des deux côtés sans paralysie et chaque moitié du cerveau est capable d'agir comme le cerveau entier à l'égard des mouvements volontaires et de la sensibilité des deux côtés du corps ; 3° l'ablation des prétendus centres corticaux chez les animaux élevés dans la série peut, après un certain temps, être suivie d'un retour complet (?) des mouvements volontaires (Goltz, Dupuy).

Il est si peu vrai, ajoute Brown-Séquard, que les mouvements causés par la faradisation de la zone motrice corticale d'un côté puisse servir à démontrer que cette zone est psycho-motrice, que, si l'on a coupé les conducteurs qu'on dit être les seuls à transmettre les excitations motrices volontaires de la zone motrice d'un côté aux membres du côté opposé, soit au niveau du pédoncule cérébral, soit au niveau du pont, soit au niveau du bulbe, on trouve que l'excitation de cette zone produit encore des mouvements dans ces membres ; bien plus, ces mouvements sont plus énergiques (Brown-Séquard, *Arch. de physiol.*, 1893, p. 203).

Brown-Séquard n'accepte donc pas les localisations cérébrales. Il admet que dans le cas de lésions corticales ou sous-corticales, c'est par *inhibition* (action d'arrêt, action paralysante) que le cerveau réagit sur le névraxe sous-jacent (bulbe, moelle épinière). La physiologie a, en effet, démontré de nombreux effets de ce genre. On sait, par exemple, que le nerf pneumogastrique inhibe le cœur ; que le cerveau inhibe la moelle. Il suffit de couper le pneumogastrique pour activer les mouvements du cœur ; quand on isole par section la moelle de l'encéphale, les mouvements réflexes sont plus forts, ils sont exagérés. Mais si la lésion corticale peut paralyser la moelle, comment la théorie de l'inhibition expliquera-t-elle que ce sont les destructions d'une zone localisée exclusive de l'écorce, la zone des circonvolutions centrales, qui déterminent seules les paralysies motrices volontaires ? Quelle explication donnera-t-elle de la paralysie controlatérale (hémiplégie) ?

Comment surtout fournira-t-elle l'explication de la paralysie localisée à la face, ou au membre supérieur, ou au membre inférieur (monoplégies) ?

Encore donc que nous acceptions qu'une portion supérieure du névraxe peut jouer un rôle inhibiteur vis-à-vis des parties sous-jacentes ; encore que nous admettions qu'une lésion destructive permanente de l'écorce cérébrale puisse par inhibition, donner lieu à une paralysie motrice permanente, nous ne pouvons, en l'espèce, accepter la doctrine de Brown-Séquard.

D'autres estiment que la substance grise corticale n'est pas par elle-même excitable (Longet, Vulpian, etc.), mais que ce sont les fibres blanches sous-jacentes qui sont excitées par le courant faradique dans les expériences de vivisection (1). Mais, ramenée à cette formule, la doctrine n'est pas renversée. En effet, les fibres nerveuses ne prennent-elles pas leur origine dans la substance grise corticale ? D'autre part, François Frank et Pitres

(1) Il est en effet remarquable que cet organe si exquisément sensible qui s'appelle le cerveau est insensible à nos violences extérieures. On peut ouvrir le crâne et abraser une lamelle de l'écorce du cerveau d'un coup de scalpel sans que l'animal donne le moindre signe de douleur ou d'émotion. Les *hémisphères cérébraux sont donc insensibles aux excitations douloureuses directes*. Mais quand on enlève l'écorce, l'excitabilité des fibres de la couronne rayonnante s'éteint complètement au bout du quatrième jour, comme celle d'un nerf périphérique séparé de son centre trophique (Albertoni, Dupuy, Frank et Pitres).

n'ont-ils pas démontré que l'excitation des fibres blanches et celle de l'écorce grise présentent des caractères si distinctifs qu'on ne peut pas les confondre ?

L'irritation de la substance blanche ne produit pas d'accès convulsifs épileptiformes auxquels donne lieu l'excitation de la substance grise corticale ; le temps perdu (période de l'excitation latente) est plus considérable pour les fibres blanches sous-jacentes que pour le manteau. Si au lieu d'exciter la zone motrice avec des courants faibles, ce qui donne une contraction brusque des muscles comme la contraction normale, on l'excite avec un courant fort ou par une succession rapide d'excitations faibles, on produit un véritable *tétanos musculaire*, et si l'excitation est assez forte, d'abord un monospasme, puis l'épilepsie hémiplégique, et enfin une véritable *attaque épileptiforme généralisée*.

Or, Hughlings Jackson n'a-t-il pas fait voir il y a longtemps déjà qu'une irritation corticale aiguë ou chronique de la région motrice du cerveau (méningites, tumeurs, plaies avec corps étrangers, etc.) peut amener chez l'Homme une *épilepsie corticale* analogue (épilepsie jacksonnienne)? Et Horsley et d'autres (Péan, Gowers, etc.), n'ont-ils pas vu cette épilepsie disparaître dans certains cas par l'ablation du centre cortical correspondant? Bref, tout semble faire croire qu'il y a bien à la surface du cerveau des centres de motricité. Andeoud (*Rev. méd. de la Suisse romande*, déc. 1893) a confirmé, chez un Jacksonnien dont les crises débutaient par le pied gauche, la doctrine des localisations, en ce sens que chez ce malade on a trouvé à l'autopsie une tumeur (tubercule de la grosseur d'une noix) occupant le lobule paracentral droit.

Cependant, dit-on, enlevez le centre des mouvements du membre antérieur chez le Chien, il survient de la paralysie des mouvements volontaires de ce membre, c'est vrai, mais cette paralysie n'est que transitoire (1). Dès lors, ou bien votre ablation a compromis l'action des faisceaux blancs sous-jacents dans lesquels se localisent certains actes moteurs, ou bien vous avez réellement détruit un centre moteur dont le fonctionnement s'est trouvé remplacé par le centre similaire du côté opposé par *suppléance*. Mais cette dernière interprétation ne serait pas admissible et voici pourquoi : si après la guérison de la paralysie ci-dessus produite par ablation du centre cortical du côté droit, on enlève le centre similaire du côté gauche, la paralysie se produit à nouveau, mais elle guérit aussi après un temps assez court. Si alors les mouvements reparaissent malgré l'ablation bilatérale de leurs prétendus centres corticaux, c'est donc que ces centres n'existent pas.

On arrive ainsi, en définitive, à nier les *localisations motrices* dans l'écorce, mais non pas les centres du langage qui sont la localisation d'une *faculté intellectuelle* complexe de centres qui sont le siège de diverses mémoires. Et l'on ajoute, les mouvements de la face, des membres, ont pour origine des phénomènes psychiques, complexes, ayant eux-mêmes leur point de départ dans les impressions périphériques, les sources de ces mouvements doivent donc être multiples, et si leurs conducteurs se groupent dans la capsule interne, lieu où passent tous les fils conducteurs, on ne voit pas *a priori* pourquoi ils auraient pour origine des centres moteurs corticaux distincts (Mathias-Duval).

A la suite de l'extirpation des deux hémisphères du cerveau chez un Chien, à sept mois de distance l'une de l'autre, Goltz (1890) n'ayant observé ni paralysie motrice ni anesthésie ; et de plus ayant constaté que bien que ce Chien fût incapable de se nourrir par lui-même, il avait néanmoins conservé les moyens de traduire la joie et la douleur avec les accents spéciaux en pareil cas, conclut que les hémisphères cérébraux ne contiennent pas de centres moteurs et sensitifs tels que leur perte entraîne la paralysie motrice et sensitive. Mais outre que Vitzou (*Arch. de Physiol.*, 1893, p. 263) a contesté une partie des résultats des expériences de Goltz, on peut objecter à ce physiologiste que la conservation du mésocéphale et du cervelet suffit pour expliquer la persistance des phénomènes coordonnés de motricité, et que la conservation d'une *certaine conscience* n'est pas non plus étonnante avec cette conservation (les actes réflexes coordonnés, certains actes instinctifs sont conservés après l'ablation des hémisphères cérébraux).

(1) Même chez le Chien cependant, la restitution fonctionnelle n'est jamais complète Goltz, Luciani).

L'expérience de Goltz ne prouve donc point qu'il n'y a point de centres fonctionnels distincts dans l'écorce cérébrale, et *non plus*, loin de là, qu'après l'ablation des hémisphères les *actes intentionnels* sont conservés (1).

Bref, quoi qu'il en soit, dans 483 cas de maladiescorticales et sous-corticales rassemblées par Ewens, il y a 110 hémiplégies du côté opposé par lésion générale de la zone rolandique, et 90 cas de monoplégie par lésion limitée de cette zone. — Ferrier raconte de son côté qu'il a noté en plus 20 cas d'atrophie de l'écorce de la région rolandique en relation avec une hémiplégie congénitale ou infantile ou par absence ou amputation très ancienne d'un membre (Voy. *Arch. de Neurologie*, 1892).

L'amputation d'un membre est toujours suivie d'une atrophie, unilatérale, limitée à la région médullaire correspondant au membre amputé. Mais au-dessus de cette région, la substance grise et les cordons blancs de la moelle restent intacts. Il en est de même du bulbe, de la protubérance et des pédoncules. Cependant, dans un certain nombre de cas, on a noté une atrophie plus ou moins marquée de la région rolandique controlatérale dans le cas d'amputations anciennes (21 fois sur 37 cas relevés par Charcot et Pitres); il faut admettre qu'en pareille circonstance l'atrophie corticale est le résultat de l'inertie fonctionnelle des éléments anatomiques contenus dans les centres moteurs corticaux et rendus inutiles par la suppression des membres dont ils étaient destinés à *actionner* l'activité.

Il n'y a rien d'extraordinaire d'ailleurs à ce qu'il se soit formé des centres spécialisés dans l'écorce du cerveau. Ces faits sont en parfait accord avec la grande loi de la division du travail physiologique actionnant elle-même en quelque sorte la différenciation organique. La variabilité et l'adaptation à des conditions nouvelles d'existence appellent ces modifications. Ce qui semble démontrer qu'il en est bien ainsi, c'est que l'étendue des zones excitables du cerveau diminue à mesure que l'on descend la série des Vertébrés.

Tout ce que nous venons de dire semble bien prouver qu'il y a des centres moteurs distincts dans l'écorce cérébrale et que la lone rolandique est à la fois le centre cortical moteur et sensitif de la moitié opposée du corps.

Mais quelle est la valeur physiologique réelle des centres psycho-moteurs ? Sont-ce de vrais centres de motricité ?

Pour Charcot les centres moteurs seraient des centres de représentations motrices, des centres idéo-moteurs; or, comme l'image motrice précède toujours l'accomplissement d'un mouvement volontaire et se trouve nécessaire pour l'exécution de ce mouvement, le centre idéo-moteur étant détruit, l'image motrice est perdue et la paralysie survient fatalement. François Franck y voit surtout des centres d'associations volontaires des divers mouvements, déterminant ceux-ci de la même manière que se produisent les mouvements réflexes: ils sont

(1) Goltz a montré que chez le Chien c'est surtout les *mouvements intentionnels* qui disparaissent après l'ablation de leurs centres corticaux. L'animal peut encore marcher de la patte paralysée par exemple, mais il se sert mal de cette patte, et chose constante, il n'appuie plus avec la face palmaire mais avec la face dorsale de cette patte. S'il sait « donner la patte », l'animal ne donnera plus celle du côté opposé à la lésion cérébrale, il ne s'en servira plus davantage pour ronger un os ou faire tout autre exercice habituel.

moteurs parce qu'ils commandent *par une action mentale*, à des appareils moteurs. Enfin, selon Brown-Séquard, selon Ferrier, James, le sens du mouvement, son étendue, sa direction, dépendent d'impressions centripètes produites par le mouvement lui-même et non pas par un courant centrifuge, naissant des centres moteurs, contrairement à l'avis de Bain, Wundt et Hughlings Jackson. La destruction des centres moteurs paralyse la puissance d'exécution, mais non pas la conception idéale du mouvement lui-même, ce qui prouve que les deux centres sont distincts, car il n'est pas rare qu'un hémiplégique s'aperçoive de sa paralysie par l'impossibilité d'effectuer le mouvement qu'il a conçu.

D'après Bastian, les centres corticaux moteurs sont doués d'une certaine sensibilité générale, grâce à laquelle les muscles peuvent apprécier le degré de l'effort qu'ils ont à faire pour accomplir un mouvement donné. Il y a donc paralysie du sens musculaire quand il y a destruction de ces centres.

Les centres moteurs de la moelle sont le résultat des combinaisons musculaires synergiques purement réflexes, tandis que ceux de l'écorce sont le résultat des combinaisons volontaires. L'idée d'un mouvement n'est que le réveil dans les centres sensitifs correspondants d'impressions variées qui ont été associées avec ce mouvement particulier. Dans cet accomplissement, la vue peut remplacer en partie le sens musculaire.

Est-il possible d'expliquer les paralysies d'origine corticale par des troubles primitifs ou concomitants du sens musculaire, de la sensibilité tactile ou de l'ensemble des sensations dites kynesthésiques, et nier à la suite, avec Munk, Schiff, Bastian, etc., l'existence des centres moteurs corticaux? Rien n'autorise une semblable opinion, car la clinique nous apprend d'une façon irréfutable que l'anesthésie ou l'analgésie des membres n'est pas, par elle-même, une cause d'impotence motrice. Les hystériques, encore qu'elles soient anesthésiques, n'en sont pas pour cela paralytiques.

D'autre part, outre qu'il paraît établi que toute lésion destructive des régions motrices au cerveau détermine *constamment* des troubles de sensibilité du tact et du sens musculaire, il est avéré que le courant nerveux centripète est indispensable au fonctionnement *volontaire* des centres sensitivo-moteurs corticaux. La preuve, c'est que la section des racines postérieures en aval du ganglion du plexus brachial ou lombaire chez le Singe paralyse la sensibilité dans le membre correspondant et met l'animal dans l'impossibilité d'exécuter des mouvements volontaires, tandis que l'excitation électrique des centres mis à nu continue à provoquer des mouvements du membre, ainsi que l'ont observé Sherrington et Mott. C'est également la conclusion de Tomasini, qui a vu, après la section des racines postérieures, les mouvements déterminés par l'excitation de la zone rolandique affaiblis et incoordonnés (ataxie cérébrale).

L'intégrité de la sensibilité générale paraît donc être une condition nécessaire pour la production des mouvements volontaires normaux. Au fond, il semble qu'on puisse considérer les centres corticaux psycho-moteurs comme les foyers des neurones centraux qui vont, en descendant dans le tronc cérébral et la moelle, actionner comme par induction les neurones moteurs périphériques. Ces foyers sont mis en branle par l'élaboration psychique et la volonté qui en résulte par l'intermédiaire des neurones sensitifs et des neurones d'association.

On peut résumer de la façon suivante les opinions sur la nature des centres psycho-moteurs du cerveau.

Pour les uns, Ferrier, Horsley, Schœfer, ce sont de véritables centres moteurs dont la destruction n'entraîne aucun trouble soit de la sensibilité générale soit du sens musculaire.

Pour d'autres, Schiff, Munk, Bastian, les circonvolutions centrales sont exclusivement sensitives et représentent le lieu de perception des impressions tactiles et musculaires dont la perception est nécessaire à l'exécution des mouvements volontaires, et si la destruction de cette zone détermine des troubles musculaires, c'est par suite du trouble qui est apporté à la perception sensible ; en un mot ce qui serait perdu ce sont les sensations kinesthésiques. On sait par la section du nerf infra-orbitaire amenant la paralysie de la lèvre supérieure chez le Cheval ou l'Ane (Ch. Bell, Exner) le rôle que joue la sensibilité dans les phénomènes moteurs.

Une troisième catégorie de physiologistes enfin, considèrent la zone rolandique comme un centre sensitivo-moteur formé par la projection dans un même champ cortical des conducteurs centripètes et centrifuges (Hitzig, Luciani, Mott, Goltz) où seraient transformés par une action réflexe consciente (Tamburini), la sensation en mouvement (réception des excitations périphériques, élaboration des images motrices).

De fait les troubles de la sensibilité sont considérés actuellement comme constant (Tripier, Pétrina, Lisso, Dana), dans le cas de lésion corticale suffisamment étendue et profonde accompagnée de troubles moteurs.

Ce qui est sûr encore c'est qu'à la suite des lésions de la zone rolandique les seuls phénomènes durables, ce sont les troubles moteurs (Charcot, Pitres, Ballet). Les troubles sensitifs ne sont jamais ni complets ni durables. Si l'anesthésie survient, l'analgésie est rare et les sensations viscérales demeurent. Mais alors, l'idée qu'on doit avoir du processus en soi qui se passe entre les neurones sensitifs et les neurones moteurs dans l'écorce du cerveau n'est-elle pas une idée d'un grand nombre d'associations corticales ? A la suite des lésions des centres psycho-moteurs, ce qu'il y a de brisé, ce sont certaines représentations conscientes, les représentations kinesthésiques et autres, d'où l'anesthésie, et la section du neurone moteur.

Les centres sensitivo-moteurs ne sont pas exclusivement unis au côté opposé du corps ; ils le sont aussi, mais par des liens moins nombreux, à la moitié homomère. Ces centres corticaux s'élèvent à mesure qu'on monte dans l'échelle des animaux. Leur excitation détermine des mouvements dans les muscles correspondants ; leur destruction conduit à la paralysie des groupes musculaires qui y correspondaient. Acquisto et Pusateri (1897) ont observé, après l'amputation d'un membre inférieur l'atrophie de la partie corticale correspondante (1/3 supérieur des 2 circonvolutions centrales et lobule paracentral).

Il faut dire toutefois que les mouvements affectifs (expression des émotions : rire, larmes) et viscéraux (circulation, sécrétions glandulaires) ne sont pas modifiés par l'ablation bilatérale des centres sensitivo-moteurs. C'est ainsi qu'à la suite de lésion de la zone corticale motrice on voit survenir de la paralysie des mouvements volontaires de la face alors que les mouvements mimiques sont conservés.

Au fond, l'écorce cérébrale doit être considérée comme le lieu de transformation en sensations et représentations des excitations que la périphérie de l'organisme envoie au cerveau.

Les centres sensitivo-moteurs sont les organes de la perception simple et de sa réaction motrice. Ils sont en même temps vaso-moteurs et sécréteurs. Les centres d'association, au contraire, n'ont pas d'appareil moteur propre. Ils emmagasinent les impressions fournies par les centres sensoriels et ne déterminent des mouvements que par l'intermédiaire des centres psycho-moteurs auxquels ils sont associés.

Centres de projection et Centres d'association.

L'écorce cérébrale est un vaste manteau sur lequel viennent se jeter des fibres nerveuses (fibres corticopètes) et d'où s'échappent d'autres fibres (fibres corticofuges). Les connexions avec les ganglions centraux, avec la périphérie, des points de l'écorce à d'autres points, se font par les fibres de la substance blanche des hémisphères. Ces fibres sont divisées en trois groupes : 1° les fibres de projection ; 2° les fibres d'association ; 3° les fibres commissurales. Les fibres de projection n'existent que pour un tiers environ de l'écorce ; les deux autres tiers en sont dépourvus.

Toutes les impressions sensitives et sensorielles viennent tomber sur l'écorce après avoir parcouru les fibres nerveuses centripètes ; de cette écorce partent, en sens contraire, des fibres nerveuses centrifuges, par lesquelles le cerveau réagit sur les organes périphériques du mouvement. Ces fibres centripètes et centrifuges constituent le système des fibres de projection.

Les fibres centripètes constituent les *voies sensitives* vers l'écorce grise et y déterminent des modifications dont l'essence nous échappe, mais qui donnent lieu à une impression perçue, à une sensation. Cette sensation sera tactile, visuelle, auditive, olfactive, gustative, suivant qu'elle émanera des organes neuro-sensoriels de tel ou tel organe des sens. A toutes ces excitations du dehors, nous pouvons répondre par des mouvements corespondants. Les fibres nerveuses centrifuges qui conduisent l'onde motrice, constituent les *voies motrices.*

A côté de ces fonctions, il y en a d'autres qui ont aussi pour siège le cerveau. Ce sont les fonctions psychiques. Les parties de l'écorce qui constituent les rouages de ces fonctions occupent les deux tiers de la face externe des hémisphères cérébraux. Là, la sensation peut être emmagasinée et remémorée à un moment donné. Elle donne lieu à des images représentatives à l'aide desquelles nous pensons, comparons, jugeons et agissons sans que la sensation primitive, depuis longtemps évanouie, soit présente.

Ces faits ont permis à Flechsig de diviser la surface du cerveau en deux zones distinctes : une zone comprenant toutes les régions de l'écorce reliées par des fibres de projections aux masses grises nerveuses situées plus bas dans le névraxe : la *zone des fibres de projection* ou les *sphères sensorielles,* et une zone comprenant toutes les parties de l'écorce dépourvues de fibres de projection, mais reliées par de nombreuses fibres d'association aux sphères sensorielles : la *zone des fibres d'association.*

Centres de projection. — La zone des centres de projection comprend quatre sphères sensorielles, qui sont des centres psycho-sensoriels, quelque chose comme les régions où sont déposées les images commémoratives des impressions sensorielles.

La *sphère du tact et de la sensibilité organique* est la plus précoce et la plus étendue de toutes. Elle répond aux circonvolutions centrales, les pieds des circonvolutions frontales et la plus grande partie du gyrus fornicatus et hippocampi. A toute cette partie de l'écorce aboutissent les fibres de la voie sensitive centrale amenant au cerveau les impressions tactiles et musculaires de la moitié opposée du corps. Sur ce centre est projeté le faisceau de la voie motrice centrale. Aussi y trouve-t-on des cellules pyramidales géantes.

La *sphère olfactive* est représentée par le rhinencéphale.

La *sphère visuelle* est localisée aux lèvres de la scissure calcarine. Sa destruction donne lieu à la cécité corticale (cécité psychique, amnésie optique) ou perte des sensations visuelles conscientes, dont la cécité verbale n'est qu'une forme particulière. La *sphère auditive* embrasse la première circonvolution temporale et ses contreforts sylviens. Sa destruction détermine la surdité psychique (amnésie acoustique ou perte des images commémoratives des impressions auditives). Cette destruction rend sourd du côté opposé à la lésion. La destruction partielle du centre du côté gauche produit la surdité verbale qui n'est qu'une forme de la surdité psychique.

De ces centres s'échappent l'ensemble des fibres sensitives du cerveau. La plus grande partie de celles-ci proviennent de la sphère tactile; la sphère auditive n'en fournit guère plus de la cinquième partie, et la sphère visuelle moins encore.

Centres d'association. — Les centres de projection sont séparés les uns des autres par des circonvolutions auxquelles n'aboutissent ni fibres nerveuses sensitives ni fibres motrices, puisque leur destruction ne donne lieu à aucun trouble du côté de la sensibilité ou de la motricité. Ce sont les centres d'association (zones silencieuses).

Ces centres sont au nombre de trois : 1° le grand centre d'association postérieur localisé dans le lobe pariétal, la partie antérieure du lobe occipital (face externe), la circonvolution temporale inférieure, la circonvolution fusiforme, une partie de la circonvolution linguale et le précunéus; 2° le centre d'association moyen qui correspond à l'insula de Reil; 3° le centre d'association antérieur qui comprend la plus grande partie du lobe frontal, à l'exclusion de la 3e circonvolution.

L'ensemble de ces centres, intermédiaires aux centres de projection, occupe les 2/3 de la surface de l'écorce cérébrale. Leurs fibres unissent entre elles les différentes parties de l'écorce, mais restent indépendantes des masses grises sous-jacentes du névraxe. Aucune impression partie du monde extérieur ou du milieu interne ne peut donc venir directement les atteindre, de même qu'elles restent sans influence immédiate sur nos muscles. Leurs fibres vont se rendre d'un centre d'association dans un centre de projection, ou bien sont des fibres centripètes provenant des centres de projection. Les fibres centripètes provenant des centres de projection transportent aux centres d'association les sensations recueillies dans les sphères sensorielles. C'est dans ces centres que toute sensation perçue laisse une empreinte plus ou moins indélébile qui constitue le souvenir. C'est là que les sensations se rencontrent, se combinent ; c'est là qu'elles sont comparées entre elles et comparées à des sensations antérieures ; c'est là que se donnent rendez-vous les sensations immédiates ou remémorées ; c'est là que l'esprit trouve les éléments de tous les actes psychiques.

Les fibres corticofuges qui partent des centres d'association vont se terminer dans les centres sensoriels. Elles maintiennent les centres de projection sous la dépendance des centres d'association et permettent à ceux-ci d'exercer, soit une action inhibitrice, soit une action volontaire par réaction de l'esprit sur les cellules d'origine des voies motrices centrales qui actionnent à leur tour les neurones périphériques. Les centres d'association sont donc des centres de perception complexe.

Les centres de projection chez tous les mammifères présentent un développement correspondant à l'étendue des surfaces sensibles périphériques correspondantes. Les centres d'association, au contraire, sont développés parallèlement

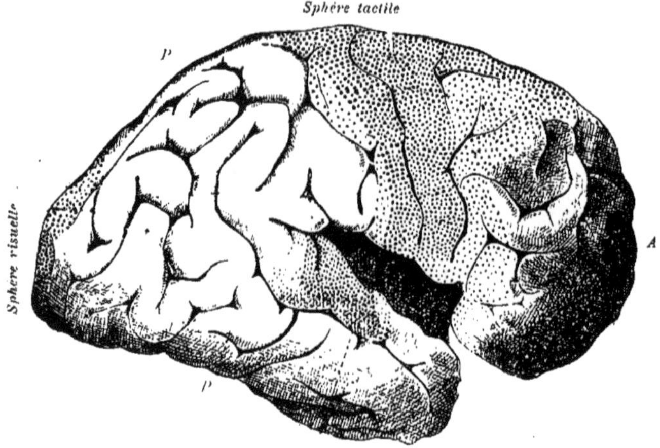

Fig 312. — Les sphères sensorielles ou centres de projection et les centres d'association antérieur (A) et postérieur (P, P). Face externe du cerveau (d'après Flechsig). Les centres d'association sont en clair sur la figure, les centres de projection en pointillé.

à l'étendue des facultés. Aussi, est-ce chez l'Homme qu'ils atteignent leur plus grand développement.

Le centre d'association frontal serait le siège du raisonnement et de la personnalité. Le centre moyen serait le carrefour où les impressions sensitives et acoustiques viendraient s'associer avec les images motrices des lèvres et de la langue (langage). Le centre d'association postérieur paraît être le rendez-vous de toutes les sensations tactiles, visuelles et acoustiques.

Les fibres qui se développent les premières sont les fibres des centres de projection. Dès le 8e mois de la vie fœtale, les fibres centripètes s'entourent de myéline ; viennent ensuite les fibres centrifuges. Dans le courant du premier mois de la vie, ce travail de myélinisation est achevé. Les centres de projection commencent donc à pouvoir fonctionner.

A cette époque, les centres d'association sont encore entièrement gris. A cet âge le cerveau de l'enfant n'est apte qu'à la vie réflexe corticale la plus simple. Il est physiologiquement parlant comme s'il était dépourvu de ses hémisphères cérébraux, il est dans la situation d'un animal décérébré. Aucune des impressions tactiles, visuelles, acoustiques, olfactives ne peuvent s'associer, puisque les centres d'association intercalés entre les centres de projection ne sont encore développés et reliés, soit entre eux, soit avec les centres sensoriels. C'est pour cela que la vie du jeune enfant est toute réflexe; sa vie cérébrale, sa vie consciente et volontaire, n'est pas encore dessinée.

Au commencement du deuxième mois, on voit des fibres myélinisées partir

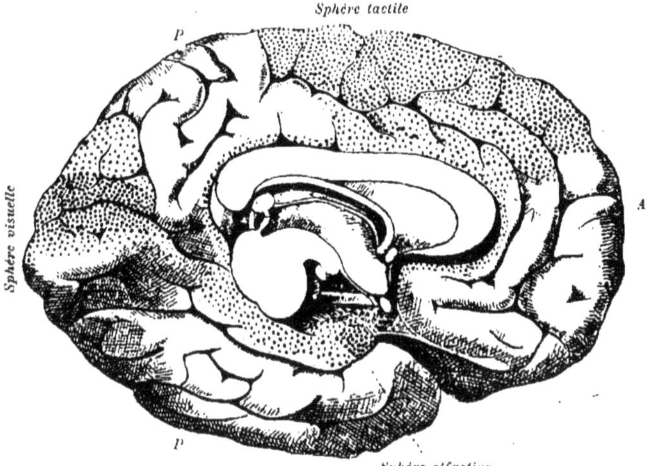

Fig. 313. — Les sphères sensorielles ou centres de projection et les centres d'association. Face interne du cerveau (d'après Flechsig). Les centres d'association antérieur (A) et postérieur (P, P). sont en clair sur la figure.

des centres sensoriels pour pénétrer dans l'écorce grise environnante. Là va se former un centre d'association, un centre intellectuel.

Ce travail de myélinisation va se poursuivre longtemps encore, et, au fur et à mesure que l'organisation cérébrale se complique, l'intelligence s'éveille et se développe.

Le centre d'association frontal est surtout en commerce avec le centre de projection sensitivo-moteur. Ses lésions, atrophie (idiotie), porencéphalie, ramollissement, blessure, etc., sont surtout caractérisées cliniquement par l'abolition des concepts généraux avec conservation de la faculté représentative (trouble de la personnalité, perte de la conscience du moi, perte de mémoire, trouble du raisonnement, torpeur et incoordination intellectuelle, somnolence). On sait que les troubles de l'équilibre mental sont actuellement considérés comme le résultat d'une association vicieuse des représentations corticales.

Le centre d'association postérieur (pariéto-occipito-temporal) est intercalé entre les centres sensoriels, tactiles, visuels, auditifs et olfactifs. C'est là que les sensations visuelles, auditives et olfactives, s'associent respectivement avec les représentations graphiques et verbales des mots. L'homme porteur d'une lésion de ce territoire cortical est capable d'avoir encore des sensations, mais incapable de leur adjoindre les images correspondantes acquises antérieurement par l'expérience (troubles de l'idéation et du langage, surdité et cécité verbales).

Demoor après l'ablation de cette zone, vit l'animal, encore qu'il n'eût éprouvé aucun trouble de la motilité et de la sensibilité, dans l'impossibilité d'associer des sensations simples, et, par conséquent, d'acquérir des notions nouvelles.

La pathologie, nous l'avons vu, confirme l'existence de ces zones sensorielles et d'association de l'écorce du cerveau.

Toutefois, c'est aller trop loin avec Flechsig que de penser que les centres d'association ne contiennent pas de fibres de projection. Il est avéré, en effet, que le lobe frontal (centre d'association) reçoit des fibres de projection (fibres cortico-caudées), que le lobe temporal contient des fibres de projection cortico-thalamiques (pédoncule inférieur de la couche optique) et qu'à la suite de la destruction du lobe pariétal (Shukowski) il y a des fibres de projection qui dégénèrent.

Les parties pauvres en fibres de projection sont le lobe frontal, la partie externe et antérieure du lobe occipital, la région inféro-externe du lobe temporal et l'insula.

15. — Rapports généraux de l'Encéphale.

Topographie Cranio-Cérébrale.

Aujourd'hui qu'on ne discute plus guère sur les localisations cérébrales, et que la chirurgie contemporaine, d'autant plus audacieuse qu'elle se sent forte de l'innocuité de ses interventions, il importe que le chirurgien connaisse très exactement les rapports de l'encéphale avec les parois de la boîte crânienne pour arriver sûrement, le cas échéant, sur n'importe quel point du cerveau. J. Lucas-Championnière, Landzert, Hefftler, S. Müller, W. Anderson et G. Makins, P. Poirier, Dana, R. Le Fort, Stieda, Zernoff, Masse, Chipault, etc., se sont efforcés de fournir à ce sujet des règles fixes aux chirurgiens.

La tente du cervelet divise la boîte crânienne en deux loges : une *loge cérébrale*, une *loge cérébelleuse*. Le cerveau occupe la première, le cervelet la seconde. La loge cérébrale est partagée elle-même en deux compartiments latéraux par la faux du cerveau. Dans chacun de ces compartiments vient se loger l'un des deux hémisphères cérébraux, dont la face inférieure repose sur la base du crâne et la tente du cervelet, les faces latérales se mettant en rapport, l'externe, avec la voûte du crâne, l'interne, avec la faux du cerveau.

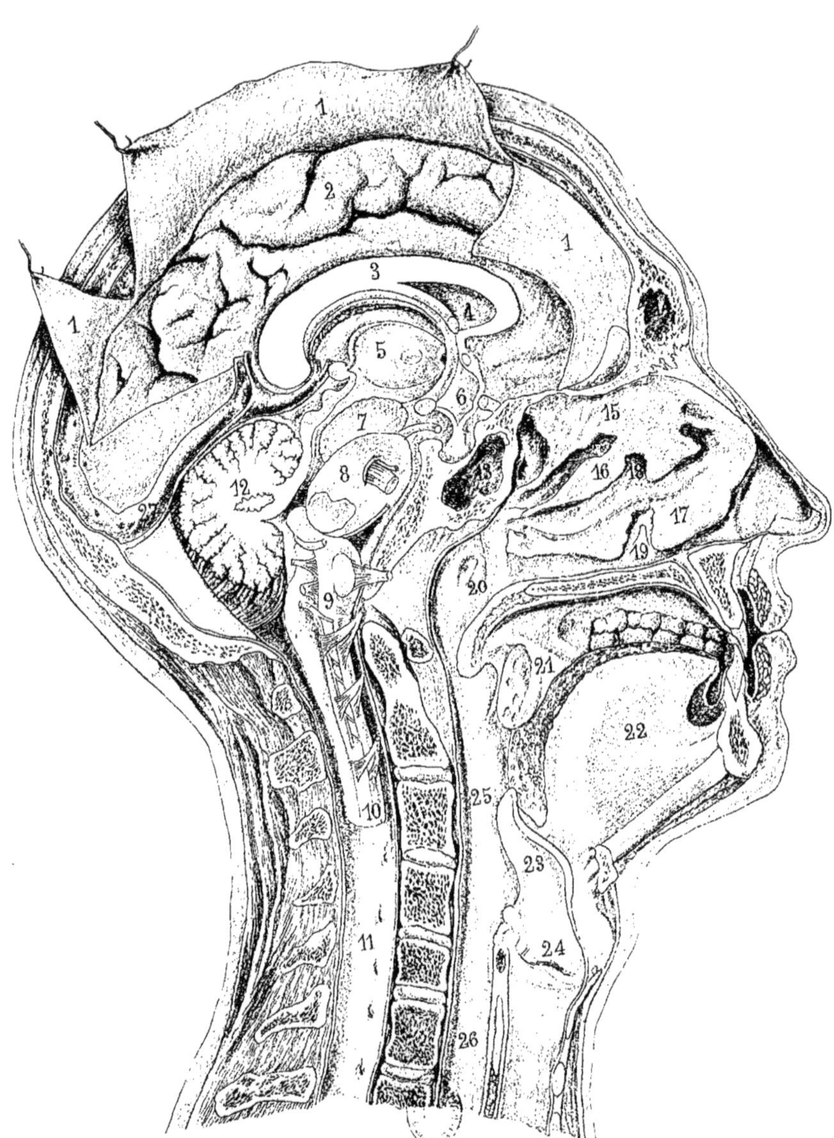

Les rapports du crâne et du cerveau (coupe sagittale de la tête).

1, dure-mère ; 2, face interne de l'hémisphère cérébral ; 3, corps calleux ; 4, septum lucidum ; 5, couche optique (paroi latérale du ventricule moyen) ; 6, glande pituitaire ; 7, pédoncule cérébral ; 8, Pont de Varole ; 9, bulbe rachidien ; 10, moelle épinière ; 11, canal vertébral ; 12, cervelet ; 13, sinus sphénoïdal ; 14, sinus frontal ; 15, 16, 17, les trois cornets des fosses nasales ; 18, ouverture de l'antre d'Higmore dans le méat moyen des fosses nasales ; 19, orifice du canal nasal dans le méat inférieur ; 20, embouchure de la trompe d'Eustache dans le naso-pharynx ; 21, amygdale ; 22, langue ; 23, épiglotte ; 24, cavité du larynx ; 25, pharynx buccal ; 26, œsophage.

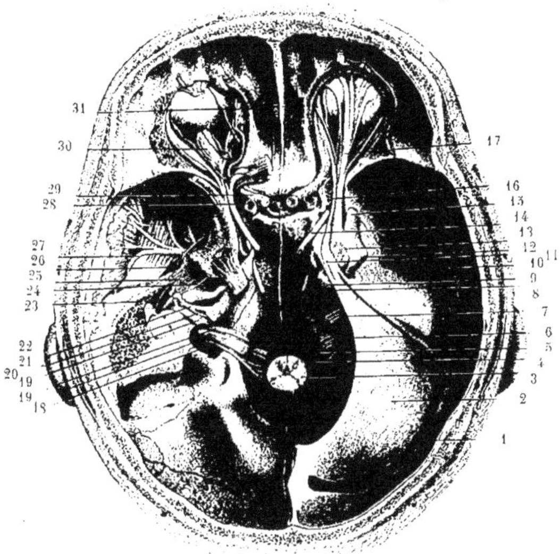

Le passage des nerfs crâniens à travers la base du crâne

1, sinus latéral; 2, tente du cervelet; 3, moelle épinière; 4, artère vertébrale; 5, nerf hypoglosse; 6, nerfs du trou déchiré postérieur; 7, nerf acoustico-facial; 8, nerf oculo-moteur externe; 9, nerf trijumeau; 10, artère meningée moyenne; 11, nerf pathétique; 12, ganglion de Gasser; 13, nerf oculo-moteur commun; 14, nerf maxillaire supérieure; 15, nerf pathétique; 16, nerf ophthalmique de Willis; 17, nerf nasal interne; 18, nerfs ciliaires; 19, nerf optique; 20, artère carotide; 21, nerf temporal profond; 22, 23, nerfs pétreux; 24, corde du tympan; 25, nerf facial; 26, nerf intermédiaire; 27, nerf auditif; 28, nerf glosso-pharyngien; 29, nerf pneumogastrique; 30, nerf spinal.

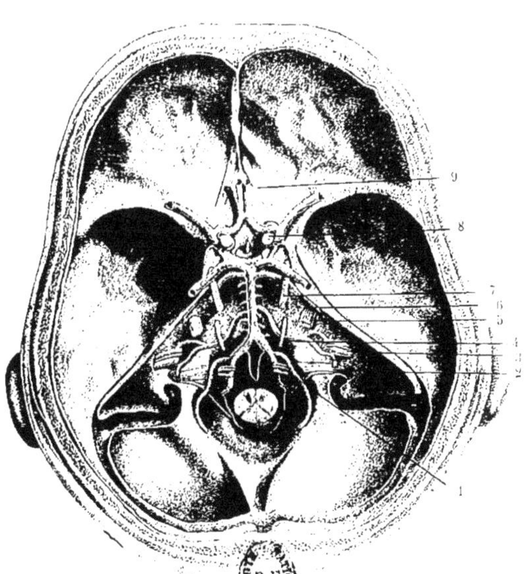

Les rapports des nerfs crâniens et des artères de la base du cerveau à leur entrée dans leur trou de sortie

1, nerf grand hypoglosse; 2, nerfs glosso-pharyngien et vago-spinal; 3, nerf acoustico-facial; 4, nerf oculo-moteur externe; 5, nerf trijumeau; 6, nerf pathétique; 7, nerf oculo-moteur commun; 8, nerf optique 9, nerf olfactif — L'hexagone arteriel de Willis repose sur la base du crâne.

Sur le plancher du crâne, nous trouvons trois excavations échelonnées d'avant en arrière. La première, en commençant par l'extrémité antérieure du crâne, c'est la *fosse cérébrale antérieure* ou *frontale;* la suivante porte le nom de *fosse cérébrale moyenne* ou *temporo-sphénoïdale*; la dernière est la *fosse cérébrale postérieure, occipitale* ou *cérébelleuse*. Dans la fosse antérieure se loge le lobe frontal dont la face inférieure repose sur les bosses orbitaires. Comme ces bosses ont une paroi très mince, il s'ensuit que le lobe frontal est très accessible aux traumatismes qui frappent l'orbite. Dans la fosse cérébrale moyenne reposent les lobes temporaux qui viennent ainsi affecter des relations assez étroites avec la cavité glénoïde et la paroi supérieure de la caisse du tympan. Ce voisinage explique qu'un violent traumatisme de la mâchoire inférieure ait pu faire pénétrer le condyle du maxillaire dans le lobe temporal, et que maintes fois une otite moyenne suppurée s'est compliquée (par propagation) d'abcès du lobe temporal du cerveau.

Par sa face externe, le cerveau répond aux parois latérales du crâne cérébral. — Chez l'adulte, la scissure de Rolande (R, R, fig. 313) est placée en arrière de la suture coronale; elle ne lui est point parallèle. Son extrémité supérieure est de 45 à 50 mill. en arrière de cette suture, son extrémité inférieure de 26 à 30. — La scissure de Sylvius (S, S, fig. 313), à partir de sa branche antérieure, longe dans l'étendue de 3 à 4 centimètres la suture écailleuse. Le scissure pariéto-occipitale (PO, fig. 313) répond à peu près à la suture lambdoïde. La pointe du lobe temporal siège à 15 mill. environ de l'apophyse orbitaire externe et à 20 mil. au-dessus de l'arcade zygomatique. Or, si nous savons que le lambda est placé aux 21/100ᵉ de l'arc naso-iniaque, et l'extrémité de la scissure de Rolando aux 53/100ᵉ du même arc, il nous devient facile de déterminer sur la tête les points qui correspondent aux différents centres de l'écorce du cerveau.

Les points de repère, toujours faciles à sentir ou à trouver, sont : le *nasion*, l'*inion*, le *lambda* de 65 à 70 millimètres au-dessus de l'inion, l'*apophyse orbitaire externe*, le *milieu de l'arcade zygomatique*, l'*astérion*. En réunissant ces points, préalablement reconnus, par des lignes, on obtient du même coup un tracé sur la tête du sujet vivant qui permet de découvrir tel point de l'écorce qu'on se propose.

Sur l'arc naso-iniaque se trouve l'extrémité supérieure de la scissure de Rolando, *point rolandique supérieur*, et le lobule paracentral (centre moteur volontaire des membres inférieurs) aux 53/100ᵉ de l'arc (à partir du nasion). Pour la déterminer plus simplement encore, prenez la moitié de la distance naso-iniaque et ajoutez 2 centimètres, à partir du nasion. Cette longueur varie, selon les sujets, de 16 à 19 centimètres. Si vous joigniez maintenant le point rolandique supérieur au *milieu de l'arcade zygomatique* vous obtenez la ligne que j'ai appelée *ligne rolando-zygomatique*, qui vous donne la direction générale de la scissure de Rolando (RZ, fig. 316).

Joignez-vous l'apophyse orbitaire externe au lambda, vous obtenez une deuxième ligne, dite *ligne orbito-lambdoïdienne* (GL, fig. 316) qui vous donne, à partir de ses premiers 25 à 28 millimètres, le trajet de la scissure de Sylvius.

Tirez-vous encore une ligne entre le point rolandique supérieur et l'astérion, vous obtenez une troisième ligne, la *ligne astério-rolandique* (Ra, fig. 316) qui passe par le milieu des deux circonvolutions pariétales. — Enfin, réunissez-vous le lambda à l'astérion, vous obtenez la *ligne astério-lambdoïdienne* qui vous

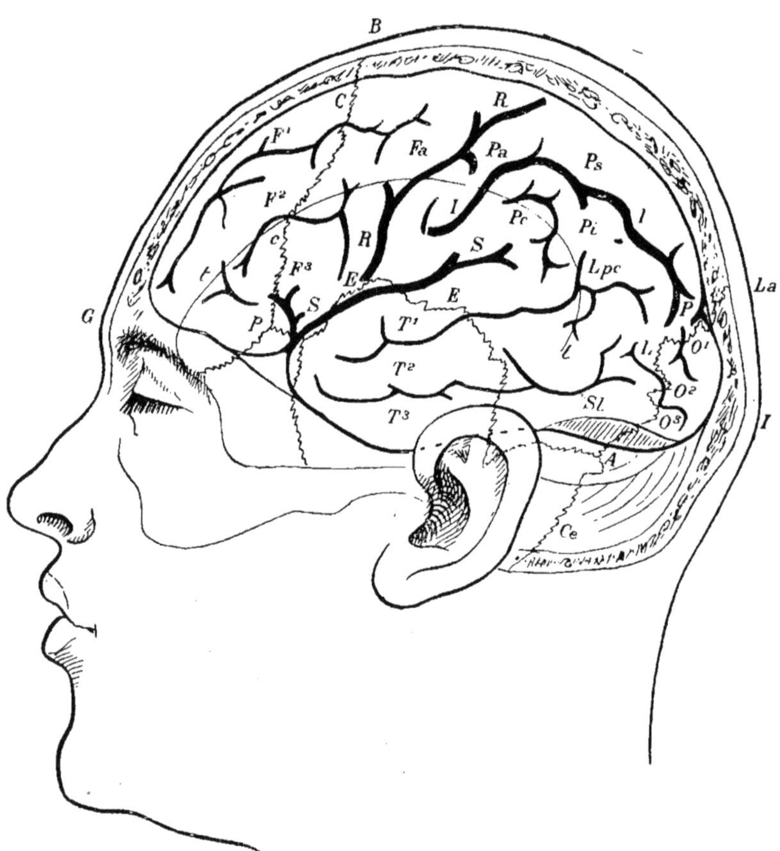

Fig. 314. — Rapport du cerveau avec la paroi crânienne.

G, glabelle; B, bregma ; La, lambda ; I, inion ; A, Ophryon ; *c*, *c*, suture coronale ; E, E, suture écailleuse ; L, suture lambdoïde ; P, ptérion ; S, S, scissure de Sylvius ; R, R, scissure de Rolando ; P, scissure perpendiculaire externe ; Fa et Pa, les circonvolutions centrales ; Ps et Pi, circonvolutions pariétales supérieure et inférieure ; Pc, pli courbe ; Lpc, lobule du pli courbe ; *ce*, cervelet ; Sl, sinus latéral.

donne avec suffisamment d'exactitude le trajet de la scissure perpendiculaire externe (*l*, *a*' fig. 316).

Ces simples lignes une fois tracées vous permettront toujours de découvrir les centres psycho-moteurs et sensoriels de l'écorce. Une couronne de trépan, portée sur le point rolandique supérieur, découvre le *centre des mouvements volontaires des membres inférieurs* (MI, fig. 295) ; une autre portée sur le point rolandique inférieur situé à 10 ou 15 millimètres au-dessus de l'intersection des lignes

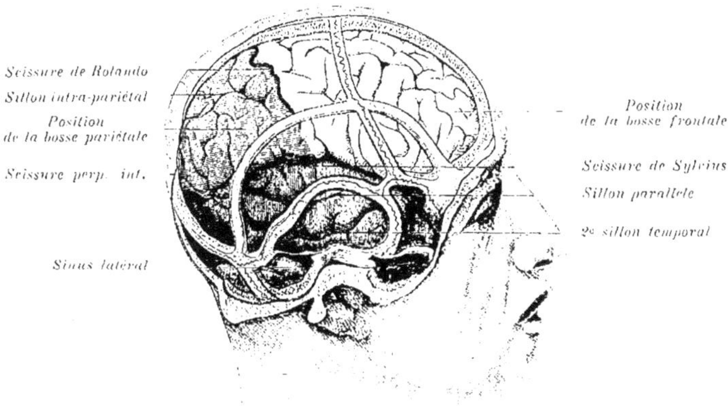

Fig. 315. — Rapports du crâne et du cerveau chez l'Homme adulte (Cunningham

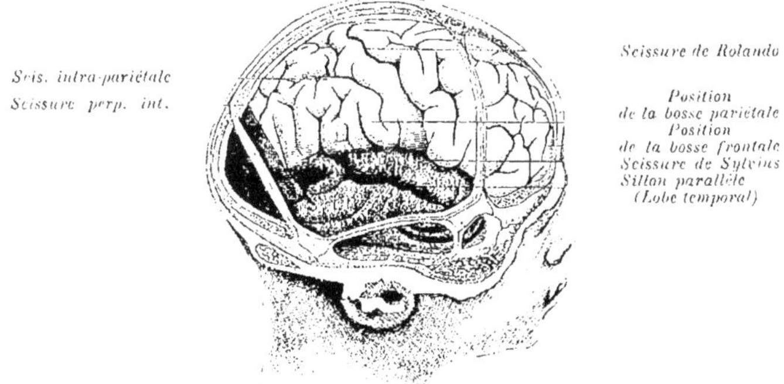

Fig. 316. — Rapports du crâne et du cerveau chez le jeune enfant (Cunningham)

rolandique et orbito-lambdoïdienne, vous conduit sur le centre *moteur de la face, de la langue et du larynx* (F,H, fig. 295) une troisième appliquée sur le milieu de la ligne rolandique et à 2 centimètres en avant, vous amène sur le *centre de l'agraphie* (AG, fig. 295) Trépanez-vous sur la ligne orbito-lambdoïdienne, à 4 centimètres en arrière de l'apophyse orbitaire externe, vous découvrez le pied de la circonvolution de Broca, c'est-à-dire le *centre de l'aphasie motrice* (A, fig. 295). — Portez-vous la craniectomie en arrière de l'intersection des lignes rolandique et orbito-lambdoïdienne, vous découvrez le pied de la circonvolution pariétale inférieure (P²) où siège le *centre de la vision binoculaire* (hémianopsie). Ouvrez-vous le crâne, au contraire, au-dessous de l'intersection des lignes rolandique et orbito-lambdoïdienne, vous tombez sur le centre de la première circonvolution

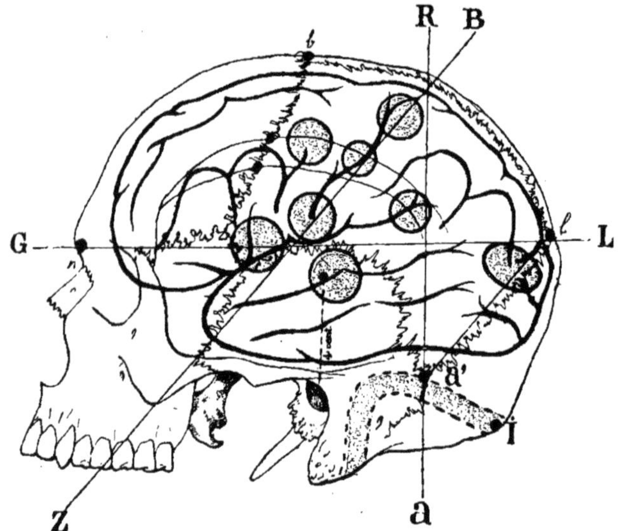

Fig. 317. — Rapports de la surface du cerveau avec la paroi du crâne. Procédé de l'auteur pour la craniectomie.

G, L, ligne opisthio-lambdatipue ; Qa, ligne rolando-astérique ; BZ, ligne rolando-zygomatique ; I, inion ; *n*, nasion ; *b*, bregma ; *l*, lambda ; *a'* astérion. Les contours, les scissures et les sillons du cerveau sont en rouge ; les centres de trépanation correspondant aux centres corticaux du cerveau en bleu, et en bleu aussi est le sinus latéral. — Comparer avec la figure ....

temporale (T¹), siège du *centre de la surdité verbale* (SV, fig. 295). Ce point siège à peu près à 3 centimètres au-dessus du méat auditif. Si vous trépanez le crâne sur la ligne rolando-astérique, un peu au-dessus (15 millimètres) de l'endroit où elle coupe la ligne orbito-lambdoïdienne, vous mettez à jour le lobule du pli courbe où siège le *centre de la cécité verbale* (CV, fig. 295). — Faites-vous la craniectomie sur la ligne orbito-lambdoïdienne, à 20 millimètres en arrière de l'endroit où cette ligne croise la ligne rolando-astérique, vous découvrez le pli courbe, où l'on a placé le *centre des mouvements des yeux* (h, fig. 295).

Enfin, si vous ouvrez le crâne sur le tiers supérieur de la ligne lambdato-astérique, mais en même temps un peu au-dessous de cette ligne, vous tombez sur le *centre visuel commun* (V, fig. 295), que l'on a placé à la fois dans le cunéus du lobe occipital et dans le pli courbe.

La *situation exacte des corps opto-striés* par rapport au crâne est facilement trouvée de la façon suivante : 1° Tirez la ligne rolando-astérique (R'H, fig. 318) : cette ligne limite en arrière la couche optique ; 2° élevez une verticale vers l'origine de la scissure de Sylvius (BO, fig. 318), c'est-à-dire à environ 40 millimètres en arrière de l'apophyse orbitaire externe : cette ligne limite en avant le corps strié ; — 3° joignez enfin ces deux lignes verticales par une troisième ligne horizontale passant à 45 millimètres au-dessous du vertex (N, fig. 318) et vous aurez la limite supérieure des ganglions centraux du cerveau (Dana).

P. Poirier a montré que le ventricule latéral est limité dans le sens trans-

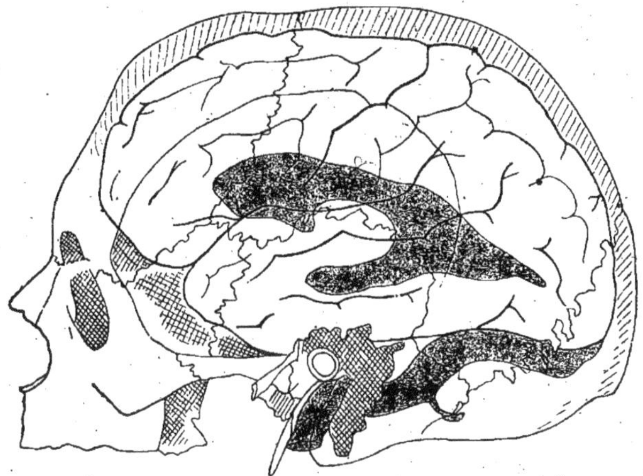

Fig. 318. — Projection du ventricule latéral et du sinus latéral sur le crâne.

versal par deux lignes horizontales : l'une, *supérieure*, passant à 5 centimètres au-dessus de l'arcade zygomatique ; l'autre, *inférieure*, passant à 2 centimètres au-dessus de cette arcade, — et, dans le sens vertical, par deux autres lignes : l'une, *antérieure*, partant de la jonction du tiers antérieur avec les deux tiers postérieurs du zygome ; l'autre, *postérieure*, partant de 5 centimètres en arrière du sommet de l'apophyse mastoïde.

Veut-on ponctionner la corne temporale du ventricule latéral, *lieu d'élection de la ponction ventriculaire*, on trépanera à 4 centimètres au-dessus du méat auditif.

Dans la fosse cérébrale postérieure ou occipitale est logé le cervelet. — La limite supérieure de la fosse cérébelleuse est donnée par une ligne qui continue le bord supérieur de l'apophyse zygomatique et aboutit à l'inion. — Si l'on veut découvrir le cervelet, une couronne de trépan, portée sur le milieu d'une ligne qui joint le sommet de l'apophyse mastoïde à l'inion, vous amènera sur le centre de l'organe. C'est le lieu d'élection pour évacuer les abcès du cervelet. — Enfin, a-t-on à trépaner l'antre mastoïdien, on portera l'instrument sur la moitié antérieure de l'apophyse mastoïde à la hauteur du méat.

Un de nos collègues de Bordeaux, le Professeur Masse, a donné un procédé qui se rapproche du nôtre.

E. Masse établit sur l'hémisphère crânien un *méridien médian antéro-postérieur* correspondant à l'arc sagittal ophryo-iniaque (ORI) et un équateur correspondant au plan transversal ophryo-iniaque (OSI). Or, OR est les 53/100e de ORI, ce qui revient à dire que l'extrémité supérieure de la scissure de Rolando correspond au point R. Donc, étant donné l'étendue de ORI, il suffit de la mul-

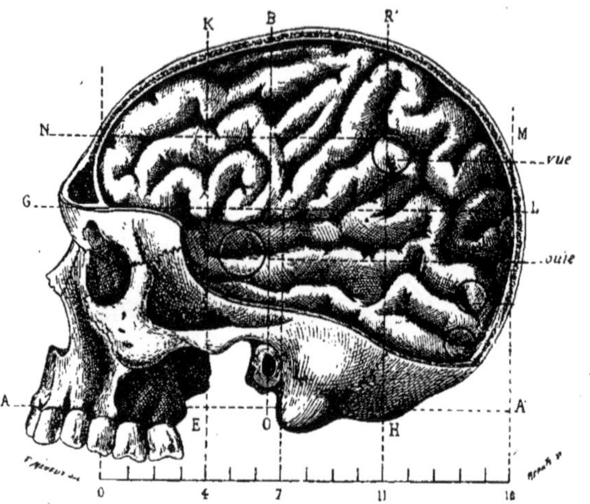

Fig. 319. — Rapports des ganglions centraux du cerveau avec l'écorce cérébrale et la paroi crânienne (d'après Binet et Ch. Féré).

Gl, ligne opisthio-lambdatique ; AA, plan alvéolo-condylien ; KE, R'H, plans qui limitent en avant et en arrière les ganglions centraux ; NM, plan qui les limite en haut.

tiplier par 53 et de la diviser par 100 pour trouver le chiffre qui exprime la distance OR et marquer le point R sur la tête.

Pareillement, l'entrée de la scissure de Sylvius, S, est facile à trouver si l'on sait que la distance OS est les 31/100e de OSI. Il suffit donc, étant donné la distance en longueur de OSI, de la multiplier par 31 et de la diviser par 100 pour être en mesure de marquer sur la tête le point S qui correspond à l'endroit où l'entrée de la scissure de Sylvius coupe l'équateur OSI.

On trouve l'extrémité postérieure de la scissure de Sylvius (V) et le trajet de cette scissure (SV) en prolongeant géométriquement la scissure jusqu'au méridien crânien ORI ; ce prolongement aboutit au 79/100e de ORI. On multiplie ORI par 79 et on divise par 100, et l'on obtient un point S'. — Étant donné la longueur SS', il suffit d'en prendre les 58/100e pour trouver le point V (multiplier SS' par 58 et diviser ce nombre par 100). Maintenant, pour trouver l'extrémité inférieure de la scissure de Rolando R, on suppose que la ligne RR' est prolongée jusqu'à l'équateur OSI, jusqu'en un point qu'on appellera S''. Ce point, on le trouve en sachant que OR'' équivaut au 42/100e de OSI. Pour le déterminer, on multiplie OSI par 42 et on divise par 100. Or, étant donné la longueur de RR', il suffit d'en prendre les 66/100e pour trouver R', c'est-à-dire l'extrémité inférieure de la scissure de Rolando. Pour marquer ce point sur la tête, il suffit de multiplier RR'' par 66 et de diviser par 100. (Voy. E. Masse et J. Woolonghan, *Nouv. essais de topographie crânio-encéphalique*, 1894). Clado mène une ligne qui, du point rolando-sagittal (située à moitié plus un travers de doigt de la longueur naso-iniaque) passe par l'angle zygomato-malaire. Dans son tiers supérieur, plus un travers de doigt, cette ligne correspond à la scissure de Rolando ; l'union de ses 2/3 supérieurs avec son 1/3 inférieur répond juste à l'insula (carrefour sylvien). En joignant le nasion au carrefour sylvien et prolongeant la ligne au-delà, on obtient une ligne naso-lambdoïdienne qui répond dans presque toute sa moitié antérieure à la scissure de Sylvius (ligne sylvienne). Une ligne tirée de la partie postérieure de la base de l'apophyse mastoïde au carrefour sylvien et prolongée au-delà, coupe le lobule de Broca (ligne rétro-mastoïdienne oblique). Enfin, une ligne allant du point rétro-mastoïdien au point rolando-sagittal (ligne rétro-mastoïdienne verticale) coupe le lobule du pli courbe au-dessus de la ligne naso-lambdoïdienne (Clado, 7e *Congrès français de Chirurgie*, p. 740).

Je dois dire, encore et justement, parce que Clado ne cite ni Le Fort ni moi dans son travail, que ses tracés sont en grande partie la reproduction de ceux que nous avons donnés.

A. Chipault opère à son tour de la façon suivante :

« Nous commençons par tracer, écrit-il, la ligne naso-iniaque et par marquer les points « sagittaux » correspondant à ses 45 centièmes (point prérolandique), à ses 55 centièmes (point rolandique), à ses 70 centièmes (point lambdoïdien ou point sylvien), à ses 80 centièmes (point lambdoïdien), à ses 95 centièmes (point sus-iniaque). Le chiffre correspondant dans un cas donné à ces points est absolument simple à trouver : il suffit de multiplier la longueur naso-iniaque, trouvée par le chiffre correspondant au point cherché, 55 s'il s'agit du point rolandique, 70 s'il s'agit du point sus-lambdoïdien, etc., et de considérer les deux derniers chiffres du total comme des décimales. Soit, par exemple, 30 comme distance naso-iniaque trouvée sur un sujet. La distance du nasion au point rolandique sera, chez lui, $30 \times 55 = 16{,}50$.

« Les points sagittaux fixés, du bord supérieur du *tubercule rétro-orbitaire*, qui va être le centre de notre construction, nous menons des lignes divergentes allant aboutir sur la ligne sagittale, la première au point sus-lambdoïdien, la deuxième au point lambdoïdien, la troisième au point sus-iniaque. »

Ces lignes répondent, la première à la scissure de Sylvius, *ligne sylvienne* ; la seconde au sillon parallèle, *ligne parallèle ;* la troisième coupe en diagonale le lobe temporal en avant et répond en arrière au sinus latéral, *ligne temporo-sinusale*.

Sur la ligne sylvienne, on élève à la jonction du 2e et du 3e dixièmes de cette ligne une ligne qui va aboutir au point sagittal prérolandique et suit le sillon précentral, *ligne prérolandique ;* à la jonction des 3e et 4e dixièmes, on élève une nouvelle ligne qui va aboutir en haut au point rolandique et suit la scissure de Rolando, *ligne rolandique*. En divisant enfin ces lignes parallèles en dixièmes, on arrive à trouver telle circonvolution que l'on désire (voy. Chipault, *Chirurgie opératoire du système nerveux*, t. I, Paris, 1894).

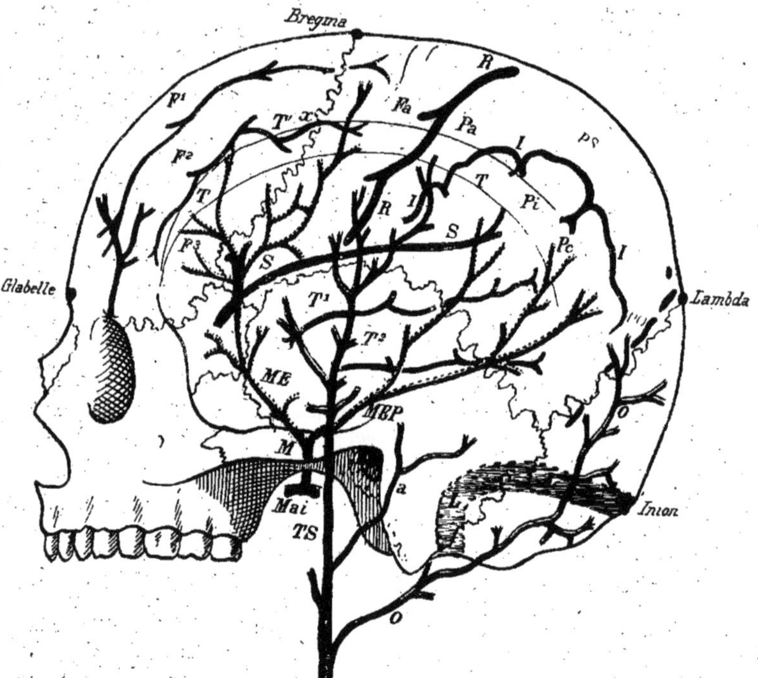

Fig. 320. — Relations qu'affectent les artères temporale superficielle et méningée moyenne avec les parois du crâne et la surface du cerveau.

S, S, scissure de Sylvius ; R, R, scissure de Rolando ; Fa, circonvolution frontale ascendante ; Pa, circonvolution pariétale ascendante ; F^1, F^2, F^3, les trois frontales ; T^1 et T^2, les deux premières temporales ; Po, scissure perpendiculaire externe ; I, I, sillon interpariétal ; PS, circonvolution pariétale supérieure ; Pi, lobule du pli courbe ; Pc, pli courbe ; T, T, ligne courbe pariétale inférieure, et T', ligne courbe pariétale supérieure ; *x*, stéphanion ; TS, artère temporale superficielle ; O, O, artère occipitale ; *a*, artère auriculaire postérieure ; Mai, artère maxillaire interne ; M, artère méningée moyenne (en pointillé pour indiquer qu'elle occupe l'intérieur du crâne), avec ses branches antérieure (ME) et postérieure (MEP).

Récemment, Michele Titone, dans des travaux entrepris à l'Institut anatomique de Palerme (Directeur : Prof. F. Randacio), indiquait les points de repères suivants pour découvrir la scissure de Rolando : 1° l'extrémité supérieure est à 25 millimètres en arrière du point médian de la courbe glabello-sagitto-iniaque ; 2° l'extrémité inférieure à l'extrémité d'une perpendiculaire de 3 centimètres de hauteur élevée à 2 centimètres en avant du point médian de la courbe glabellotemporo-iniaque (*Contributo alla topografica cranio-rolandica*, Palermo, 1895); TROLARD (*Journ. de l'Anat.*, 1894) a fourni un excellent travail sur la topographie crânio-encéphalique de la *base de l'encéphale,* jusqu'ici restée inaccessible au chirurgien.

Les *variations de la cranio-topographie* suivant les sujets adultes ne dépassent guère 10 à 15 millimètres. — Mais il n'en est pas de même des *modifications qu'elle subit chez l'enfant.* Les recherches à ce sujet de De la Foulhouse (1876), de Féré (1879), de Symington (1887), de Poirier (1890) et de Dana (1891) sont un peu contradictoires, mais comme les différences sont du ressort du développement du crâne et non pas dans les relations respectives des lobes du cerveau, il s'ensuit dès lors que les procédés basés sur des chiffres exprimant les rapports respectifs entre l'encéphale et sa boîte osseuse seront aussi bien applicables à l'enfant qu'à l'adulte. Or, c'est le caractère du procédé que nous avons exposé.

Dans toutes ces circonstances, on évitera le sinus longitudinal supérieur en trépanant à 15 ou 20 millimètres de la ligne sagittale ; le sinus latéral étant placé sur le trajet de la ligne naso-iniaque, au niveau de son tiers postérieur, on l'évitera dans la trépanation cérébelleuse, en ouvrant à 12 ou 15 millimètres au-dessous de cette ligne. — Dans la trépanation de la ligne rolandique, on évite la branche antérieure de l'artère méningée moyenne et le sinus sphéno-pariétal de Breschet, car on passe en arrière, l'artère longeant sensiblement la suture sphéno-temporale, puis traversant la ptère et montant ensuite le long de la suture coronale (ME, fig. 319).

Voy. R. L. Le Fort, *La Topographie cranio-cérébrale* (Thèse de Lille, 1891). — P. Poirier, *Topographie cranio-encéphalique* (Paris, 1891). — L. Stieda, *Ueber cranio-cérébrale topographie* (Biologischen Centralblatt, 1893). — E. Masse et Woolonghan, *Nouveaux essais de topographie cranio-encéphalique* (1894). — Warnots et Laurent, *Les localisations cérébrales et la topographie cranio-encéphalique* (Bruxelles, 1893).

Guidé par l'appareil symptomatique propre à chaque localisation cérébrale, le chirurgien, avec le procédé simple et facile à appliquer par tout le monde que nous venons de décrire, pourra souvent intervenir d'une façon utile dans nombre de cas de lésions du cerveau (corps étrangers, abcès, épilepsie traumatique, etc.) Si nous ne lui avons pas dit *quand* il faut ouvrir le crâne, nous lui avons au moins dit *comment* il faut le faire, lorsque son « flair chirurgical » a jugé que l'intervention était devenue nécessaire (1).

Chez le nouveau-né la vie est presque purement réflexe. Elle reste spinale et dans le domaine de l'Inconscient, et se traduit par la transformation pure et simple des excitations sensitives externes ou internes en mouvements réflexes. L'éducation de l'enfant consiste

(1) Dans des cas d'hémorrhagies, de kystes, d'abcès, d'hydrocéphalie, etc., la craniectomie en permettant d'évacuer le liquide, a pu donner des succès et guérir différentes paralysies, et l'on sait que l'épilepsie jacksonnienne ou traumatique a été souventes fois améliorée ou radicalement guérie par la trépanation et enlèvement de « l'épine » qui irritait l'écorce du cerveau. Prunier en 1895 en rapportait 10 observations recueillies dans le service de Pollosson, à Lyon, dont deux avec plein succès. (Prunier, *De la trépanation dans l'épilepsie jacksonnienne*, Thèse de Lyon, 1895).

Le même mode de traitement a été proposé par Lannelongue pour remédier à l'idiotie, considérée comme une conséquence de la microcéphalie (*Académie de Médecine* 1889, p. 407, et *Congrès français de Chirurgie*. 31 mars 1891, p. 73). Mais Bourneville (*Progrès Médical*, 24 juin 1893, p. 465) a tenté récemment de démontrer que l'idiotie, n'ayant point pour *cause ordinaire* la synostose prématurée des sutures du crâne, la craniectomie n'a que bien peu de chance de modifier l'idiotie. (Sur la craniectomie dans l'idiotie et la microcéphalie, voy. Ceresote, *Thèse de Lausanne*, 1894, et Terrier, *Gaz. hebdomadaire de Médecine et Chirurgie*, 11 mai 1895).

pendant longtemps à supprimer ou à restreindre le plus grand nombre de ces mouvements. Quelques-uns persisteront sans jamais arriver à la conscience, tel le rétrécissement de la pupille sous l'action de la lumière. Ils persistent chez l'animal décérébré. La volonté n'a pas de prise sur eux. D'autres mouvements qui, de règle échappent à la volonté, peuvent cependant devenir volontaires sous l'influence de l'attention, tel le clignement des paupières, la respiration, la marche. On progresse donc pour ainsi dire par échelons, du mouvement réflexe involontaire au mouvement réflexe volontaire.

L'acte volontaire est relié à l'acte réflexe par une chaîne ininterrompue. La conscience d'une image motrice, ou l'idée d'un mouvement, et le mouvemement lui-même, ne sont que des degrés d'intensité différents d'une même action nerveuse. La projection ou l'arrêt du mouvement, c'est-à-dire le mouvement, dépend uniquement de ce degré d'excitation d'un groupe ou de groupes, souvent antagonistes de représentations. Le résultat pourrait être prédit à coup sûr pour qui saurait saisir tous les termes du problème, car il s'agit là de purs mécanismes.

Nous pensons à l'aide de notre *langage intérieur*, c'est-à-dire par l'évocation des mots représentatifs d'images auditives, visuelles, qui, à leur tour éveillent les mouvements nécessaires pour prononcer les mots (images motrices). Il n'y a pas de centres moteurs corticaux, mais des images motrices.

Dans la pensée ordinaire, la perception occupe la place prépondérante ; dans la réflexion, au contraire, l'esprit ne vit que de souvenirs, c'est-à-dire par des rapports qui se succèdent dans la conscience et s'expriment par des mots et des phrases. Dans la réflexion intense, dans la méditation profonde, la parole intérieure (nous entendons notre pensée) peut arriver à devenir extérieure sans que le sujet s'en aperçoive.

L'écorce cérébrale est le lieu des points mis en vibration par les mouvements de la matière pondérable ou impondérable. Ces points peuvent être assimilés à des diapasons qui s'adaptent peu à peu et s'agitent suivant une modalité spécifique correspondant à la spécificité du mouvement qui les a mis en branle. La fonction crée l'organe. Une fois acquise, l'adaptation est devenue définitive, et le mouvement acquis sera d'autant plus parfait que l'adaptation aura été plus complète. L'adaptation se perfectionne à ce point que l'oreille parvient à recueillir des mouvements sonores qui ne la frappent que durant un cent trentième de seconde, et que l'oreille exercée du musicien saisit des différences d'un millième dans la hauteur tonale des sons musicaux.

L'énergie nerveuse se perd comme l'énergie électrique, par rayonnement et par échauffement. La résistance aux passages dans les conducteurs, analogue au frottement, se traduit par l'élévation thermique appréciée dans les expériences de Mosso. L'amortissement du rayonnement est rendu sensible par les découvertes de Charpentier.

On devait s'attendre, dit Charpentier, à ce que la pensée, l'attention, l'effort mental, qui ne sont que des variétés spéciales du travail des organes nerveux, produisissent des radiations activant la phosphorescence d'un écran fluorescent. C'est ce qui a lieu, l'écran rend visible le mouvement à des observateurs étrangers, Le cerveau se charge de potentiel sous la « poussée » des impressions sensorielles. Lebedeff (de Moscou) a montré, pour la lumière, que cette poussée ou pression est directement proportionnelle à l'énergie de la lumière incidente.

Chimiquement, l'élément anatomique du cerveau est formé d'un noyau de carbone, d'azote et d'hydrogène, uni au phosphore. La formule du protoplasma en traduit l'état et son étude biologique en montre l'avidité pour l'oxygène et le remarquable pouvoir réducteur. Le protoplasma se consume infiniment peu soi-même. Il brûle ses réserves pour produire le mouvement nerveux. Incessamment régénéré par l'assimilation, l'organite nerveux fait comme la machine industrielle : il ne se consume pas, mais brûle ses réserves comme la machine brûle son charbon. La persistance chimique du système répond à son équilibre mécanique.

Physiologiquement, le cerveau est un résonateur d'une complexité extrême. Avant toute espèce d'excitation sensorielle, les éléments de ce système, les neurones, ont une vibration propre, adéquate à leur propre vie. Sur cette vibration fondamentale viennent se superposer les vibrations innombrables produites par l'action de l'extérieur sur les surfaces sensorielles. Le système est divisé en compartiments, nous l'avons vu, où se cantonnent les mouvements sensoriels spécifiques. Mais ces compartiments ne sont point étanches. Ils se pénètrent plus ou moins l'un l'autre. On comprend dès lors la possibilité de la superposition des mouvements optiques sur les mouvements sonores, des mouvements tactiles sur les mouvements kynesthésiques ou thermiques.

L'équivalent psychique de la vibration cérébrale d'origine externe est la perception, celle de la vibration interne, la mémoire. La première est la sensation de l'impression du moment, la seconde la représentation d'une impression évanouie. A la permanence de la composition histo-chimique de l'élément anatomique, on a rapporté la permanence de la personnalité. La conscience n'est, au fond, qu'un sentiment de différence, elle a lieu à chaque fois que l'équilibre cérébral est rompu par un mouvement d'ordre interne. La conscience, par rapport aux processus cérébraux qui aboutissent à la pensée, est comparable, ainsi qu'on l'a suggéré, à l'ombre qui suit le voyageur sur la route. Elle ne modifie pas davantage ces processus d'innervation centrale que l'ombre du voyageur ne modifie la cadence de ses pas.

La vieille philosophie était basée sur la conscience, oui, sur la conscience, qui ne nous dit même pas que nous avons un cerveau (Maudsley). Ou, tout état de conscience est le résultat d'une série d'actions et de réactions entre l'objet et le sujet. C'est une rupture d'éliquibre dans le circuit nerveux. Si la vibration nerveuse est pervertie, la conscience est entachée d'erreur. C'est ainsi que l'aliéné en appelle à sa conscience pour attester la vérité de ses hallucinations. Le monde tourne aux yeux de celui qui a le vertige. La conscience n'est qu'un témoin.

Les mouvements nerveux corrélatifs de ceux de l'extériorité sont nos seules sources de renseignements. Les idées générales, les idées abstraites, peuvent ne signifier quelque chose que si elles ont conservé leurs rapports tangentiels avec leurs éléments générateurs, c'est-à-dire avec les vibrations sensorielles. Le général n'est quelque chose que par le contenu concret qu'il revêt. Seules les idées particulières ont une réalité extérieure.

Le système nerveux de l'animal est un circuit. Le cerveau est installé au milieu de ce circuit. C'est à la rupture d'équilibre à ce niveau que nous devons les phénomènes de l'attention, de la conscience et du réflexe volontaire qui peut être aussi bien une inhibition, une abstention, qu'un mouvement effectif. A ce cerveau sensori-moteur le cerveau frontal sert d'accumulateur.

L'apport au cerveau se fait par l'ébranlement du neurone sensitif causé par les objets extérieurs. Cet ébranlement en imprime un adéquat dans les organes cérébraux dont le résultat est la perception.

Ainsi, comme le disait Descartes ; lorsque nous voyons la lumière d'un flambeau ou que nous entendons le son d'une cloche, ce son et cette lumière sont deux diverses actions qui, par cela seul, qu'elles excitent deux divers mouvements en quelques-uns de nos nerfs et, par leur moyen, dans le cerveau, donnent à l'âme deux sentiments différents lesquels nous rapportons tellement aux objets que nous supposons être leurs causes que nous pensons voir le flambeau lui-même ou ouïr la cloche et non pas sentir seulement les mouvements qui viennent d'eux....

« Nous expérimentons en nous-mêmes que tout ce que nous sentons vient de quelque chose autre que de notre pensée ; car il n'est pas en notre pouvoir de faire que nous ayons un sentiment plutôt qu'un autre, mais cela dépend entièrement de cette chose...
« L'origine de l'association des idées correspond aux changements matériels que souffre le cerveau consécutivement aux affections des sens. »

Voilà le mouvement centripète du circuit. Quant au mouvement centrifuge, par lequel le cerveau restitue au monde extérieur ce qu'il en a reçu, il se fait le long du neurone moteur. Lorsque, après que l'expérience nous l'eût appris, nous nous sommes tournés de façon à rencontrer des choses utiles et à éviter des choses nuisibles, la relation s'est faite.

Les mouvements, fortuits, d'abord, se sont ensuite adaptés parce qu'utilitaires et favorables à la vie de l'individu.

Les centres reçoivent des modifications vibratoires spécifiques qui se traduisent par des impressions tactiles, visuelles, auditives, olfactives, musculaires, de goût, de chaud, de froid, d'equilibre. C'est par l'action de ces vibrations spécifiques qu'ils se différencient. Cette différenciation est donc consécutive à la sélection utilitaire des vibrations du monde extérieur qui font les organes des sens conformément à leurs aptitudes, elles-mêmes acquises à travers les âges, les espèces et les milieux.

L'œil transmet à la rétine les vibrations transversales isochrones de la matière impondérable. La rétine n'est impressionnée que par des vibrations dont le nombre oscille entre 400 et 800 millions par seconde et dont la vitesse de propagation atteint environ 300 mille kilométres dans la même unité de temps. Le temps nécessaire pour que survienne le maximum d'intensité sur la rétine est de 269 pour la lumière blanche et de 530 pour la lumière colorée.

L'oreille est un baromètre qui est sensible aux pressions de l'air s'exerçant sous forme de vibrations longitudinales isochrones et dyschrones oscillant entre 33 et 4500 par seconde.

Nos sensations sont le résultat constant des causes extérieures, à ce point que les causes prévues, la sensation survient fatalement et l'effet aussi. Un homme se heurte à un obstacle. Il est arrêté (c'est là la preuve pour le dire en passant qu'il existe quelque chose en dehors de lui, c'est la preuve de la réalité du monde extérieur) dans sa course et éprouve de la douleur. Dans son cerveau une connexion de deux mouvements s'établit, répondant aux deux mouvements de l'objet extérieur dont ils sont le contre-coup : l'un auquel correspond la sensation visuelle de l'objet qu'il a heurté, l'autre la sensation de la douleur, mouvements qui se répéteront invariablement aussi souvent que se répétera l'expérience. Ce qui fait qu'il y a un rapport constant entre les mouvements de l'objet interne (phénomènes intellectuels), et les mouvements de l'objet externe (phénomènes physiques) d'où ils dérivent.

Cette expérience permet de rattacher les mouvements représentatifs internes aux mouvements réels externes, et même de reporter au dehors les deux termes de la connexion et d'extérioriser ainsi le rapport de causalité tout entier. La certitude de ce rapport constant est la conséquence de l'expérience individuelle et ancestrale. Elle apparait d'une façon si émouvante dans le cerveau sensori-moteur de l'halluciné qu'il est impossible de le convaincre que sa perception n'a pas d'objet. — La liaison du mouvement de la *sensation* au mouvement de la *représentation* est entretenu, comme tous les souvenirs, par l'accumulateur frontal.

Répétons-le encore, le substratum concret de l'esprit c'est la sensation, c'est-à-dire l'impression que fait sur l'esprit l'excitation des organes des sens mis en vibration par un objet extérieur. Cette sensation s'imprime en quelque sorte sur la nappe grise constituée par le manteau cérébral ; elle s'y grave. C'est le souvenir. Ce souvenir, c'est lui-même une image, l'image d'une sensation passée et présentement absente. La *représentation* a remplacé la *présentation*. Or, le bagage intellectuel, c'est l'image.

Le cas le plus simple d'une idée, c'est le souvenir d'une sensation. L'idée sous sa forme la plus concrète, consiste donc en un faible réveil d'une sensation passée. Dans une phase plus élevée, elle devient l'équivalence d'une simple perception, puis celle d'une association de perceptions marchant ainsi vers la généralisation, l'abstraction et la construction symbolique. Arrivée à cette étape, l'idéation peut volontairement se représenter les impressions passées ; elle peut associer, combiner les sensations, évoquer les images mentalement dans le but d'obtenir des combinaisons nouvelles. C'est l'*imagination*.

L'idée est donc le résultat d'une vibration nerveuse, comme le son que rend une corde de violon ou de harpe est la conséquence de l'ébranlement de cette corde. Elle nait de deux façons : de la sensation directe extérieure, ou de la sensation interne ou remémorée.

Il n'y a dans tout cela rien de mystérieux. L'activité psychique siège dans le système nerveux; c'est le cerveau qui est l'organe de l'âme, comme le démontrent l'ablation expérimentale des hémisphères cérébraux ou les destructions accidentelles des circonvolutions cérébrales. Ces phénomènes intellectuels sont étroitement liés aux conditions physiologiques des éléments du cerveau. Que le sang cesse d'arriver à l'encéphale, et toute conscience s'éteint. Ceux qui sont tombés en syncope sont là pour le raconter : une ou deux secondes de vertige, puis plus rien, le néant. Il est donc oiseux de discuter pour savoir si les décapités conservent encore quelques instants la connaissance. L'âme disparaît avec une soudaineté extraordinaire aussitôt que le sang n'arrose plus les champs cérébraux.

La pathologie prouve non moins que l'anatomie et la physiologie que l'esprit n'existe pas dans la nature en dehors du cerveau. Qu'est-ce que la *paralysie générale* au point de vue anatomique ? Une encéphalite interstitielle chronique qui conduit à la destruction des éléments nerveux et à l'atrophie du cerveau. Cette lésion n'a-t-elle pas suffi pour changer le caractère et conduire le malade au gâtisme le plus achevé ?

Quelques gouttes d'alcool, de chloroforme, de hachich ou d'opium, ont la faveur de *dérégler* l'intelligence. Une maladie, l'hystérie, peut *dédoubler* la personnalité, le *moi.*

M. Féré a donné la preuve que les émotions de l'âme retentissent sur la sensibilité, l'énergie musculaire, la circulation, la respiration, les sécrétions, la nutrition (*La pathologie des émotions*, Paris, 1892). Une violente émotion peut arrêter le cœur et provoquer la syncope.

Partout où l'observateur a vu la pensée, il l'a trouvée associée au système nerveux. Essayer d'envisager l'esprit comme une force existant indépendamment de la matière, dit Maudsley, n'est pas moins insensé que de vouloir considérer la gravitation ou l'affinité chimique comme des forces séparées de la matière, dont les changements sont les seules données qui nous les révèlent.

Quant à exiger du physiologiste le dernier mot sur la nature de l'esprit, c'est une prétention pour le moins exagérée, alors que ceux qui font une telle demande seraient fort embarrassés si on la leur posait à eux-mêmes pour l'électricité, la pesanteur ou l'essence même des différentes forces physiques.

Tout acte mental, pour être accompli, demande un certain temps. C'est ainsi que le « temps de réaction » entre l'excitation et la réponse est, en général, pour le toucher, 1/7, — pour l'ouïe, 1/6, — pour la vue, 1/5 de seconde (Donders). D'autre part, tandis que Helmholtz et Baxt montraient qu'une perception visuelle compliquée demande plus de temps de pose pour la rétine qu'une perception simple, Exner, Donders, Kries, Auerbach, faisaient voir que le temps nécessaire à l'opération mentale consistant à résoudre un dilemme est plus long que le temps nécessaire pour signaler une perception simple d'une période variant de 1/5e à 1/20e de seconde. On sait aussi que le temps nécessaire à la perception pour les différents sens varie également selon les individus (équation personnelle), que l'exercice réduit beaucoup le temps physiologique nécessaire à l'exécution des processus mentaux, et que ce temps plus considérable chez les ignorants que chez les gens instruits, est à son maximum chez les idiots. N'est-ce pas là la preuve la plus évidente que tout acte mental a lieu dans un milieu résistant étendu ? C'est donc un mouvement.

Si, à l'exemple de Fleischl, nous mettons à nu le cerveau et que nous mettions la surface de cet organe en communication avec un galvanomètre très sensible au moyen d'électrodes impolarisables, nous verrons que si l'on ferme le circuit, il se produit quelques oscillations insignifiantes Mais vient-on à placer les électrodes sur les *centres visuels* du lobe occipital, et éclaire-t-on en même temps vivement un œil, il se produit une forte déviation du galvanomètre Si on excite alors un autre sens (olfactif, auditif, etc.), on n'obtient aucune déviation ; pour l'obtenir, il faut placer les électrodes sur les points de l'écorce cérébrale qui correspond à l'organe sensoriel excité.

Peut-on, après cela, continuer à dire que « l'âme » est indépendante du corps, et que le processus psychique échappe à toute mesure physique ? Non. Les secrets de la Nature n'apparaissent comme surnaturels que parce que notre ignorance n'est pas parvenue à les expliquer.

On peut donc conclure que l'idée ou image mentale, résurrection, substitut de la sensation, est la mémoire d'une ou de plusieurs sensations simples ou associées. Il y a des images motrices comme il y a des images sensorielles. L'idée est tellement liée au pouvoir excito-moteur des centres corticaux du cerveau, que l'idée d'un mouvement, c'est déjà le mouvement qui commence. Nouvelle preuve que le travail mental se résume dans l'acte réflexe et que le Conscient tient à l'Inconscient par une chaîne ininterrompue.

L'idée simple est la reproduction, le souvenir d'une sensation antérieure, dans laquelle, malgré toute notre force d'attention, la sensation réelle et vivante a perdu quelque peu de son relief. Ainsi chacun de nous possède dans sa mémoire un nombre infini d'idées qui sont de véritables résidus des sensations antérieures qui ont ébranlé la conscience à un moment donné, et qui peuvent reparaître dans la conscience sous l'impression d'une sensation ou d'un souvenir, volontaire ou non.

A côté de l'idée simple, il y a l'idée complexe, qui résulte du groupement, de l'association de plusieurs idées. Une idée simple nous conduit à l'image du Rhône, celle-ci à l'image d'un fleuve et de l'image d'un fleuve à l'idée d'eau. Et ce qui fait la possibilité de cette synthèse, de cette généralisation, c'est le mot, c'est le langage. Sans langage, pas d'idées générales, pas d'idées abstraites, pas de concepts.

Réfléchir, c'est combiner ses propres idées ; c'est élaborer consciemment et développer intentionnellement des produits plus élevés avec des idées plus simples. Cette faculté repose sur la conscience, c'est-à-dire sur la propriété de l'esprit qui lui permet de s'isoler lui-même, d'objectiver l'un de ses états par rapport aux autres, et de la sorte de contempler ses propres idées en tant qu'idées. Mais cette faculté, l'esprit la doit au *langage articulé* ; c'est par le langage qu'il devient capable de fixer ou de rendre claires pour lui-même ses propres idées, dans la mesure nécessaire pour qu'elles puissent être envisagées ultérieurement en tant qu'idées. Ce n'est que grâce à la fixation des idées par des mots que la faculté de la *pensée conceptuelle* devient possible (Romanes). Si, en l'espèce, il existe une différence entre l'homme et l'animal, la véritable différence ne consiste pas dans les symboles, mais réside dans la différence des facultés intellectuelles, autrement dit, il faut l'aller chercher cette différence, dans une spécialisation organique plus grande. Et encore, si « le développement du langage n'est que la copie de cette chaîne de processus qui commença avec l'aurore de la conscience humaine, et qui se termine par la construction de l'idée la plus abstraite » (Wundt), nous ne devons pas oublier que la parole dérive du cri réflexe.

Le langage humain est né d'un premier cri involontaire, peu à peu reconnu utilisable, et dès lors de fortuit devenu intentionnel.

L'émission de la voix résulte d'un mouvement (action musculaire du larynx) comme sa réception est la conséquence d'un mouvement de l'air qu'enregistre l'oreille. L'évolution progressive du langage vient de sa « réussite comme monnayage commode pour faciliter les échanges et la circulation sociale du savoir. » Le cerveau en prend connaissance par un mouvement représentatif lié aux mouvements sensoriels dont le subjectif est l'image concrète qui en constitue seule la valeur. L'idée éveille directement le mot.

Le langage, qui met les circuits individuels en relation par l'intermédiaire de l'air, accentue la discontinuité nécessaire à l'objet interne pour prendre connaissance de ses propres mouvements. Le mouvement des points cérébraux est continu, mais il est oscillatoire, il change à chaque instant de direction et de système, et les moments extrêmes du rythme ne sont pas saisis par l'organe cérébral. C'est ce qui donne l'illusion du vide dans l'espace et de l'intervalle dans le temps, alors qu'il n'y a ni vide, ni repos, que tout est plein et que tout se meut, et que le monde est continu dans le temps et dans l'espace.

L'idée de temps n'est qu'un simple effet de la conscience ; le temps n'est pour nous qu'une série successive d'images ; et la mémoire n'est que l'art d'évoquer et d'organiser ces images. Point de temps hors des souvenirs, c'est-à-dire de certaines images, qui, se juxtaposant comme se juxtaposent les objets qui les ont produites, engendrent l'apparence du temps et tout à la fois de l'espace. Vie et conscience supposent variété, et variété engendre la durée ; le temps est la formule abstraite des changements de l'univers. Avec l'introduction de l'*ordre* dans les sensations et les pensées commence le temps.

Pouvoir se retrouver dans le passé et se projeter dans l'avenir peut devenir une source d'amers regrets, et le regret c'est la solidarité du présent avec le passé, le sentiment de l'irréparable.

Le *moi* échappe ainsi à nos prises comme un rêve ; il se disperse, il se résout dans une multitude de sensations fuyantes, et nous le sentons avec une sorte de vertige s'engloutir dans l'abîme mouvant du temps. — M. Guyau, *L'évolution de l'idée de temps dans la conscience* (Rev. philosophique, p. 353, 1885).

Le substratum objectif de la notion de continuité est la permanence du mouvement de la cellule vivante qui ne s'arrête jamais.

La sensation que le cerveau sensori-moteur a de son équilibre et qui lui permet de se défendre, est assurée non seulement par les sensations visuelles ou tactiles, mais par la cinesthésie générale dont l'exercice met le cerveau au courant des événements de toutes les parties du corps.

Le cerveau n'est, au fond, qu'un analyseur, qui retient parmi les chaos des choses, des modalités vibratoires dans l'espace et le temps, dont il fait un ensemble cohérent et commode pour sa propre vie, et la pensée n'est que la conséquence d'une rupture d'équilibre.

Le raisonnement, le jugement, la volonté, correspondent à une série de changements nerveux dont chacun est produit par des antécédents physiques. « Aussi, du côté objectif, chaque pas dans le raisonnement consiste en un choix judicieux entre ces excitations extrêmement délicates que, sous leur aspect subjectif, nous connaissons sous le nom d'arguments. Le jugement, envisagé de la même façon, n'est que le résultat final de l'incidence d'une foule d'excitations très délicates et ce résultat final, — comme tous les pas du raisonnement qui y conduit, — n'est autre chose que la pratique d'une faculté de discerner entre l'excitation que du côté subjectif nous connaissons comme étant le bien, et celle que du même côté nous connaissons être le mal. Enfin, la volition considérée subjectivement est la faculté de choisir les motifs avec le concours de la conscience, et les motifs considérés objectivement ne sont que les excitations très complexes, et inconcevablement affinées. » (Romanes, *L'évolution mentale chez les animaux*, Paris, 1884, p. 41).

Du haut des cimes élevées de la psychologie, « on s'aperçoit qu'il n'y a rien de réel dans le moi, sauf la file de ses événements ; que ces événements, divers d'aspect, sont les mêmes en nature et se ramènent tous à la sensation ; que la sensation elle-même, considérée en dehors et par ce moyen indirect que l'on appelle la perception extérieure, se réduit à un groupe de mouvements moléculaires. Un flux et un faisceau de sensations et d'impulsions (psychiques), qui, vus par une autre face, sont aussi un flux et un faisceau de vibrations nerveuses, voilà l'esprit. Ce feu d'artifice, prodigieusement multiple et complexe, monte et se renouvelle incessamment par des myriades de fusées ; mais nous n'en apercevons que la cime. Au-dessous et à côté des idées, images, sensations, impulsions éminentes, dont nous avons conscience, il y en a des myriades et des millions qui jaillissent et se groupent en nous sans arriver jusqu'à nos regards, si bien que la plus grande partie de nous-mêmes reste hors de nos prises et que le moi visible est incomparablement plus petit que le moi obscur. Obscur ou visible, ce moi lui-même n'est qu'un chef de file, un centre supérieur au-dessous duquel s'échelonnent, dans les segments de la moelle et dans les ganglions nerveux, quantité d'autres centres subordonnés, théâtres de sensations et d'impulsions analogues mais rudimentaires, en sorte que l'Homme total se présente comme une hiérarchie des centres de sensation et d'impulsion, ayant chacun leur initiative, leurs fonctions et leur domaine, sous le gouvernement d'un centre plus parfait qui reçoit d'eux les nouvelles locales, leur envoie les injonctions générales, et ne diffère d'eux que par son organisation plus complexe, son action plus étendue et son rang élevé » (H. Taine, *De l'Intelligence*, Paris, 1878, t. I, p. 9).

L'esprit comme le corps n'est qu'une ligne d'événements dont rien ne dure que la forme... un écoulement intarissable et perpétuellement changeant... une succession sans fin de météores kaléïdoscopiques qui ne flamboient que pour s'éteindre et reluire et s'éteindre encore... L'image de la conscience, toujours changeante, se reflète dans l'image de l'Univers, en perpétuels changements.

Ainsi l'âme humaine, loin d'être une entité, est une résultante, un composé des plus complexes; c'est le produit développé d'innombrables éléments, et c'est à ce titre qu'on peut dire avec Leibnitz que l'esprit humain est un *miroir du monde*.

14. — Vaisseaux du cerveau.

Les artères de l'Encéphale viennent toutes, soit de la carotide interne, soit de la vertébrale, branche de l'artère sous-clavière. Les deux vertébrales, après s'être dégagées du canal transversaire, perforent la dure-mère entre l'atlas et le trou occipital et pénètrent dans le crâne par le trou occipital et gagnent la gouttière basilaire. Arrivées au sillon bulbo-protubérantiel, elles se réunissent en un tronc commun, le *Tronc basilaire*, qui, parvenu au bord supérieur de la protubérance, se bifurque et donne les deux artères cérébrales postérieures.

L'artère carotide interne sortant du sinus caverneux se redresse directement vers le cerveau et, à l'angle externe du chiasma optique, se divise en quatre branches, deux antérieures beaucoup plus grosses, deux postérieures plus petites. Les deux antérieures constituent la cérébrale antérieure et la cérébrale moyenne ou artère sylvienne; les deux postérieures, la choroïdienne antérieure et la communicante postérieure.

En s'unissant à la base du cerveau, les artères émanées des carotides et du tronc basilaire constitue un polygone, l'*Hexagone de Willis*, dont les deux côtés antérieurs sont formés par les *Cérébrales antérieures*, qui naissent de la carotide, se portent en avant vers le bec du corps calleux à la rencontre l'une de l'autre et s'unissent par une anastomose transversale de 2 à 3 millimètres de longueur, la *Communicante antérieure*. Les deux côtés latéraux sont représentés par les *Communicantes postérieures* qui viennent de la carotide, se portent directement en arrière et s'unissent, après un trajet d'environ 15 millimètres, aux cérébrales postérieures. Les côtés postérieurs de l'hexagone sont constitués par les *Cérébrales postérieures* qui résultent de la bifurcation du tronc basilaire. Les côtés antérieurs (artères cérébrales antérieures) ont environ 15 millimètres de longueur, les côtés latéraux (communicantes postérieures) également environ 15 millimètres, et les côtés postérieurs (cérébrales postérieures) 10 millimètres.

Le volume de l'hexagone de Willis n'est pas proportionnel à celui du cerveau. Deux encéphales de même poids peuvent avoir une surface de section artérielle d'une différence de près de moitié l'une de l'autre (Ehrmann, Lœwenfeld), exactement comme 1 est à 1,8.

Anomalies. — *a*) *Communicante antérieure :* sur 57 sujets, 6 fois longue de 6 à 8 mill., 12 fois courte au point qu'il y avait fusion des cérébrales (disposition constante chez certains Singes, le Chien, le Cheval et l'Ane), 12 fois double, dont une très petite, 1 fois triple, 2 fois en forme d'y.

b) *Communicante postérieure :* 11 fois volumineuse avec cérébrale postérieure très petite, ce qui apparaît comme si la cérébrale postérieure provenait de la carotide, disposition normale du reste chez nombre d'animaux (Voy. Ehrmann, *Thèse de Strasbourg*, 1858; Lautard, *Thèse de Paris*, 1893). — Elle peut faire

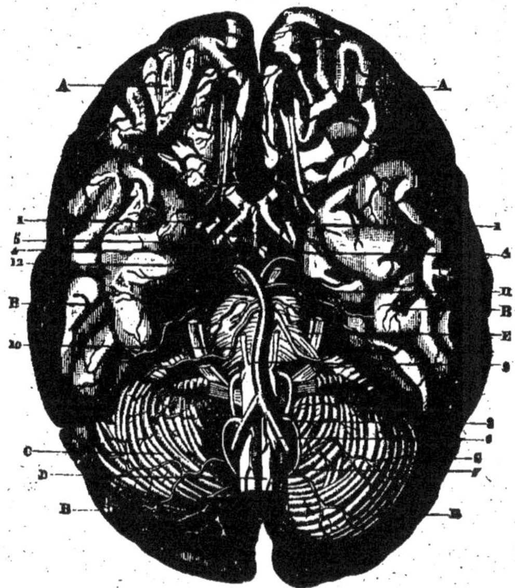

Fig. 321. — Artères de la base de l'encéphale

A, A, lobes antérieurs du cerveau ; B, B, B, B, lobes postérieurs du cerveau ; C, C, cervelet ; D, bulbe rachidien ; E, protubérance annulaire ; 1, 1, artère carotide interne ; 2, 2, artère cérébrale antérieure ; 3, artère communicante antérieure (l'artère cérébrale moyenne est cachée dans la scissure de Sylvius) ; 4, 4, artère communicante postérieure ; 5, artère choroïdienne ; 6, artère vertébrale ; 7, artère spinale antérieure ; 8, artère cérébelleuse inférieure et postérieure ; 9, tronc basilaire ; 10, artère cérébelleuse inférieure et antérieure ; 11, artère cérébelleuse supérieure ; 12, artère cérébelleuse postérieure.

défaut et le système carotidien ne communiquer avec le système vertébral que par d'infimes artérioles anastomotiques.

Les *artères vertébrales* sont souvent asymétriques, 17 fois sur 57 sujets examinés par Ehrmann, mais sans qu'on puisse dire que c'est la gauche qui l'emporte sur la droite et inversement, car si Mori a constaté que la gauche était plus volumineuse dans 20 °/₀ des cas, Lœwenfeld a noté sur 61 sujets, que c'était au contraire la droite qui l'emportait le plus souvent (31 fois contre 24).

Les *deux carotides internes* égalent le double de la surface du tronc basilaire. Il n'est pas vrai que la carotide gauche soit prépondérante comme l'a voulu Fleury, qui attribuait à cette disposition le plus grand volume de l'hémisphère gauche du cerveau. Sur 57 sujets, EHRMANN a trouvé les 2 carotides égales 36 fois, 5 fois la gauche plus volumineuse, 16 fois la droite. Sur 125 sujets LŒWENFELD a trouvé les carotides d'un égal volume 12 fois ; 31 fois la droite était plus large, 79 fois la gauche, et la plus grande différence atteignait jusqu'à 4 mill. de circonférence.

Les anomalies de l'hexagone sont plus fréquentes chez les aliénés. FRIGERIO, sur 37 cerveaux de fous, a noté 21 fois d'importantes anomalies des artères. Sur 35 cerveaux normaux et 35 cerveaux d'aliénés, MORI a trouvé 13 cerveaux sans anomalies chez les premiers et 2 seulement chez les seconds, 10 fois la cérébrale postérieure naissait de la carotide interne, 5 fois la communicante postérieure manquait (*Rivista sp. di freniatria*, 1894). Sur 71 cerveaux de criminels, LOMBROSO a signalé 26 fois des anomalies.

La distribution des vaisseaux du cerveau n'est bien connue que depuis les recherches d'HEUBNER (1872) et de DURET (1872-1874).

Les artères du cerveau peuvent être divisées en trois groupes : *a*, le *système des artères corticales* ou *système artériel des circonvolutions* ; — *b*, le *système des artères centrales* ou *système artériel des ganglions centraux*. — Ces deux systèmes n'ont entre eux que de rares et peu importantes communications ; — aussi a-t-on considéré les deux systèmes comme indépendants l'un de l'autre ; — *c*. le troisième groupe comprend les *artères ventriculaires* ou *choroïdiennes*.

Le système des artères corticales est constitué par les trois artères cérébrales, — celui des artères centrales par un grand nombre de petites artères émanées du cercle de Willis ou du pied des artères cérébrales.

a. **Artères corticales.** — Le sang est porté aux circonvolutions cérébrales par les trois artères cérébrales, cérébrale antérieure, cérébrale moyenne, cérébrale postérieure, qui irriguent chacune un *département* limité, bien que l'isolement ne soit pas aussi complet qu'on l'a admis, et que assez nombreuses sont les anastomoses situées à la périphérie des territoires artériels ; — d'autre part, les rameaux de ces artères départementales ne s'anastomosent que fort peu entre eux, de façon que chacun d'eux irrigue à son tour un *territoire* isolé. Cette disposition explique les nécrobioses localisées de l'écorce du cerveau à la suite d'oblitération de certains vaisseaux, soit par embolie, soit par thrombose.

Selon Duret, la circulation artérielle des deux hémisphères est jusqu'à un certain point indépendante ; — sans doute les deux cérébrales antérieures sont réunies par la communicante antérieure et les cérébrales postérieures présentent quelques communications sur la ligne médiane, mais les sylviennes des deux hémisphères restent à peu près tout à fait indépendantes l'une de l'autre. En fait, la circulation d'un hémisphère peut communiquer avec la circulation artérielle de l'hémisphère opposé. Mais cette communication n'est pas constante, et lorsqu'elle existe, elle correspond à l'existence d'une artère médiane du corps calleux (artère en *y*) qui se rend par des branches de bifurcation à l'un et à l'autre hémisphère (Voy. Jules Looten, *Rech. anat. sur la circulation artérielle du cerveau*. Thèse de Lille, 1906).

J. Biscons (*Rech. anat. et physiol. sur les artères cérébrales*. Thèse de Bordeaux, 1900), a confirmé que le système des artères centrales *paraît* être indépendant du système des artères corticales ; mais il remarque, en outre, que toutes ces dernières ont entre elles de fines anastomoses (artères de la pie-mère).

Cette disposition vasculaire serait-elle spéciale au cerveau de l'Homme ?

Quoi qu'il en soit, G. Valenti et G. d'Abundo (*Societa toscana di Science naturali in Pisa*, 17 nov. 1889) ont annoncé que dans le fœtus du Lapin, du Chat, de la Brebis et du Bœuf, les vaisseaux de l'encéphale s'anastomosent largement en anses et en réseaux et il est facile d'injecter toutes les artères d'*un* hémisphère en poussant l'injection par une seule des trois artères cérébrales.

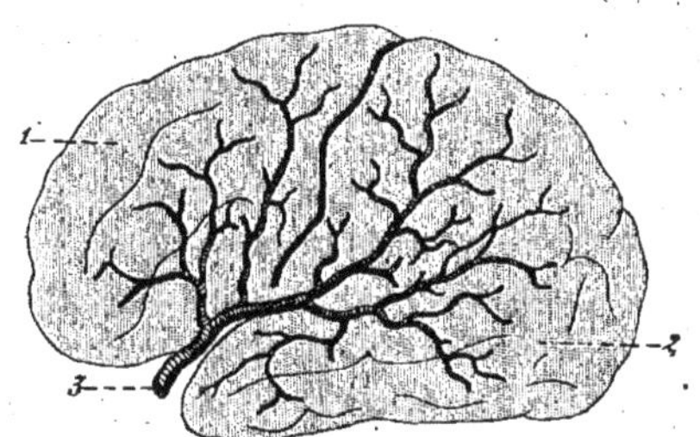

Fig. 322. — Distribution de l'artère cérébrale moyenne (3).

1, circonvolution frontale supérieure (territoire de la cérébrale antérieure) ; 2, lobe occipital (territoire de la cérébrale postérieure).

Département de la cérébrale antérieure. — *L'artère cérébrale antérieure* (volume : 2 mill. 5 de diamètre) contourne le genou du corps calleux (1, fig. 188) et suit la face interne de l'hémisphère en longeant à peu près le sillon calloso-marginal et se perd dans le lobule quadrilatère. — Indépendamment de quelques rameaux qu'elle fournit au corps calleux, au *gyrus fornicatus*, aux piliers du trigone et à la faux du cerveau, elle émet trois branches qui irriguent autant de territoires : 1° une *antérieure*, qui naît au niveau du genou du corps calleux et se rend dans la partie antérieure de la circonvolution frontale interne et dans le lobule orbitaire ; — 2° une *moyenne*, qui fournit à la partie postérieure de la circonvolution frontale interne, au lobule paracentral, et, passant à la surface externe de l'hémisphère, envoie des rameaux à la première et à la deuxième frontale, ainsi qu'à la partie supérieure des frontale et pariétale ascendantes; 2° une *postérieure*, qui se distribue tout entière au lobule quadrilatère.

Département de la cérébrale moyenne. — *L'artère cérébrale moyenne* ou *artère sylvienne* (3, fig. 188) (volume 4 mill. 5 de diamètre), ainsi appelée parce que son territoire comprend la vallée de Sylvius et ses affluents, s'enfonce dans la scissure de Sylvius et arrivée au pôle de l'insula de Reil, elle se divise en cinq branches qui émergent de la scissure pour aller se distribuer aux circonvolutions environnantes. — La *première* se rend dans la circonvolution de Broca (territoire de l'aphasie); — la *seconde* se porte dans la frontale ascendante et le pied de la deuxième frontale; — la *troisième* se rend dans la pariétale ascendante et le lobule pariétal supérieur; — la *quatrième* dans le lobule pariétal inférieur; la *cinquième* à la première temporo-sphénoïdale. Cette artère comprend donc dans son domaine tout l'*appareil des signes* (perception auditive et visuelle des mots, expression par la mimique, la parole et l'écriture). Ces branches, à leur origine, donnent de petits rameaux qui vont irriguer l'insula, l'avant-mur et le noyau amygdalien.

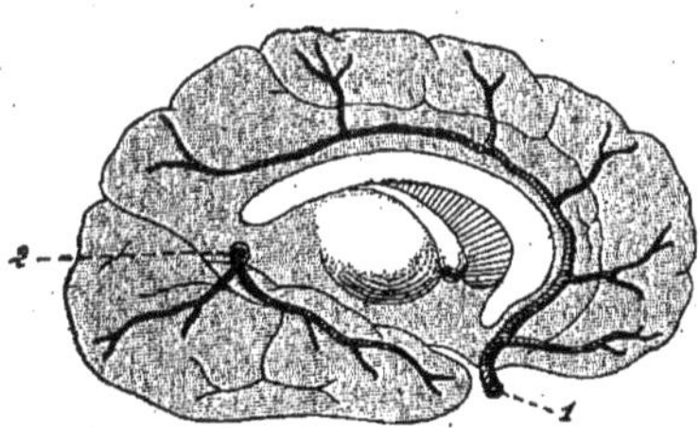

Fig. 323. — Distribution de l'artère cérébrale antérieure (1) et de la cérébrale postérieure (2) à la face interne de l'hémisphère.

Département de la cérébrale postérieure. — Originaire du tronc basilaire, l'*artère cérébrale postérieure* (2, fig. 188) (volume 2 à 2,5 mill. de diamètre) se dirige vers la face interne du lobe occipital et se divise en trois branches : une *antérieure* qui se rend à la partie antérieure des circonvolutions temporo-occipitales ; — une *moyenne*, qui se distribue à la partie moyenne des mêmes circonvolutions ; — une *postérieure*, qui se rend aux circonvolutions du lobe occipital. L'*artère occipitale* mérite une mention spéciale ; elle est l'*artère de la vision cérébrale* et se divise en 3 rameaux : 1° un antérieur, artère de la scissure pariéto-occipitale ; 2° un moyen, artère du cunéus ; 3° un postérieur, artère calcarine. Tous ces rameaux artériels rampent à la surface du cerveau dans l'épaisseur de la pie-mère où ils forment le réseau extrêmement riche de cette membrane essentiellement vasculaire. De la face profonde de ce réseau s'échappe une pluie d'artérioles qui s'enfoncent perpendiculairement dans l'épaisseur du cerveau — Les unes, *artères courtes* ou *corticales*, s'épuisent dans la substance corticale en un chevelu d'une très grande richesse ; les autres, *artères longues* ou *médullaires*, traversent la substance grise et s'enfoncent dans la substance blanche jusqu'au voisinage des noyaux centraux.

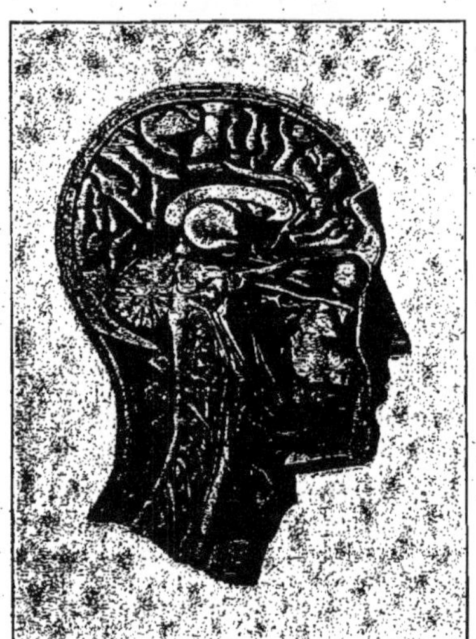

Fig. 324. — Vue de l'artère cérébrale antérieure, de la cérébrale postérieure et de l'artère de la vision à la face interne de l'hémisphère gauche

Comme l'a montré l'un de mes Prosecteurs, le Docteur Jules Looten, il est inexact de dire avec Duret que les artères sont terminales dans l'épaisseur de la méninge molle. Ce qui est vrai, c'est que les artères se divisent dans l'épaisseur de cette membrane en branches et en rameaux. Ces derniers seuls s'anastomosent entre eux pour constituer un réseau (réseau artériel pial), dans lequel on recherche, sans les y trouver, les mailles primaires et les mailles secondaires, admises par Heubner. C'est de ce réseau que se détachent perpendiculairement les artérioles nourricières (artères perforantes) de la substance cérébrale (fig. 326).

Les *artérioles nourricières* s'enfoncent directement dans la substance cérébrale. Les unes forment leurs arborisations et leur réseau dans la substance grise, les autres dans la substance blanche. Il y a bien des branches *courtes* et des branches *longues* parmi ces artérioles, mais il est inexact de les considérer comme formant deux catégories différentes. Dire également que les artères nourrières sont toutes terminales nous paraît exagéré ; il y a d'incontestables anastomoses entre les ramilles de deux buissons voisins.

Elles ne s'anastomosent pas dans la profondeur avec le système des artères centrales.

Le réseau capillaire formé par ces artères plongeantes est d'autant plus serré que la région qu'il alimente est elle-même plus riche en cellules nerveuses. Aussi le réseau est-il très serré, à mailles arrondies, dans la substance grise, et moins serré, à mailles allongées, dans la substance blanche. Ces capillaires sont très fins (5 à 6 μ) et communiquent les uns avec les autres.

Il est à retenir que plus on s'éloigne du *tronc* des artères cérébrales, plus les anastomoses de ces artères sont rares. Elles sont assez rares entre les branches, plus rares encore entre les rameaux. Il en résulte que l'oblitération (embolie, thrombose) d'un des rameaux, produit presque fatalement l'ischémie dans le petit territoire correspondant, et, consécutivement le *ramollissement* de cette partie de la substance nerveuse avec toutes ses conséquences physiologiques.

Ces ramollissements affectent la forme de cônes à base tournée vers la surface du cerveau, parce que les artères nourricières, détachées du réseau de la méninge molle, constituent des petits systèmes pénicillés.

b. **Artères centrales.** — Les *artères des ganglions centraux du cerveau* naissent

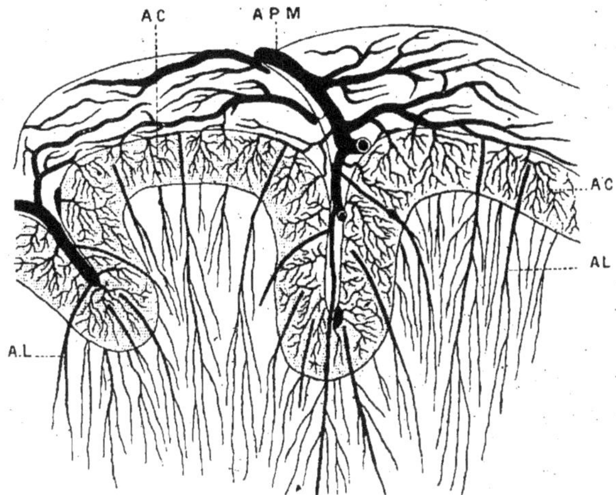

Fig. 325. — Les artères corticales se détachant du réseau de la pie-mère

APM, artère piale ; Ac, artères courbes ou artères de la substance grise des circonvolutions ; Al, artères longues pénétrant dans la substance blanche (d'après Brissaud).

du pourtour du cercle de Willis ou des troncs qui constituent ce cercle artériel. — Elles pénètrent verticalement dans le cerveau par sa base pour se porter dans les couches optiques et les corps striés. On peut les diviser en deux groupes : l'un *antérieur*, l'autre *postérieur*.

Le *groupe antérieur*, double et symétrique, est fourni à la fois par la cérébrale antérieure et la cérébrale moyenne, mais surtout par cette dernière. — Il est formé par des artérioles qui pénètrent par l'espace perforé latéral. L'artère cérébrale antérieure fournit pour son compte un bouquet d'artérioles inconstantes, qui vont pénétrer dans la tête du noyau caudé (artères striées antérieures).

Les artères fournies par la sylvienne abordent le corps strié par sa face inférieure ; elles se divisent en deux groupes : 1° les *artères striées internes* qui vont aux deux membres internes du noyau lenticulaire (artères lenticulaires) ; — 2° les *artères striées externes* qui pénètrent dans la partie externe du noyau lenticulaire et traversent ensuite la capsule interne ou l'externe en se divisant en deux groupes : l'un antérieur, *artères lenticulo-striées*, qui se rendent au noyau caudé, et parmi elles un rameau remarquable par son volume et sa longueur, *l'artère de l'hémorrhagie cérébrale* ou *artère de Charcot* (*x*, fig. 155); — l'autre groupe ou groupe postérieur, *artères lenticulo-optiques* qui vont se perdre dans les parties antérieure et externe de la couche optique (artères optiques externes).

Le *groupe postérieur des artères centrales* est unique et médian; — il pénètre dans le cerveau par l'espace perforé postérieur et se compose d'artérioles qui naissent de l'origine de l'artère cérébrale postérieure et vont se rendre pour la plupart dans la couche optique sous le nom d'*artères optiques inférieures et internes*, et *postérieures interne et externe*. — Le plancher du troisième ventricule et sa paroi postérieure reçoivent leurs artères de la communicante postérieure; — La paroi antérieure du même ventricule reçoit les siennes de la communicante antérieure. — La cérébrale postérieure fournit aussi des rameaux au noyau lenticulaire et à la capsule interne (Kolisko). Enfin, la corne d'Ammon reçoit une artère spéciale qui vient de la cérébrale postérieure, *artère de la corne d'Ammon*, et l'ergot de Morand une qui émerge de l'artère occipitale, *artère de l'ergot de Morand*.

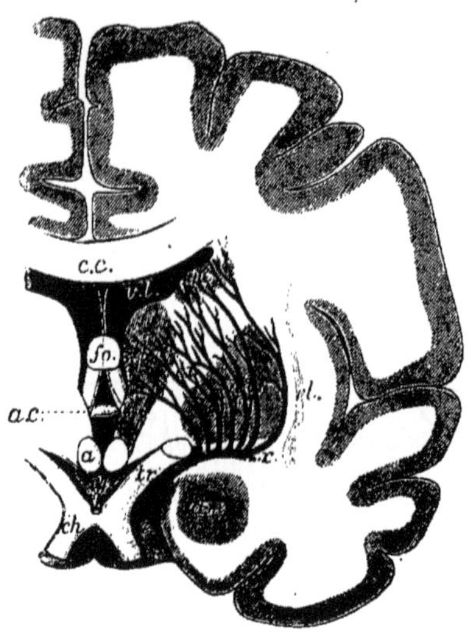

Fig. 326. — Artères centrales

cc, corps calleux; *fo*, fornix; *ac*, commissure blanche antérieure; *a*, tubercule mamillaire; *ch*, chiasma optique; *tr*, bandelette optique; *th*, couche optique: L, noyau lenticulaire; *nc*, noyau caudé; CD, capsule interne. Vl, ventricule latéral; *cl*, claustrum; *am*, noyau amygdalien; *c*, *x*, artère sylvienne d'où émergent les artères centrales, lenticulo-optiques et lenticulo-striées.

Artères ventriculaires. — Les artères ventriculaires entrent dans les ventricules avec la pie-mère interne. – Elles sont au nombre de trois : 1° l'*artère choroïdienne antérieure* ou *inférieure* (5, fig. 316) qui naît de la terminaison de la carotide interne ou de la sylvienne et pénètre dans la corne sphénoïdale pour se rendre dans les plexus choroïdes et donner quelques rameaux au crochet de l'hippocampe; — 2° l'*artère choroïdienne postérieure* et *latérale* (Duret) qui vient de la cérébrale postérieure, pénètre entre les deux feuillets de la toile choroïdienne et se divise en deux rameaux, dont l'un se ramifie uniquement dans la toile, alors que l'autre se rend aux plexus choroïdes du ventricule latéral; 3° l'*artère choroïdienne postérieure moyenne* émerge, soit de la cérébrale postérieure, soit des cérébelleuses supérieures, et se termine également par deux rameaux, l'un destiné à la toile choroïdienne, l'autre aux plexus choroïdes du ventricule moyen. Les artères de la toile donnent des rameaux aux parties voisines (parois du ventricule moyen), tandis que celles des plexus choroïdes ne fournissent aucune branche aux parois ventriculaires.

Les buissons terminaux de toutes ces artères n'ont guère de communications entre eux.

Les artères cérébrales sont soumises, comme les artères des autres organes, à l'influence des nerfs vaso-moteurs. Ce sont ces nerfs qui règlent la circulation de l'encéphale. Pendant le travail cérébral il y a vaso-dilatation, le cerveau se congestionne et sa température augmente. Il en est de même pendant le rêve. Au contraire, pendant le sommeil sans rêves, il y a anémie du cerveau (Mosso, François Franck). L'anémie et l'ischémie cérébrale jouent un grand rôle en neuropathologie. Brown-Séquard a considéré l'épilepsie comme la conséquence des troubles vaso-moteurs de la région bulbaire. La migraine ophthalmique serait, elle aussi, provoquée par une variation dans le calibre des artérioles du cerveau (contractions spasmodiques des vaisseaux suivies d'ischémie consécutive : Dubois-Reymond) sous l'action du sympathique cervical. Certaines formes d'aphasie

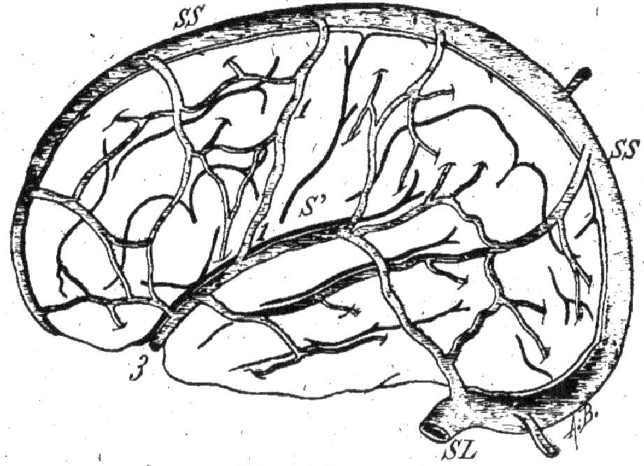

Fig. 327. — Veines de la face externe du cerveau.

1, 1, grande veine cérébrale supérieure ; 3, veine sylvienne (v. cérébrale médiane de Browning) : 1 + 3, constituent la grande veine cérébrale de Trolard ; S, S, sinus longitudinal supérieur ; SL, sinus latéral ; S', scissure de Sylvius les veines et sinus de la dure-mère sont en bleu).

transitoire, de mélancolie (Ball), d'hallucinations (Luys, Binet, Féré), d'impulsions irrésistibles (Féré), etc., trouveraient leur explication dans les troubles vasculaires cérébraux.

Enfin, l'athérome, les anévrysmes des artères de la base du cerveau, peuvent donner lieu, par rupture artérielle, à des hémorrhagies méningées, et Charcot, Bouchard, Liouville ont montré toute la valeur des *anévrysmes miliaires* des artérioles intra-cérébrales dans la production de l'hémorrhagie cérébrale, qui siège de préférence dans les couches optiques et les corps striés.

Les *Veines de l'encéphale* bien étudiées par Sappey et plus récemment par Hédon ont comme caractères généraux : 1° d'être disséminées sur toute la surface du cerveau et non pas localisées à la base comme les principaux troncs artériels ; — 2° d'être variables et inconstantes dans leur cours, et d'avoir un trajet indépendant de celui des artères ; — 3° de ne pas se cacher dans les sillons de la surface du cerveau comme les artères, mais de ramper à sa surface ; — 4° d'être *sinusiennes* près de leur embouchure à cause de leur soudure à la dure-mère au moment où elles traversent cette membrane ; — 5° d'être volumineuses et de fournir d'abondantes anastomoses ; — 6° d'être dépourvues de valvules et de fibres musculaires.

On peut les diviser en : a, *Veines de la surface des hémisphères* ; b, *Système des veines de Galien.*

a. *Les veines de la face externe des hémisphères* sont : 1° les *veines cérébrales supérieures,* tributaires du sinus longitudinal supérieur, au nombre de 8 à 15, et parmi

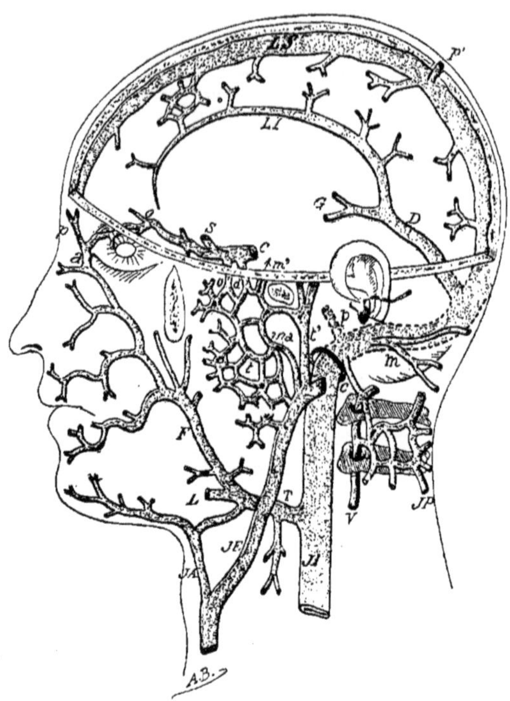

Fig. 328. — Les communications des veines intra-crâniennes et des veines exo-crâniennes.

JI, veine jugulaire interne ; JE, veine jugulaire externe ; JA, veine jugulaire antérieure ; T, tronc thyro-linguo-facial ; L, linguale ; F, faciale commune ; *a*, angulaire ; *p*, préparate ; *o*, ophtalmique ; *t*, plexus ptérygoïdien ; *t'*, temporale superficielle ; *ma*, maxillaire interne ; *m'*, méningée moyenne ; C, sinus caverneux ; S, sylvienne ; LS, sinus longitudinal supérieur ; *p'*, émissaire pariétale ; LI, sinus longitudinal inférieur ; D, sinus droit ; G, veine de Galien ; *p*, sinus latéral ; *m*, mastoïdienne ; *c*, trou déchiré postérieur (golfe de la jugulaire) ; V, vertébrale ; JP, jùgulaire postérieure.

elles la grande *veine cérébrale supérieure de J. Cruveilhier*, *veine de la zone motrice de Sperino*, *grande veine de Trolard* (1, 3, fig. 328) ; — 2° les *veines cérébrales externes postérieures*, tributaires du sinus latéral qui continuent la série des cérébrales supérieures ; 3° les *veines sylviennes*, tributaires des sinus de la base du crâne, dont la *grande veine cérébrale médiane de Browning* est la branche principale et constitue la partie inférieure de la *grande veine anastomotique de Trolard.*

Cette dernière, arrivée à la face inférieure du cerveau, au niveau de l'apophyse d'Ingrassias, devient sinusienne et s'abouche ordinairement dans le sinus sphéno-pariétal de

Breschet; — Trolard, qui considère ce sinus comme appartenant à la veine méningée moyenne antérieure, estime que la veine sylvienne se recourbe en arrière lorsqu'elle

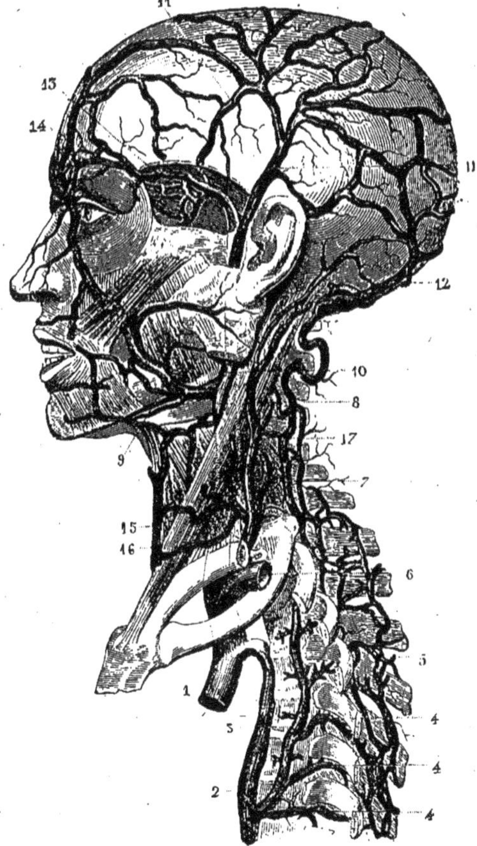

Fig. 329. — Veines exo-crâniennes.

1, veine-cave supérieure; 2, grande veine azygos; 3, petite azygos; 4, veine intercostale; 5, veines dorso-spinales, 6, origine de la veine sous-clavière gauche; 7, veine jugulaire externe; 8, veine jugulaire interne; 9, veine faciale; 10, veine temporale superficielle; 12, veine occipitale; 13, veines temporales sous-aponévrotiques; 14, veine frontale; 15, veine jugulaire antérieure; 16, veine de communication de la jugulaire externe avec la jugulaire antérieure; 17, veine jugulaire postérieure.

arrive au sommet de la petite aile du sphénoïde, et, traversant toute la fosse sphéno-temporale dans l'épaisseur de la dure-mère, va se jeter dans le sinus pétreux supérieur (Voy. Ch. Debierre, *Traité d'Anatomie de l'Homme*, t. I, p. 682).

Les *veines de la face inférieure* sont divisées en *antérieures* ou *frontales*, tributaires du sinus longitudinal supérieur, en *moyennes*, qui naissent dans la région de la fosse de Sylvius et de l'Insula, et se jettent soit dans la veine sylvienne, soit dans le sinus de Breschet, et parmi elles la *veine ophtalmo-méningée* de Hyrtl qui s'arrête dans le sinus sphéno pariétal, le sinus caverneux ou communique avec les veines de l'orbite; — en *postérieures temporo-occipitales*, qui se jettent dans le sinus latéral.

b. Le *Système de la grande veine de Galien* comprend : 1° les *veines ventriculaires*; — 2° les *veines basilaires*; — 3° les *veines occipito-cérébelleuses*. — Les *veines ventriculaires* ramènent le sang des régions centrales du cerveau et cheminent entre les deux feuillets de la toile choroïdienne : ce sont les *deux veines cérébrales internes* ou *veines de Galien* (8, fig. 244). Elles naissent en avant et de chaque côté de trois affluents qui convergent vers le trou de Monro : ce sont la *veine du corps strié*; — la *veine des plexus choroïdes*; — la *veine de la cloison transparente*, dont les rameaux d'origine les plus volumineux viennent de la corne antérieure du ventricule latéral, d'où le nom de *veine antérieure du ventricule* que Browning a donné à la veine de la cloison. — Dans leurs parcours les veines de Galien reçoivent :

1° Des veinules de la couche optique, du trigone, de la corne d'Ammon, de l'ergot de Morand et de la toile choroïdienne elle-même. — En arrière elles se réunissent au-dessous du bourrelet du corps calleux pour former un tronc unique, la *grande veine de Galien*, qui se jette presque aussitôt dans le sinus droit.

2° Les *veines basilaires*, *veines cérébrales médianes inférieures* de Cruveilhier, *vena cerebri anterior* de Henle sont au nombre de deux, une de chaque côté; — elles commencent au niveau de l'espace perforé antérieur, se portent en arrière, contournent le pédondule cérébral correspondant, et se jettent dans la veine de Galien. Leurs affluents originaires sont : la veine cérébrale antérieure, la veine de l'insula (inconstante), un petit système veineux qui traverse l'espace perforé latéral et provient des ganglions centraux et de la capsule interne, *veines lenticulo-striées inférieures* (Hédon) (1), les veines des divers organes médians de la base du cerveau, des lèvres de la fente de Bichat et parmi elles, des veines choroïdiennes ou pariétales de la corne sphénoïdale du ventricule latéral. En avant, les veines basilaires communiquent d'ordinaire avec la veine sylvienne, en arrière avec une cérébelleuse ; au centre de la base du cerveau elles s'anastomosent entre elles de façon à former un *polygone veineux* correspondant au polygone artériel de Willis.

3° Les *affluents postérieurs de la veine de Galien* sont : *a*) des veines de la face inférieure du lobe occipital ; — *b*) des veines de la face interne du même lobe ; — *c*) la veine calleuse postérieure; — *d*) les veines des tubercules quadrijumeaux et de la glande pinéale, *vena azygo conorii* de Weber; — *e*) une ou plusieurs veines cérébelleuses supérieures et médianes.

Le système veineux de l'encéphale n'est pas composé de départements plus ou moins fermés et analogues aux départements artériels : toutes les veines s'anastomosent largement entre elles, celles de la surface extérieure avec les veines basilaires, et les deux groupes avec les veines intra cérébrales. D'autre part, les veines du cerveau communiquent largement avec les veines cérébelleuses et bulbo-protubérantielles et par celles-ci avec les veines médullaires. Elles communiquent aussi le plus ordinairement avec les veines exo-crâniennes par la *veine ophthalmo-méningée* (Hyrtl, Festal, Labalette), et des veinules qui sortent de la pie-mère et traversent les trous de la lame criblée de l'ethmoïde (Hédon) (2).

(1) Hédon fait justement remarquer que l'on peut voir les analogues des *veines striées supérieures* (ventriculaires) dans les rameaux des artères ventriculaires qui abordent le corps strié par sa face supérieure. On pourrait appeler ces artères, très grêles à la vérité, *artères striées supérieures*. (Ch. Hédon, *la circulation veineuse de l'encéphale*, thèse de Bordeaux, 1888).

(2) Voy. F. Labalette, *Les veines de la tête* (Thèse de Lille, 1891).

Toute gêne un peu longue de la circulation générale ne tarde pas à retentir sur la circulation veineuse de l'encéphale. La tension vasculaire augmente alors dans le cerveau, et l'on voit survenir l'aspect caractéristique de la *congestion cérébrale* (état sablé de la substance blanche, coloration hortensia de la substance grise). La congestion passive du cerveau peut également survenir dans les compressions de la veine cave supérieure ou des jugulaires, dans les affections chroniques du cœur droit ou des poumons, dans le goître exophthalmique. C'est encore dans les mêmes circonstances qu'on voit survenir l'*œdème du cerveau*. Dans les accidents urémiques, on a accusé l'œdème d'être la cause des attaques épileptiformes (Raymond, Chantemesse, etc.).

La *communication entre les artères et les veines du cerveau* se fait par des *Capillaires* vrais précédés de petites artérioles engaînées par un manchon lymphatique dans lequel flotte l'artère, la *gaîne lymphatique péri-vasculaire* de Ch. Robin. Mais, en dehors de ces communications communes entre le système artériel et le système veineux, existe-t-il des *communications directes* dans l'épaisseur de la pie-mère entre les artères et les veines encéphaliques? En un mot, y aurait-il là comme dans d'autres régions du corps, des *Canaux dérivatifs* dits *Canaux de Sucquet?* Duret, Sappey, Vulpian nient l'existence de tous canaux de ce genre, tandis que Schrœder van der Kolk, Heubner, Ecker, Cadiat — et je suis de ceux-là — croient fermement à leur existence.

Tandis que Duret pense que dans la pie-mère les artères se ramifient pour s'anastomoser (catégorie des artères terminales de Cohnheim), Heubner soutient, au contraire, que ces artères s'anastomosent entre elles de façon à donner un réseau dans la pie-mère (*réseau pial*). Biscons, nous l'avons vu, partage la même opinion, qui doit être considérée comme exacte.

Les artères et les veines parenchymateuses ou terminales, s'enfoncent perpendiculairement de la pie-mère dans l'écorce cérébrale; les plus grosses branches vont jusque dans la substance blanche. Le *réseau capillaire* forme un plexus à mailles assez larges dans la couche moléculaire, un réseau très étroit dans la couche des cellules pyramidales, et dans les couches les plus profondes de l'écorce, le même réseau devient beaucoup plus large. Toutes les masses grises se distinguent par leur richesse en vaisseaux capillaires. Les artères parenchymateuses sont seules terminales, c'est-à-dire formant des bouquets sans communications (?) avec les bouquets artériels voisins.

Du réseau capillaire naissent les veines qui s'en vont, les unes dans le réseau de la pie-mère (veines corticales), les autres dans le système de la veine de Galien (veines centrales).

Y a-t-il des *lymphatiques* dans l'encéphale ? Il est de connaissance classique, à l'heure qu'il est, que le système lymphatique des centres nerveux est représenté par les espaces séreux péri-vasculaires (graines adventitielles péri-vasculaires de Ch. Robin, etc.), qui se continuent à la surface des centres avec les espaces lymphatiques de la pie-mère, et plus loin avec les espaces sous-arachnoïdiens eux-mêmes. Obersteiner, Rosenbach, Serwald, etc., ajoutent même aux gaines périvasculaires des espaces péri-cellulaires et périgliaires servant à la nutrition des cellules ganglionnaires et névrogliques. Mais ces espaces sont encore hypothétiques, ainsi que l'*espace de His*, dans lequel ils s'ouvriraient.

La gaine séreuse développée aux dépens du tissu cellulaire sous-arachnoïdien, distante du vaisseau sanguin de 10 à 30 μ, y est rattachée par de très petits filaments, *rétinacula* de Axel Key, Golgi et Charcot. Dans ces gaines circule le liquide céphalo-rachidien issu du sang qui circule dans les vaisseaux. Toutes ces gaines s'ouvrent à la surface du cerveau dans les mailles du tissu sous-arachnoïdien et le liquide sous-arachnoïdien collecté dans les rivuli, rivi et flumina se déverse dans les lacs ou confluents de Magendie. Jamais en les injectant avec des liquides colorés on a pu faire pénétrer l'injection dans les ganglions lymphatiques voisins. Elles se terminent en cul-de-sac sur les plus fins capillaires.

Sous le nom de *porose cérébrale*, Bizzozero et Golgi ont décrit une altération du cerveau consistant en la présence de cavités multiples, variant du volume d'un grain de mil à celui d'un pois, remplies d'un liquide séreux, et qui ne seraient autre chose que la conséquence de la dilatation varicoïde des espaces lymphatiques périvasculaires.

Il y a aussi des gaines séreuses autour des *nerfs*. En effet, les gaines lamelleuses des nerfs de Ranvier sont en communication avec les lacs sous-arachnoïdiens ; Axel Key et Retzius, notamment, l'ont démontré à l'aide d'injections au bleu de Prusse. Autour des faisceaux de nerfs nous trouvons donc également le liquide céphalo-rachidien qui d'après Schwalbe, communiquerait également : 1° par les canaux séreux du nerf acoustique avec les espaces périlymphatiques de l'oreille interne ; — 2° par le lac central et les espaces séreux du nerf optique, avec les espaces séreux de la lamina fusca, qui entourent les vaisseaux de la choroïde et communiquent avec la chambre antérieure de l'œil ; — 3° par les espaces séreux des nerfs olfactifs jusque dans la membrane pituitaire.

Mais en dehors de ces espaces lymphatiques, existe-t-il des *vaisseaux lymphatiques* dans le cerveau ? Mascagni a figuré des vaisseaux lymphatiques dans la dure mère, le long d'une des branches de l'artère méningée moyenne. Le même anatomiste, et avec lui Arnold, Breschet et Fohmann, ont décrit des lymphatiques à la surface du cerveau. Fohmann en a figuré dans les plexus choroïdes des ventricules latéraux ; Arnold les a vus se réunir en un tronc placé côte à côte des veines de Galien. Sappey nie ces vaisseaux, mais récemment P. Poirier, étant parvenu à en injecter un par deux fois dans la scissure de Sylvius, il y a lieu, semble-t-il, de revenir à l'opinion des anciens sur la matière.

Applications pathologiques. — On a observé quelquefois la thrombose du tronc basilaire qui, lorsqu'elle siège au-dessous de l'origine des artères du noyau du nerf vague (Hayem), entraîne une asphyxie subite.

En raison de la voie plus droite, c'est surtout par la carotide droite que se propagent les embolies dans les artères du cerveau. C'est aussi pour la même raison que les ruptures artérielles (*hémorrhagies cérébrales*) ont plus souvent lieu à droite. Ces ruptures sont favorisées par les efforts multipliés et soutenus, en raison de l'augmentation de la pression intra-thoracique qui augmente la pression du sang dans les artères encéphaliques Si elles ne sont pas plus fréquentes dans ces circonstances, c'est, a dit Guyon, par suite du gonflement de la glande thyroïde qui viendrait faire l'office d'un compresseur sur les carotides et restreindre ainsi l'impulsion cardiaque dans le domaine des artères carotides. Quand l'interruption du sang dans une carotide est brusque (ligature), il en résulte des troubles cérébraux plus ou moins graves et due à l'ischémie cérébrale. Mais dans la compression lente des carotides, comme dans le cas de tumeurs de la glande thyroïde, il n'y a pas de troubles graves en général, parce que l'équilibre de la circulation a le temps de se rétablir.

On a proposé la ligature des carotides (Preston), et celle des vertébrales (Alexander, Grey, etc.) pour la cure de l'épilepsie, mais je crois que peu de chirurgiens ont encore recours à ce moyen.

En raison de son exquise sensibilité et de sa situation, c'est sur l'encéphale que retentit le plus la dépression du cœur. C'est ainsi que les hémorrhagies profuses, la dégénérescence graisseuse du cœur, l'insuffisance aortique, les larges ventouses de Junod appliquées sur la peau, la déplétion brusque par évacuation des liquides ascitique ou pleurétique, déterminent assez souvent des phénomènes d'anémie cérébrale (vertiges, tintouins, obnubilation, etc.) et parfois la syncope. On remédie dans ces circonstances à l'insuffisance de la circulation encéphalique en plaçant le sujet dans la position horizontale.

Lie-t-on les carotides et comprime-t-on les vertébrales chez un animal (*expérience d'Astley Cooper*), il tombe en état de mort apparente que l'on peut prolonger par la respiration artificielle, et qui cesse si l'on enlève les ligatures (Herzen). — Si l'on injecte du sang oxygéné dans les carotides d'un décapité aussitôt la décollation, on voit réapparaître certains mouvements des yeux et de la face (Brown-Séquard, Laborde, etc.). L'excitabilité de la substance grise corticale ne dure guère plus de deux minutes après la décapitation, tandis que celle de la substance blanche n'est épuisée qu'après 25 ou 30 minutes (Laborde).

Outre la torpeur, l'insuffisance de l'afflux du sang dans le cerveau peut encore donner lieu à des psychopathies dépressives ou excitantes (lésions de la valvule mitrale, anévrysmes de l'aorte, etc.). Dans le cas où les troubles de l'irrigation cérébrale sont liés à des obstacles mécaniques intra-crâniens (suturation précoce du crâne, hydrocéphalie) la craniectomie peut amener du soulagement en diminuant la pression vasculaire dans le cerveau.

Les hémorrhagies qui se font par rupture de la sylvienne gauche aboutissent à l'aphasie, parce que cette artère irrigue l'*appareil des signes*. Celles qui se font entre le noyau lenticulaire et la capsule externe par rupture de l'*artère de Charcot*, donnent lieu à une hémiplégie permanente si elles sont assez considérables pour détruire la capsule interne sur un point de son trajet, mais si elles se localisent dans la cavité virtuelle qui siège entre la capsule externe et le noyau lenticulaire, il n'y a que de la compression des fibres capsulaires et l'hémiplégie disparaît à mesure que le foyer hémorrhagique se résorbe.

Les hémorrhagies qui se font par les *artères optiques inférieures* sont surtout celles qui envahissent les cavités ventriculaires. Elles se caractérisent par le phénomène dit de la *contracture précoce*.

Ces hémorrhagies succèdent à des *artérites chroniques* (saturnine, alcoolique, syphilitique, etc.), à de l'artério-sclérose des petites artères aboutissant aux *anévrysmes miliaires* (Charcot et Bouchard), à des *anévrysmes disséquants* qui fusent le long des gaines péri-vasculaires des vaisseaux capillaires.

Les artères de la base, les grosses artères du cerveau, sont susceptibles de porter des anévrysmes, qui acquièrent dans certains cas un volume suffisant pour donner lieu à des phénomènes de compression en rapport avec leur siège. Ces anévrysmes sont susceptibles de se rompre comme les autres, et produisent dès lors des *hémorrhagies méningées*. Ces mêmes artères sont le siège assez fréquent de lésions athéromateuses qui donnent lieu à des thromboses et à des embolies cérébrales, c'est-à-dire à des obstructions vasculaires. A ces obstructions succèdent dans le territoire cérébral irrigué par l'artère obstrué, de l'ischémie d'abord, de la nécrose cérébrale ensuite, c'est-à-dire qu'il survient du *ramollissement cérébral*, qui passe successivement par les phases de ramollissement rouge (coloration due à la congestion veineuse), de ramollissement jaune et de ramollissement blanc, et se caractérise par la dégénérescence pulpeuse de la zone privée de sang. Dans les noyaux centraux, les petits foyers hémorrhagiques, peu à peu résorbés, peuvent aboutir à une sorte de cicatrice d'un jaune rougeâtre (*foyers ocreux*), qui est l'indice d'un foyer guéri.

Dans la paralysie générale, outre les lésions de l'encéphalite interstitielle diffuse, il existe de l'artérite des vaisseaux de la pie-mère. Cette altération vasculaire, qui aboutit à l'épaississement de la pie-mère et de ses prolongements, a même été considérée comme la lésion initiale.

16. — Développement des Centres Nerveux

Nous décrirons successivement : 1° le développement de la Moelle Épinière ; 2° le développement de l'Encéphale ; 3° le développement histogénique des Centres Nerveux ; 4° le développement des Circonvolutions du Cerveau ; 5° le développement des Racines des Nerfs.

1° Développement de la Moelle. — Lorsque les bipartitions successives et répétées du noyau de l'œuf ont donné naissance au blastoderme, et que celui-ci s'est subdivisé en trois feuillets superposés, le feuillet externe ou ectoderme se déprime le long de la ligne axiale de la tache embryonnaire pour former un sillon longitudinal. — Ce sillon (S, fig. 333) est limité à droite et à gauche par une crête, les *crêtes dorsales* (c,c, fig. 333) qui s'élèvent peu à peu, se rapprochent en convergeant vers la ligne médiane, et enfin finissent par se réunir et se souder de façon à transformer le sillon médullaire en un canal complet, le *canal neural* (M, fig. 333) dont nous retrouvons les vestiges chez l'adulte sous la forme du canal de l'épendyme (1).

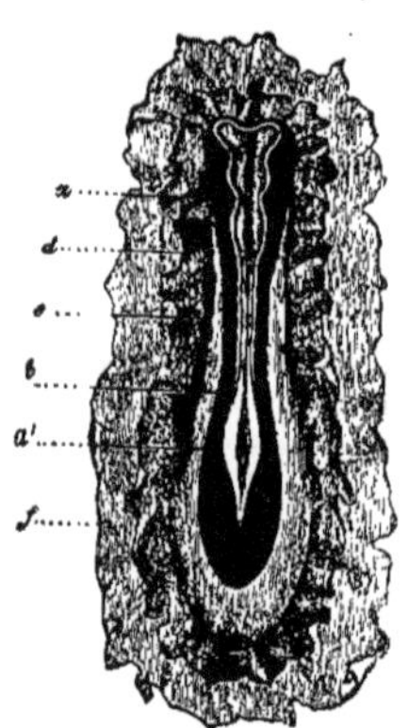

Fig. 330. — Ébauche embryonnaire de l'œuf de la Chienne vue de face : canal neural.

A, vésicules cérébrales ; *a'*, sinus rhomboïdal lombaire de la moelle ; *b*, protovertèbres ; *c*, plaque latérale ; *d*, *f*, membranes embryonnaires déchirées.

Une fois fermé, le canal médullaire s'isole peu à peu de l'ectoderme qui lui a donné naissance par suite de la prolifération des cellules du mésoderme qui l'environnent et finissent par l'englober.

A cette époque la lame cornée ou épidermique est réunie à la lame neurale par une pièce de transition de grande importance, la *crête neurale* de Balfour, le *cordon ganglionnaire* de His (Ganglienstsang) qui donne naissance aux ganglions cérébro-rachidiens (Mathias Duval, His, etc.) et secondairement aux ganglions du nerf grand sympathique.

Chez un embryon de la 4ᵉ semaine, la cavité de la moelle épinière a la forme d'une fente antéro-postérieure aplatie latéralement (fig. 334) ; elle est limitée par deux parois latérales épaisses, et en avant et en arrière par deux parties minces, les commissures primitives. Un léger sillon longitudinal divise les parois latérales en deux portions, une ventrale (plaque fondamentale de His) qui donne origine à tous les nerfs moteurs ; une dorsale (plaque alaire de His) qui reçoit les terminaisons centrales de tous les nerfs sensitifs. Ce sillon se continue sur le névraxe céphalique et aboutit au trou de Monro en suivant les parois latérales de l'aqueduc de Sylvius et le sillon de Monro du 3ᵉ ventricule. Au niveau du 4ᵉ ventricule, il s'élargit un peu pour constituer la *fovea anterior*.

Au moment où le cylindre médullaire vient de se clore, la paroi du canal est composée de cellules épithéliales, dont la rangée qui limite la lumière du canal central a pris le caractère prismatique de l'épithélium épendymaire. Ces cellules prolifèrent par kario-

(1) Le renflement antérieur de la moelle épinière (vésicule cérébrale primordiale (?) de l'*Amphioxus* s'ouvre directement à l'extérieur (face dorsale). Cet orifice ne peut que correspondre à un *neuropore*, c'est-à-dire au dernier reste de la communication de l'encéphale avec l'épiderme de la peau (Hatschek).

cynèse, et donnent naissance aux éléments de la substance grise, et au fur et à mesure de cette croissance, le canal lui-même se rétrécit. Avant même la fermeture totale du sillon névraxial, l'ectoderme neural est déjà composé de plusieurs couches. Ses cellules s'étirent en biscuit et se divisent, les cellules-filles restant unies toutefois par des filaments protoplasmiques. Il se forme ainsi des chaînes cellulaires radiées, étendues de la rangée des cellules épendymaires à la basale (1) qui limite à la périphérie le névraxe primitif. — Indépendamment des cellules de l'ectoderme entrant dans la composition de l'ébauche de la moelle, il intervient assez tôt dans la constitution de cet organe, des éléments qui dérivent du mésenchyme.

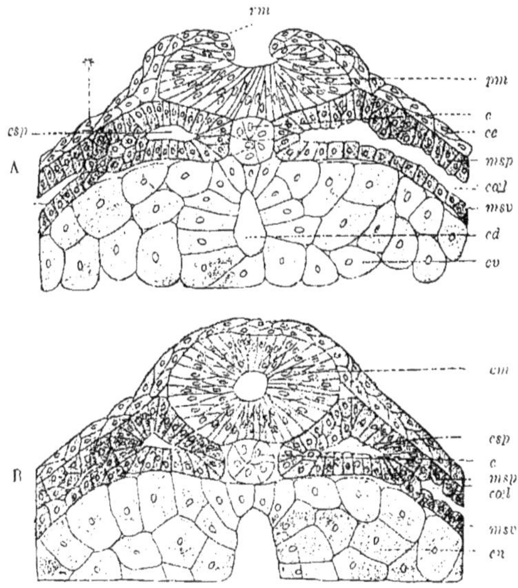

Fig. 331. — Coupe transversale d'un Embryon de Triton (Hertwig).

rm, replis médullaires ; *pm*, plaque médullaire (gouttière neurale) ; *cm*, canal neural ; *c*, corde dorsale ; *ec*, ectoderme ; *en*, endoderme ; *msp* et *msv*, feuillet pariétal et feuillet viscéral du mésoderme ; *cd*, cavité digestive ; *cœl*, cœlome ; *csp*, cavité d'une protovertèbre ; *cv*, cellules vitellines.

Dans la première figure la gouttière médullaire n'est pas encore fermée et les somites commencent à se séparer, par étranglement, des plaques latérales.

Le tube médullaire, une fois isolé de l'ectoderme, est en effet entouré par des cellules du mésoderme qui fournissent à la fois l'ébauche de la paroi du canal rachidien et les enveloppes de la moelle épinière. La couche la plus voisine de la moelle, celle qui fournira la pie-mère, intervient dans la constitution de la charpente de l'organe. D'elle s'échappent des prolongements qui s'enfoncent dans la moelle et y portent des vaisseaux et des éléments connectifs d'où dérivera la substance intercellulaire ou connective de la moelle épinière. La moelle, largement abordée par

(1) La basale, qui limite en dehors l'ectoderme neural, *membrana prima* de Hensen, n'est autre chose que la continuation de la membrane basilaire qui sépare l'ectoderme du mésoderme.

les vaisseaux, voit ses cellules pousser des prolongements qui établissent des anastomoses entre les cellules des chaînes radiales de prolifération. Il s'établit de la sorte un réseau de prolongements protoplasmiques, coupés par des nœuds qui répondent aux éléments cellulaires et d'où dérive le tissu neuro-névroglique. — La substance grise de la moelle est contenue en puissance dans ces cellules ramifiées, qui proviennent d'une prolifération des cellules de l'épiderme.

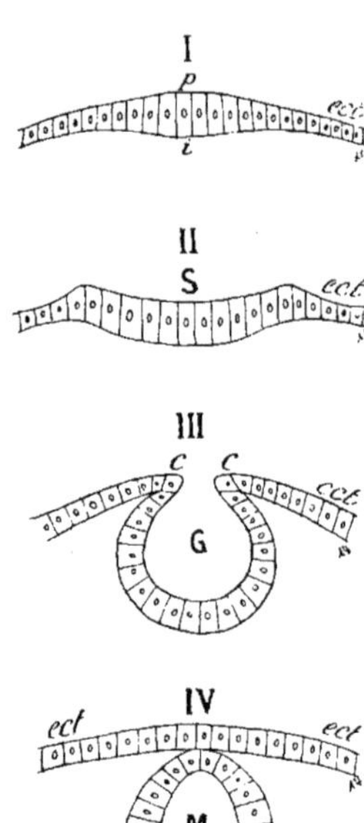

Fig. 332. — Schème du développement de la moelle épinière.

I, premier stade : plaque médullaire; II, deuxième stade : sillon médullaire; III, stade plus avancé : gouttière médullaire presque close; IV, stade final : canal médullaire ou neural, entièrement clos et désormais séparé de l'ectoderme; *ect*, ectoderme; P, plaque médullaire; S, sillon médullaire; G, gouttière médullaire; *c*, *c*, crêtes médullaires ou dorsales; M, moelle épinière.

Ultérieurement, les cellules de la substance grise, qui sont originairement toutes semblables, se différencient et se groupent autour du canal central sous forme de quatre colonnettes, qui deviennent l'origine des cornes de cette substance. La transformation des cellules médullaires primitives en cellules médullaires ou en cellules névrogliques, s'effectue entre le troisième et le cinquième mois de la vie utérine. — De trois à quatre mois, ces éléments acquièrent des prolongements ramifiés, à part l'un d'entre eux qui ne se ramifie pas et se révèle déjà comme le prolongement de Deiters.

A la naissance, les cellules de la moelle ont en partie acquis les caractères des cellules de la moelle de l'adulte, mais leur achèvement ne s'accomplit que plus tard.

A la surface du cylindre de substance grise primitive, ne tardent pas à se développer les parties blanches, destinées à donner naissance aux cordons médullaires. — Ceux-ci apparaissent successivement et restent longtemps distincts. — Les premiers en date sont les cordons antérieurs : ils sont visibles sur l'embryon humain de la fin du premier mois. A cette époque une zone de substance blanche est venue coiffer les rudiments des cornes antérieures et postérieures et constituer les zones spinales motrices et sensitives ou zones radiculaires qui doivent former plus tard les cordons antéraux-latéraux et postérieurs. Les derniers venus sont les cordons latéraux : ils naissent vers sept ou huit semaines (2, 3, fig. 334). La croissance de ces cordons autour de la substance grise centrale, donne lieu à la commissure blanche et aux sillons de la moelle.

Les *fibres de la substance blanche* ne sont que les prolongements des cellules nerveuses, ainsi que l'a établi His, sur des embryons humains de dix-huit à vingt-cinq jours. A cette époque de la vie utérine, on peut voir les fibres des chaînes radiales proliférantes de la substance grise, s'élargir lorsqu'elles arrivent à la périphérie et former là une sorte d'écorce, *membrana limitantes medullaris* de His, qui est le premier rudiment de la substance blanche.

Il est digne de remarque qu'au début les tubes nerveux ne possèdent point de gaine de myéline. — Au septième mois, les fibres à myéline sont abondantes dans les cordons antérieurs, en proportion beaucoup moindre encore dans les cordons latéraux et postérieurs (Vignal). Les cordons blancs de la moelle n'arrivent du reste qu'assez tardivement à leur complet développement. — Les fibres des faisceaux pyramidaux ne sont pas encore complètement engainés par la myéline à la naissance et, à cette époque aussi, Pierret a fait voir que les cordons de Goll sont loin d'être achevés. Ce phénomène de différenciation est le résultat de la formation des gaines de myéline autour des cylindres-axes (Flechsig).

De très bonne heure apparaît, autour de l'épendyme, une substance molle et grisâtre, qui forme comme une gangue aux éléments nerveux de la moelle. — Pour les uns (Virchow, Henle, Merkel, Kölliker, Frey, Klein, etc.), cette gangue, qui n'est que la *névroglie* (tissu de soutènement), est de nature connective; pour d'autres (Ch. Robin, Boll, Golgi, Eichorst, etc.), elle est de nature spéciale et particulière. Mais des recherches de Ranvier, J. Renaut, Vignal, L. Witkowski, etc., il résulte que les cellules de la névroglie, comme les cellules des centres nerveux eux-mêmes, procèdent du neuro-épithélium primitif. — Du troisième au cinquième mois, la cellule névroglique acquiert ses caractères particuliers. — Elle passe d'abord par la forme étoilée, puis par la forme ramifiée, *cellule araignée*. — Ce qui prouve que cette formation est indépendante du tissu conjonctif, c'est qu'on la rencontre dans la moelle de la lamproie et de l'ammocœte. Or, les vaisseaux n'ont pu apporter de tissu connectif dans la moelle de ces animaux, car ils y font à peu près totalement défaut (Reissner, Langerhans, J. Renault, etc.).

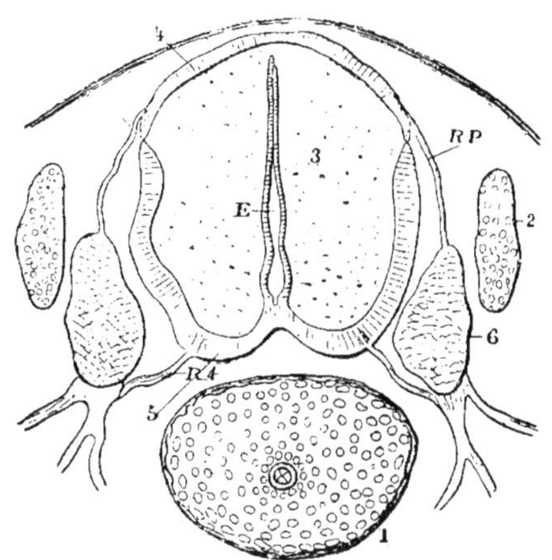

Fig. 333. — Coupe transversale de la moelle épinière d'un fœtus de Brebis de 30 millimètres (3 à 4 semaines) au niveau de la région rénale (Gross. : 25 d.).

1, corps vertébral avec la corde dorsale au centre; 2, lame vertébrale; 3, substance grise de la moelle; 4, ébauche des cordons postérieurs; 5, ébauche des cordons antéro-latéraux; 6, ganglion rachidien; RP, racines postérieures; RA, racines antérieures; E, canal épendymaire.

Au début, la moelle descend jusqu'à l'extrémité inférieure du rachis et même au-delà du coccyx (Tourneux et Herrmann), mais à partir du troisième mois elle cesse de s'allonger aussi vite que le canal vertébral, d'où son remontement relatif dans ce canal et sa cessation au niveau de la première ou deuxième vertèbre lombaire chez l'adulte (1).

(1) Nous savons que, chez l'embryon, un canal, *canal neurentérique*, fait communiquer l'extrémité inférieure du canal médullaire avec l'extrémité caudale de l'intestin. Ce canal s'oblitère de très bonne heure. La glande coccygienne de l'adulte en occupe à peu près la place. (Bland Sutton (1890) a considéré cette glande comme le vestige du canal (?). De même, l'extrémité caudale de la moelle a une portion post-coccygienne qui se sépare du reste et persiste sous la forme d'une petite masse blanchâtre logée dans le pannicule sous-cutané de la région coccygienne (Herrmann et Tourneux).

A

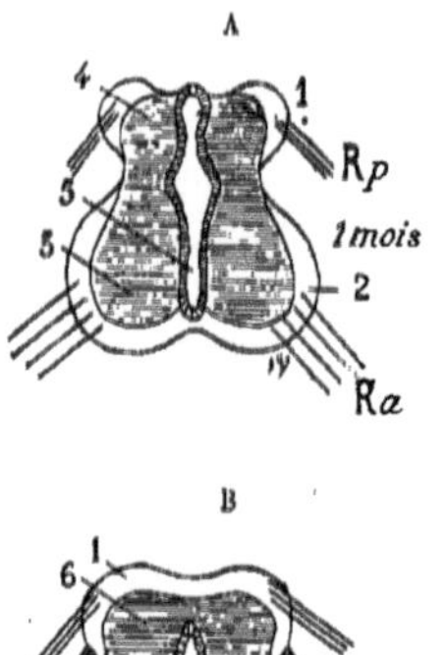

B

1
6
3
4
6 semaines
5 2

C

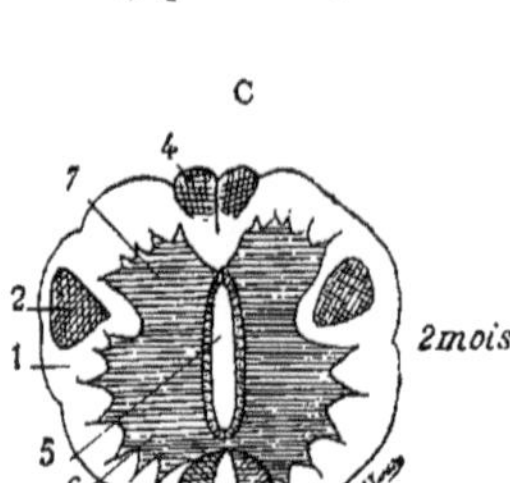

Fig. 334. — Développement des cordons de la moelle chez le fœtus humain.

A, fœtus humain de 4 semaines : 1, ébauche du cordon postérieur ; 2, ébauche du cordon antéro-latéral ; 3, corne antérieure, et 4, corne postérieure de la substance grise ; 5, canal central ; Ra, racine antérieure ; Rp, racine postérieure des nerfs rachidiens. — B, fœtus de 6 semaines : 1, cordon postérieur ; 2, cordon antéro-latéral ; 3, ébauche du cordon latéral ; 4, canal central ; 5, corne antérieure, et 6, corne postérieure. — C, fœtus de 8 semaines : 1, substance blanche ; 2, cordon latéral ; 3, cordon de Turck ; 4, cordon de Goll ; 5, canal central ; 6, corne antérieure, et 7, corne postérieure de la substance grise.

C'est donc par *végétation* (Ranvier, Renaut) et non par *étirement* (Hensen) que s'allonge et se développe le neuro-épithélium primitif, qui donne ainsi naissance aux chaînes radiales de prolifération dont les grains ont la valeur de cellules nerveuses jeunes, reliant d'une part l'épithélium épendymaire générateur à la vitrée de l'ectoderme réfléchie autour du névraxe épithélial et devenue la *membrana prima* de Hensen. Cette végétation donne lieu à une stratification analogue à celle de l'épiderme ; mais, abordés plus tard par les vaisseaux, les éléments des chaînes radiales subissent de profondes modifications et prennent alors les caractères des para-épithéliums (J. Renault).

Ce que nous venons de rappeler brièvement du développement de l'organite nerveux, démontre donc que cet organite dérive d'une cellule épithéliale de la surface sensible du corps, d'une cellule de l'ectoderme. Cet organite acquiert deux variétés de prolongements, le prolongement cylindraxe et les prolongements protoplasmiques. A cet état, il représente l'ébauche du *Neurone*. J'ai dit que malgré les recherches de Held, Apathy, Bethe, la *doctrine du Neurone* n'était pas infirmée jusqu'ici.

Suivant Held et Auerbach il y aurait autour de toute cellule nerveuse un réseau péricellulaire (réseau de Golgi) et toute une série de boutons terminaux qui viennent s'appuyer sur elle. D'après Bethe le réseau péricellulaire servirait d'intermédiaire entre les neurofibrilles du corps cellulaire et les neurofibrilles des ramifications des cylindres-axes. De son côté, Held admet que les boutons terminaux ne sont pas seulement apposés étroitement contre le corps de la cellule comme le veut Cajal, mais qu'ils communiquent avec le corps cellulaire par des neurofibrilles qui passent des boutons dans la cellule.

Bethe fait ressortir que chez beaucoup d'Invertébrés (méduses, polypes, actinies, cténophores), le système nerveux est réparti d'une façon diffuse à travers tout le corps. Il ne renferme que des cellules nerveuses anastomosées par leurs dentrides de manière à former un véritable réseau diffus. Chez d'autres animaux (vers, arthropodes) les anastomoses ne se font plus qu'à certains points du système nerveux, et dans le système nerveux central des vertébrés d'après la méthode de Golgi, les anastomoses intercellulaires font défaut.

Bethe se demande si un pareil hiatus peut exister entre les Invertébrés et les Vertébrés ; il part de là pour édifier sa théorie.

Pour lui à certains endroits du système nerveux, des neurofibrilles des régions différentes s'anastomosent entre elles et forment un réseau. Chez les animaux inférieurs, le réseau est *endo-cellulaire*, chez les Vertébrés le réseau *extra-cellulaire* est la forme typique. Mais entre les deux catégories il y a des formes de passage: le réseau endo-cellulaire se déplace pour devenir neurophile chez les Hirudinées et les Crustacés, réseau péricellulaire chez tous les Vertébrés.

Il y a à cette théorie une difficulté. C'est que les recherches de Havet ont montré que chez les Actinies il y a des cellules nerveuses indépendantes. Que chez les Hirudinées Cajal et Van Gehuchten n'ont pas retrouvé le réseau fibrillaire du neurophile annoncé par Bethe. C'est enfin, que des recherches de Cajal, Michotte, Van Lenhossek, Marinesco, Van Gehuchten, Donnagio, Rossi et d'autres, il résulte que le réseau endo-cellulaire existe dans toutes les cellules nerveuses et que le réseau péricellulaire, s'il n'est pas une production artificielle, n'est en tous cas pas constitué par des neurofibrilles. C'est en vain que Joris croit que les connexions interneuroniques se font exclusivement par l'extrémité des dendrites. Fragnito déclarait encore récemment que l'existence d'un réseau anastomotique neurofibrillaire intercellulaire n'est pas prouvée et que le réseau péricellulaire n'est pas de nature nerveuse.

Si donc Apathy, Held, Auerbach, Bethe et Nissl, combattent l'indépendance des neurones et admettent l'existence d'un réseau nerveux constitué par des anastomoses multiples entre les ramifications des cylindres-axes des cellules nerveuses, quelque chose comme le réseau nerveux-diffus de Golgi, cette opinion reste à démontrer et à être mieux établie sur des faits indiscutables (voy. p. 17 et 18). L'indépendance des neurones — ai-je besoin de le répéter ? — n'empêche point le courant nerveux de cheminer le long de leurs voies. Le courant est cellulipète dans les dendrites, cellulifuge dans le cylindre axe. L'onde nerveuse se propage d'un premier à un second neurone comme par une sorte d'induction.

2. — **Développement de l'Encéphale.** — L'encéphale dérive, comme la moelle épinière, du sillon médullaire qui, avant même sa fermeture, se dilate un peu à son extrémité antérieure et présente trois renflements séparés par deux étranglements : ces renflements ce sont les premières ébauches des trois *vésicules cérébrales primitives* qui se complètent bientôt par l'occlusion du tube encéphalique sur la ligne médio-dorsale. — La *vésicule antérieure*, la plus volumineuse, fournit de bonne heure deux petits diverticules latéraux qui deviendront les vésicules oculaires primitives ; la *vésicule moyenne* est moins spacieuse, et la *vésicule postérieure* se continue insensiblement avec la moelle (fig. 335, 338, 340). Dès que les vésicules oculaires apparaissent l'occlusion de la fente neurale dorsale se fait. Au point où la face dorsale de la vésicule cérébrale antérieure rencontre la face ventrale, la lame d'occlusion prend le nom de *lame terminale embryonnaire*. Cette lame donne naissance par bourgeonnement aux *vésicules des hémisphères cérébraux*. Chez beaucoup de vertébrés, elle présente pendant un certain temps un orifice, le *neuropore* de His, dernier vestige de la fente sagittale de la vésicule cérébrale antérieure.

Par suite des progrès du développement, on voit sortir comme nous venons de le dire de la partie antérieure de la vésicule cérébrale antérieure au-dessus et en avant de l'embouchure des pédicules optiques, une sorte d'ampoule, d'abord simple, mais bientôt divisée en deux moitiés latérales par un sillon longitudinal : ce sont là les ébauches des *vésicules hémisphériques* (H, fig. 338 B), qui restent unies au fond du sillon par la *lame nerveuse unissante* ou *lame terminale* (1, fig. 338). — A partir de ce moment, la moitié postérieure de la vésicule cérébrale antérieure primitive qui donne insertion aux pédicules optiques, prend le nom de *vésicule intermédiaire* (2, fig. 338 B).

L'extrémité antérieure du cerveau intermédiaire pénètre à la façon d'un coin dans le cerveau antérieur, de telle façon que la paroi interne de la vésicule des hémisphères s'adosse à la surface externe de la vésicule intermédiaire dont elle est dès lors uniquement séparée par un sillon semi-lunaire où se fera plus tard l'union (*surface suturale opto-striée*) entre la couche optique développée dans la paroi du cerveau intermédiaire et le corps strié développé dans la paroi de la vésicule des hémisphères. Comme l'extrémité inférieure de ce sillon n'atteint pas le plancher de la vésicule cérébrale antérieure, la base de la vésicule antérieure se confond insensiblement avec la base de la vésicule intermédiaire; ces deux vésicules circonscrivent ainsi une même cavité, le *ventricule moyen*.

Durant ces modifications, la *vésicule cérébrale moyenne primitive* ne subit aucun changement notable, mais la *postérieure* est subdivisée elle-même en deux portions par un étranglement qui se fait à sa partie moyenne.

A ce moment l'encéphale de l'embryon se compose donc de *cinq vésicules cérébrales* appelées *vésicules secondaires* : 1° La *Vésicule antérieure*, *Cerveau antérieur*, *Prosencéphale*, constituée principalement par les *vésicules hémisphériques* (région du manteau cérébral), destinées à former les hémisphères cérébraux, y compris le corps calleux et le trigone, par leurs parois et les ventricules latéraux par leur cavité; — 2° la *Vésicule intermédiaire*, *Cerveau intermédiaire*, *Thalamencéphale*, destinée à former le ventricule moyen, y compris la voûte et le plancher, par sa cavité et les couches optiques et la région sous-optique par ses parois; — 3° la *Vésicule moyenne*, *Cerveau moyen*, *Mésencéphale*, qui formera les tubercules quadrijumeaux et la calotte des pédoncules cérébraux par ses parois et l'aqueduc de Sylvius par sa cavité; — 4° le *Cerveau postérieur*, *Vésicule du cervelet* ou *Métencéphale*, dérivé de la moitié antérieure de la vésicule cérébrale postérieure et donnant le cervelet par sa voûte et la protubérance annulaire par son plancher; et — 5° l'*Arrière cerveau*, *Vésicule du bulbe*, *Epencéphale*, qui fournira la moelle allongée, la cavité tout entière de la vésicule postérieure primitive (4° et 5° vésicules secondaires) donnant lieu au quatrième ventricule (fig. 335, 338, 340).

A partir du moment de l'apparition des vésicules hémisphériques, le tube encéphalique, jusqu'alors à peu près droit, s'incurve fortement en avant et en bas par son extrémité antérieure. — Cette sorte d'antéversion du cerveau antérieur, *inflexion céphalique antérieure* de Kölliker, conduit sur la base du crâne la *lame unissante* qui se continue en arrière avec le toit du cerveau intermédiaire et limite maintenant en avant et en bas la cavité du ventricule moyen en se prolongeant jusqu'au chiasma où elle prend le nom de *lame terminale*. A partir de cette époque, la partie antérieure du tube encéphalique a dépassé l'extrémité de la corde dorsale sur laquelle elle semble s'être enroulée, et il y a réellement à la base du crâne membraneux deux segments (Dursy, Lœwe), l'un postérieur ou *chordal*, l'autre antérieur ou *préchordal* (Voy. fig. 340).

Cette incurvation n'est pas la seule que subissent les vésicules cérébrales. Il s'en fait une deuxième, *inflexion du pont de Varole* (*d*, fig. 336; 15, fig. 345), par suite de la courbure en arc de cercle du cerveau moyen et de l'arrière cerveau; puis une dernière, *inflexion de la nuque*, au point de jonction de la moelle et de l'arrière-cerveau : cette dernière donne lieu à l'*éminence Nuchale* (Cn, fig. 340).

Vers la 4ᵉ ou 5ᵉ semaine l'antéversion de la vésicule cérébrale antérieure primitive devient une véritable antéflexion, et entre elle et la vésicule cérébrale postérieure primitive il y a une fente profonde (fig. 336 et 340), dans laquelle s'enfonce le *pilier moyen de Rathke* ou *pilier antérieur de Kolliker* du crâne membraneux.

La cause de ces incurvations doit être cherchée dans les résistances mécaniques que le tube encéphalique éprouve dans son développement.

Les saillies mésodermiques (Kölliker, Lœwe) qui pénètrent entre les différents segments jouent peut-être bien aussi un certain rôle, car elles peuvent déprimer la paroi des vésicules et les soumettre ainsi à des déformations passives; mais le rôle le plus important en l'espèce doit être dévolu à l'accroissement plus rapide en longueur de la paroi supérieure du tube encéphalique (Rathke, Dursy, His, Kölliker, etc.).

C'est de ce tube nerveux recourbé sur lui-même et qui représente l'encéphale primitif que vont naître par suite d'amincissement des parois ici, d'épaississement ailleurs, toutes les parties de l'encéphale. L'évolution de ces vésicules ne diffère pas, au fond, de celle de la moelle épinière ; elle consiste principalement en une multiplication des cellules constituant le tube neuro-encéphalique primitif et en une différenciation progressive de ces éléments, les uns acquérant les caractères des cellules nerveuses, les autres ceux des cellules de soutien ou cellules névrogliques. Plus tard, les cylindres-axes émanés des cellules nerveuses s'entourent d'une gaine de myéline et l'on voit apparaître dans la substance grisâtre uniforme du début, des tractus de substance blanche qui se montrent suivant un ordre déterminé dans les diverses régions de l'encéphale. Quant aux cavités de ces vésicules, en continuité avec le canal central de la moelle, elles donneront naissance aux ventricules du cerveau et aux trous qui les mettent en communication chez l'adulte.

Voyons les transformations évolutives des différentes vésicules cérébrales.

Cerveau postérieur et arrière-cerveau. — En même temps que se produit la courbure du pont de Varole, il se fait : 1° un élargissement des deux dernières vésicules; 2° un épaississement assez considérable de leurs parois antéro-latérales; 3° un amincissement extrême du toit de l'arrière-cerveau qui se réduit à une membrane très mince, *membrane obturatrice du quatrième ventricule*. Le plafond non aminci du cerveau postérieur (vésicule cérébelleuse) donne naissance à une forte lame nerveuse qui fournira le cervelet et le voile médullaire antérieur (valvule de Vieussens), son plancher constitue la protubérance et les parois latérales donnent naissance aux trois paires de pédoncules cérébelleux. Le plafond de l'arrière-cerveau (vésicule bulbaire), réduit à une simple couche épithéliale (l'épithélium épendymaire), représente la membrane obturatrice (voile médullaire postérieur et valvules de Tarin). Cette membrane est refoulée plus tard vers la cavité du quatrième ventricule par le développement de riches réseaux vasculaires, *toile choroïdienne inférieure et plexus choroïdes du quatrième ventricule*, qui, au fur et à mesure qu'ils s'enfoncent dans la cavité ventriculaire, sont

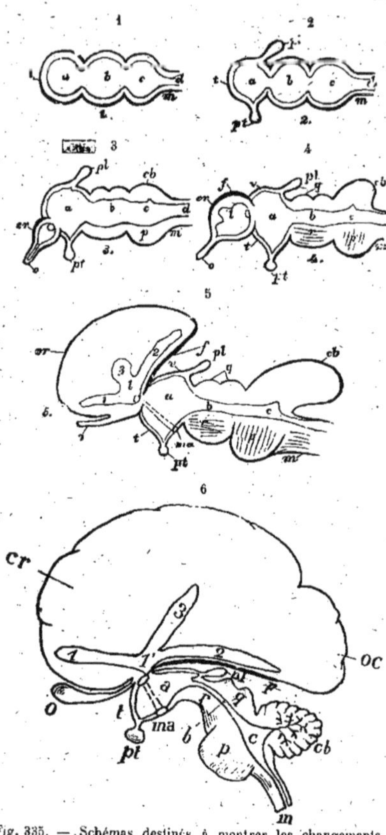

Fig. 335. — Schémas destinés à montrer les changements progressifs qui ont lieu durant les premières phases du développement du cerveau (Mivart).

Fig. 1 et 2 : premier état du cerveau, lorsqu'il consiste en trois vésicules creuses, *a*, *b*, *c*, communiquant avec la cavité centrale *d*, de la moelle épinière *m* ; *pl*, diverticule épiphysaire ; *pi*, diverticule hypophysaire ; *t*, lame terminale. — Fig. 3 et 4 : les 3 vésicules cérébrales primaires se sont subdivisées en 5 vésicules (vésicules cérébrales secondaires). — Dans les fig. 4 et 5, les vésicules se sont différenciées, leurs parois se sont épaissies pour former les hémisphères *cr*, le cervelet *cb*, les tubercules quadrijumeaux *q*, la protubérance annulaire *p*, les pédoncules *r* et la moelle allongée *m*. Les cavités primaires *a*, *b*, *c*, se sont relativement rétrécies, et sur la figure 6, les hémisphères qui avaient commencé à recouvrir les autres vésicules cérébrales sur la fig. 5, se sont portées en arrière, jusqu'à recouvrir le cervelet et à amener le trigone *f*, à regarder en bas, lui qui était primitivement au-dessus (fig. 4 et 5). La cavité des vésicules hémisphériques (*l*) a pris une forme triadiée (1. 2, 3). O, lobe olfactif ; *v*, région de la toile choroïdienne du 3e ventricule ; *ma*, tubercule mamillaire ; *oc*, lobe occipital.

coiffés par cette lame, d'où l'on s'explique que les plexus choroïdes soient tapissés par l'épithélium épendymaire et réellement en dehors de la cavité du ventricule. Le plancher de l'arrière-cerveau fournit le bulbe, la cavité répond au quatrième ventricule.

Le cerveau postérieur et l'arrière-cerveau donnent naissance à 9 paires de nerfs crâniens (4e à la 12e). Les nerfs moteurs prennent naissance dans la lame fondamentale ou ventrale et les nerfs sensitifs dans les cellules des ganglions crâniens dérivés du cordon ganglionnaire, lequel donne de chaque côté du cerveau postérieur et de l'arrière-cerveau 3 ganglions, dont 2 sont situés en avant et 1 en arrière de la vésicule auditive. Le ganglion le plus antérieur représente le *ganglion de Gasser*, dont une parcelle erratique donnera le *ganglion ciliaire*. Le ganglion moyen représente le *ganglion acoustico-facial*, aux dépens duquel se développent le *ganglion spiral* du nerf cochléaire, le *ganglion de Scarpa* du nerf vestibulaire et le *ganglion géniculé* du facial. Le ganglion postérieur se dédouble de bonne heure en *ganglion d'Andersch* du glosso-pharyngien et en *ganglion jugulaire* du pneumo-gastrique.

Cerveau moyen. — Les modifications du cerveau moyen sont peu compliquées. Les parois s'épaississent considérablement pour donner naissance : en bas (plancher) à la partie postérieure des pédoncules cérébraux et à la lame perforée postérieure ; — en haut (voûte) aux tubercules quadrijumeaux qui ne sont nettement dessinés qu'au septième mois de la vie fœtale; — à droite et à gauche (parties latérales) aux corps genouillés.

Sa cavité rétrécie en forme de canal, *aqueduc de Sylvius*, continue à s'ouvrir en bas dans le quatrième ventricule, en haut dans le ventricule moyen.

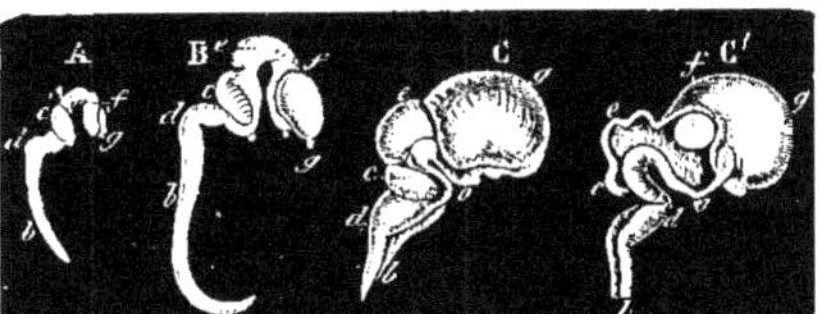

Fig. 336. — Développement de la moelle épinière et du cerveau chez l'Homme (Tiedemann).

A, cerveau et moelle d'un embryon de sept semaines, et B, d'un embryon plus âgé : *b*, moelle ; *d*, renflement et inflexion de la nuque ; *c*, cervelet ; *e*, ébauche des tubercules quadrijumeaux ; *f*, couche optique ; *g*, hémisphère du cerveau. — C, cerveau et moelle d'un embryon de onze semaines : *b*, moelle ; *d*, inflexion nuchale ; *c*, cervelet ; *e*, ébauche des tubercules quadrijumeaux ; *g*, hémisphère du cerveau qui recouvre déjà le cerveau moyen et arrive aux tubercules quadrijumeaux qu'il ne recouvre pas encore ; *o*, nerf optique. — C'. même cerveau en coupe sagittale médiane : *b*, moelle épinière ; *d*, inflexion du pont de Varole ; *c*, cervelet ; *e*, tubercules quadrijumeaux ; *f*, couche optique ; *v*, troisième ventricule et ébauche de l'infundibulum ; *g*, hémisphère.

Cerveau intermédiaire. — Les transformations du cerveau intermédiaire, vésicule des couches optiques, thalamencéphale, sont également assez simples.

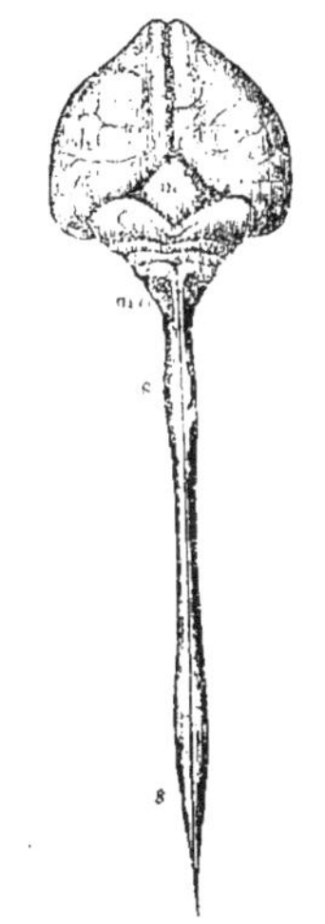

Fig. 337. — Cerveau et moelle épinière d'un fœtus de 4 mois (Kolliker).

h, hémisphères cérébraux ; *m*, tubercules quadrijumeaux ; *c*, cervelet ; *mo*, moelle allongée ; S, S, renflement cervical et renflement lombaire de la moelle.

Cette vésicule communique avec les vésicules des hémisphères par deux ouvertures d'abord très larges, mais qui se rétrécissent par la suite pour prendre la forme de deux fentes longitudinales, *fentes de Monro* (fig. 338 et 339). Sa cavité persiste sous la forme du troisième ventricule et ses parois latérales (portion de la plaque alaire) s'épaississent considérablement pour former les couches optiques, qui s'unissent bientôt en dehors à des éminences ganglionnaires développées dans les parois des vésicules hémisphériques, les corps striés. Dans leur partie inférieure (portion de la plaque fondamentale), les parois latérales de cette vésicule donnent naissance aux *régions sous-thalamiques*. Les deux portions sont séparées dès la cinquième semaine par le sillon de Monro. Avant la fin du deuxième mois, les deux couches optiques se soudent sur la ligne médiane au-dessous du sillon de Monro pour donner naissance à la commissure moyenne, très réduite dans l'espèce humaine.

La paroi supérieure émet un diverticulum en doigt de gant qui donnera naissance à l'*épiphyse* (*pl*, fig. 335) : on s'explique de la sorte la situation des pédoncules de la glande pinéale chez l'adulte. La partie du toit du thalamencéphale placée en arrière du conarium donne naissance à la commissure postérieure; la partie antérieure s'amincit à un tel point qu'elle se réduit à

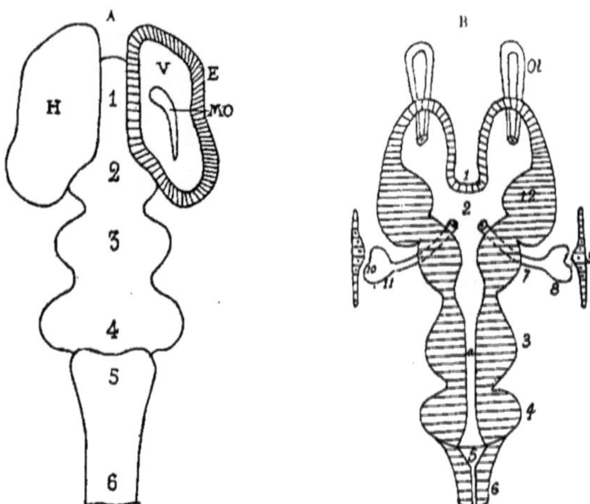

Fig. 338. — Schème des vésicules cérébrales vues d'en haut (A) et en coupe frontale (B).

1, vésicule cérébrale antérieure limitée en avant par la *lame terminale*; 2, vésicule intermédiaire (couches optiques et 3e ventricule) ; 3, vésicule moyenne (tubercules quadrijumeaux et aqueduc de Sylvius) ; 4. 3, vésicule du pont de Varole et du bulbe et du cervelet (rhombencéphale, 4e ventricule) ; 6, moelle épinière ; 7, 8, ophtalmocéphale ; 9, ébauche du cristallin ; Ol, rhinencéphale ; H, télencéphale, avec E, sa paroi, V, sa cavité (ventricule latéral) ; MO, fente de Monro.

l'épithélium épendymaire, que vient recouvrir une lame de pie-mère, toile choroïdienne : on conçoit de la sorte que le plafond du troisième ventricule ne soit plus formé chez l'adulte que par la toile choroïde tapissée intérieurement par l'épithélium ventriculaire. Au-dessus de cette toile vasculaire, les deux vésicules des hémisphères se rapprochent, recouvrent, en se portant en arrière, la vésicule intermédiaire, qu'ils débordent de toutes parts, et finissent par se souder l'un à l'autre en donnant naissance à deux commissures, le corps calleux et le trigone (voy. fig 352). Comme le disait assez récemment L. Blumeau (*Arch. f. mikr. Anat.*, XXXVII, 1891), le corps calleux naît par une sorte d'étirement, parce qu'il débute par la fusion interne des deux vésicules hémisphériques.

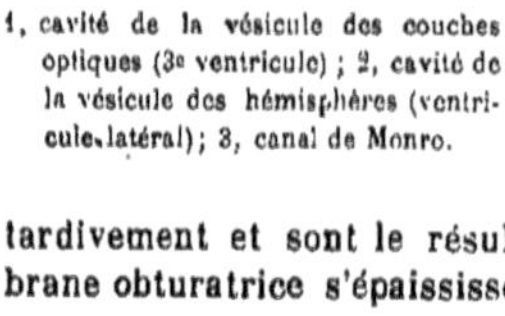

Fig. 339. — Coupe rontale du cerveau d'un embryon humain de 6 semaines.

1, cavité de la vésicule des couches optiques (3e ventricule) ; 2, cavité de la vésicule des hémisphères (ventricule latéral) ; 3, canal de Monro.

On comprend maintenant comment la toile choroïde est emprisonnée au-dessus du toit du troisième ventricule et pourquoi elle semble placée dans l'intérieur du cerveau, alors qu'elle est réellement en dehors de ses cavités. La commissure postérieure n'est donc pas l'équivalent des autres commissures du cerveau (commissure antérieure, corps calleux) qui apparaissent plus tardivement et sont le résultat d'un processus sutural. Les bords de la membrane obturatrice s'épaississent et s'insèrent sur le bord supéro-interne de la couche optique, où ils donnent naissance au *tænia thalami*. Immédiatement en avant du *recessus pinealis*, ils donnent lieu au *ganglion de l'habenula*.

La paroi inférieure de la vésicule intermédiaire donne naissance à la lame grise des nerfs optiques, à l'infundibulum et à la tige pituitaire qui va se mettre en rapport avec le fond du saccule hypophysaire de l'ectoderme pharyngien pour constituer le lobe postérieur de la glande pituitaire, et, plus tard (cinquième

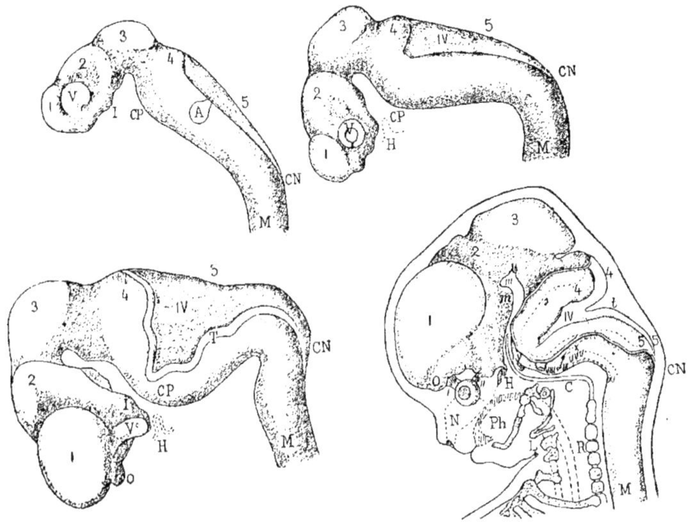

Fig. 340. — Cerveaux humains de 15 jours (I), de la 4e semaines (II), de la 5e semaine (III), de la 8e semaine (IV), d'après His.

1. 2, 3, 4, 5, les cinq vésicules cérébrales ; *v*, vésicule oculaire ; A, vésicule auditive ; M, moelle épinière ; CN, courbure nuchale ; CP, coude pontal ; I, infundibulum ; V, évagination optique ; *o*, rhinencéphale ; H, diverticule hypophysaire pharyngien. — Fig. IV : I, nerf olfactif ; II, nerf optique ; III, nerf oculo-moteur commun ; IV, 4e ventricule, avec *t*, son voile médullaire ; V, nerf trijumeau ; VI, nerf oculo-moteur externe ; VIII, IX, X, nerfs acoustique, glosso-pharyngien et pneumogastrique ; XI, nerf spinal ; N, capsule nasale ; Ph, pharynx ; L, Larynx ; R, colonne vertébrale ; *c*, corde dorsale.

mois), elle donne encore naissance aux tubercules mamillaires et à la lame interpédonculaire. Dans la portion adjacente des parois latérales prennent naissance les bandelettes optiques et la partie antérieure des pédoncules cérébraux.

Comparé à ce qui existe chez les Vertébrés inférieurs, le cerveau moyen (tubercules quadrijumeaux) n'occupe plus qu'une très petite étendue dans l'encéphale des Mammifères. Le cervelet, au contraire (cerveau postérieur), a acquis un grand développement. Il en est de même du pont de Varole qui apparaît chez les Mammifères et se développe d'autant plus que l'animal occupe une position plus élevée dans l'échelle zoologique.

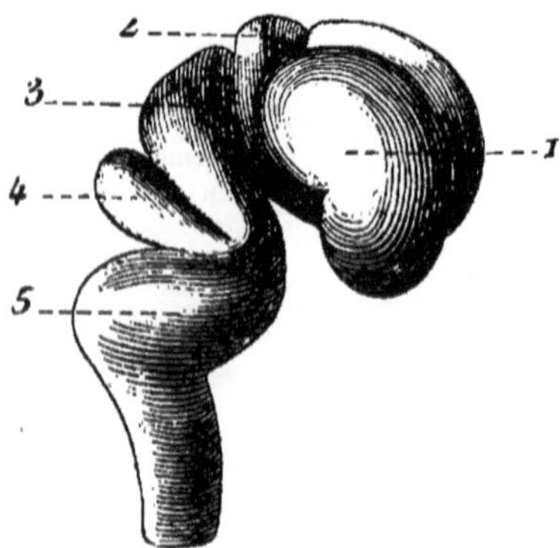

Fig. 341. — Vue latérale des vésicules cérébrales d'un embryon humain de 7 semaines (Lewe).

1, télencéphale ; 2, diencépha'e ; 3, mésencéphale ; 4, métencéphale ; 5, myélencéphale.

Cerveau antérieur. — Au début le *cerveau antérieur, prosencéphale*, est représenté par une ampoule unique surmontant en avant la vésicule intermédiaire, mais ayant avec elle un plancher commun. Dans les stades ultérieurs a lieu : 1° la subdivision de la vésicule hémisphérique impaire et médiane en deux vésicules hémisphériques paires et symétriques par suite de la formation d'un sillon longitudinal sur la voûte de la vésicule hémisphérique primitive (vers la fin de la 4e semaine) ; 2° l'extension progressive des hémisphères ; 3° la formation de masses ganglionnaires centrales par suite de l'épaississement des parois inférieures des vésicules hémisphériques (Voy. fig. 342 et 348).

En premier lieu, la *scissure interhémisphérique* reçoit un prolongement cellulo vasculaire qui émane des méninges, *faux primitive du cerveau* (A, fig 352), et s'enfonce dans la scissure jusqu'à la *plaque unissante*. Au devant de la lame unissante, les vésicules hémisphériques s'accolent par leur face interne, vers le milieu du 3e mois, dans un champ triangulaire, de façon à donner lieu à une cloison entre les deux hémisphères, cloison qui deviendra le *septum lucidum*. — La soudure n'a toutefois lieu que sur les bords de ce champ triangulaire, de sorte qu'il reste au centre du septum une cavité étroite, *ventricule de la cloison*, qui n'a rien de commun avec les ventricules du cerveau et qu'on a appelée à tort cinquième ventricule. Toutefois chez les autres Mammifères la

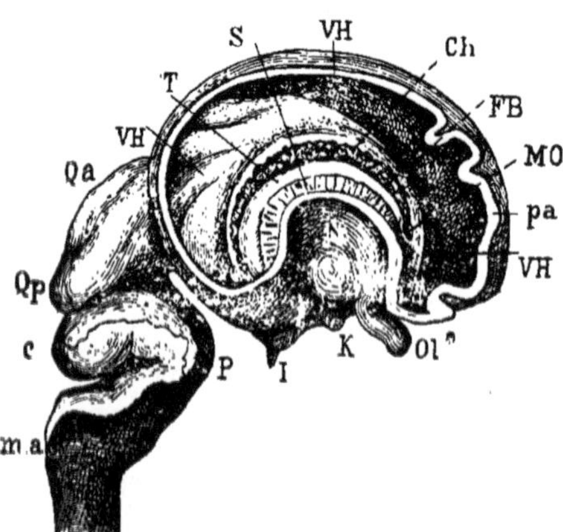

Fig. 342. — Cerveau d'un embryon humain de 3 mois.

VH, vésicule hémisphérique ; *pa*, paroi de la vésicule ; Mo. trou de Monro ; FB, fente de Bichat avec les plexus choroïdes, Ch, fente choroïdienne ; S, capsule interne ; T, noyau caudé ; N, noyau lenticulaire ; Qa, Qp, région des tubercules quadrijumeaux ; *c*, ébauche du cervelet, Ma, moelle épinière ; P, ébauche du pont de Varole ; *I*, infundibulum ; K. région du chiasma optique ; Ol, lobe olfactif.

soudure est complète et le ventricule de la cloison n'existe pas. Au contraire il existe à sa place un amas de substance grise connue sous le nom de *ganglion de la cloison* (Mihalkowics).

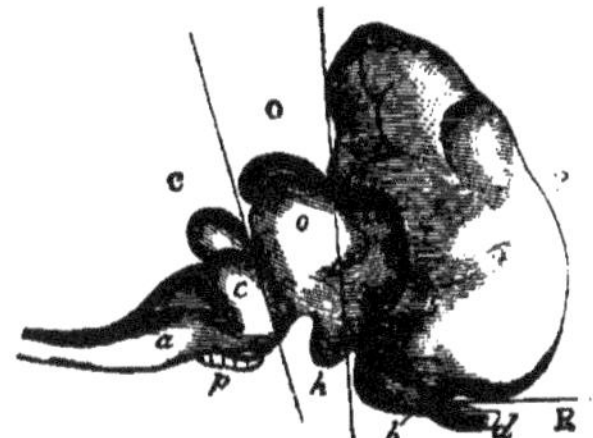

Fig. 343. — Encéphale du fœtus humain de 4 mois, grossi environ 2 fois.

P, hémisphère du cerveau tiré en avant pour mettre à jour les tubercules quadrijumeaux *o* ; *c*, cervelet ; *a*, moelle allongée ; *p*, pont de Varole ; *h*, hypophyse ; *d*, lobes olfactifs ; R, sillon limbique ; S, scissure de Sylvius.

En même temps que se développe le *septum lucidum*, et déjà même auparavant les vésicules hémisphériques ont changé de forme. Alors que leur base s'épaissit, leur voûte s'étend d'avant en arrière en coiffant successivement le cerveau intermédiaire, et plus tard les cerveaux moyen et postérieur. Il en résulte que les vésicules hémisphériques se développent en arc de cercle autour d'une région basale fixe, d'où naissent les masses grises centrales. — A la région inférieure cependant il y a un point de la paroi qui ne participe pas à l'extension des parties environnantes ; il en résulte que ces dernières le débordent de toutes parts de façon à le laisser bientôt dans une sorte d'excavation : celle-ci marque le début de la fosse sylvienne au fond de laquelle se développera l'insula de Reil.

A cette époque, la cavité des hémisphères (ventricules latéraux) communique avec celles du cerveau intermédiaire (ventricule moyen) par de larges orifices, les *trous de Monro primitifs*, résultant de l'abaissement progressif de la lame unissante ou partie médiane enfoncée de la voûte des vésicules hémisphériques vers le plancher des mêmes vésicules. — Vers le milieu du deuxième mois, ces trous sont déjà bien rétrécis en raison de l'épaississement des parois inférieures des vésicules donnant naissance à deux masses ovoïdes, empiétant par leur face supérieure sur les ventricules, les *corps striés* (NC et NL, fig. 348).

Quand la cavité de la vésicule intermédiaire (cerveau moyen) a pris la forme d'une fente verticale par suite des épaississements considérables qui se sont faits sur la paroi latérale de cette vésicule (couches optiques) et le plancher des vésicules hémisphériques (corps striés), les trous de Monro sont réduits à l'état de deux fentes arciformes, *fentes de Monro* (Mo, fig. 346), limitées par la face supérieure de ces épaississements et par la lame unissante.

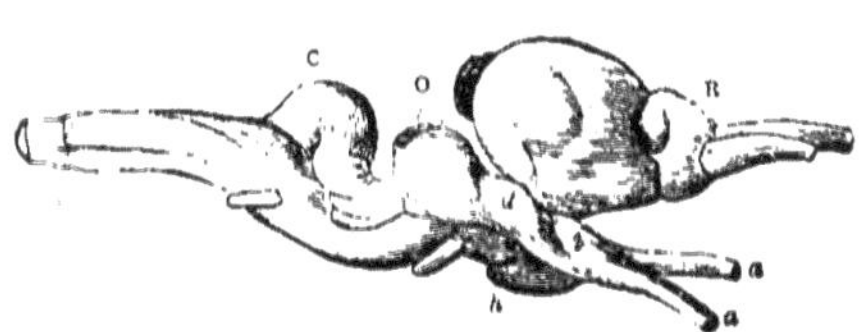

Fig. 344. — Vue latérale du cerveau de Tortue (Chelone). A comparer avec la figure 343.

C, cervelet ; O, lobes optiques ; R, lobes olfactifs ; *a*, *a*, nerfs optiques.

Plus tard, le corps strié (paroi inférieure de la vésicule hémisphérique) se soude à la couche optique (paroi latérale de la vésicule intermédiaire) et ainsi la cavité du ventricule latéral se rétrécit par en bas (fig. 348 et 352).

Le noyau amygdalien, comme le corps strié, dérive de la paroi basale de la vésicule de l'hémisphère.

En même temps la lame unissante a subi de profondes modifications. La faux primitive du cerveau refoule de chaque côté devant elle la face interne des hémisphères sur laquelle elle creuse une dépression profonde, *scissure choroïdienne* ou *pli choroïdien*, dans laquelle elle s'engage. La scissure, qui s'étend du trou de Monro à la pointe de la corne sphénoïdale et suit la courbure du ventricule autour des noyaux centraux, deviendra la partie latérale de la fente de Bichat et les dépendances de la faux primitive, les plexus choroïdes (fig. 352).

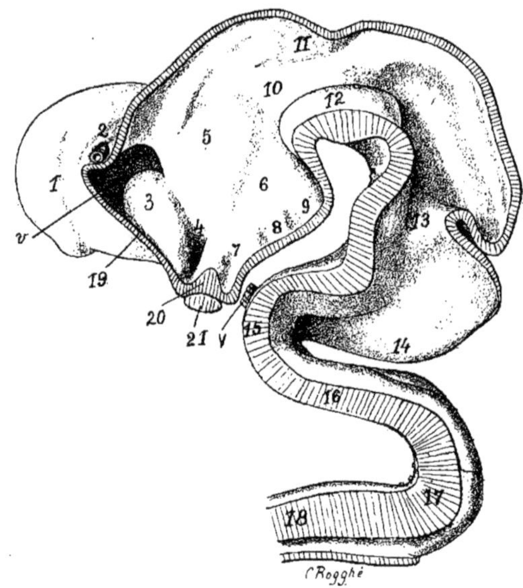

Fig. 345. — Courbures et cavités des vésicules cérébrales (Embryon humain de 4 à 5 semaines)

1, télencéphale avec, *v*, sa cavité ; 2, artère de la fente choloïdienne ; 3, corps strié ; 4 à 10, cavité du diencéphale (paroi latérale) ; 11, inflexion apicale ; 12, courbure pédonculaire ; 13, mésencéphale 14, cervelet ; 15, courbure du Pont ; 16, 17, 18, canal neural ; 19, lame terminale ; 20, 21, région du chiasma optique (d'après W. His).

La fente de Bichat par où pénètrent les plexus choroïdes dans les cavités ventriculaires n'est donc pas une fente réelle, mais une ligne suivant laquelle se fait le refoulement de la paroi des ventricules devant la végétation de la pie-mère, chargée de houppes vasculaires. En un mot, ce n'est qu'un pli et de la sorte on s'explique qu'en réalité les plexus choroïdes soient en dehors de la cavité des ventricules latéraux.

D'autres formations modifient encore l'aspect des cavités ventriculaires.

D'abord paraît un pli longitudinal à la face interne de l'hémisphère, au-dessus de la surface suturale opto-striée; ce pli qui siège au-dessus de la scissure choroïdienne, c'est le *pli d'Ammon*. Le sillon ammonique déprime fortement la paroi ventriculaire et forme dans la cavité du ventricule latéral la saillie connue sous le nom de corne d'Ammon. Celle-ci s'étend, au début de la vie fœtale du sommet du lobe temporal au-dessus du trou de Monro, et elle conserve cette disposition chez un grand nombre d'animaux (Ruminants, Rongeurs, etc.).

Chez le fœtus humain le sillon ammonique est très peu profond dans la région fronto-pariétale où il se transforme en *sinus du corps calleux* séparant la circonvolution godronnée (tœniæ du corps calleux) de la circonvolution limbique (circonvolution du corps calleux); dans la région temporale, il sépare la circonvolution godronnée de la circonvolution de l'hippocampe, appelée encore *subiculum de la corne d'Ammon* et porte le nom de *sillon de l'hippocampe*. — La scissure calcarine se dessine ensuite sur le lobe occipital et vient faire saillie dans le ventricule; c'est l'ébauche de l'*ergot de Morand*. Enfin l'apparition du *système commissural* donne au ventricule sa forme définitive.

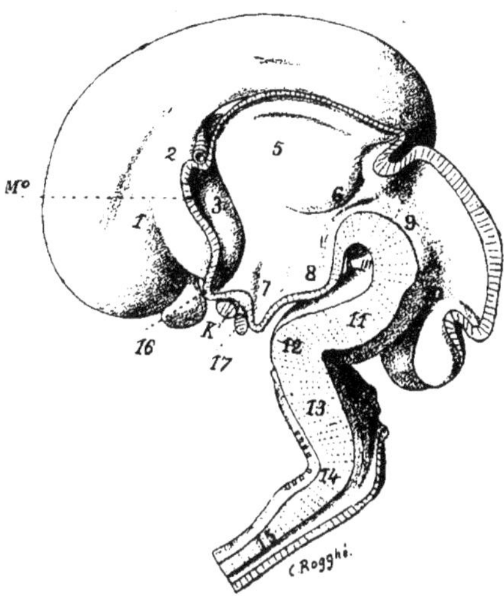

Fig. 346. — Cavités de l'encéphale d'un embryon humain plus âgé que celui de la figure précédente après ablation de la paroi latérale gauche (Embryon de 5 à 6 semaines).

1, hémisphère, avec, en bas, le lobe olfactif; 2, artère de la fente choroïdienne; 3, saillie du corps strié; Mo, fente de Monro; 5, cavité du diencéphale (saillie de la couche optique); 6, sillon de Monro; 7, infundibulum; 8, plancher du diencéphale; 9, mésencéphale; 10, vésicule du cervelet; 12, inflexion du Pont; 16, recessus opticus; K, chiasma optique (d'après W. His).

Le *pli choroïdien* en bas, le *pli d'Ammon* au-dessus font saillie dans l'intérieur de la cavité ventriculaire, mais correspondent à la face interne de l'hémisphère à deux sillons, le supérieur est le *sillon ammonique*, l'inférieur le *sillon choroïdien*. Ces deux sillons limitent un pli appelé *pli arqué* ou *arc marginal de Schmidt* qui s'étend du trou de Monro au sommet du lobe temporal. Celui-ci ne tarde pas à être subdivisé en deux étages par un sillon longitudinal, *arc marginal supérieur* et *arc marginal inférieur*. Sur le bord supérieur du *septum lucidum*, on voit naître, du troisième au quatrième mois, des fibres transversales qui vont former un système commissural considérable, le *corps calleux*, qui se développe d'avant en arrière entre les deux arcs marginaux. Il résulte de cet accroissement du corps calleux d'avant en arrière, qu'une partie de la faux primitive se trouve incluse dans le cerveau où elle devient la toile choroïdienne A son tour, l'arc marginal supérieur, resté au-dessus du corps calleux, donne les *tractus de Lancisi* et le *corps godronné* tandis que l'arc marginal inférieur, placé sous le corps calleux, se soude dans une partie de son étendue avec celui du côté opposé. La portion soudée fournira les bandelettes géminées, les portions restées libres, les piliers du trigone. Dans la région fronto-pariétale, le trigone est donc séparé de la circonvolution godronnée par le corps calleux, tandis que dans la région temporale ces deux formations ne sont séparées l'une de l'autre que par un sillon peu profond.

Dans le *bord antérieur* du septum lucidum, se développe une autre commis-

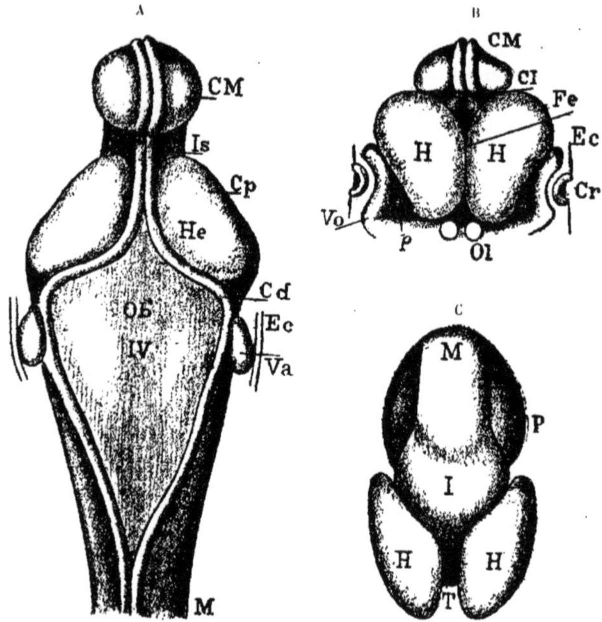

Fig. 347. — Vue du cerveau d'un embryon humain de 6 à 7 semaines.

A, *Vue postérieure :* M, moelle épinière ; *ob*, plafond du rhombencéphale ; He, hémisphère ; Cp, cerveau postérieur ; Is, isthme ; CM, cerveau moyen ; Cd, bord de la gouttière dorsale ; Va, vésicule auditive ; Ec, épiderme.

B, *Vue antérieure :* H, H, les deux hémisphères ; Fi, fente interhémisphérique ; Ol, lobe olfactif ; Vo, vésicule oculaire ; Cr, cristallin ; Ec, ectoderme.

C, *Vue supérieure :* H, H, hémisphère ; T, lame terminale du diencéphale ; I, diencéphale ; M, mésencéphale ; P, métencéphale.

sure, la *commissure blanche antérieure*. C'est dans le cours du 4ᵉ mois que les deux bandelettes latérales du trigone se soudent l'une à l'autre sur la ligne médiane, du trou de Monro à la glande pinéale ; elles restent séparées définitivement en avant pour former les *piliers antérieurs*, et en arrière pour former les *piliers postérieurs* du trigone.

Le mode de formation du trigone et du corps calleux explique l'adhérence qui survient entre le *fornix transverse* (lyre) et le splénium du corps calleux.

Si on met en regard de ce que nous venons de décrire les cerveaux des différentes classes des Vertébrés, depuis les Poissons jusqu'aux Mammifères supérieurs, on verra avec facilité que durant son développement ontogénique le cerveau de l'Homme répète pour ainsi dire les diverses formes qui sont fixées actuellement dans les classes moins élevées des Vertébrés. Qu'on regarde la fig. 359 qui représente l'encéphale d'un embryon humain de 8 semaines, et l'on sera frappé de sa ressemblance avec la fig. 360 qui représente l'encéphale de la Lamproie. Qu'on mette en parallèle les figures 343 et 344, et l'on sera non moins frappé de la ressemblance qu'affecte l'encéphale de l'Homme au 4e mois de sa vie utérine avec l'encéphale d'une Tortue.

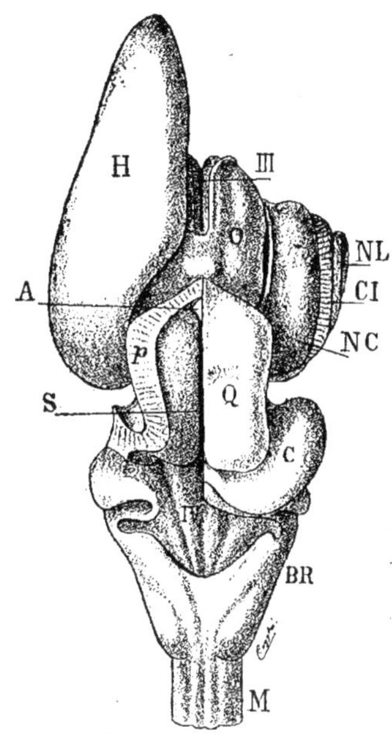

Fig. 348. — Le cerveau embryonnaire après ouverture de sa voûte

M, moelle épinière ; BR, bulbe rachidien ; C, ébauche du cervelet ; IV, rhombencéphale ; *p*, paroi de l'aqueduc de Sylvius ; Q, tubercules quadrijumeaux ; S, aqueduc de Sylvius ; A, anus ; H, hémisphère gauche ; III, cavité du diencéphale (3e ventricule) ; O, couche optique (dépendance de la paroi du diencéphale) ; NL, noyau lenticulaire et NC, noyau caudé du corps strié (dépendance de la paroi de la vésicule de l'hémisphère) ; CI, capsule interne (W. His).

Etudie-t-on l'encéphale dans la série des Vertébrés, on le voit insignifiant chez les Poissons, augmenter de volume chez les Reptiles, plus chez les Oiseaux, plus encore chez les Mammifères, et parmi ceux-ci, davantage chez les Primates. Il suffit de jeter un coup-d'œil sur les figures 353 et 356, pour voir grandir successivement devant soi le crâne des Mammifères. Or, la *transformation du crâne animal en crâne humain* est le résultat de l'action mécanique lente et continue d'une seule cause : l'accroissement incessant du cerveau (1).

A l'origine, la cavité crânienne est réduite à peu de chose ; elle est comme perdue en arrière de ce massif osseux qu'on appelle la tête, et la face qui se continue alors en ligne droite avec le crâne, prime tout. C'est le dispositif des Poissons, des Reptiles, des Mammifères de l'époque éocène ; c'est encore à peu près celui du Tatou, du Cochon, du Bœuf, etc. Petit à petit, la cavité grandit, le cerveau écarte, refoule les parties de la boîte osseuse qui le renferme, — à la voûte surtout, où sont les moindres résistances ; le crâne se développe trans-

(1) Le développement du crâne a toujours été parallèle au développement du cerveau, et réciproquement. Un certain nombre de troubles dans le développement du cerveau proviennent de troubles analogues dans le développement du crâne. C'est ainsi que l'ossification prématurée des sutures aboutit à l'arrêt de développement du cerveau, à la microcéphalie et à l'idiotie. Inversement l'hydrocéphalie congénitale conduit à l'arrêt de la suturation des os du crâne.

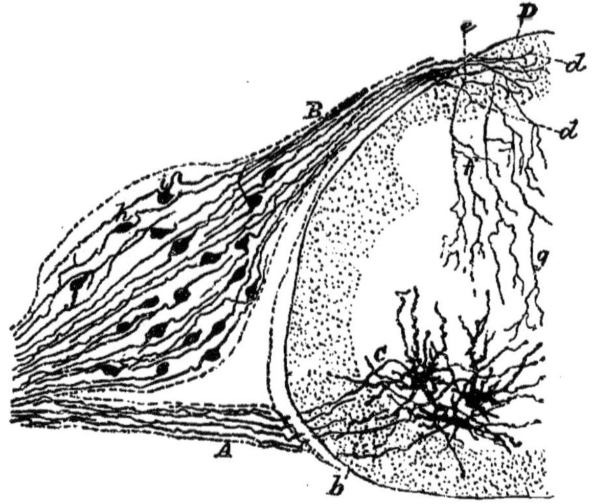

Fig. 349. — Coupe transversale de la moelle épinière d'un Poussin de 9 jours d'incubation.

A, axones issus de cellules nerveuses de la corne antérieure ; B, fibres des racines postérieures traversant les cellules bipolaires du ganglion spinal et se portant dans le cordon postérieur de la moelle (D) ; *c*, *g*, collatérales (Ramon y Cajal).

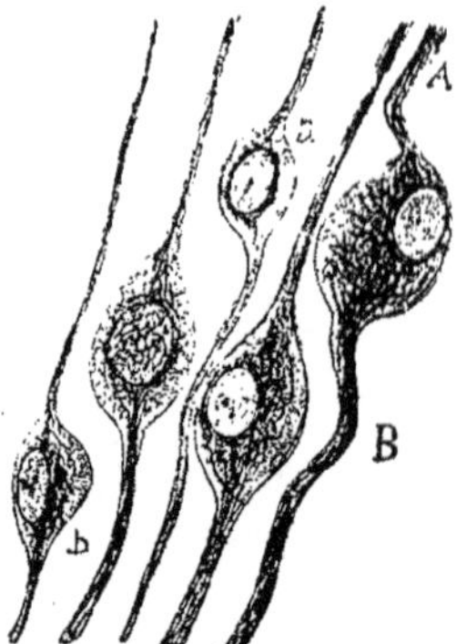

Fig. 350. — Cellules du ganglion de Scarpa (Embryon de Poulet).

A, expansion périphérique ; B, expansion centrale ; ***a***, ***b***, cellules plus jeunes.

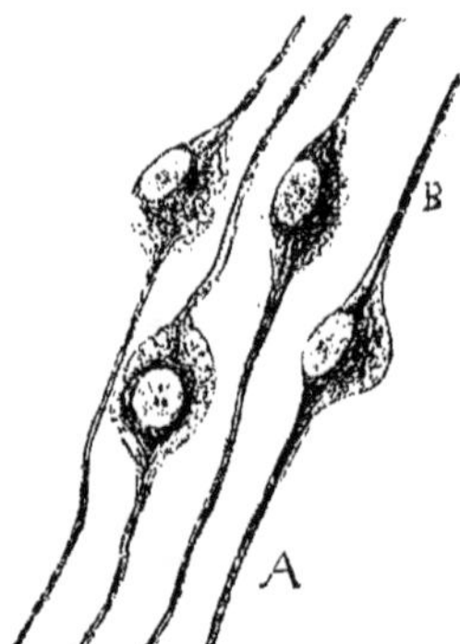

Fig. 351. — Cellules bipolaires du ganglion de Corti (Embryon de Poulet).

A, expansion centrale ; B, expansion périphérique (Ramon y Cajal).

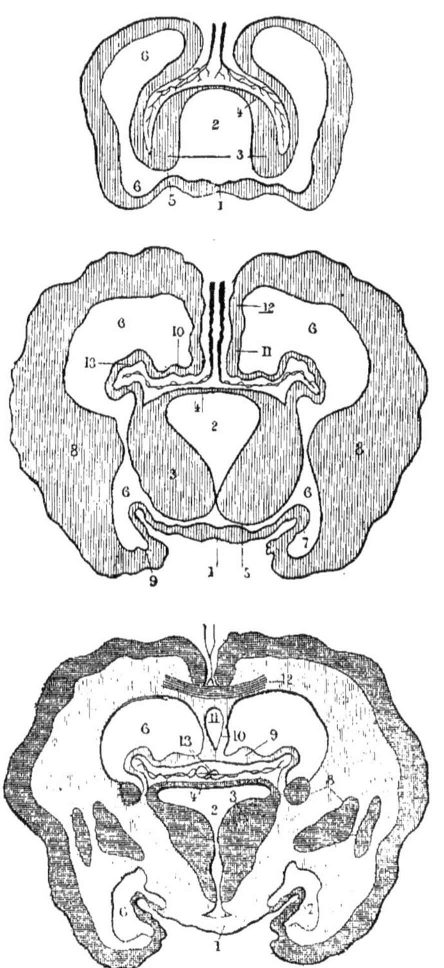

Fig. 352. — Trois coupes frontales du cerveau d'embryons humains à trois âges différents (2, 3 et 4 mois) pour montrer comment les plexus choroïdes pénètrent dans le cerveau et la transformation des arcs marginaux, des couches optiques et des corps striés.

1, paroi inférieure du diencéphale ; 2, cavité du diencéphale (3e ventricule) ; 3, couche optique ; 4, voûte du diencéphale ; 5, fente de Monro ; 6, cavité du télencéphale (ventricules latéraux) ; 7, scissure choroïdienne (fente de Bichat) ; 8, épaississement de la paroi externe du télencéphale destiné à donner le corps strié ; 9, ébauche de la corne d'Ammon ; 10, région du trigone ; 11, ébauche de l'arc marginal inférieur (trigone) ; 12, ébauche de l'arc marginal supérieur (corps calleux) ; 13, refoulement de la paroi interne des vésicules des hémisphères par la pie-mère interne (plexus choroïdes, toile choroïdienne du 3e ventricule).

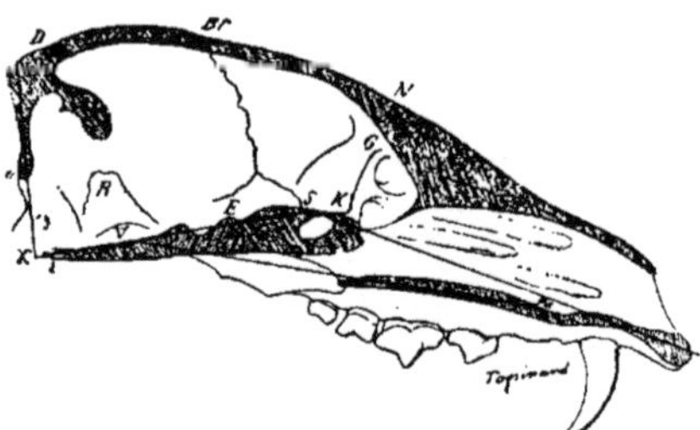

Fig. 353. — Coupe sagittale du crâne du Renard (Topinard).

b, basion ; *o*, opisthion ; *i*, inion ; *l*. lambda ; Br. bregma ; N, nasion ; A, alvéon ; GK, entrée des fosses ethmoïdales ; S, sphénion ; E, éphippium ; R, rocher ; Pa, palatin ; Tc, tente du cervelet ; Sb, ligne cranio-faciale ; AS, axe facial ou sphéno-alvéolaire ; ASB, angle cranio-facial ; *ios*, angle sous-occipital.

versalement et longitudinalement en arc de cercle, de telle façon qu'il se coude sur la face au point d'arriver à la surmonter et à la surplomber dans l'espèce humaine, et corrélativement la face diminue d'étendue et n'apparaît plus que comme une sorte d'accessoire de la tête osseuse : le trou occipital qui regardait en arrière, regarde en bas ; le front qui était aplati est devenu bombé et saillant ; les orbites qui étaient très rapprochées et qui regardaient de côté se sont espacées et regardent en avant ; la face qui était en avant et très oblique, est maintenant presque verticale et en dessous, et de plus elle s'est raccourcie ; la cloison cranio-faciale qui était presque droite s'est fortement coudée à la jonction des deux sphénoïdes de manière à former un angle ouvert en bas, l'angle sphénoïdal ; les faces latérales du crâne enfin, qui étaient plates, inclinées en haut l'une sur l'autre de façon à donner à la voûte du crâne un aspect caréniforme, se sont arrondies et élargies, de telle sorte que le crâne a pris la forme d'une boîte ovoïde. Commencées chez la Sarigue, le Dasyure, etc., parmi les Marsupiaux, la Taupe, etc., parmi les Insectivores, ces modifications se sont accrues chez le Rat, le Cabiai, etc., parmi les Rongeurs, davantage encore chez le Chien parmi les Carnassiers, le Mouton parmi les Ruminants, beaucoup plus chez les Singes, et se sont achevées avec l'espèce humaine.

Si la première caractéristique de l'Homme est l'attitude verticale, ce caractère relève du volume de son cerveau, car dans le crâne, les adaptations à l'attitude verticale marchent de pair avec le perfectionnement cérébral. Comme le dit P. Topinard (*L'Anthropologie*, t. II, p. 649, 1891), c'est de l'évolution corrélative. Il n'y a pas jusqu'à la spécialisation des membres et la disparition du museau qui ne soient corrélatives du grandissement du cerveau à travers les âges. L'animal en train de devenir Homme devenant plus intelligent à mesure que son cer-

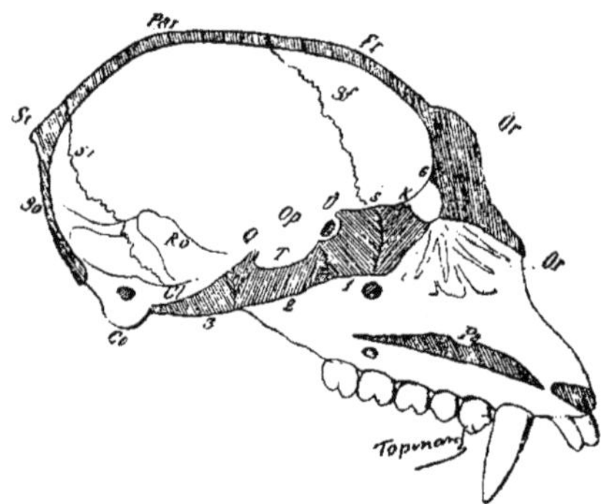

Fig. 354. — Coupe sagittale du crâne du Semnopithèque (Topinard).

Fr, frontal ; Par, pariétal ; Si et So, portion sus et sous-iniaque de l'occipital ; Co, condyle de l'occipital ; Cl, clivus ; Q, lame quadrilatère de la selle turcique T ; Op, trou optique ; D, apophyse clinoïde antérieure ; S, sphénion ; KG, entrée de la fosse ethmoïdale ; Sf, suture coronale ; Sl, suture lambdoïde ; Or, Or, bords supérieur et inférieur de l'orbite ; 1, présphénoïde ; 2, postsphénoïde ; 3, basi-occipital.

veau devenait plus grand, voyait son crâne augmenter de volume et basculer de façon à venir se placer presque en équilibre sur le haut de la colonne vertébrale ; corrélativement il prenait l'attitude debout et au lieu de continuer à se servir de ses quatre membres pour la marche et de ses mâchoires pour saisir, il prenait l'habitude de localiser à ses membres thoraciques la faculté de préhension, et à ses membres pelviens la fonction exclusive de la sustentation ; conséquence : la main s'est faite et le museau a disparu. La première transformation se réalise par application de la loi de la division du travail et de la spécialisation morphologique ; la seconde se fait en raison de cette autre loi : tout organe qui ne fonctionne pas décroit et s'atrophie.

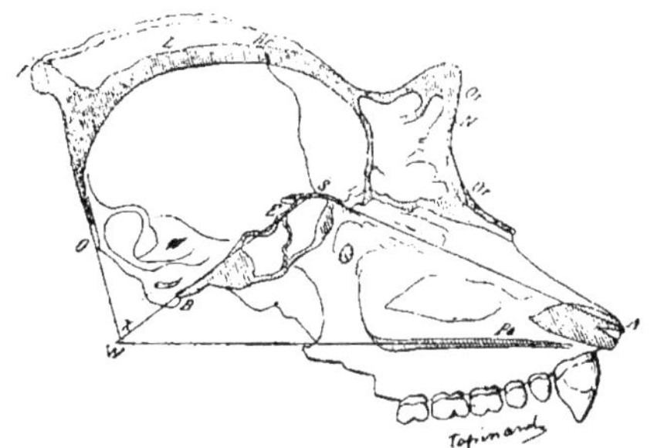

Fig. 355. — Coupe sagittale du crâne d'un Gorille ♂ adulte (Topinard).

A, alvéon ; N, nasion ; Br, bregma ; I, inion ; O, opisthion ; B, basion ; E, éphippium ; S, sphénion ; ASB, angle cranio-facial ; SWPa, angle cranio-palatin (ici virtuel) ; IXS, angle sous-occipital (ici également virtuel).

3. — **Développement des faisceaux et de la substance grise.** — L'organisation définitive des fibres conductrices, fibres nerveuses, est marquée par le développement de la gaine de myéline qui entoure le cylindre-axe jusqu'alors nu des fibres nerveuses. Jusque vers le milieu de la vie utérine, tout le système nerveux central est formé de cellules nerveuses et de fibres nerveuses amyéliniques (Flechsig). Grises jusqu'à ce moment, ces fibres deviennent blanches. Cet engainement débute par les fibres sensitives. A la naissance, le faisceau pyramidal est complètement blanc, de l'écorce cérébrale jusqu'au bulbe, ce qui permet de le suivre avec facilité à côté des faisceaux voisins qui sont encore gris pâle ; mais dans le bulbe et la moelle, il est nu encore, tandis que le ruban de Reil a achevé son organisation. A cette époque, le système d'association n'est pas engainé non plus. Dans les premières semaines après la naissance, le faisceau pyramidal achève sa constitution, c'est-à-dire sa myélinisation (Flechsig) ; à la fin du premier mois, on voit blanchir le centre ovale du lobe occipital (ra-

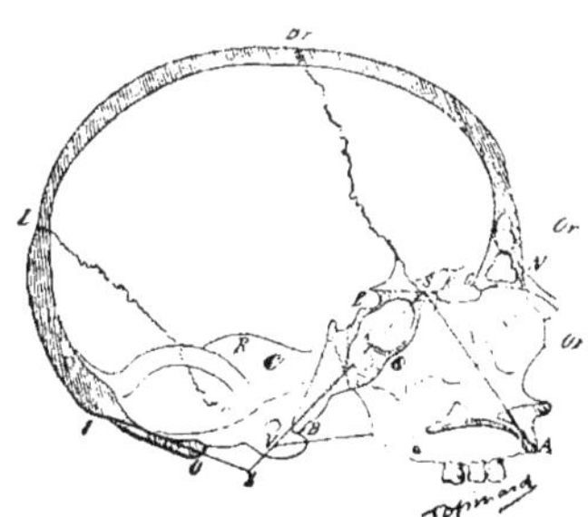

Fig. 356. — Coupe sagittale du crâne de l'Homme (Topinard).

A, alvéon ; N, nasion ; Or, sinus frontal ; Br, Bregma ; l, lambda ; I, inion ; o, opisthion ; B, basion ; E, éphippium ; S, sphénion ; ASB, angle sphénoïdal ; SVPa, angle palatin (ici positif).

cines optiques), et seulement du cinquième au neuvième mois le lobe frontal, qui est la partie la plus élevée, la plus humaine (PARROT).

L'engainement suit une marche descendante dans les fibres cérébrales, tandis que dans les fibres spinales, elle se fait simultanément dans toute l'étendue du faisceau. GUDDEN, par destruction de la région occipito-pariétale des animaux nouveau-nés, a obtenu l'atrophie du ruban de Reil jusques et y compris le noyau de Burdach ; et MARCHI et ALLEGRI rapportent avoir suivi des dégénérations analogues jusque dans les cordons postérieurs de la moelle.

Selon S. Fuchs, les cellules de Deiters sont visibles au cinquième mois avec leurs caractères typiques, et du septième au huitième mois on peut déjà distinguer les couches de Meynert avec leurs cellules pyramidales (Vignal), bien que celles-ci n'aient pas encore acquis leurs formes adultes. Elles sont alors, pour la plupart, comparables aux cellules cérébellaires de Purkinje, et elles n'acquièrent leur forme pyramidale typique qu'après la naissance (G. Magini). Enfin, d'après W. Betz (1881) on n'observerait que deux couches seulement, la première et la quatrième dans l'écorce du cerveau du fœtus de sept mois, et seule la corne d'Ammon posséderait de vraies cellules pyramidales. Chez le nouveau-né on constaterait la même disposition, mais de plus les cellules géantes sont groupées en îlots dans le lobule paracentral. — A six mois, un grand nombre de circonvolutions renferment une troisième couche de cellules pyramidales ; — ces cellules ont des prolongements manifestes. — Entre onze et quatorze ans, les cellules géantes n'ont encore qu'un nombre relativement restreint de prolongements (Betz, *Ueber dée ferriere structur des Gehirnrinde des Menschen*, Centralbl. f. d. med. Wiss., 1881). Les cellules de la névroglie, enfin, n'apparaissent qu'après le sixième mois (Vignal).

Quant aux fibres blanches, voici dans quel ordre elles apparaîtraient. Les fibres des voies réflexes de la moelle et du bulbe s'entourent les premières de myéline ; les fibres du cervelet viennent ensuite ; en troisième lieu nous trouvons les fibres qui font communiquer l'écorce des hémisphères avec la substance grise de la moelle et du bulbe ; — les fibres disséminées dans les hémisphères cérébraux paraissent en dernier. Dans les régions rolandiques, les cellules pyramidales géantes, cellules comparables aux grandes cellules motrices des cornes de la moelle, prédominent (régions motrices), tandis que dans les régions postérieures du cerveau les cellules sont plus petites (cellules sensitives) et les grosses cellules rares, solitaires. — Or, les cellules pyramidales géantes n'existent qu'en très petit nombre chez les très jeunes enfants (Betz). Et de même que ces régions corticales motrices ne sont pas développées à la naissance, de même aussi les faisceaux pyramidaux ou moteurs de la moelle, qui sont en relation avec les régions motrices du cerveau, ne sont pas développés non plus (Flechsig, Pierret), c'est-à-dire que leurs tubes nerveux ne sont pas encore engainés par la myéline.

Ainsi, d'après Van Gehuchten, les fibres du cordon de Goll ne sont entourées de myéline que sur les embryons de 28 à 30 cent. de longueur. Celle de la couche limitante latérale de la substance grise que sur des embryons de 32 cent. La myéline apparaît encore plus tard dans le faisceau cérébelleux et seulement à la naissance ou un peu après dans les faisceaux pyramidaux.

A. Westphal (*Arch. f. Psych.* XXVI, p. 1, 1895), a montré que chez le nouveau-né la fibre nerveuse (comme la fibre musculaire) est incomplète. Dans les nerfs, les fibres sont beaucoup plus minces qu'à un âge plus avancé, et la gaine de myéline est fort incomplète encore. La gaine de Schwann présente de gros noyaux entourés de protoplasma ; elle ne présente d'étranglements que lorsque les nerfs sont pourvus de leur gaine de myéline. C'est de la 3e à la 6e semaine que ce travail est le plus actif, mais cette gaine n'a acquis à peu près le développement qu'elle aura chez l'adulte.

D'après Fuchs, à la naissance aucune fibre à myéline n'existerait encore dans le cerveau, ce qui paraît trop absolu, puisque Vignal observe ces fibres à partir du troisième mois (*Arch. de physiol.*, 1888. — A en croire Edinger, la myéline apparaîtrait au neuvième mois de la vie fœtale dans l'écorce grise de quelques circonvolutions, mais dans les circonvolutions rolandiques elle ne ferait son apparition qu'après la naissance (1). Parrot (*Sur le dév. du cerveau chez les enfants du premier âge.* Arch. de physiol., 1879), a montré de son côté que le cerveau de l'enfant n'acquiert que peu à peu sa structure définitive et que quatre fois sur cinq le cerveau droit est en avance sur le cerveau gauche.

A en croire Korsch, les grosses cellules des centres corticaux moteurs n'apparaissent qu'un mois 1/2 après la naissance. Ajoutons que Below a démontré que chez les Mammifères dont les petits naissent faibles et entièrement dépendants de la mère (Homme, Chien, Chat, etc.) les cellules ganglionnaires se développent tardivement et présentent encore au moment de la naissance des caractères embryonnaires; — au contraire, les nouveau-nés qui, à la naissance, ont déjà un certain degré d'indépendance et n'ont pas absolument besoin de la protection maternelle (Cheval, Porc, etc.) ont, dès avant la naissance, des cellules ganglionnaires entièrement développées tant dans la moelle allongée que dans l'encéphale. — Les cellules de Purkinje du cervelet et peut-être aussi celles de Denissenko apparaissent vers le sixième mois (Vignal).

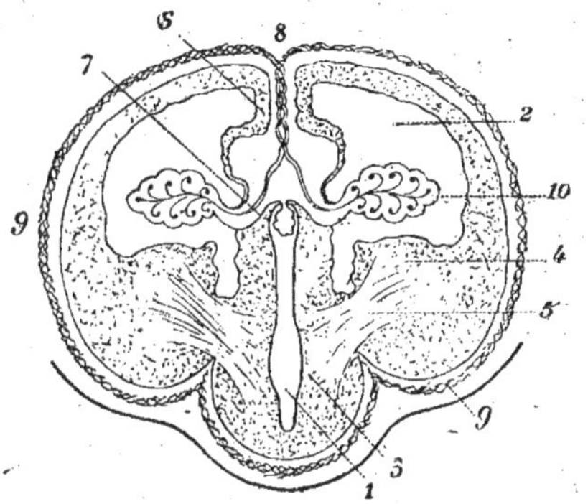

Fig. 357. — Coupe frontale du cerveau d'un embryon de sept à huit semaines après la soudure de la couche optique et du corps strié.

1, troisième ventricule ; 2, ventricule latéral ; 3, couche optique; 4, corps strié ; 5, ébauche de la capsule interne ; 6, face interne des vésicules hémisphériques (région dont la soudure entre les parois des 2 vésicules des hémisphères donnera naissance au corps calleux, au septum et à la voûte) ; 7, toit du troisième ventricule ; 8, faux primitive détachée de la pie-mère ; 9, 10 plexus choroïdes des ventricules latéraux.

L'enfant est un « être médullaire », il réagit comme un « animal décapité », de telle sorte que la *spasmophilie* de l'enfance résulte tout bonnement de ce fait que le cerveau de l'enfant n'est pas encore capable d'exercer son action modératrice sur les mouvements (réaction médullaire).

Hutinel (*Thèse de Paris*, 1877), en constatant que les parties motrices du cerveau ne donnent guère lieu à des paralysies chez le nouveau-né et l'enfant en bas-âge, a confirmé les preuves expérimentales fournies par Rouget (1875), puis par Soltmann (1876), Tarchanoff (1878) et Bechterew, à savoir, qu'à la naissance les centres psycho-moteurs ne seraient pas encore suffisamment achevés pour être excitables, — ce qui a cependant été contredit, je dois le dire, par Marcacci, Dupuy, Laborde, Dastre, J. Paneth, en ce qui

(1) Chez les animaux nouveau-nés, chez lesquels les fonctions motrices et sensorielles sont encore imparfaites (Chien, Lapin), Soltmann et Bechterew, en excitant les circonvolutions rolandiques, n'ont pu obtenir de contractions des membres. Au contraire, chez ceux qui viennent au monde (Bœuf, Cheval) avec des fonctions sensorielles et motrices déjà bien ébauchées, ils ont vu que les centres moteurs et corticaux sont déjà excitables.

concerne des Chiens et Chats nouveau-nés, — mais ce qui concorde avec les observations anatomiques de Meynert, Edinger, Flechsig.

On peut en effet remarquer, à l'exemple de ces derniers auteurs, que les faisceaux cérébraux moteurs ne sont qu'ébauchés chez le nouveau-né, et que plus tardivement encore s'achèvent les fibres d'association de l'écorce, constatation intéressante à faire et à mettre en regard de la vie purement végétative et réflexe du nouveau-né. De fait, Parrot a montré que les faisceaux sous-rolandiques apparaissent nettement dans la première quinzaine après la naissance chez l'enfant, les faisceaux post-rolandiques ne se développent que plus tard (au bout d'un mois), et les faisceaux prérolandiques plus tardivement encore. De son côté, Flechsig a montré que les seuls faisceaux de la moelle épinière non encore développés à la naissance sont les faisceaux pyramidaux ou cérébraux moteurs. Westphal a démontré que jusqu'à la cinquième semaine les nerfs des nouveau-nés sont encore incomptets; leur gaine de myéline est faible et irrégulière; les fibres nerveuses sont grêles. Aussi y a-t-il chez le nouveau-né une diminution très marquée de l'excitabilité indirecte pour le courant faradique et galvanique, et de l'excitabilité directe pour le courant faradique (*Soc. berlinoise de psychiatrie*, 8 janvier 1894). Il résulte de ces observations que le système cortico-moteur n'est qu'ébauché à la naissance. Chez le nouveau-né, la vie réflexe ou spinale n'est pas complète encore, mais combien est plus en retard la vie cérébrale ou motrice volontaire !

L'absence des cellules pyramidales dans l'écorce cérébrale du nouveau-né (Arndt, Mathias Duval) parle dans le même sens (Voy. Lemoine, *Les localisations cérébrales* (Thèse de Paris, 1880), et placée au côté de la diffluence du cerveau du jeune enfant (richesse en eau) que l'on peut nettement observer à la suite de Bibra, Schlossberger, Weisbach, Tarchanoff, Parrot, etc., elle explique l'absence de la vie psychique chez l'enfant en bas-âge (Voy. Preyer, *L'Ame de l'enfant*, Paris, 1887, et Bernard Pérez, *La Psychologie de l'enfant*, deuxième édition, 1884). Et l'exception confirme la règle. Examinez l'écorce cérébrale du Cobaye qui vient au monde, vous y trouverez les cellules pyramidales caractéristiques (Tarchanoff); aussi cet animal présente-t-il, dès les premiers jours de sa vie, tous les mouvements de l'adulte. Bechterew encore a constaté qu'il était impossible d'obtenir l'épilepsie corticale chez le Chien nouveau-né, ce qui plaide également en faveur d'un développement incomplet des centres moteurs corticaux chez les nouveau-nés. S'il était vrai enfin, comme l'a soutenu Tarchanoff, que les centres moteurs des membres se développassent en premier lieu dans l'hémisphère gauche (obs. faite sur le Cobaye), on pourrait s'expliquer pourquoi l'immense majorité des hommes sont droitiers.

4. — **Développement ontogénique des Circonvolutions.** — Les hémisphères du cerveau dérivent, nous venons de le voir, de la vésicule cérébrale antérieure *cerveau antérieur, prosencéphale*, sous la forme de deux ampoules, auxquelles on a donné le nom de *vésicules des hémisphères*. — Les parois de ces vésicules, en s'épaississant, deviendront le *corps de l'hémisphère*, leur cavité, profondément modifiée, deviendra le *ventricule latéral* du cerveau.

Par suite du développement, il s'accomplit, dans chacune des vésicules hémisphériques, plusieurs changements que nous pouvons grouper de la façon suivante : 1° un accroissement considérable en tous sens, mais surtout de la paroi supérieure ; — 2° des plissements de la paroi qui donnent lieu à des scissures déterminant, par leur enfoncement dans la profondeur des saillies dans la cavité des vésicules où elles proémineront plus tard, comme on le voit, en regardant les ventricules latéraux ; — 3° la formation d'un système de commissures inter-hémisphériques, *corps calleux et trigone cérébral*, qui établit une union intime entre les deux hémisphères ; — 4° un accolement, dans un champ triangulaire, de la paroi interne des deux vésicules des hémisphères, accolement qui se fait en avant de la plaque unissante et des trous de Monro, et donne lieu à une cloison entre les deux hémisphères qui deviendra la *cloison transparente* ; — 5° la formation des sillons corticaux, qui n'intéressent que le corps de l'hémisphère, et ne déterminent pas, ceux-là, de saillies sur les parois des ventricules latéraux.

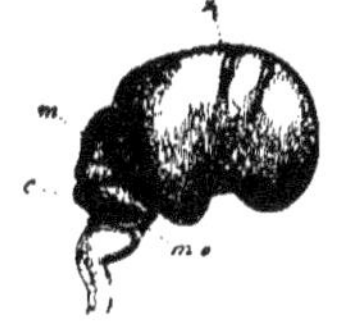

Fig. 358. — Vue latérale de l'encéphale d'un fœtus humain de 3 mois (d'après Kolliker).

h, hémisphère du cerveau ; *m*, tubercules quadrijumeaux (cerveau moyen) ; *c*, cervelet ; *mo*, moelle allongée.

a. — L'étude du développement général des hémisphères ne doit pas nous arrêter longtemps. Nous dirons seulement que leur accroissement se fait plus particulièrement par leur voûte qui s'étend progressivement d'avant en arrière en coiffant successivement le cerveau intermédiaire ou les couches optiques, et plus tard le cerveau moyen ou les tubercules quadrijumeaux, puis enfin le cervelet (Voy. fig. 360 et 364). Il en résulte que les vésicules hémisphériques, autrement dit les hémisphères du cerveau, se développent en arc de cercle autour d'une région basale sensiblement fixe, où naissent les masses grises centrales que l'on a appelées les *corps striés*, que nous voyons se fusionner plus tard avec la paroi épaissie de la vésicule cérébrale intermédiaire sous la forme d'un gros ganglion connu sous le nom de *couche optique*, pour

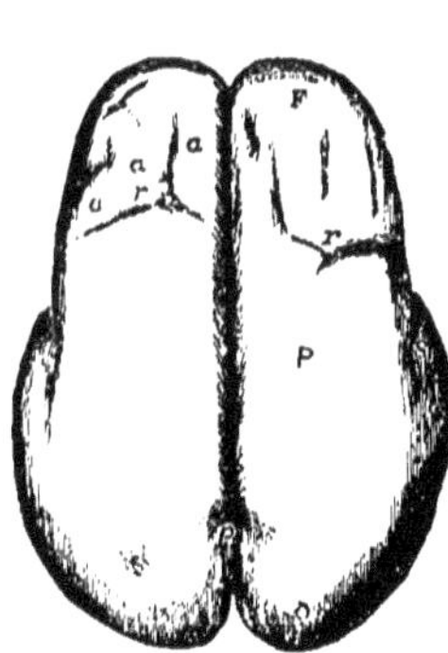

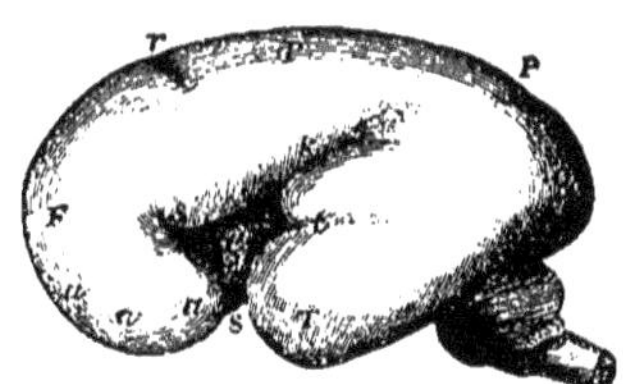

Fig. 359. — Face supérieure et face externe du cerveau d'un fœtus de six mois (R. Wagner).

F, lobe frontal ; P, lobe pariétal ; O, lobe occipital ; T, lobe temporal ; *a*, circonvolutions frontales à peine indiquées ; *s*, *s*, scissure de Sylvius ; *s'*, sa branche antérieure ; C, insula de Reil ; *r*, scissure de Rolando ; P, scissure perpendiculaire externe.

constituer les *corps opto-striés*, dont une grande partie fait saillie sur le plancher de la cavité des ventricules latéraux.

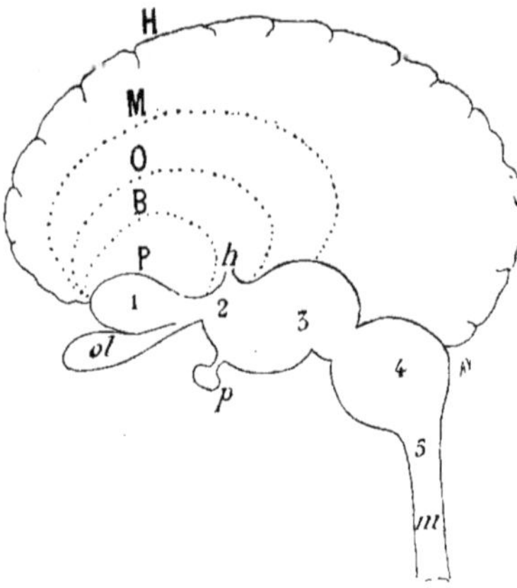

Fig. 360. — Schème du développement progressif du cerveau.

H, Homme ; M, mammifère ; O, oiseau ; B, batracien ; P, poisson ; 1, vésicule cérébrale antérieure ; 2, vésicule intermédiaire ; 3, vésicule des couches optiques ; 4, vésicule du cervelet ; 5, vésicule du bulbe ; *m*, moelle épinière ; *ol*, lobe olfactif.

Pendant ce mouvement d'accroissement et d'enveloppement de tout le reste de l'encéphale par les vésicules des hémisphères, il y a un point de la surface de ces vésicules qui ne participe pas à l'extension des parties environnantes ; il s'ensuit que ces dernières le débordent de toutes parts de façon à le laisser bientôt dans une sorte d'excavation qu'elles tendent à recouvrir ; cette excavation marque le début d'une anfractuosité importante de l'écorce, la *fosse de Sylvius*, au fond de laquelle nous avons rencontré un petit lobe cérébral, le lobe de l'insula de Reil.

Sans insister davantage sur l'accroissement des hémisphères cérébraux, nous devons cependant encore faire remarquer que cet accroissement n'est pas le même chez tous les Vertébrés, et qu'il n'est chez aucun Mammifère aussi considérable que chez l'Homme. L'anatomie comparée nous apprend, en effet, que chez nombre de Mammifères, les hémisphères ne recouvrent pas l'encéphale au-delà des tubercules quadrijumeaux ; que chez un certain nombre ils s'avancent davantage en arrière, mais qu'il faut arriver aux grands Singes pour voir les hémisphères se prolonger jusqu'à recouvrir le cervelet. Or, ce que nous montre l'anatomie comparée, l'embryogénie de l'Homme le répète, puisqu'elle nous apprend que les différents stades successifs du développement de son cerveau correspondent à des dispositions permanentes que l'on observe chez d'autres Mammifères (voy. fig. 336). L'encéphale d'un embryon humain de six semaines, réduit à ses séries de vésicules, avec ses hémisphères rudimentaires et dépourvu de circonvolutions, avec l'imperfection des commissures et la simplicité du plan général, rappelle le cerveau des Poissons. Plus tard, vers la 12ᵉ semaine, les hémisphères ont beaucoup augmenté de volume ; ils recouvrent maintenant les couches optiques, et le cerveau toujours sans circonvolutions et fort imparfait dans ses commissures, se rapproche de celui des Reptiles,

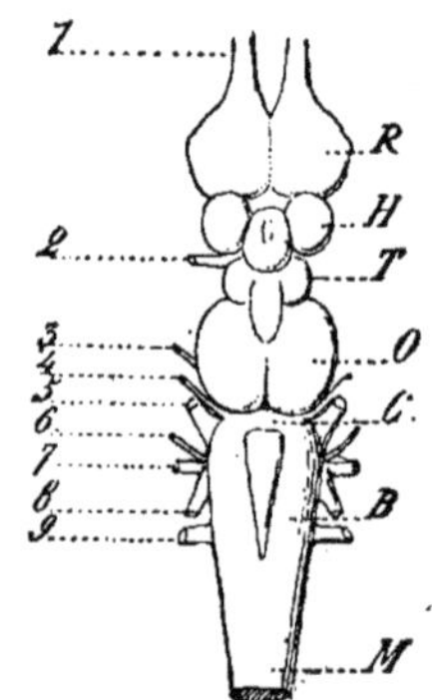

Fig. 361. — Encéphale de Lamproie.

R, lobes olfactifs ; H, hémisphères du cerveau ; T, cerveau intermédiaire ; O, lobes optiques ; C, cervelet à peine ébauché ; B, bulbe ; M, moelle épinière ; de 1 à 9, les nerfs crâniens.

des Oiseaux et des Mammifères inférieurs (Marsupiaux). Pendant le 4e mois, les hémisphères recouvrent les tubercules quadrijumeaux, et peu à peu arrivent à recouvrir le cervelet lui-même. L'évolution est achevée. D'une façon générale, on peut donc dire que le développement des hémisphères est proportionnel au degré d'intelligence de l'animal, conclusion que confirme pleinement d'ailleurs l'examen des cerveaux d'imbéciles, d'idiots ou de microcéphales humains.

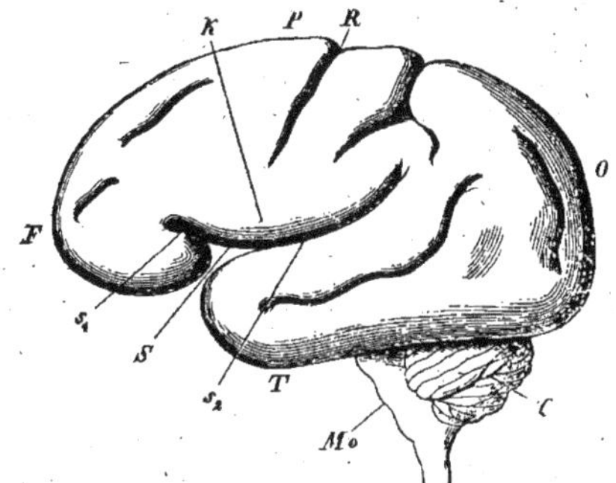

Fig. 362. — Vue latérale (face externe) d'un cerveau de fœtus humain de 6 à 7 mois.

Mo, moelle allongée ; C, cervelet ; S, scissure de Sylvius ; S^1, sa branche antérieure ; S^2, sa branche postérieure ; K, région de l'opercule ; R, scissure de Rolando ; F, lobe frontal ; P_1 lobe pariétal ; O, lobe occipital ; T, lobe temporal.

La comparaison des deux figures 360 et 361, si l'on fait abstraction de la vésicule de l'hémisphère, donne une ressemblance frappante entre le cerveau du plus bas des vertébrés, la Lamproie et l'encéphale des mammifères et de l'Homme lui-même.

b. — Les *plissements de la paroi des vésicules hémisphériques* appellent maintenant toute notre attention. Ce processus commence, dans l'espèce humaine, dans le courant du deuxième mois de la vie intra-utérine. Il en résulte la formation de sillons profonds que W. His a désignés, en raison même de leur pénétration jusque dans la cavité des hémisphères, sous le nom de *sillons totaux*. Ces sillons divisent donc toute l'épaisseur de la paroi des hémisphères ; ils la séparent de la sorte, en un certain nombre de régions qu'il est nécessaire d'étudier pour comprendre l'architecture du cerveau.

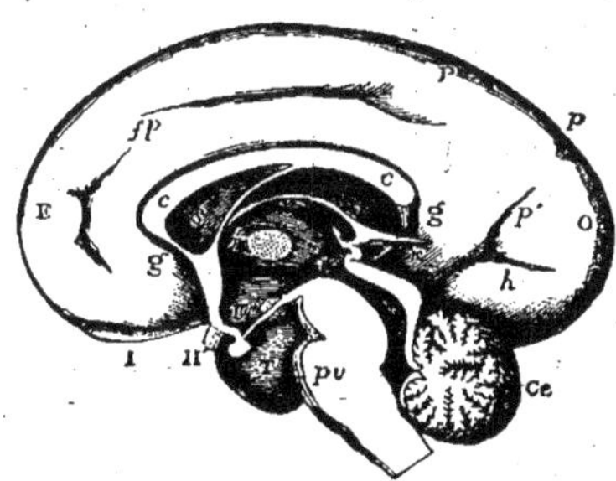

Fig. 363. — Vue de la face interne de la moitié droite du cerveau d'un fœtus humain de 6 à 7 mois (Reichert).

F, lobe frontal ; P, lobe pariétal ; O, lobe occipital ; *r*, lobe temporal ; I, lobe olfactif ; II, nerf optique ; *fp*, scissure calloso-marginal ; P, P', scissure perpendiculaire ; *h*, scissure calcarine ; *gg*, circonvolution du corps calleux ; *cc*, corps calleux ; *s*, septum lucidum ; *f*, la lettre est placée entre le trou de Monro à gauche et la commissure moyenne à droite ; *v*, *v'*, *v''*, troisième ventricule ; *r*, glande pinéale ; *pv*, pont de Varole ; *cc*, cervelet.

Ces sillons ou scissures totales sont : 1° la fosse ou scissure de Sylvius ; 2° la scissure arciforme ou scissure d'Ammon ; 3° la scissure choroïdienne ; 4° la scissure calcarine ou du petit hippocampe ; 5° la scissure pariéto-occipitale. Les saillies qui correspondent à ces scissures pariétales sont de leur côté : 1° le corps strié ; 2° le trigone et la corne d'Ammon ; 3° le plexus choroïde ; 4° l'ergot de Morand.

C'est la *fosse de Sylvius* qui paraît en premier lieu. Elle se montre d'abord sous la forme d'une dépression de la face convexe de l'hémisphère, qui va en s'accentuant, et qui occupe à peu près le milieu de la longueur du bord inférieur. La partie de la paroi qu'elle refoule devant elle s'épaissit beaucoup, et constitue à la base de chacun des hémisphères un gros ganglion, qui proémine dans l'intérieur du ventricule latéral. Ce ganglion, constitué par la *portion basale* épaissie de l'hémisphère, forme le corps strié. Elle se voit à la face externe de l'hémisphère tout aussi longtemps que la fosse de Sylvius est visible à l'extérieur. Mais, lorsque les parties ambiantes ont surplombé, par suite de leur grand développement, les bords de la fosse et que ces derniers se sont rapprochés, celle-ci se trouve cachée et avec elle la surface extérieure du ganglion strié. Sur cette surface se développent, un peu plus tard, plusieurs sillons corticaux, et dès lors elle constitue le *lobe de l'insula de Reil*.

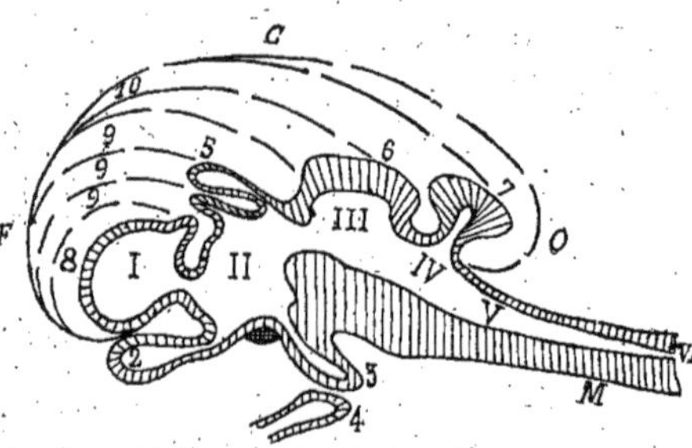

Fig. 364. — Diagramme de l'accroissement des hémisphères du cerveau C.

I, télencéphale ; II, diencéphale ; III, métencéphale ; IV, V, rhombencéphale ; VI, canal central de la moelle épinière ; M, moelle épinière ; 2, rhinencéphale ; 3, hypophyse ; 4, cul-de-sac hypophysaire pharyngien ; 5, épiphyse ; 6, bandelette quadrijumelle ; 7, cervelet ; 8, 9, 10, évolution successive du télencéphale ; F, pôle frontal ; o, pôle occipital,

Ainsi se modifie la *portion basale* de l'hémisphère. Voyons maintenant les transformations de la *portion palliale*.

La *portion palliale*, *pallium*, *manteau* ou *écorce* de l'hémisphère, s'accroît pour ainsi dire autour de l'insula, rappelons-le, comme autour d'un point fixe : elle se recourbe ainsi sous la forme d'un demi-anneau, d'une sorte de *lobe annulaire*, ouvert à la base de l'hémisphère. On y distingue déjà l'ébauche des lobes principaux, que l'on voit plus tard à la face convexe du cerveau. L'extrémité de ce lobe annulaire dirigée en avant et située au-dessus de la fosse de Sylvius, deviendra le *lobe frontal ;* l'extrémité opposée, qui entoure la fosse en bas et en arrière, sera le *lobe temporal ;* l'arc qui réunit ces portions au-dessus de la fosse donnera le *lobe pariétal ;* et, aux dépens de la saillie que fait à l'extrémité postérieure de l'hémisphère le lobe annulaire, prendra naissance le *lobe occipital*. Consécutivement, ou plutôt parallèlement à ces modifications du manteau, la cavité de l'hémisphère a subi un changement de forme adéquate à celle que subissait l'écorce : elle est devenue semi-lunaire et embrasse dans sa concavité le noyau basal, c'est-à-dire le corps strié. Ainsi s'explique que le ventricule latéral forme chez l'adulte un véritable canal semi-annulaire qui embrasse le pédoncule cérébral correspondant et le noyau opto-strié qui lui fait suite. Lorsque, plus tard, les différents lobes se sont mieux séparés les uns des autres, la cavité ventriculaire pénètre dans chacun des lobes frontal, temporal et occipital sous la forme d'un prolongement infundibuliforme qui constituera les cornes frontale, temporale et occipitale du ventricule latéral.

A une période plus reculée, dans le courant de la cinquième semaine, il se forme, nous l'avons déjà dit, à la face interne ou plane des vésicules hémisphériques deux scissures qui courent à peu près parallèlement au bord supérieur, et ont comme le lobe annulaire primitif une forme semi-lunaire. L'une est la *scissure d'Ammon* ou *scissure arciforme*, l'autre, située plus bas, est la *scissure choroïdienne*. Elles commencent toutes deux au trou de Monro et s'étendent de là jusqu'à l'extrémité du lobe temporal, après avoir décrit un grand arc qui embrasse dans sa concavité le hile de l'hémisphère. Entre elles, se trouve compris, à la face interne de l'hémisphère, un bourrelet, l'*arc marginal de Schmidt, circonvolution arquée*. A chacune de ces scissures correspond une invagination de la paroi interne de la vésicule de l'hémisphère : la scissure d'Ammon détermine la formation du *pli d'Ammon, circonvolution du grand hippocampe*; la scissure choroïdienne détermine la formation du *pli choroïdien* dans lequel s'engage la pie-mère qui constitue la faux primitive du cerveau. Au niveau de ce pli, la paroi de la vésicule, loin de s'épaissir comme le restant, s'amincit au point de se réduire à une simple membrane épithéliale qui recouvre les plexus choroïdes : c'est l'épithélium choroïdien. Quand, chez l'adulte, on arrache les plexus choroïdes, on détruit en même temps cette paroi amincie de l'hémisphère qui a été refoulée vers la cavité ventriculaire par la végétation de la faux primitive, et l'on produit à la face interne de l'hémisphère une fente arquée béante, qui conduit dans le ventricule latéral et s'étend du trou de Monro à la pointe du lobe temporal. Cette fente, c'est la *grande fente cérébrale de Bichat*. On s'explique de la sorte que les plexus choroïdes sont en réalité en dehors de la cavité des ventricules latéraux.

Quant au *pli d'Ammon*, il devient plus volumineux. Un sillon, moins profond que le sillon d'Ammon, mais parallèle à ce dernier, divise l'arc marginal en deux étages, l'un inférieur, *arc marginal inférieur* qui, en se soudant par sa partie moyenne avec son homologue du côté opposé, donnera naissance à la bandelette géminée (fornix, voûte cérébrale); l'autre supérieur, *arc marginal supérieur*, qui restera au-dessus du corps calleux et constituera les tractus de Lancisi, la fasciola cinerea et corps godronné, nouvelle preuve que le corps godronné est une circonvolution sous-calleuse en voie d'atrophie.

Lorsque les parois internes des hémisphères se sont soudées le long de l'arc marginal, c'est-à-dire entre la scissure d'Ammon et la scissure choroïdienne pour donner naissance au corps calleux, on comprend que la scissure choroïdienne soit devenue une scissure sous-calleuse, intra-cérébrale en quelque sorte dans sa partie moyenne, et que la scissure d'Ammon soit représentée dans sa partie antérieure par le sillon ou sinus du corps calleux, et dans sa partie postérieure par le sillon du grand hippocampe. Si la partie postérieure de cette scissure est maintenant reportée à la face inférieure du cerveau, c'est parce que l'hémisphère s'est déroulé pour ainsi dire d'avant en arrière en décrivant en même temps un arc de cercle autour du hile. Ce processus reportait de ce fait la partie postérieure de l'hémisphère en bas et en avant et en formait dès lors ce que l'on connaît sous le nom de lobe temporal dans lequel s'engage la corne temporale du ventricule latéral et où la scissure d'Ammon forme la *corne d'Ammon* (Voy. fig. 266 à 268).

Le lobe occipital, avec sa cavité, se développant, nous l'avons dit, comme un prolongement, une sorte d'évagination du lobe annulaire primitif, il s'ensuit que la *scissure calcarine* (h. fig. 363) qui se forme sur sa paroi interne, ne se montre qu'après la scissure arciforme. Elle paraît vers la fin du 3e mois, comme

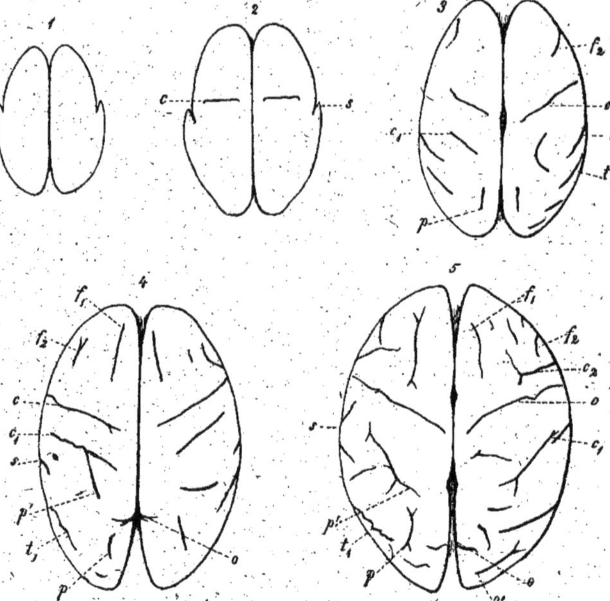

Fig. 365. — Cerveaux de fœtus humains vus par leur face supérieure (d'après Ecker). 1/2 Grandeur naturelle.

1, cerveau d'un fœtus de 4 mois ; 2, cerveau d'un fœtus de 5 mois ; 3, cerveau d'un fœtus de 6 mois ; 4, cerveau d'un fœtus de 7 mois ; 5, cerveau d'un fœtus de 8 mois. — S, scissure de Sylvius ; C, Scissure de Rolando ; C^1, sillon postrolandique ; C^2, sillon prérolandique ; f^1, sillon frontal supérieur ; f^2, sillon frontal inférieur ; *h*, sillon interpariétal ; t^1, sillon temporal supérieur (sillon parallèle) ; O, scissure occipitale.

une branche de la scissure d'Ammon qui se porte horizontalement vers la pointe postérieure de l'hémisphère. A l'intérieur de la cavité du ventricule latéral, dans le prolongement occipal de ce ventricule, elle détermine la formation de *l'ergot de Morand*.

Au début du 4e mois, on voit naître enfin la *scissure occipitale* (*p*, fig. 363), qui permet dès lors de reconnaître facilement les deux lobes pariétal et occipital à la face interne de l'hémisphère. Elle part de l'extrémité antérieure de la scissure calcarine et monde de là à peu près verticalement, vers le bord sagittal de l'hémisphère.

c. — Quand ces phénomènes se sont accomplis, la *formation des sillons corticaux* achève de donner aux hémisphères leur aspect particulier. Ce qui distingue ces sillons des sillons totaux, dont nous venons d'esquisser l'histoire, c'est qu'ils n'intéressent que l'écorce cérébrale, et qu'ils ne déterminent aucune saillie à l'intérieur des ventricules. Ils ne naissent, en conséquence, que lorsque l'écorce a déjà acquis une certaine épaisseur et que le système des fibres blanches, qui constituent le corps de l'hémisphère, a commencé son développement. Ils doivent leur origine à ce que le manteau du cerveau s'accroît en surface plus vite que la substance blanche sous-jacente, et aussi au nombre incommensurable de fibres nerveuses qui doivent aboutir aux éléments cellulaires de ce manteau où toutes ces fibres doivent nécessairement prendre place. Il en résulte que le manteau se soulève sous forme de replis ou bourrelets, appelés *circonvolutions cérébrales* ou *gyri*, séparés les uns des autres par des sillons profonds, et à l'intérieur desquels pénètrent de minces lames de substance blanche. Au début, les sillons corticaux sont peu profonds, mais ils le deviennent progressivement à mesure que l'écorce s'épaissit et perfectionne son développement, en d'autres termes, au fur et à mesure que les circonvolutions deviennent plus saillantes à la surface.

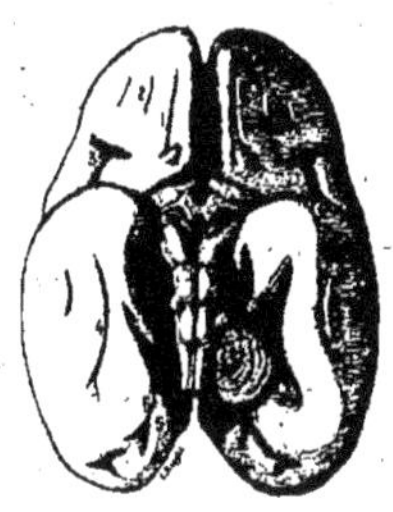

Fig. 366. — Face inférieure du cerveau d'un fœtus humain de 6 à 7 mois.

Parmi les nombreux sillons corticaux qui impriment leurs traces sur le manteau de l'hémisphère de l'adulte, les uns sont plus ou moins profonds, plus ou moins fixes et constants. Or, on peut dire avec Pansch, que plus un sillon est précoce dans son développement embryonnaire, plus il devient profond, et que plus il est tardif, moins il s'approfondit.

Néanmoins, il n'est pas toujours vrai de dire que les anfractuosités fondamentales ou primaires sont les plus profondes. Témoin la scissure de Rolando qui l'est moins que les sillons pré et post-rolandiques.

Mais, outre qu'ils sont plus profonds, ces sillons sont plus constants et plus fixes; il sont donc les plus importants. C'est en raison de cette disposition, qu'on leur a réservé le nom de *sillons primaires*, pour les distinguer de ceux qui n'apparaissent que plus tard, qui sont moins fixes et moins importants, et auxquels on a donné le nom de *sillons secondaires*.

Les sillons primaires commencent à paraître vers le début du 6ᵉ mois. Le premier sillon en date, et l'un des plus importants, est la *scissure de Rolando*. Elle apparaît vers la fin du 5ᵉ mois ou au début du 6ᵉ, d'habitude sous la forme d'une petite dépression située au milieu de ce qui sera son parcours ultérieur; elle se prolonge ensuite graduellement en bas et en haut en s'approfondissant. Cependant, d'après les recherches de Cunningham (*Journ. of Anatomy*, 1890), la scissure de Rolando n'apparaît pas en un seul centre, mais en deux; et l'union des deux centres (R, fig. 359) pourrait être retardée jusqu'au 7ᵉ mois. Le point qui sépare les deux centres primitifs peut encore se retrouver chez l'adulte, sous la forme d'un pli profond que l'on voit dans le fond de la scissure au niveau de l'union du tiers moyen et du tiers supérieur. Dans quelques cas rares, ces deux parties peuvent même rester distinctes chez l'adulte.

A cette époque, le lobe frontal est presque entièrement lisse, à l'exception d'un petit sillon anguleux, dont l'une des branches est l'ébauche du *sillon prérolandique*, tandis que l'autre branche est le premier rudiment du *sillon frontal inférieur*. Le lobe pariétal, dès lors bien séparé du lobe frontal, présente lui-aussi les premiers linéaments du *sillon interpariétal* et du *sillon post-rolandique*. Le premier se prolonge sur ce qui sera plus tard le lobe occipital et constitue là le *sillon occipital supérieur*. Sur le lobe temporal se voit aussi l'ébauche du *sillon temporal supérieur* ou *sillon parallèle* qui s'étend parallèlement au bord inférieur de la fosse de Sylvius (Voy. fig. 362).

Sur la face inférieure des hémisphères, on aperçoit les premières traces du *sillon occipito-temporal moyen*, et de très faibles indices du *sillon temporal inférieur*. A la face interne, on voit l'ébauche du *sillon calloso-marginal* ou *scissure sous-frontale* (*fp*, fig. 363). Quant à la fosse de Sylvius, elle n'est déjà plus aussi béante que précédemment; les bords qui limitent sa branche postérieuse s'élèvent, se rapprochent et tendent à la fermer à ce niveau; en avant, elle commence à pousser un prolongement, qui sera sa branche antérieure ou horizontale, sa branche ascendante ne se montrant que plus tard encore, vers le 8e mois.

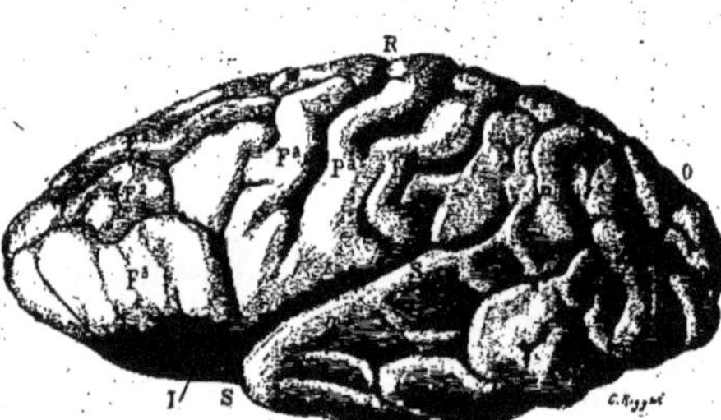

Fig. 367. — Face externe du cerveau d'un nouveau-né.

S, S, scissure de Sylvius ; R, scissure de Rolando ; O, scissure occipitale externe ; I, lobe de l'insula encore à découvert ; Fa, Pa, circonvolutions centrales ou rolandiques ; F^1, F^2, F^3, les 3 circonvolutions frontales longitudinales.

Dans le courant du 7e mois se montrent les autres sillons et le reste des circonvolutions dans leurs traits fondamentaux. Le lobe frontal présente maintenant l'ébauche du *sillon frontal supérieur*, d'où, à cette époque déjà, sont grossièrement dessinées les trois circonvolutions frontales F^1, F^2 et F^3, ainsi que la circonvolution frontale ascendante. Sur le lobe pariétal également, le sillon pariétal précédemment paru, limite l'ébauche de deux circonvolutions, la pariétale supérieure et la pariétale inférieure, de même que la présence des premiers rudiments du sillon post-rolandique laisse reconnaître sur ce lobe la circonvolution pariétale ascendante. Le lobe occipital lui-même est déjà séparé en deux étages par le *sillon occipital transverse*, et entre lui et le lobe pariétal on aperçoit le prolongement, sur la face externe de l'hémisphère, de la scissure pariéto-occipitale.

A la face inférieure du lobe frontal on distingue les vestiges de deux sillons, les *sillons orbitaires*, rudiments de la scissure en H. — Eberstaller a décrit un sillon transversal situé en dessous du Rolando et communiquant avec la scissure de Sylvius. Pour cet auteur, et Cunningham partage cette opinion, dans les cas où la scissure de Rolando communique avec la scissure de Sylvius c'est par l'intermédiaire de ce sillon, qui est presque constant chez le fœtus de 7 mois 1/2 et chez les Singes.

Dans la fosse de Sylvius, on aperçoit le lobe de l'insula déjà parcouru par deux sillons qui commencent l'ébauche des circonvolutions ou plis radiés de l'insula.

Tous ces sillons sont courts et presque rectilignes au moment de leur apparition, et n'acquièrent que progressivement leur forme et leur étendue définitives.

Mais déjà au septième mois toutes les circonvolutions fondamentales sont ébauchées ; dans le courant du 8ᵉ et du 9ᵉ mois, elles développent leurs méandres, et proéminent davantage à la surface du cerveau, si bien que le cerveau du nouveau-né est en petit, à part les détails de perfectionnement, le modèle de celui de l'adulte.

On y voit les sillons et les circonvolutions essentielles ; les circonvolutions accessoires et les plis profonds eux-mêmes sont esquissés ; le tout n'a qu'à croître et à grandir pour constituer l'écorce cérébrale de l'adulte. Mais, cependant, en regardant attentivement des cerveaux de fœtus de 8 à 9 mois, on peut voir qu'ils représentent une sorte d'image schématique des circonvolutions cérébrales. L'ensemble du type circonvolutionnel est là, mais comme il y manque encore en grande partie les *sillons et les plis de perfectionnement*, l'œil semble avoir devant lui le cerveau relativement simple d'un grand Singe ou d'un idiot humain.

Nous ajouterons qu'entre les hémisphères de différents fœtus de même âge, et même de jumeaux, on observe des différences notables, non seulement en ce qui a trait à l'époque d'apparition des différentes scissures et sillons, mais encore en ce qui regarde la forme. Ces différences individuelles, encore peu connues, méritent toute l'attention des anatomistes.

Jusqu'alors, nous n'avons point parlé d'un lobe considérable et très important chez un grand nombre d'animaux, je veux dire du *lobe olfactif*. C'est que chez l'Homme ce lobe est tellement réduit, j'allais dire tellement déformé, qu'il est presque méconnaissable chez l'adulte où, comme on le sait, il est représenté par ce que l'on appelle en anatomie descriptive le nerf et le bulbe olfactifs. Mais s'il en est ainsi chez l'adulte, chez le fœtus le lobe olfactif a suffisamment conservé ses caractères de lobe cérébral, pour qu'il soit indispensable de rappeler son origine et son développement. Ce sera pour nous le moyen de comprendre toute sa valeur morphologique.

Le *lobe olfactif* de l'Homme se présente sur les fœtus de 3 à 5 mois, sous la forme d'un gros prolongement en massue de la face inférieure de l'hémisphère, en avant de la fosse de Sylvius. Dans ce prolongement pénètre un diverticule du ventricule latéral. Son extrémité antérieure, renflée, s'étend à la face inférieure du lobe frontal ; son extrémité postérieure se perd sur le plancher de la vésicule hémisphérique ; sa cavité débouche dans la corne antérieure ou frontale du ventricule latéral. Un large sillon, qui a la valeur d'une scissure, l'environne et le sépare du reste de l'hémisphère. Cette scissure c'est une partie de la *scissure limbique*.

Chez les Requins, chez les Mammifères osmatiques, ce lobe reste volumineux et peut même dépasser l'extrémité antérieur de l'hémisphère. Chez les Mammifères anosmatiques, et parmi eux est compris l'Homme, il s'atrophie : sa cavité

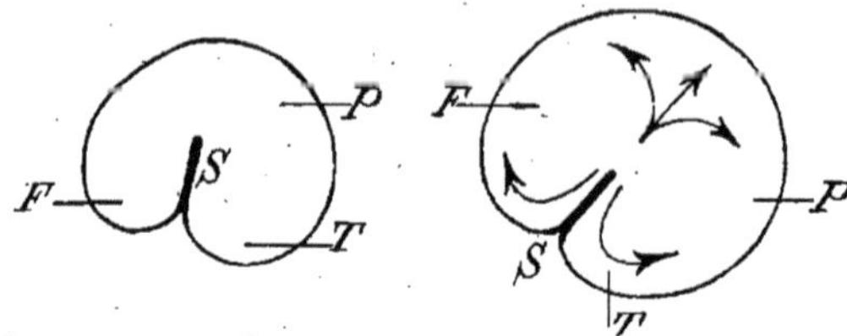

Fig. 368. — Mécanisme de la formation des lobes et du plissement de l'écorce cérébrale (Stades I et II).

S, scissure de Sylvius ; F, lobe frontal ; P, lobe pariétal ; T, lobe temporal.
(La direction des flèches indique le sens dans lequel s'effectue le développement de l'hémisphère).

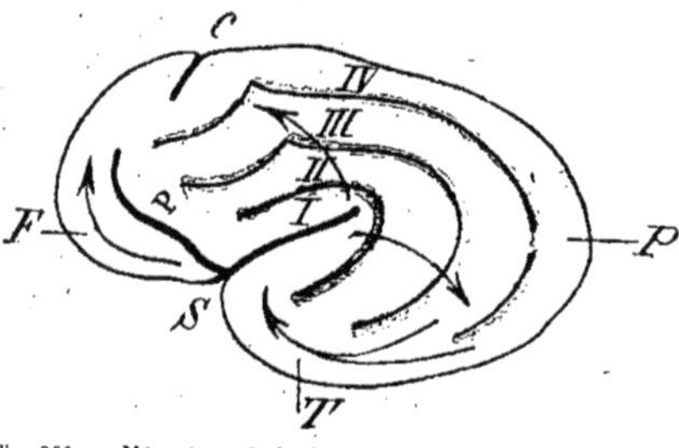

Fig. 369. — Mécanisme de la formation des lobes et du plissement de l'écorce cérébrale (Stade III).

S, scissure de Sylvius ; F, lobe frontal ; P, lobe pariétal ; T, lobe temporal ; C, sillon crucial ; P, sillon présylvien ; I, II, III, IV, les 4 circonvolutions longitudinales primaires. La direction des flèches indique le sens du mouvement d'expansion de l'hémisphère.

s'oblitère ; son extrémité renflée passe au rang de *bulbe olfactif*, son pédicule à celui de *bandelette olfactive*, et ses racines, qui étaient primitivement de véritables circonvolutions, deviennent les *racines olfactives* qui se perdent dans la pointe du lobe sphénoïdal, l'espace perforé latéral et l'extrémité antérieure du lobe du corps calleux.

Il nous reste, avant de terminer l'histoire du développement des sillons et circonvolutions chez le fœtus humain, à dire deux mots des *plis transitoires* et précoces, que l'on a appelés les *plis de Reichert*.

Les *plis de Reichert* sont des plis temporaires qui paraissent de bonne heure sur les vésicules des hémisphères, vers le 2e mois de la vie intra-utérine. Ce sont des plis radiés qui partent de la partie la plus bombée des vésicules pour s'étendre de là en tous sens en rayonnant. Ce *plissement primitif et transitoire* entame toute la

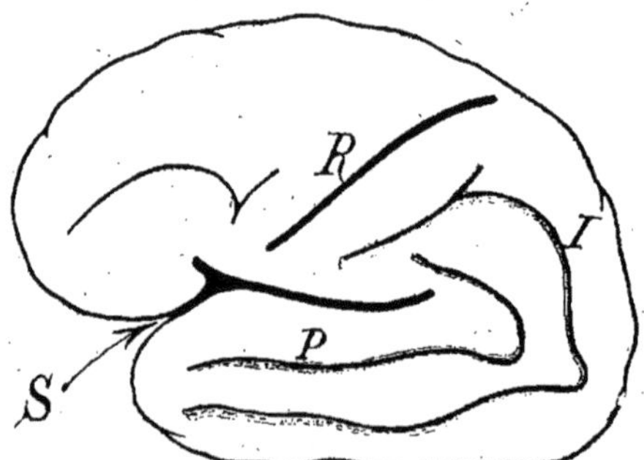

Fig. 370. — Mécanisme de la formation des lobes et du plissement de l'écorce cérébrale (Stade IV).

S, scissure de Sylvius ; R, scissure de Rolando ; I, sillon interpariétal ; P, sillon parallèle.

paroi de l'hémisphère encore très mince à cette époque, et on obtiendrait quelque chose d'analogue si l'on introduisait une vessie dans une cavité trop étroite. C'est qu'à cette date reculée le cerveau n'est représenté que par deux vésicules creuses renfermées dans une capsule fibreuse résistante.

Je me suis précédemmént expliqué sur le mécanisme de formation des circonvolutions cérébrales (p. 200).

Je résume la « mécanique » du plissement dans les figures 368, 369, 370. La figure 369 représente presque fidèlement les plis du cerveau des carnassiers, le Renard notamment. Il est facile de se rendre compte en comparant la figure 370 à celle-là, comment les 4 circonvolutions primaires de Leuret donnent les plis du cerveau des Singes et celui de l'Homme.

5. — **Développement des nerfs crâniens et des nerfs rachidiens.** — Toute fibre nerveuse est un prolongement filiforme de la cellule nerveuse, soit de la moelle ou de l'encéphale, soit des ganglions. Ce prolongement n'est autre que le *filament de Deiters.* Les cellules nerveuses et les cellules de la névroglie se développent aux dépens des cellules du neuro-épithélium du canal épendymaire, d'origine ectodermique. — Comme la fibre nerveuse est un prolongement de la cellule nerveuse, qui pousse du centre à la périphérie, au fur et à mesure du développement du corps de l'embryon, il s'ensuit que les nerfs dérivent des cellules ectodermiques neural. — Les nerfs sensitifs prennent naissance sur les *crêtes neurales* ou *médullaires,* qui règnent de chaque côté de la gouttière médullaire avant même sa transformation en canal neural ou médullo-encéphalique primitif (Béard, Lenhossèk, Janosick, etc.)

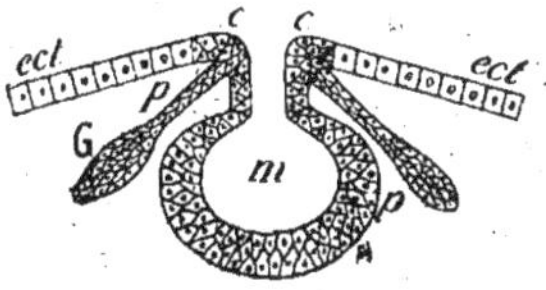

Fig. 371. Développement des racines postérieures du névraxe

ect, ect, ectoderme ; *c, c,* crêtes dorsales ; *m,* gouttière du névraxe ; *p, p,* racines postérieures ; G, ébauche du ganglion rachidien.

Les anciens anatomistes, et Tiedemann partageait encore cette opinion, pensaient que les nerfs n'étaient que des filets émanés de l'axe cérébro-spinal ; Baer les fit naître sur place, et Serres par développement centripète. Naguère encore la plupart des embryologistes admettaient que les racines postérieures et les ganglions rachidiens se formaient sur place aux dépens des éléments des protovertèbres. Déjà cependant Bidder, Kupffer, Kœlliker, avaient démontré que les nerfs moteurs se développent de la moelle vers la périphérie. Aujourd'hui les travaux de Hensen, His, Balfour, Milnes Marshall, Kœlliker, etc., ont mis hors de doute que tous les nerfs sont des excroissances du système nerveux central.

Dans l'étude de leur développement nous devons envisager : 1° le développement des ganglions spinaux ; 2° le développement des racines postérieures ; 3° le développement des racines antérieures.

1° *Développement des ganglions et des racines postérieures.* — Le développement des ganglions commence dès que la gouttière médullaire s'est fermée. A ce moment, une mince bandelette dérivée de la partie profonde de l'ectoderme, *bandelette ganglionnaire* (*p*, fig. 371), apparaît aux deux côtés de la suture dorso-médullaire, en connexion avec les crêtes neurales (*cc*, fig. 371). Cette bandelette se développe de haut en bas, et glisse, en se portant en dehors, entre le tube neural et le feuillet corné ou épidermique sus-jacent.

D'abord insegmentées, les bandelettes ganglionnaires se segmentent en même temps que les protovertèbres apparaissent et que le tube neural se métamérise lui-même en formant une série de renflements successifs correspondant aux protovertèbres (neurotomes). A chaque neurotome et à chaque protovertèbre correspond une racine dorsale et un ganglion. Les saillies segmentaires des bandes ganglionnaires sont de véritables *ganglioblastes*. Ceux-ci s'éloignent peu à peu de la moelle épinière et se transforment en ganglions (G, fig. 371). Ces derniers restent attachés à la moelle par des fibres qui ne sont autre chose que les *racines postérieures* dont la marche, on le sait, est centripède et dont le centre trophique est le ganglion spinal. — Telle est l'origine des ganglions rachidiens et celle des racines postérieures des nerfs d'après les recherches de His, Mathias Duval, Balfour, Kölliker, Rabl, Hensen, Sagemehl, Kastschenko, Beard, Houssay, Goldberg, von Lenhossek, Golowine, etc.

Les recherches entreprises dans ces dernières années par Balfour, Marshall, Kölliker, Van Wijhe, Froriep, Rabl, Kastschenko, Beard, Goldberg, A. Houssay, etc., ont montré que les *nerfs crâniens* se développaient à la façon des nerfs rachidiens, Dans la tête

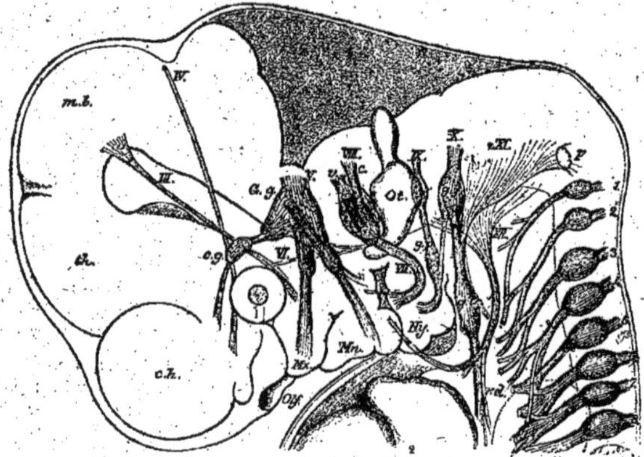

Fig. 372. — Nerfs crâniens d'un embryon humain de 10 mill. de long (His). Grossi 20 fois.

ch, hémisphère cérébral ; *th*, thalamencéphale ; *mb*, mésencéphale ; Mx, bourgeon maxillaire supérieur; Mn, bourgeon maxillaire inférieur ; Hy, arc hyoïdien ; Gg, ganglion de Gasser ; *cg*, ganglion ophthalmique ; *vc*, portions vestibulaire et cochléaire de l'auditif ; *gp*, ganglion pétreux du glosso-pharyngien ; *gi*, ganglion jugulaire du vague ; *gtr*, plexus gangliforme du vague; F, ganglion de Froriep de l'hypoglosse ; *rd*, rameau descendant de l'hypoglosse ; *ot*, vésicule auditive ; 1, vésicule oculaire ; 2, cœur; 3. sinus rhomboïdal ; de 1 à 8, nerfs cervicaux.

existent aussi les *bandes ganglionnaires* qui se segmentent en même temps que les autres parties de la tête. C'est aux dépens de ces bandes que se développent le trijumeau avec les ganglions de Gasser et ciliaire ; les nerfs facial et acoustique avec les ganglions géniculé et acoustique ; enfin, le glosso-pharyngien avec le ganglion pétreux, et le nerf vague avec le plexus gangliforme. Ces nerfs sortent primitivement de la voûte de l'encéphale, et sont comparables aux racines dorsales des nerfs spinaux, avec cette différence toutefois que les racines dorsales de la tête renferment à la fois des fibres sensibles et des fibres motrices. Cette dérogation à la loi de Bell et Magendie, est sans doute le fait de la cénogénèse, à moins que certains de ces nerfs (facial, trijumeau) n'aient des racines ventrales encore inconnues pour le moment.

Taft (*Compt. rend. Soc. de Biologie*, p. 231, 1892) et G. Mazzarelli *(Arch. ital. de Biol. 1894)* ont montré, après Balfour et Onodi, Birdsall, Mathias, Duval, etc., par leurs recherches sur l'embryon de Poulet, de Passereaux, de Sélaciens, que les ganglions du *nerf grand sympathique* prennent origine des ganglions rachidiens, par conséquent, indirectement des bandes ganglionnaires sous la forme d'un véritable bourgeonnement.

2° *Développement des racines antérieures.* — Les racines antérieures des nerfs spinaux naissent un peu avant leurs racines postérieures, comme des cordons très courts, qui partent de chacun des angles antérieurs de la moelle épinière avant qu'elle ait acquis son revêtement de substance blanche. Ces cordons sont unis aux segments musculaires correspondants, de telle sorte que peu après, les segments musculaires s'écartant du tube neural, les cordons s'allongent. Puis, ces cordons s'épaississent et renferment alors de nombreux noyaux de cellules. Pour les uns, ces cellules proviendraient du mésenchyme, et sont destinées à former les gaines de Schwann (Kölliker, His, Sagemehl) ; pour les autres, elles proviendraient de la moelle épinière et participeraient à la formation du nerf lui-même (Balfour, Marshall, Van Wijhe, Beard). Quoi qu'il en soit, ces cordons cellulaires ne tardent pas à prendre une texture fibrillaire, et l'on peut poursuivre leurs fibres nerveuses jusque dans l'intérieur de la moelle où elles aboutissent à des cellules ganglionnaires embryonnaires (*neuroblastes*) dérivées du neuro-épithélium primitif.

Comment se forment ces fibres nerveuses ? Par allongement progressif vers leurs organes terminaux, disent Kupfler, Bidder, Kolliker, His, Sagemehl ; sur place, par différenciation du protoplasma du cordon cellulaire, comme la fibre musculaire le fait aux dépens du protoplasma des myoblastes, répondent Dohrn et Van Wijhe.

Quoi qu'il en soit, ces fibres nerveuses, une fois faites, constituent les racines antérieures des nerfs. On peut les considérer comme les prolongements périphériques des cellules ganglionnaires de la moelle épinière (*fibres centrifuges*), comme les racines postérieures peuvent être considérées comme les prolongements vers les centres nerveux (*fibres centripètes*) des cellules des ganglions spinaux. Comme le fait observer O. Hertwig, la division du système nerveux périphérique en une partie sensible et en une partie motrice, trouve probablement son explication dans ce fait que les organes terminaux auxquels aboutissent les fibres sensibles d'une part et les fibres motrices d'autre part ont une origine différente : les cellules sensorielles (racines postérieures) dérivant de l'ectoderme, les muscles (racines motrices) des myomères. De très bonne heure, les racines antérieures s'unissent aux racines postérieures au-delà du ganglion spinal, et dans leur ensemble les nerfs rachidiens naissent de haut en bas.

Tous les nerfs crâniens exclusivement moteurs, les oculo-moteurs, le pathétique, le spinal et le grand hypoglosse se développent comme les racines ventrales des nerfs rachidiens, c'est-à-dire comme des excroissances de la base de l'encéphale. Toutefois, Froriep a constaté, en ce qui concerne le grand hypoglosse, que ce nerf avait aussi des racines dorsales qui s'atrophiaient et disparaissaient dans les progrès du développement.

J'ajoute que Rabl ne considère pas les nerfs olfactif, optique, trijumeau, oculo-moteur, externe, pathétique et acoustico-facial, comme correspondant à des nerfs spinaux ; seuls les nerfs du segment céphalique postérieur (glosso-pharyngien, vague, spinal, hypoglosse) aurait cette qualité.

A. Kölliker (*Ant. Anzeiger*, n°s 14-11, 1891), et Goldberg (*Arch. f. mikr. Anat.* XXXVII, 1891), admettent que toutes les fibres sensitives à trajet centripète des 10e, 9e, 7e et 5e paires, de même que celles de l'acoustique, naissent dans les ganglions jugulaire et pétreux, les ganglions du limaçon et du vestibule, géniculé, de Gasser. Les *noyaux bulbaires,* considérés jusqu'ici comme les noyaux d'origine, n'en sont que les noyaux terminaux (His, Kölliker, etc.). Dans ces noyaux, les fibres sensitives se terminent par de fines arborisations qui entourent les cellules, comme les racines sensitives de la moelle le font dans cet organe.

Au contraire, les fibres motrices des nerfs crâniens naissent dans les cellules des noyaux bulbo-protubérantiels, comme les fibres motrices dans la moelle. Dans ces noyaux se terminent en outre: 1° des fibres des faisceaux pyramidaux; 2° des fibres sensitives des trajets centripètes (mécanismes des réflexes).

6. — **Métamérie céphalique. — Théorie vertébrale du crâne.** — L'étude du développement du système nerveux central est venue apporter son contingent de faits en faveur de la constitution métamérique, disons plus de la constitution coloniale du corps des Vertébrés. Quand on envisage le squelette d'un vertébré avec ses vertèbres successives et ses côtes, l'esprit s'empêche difficilement de songer à une série d'anneaux et évoque comme malgré lui l'image des Annelés, des Vers. Les renflements alternatifs de la corde dorsale, les protovertèbres, les vaisseaux intercostaux, les canaux segmentaires ou néphridies, plaident non moins pour l'idée de la constitution métamérique du corps des Vertébrés. Mais voilà que le développement de la moelle et de l'encéphale eux-mêmes vient corroborer cette idée. En effet, nous savons depuis les recherches de Kupffer, Dohrn, Beranek, Rabl, Orr, Clure, Houssay, etc., que le tube neural présente l'aspect moniliforme comme s'il était formé d'une série de segments unis bout à bout (neurotomes). Voilà pourquoi un naturaliste de haute envergure philosophique a cru devoir rappeler à l'Homme, « cet orgueilleux parvenu », son humble origine. Vous descendez comme tous les Mammifères, comme tous les Vertébrés, lui a-t-il crié, d'un modeste Ver de terre, et dans votre tête, dont vous vous targuez avec un si juste orgueil, nous pouvons vous montrer une série d'anneaux comparables à ceux d'une Annélide.

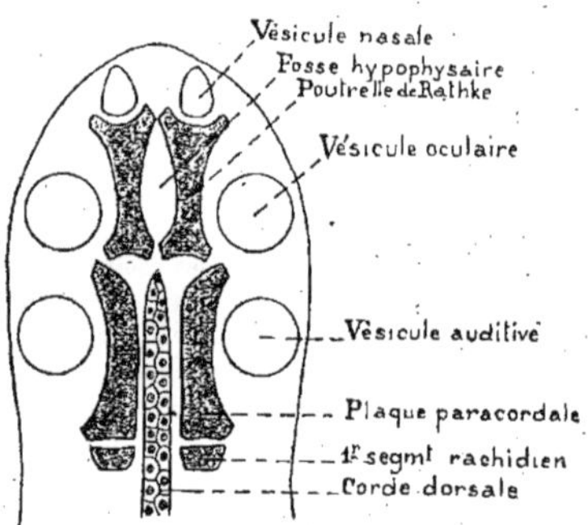

Fig. 373. — Le crâne cartilagineux primordial

Ce qui paraît incontestable, c'est que les nerfs rachidiens naissent latéralement par paires du canal neural (racines ventrales) et des ganglions spinaux issus eux-mêmes des crêtes médullaires, en correspondance avec les somites. Eh bien! si tous les anatomistes s'accordent aujourd'hui pour considérer la *théorie vertébrale du crâne* de Gœthe et Oken comme erronée, il n'en reste pas moins vrai qu'ils regardent cette théorie comme un simple cas de la métamérie de la tête. La théorie vertébrale du crâne est devenue la théorie segmentaire de la tête.

Je viens de dire le mot, oui la tête comme le tronc est constitué par des segments soudés les uns aux autres. Comme au tronc, ces segments sont représentés par des métamères ou protovertèbres (somites, myotomes et sclérotomes), c'est-à-dire des tronçons creux et métamérisés de la région dorsale du mésoderme dont les cavités, dérivées de l'archentère, ont été appelées *cavités céphaliques*; — comme au tronc encore la partie ventrale du mésoderme (plaque latérale, hypomère) est aussi segmentée, et les échelons superposés de mésoderme, ce sont les *arcs branchiaux* ou *viscéraux*, les fentes qui leur sont interposées représentant les *fentes branchiales*. Dans ces arcs existait primitivement (Protovertébrés) comme cela se voit encore chez les embryons de Sélaciens, un prolongement de la cavité de la protovertèbre, c'est-à-dire une portion du cœlome, de telle sorte que l'arc branchial paraissait tout à fait être le prolongement ventral de la protovertèbre. Les métamères céphaliques ont été mis hors de toute contestation chez les Cyclostomes, les Sélaciens et les Amphibiens par Balfour, Marshall, Götte, Dohrn, Van Wijhe, Ahlborn, Kilian, Platt, Houssay, etc. — Froriep en a également démontré la présence dans la région occipitale chez les embryons de Mammifères. Si tout cela est bien changé aujourd'hui chez les Vertébrés supérieurs; si le processus ou mécanisme ontogénique de développement n'est plus le même chez eux, c'est en vertu d'altérations successives dues à la cœnogénèse et déterminées par l'adaptation et la sélection naturelle.

Enfin, comme au centre des protovertèbres et au-dessous du canal médullaire court dans le tronc une tige appelée *corde dorsale*, il existe dans la base du crâne et au-dessous de l'encéphale, une tige analogue qui n'est du reste que la prolongation céphalique de la corde dorsale. A l'heure qu'il est même, il n'y a plus lieu de distinguer avec Gegenbaur un segment céphalique cordal et un segment précordal, car la corde dorsale s'étend primitivement jusqu'à la portion la plus antérieure de la tête.

Pour déterminer un métamère céphalique, que faut-il ? Il faut découvrir : 1° un fragment de mésoderme représentant un somite ; — 2° un nerf segmentaire post-branchial ; — 3° une fente ou pochette entodermo-ectodermique représentant une fente branchiale. Eh bien ! nous pouvons dire maintenant que d'une façon générale il existe un accord parfait entre la manière dont se divise le système nerveux central (*neurotomie*), le système nerveux périphérique (*neuromérie*), l'intestin branchial (*branchiomérie*) et le mésoderme (*mésodermérie*) dans l'extrémité céphalique. Seulement, certaines parties qui, typiquement, doivent exister, régressent ou même ne se produisent pas. De là les erreurs dans la détermination des segments de la tête.

C'est pourquoi, si les somites de la région postérieure de la tête sont encore bien distincts, ceux de la région antérieure le sont moins, les uns étant effacés, d'autres confondus ; c'est pourquoi aussi si les somites céphaliques des Vertébrés inférieurs, les Sélaciens par exemple, sont nombreux et typiques, il n'y a plus chez les Vertébrés supérieurs, tels que les Mammifères, que quelques somites limités à la partie postérieure de la tête, réduits et mal délimités, en raison de l'altération du développement primitif, altération qui croît avec l'adaptation elle-même, par conséquent qui augmente à mesure qu'on s'éloigne du type ancestral primitif. C'est pourquoi encore si la neurotomie ou métamérisation nerveuse est encore facile à déceler chez les embryons de Sélaciens ou de Batraciens dans toute l'étendue de la tête, elle ne l'est plus que dans la région du cerveau postérieur chez les Reptiles, les Oiseaux et les Mammifères où là, Dursy, Kolliker, Beraneck, Hoffmann, Chiarugi, Prenant, etc., ont fait voir qu'elle existait encore. C'est pourquoi encore, en raison de l'effacement des somites ici, de leur fusion ailleurs, les arcs branchiaux ne correspondent plus exactement aux somites céphaliques, et pourquoi aussi les nerfs segmentaires ne correspondent plus chacun à chacun, comme au niveau de la colonne vertébrale, avec leur protovertèbre correspondante.

Ainsi, le nerf trijumeau qui naît à la fois de deux segments cérébraux, le premier et le deuxième segments du cerveau postérieur, doit être considéré comme équivalent à deux nerfs segmentaires; ainsi, le facial et l'acoustique, qui tirent leur origine d'un seul segment, doivent être regardés comme représentant un seul nerf segmentaire ; le nerf vague encore, qui naît par quatre racines du segment cérébral postérieur, représente vraisemblablement 4 nerfs segmentaires fusionnés en un seul. Un nerf crânien de l'anatomie humaine peut donc dériver de la fusion de plusieurs nerfs segmentaires, ou bien, au contraire, du dédoublement d'un seul.

La même raison nous fournit la clef de l'explication de ce fait, à savoir, que les nerfs segmentaires de la tête, c'est-à-dire ceux qui correspondent à un somite et à un arc branchial donné, ne répondent point aux nerfs crâniens de l'anatomie humaine. Ainsi, l'oculo-moteur commun par exemple (3e paire), n'est qu'une branche ventrale d'un nerf segmentaire; ainsi le trijumeau (5e paire) peut représenter deux branches dorsales d'un nerf segmentaire, l'une correspondant au premier, l'autre au second somite ; un nerf comme l'hypoglosse (12e paire) peut posséder six branches dont deux dorsales et quatre ventrales, et par conséquent équivaloir à deux nerfs, plus deux demi-nerfs segmentaires ; — des nerfs comme le facial (7e paire) et l'auditif (8e paire) peuvent commander deux somites à la fois, et enfin certaines branches ventrales de nerfs segmentaires ne sont pas représentées en anatomie humaine. Il est vrai que l'anatomie descriptive des Vertébrés inférieurs permet de comprendre les nerfs crâniens autrement qu'on le fait en anatomie humaine. Elle nous montre en effet que les nerfs crâniens sont groupés en complexus, tels que le complexus du trijumeau et celui du pneumogastrique. Au trijumeau, par exemple, appartiennent les nerfs oculo-moteur (3e paire) et pathétique (4e paire) qui, joints au trijumeau lui-même (5e paire), représentent dans leur ensemble deux nerfs segmentaires. Au nerf vague appartiennent le glosso-pharyngien et le spinal, et de la sorte le groupe du pneumogastrique comprend 3 nerfs segmentaires.

Bref, la tête du Vertébré doit être considérée comme le prolongement antérieur du tronc, et comme ce dernier elle est constituée par un certain nombre de métamères. Si la métamérie céphalique squelettique et nerveuse n'est plus aussi évidente qu'est la métamérie du tronc, cela tient à des fusions et à des coalescences, à des avortements mêmes, qui se sont produits dans le cours de l'évolution. Voilà pourquoi le squelette primitif du crâne des Vertébrés supérieurs apparaît, contrairement à celui de la colonne vertébrale, comme formé d'une seule coulée ; et si l'on a cru retrouver dans les os du crâne des parties homologues aux vertèbres du rachis, et dans les trous de la base du crâne qui laissent passer les nerfs crâniens des trous homologues aux trous de conjugaison de la colonne vertébrale, ce n'est qu'en comparant la vertèbre osseuse du rachis avec la « vertèbre » osseuse du crâne.

Je résume dans les tableaux ci-dessous, selon les données fournies par les recherches de Van Wijhe, Wiedersheim, F. Houssay, etc., ce que nous savons de la métamérisation céphalique :

MÉTAMÈRES (SOMITES, MYOTOMES, SCLÉROTOMES)	BRANCHES NERVEUSES VENTRALES	BRANCHES NERVEUSES DORSALES
Métamère I (Muscles de l'œil : droit supérieur, droit inférieur, droit interne et petit oblique).	Oculo-moteur commun (3)	Branche ophtalmique du trijumeau (5)
Métamère II	Pathétique (4)	Trijumeau (5), moins l'ophthalmique
Métamère III (Muscle droit externe de l'œil).	Oculo-moteur externe ou abducens (6)	Facial (7) et Acoustique (8)
Métamère IV (Muscles atrophiés de bonne heure)	Absente	
Métamère V (Muscles atrophiés de bonne heure)	Absente	Glosso-pharyngien (9)
Métamères VI et VII	Deux racines antérieures de l'hypoglosse (12)	Vague ou pneumo-gastrique (10)
Métamères VIII et IX	Deux racines antérieures de l'hypoglosse (12)	Racines de l'hypoglosse en voie de disparition (12)

Nous avons dit que les racines sensitives des nerfs spinaux naissent des ganglions spinaux, tandis que les racines motrices naissent dans la portion ventrale de la moelle. Les nerfs crâniens mixtes ont également la double origine ventrale et dorsale, et si plus tard on les trouve tous à la base du cerveau, c'est par suite de l'accroissement particulier et spécial de l'encéphale. Tous les nerfs ventraux, qu'ils appartiennent à la moelle ou au cerveau, sont dépourvus de ganglions ; tous les nerfs dorsaux ont, au contraire, un ganglion.

En général, les racines motrices se réunissent aux racines sensitives au-delà du ganglion spinal ; mais de nombreuses considérations conduisent à penser que chez les ancêtres des Vertébrés actuels, les racines dorsales et les racines ventrales ont dû rester isolées, comme c'est encore maintenant le cas chez l'Amphioxus et les Pétromyzontes.

Dans leur état primitif, les nerfs présentent une disposition strictement métamérique. Mais cette disposition est modifiée au tronc (nerfs spinaux) par l'apparition des membres, et à la tête (nerfs crâniens) par suite des transformations si complexes des métamères céphaliques et du squelette branchial.

NEUROTOMES	FENTES BRANCHIALES	NERFS SEGMENTAIRES
Hémisphères	Nasale	Olfactif
Thalamencéphale	Cristallo-hypophysaire	Ciliaire
Cerveau moyen	bouche	Trijumeau
Cerveau postérieur	1. Hyo-mandibulaire 2. Hyoïdienne 3. Auriculaire	Facial et acoustique
Arrière-cerveau ou moelle allongée	1re fente branchiale 2e, 3e, 4e fente branch.	Glosso-pharyngien Vague

Au tronc un grand nombre de nerfs se réunissent pour former des *plexus*. Dans ces derniers le nombre et la grosseur des nerfs sont assez généralement proportionnels au développement des membres.

Chez les animaux où les membres ont disparu depuis longtemps, toute trace des plexus correspondants a également disparu (Gymnophiones). Chez les Serpents on rencontre encore un reste d'un plexus brachial, ce qui indique qu'ils possédaient jadis des membres antérieurs. Il en est de même des membres postérieurs dont on retrouve des débris de la musculature et du squelette.

Chez *Protoptérus* (Dipneustes) l'hypoglosse possède encore des racines dorsales (sensitives). Le spinal ne devient distinct du vague qu'à partir des Reptiles.

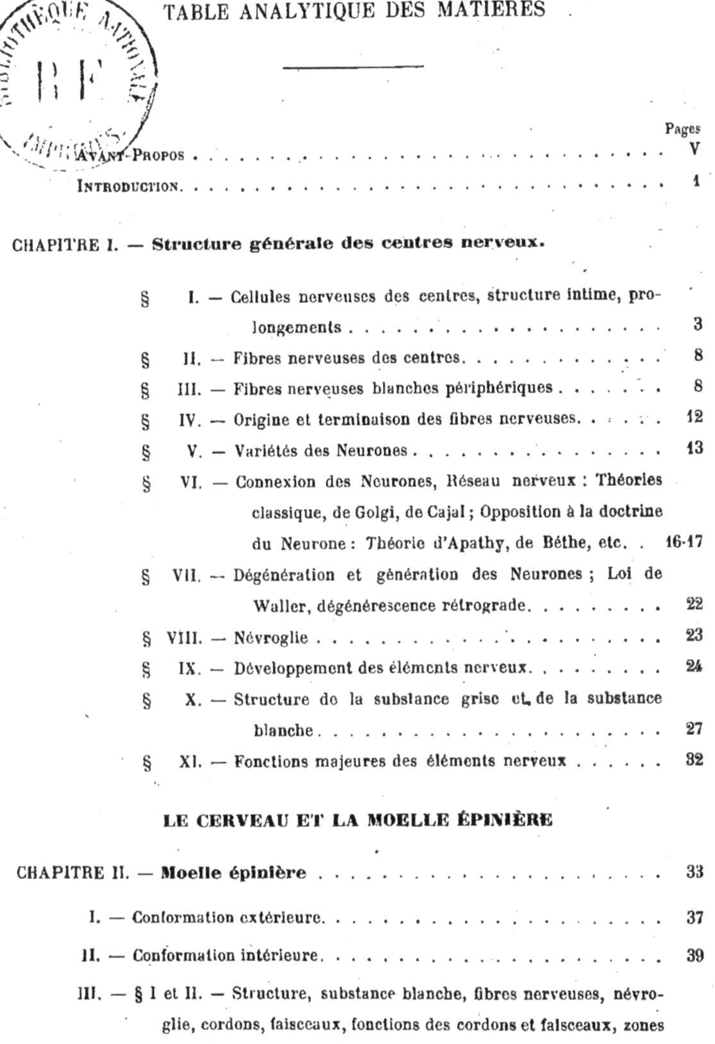

TABLE ANALYTIQUE DES MATIÈRES

Lille — Imprimerie Le Bigot Frères, rue Nicolas-Leblanc, 25.

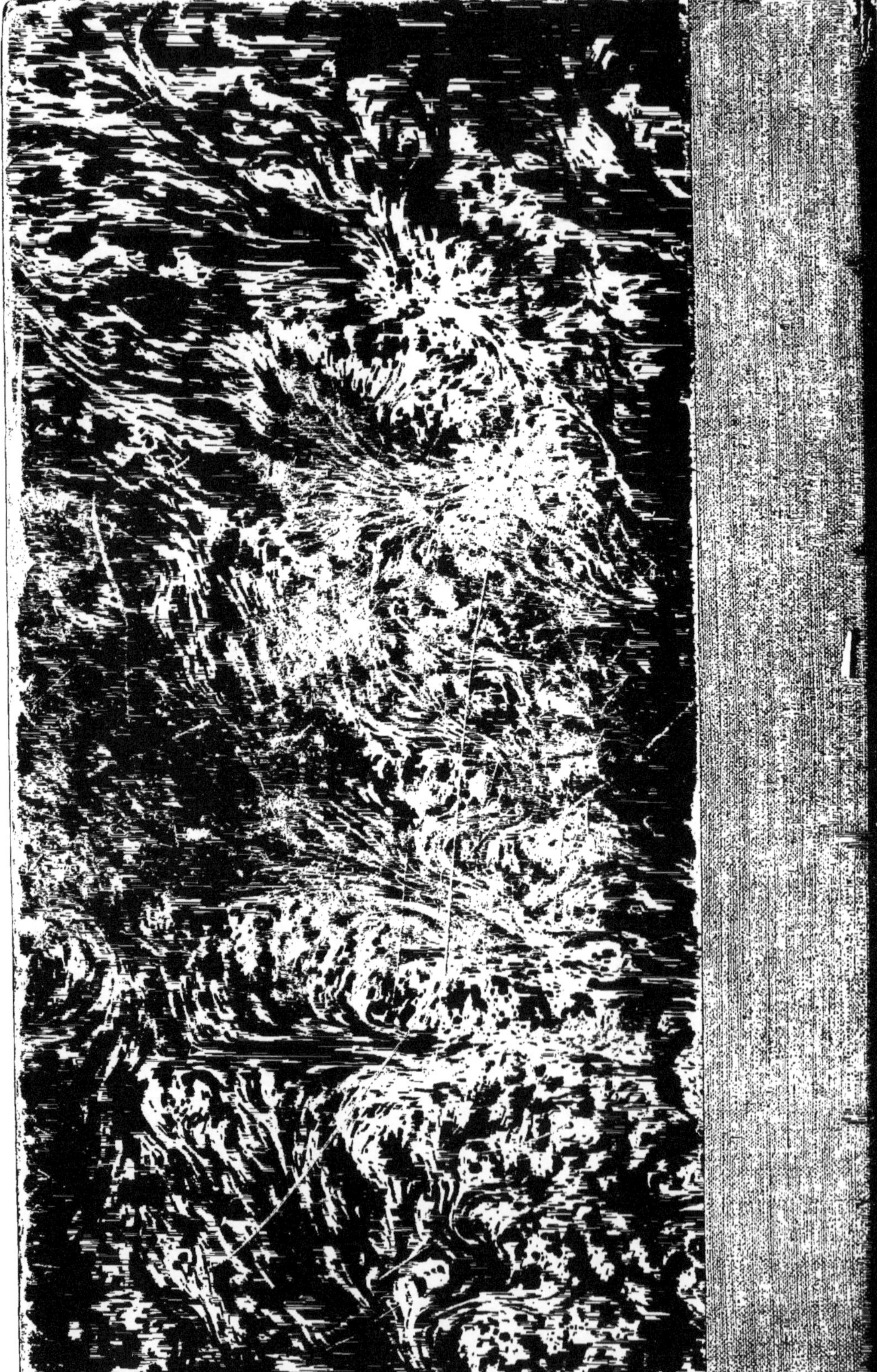

www.ingramcontent.com/pod-product-compliance
Ingram Content Group UK Ltd.
Pitfield, Milton Keynes, MK11 3LW, UK
UKHW021839190726
13855UKWH00001B/58

9 782012 988316